OEUVRES CHOISIES

D'HIPPOCRATE

PUBLICATIONS DU MÊME AUTEUR.

Exposition des connaissances de Galien sur l'anatomie et la physiologie du système nerveux; in-4. Paris, 1841.

Rapport sur une mission en Allemagne et en Belgique; br. in-8. Paris, 1845.

Histoire et critique des doctrines des maladies de la peau, par Rosenbaum; traduite de l'allemand avec des notes; in-8. Paris, 1846.

Histoire de la syphilis dans l'antiquité, par Rosenbaum; traduite de l'allemand avec des notes; in-8. Paris, 1846. (Dans *Annales des mal. de la peau.*)

Traité sur le pouls attribué à Rufus d'Éphèse; publié pour la première fois en grec et en français, avec une introduction et des notes; in-8. Paris, 1846.

Aurelius, DE ACUTIS PASSIONIBUS, nunc primum ad fidem codicis bruxellensis in lucem edidit C. Daremberg, in-8. Breslau, 1847.

Fragments du commentaire de Galien sur le Timée de Platon, publiés pour la première fois en grec et en français, suivis d'un **Essai sur Galien** considéré comme philosophe; in-8. Paris, 1847.

Plan de la collection des médecins grecs et latins, suivi des rapports de l'Académie des inscriptions et belles-lettres et de l'Académie de médecine; Paris, Imprimerie impériale; 1851, in-8.

Lettre à M. le docteur Renzi sur un passage de Celse relatif à la division de la médecine; deuxième édition. Paris, 1852, br. in-8.

Notices et extraits des manuscrits médicaux des principales bibliothèques de l'Europe. — Première partie : Manuscrits grecs d'Angleterre, suivis d'un fragment inédit de Gilles de Corbeil et de scholies inédites sur Hippocrate. Paris, Imprimerie impériale, in-8, 1853. — Le deuxième volume contenant les manuscrits d'Italie et d'Allemagne est sous presse.

Cours au Collége de France sur l'histoire et la littérature des sciences médicales; 4 brochures in-8. Paris, 1847, 1848 et 1850.

Rapport sur une mission en Italie (dans *Archives des missions*) Paris, 1850.

Œuvres d'Oribase; texte grec en grande partie inédit, collationné sur les manuscrits, traduit pour la première fois en français avec une introduction, des notes, des tables et des planches, par les docteurs Bussemaker et Daremberg. Paris, Imprimerie impériale, 1851 et 1854; 2 vol. in-8. Le troisième paraîtra à la fin de 1855.

Glossulæ quatuor magistrorum super Chirurgiam Rogerii et Rolandi, nunc primum ad fidem codicis Mazarinei edidit (texte, introduction et notes). Neapoli, 1854, in-8.

Œuvres médicales et philosophiques de Galien traduites en partie pour la première fois sur les textes imprimés et manuscrits, accompagnées de sommaires, de notes, de figures et d'une table des matières, précédées d'une Introduction ou Études biographique, littéraire et scientifique sur Galien. Tome Ier, Paris, 1854, in-8. — Le tome II paraîtra en 1855.

De secretis mulierum, de chirurgia, de modo medendi, libri septem : Poema medicum nunc primum in lucem editum. Neapoli. Pour paraître en janvier 1855.

Œuvres de Rufus d'Éphèse : texte, traduction et commentaires, faisant partie de la Collection des médecins grecs et latins; pour paraître en juillet 1855.

Collectio salernitana, ossia documenti inediti, e trattati di medicina appartenenti alla Scuola medica salernitana raccolti ed illustrati da Henschel, Daremberg et de Renzi; premessa la Storia della Scuola et publicati a cura di S. de Renzi Napoli, 1852-1854. 4 vol. in-8.

Nouveau Dictionnaire lexicographique et descriptif des sciences médicales et vétérinaires, suivi d'un Vocabulaire biographique, par MM. Raige-Delorme, Daremberg, Bouley et Mignon, avec la collaboration de M. Lamy. 1 fort volume grand in-8, publié en quatre livraisons. Paris, 1851, 1855. — Les deux premières livraisons sont en vente.

POUR PARAITRE PROCHAINEMENT :

Celsus, editio nova (Collectio Teubneriana). 2 vol. in-18 (texte, introduction et indices).

Philostrate, traité inédit SUR LA GYMNASTIQUE, texte, traduction et commentaires. In-8. Pour paraître en 1855.

Ch. Lahure, imprimeur du Sénat et de la Cour de Cassation
(ancienne maison Crapelet), rue de Vaugirard, 9.

OEUVRES CHOISIES

D'HIPPOCRATE

Traduites sur les textes manuscrits et imprimés
accompagnées d'arguments, de notes, et précédées d'une introduction

PAR

LE Dr CH. DAREMBERG

BIBLIOTHÉCAIRE DE LA BIBLIOTHÈQUE MAZARINE
BIBLIOTHÉCAIRE HONORAIRE DE L'ACADÉMIE DE MÉDECINE, ETC.

Le Serment — La Loi — De l'Art — Du Médecin
Prorrhétiques, livre I
Pronostic — Coaques — Des Airs, des eaux et des lieux
Des Épidémies, livres I et III — Régime dans les maladies aiguës
Aphorismes
Extraits et analyse de plusieurs traités

SECONDE ÉDITION ENTIÈREMENT REFONDUE

PARIS

LABÉ, ÉDITEUR, LIBRAIRE DE LA FACULTÉ DE MÉDECINE
PLACE DE L'ÉCOLE DE MÉDECINE

1855

A MONSIEUR

J. J. AMPÈRE,

DE L'ACADÉMIE FRANÇAISE,
DE L'ACADÉMIE DES INSCRIPTIONS ET BELLES-LETTRES,
PROFESSEUR AU COLLÉGE DE FRANCE, ETC.

MON CHER AMI,

Votre Cours sur l'histoire littéraire embrasse dans une comparaison délicate et savante toutes les productions de l'esprit humain; vous n'y avez point négligé Hippocrate, et, même, vous lui avez assigné un des premiers rangs dans le beau siècle de Périclès.

En me permettant d'inscrire votre nom en tête de ce volume, vous oublierez donc un instant le médecin; vous vous rappellerez seulement l'écrivain et le philosophe.

J'ai aussi un motif personnel pour vous offrir cette dédicace; ce motif je le trouve, ai-je besoin de vous le dire, dans l'amitié qui nous lie si étroitement et qui date précisément du jour où je vous présentai la première édition des *Œuvres choisies* d'Hippocrate.

CH. DAREMBERG.

Paris, ce 1er janvier 1855.

AVERTISSEMENT.

La première édition de ma traduction des *Œuvres choisies* d'Hippocrate (1 vol. in-12, de xxxiv-566 pages) a été mise en vente au mois d'octobre 1843, par M. Lefèvre. Le succès de cette publication a dépassé toutes mes espérances[1], car, depuis cinq ans, je suis sollicité par mon honorable éditeur M. Labé, de réimprimer ce volume. Mais divers travaux m'avaient empêché jusqu'ici de répondre à cette invitation. Je dois ajouter, et sans aucune fausse modestie, que ce succès est dû bien plus à l'attrait qu'on a toujours eu pour Hippocrate, qu'aux mérites de son interprète. Cette traduction commencée quand j'étais encore sur les bancs de l'école, a été achevée à une époque où je n'avais pu acquérir ni une habitude suffisante des textes, ni les connaissances historiques qu'exige une pareille entreprise. Nul ne reconnaît plus volontiers que moi les nombreuses imperfections qui déparent mon premier travail; aussi dans une révision scrupuleuse, ou plutôt dans une refonte complète, je n'ai rien négligé pour les faire disparaître et pour rendre le présent volume plus digne des suffrages qui, en France et même à l'étranger, ont accueilli son aîné.

Durant le cours de mon premier travail, je n'ai eu à ma disposition que les trois premiers volumes de l'édition de

[1] Une traduction italienne de ma traduction française a été publiée à Florence en 1850; elle est due à M. le docteur Achille de Vita. — Sur la proposition de M. Villemain, alors ministre de l'instruction publique, ma traduction a été adoptée par le Conseil royal pour l'enseignement dans les Facultés et les Écoles secondaires de médecine.

M. Littré, le 4e volume n'ayant paru qu'en 1844. Pour les traités que renfermaient ces volumes et que je donnais également (*Pronostic*, *Régime dans les maladies aiguës*, *Épidémies* I et III, *Airs, eaux et lieux*), je n'avais pas fait une nouvelle collation des meilleurs manuscrits, certain de l'exactitude de celle de M. Littré; mais pour tous les autres ouvrages ou fragments d'ouvrages contenus dans mon volume, j'avais relevé les variantes de plusieurs manuscrits[1]; j'avais eu aussi constamment sous les yeux les éditions complètes ou partielles.

Quand j'ai entrepris une nouvelle révision, M. Littré avait, de son côté, publié, à l'exception de l'opuscule *Du médecin* et du IIe livre des *Prorrhétiques*, tous les traités contenus en entier ou par fragments dans ma première édition. Mon premier soin en revenant à mon ancien travail, a été de comparer les résultats auxquels j'étais parvenu avec ceux que mon savant maître avait obtenus par la collation d'un plus grand nombre de manuscrits; j'ai été assez heureux pour constater que le plus souvent nous étions parfaitement d'accord, et sur le texte et sur la manière de le comprendre. Toutes les fois que j'ai réformé ma première traduction d'après celle de M. Littré ou d'après son texte, je l'ai indiqué dans les notes; toutes les fois aussi que je me suis écarté de ce guide si éminent et si sûr, j'ai exposé les raisons qui m'ont fait adopter un texte ou un sens nouveaux; enfin, dans ces mêmes notes, j'ai signalé un assez bon nombre de passages importants que j'avais déjà

[1] No 2253 pour le traité *De l'art* et les *Coaques*, collation qui m'avait fourni des restitutions inespérées; — 2140, 2145 et 2255 pour le même traité *De l'art*; 2146 et 2255 pour le *Médecin*; — 2145 et 2254 pour les *Coaques*; — 1884 pour les *Aphorismes*; — 2145 et 2255 pour les extraits du traité *De la maladie sacrée*; enfin, 2145 et 2254 pour le Ier livre des *Prorrhétiques*. Pour ce livre, le Commentaire de Galien me paraît être en grande partie la source des variantes que présentent les manuscrits. — Voy. p. 638 pour le livre II des *Prorrhétiques*.

éclaircis, soit à l'aide des manuscrits, soit à l'aide des commentaires, soit par mes propres réflexions, et pour lesquels M. Littré avait trouvé les mêmes restitutions et la même interprétation.

Dans tout le cours de ce volume j'ai suivi les divisions par paragraphes adoptées par M. Littré, et pour tous les traités qu'il a déjà publiés, j'ai renvoyé dans mes citations à son édition qui sera désormais considérée comme l'*Editio princeps*.

Après avoir accepté ou m'être, autant que possible, constitué un texte, j'avais, en le traduisant, un grand écueil à éviter, c'était de comprendre Hippocrate, non avec ses idées, mais avec les miennes ou plutôt avec celles de la science moderne. J'ai donc tâché d'interpréter les écrits hippocratiques par eux-mêmes et aussi à l'aide des commentateurs anciens; ces commentateurs se sont quelquefois, il est vrai, écartés de la doctrine du médecin de Cos, mais ils ont néanmoins conservé les principes et jusqu'à un certain point les faits de détail de la science hippocratique. Ce n'est qu'après avoir, autant que cela était en ma puissance, substitué la pensée d'Hippocrate à la mienne et m'être mis à son point de vue, que je me suis cru autorisé à faire quelques rapprochements entre l'école ancienne et l'école moderne.

Je me suis efforcé de reproduire mon auteur dans toute son intégrité, dans ses formes originales, dans son style concis et souvent elliptique; j'ai dû en conséquence m'en tenir, le plus souvent, à la lettre et faire sentir le grec sous le français, certain que le moindre écart pouvait me faire tomber dans des inexactitudes, tant le style d'Hippocrate est serré et précis. — Dans les *Introductions* que j'ai mises en tête de chaque traité, j'ai tâché de donner par une analyse succincte une idée de l'ensemble de ces traités; j'ai cherché à faire comprendre leur valeur intrinsèque et leur importance relative eu égard à l'état actuel de la science; enfin, j'ai terminé chacune de ces *Introductions* en réunissant et en discutant les témoignages divers qui peuvent jeter quelque lumière sur la question d'authenticité; je crois être arrivé, sur ce point, à des résultats nouveaux. Dans les notes, je me suis attaché à justifier mon texte et ma traduction par des remarques philologiques, et à l'interpréter à l'aide d'explications médicales ou historiques. On comprendra aisément que je devais donner plus d'étendue à la seconde catégorie de notes qu'à la première, puisque ma traduction paraît sans être accompagnée du texte; mais on comprendra aussi que, voulant donner un travail critique, j'ai dû, pour un bon nombre de passages obscurs, fournir aux lecteurs les raisons qui m'ont déterminé, soit à changer le texte reçu, soit à m'éloigner du sens adopté par les traducteurs, et en particulier par M. Littré, ou par les commentateurs.

Aussi souvent que je l'ai pu, j'ai complété ou éclairci certains passages des traités que je publiais en entier soit par des fragments d'autres traités de la Collection, soit par des extraits des commentaires anciens, et surtout de ceux de Galien; mon travail est donc, j'ai du moins cherché à le rendre tel, une sorte de *Compendium de la médecine hippocratique.*

Les changements que j'ai introduits dans cette nouvelle édition portent sur trois points : la traduction, les notes et les introductions; la traduction a été revue avec un soin scrupuleux, et corrigée soit pour la forme, soit pour le fond; les notes ont presque doublé d'étendue, et les anciennes ont été pour la plupart refaites ou retouchées; dans ces notes, je n'ai pas craint de multiplier les citations de passages parallèles, tirées de la Collection hippocratique elle-même. Comme presque tous les écrits qui composent cette Collection ont été rédigés à la même époque, comme on peut les classer par groupes assez tranchés, comme enfin, et c'est là un point capital, on retrouve les traces fréquentes d'emprunts d'un écrit à un autre, accumuler les passages parallèles, ou, du moins, les indiquer avec exactitude, est le meilleur moyen d'expliquer et de commenter les ouvrages qui nous sont arrivés sous le nom d'Hippocrate. Les Introductions ont été presque entièrement refaites, je signalerai comme ayant subi les changements les plus nombreux et les plus importants, celles du *Serment*, de l'*Art*, du *Médecin*, du *Pronostic*, des *Airs, des eaux et des lieux* et des *Aphorismes*.

« En publiant cet ouvrage, disais-je dans l'*Avertissement* mis en tête de la première édition, je n'ai eu d'autre désir que de mettre la doctrine et les chefs-d'œuvre d'Hippocrate à la portée des médecins et des étudiants qui n'ont que très-peu de temps à consacrer aux études historiques; j'ai voulu donner une édition qui renfermât, en un seul volume, la substance d'un grand nombre de travaux entrepris sur la totalité ou sur quelques parties des OEuvres du chef de l'école de Cos, et le résultat de mes propres recherches sur leur interprétation philologique et médicale; ma tâche sera accomplie si je ne me suis pas tenu trop éloigné de ce but. »

Tout en restant fidèle à mon plan primitif, j'ai d'abord étendu sur plus d'un point le champ des discussions historiques, puis, à la demande d'un grand nombre de personnes, j'ai élargi un peu mon cadre, en donnant dans un *Appendice* des extraits plus ou moins étendus ou une analyse de vingt et un traités. Ces extraits, rangés suivant un certain ordre méthodique, sont relatifs aux généralités sur la médecine, à la médecine proprement dite, à la chirurgie, aux maladies des femmes et à l'hygiène.

Dans le cours de mes notes, j'ai annoncé une série de dissertations, *Sur l'anatomie, Sur la pharmacologie, Sur l'arsenal chirurgical d'Hippocrate, Sur la maladie féminine*, ou *éviration, Sur les urines, les dépôts, les crises et le pouls, Sur la pathologie*, enfin *Sur les livres de la Collection rédigés en forme de sentences*. Les plus importantes de ces dissertations sont rédigées, mais leur étendue ne m'a pas même permis de songer à leur donner asile dans un volume d'une dimension déjà peu ordinaire. Je me réserve de les publier à part. — Voy. cependant, p. LXXXV, un extrait de la dernière *Dissertation* à propos des *Coaques*.

Enfin, j'ai ajouté à cette nouvelle édition une longue *Introduction générale* dans laquelle je discute les principales questions que soulève l'examen critique des écrits qui portent le nom d'Hippocrate.

Je me trouverai très-récompensé des nouveaux efforts que j'ai faits, si cette seconde édition obtient la même faveur que la première, et si la lecture de ce volume peut contribuer en quelque chose à raffermir ou à faire naître dans quelques esprits le goût de la philologie médicale et de l'histoire de la médecine.

Paris, ce 1er janvier 1855.

NOTICE BIBLIOGRAPHIQUE.

MANUSCRITS.

M. Littré (t. I, p. 511 et suiv.) a distingué quatre familles principales dans les manuscrits de Paris, dans ceux du moins qui renferment tous les écrits ou la plus grande partie des écrits hippocratiques. La *première* est représentée par les nos 2254 et 2255, qui sont la suite l'un de l'autre et qui renferment tout ce que nous possédons de la Collection hippocratique; la *deuxième* est constituée par le manuscrit 2146, également complet, mais dans lequel les matières sont autrement disposées que dans les manuscrits précédents; ce manuscrit se rapproche du texte des Aldes; la *troisième* est formée par les nos 2144, 2141, 2140, 2143 et 2145. Ces manuscrits, qui ont entre eux la plus grande analogie, proviennent tous du même original; enfin la *quatrième famille* était jusqu'à présent constituée par le seul manuscrit 2253, qui est du xe siècle et très-précieux. Dans mon dernier voyage en Italie (où j'ai été envoyé par M. le Ministre actuel de l'Instruction publique, sur le rapport de l'Académie des Inscriptions), j'ai pu collationner à Venise une partie du manuscrit de Saint-Marc no 269, et m'assurer que ce manuscrit, du xie siècle, appartient à la même famille que notre manuscrit 2253; il renfermait presque toutes les œuvres hippocratiques, mais il a été mutilé vers la fin par l'ablation de plusieurs folios. Je donnerai, du reste, une ample description de ce manuscrit, et un spécimen des variantes qu'il fournit, dans la seconde partie de mes *Notices et extraits des manuscrits* et dans le IXe volume de l'édition de M. Littré. Je regrette que ma traduction du traité *De l'art*[1] ait été déjà imprimée quand j'ai fait cette collation. Ces deux manuscrits représentent évidemment ces anciens exemplaires dont Galien parle si souvent, et dont Rufus suivait si scrupuleusement les leçons. Quand j'ai publié ma première édition, le manuscrit 2253 n'avait pas encore été collationné ni pour le traité *De l'art*, ni pour les *Coaques*.

IMPRIMÉS.

La plus ancienne édition[2] des œuvres complètes d'Hippocrate est la tra-

[1] Pour le traité *Du médecin*, je n'ai eu à ma disposition que nos manuscrits 2146 et 2255 (voy. note de la p. IV); maintenant, je possède aussi les variantes d'un manuscrit de Munich no 71, qui m'ont été fournies par M. le professeur Thomas pendant mon séjour dans cette ville; mais ce manuscrit a précisément des rapports étroits avec notre manuscrit 2146, le plus mauvais des deux, du moins pour cet opuscule.

[2] Si l'on désire connaître l'histoire détaillée des éditions d'Hippocrate, on consultera avec fruit : Freind (Préface de son édition des *Épidémies*); Triller (*Épître médicale critique à Freind*, dans ses *Opuscula*, vol. II, p. 278 et suiv.); J. H. Fischer (*De Hipp., ejus script.*

duction latine très-imparfaite de M. F. Calvus ; elle a été faite sur les manuscrits du Vatican et parut à Rome en 1525, in-fol. [1] (*ed. princeps*).

Le texte grec fut imprimé l'année suivante à Venise, 1526, par les Aldes, d'après des manuscrits qui n'étaient pas de premier choix ; néanmoins on trouve dans cette édition, ainsi que M. Littré l'a constaté, des variantes importantes qu'un éditeur d'Hippocrate ne doit pas négliger.

En 1538, des presses de Froben, de Bâle, sortit une nouvelle édition grecque, in-fol., publiée par les soins de Janus Cornarius [2], dont le véritable nom est Hagenbut. Dans ces deux éditions, le texte n'est accompagné d'aucun secours. L'édition de Froben est faite sur de meilleurs manuscrits que celle des Aldes ; je l'ai eue constamment sous les yeux. Cornarius donna ensuite à Venise, en 1545, une traduction latine concise, mais peu élégante, qui eut un grand succès, et qui fut plus tard reproduite par Van der Linden et par Haller dans ses *Artis medicæ principes* (1769), malgré l'immense supériorité de celle de Foës.

En 1588, Mercuriali publia une belle et savante édition d'Hippocrate en grec et en latin. Quoi qu'il en soit du mérite intrinsèque de ce travail sur lequel les érudits ne sont pas d'accord, on doit le regarder comme ouvrant une ère nouvelle pour la critique, pour l'interprétation du texte et pour la question d'authenticité des livres hippocratiques,

Le plus célèbre des éditeurs d'Hippocrate est, sans contredit, Anuce Foës [3], et son édition restera comme un monument impérissable élevé à la mémoire du médecin de Cos et à la gloire des lettres grecques. Mais il est une remarque importante à faire au sujet de cette édition . on jugerait mal le travail de Foës si on n'avait égard qu'au texte qu'il a imprimé ; il est la reproduction presque littérale de celui de Froben, et la traduction latine n'y correspond pas toujours. Le grand mérite de l'édition de Foës réside dans les notes nombreuses qu'il a ajoutées à chaque traité, et où il discute et corrige le texte avec une exactitude, une pénétration, une clarté d'exposition et une richesse d'érudition que nul éditeur d'Hippocrate n'a jamais égalées, si ce n'est M. Littré. — Pour corriger et pour interpréter son auteur, Foës s'est servi de la collation

eorumque edit. — Coburgi, 1777, in-4°); Gruner (*Bibliothèque des anciens médecins*, en allemand, t. I, p. 31 et suiv.) ; les *Bibliothèques* de Haller ; Ackermann (*Notitia literaria*, en tête de l'éd. de Kuehn) ; M. Littré (t. I, p. 540 et suiv.) ; M. Ermerins (Préface de son éd. du *Régime*, etc., Leyde, 1841) ; Choulant (*Manuel de la bibliographie médicale ancienne*, en allemand ; 2e éd., 1841, p. 10 et suiv.). On trouvera aussi dans Choulant (*Bibl. med. hist.*, Lips., 1842) et dans les *Additamenta* de Rosenbaum (Halle, 1842 et 1847) la liste des dissertations et autres travaux sur Hippocrate.

[1] Voy. mon *Introd. génér.*, p. CI. Une édition plus complète a été publiée en 1526 à Bâle, par Copus, Leonicenus et Brentius, in-fol.

[2] Voy. mon *Introd. génér.*, page C.

[3] Foës naquit à Metz en 1528 ; il mourut dans cette même ville en 1595. Depuis le moment où il eut achevé ses études littéraires, et surtout depuis l'époque où il reçut le titre de bachelier en médecine, son temps fut exclusivement partagé entre l'exercice de son art, qu'il pratiqua en qualité de médecin public de Metz, et l'accomplissement de l'immense travail qui devait lui assurer une immortelle renommée.

de plusieurs manuscrits de la Bibliothèque Royale de Fontainebleau (*Cod. reg.*), de celle de Cath. de Médicis (*Cod. med.*) et du Vatican (*Vat.*), collation faite par lui-même, par Servin (Serv.), Martin (Mart.) et Le Fevre (Fevr.). On peut reprocher à Foës de s'être montré éditeur trop timide, de n'avoir pas osé introduire dans le grec des corrections essentielles et de n'en avoir fait profiter que sa traduction. Cette traduction, toujours élégante, et le plus ordinairement d'une rare fidélité, est quelquefois un peu vague. On pourrait encore reprocher à Foës de n'avoir pas apporté assez de discernement dans la question d'authenticité des livres hippocratiques, et de n'avoir fourni aucun éclaircissement sur les questions médicales soulevées par l'étude de ces livres. La première édition de l'Hippocrate de Foës a été publiée l'année même de sa mort, en 1595, in-fol., à Francfort-sur-le-Mein. Cette édition est la plus répandue, mais elle est la moins correcte; sans doute l'auteur n'avait pas pu y mettre la dernière main. On compte plusieurs autres éditions publiées à Francfort; je ne connais que celle de 1595. La dernière édition, publiée à Genève par Chouët, en 1657, est infiniment plus correcte que celle de Francfort; elle est d'ailleurs plus complète; la pagination se suit, tandis que dans l'édition de 1595 chaque section a sa pagination distincte, ce qui rend son usage extrêmement incommode. — Un autre titre de Foës à la gratitude et à l'admiration des philologues, c'est son *Économie* d'Hippocrate, qu'il n'avait d'abord composée que pour son usage particulier et pour se guider dans l'édition qu'il préparait des œuvres du médecin de Cos : ce livre est un trésor d'érudition où l'on peut puiser presque toujours avec sûreté pour l'explication des termes difficiles employés par Hippocrate et même par les autres médecins grecs. La première édition de cet ouvrage a été publiée à Francfort en 1588, 1 vol. in-fol. Pour les renvois aux passages d'Hippocrate et de Galien, l'auteur se sert de l'édition de ces deux auteurs imprimée par Froben à Bâle. La seconde édition de l'*Économie* a été publiée à Genève en 1662, in-fol., par Chouët, et dirigée par Étienne Leclerc, qui n'a fait d'autres changements (mais ils ont une incontestable utilité) que de mettre en concordance les citations d'Hippocrate avec l'édition de Genève de 1657. — L'*Économie* de Foës ne doit pas faire oublier les *Definitiones medicæ* de Gorris, celles de Baillou, le rare et précieux *Dictionarium medicum* de H. Estienne, publié en 1564, l'*Exegesis* d'Hebenstreit, l'*Iatreon hippocraticum* de C. Dieterich, et les *Commentarii* de Camerarius.

En 1665 parut à Leyde, en 2 vol. in-8, l'édition gréco-latine de Van der Linden. Cette édition fut généralement bien accueillie à cause de la commodité du format et de la netteté de l'impression; mais on ne doit admettre qu'avec réserve les corrections du texte, que Van der Linden aurait sans doute justifiées dans les notes réunies à ce dessein, et que la mort l'a empêché de publier. Du reste, ces corrections sont presque toutes tirées de Foës ou proviennent de conjectures plus ou moins arbitraires.

Dans l'édition gréco-latine de René Chartier (1639-79), et qui forme treize tomes in-folio très-difficiles à manier, les œuvres d'Hippocrate sont mélangées avec celles de Galien. Cette édition est peu correcte et n'offre d'autre avantage (pour Hippocrate, du moins) que de fournir un certain nombre de variantes prises, mais sans critique et très-incomplétement, dans les manuscrits de Paris [1].

Au milieu du XVIIIe siècle (1743-1749), Mack a laissé inachevée une splendide édition d'Hippocrate, que Triller et Coray jugent sévèrement, mais dans laquelle on trouve les variantes fournies par les manuscrits de la bibliothèque de Vienne et par deux exemplaires déposés à la même bibliothèque, et venant, l'un de Sambucus (Imp. Samb.), l'autre de Cornarius (Imp. Corn.), qui avaient mis à la marge soit la collation de plusieurs manuscrits, soit leurs propres conjectures[2]. Mack a aussi reproduit toutes les variantes fournies par Foës soit dans le cours de ses notes, soit dans ses *addenda*, où il est long et difficile de les retrouver. Cette édition de Mack, qui forme deux volumes grand in-folio, ne contient que les quatre premières sections de Foës, plus les trois premiers traités de la cinquième.

Pierrer, en 1806, a reproduit, à Altembourg, en trois volumes in-8, la traduction de Foës; il a divisé chaque traité en chapitres, auxquels il a mis des sommaires. Son édition, commode pour ceux qui se contentent du latin, est précédée d'une notice biographique et bibliographique sur Hippocrate, tirée en grande partie de celle d'Ackermann.

En 1825, Kuehn a reproduit en trois volumes in-8 le texte grec et la traduction latine de l'édition de Foës, sans les notes philologiques qui en font le mérite, mettant par conséquent en regard un texte et une traduction souvent en discordance. On ne peut considérer cette réimpression que comme une opération mercantile peu digne de l'éditeur. Elle n'a d'autre mérite que de présenter avec quelques additions la *Notitia literaria* d'Ackermann.

La traduction espagnole de Piquer, trois volumes (inachevée), publiée à Madrid de 1757 à 1770, n'est pas dépourvue de tout mérite; je l'ai consultée quelquefois avec fruit : elle contient le texte, la version espagnole, la traduction latine, des commentaires, et les variantes tirées des éditions antérieures.

Parmi les traductions en langue allemande, je ne parlerai que de celle publiée par Grimm (Altembourg, 1781-92, réimprimée en 1837 par Lilienhain, avec des corrections et des remarques). Elle est fort estimée; malheureusement elle n'est pas entièrement terminée. L'éditeur a suivi le texte grec de Mack et de Foës, en le collationnant sur les éditions de Cornarius, de Van der Linden et de Chartier. Les notes contiennent des recherches curieuses sur divers points, et principalement sur la matière médicale des anciens.

ADAMS (Francis), *The genuine Works of Hippocrates, translated from the greek with a preliminary discourse and annotations.* London, 1849, 2 vol. in-8 (faisant partie des publications de la *Société de Sydenham*).

[1] Voy. dans les *Mémoires littéraires et critiques* de Goulin (p. 211) sa *Lettre à M. de Villiers* sur l'édition de Chartier. Chartier a voulu dans sa traduction tenir le milieu entre la sécheresse de Cornarius et la trop pompeuse éloquence de Foës, ce qui n'a pas empêché, et avec quelque raison, Triller de trouver Chartier *somnifère*, appréciation qui excite la verve caustique, mais souvent partiale, de Goulin.

[2] Voy. mon *Introd. génér.*, page C.

L'occasion se présente ici, et je la saisis avec empressement, de louer presque sans réserve cette traduction due à un médecin versé dans la connaissance de l'antiquité médicale et de l'antiquité classique, à qui l'on doit aussi une très-bonne traduction de Paul d'Égine avec des commentaires, et qui, dans ce moment, prépare une traduction d'Arétée. La version anglaise, autant que j'ai pu en juger, est fidèle et élégante; elle reproduit le plus ordinairement le texte de M. Littré; les notes sont instructives, et je me suis fait un plaisir d'y renvoyer plusieurs fois ou d'en extraire quelques passages; les arguments contiennent une appréciation judicieuse et une analyse exacte de chaque traité. En tête du premier volume se trouve un discours préliminaire qui n'a pas moins de 152 pages. Dans la première section de ce discours, M. Adams ne fait guère qu'abréger l'Introduction de M. Littré; la seconde section est consacrée à l'examen de la question d'authenticité de chaque traité et à l'étude de différents points d'érudition ou de pathologie. Peut-être pourrais-je reprocher ici au savant traducteur de ne pas se montrer un critique assez sévère, et d'accepter trop facilement de toutes mains ses preuves ou ses renseignements. La troisième section, intitulée *De la philosophie physique des anciens*, etc., renferme des considérations intéressantes et instructives sur la théorie des éléments. — Les deux volumes contiennent : *Ancienne médecine; Airs, eaux et lieux; Pronostic; Régime dans les maladies aiguës* et son *Appendice; Épidémies* I et III; *Plaies de tête; Officine du médecin; Fractures; Luxations; Aphorismes; Serment; Loi; Ulcères; Fistules; Hémorroïdes; Maladie sacrée.* On voit, pour le dire en finissant, que M. Adams, mais nous sommes loin de nous en plaindre, ne s'en est pas tenu aux promesses de son titre, et qu'il nous a donné plusieurs écrits hippocratiques qui ne peuvent pas passer pour *genuina*.

Le nombre des éditions partielles d'Hippocrate est infini, je mentionnerai seulement les collections les plus importantes[1] :

Hippocratis, De genitura, De natura pueri, Jusjurandum, De arte, De antiqua medicina, De medico, græce et latine, interprete Jo. Gorrhæo, adj. unicuique libello brevibus scholiis. Parisiis, apud Ch. Wechelium, 1542, in-4. Cette collection se retrouve à la fin des *Definitiones medicæ* du même auteur. Paris, 1622, in-folio.

Hippocratis Coi, etc., XXII commentarii, tabulis illus. græcus context. ex doctiss. v. v. Cod. emend. Latina versio Jani Cornarii, innumeris locis correcta, etc., Th. Zwingeri studio et conatu. Basil., 1579, in-folio.

Hippocratis Aphorismi, græce et latine, una cum Prognost., Prorrh., Coacis, et aliis decem opusc. pleraque ex interp. Jo. Heurnii. Lugd. Batav., ap. Jo. Maire, 1 vol. in-24. 1727. — Dans l'édition des œuvres complètes d'Heurn, publiées par son fils, à Lyon, en 1658, se trouvent les traités suivants : *De nat. hom.; Jusjur.; De med.; Lex; De arte; De vet. Med.; De elegantia; Præcept.; De carnibus, De purg. Remed.; Prognost.; De vict. rat. in morb. acut.; Aphor.;* tous ces traités

[1] J'ai eu l'occasion de citer un grand nombre d'éditions séparées; je n'ai pas cru devoir en faire ici une récapitulation qui eût beaucoup allongé, et sans grand profit, cette *notice bibliographique*.

sont accompagnés de commentaires; on y a ajouté l'*Oratio de med. Orig. Æscul. ac Hipp. stirpe et scriptisi* L'édition publiée par J. Maire contient de plus le texte et la traduction des *Prorrhétiques* et des *Coaques*, mais elle ne renferme ni le traité *De vict. in morb. acut.*, ni celui *De nat hom.*; elle est, du reste, dépourvue des commentaires.

C. PRUYS VAN DER HOEVEN, *Chrestomathia hippocratica.* Hag. Com., 1824, in-12.

Erotiani, Galeni et Herodoti Glossaria in Hipp. ex recens. H. Stephani, gr. et lat.; acc. emend. H. Stephani, B. Eustachii, A. Heringæ, etc., recens., variet. lect. ex mss. codd. Dorvillii et Mosquensi addidit, suasque animadv. adjec. J. G. Fr. Franz. Lips. 1780, in-8.

Les Œuvres d'Hippocrate, par Claude Tardy, où toutes les causes de la vie, de la naissance, de la conservation de la santé; les signes et les symptômes de toutes les maladies sont expliqués. Paris, 1667, in-4, 2 vol.

Les Œuvres d'Hippocrate traduites en français avec des remarques, et conférées sur les manuscrits de la bibliothèque du roi [avec la Vie d'Hippocrate], par Dacier, à Paris, 1697, 2 vol. in-8. Cette traduction, la moins mauvaise de toutes celles antérieures à la publication de M. Littré, comprend, vol. I : *De l'art*, *De l'ancienne médecine*, la *Loi*, le *Serment*, *Du médecin*, *De la bienséance*, les *Préceptes*, *De la nature de l'homme*, *Des chairs*, *Des airs*, *De l'usage des liquides*; vol. II : *Du régime*, en trois livres; *De la diète salubre*, *Des airs, des eaux et des lieux.* A chaque traité sont jointes des notes explicatives dont plusieurs ne sont pas sans intérêt.

Traduction des œuvres médicales d'Hippocrate sur le texte grec, d'après l'édition de Foës (par Gardeil). Toulouse, 1801, 4 vol. in-8. — Il serait difficile de savoir si Gardeil a traduit sur le latin ou sur le grec. D'un côté, si on compare sa traduction avec la version latine de Foës, on retrouvera qu'il a reproduit toutes les parties un peu saillantes de cette dernière, et notamment les omissions, qui y sont assez fréquentes; d'un autre côté, il est difficile d'admettre que Gardeil ait si souvent et si gravement erré, n'ayant eu affaire qu'à un texte latin.

Œuvres d'Hippocrate, par Lef. de Villebrune, comprenant les *Pronostiques* et le livre I des *Prorrhétiques*, 1 vol. in-18. Paris, an III; les *Coaques*, 2 vol., *id.*, an VII; les *Aphorismes*, *id.*, 1786, avec de petites notes.

M. de Mercy a publié successivement : *Aphorismes*, grec-latin-français; Paris, 1811; in-12. Cette édition, sauf la traduction française, est la reproduction à peu près intégrale de celle publiée par Lorry, d'après Almeloveen; *Pronostic* et *Prorrhétiques*, 1 vol. in-12; Paris, 1813; *Coaques*, 1815; *Épidémies*, liv. I et III; *Des crises; Des jours critiques*, 1815; *Du régime dans les maladies aiguës; Des airs, des eaux et des lieux*, 1818; *Des maladies*, liv. I; *Des affections*, *Serment*, *Loi*, 1823; *De la nature de l'homme; De l'ancienne médecine; Des humeurs*; *De l'art*, 1823; *Des préceptes; De la décence; Du médecin*, 1824; *Nouvelle trad. des Aphor. et comment.*, 4 vol. in-12, 1829; *De la nature des os; De la nature humaine; Du cœur; Des veines; De l'aliment*, 1831; *De la maladie sacrée; Des vents*, 1831; *Des plaies de tête; Des fractures; Du laboratoire du chirurgien; Des luxations*, 2 vol. in-12, 1832. A chaque traité, M. de Mercy a joint une collation de manuscrits, collation inexacte, incomplète, et dont il n'a fait profiter ni son texte, ni sa traduction qui fourmille de contre-sens.

M. Pariset a donné une élégante traduction des *Aphorismes* (3ᵉ édit.,

Paris, 1830, 1 vol. in-32), des *Pronostics* et des *Prorrhétiques*, 2 vol. in-32, Paris, 1817, de la *Lettre* d'Hippocrate à Damagète, broch. in-8, s. l. n. d.

ŒUVRES COMPLÈTES D'HIPPOCRATE; *traduction nouvelle avec le texte grec en regard, collationné sur les manuscrits et toutes les éditions, accompagnée d'une introduction, de commentaires médicaux, de variantes et de notes philologiques, suivie d'une table générale des matières;* par E. Littré, de l'Institut (Académie des inscriptions et belles-lettres). Paris, 1839-1853, 8 vol. in-8. — Avec cette épigraphe tirée de Galien : Τοῖς τῶν παλαιῶν ἀνδρῶν ὁμιλῆσαι γράμμασιν.

Voici la liste des commentaires de Galien[1]; lui-même en donne l'indication dans ses opuscules *De libris propriis; De ordine librorum;* dans son Commentaire II *in Epid.*, III, *in prœmio*, et dans divers passages de ses autres écrits.

Nous possédons les Commentaires sur le traité *De la nature de l'homme*, sur le *Régime des gens en santé*, sur le *Régime dans les maladies aiguës*, sur le *Pronostic*, sur le livre I des *Prorrhétiques*, sur les *Aphorismes*, sur les livres I, II, III et VI des *Épidémies* (nous n'avons en grec que les Commentaires [encore sont-ils mutilés] sur la 2e et la 3e section du Ier livre des *Épidémies*, mais les sections 1, 2, 3, 4 et 6 existent en arabe à l'Escurial. — Le commmentaire sur la 6e section, mutilé en grec, existe intégralement en arabe à la même bibliothèque), sur le traité *Des fractures*, sur celui *Des articulations*, sur l'*Officine du médecin*, sur les traités *Des humeurs*, *De l'accouchement à sept mois*, *De l'aliment*, un *Glossaire* des mots difficiles d'Hippocrate, le Commentaire *Sur les éléments d'après Hippocrate*, Discussion contre Lycus et contre Julien pour la défense de certains aphorismes; les opuscules *Sur le côma, d'après Hippocrate; Sur le régime dans les maladies aiguës, d'après Hippocrate.* Nous possédons aussi des fragments d'un Commentaire sur le traité *Des airs, des eaux et des lieux;* ces fragments, qui n'ont été publiés qu'en latin, paraissaient, à quelques critiques, l'œuvre d'un médecin arabe, et indignes de Galien. J'ai partagé moi-même cette erreur, jusqu'à ce que M. Bussemaker et moi ayons retrouvé dans Oribase un passage attribué à Galien, et qui se lit précisément dans les fragments dont le texte grec n'est plus représenté maintenant que par ce passage même d'Oribase (voy. t. I, p. 309 et p. 624, note 2). Nous avons complétement perdu les Commentaires sur le livre *Des ulcères*, sur le livre *Des plaies de tête*, sur le livre *Des maladies*, et sur celui *Des affections;* un traité *Sur l'anatomie* d'Hippocrate, en six livres; un traité *pour expliquer les Caractères qui se trouvent dans le livre III des Épidémies;* un traité *Sur le dialecte* d'Hippocrate; enfin un livre *Sur les véritables écrits du médecin de Cos.*

Palladius a composé un commentaire sur les *Fractures*, publié par Foës, dans son édition d'Hippocrate, et un autre sur le livre VI des *Épidémies*, publié par Dietz. Étienne a commenté le *Pronostic* et les *Aphorismes*. Damascius et Théophile ont également commenté les *Aphorismes*. Jean a écrit un commentaire sur le traité *De la nature de l'enfant*. Ces auteurs ont été réunis par Dietz dans ses *Scholia* (Kœnigsberg, 1834, 2 vol. in-8), qui contiennent aussi le plus ancien Commentaire qui nous soit resté, celui d'Appolonius de Cittium, sur les *Aphorismes*.

[1] En citant Galien, je me suis toujours servi de l'édition de Kuehn, non qu'elle soit la meilleure et la plus complète, comme beaucoup le croient, mais parce que le format en est commode et qu'elle est la plus répandue.

LISTE DES OUVRAGES DE LA COLLECTION HIPPOCRATIQUE D'APRÈS LA CLASSIFICATION ADOPTÉE PAR FOËS.

1re *Section.* — Le Serment; la Loi; De l'art; De l'ancienne médecine; Du médecin; De la bienséance; les Préceptes. — 2e *Section.* — Le Pronostic; Des humeurs; Des crises; Des jours critiques; les Prorrhétiques, livres I et II; les Coaques. — 3e *Section.* — De la nature de l'homme; De la génération; De la nature de l'enfant; Des chairs; De l'accouchement à sept mois; De l'accouchement à huit mois; De la superfétation; De la dentition; Du cœur; Des glandes; De la nature des os; Des airs, des eaux et des lieux; Des airs; De la maladie sacrée. — 4e *Section.* — De la diète salubre; Du régime, en trois livres; Des songes; De l'aliment; Du régime dans les maladies aiguës, Des lieux dans l'homme; De l'usage des liquides. — 5e *Section.*— Des maladies, livres I, II, III et IV; Des affections; Des affections internes; Des affections des filles; De la nature de la femme; Des maladies des femmes; Des femmes stériles; De la vue. — 6e *Section.* — Du laboratoire du chirurgien (*Officine*); Des fractures; Des luxations; Mochlique; Des ulcères; Des fistules; Des hémorroïdes; Des plaies de tête; De l'extraction du fœtus mort; De la dissection des corps (*De l'anatomie*). — 7e *Section.* — Des épidémies, livre I à VII; Aphorismes. — 8e *Section.* — Lettres; Décrets des Athéniens; Prière devant l'autel; Discours de Thessalus; Des médicaments purgatifs; De la structure de l'homme.

INTRODUCTION[1].

> Je ne crois pas à Hippocrate, ainsi qu'on le fait habituellement, comme à un témoin, mais parce que je vois que ses démonstrations sont solides; c'est donc pour cela que je le loue.
>
> (GALIEN, *Des mœurs de l'âme*, chap. IX.)

SOMMAIRE. — Nécessité d'une réforme dans l'histoire de la médecine; elle doit porter d'abord sur l'histoire littéraire, point de départ essentiel de toute histoire proprement dite. — Progrès que l'édition d'Hippocrate, par M. Littré, a déjà réalisés dans ce double sens. — Ce qu'on sait de positif sur la Vie publique d'Hippocrate. — Sa légende; discussion de cette légende. — Vie privée d'Hippocrate. — Son caractère médical. — Tendances morales de son école. — Des sources de l'enseignement médical avant Hippocrate. — Hippocrate n'est pas le père de la médecine. — Du rôle que joue Hippocrate dans l'antiquité. — Des anciens commentateurs de ses Œuvres. — Époque probable de la formation de la Collection hippocratique. — Classification des écrits qui composent cette Collection. — Des manuscrits et des éditions d'Hippocrate.

Hippocrate tient un des premiers rangs parmi les écrivains de l'antiquité; ses œuvres, d'une inépuisable fécondité, ont eu le rare privilége de fixer, pendant le cours des siècles, l'attention de tous les esprits cultivés, d'être, à toutes les époques, un objet d'admiration enthousiaste ou d'attaques passionnées, enfin de susciter d'âge en âge une foule d'éditeurs ou commentateurs, véritable cortége triomphal, qui chaque jour s'augmente et chaque jour laisse cependant encore un fait à remettre en lumière, un passage obscur à expliquer, ou quelque notion précieuse à recueillir et à développer.

Le génie antique a réalisé, autant qu'il était en lui, l'union intime de la science pratique et de la philosophie spéculative; il ne sépare jamais l'étude de l'homme de celle de l'univers. Hippocrate reflète au plus haut degré ce double caractère; il est à la fois un grand philosophe et un habile médecin; la lumière jaillit de toutes parts de ses écrits, et l'on ne sait ce qu'il faut le plus admirer, de l'étendue

[1] Une partie de ce travail a paru dans le *Journal des Savants* (septembre 1851, juillet 1852, mai 1853), à propos de l'édition d'Hippocrate de M. Littré; j'y ai fait de nombreuses additions et corrections.

de ses idées ou de l'exactitude de ses observations. Comme tous les grands esprits de son époque, Hippocrate a merveilleusement compris la corrélation des sciences, et s'il n'a pas toujours bien saisi dans quel degré de dépendance ou de subordination elles sont les unes par rapport aux autres, il faut en accuser, non son génie, mais l'état même où se trouvaient les connaissances humaines. La conception de l'ensemble des choses, la véritable conception encyclopédique se retrouve presque dans chacun de ses ouvrages. Il considère la biologie sous tous les aspects alors accessibles ; il semble même, par une sorte d'intuition, dépasser les limites restreintes tracées par des notions nécessairement fausses ou insuffisantes.

La publication des anciens textes fut, avec la recherche des origines, un des premiers fruits de la rénovation des études historiques ; c'est qu'en effet la critique des textes est le fondement de la critique historique proprement dite. L'histoire de la médecine péchait par la base ; les vieux auteurs n'avaient point été l'objet d'une révision sévère ; les idées et les faits que renferment leurs écrits n'avaient point été mis en relief par une interprétation savante. Les ouvrages d'Hippocrate, qui renferment, personne n'oserait le nier, des éléments nombreux et essentiels pour la constitution de la science médicale, avaient particulièrement souffert, et de plus aucune des questions fondamentales qui se rattachent à la formation et à la transmission de la *Collection hippocratique* n'avait été jusqu'à ces derniers temps résolue d'une manière satisfaisante.

Déjà depuis longtemps, pour l'histoire politique ou pour l'histoire des lettres, la critique, assurée du résultat final, a, sans crainte de multiplier les ruines et de semer le doute sur son passage, heurté de front les préjugés les plus répandus ; elle a porté une main hardie sur les faits les plus accrédités et sur les appréciations les plus généralement admises. Mais notre histoire sort à peine des ornières de la routine ; les écrivains qui ont daigné s'en occuper n'ont guère dépassé, surtout en France, le système du P. Daniel, de Mézeray, de l'abbé Velly ou d'Anquetil ; la révolution opérée avec tant de succès par les Niebuhr, les Guizot et les Thierry, n'a pas fait sentir encore parmi nous son heureuse influence : l'histoire de la médecine est frappée de stérilité par l'ignorance absolue ou la connaissance superficielle des sources. L'histoire littéraire est le point de départ essentiel de l'histoire de la science proprement dite, et tant que cette première partie de la tâche ne sera point accomplie, la seconde restera toujours imparfaite et incomplète.

Après tant de travaux entrepris sur le médecin de Cos, par des hommes d'une grande érudition, après les éditions multipliées qui ont été faites de ses ouvrages[1], M. Littré ouvre une ère nouvelle pour les écrits hippocratiques. Ces écrits, entièrement restaurés et vivifiés par leur contact avec les productions de la science moderne, deviennent accessibles à tous les lecteurs, et sont, pour ainsi dire, réintégrés dans le domaine de la médecine actuelle[2].

Certains auteurs nous représentent Hippocrate comme ayant rétabli la médecine perdue depuis la mort d'Esculape[3]; on peut, avec beaucoup plus de raison, dire que M. Littré a rappelé à la lumière Hippocrate enseveli dans un texte corrompu, ou dans des traductions tout à fait défectueuses.

Dans mon *Avertissement*, j'ai eu soin d'indiquer ce que je dois à M. Littré, en quoi mon travail diffère du sien, quelles sont les recherches qui me sont propres, et sur quels points enfin j'ai été assez heureux pour faire avancer peut-être d'un pas la critique des écrits hippocratiques.

La réputation d'Hippocrate commence dès son vivant : le plus illustre de ses contemporains, Platon ou plutôt Socrate[4], invoque son autorité, désigne son école[5] à ceux qui veulent devenir véritablement médecins, et ne craint pas de le mettre en parallèle avec Polyclète et Phidias ; Ctésias, historien et médecin, appartenant, comme Hippo-

[1] Voy. *Historia literaria* d'Ackermann avec les *additions* de Kuehn dans son édition d'Hippocrate (Lips., 1825; t. I, in-8); Choulant, *Handbuch der Bücherkunde für die æltere Medicin*, 2e éd., Lips., 1841, in-8; Choulant (*Bibl. med. hist.* Lips., 1842) avec les *Additamenta* de Rosenbaum (Hal., 1842 et 1847); encore ces listes sont-elles loin d'être complètes.

[2] « Les œuvres d'Hippocrate, disait M. Dezeimeris avant le travail de M. Littré, sont, depuis plus de dix-sept siècles, dans un état qui en rend la lecture à peine supportable. » (*Dict. hist. de la méd. anc. et mod.*)

[3] Pline, *Hist. nat.*, XXIX, 2; Isidore, *Orig.*, IV, 3, 2.

[4] *Phèdre*, p. 270; Protag., p. 311. — On a lieu d'être surpris que M. Houdart, à qui ces passages n'étaient cependant pas inconnus, ait pu écrire (p. 27, texte et note) : « Nous ne connaissons aucun des contemporains d'Hippocrate qui ait dit de lui la moindre chose flatteuse. » — « On ne peut voir sans étonnement qu'un grand homme comme Hippocrate ait fait, dans le temps où il vivait, si peu de sensation. »

[5] On voit par un passage du *Ménon* (p. 90 c. d.) que les médecins étaient dans l'habitude de tenir école et de se faire payer par leurs élèves; il paraît que ceux-là seuls qui recevaient des honoraires et ne voulaient pas donner leurs leçons gratuitement étaient réputés les professeurs les plus excellents. Hippocrate semble avoir été pour Platon le type de ces maîtres ès arts.

crate, à la famille des Asclépiades et l'un des chefs de l'école rivale de Cnide, s'était occupé d'une de ses pratiques chirurgicales[1], pour la blâmer, il est vrai; mais le blâme, aussi bien que l'éloge, est une marque de l'importance d'un auteur, surtout quand cette critique part d'un homme aussi célèbre qu'était Ctésias.

Un siècle à peine s'était écoulé depuis la mort d'Hippocrate, que sa renommée avait effacé celle de presque tous les autres médecins, si bien que beaucoup d'écrits de ses prédécesseurs, de ses contemporains, de ceux même qu'il avait combattus, peut-être aussi de ses successeurs immédiats, arrivèrent à Alexandrie confondus avec ses propres ouvrages et inscrits sous son nom. Cette réunion de traités si dissemblables a dû s'accomplir à une époque assez éloignée de celle des Ptolémées, puisque les commentateurs d'Alexandrie, ou ne paraissent pas avoir soupçonné l'intrusion pour certains ouvrages, ou n'ont pu arriver, pour les autres, à distinguer les vrais écrits d'Hippocrate de ceux qui lui ont été faussement attribués.

L'existence d'Hippocrate est aussi avérée qu'aucun des faits les mieux constatés de l'histoire; cependant il s'est rencontré un esprit ami du paradoxe ou des mauvaises plaisanteries, qui, au mépris de toutes les règles de la certitude historique, a osé mettre cette existence en doute dans une thèse[2] qui fit grand scandale à l'école et qui ne méritait pas la réfutation sérieuse qu'en fit Legallois[3] sur les instances de Chaussier.

Les témoignages contemporains concordent pour faire naître Hippocrate dans l'île de Cos, au temps de la splendeur d'Athènes, dans le grand siècle de Périclès, dont il fut un des ornements, et prolongent sa vie fort au delà de la guerre du Péloponèse; ses voyages, son enseignement, sa rivalité avec l'école de Cnide, ne sont pas moins bien établis; on en trouve la preuve dans ses propres ouvrages.

Peu satisfaits de ce petit nombre de renseignements incontestables, mais dont ils n'ont pas même tenu compte, tant ils leur semblaient réduire à de mesquines proportions l'image auguste du prince de la médecine, les auteurs anciens se sont plu à charger la vie d'Hippocrate d'une foule de récits, ou purement légendaires, ou tout à fait

[1] Galien, *Comm. IV in lib. De articul.* § 40, éd. de Kuehn, t. XVIII, p. 731.

[2] Boulet, *Dubitationes de Hippocratis vita, patria, genealogia forsan mythologicis, et de quibusdam ejus libris multo antiquioribus quam vulgo creditur.* Paris, an XII (1804).

[3] *Recherches chronologiques sur Hippocrate*, Extr. du *Journal général de médecine.* Paris, fructidor, an XII (1804).

absurdes, et à transformer ainsi ce grand homme en un personnage de roman. Ses panégyristes, poussés par un zèle indiscret, et maladroitement jaloux de lui rendre un culte outré, ont prétendu, par des ornements étrangers et par le prestige du merveilleux, rehausser son mérite et répandre son nom, comme si ses immortels ouvrages ne lui assuraient pas une renommée plus durable que cette gloire factice appuyée sur des narrations convaincues d'imposture et de ridicule au plus simple examen.

Puisqu'il a plu aux biographes anciens de doubler notre tâche en exerçant leur imagination aux dépens de notre patience, puisque leurs récits ont rencontré une crédulité complaisante et aveugle, il faut bien entrer dans quelques détails sur le compte de ces auteurs et déterminer ce que nous devons admettre ou rejeter de leurs témoignages.

La légende d'Hippocrate est un des sujets les plus difficiles et les plus intéressants que puisse se proposer la critique; M. Littré y est revenu plusieurs fois dans le cours de son travail, quelques auteurs modernes, entre autres MM. Houdart, Malgaigne et Pétersen, en ont fait aussi l'objet d'études sérieuses; cependant il reste encore quelques points à éclaircir: et c'est ce que je vais tâcher de faire dans les pages qui suivent.

Dans la légende hippocratique il y a deux parts : celle du vraisemblable et celle du faux. La part du vraisemblable est composée de récits que rien ne contredit absolument, mais que rien non plus ne soutient, si ce n'est la parole de narrateurs fort éloignés du temps où devaient se passer les faits qu'ils racontent, et pris souvent en flagrant délit de mensonge. Cependant ces récits ont été généralement acceptés même par ceux qui se piquent de critique! Mais c'est, à mon sens, un système déplorable que celui qui consiste à dire : Cela peut être, pourquoi cela ne serait-il pas? La vérité historique ne souffre pas de pareils procédés, elle ne permet pas qu'on accepte comme vrais des faits qui sont seulement possibles ou probables en eux-mêmes, mais qui n'ont de garantie intrinsèque ni dans la sûreté de la tradition, ni dans l'autorité du narrateur. Agir ainsi c'est annuler le rôle de la critique, c'est encombrer le champ de l'histoire. Les faits certains, qu'ils soient prouvés directement, ou par une suite de raisonnements et de déductions inattaquables, suffisent aux exigences de l'esprit et aux besoins de l'historien. Dans la part du faux, renchérissant les uns sur les autres et ne prenant pas la peine de se mettre d'accord ni entre eux, ni avec eux-mêmes, les biographes n'ont su éviter ni les contradictions les plus choquantes, ni les anachronismes les plus évidents, ni, chose plus étonnante encore, les récits qui pouvaient plutôt compromettre qu'augmenter la réputation d'Hippocrate!

En dehors des témoignages contemporains, il y a la tradition écrite et la tradition orale. Pour les faits dont on a chargé la vie d'Hippocrate, personne n'oserait invoquer cette dernière espèce de tradition; reste donc la tradition écrite. Il importe peu qu'on interroge cette tradition à une époque plus ou moins éloignée de celle où les faits se sont passés, pourvu qu'on ne surprenne pas la narration se formant de toutes pièces sur les bancs de l'école, et qu'on puisse ressaisir et renouer les anneaux de la chaîne. Pour la vie d'Hippocrate, possède-t-on des moyens certains de contrôle, sait-on à quelles sources primitives on a puisé, peut-on suivre la transmission des documents d'âge en âge, enfin connaît-on les écrivains qui se sont chargés de nous raconter les faits? Aucune de ces conditions, on peut l'affirmer hardiment, n'est remplie; aucun des monuments écrits où se trouvent racontées les actions qu'on prête à Hippocrate ne peut soutenir victorieusement cette série d'épreuves; il n'en est pas un qui offre le moindre degré de confiance et qui repose sur le plus petit fond de vérité.

Il ne faut pas être très-avancé dans la connaissance de l'antiquité pour savoir qu'on se plaisait alors, comme on le fit durant tout le moyen âge, à élever fastueusement des arbres généalogiques; que les écoles devinrent, à certaines époques, des officines de légendes plus ridicules les unes que les autres; que les biographes, rhéteurs plutôt qu'historiens, inventaient à plaisir les particularités les plus minutieuses pour exciter en eux-mêmes le sentiment de l'admiration dont ils se faisaient une sorte de devoir de conscience, et pour propager le culte de leur héros, en entretenant dans l'esprit des lecteurs le goût, déjà si naturel, pour le merveilleux.

Il existe trois *Vies* d'Hippocrate : la première en date [1], et cette date paraît très-récente, a été rédigée par un auteur inconnu d'après

[1] On trouve cette *Vie* dans la *Bibliothèque grecque* de Fabricius, ed. vet., t. XII, p. 684, dans les diverses éditions des œuvres complètes d'Hippocrate, dans les *Medici et physici græci minores* d'Ideler, t. I, p. 252, dans Westermann, *Vitæ script. gr. minores.*

un certain Soranus (κατὰ Σωρανόν); mais il y a plusieurs médecins de ce nom, et il est assez difficile de les distinguer les uns des autres; on croit généralement qu'il s'agit de Soranus d'Éphèse, auteur d'un ouvrage *Sur les vies, les sectes et les ouvrages des médecins*; mais on peut supposer aussi que cette biographie a été intitulée κατὰ Σωρανόν à cause du Soranus de Cos qui y est mentionné deux fois. Ainsi, d'un côté, ignorance absolue du nom de l'auteur de la *Vie* d'Hippocrate, et de l'autre, incertitude très-grande sur la source principale à laquelle il a puisé; voilà déjà de justes motifs de défiance; mais, de plus, les autres écrivains cités dans cette *Vie*, ou sont à peu près inconnus (Histomaque[1], Arius de Tarse), ou ne méritent pas grand crédit (Andréas de Caryste[2]), ou rapportent des faits sur lesquels ils ne pouvaient rien savoir de positif (Ératosthène, Phérécyde[3], Apollodore, qui ont traité la généalogie[4] d'Hippocrate[5]). Tous, du

[1] M. Pétersen (*Zeit und Lebensverhaltnisse des Hippocrates*, dissertation insérée dans le *Philologus*, t. IV, 2e année, 3e cah., 1849, p. 210-265) a remarqué avec raison que le nom Ἱστόμαχος n'est pas d'une formation très-régulière; peut-être faut-il lire Ἰσχόμαχος plutôt que Λυσίμαχος ou Καλλίμαχος, comme le propose ce philologue. (Voy. p. LXXXIII, l. 4 de la note 1.) — Histomaque tient pour ainsi dire le milieu entre les *biographes* et les *chronographes*; il avait écrit *Sur la secte d'Hippocrate*. C'est d'après cet auteur que le Biographe anonyme fixe la date de la naissance d'Hippocrate à la première année de la 80e olympiade (460 av. J. C.). Malgré l'attaque dont cette date a été récemment l'objet, et bien qu'on ne sache pas à quelle source Histomaque l'a puisée, il n'y a aucune raison décisive pour la changer; tout ce qu'on sait de positif sur Hippocrate concorde avec elle, aucun texte authentique, aucun fait contemporain ne la contredit; je tâcherai d'établir plus loin ces deux propositions contre M. Pétersen.

[2] Une série de recherches, qu'il serait trop long de consigner ici, me permettent d'établir qu'Andréas, appelé par Ératosthène *plagiaire* (βιβλιαίγισθος), Andréas, médecin de Ptolémée IV Philopator, et Andréas *hérophiléen*, souvent cité par Celse, par beaucoup d'autres auteurs, et par Galien avec un certain mépris, sont un même personnage; et que c'est ce personnage qui est cité dans la *Vie* d'Hippocrate. Du reste, l'accusation qu'il porte contre Hippocrate d'avoir incendié la bibliothèque de Cnide, le temps où il vivait, sa réputation assez équivoque, me mettent fort en garde contre son témoignage.

[3] Si l'on s'en rapporte aux résultats de Sturz et de Clinton sur l'époque où florissait Phérécyde, époque où Hippocrate débutait à peine, cet historien a bien pu s'occuper de la généalogie des Asclépiades, famille célèbre déjà depuis longtemps, mais il n'a pas dû comprendre Hippocrate dans son travail. Ni M. Schneider (*Janus*, t. I, p. 114, Breslau, 1846), ni M. Littré (t. VII, p. XLIX), n'ont fait cette réserve.

[4] C'est en vain qu'on voudrait, avec M. Littré (t. I, p. 162), appuyer l'autorité de ces chronographes de celle de Théopompe, cité très-brièvement par Photius comme s'étant occupé des Asclépiades. *Cod*. 176, p. 203, éd. Hœsch.; p. 120 b. l. 6 éd. Bekker : Περί τε τῶν ἐν Κῷ καὶ Κνίδῳ ἰατρῶν ὡς Ἀσκληπιάδαι, καὶ ὡς ἐκ Σύρνου οἱ πρῶτοι ἀφίκοντο ἀπόγονοι Ποδαλειρίου.

[5] On rattache Hippocrate à Hercule par sa mère; à Esculape par son père

reste, vivaient à une époque plus ou moins éloignée des faits qu'ils rapportent[1].

A ces sources diverses (biographes ou chronographes), on doit ajouter les *Lettres* et autres pièces annexées aux œuvres hippocratiques et regardées universellement comme apocryphes.

Enfin le Biographe anonyme use avec complaisance des *on dit* (φασίν), formule banale qui met l'écrivain fort à l'aise et qu'on peut à peine regarder comme l'expression de quelques traditions orales qui avaient cours dans les écoles. Ainsi, de quelque façon qu'on examine la *Vie* d'Hippocrate, le doute, l'hésitation, la défiance, conduisent à l'envi le lecteur à l'incrédulité.

Le jugement que j'ai porté sur la biographie *d'après Soranus* me dispense de m'arrêter à celles qu'on trouve dans Tzetzès, dans Suidas et dans les Arabes; ces auteurs n'ont guère fait que paraphraser ou abréger le faux Soranus, et tout cela n'est que jeu d'école ou amplification de rhétorique.

Hippocrate a été jeté par la légende dans le moule commun des grands hommes; le merveilleux commence à sa naissance, et finit à peine à sa mort; il accomplit des faits extraordinaires, il réunit naturellement toutes les vertus et toutes les qualités de l'esprit; il meurt rempli de jours et comblé de gloire; des prodiges s'accomplissent sur son tombeau.

Hippocrate descend des Dieux; sa généalogie remonte jusqu'à Hercule par sa mère, et à Esculape par son père; il compte plusieurs rois parmi ses ancêtres; il a pour maîtres, d'abord son grand-père Hippocrate Ier, et son père Héraclite, puis Hérodicus de Sélymbrie, Prodicus de Cos, disciple lui-même du fameux Protagoras, Gorgias de Leontium[2]; enfin, le plus illustre de tous, Démocrite[3], qu'il vient

[1] Μέχρι Ὀλυμπιάδων οὐδὲν ἀκριβὲς ἱστόρηται τοῖς Ἕλλησιν, dit Africanus, ap. Eus. *Præp. Ev.*, p. 487 D. Mais après les Olympiades, il y a encore bien des narrations, bien des assertions auxquelles on ne peut guère ajouter foi; et les moyens de vérification paraissent avoir souvent manqué aux anciens aussi bien qu'aux modernes.

[2] Hippocrate aurait pu connaître ce rhéteur en Thessalie, où Platon (*Ménon*. p. 70 B) nous dit qu'il résida.

[3] Comme Hippocrate (dans le IIIe livre des *Épid.*) parle plusieurs fois de maladies qu'il a observées à Abdère, on pourrait au moins supposer avec quelque apparence de raison, qu'il a pu y rencontrer Démocrite, si on ne savait pas d'un autre côté que Démocrite a beaucoup voyagé, et qu'il n'a presque jamais séjourné dans sa patrie. Les *lettres* elles-mêmes ne disent pas qu'Hippocrate ait été disciple de Démocrite; on y lit seulement que l'entrevue a eu lieu quand tous deux étaient déjà vieux. Par la

traiter de sa folie sur la demande des Abdéritains. Cette cure ne suffisant ni à son ardeur, ni à sa réputation, le médecin de Cos délivre en même temps la ville d'une peste qui la ravageait[1].

Hippocrate est aussi en correspondance avec les puissances de la terre, rois et philosophes; il écrit aux ministres d'Artaxerce, à Damagète, à Démétrius, à Philopœmen, à Denys, à Démocrite lui-même, et tous ces grands personnages lui répondent avec empressement ou le préviennent. On sait que Platon et Aristote ont eu aussi leur correspondance.

Hippocrate quitta de bonne heure sa patrie; les calomniateurs prétendent que c'est après avoir incendié la bibliothèque de Cos ou de Cnide; d'autres assurent gravement que ce fut à la suite d'un songe; les plus raisonnables disent que ce fut pour voyager en qualité de médecin *périodeute* : c'était en effet la coutume du temps, et l'on conçoit d'ailleurs que la petite île de Cos n'était pas un théâtre suffisant pour le génie d'Hippocrate.

Accompagné d'Euryphon de Cnide, son rival en gloire et en doctrine, d'Euryphon, qui était sans doute mort à cette époque, Hippocrate va traiter le frère d'Alexandre Ier, Perdiccas II, qu'un amour insensé avait conduit aux portes du tombeau. Une anecdote analogue est mise sur le compte d'Erasistrate[2], et les Arabes, ne voulant pas rester en arrière des Grecs, racontent à peu près la même chose d'Avicenne[3].

Empédocle avait arrêté une peste en plaçant aux gorges des montagnes des peaux destinées à arrêter les vents chargés de miasmes. On a même retrouvé des médailles *très-authentiques* (!), frappées par le peuple d'Agrigente, en commémoration de ce miracle[4]. Acron avait accompli la même merveille, en allumant des feux sur les places publiques[5].

Lettre 18 on voit que Démocrite travaillait à son *Cosmos*, ouvrage de sa vieillesse; il parle comme un homme avancé dans sa carrière et qui a déjà écrit un grand nombre d'ouvrages. Dans la 20e, Hippocrate lui dit : « Quoique je n'aie pas atteint le but de la médecine, je suis déjà vieux (καίπερ ἤδη γηραλέος καθεστως). »

[1] Ρύσασθαι δὲ λοιμοῦ τὴν πόλιν ὅλην, comme le dit le *Biographe anonyme*, qui prend sans doute pour une peste la douleur à laquelle les Abdéritains étaient en proie à cause de la maladie de Démocrite (voy. *lettres* 10, 11 et 14).

[2] Gal. *Comm.* I *in Progn.*; § 4, t. XVIII, p. 8; Étienne, *Schol. in Progn.*, p. 74, éd. Dietz.

[3] *Dict. des sciences phil.*, article *Ebn-Sina*, par M. Munck.

[4] Voy. Karsten, *De Empedoclis vita et studiis*, p. 19 sqq.

[5] Mais pendant l'année même où j'écris cette Introduction, des médecins n'ont-ils

Hippocrate ne pouvait pas rester en arrière de ces personnages : la peste ravageant l'Illyrie et d'autres contrées barbares, il est mandé par les rois de ces nations; mais ayant appris par les ambassadeurs la direction des vents qui régnaient dans leur pays, il prédit que la peste attaquerait la Grèce, et refuse de partir, réservant ses services pour sa patrie ; le *biographe anonyme* n'en dit pas davantage ; mais, suivant le *Décret des Athéniens* et le *Discours de Thessalus*, Hippocrate, après s'être fait précéder de ses fils et de son gendre, se rend lui-même en Grèce ; il traverse la Thessalie, la Phocide, la Béotie, et arrive enfin à Athènes, où il devait concentrer tous ses efforts. Le bruit de ces exploits arrive jusqu'au roi de Perse, Artaxerce. Ce puissant monarque, croyant sans doute être plus heureux que les petits rois d'Illyrie et de Pæonie, envoie à Hippocrate des ambassadeurs chargés de l'attirer à sa cour et de lui offrir de riches présents; mais le médecin de Cos répond à de telles propositions par un refus superbe exalté par les uns, blâmé par les autres[1], mais qui, en tout cas, n'a été que peu souvent imité.

L'auteur du livre de la *Thériaque à Pison*, et Aétius, disent qu'Hippocrate chassa la peste d'Athènes en faisant allumer de grands feux par toute la ville[2] et en ordonnant de suspendre partout des fleurs odorantes. Un manuscrit latin de la Bibliothèque royale (n° 7028), encore plus précis, assure qu'Hippocrate, venu à Athènes, remarqua que les forgerons et tous ceux qui travaillaient avec le feu étaient exempts de la maladie pestilentielle. Il en conclut qu'il fallait purifier par le feu l'air de la ville. En conséquence, il fit faire de grands tas de bois qu'on incendia; l'air étant purifié, la maladie cessa, et les Athéniens élevèrent au médecin une statue de fer avec cette inscription : *A Hippocrate, notre sauveur et notre bienfaiteur.* Actuarius va plus loin ; il connaît l'antidote dont Hippocrate s'était servi pour guérir les Athéniens, et il en donne la formule.

Hippocrate devait être aussi grand citoyen que grand médecin. Les

pas avancé que de vastes incendies pouvaient chasser le choléra ou préserver de ce fléau !

[1] Caton, si l'on en croit Plutarque (*Vie de Caton*, 23; voy. aussi Pline, XXIX, 7), prétendait, en s'appuyant, sans doute, sur ce fait, que les médecins avaient juré d'exterminer les barbares; c'était un de ses motifs pour les expulser de Rome.

[2] Suivant Plutarque (*De Iside et Osir.* 79, p. 383 c ; cf. les notes de Wittenbach), ce fut la peste d'Athènes qu'Acron contribua à chasser par ce moyen. Je ne saurais dire laquelle des deux légendes, celle d'Hippocrate ou celle d'Acron, a donné naissance à l'autre.

Athéniens menaçant l'île de Cos d'une invasion, il conjura l'orage en allant lui-même demander le secours des peuples voisins et en envoyant son fils Thessalus à Athènes pour implorer merci. Les Athéniens ne pouvaient pas moins faire que d'acquiescer à sa demande, au souvenir du service signalé qu'ils en avaient reçu.

Après de nombreux voyages, Hippocrate retourna en Grèce, et mourut près de Larisse, dans un âge fort avancé. Les uns le font vivre jusqu'à quatre-vingt-cinq ans, les autres jusqu'à quatre-vingt-dix, d'autres jusqu'à cent quatre ; d'autres, enfin, ne pouvant se décider à laisser mourir un homme aussi illustre, poussent sa carrière jusqu'à cent neuf ans [1]. Mais, comme le remarque M. Houdart (p. 69), ni Pline (VII, 49), ni Lucien (*De longævis*), dans leurs listes de ceux qui ont vécu longtemps, n'ont parlé d'Hippocrate ; ils ont cependant mentionné Platon, qui n'a vécu que quatre-vingts ans ; et, ce qu'il y a de plus extraordinaire encore, ils ont cité Démocrite et Gorgias ; Démocrite, qui joue un si grand rôle dans la vie d'Hippocrate, Gorgias, qui passe pour avoir été son précepteur. Assurément si Hippocrate eût fourni une aussi longue carrière que ses biographes le prétendent, il n'aurait pas été omis dans ces listes.

Il fut, dit-on, enterré entre Gyrtone et Larisse. Le *Biographe anonyme* prétend même que de son temps le tombeau d'Hippocrate existait encore [2]. Il eut pour fils Thessalus et Dracon, et pour gendre

[1] Je relève en passant une petite erreur d'Ackermann (p. XIII). Il dit : « Si antiquo « Vitæ hippocraticæ κατὰ Σωρανόν auctori fides habenda est, Græciam repetiit et apud « Larissæos LXXXV annorum senex, Olymp. CII, fato functus est. » (P. XXV.) En recourant au texte, on voit qu'il n'est pas question d'olympiades dans le *biographe anonyme* et qu'il n'accepte comme positif ni l'un ni l'autre des nombres qu'on assigne à l'âge d'Hippocrate ; il dit seulement qu'il mourut au même temps où l'on dit que mourut Démocrite. Schulze (*Hist. med.*, per. I, sect. III, cap. I, p. 214) reste dans l'incertitude à cet égard, et il ajoute : « Unicum itaque, quod de Hippocrate Coo certum habemus, est illud, fuisse cum temporibus belli Peloponesiaci. » C'est ce qu'affirme aussi le *Biographe anonyme*.

[2] On prétend même avoir son épitaphe ; la voici telle que la donne l'*Anthologie* (voy. Piccolos, *Supplém. à l'Anthol.*, p. 90) :

Θεσσαλὸς Ἱπποκράτης, Κῷος γένος, ἐνθάδε κεῖται
Φοίβου ἀπὸ ῥίζης ἀθανάτου γεγαώς.
Πλεῖστα τρόπαια νόσων στήσας ὅπλοις Ὑγιείης·
Δόξαν ἑλὼν πολλῶν, οὐ τύχᾳ, ἀλλὰ τέχνᾳ.

J'ai entendu raconter que le souvenir d'Hippocrate était encore vivant à Cos, et qu'il existait dans cette île une fontaine merveilleuse placée sous son invocation. Je ne saurais dire si ce souvenir est fils de la tradition, ou s'il a été réimporté à Cos. — Je n'ai même point été aussi heureux à Salerne ; sur le bord de la mer, en face de cette ville

Polybe, qui lui succéda dans l'enseignement de la médecine, à Cos [1].

Après une vie enrichie de faits extraordinaires, il était naturel que la mort d'Hippocrate fût suivie de quelque prodige. Longtemps un essaim d'abeilles est venu déposer son miel sur sa tombe, et les nourrices trouvaient dans ce miel un remède certain contre les aphthes dont leurs enfants étaient atteints. Meibom [2] n'a pas craint de consacrer ce misérable conte en s'écriant : *Que la nature semblait proclamer à travers ce tombeau, que Dieu avait apporté aux hommes, par Hippocrate, la véritable médecine.*

Il n'y a pas jusqu'au costume d'Hippocrate qui n'ait donné lieu, de la part du *Biographe anonyme*, à des discussions ridicules qui achèvent de nous ôter toute confiance dans son récit.

On prétendait aussi posséder le vrai portrait d'Hippocrate [3]; le type traditionnel est du moins fort ancien, et la plus belle expression que j'en connaisse est un marbre du musée de Naples, qu'on ne savait à qui rapporter, et sur lequel on avait écrit : *Un philosophe*. Je lui ai rendu son vrai nom.

Jusqu'au XVIIIe siècle, la légende hippocratique a été acceptée avec une foi robuste, et beaucoup d'auteurs modernes, se piquant de dévotion envers Hippocrate, ont encore orné et développé la narration des anciens.

Le premier travail critique date de Leclerc (1696) [4], et surtout de Schulze (1728) [5], qui se montre plus ferme et plus précis dans son argumentation que son prédécesseur, bien qu'il arrive à peu près aux mêmes résultats que lui et par les mêmes raisonnements ; il discute particulièrement, et avec habileté, ce qui regarde l'authenticité des *Lettres* et la réalité des faits qu'elles contiennent.

L'illustre professeur de Halle nie complétement l'intervention miraculeuse d'Hippocrate dans la peste d'Athènes; il doute qu'Hippocrate ait reçu des leçons de Démocrite, dont il aurait, du reste,

où respire le calme si propice aux études, j'ai redit, mais en vain, les noms de Constantin et de Trotula ; les échos seuls m'ont répondu.

[1] Galien, *Comm. I, in lib. De nat. hom.*, proœm., t. XV, p. 11, éd. de Kuehn.

[2] Dans son édition du *Serment*.

[3] Voy. Ackermann, *l. l.* p. v.

[4] *Hist. de la méd.*; Genève, 1696, in-8. — Voy. surtout l'édition de 1723, in-4.

[5] *Hist. med.*; Lips., 1728, in-4.

assez mal profité, car on retrouve plutôt, dans quelques-uns de ses écrits, les principes d'Héraclite[1] que ceux de Démocrite. Il ne saurait admettre qu'Hippocrate ait arrêté les ravages de la peste d'Athènes, et mérité par là la récompense publique d'une couronne d'or; car Thucydide, qui décrit cette peste, non-seulement ne dit pas un mot d'Hippocrate, mais affirme que la maladie se montra rebelle à tous les secours de l'art; il n'hésite donc pas à regarder comme l'œuvre d'un faussaire, et le *Décret des Athéniens* et le *Discours de Thessalus* aux Athéniens, où les faits se trouvent relatés. Il termine en disant : « *Unicum itaque quod de Hippocrate Coo certum habemus, est illud : fuisse eum temporibus belli Peloponnesiaci et libros de medicina græce, dialecto ionica , scripsisse* (p. 214). » Mais Schulze va trop loin dans son scepticisme, car nous savons encore quelque chose de plus sur Hippocrate par le texte de Platon, que Schulze connaissait, du reste, très-bien. La Vie d'Hippocrate par Grimm[2] est, au dire d'Ackermann (p. IV), purgée de fables, mais ce travail ne dépasse guère celui de Schulze : Ackermann lui-même, suivi par Pierer[3] et par Kühn, n'est pas plus hardi. Aucun de ces auteurs ne pénètre au cœur de la question, aucun n'établit d'une manière générale le degré de confiance qu'on doit avoir dans les sources où sont puisés les faits qu'on raconte. Ainsi, Ackermann ne rejette positivement que le voyage d'Hippocrate à la cour de Perdiccas[4], et le rôle qu'on fait jouer à Hippocrate pour la peste. S'il n'accepte pas sans réserve la liste des précepteurs d'Hippocrate; s'il hésite à propos de Prodicus ou Herodius (p. IX, X), il serait du moins porté à croire qu'Hippocrate a été lié d'amitié avec Démocrite (p. XI); il croit (p. XI-XII) avec Grimm (p. XI), qu'Hippocrate a puisé quelques-unes de ses observations de maladies sur les tables votives disposées dans les temples d'Esculape[5].

[1] Le livre I *Du régime*, où on rencontre le plus manifestement les principes d'Héraclite, n'est certainement pas d'Hippocrate; l'argument de Schulze n'a donc nulle valeur; mais son doute n'en est pas moins légitime pour d'autres motifs. — L'idée de faire de Démocrite un maître d'Hippocrate, ou bien est une pure invention, ou est une amplification des faits qui se trouvent dans les *Lettres*, faits qui, d'ailleurs, n'ont aucune garantie et même aucune vraisemblance.

[2] *Bruchstücke von dem Leben des Hippocrates;* en tête de sa trad. allem. des OEuvres d'Hipp.; Altenb. 1781, in-8.

[3] *Bibliotheca iatrica*, t. I, Altenb., 1806, in-8.

[4] M. Greenhill (*Janus*, t. III, p. 357; voy. aussi M. Littré, t. VII, p. XLIX) a démontré par la chronologie la fausseté de ce fait.

[5] Je reviendrai sur cette question à propos des sources auxquelles Hippocrate a puisé pour la rédaction de ses ouvrages.

Je pourrais encore augmenter la liste de ces actes d'une foi un peu aveugle ; mais ce que j'en ai dit suffit pour montrer avec quelle timidité la critique allemande elle-même était entrée dans la voie de la réforme.

M. le docteur Adams de Banchory se montre encore plus facile que ses devanciers pour la légende hippocratique; il distingue à peine ce qui est *impossible* de ce qui est *vraisemblable*, et admet presque tous les faits qui composent ce qu'on a décoré du nom de *Biographie d'Hippocrate*. J'ai été surpris, je l'avoue, d'une pareille condescendance de la part d'un homme aussi habile et aussi érudit qu'est le traducteur anglais d'Hippocrate.

M. le docteur Houdart[1], habitant au fond d'une province et presque sans ressources littéraires, a le mérite d'avoir, le premier en France, attaqué de front les fables débitées sur le médecin de Cos; mais il s'est laissé égarer par l'esprit de parti, et semble n'avoir combattu la légende hippocratique que pour se mettre plus à l'aise en ce qui touche la doctrine et le véritable caractère des écrits du médecin de Cos qu'il veut évidemment sacrifier à Broussais.

M. Littré, qui, dans son *Introduction*, a porté si haut et si loin l'esprit de critique sur tous les autres sujets, s'en est à peu près tenu, en traitant de la vie d'Hippocrate, à la notice d'Ackermann ; mais, dans la préface du deuxième et du septième volumes, reprenant, à propos de deux brochures de M. le docteur Pétersen, de Hambourg, plusieurs des questions de détail relatives à la légende hippocratique, il porte une main hardie sur ces récits, objets d'un culte superstitieux, et ne laisse presque plus rien debout.

Il semblait qu'après les efforts tentés depuis plus d'un siècle pour réduire à sa juste valeur la légende d'Hippocrate, il n'y avait plus à revenir en arrière, et qu'on n'avait plus à craindre de voir la critique arrêtée dans son œuvre de destruction et d'émancipation ; mais un des philologues les plus habiles de l'Allemagne, M. Pétersen, appelant à son aide une vaste érudition, vient de se constituer, dans une longue et savante dissertation[2], le défenseur d'un certain nombre de faits qui semblaient avoir définitivement passé du domaine de l'histoire dans celui du roman.

[1] *Études sur Hipp.*, etc. Cet ouvrage a eu trois éditions.

[2] *Zeit und Lebensverhæltnisse des Hippocrates;* voy. plus haut, p. XXIII, note 1.

Arguments philologiques ou historiques, textes empruntés à des sources nombreuses et pour la plupart inexplorées, rapprochements de toute nature, discussions ingénieuses, rien n'a été omis par le célèbre professeur de Hambourg. M. Littré n'a pas craint de lutter corps à corps avec M. Pétersen, il n'a pas hésité à consacrer un long espace à l'exposition et à la réfutation des opinions émises par ce philologue. Il ne nous reste guère qu'à résumer, les pièces sous les yeux, cette brillante et érudite discussion, et à confirmer ou étendre par quelques recherches nouvelles les résultats généraux auxquels M. Littré est arrivé.

La dissertation de M. Pétersen est divisée en deux parties : 1° *Chronologie d'Hippocrate ;* 2° examen de trois documents concernant la vie de ce médecin : *Discours de Thessalus, Décret des Athéniens* et *Discours près de l'autel.* Nous avons en présence, d'une part, une date, celle d'Histomaque, qui fixe la naissance d'Hippocrate à la première année de la LXXXe Olympiade (460) et qui a été acceptée jusqu'ici sans contestation [1], et, d'une autre part, des faits que les critiques modernes s'accordent à rejeter. M. Pétersen attaque cette date, et s'efforce de réhabiliter ces faits; combat-il dans l'intérêt des faits ou dans celui de la chronologie ? en d'autres termes, veut-il démontrer la véracité de Thessalus par une nouvelle combinaison de dates, ou veut-il, au contraire, établir une chronologie nouvelle en démontrant la réalité intrinsèque des faits que rapporte le fils d'Hippocrate? C'est ce qu'il est difficile de saisir au premier abord. Mais, quand on compare sa première dissertation [2] avec celle qui nous occupe actuellement, on comprend aisément que le but final de la discussion dépasse une simple question de chronologie ou d'authenticité, et qu'il s'agit d'établir tout un nouveau système de classification des écrits hippocratiques, système qui est, suivant l'auteur, une contradiction avec la date d'Histomaque.

[1] Comme le témoignage positif d'Histomaque gêne M. Pétersen, il invoque (p. 219) à son secours une conjecture ingénieuse, mais des plus téméraires. Il pense que le sigle ΟΓ ou ΟF (73e ou 76e Ol.) du texte primitif a été pris pour le commencement d'ΟΓΔΟΗΚΟϹΤΗϹ. On peut s'expliquer le changement d'un sigle en un autre sigle, mais je ne crois pas qu'on puisse citer un exemple d'un sigle pris pour une partie d'un mot exprimant un nombre. Voici, du reste, le texte en litige : Κατὰ δὲ τοὺς Πελοποννησιακοὺς ἤκμασε χρόνους, γεννηθεὶς, ὥς φησιν Ἱστόμαχος ἐν τῷ ά Περὶ τῆς Ἱπποκράτους αἱρέσεως, κατὰ τὸ πρῶτον ἔτος τῆς ὀγδοηκοστῆς ὀλυμπιάδος.

[2] *Hipp. nomine quæ circumferuntur scripta ad temporis rationes disposuit.* Hamb., 1839, in-4.

Thessalus, dans son *Discours*, implore le secours des Athéniens en faveur de Cos menacée par les Athéniens, pour quatre motifs : — l'appui que Nébros, un des ancêtres d'Hippocrate, a fourni aux Amphictyons dans la première guerre sacrée ; — le refus que les gens de Cos firent au roi de Perse de lui livrer la terre et l'eau ; — le service rendu aux Athéniens par Hippocrate pendant une peste ; — enfin le dévouement que le même Hippocrate montra dans l'expédition de Sicile en commettant à ses dépens son fils Thessalus aux soins de la santé de l'armée athénienne.

Les deux premiers services sont en eux-mêmes indifférents à la chronologie d'Hippocrate ; évidemment M. Pétersen ne cherche à en démontrer la réalité que pour établir indirectement celle des deux autres[1].

L'assimilation de la peste dans laquelle on prétend qu'Hippocrate a joué un rôle avec celle de Thucydide étant rejetée par tous les critiques depuis Le Clerc et Schulze, on avait généralement regardé l'intervention d'Hippocrate dans une peste comme un pur jeu d'imagination de quelque rhéteur; mais M. Pétersen, cherchant plutôt à étendre qu'à rétrécir le champ de la discussion, et n'abandonnant qu'à la dernière extrémité ceux des faits relatifs à la vie d'Hippocrate qui peuvent servir à son système chronologique, a pensé qu'on pouvait trouver dans les auteurs anciens la mention, au moins indirecte, d'une peste autre que celle de Thucydide et la rapporter à une autre époque, c'est-à-dire à l'an 420.

Il arrive à cette date par un raisonnement très-spécieux : Thessalus dit positivement aux Athéniens dans son *Discours : Il y a neuf ans, au moment où je parle, que la peste, dans laquelle mon père et moi vous avons prêté secours, a régné.*

Ce *Discours*, dans lequel il est question de l'expédition de Sicile (415-413) ne peut avoir été tenu qu'en l'an 411, ce qui nous reporte pour la peste en l'an 420.

Suivant M. Pétersen ces deux dates se corroborent l'une par l'autre. Celle de 411 est commandée à la fois par une épidémie, dont on retrouve précisément des traces à cette époque, et par l'affaire même qui amène Thessalus auprès des Athéniens ; à son tour la peste de 420 ne permet pas qu'on recule le terme du discours au delà de 411.

[1] Cette partie de la dissertation de M. Pétersen fournit, je m'empresse de le dire, des documents fort intéressants et nouveaux sur l'histoire de Cos.

Mais M. Littré (p. xxvi-xxvii et xxxiv-xli) a démontré que la date assignée au *Discours* de Thessalus n'est pas certaine, et que l'enchaînement de remarques très-ingénieux et très-érudit de M. Pétersen ne prouve en aucune façon l'existence d'une peste en 420. J'ajoute qu'il est difficile d'expliquer la présence d'Hippocrate à Athènes et celle de sa famille ou de ses disciples dans une partie de la Grèce pour s'opposer au fléau ; en effet, comment une épidémie qui aurait exercé assez de ravages pour nécessiter un aussi grand déploiement de forces médicales, qui aurait rapporté tant d'honneur à Hippocrate et à ses enfants, qui aurait fait élever une statue à Apollon, ne serait-elle mentionnée dans aucun auteur ancien? Tant d'incertitude dans le récit, la présence d'Hippocrate à Athènes si mal justifiée[1], les dons offerts par les rois barbares, selon les uns, par Artaxercès, selon les autres ; des conjectures qui soutiennent des hypothèses, tout cela conduit presque inévitablement à rejeter le fond de la narration et les circonstances accessoires.

Et puis, quand l'auteur de cette narration répète en plus de dix endroits : « Soyez assurés, Athéniens, que je dis la vérité, que je ne dis rien que la vérité ; » on est tenté de lui répondre : « Votre insistance est précisément pour nous une raison de doute et nous craignons fort que vous ne soyez un faux témoin. »

Que faut-il donc penser, et du récit de Thessalus relatif à la peste, et du rôle qu'il y fait jouer à Hippocrate?

Cette partie de la légende nous est arrivée d'une manière très-confuse ; ni M. Pétersen, ni M. Littré lui-même (t. I, p. 39 et 434) ne me paraissent avoir assez distingué les divers éléments dont elle se compose. D'abord, c'est contrairement à son intention que Thessalus a été compris dans le nombre de ceux qui ont assimilé la peste dont il est parlé dans le *Discours* avec la grande peste d'Athènes. Il n'y a pas un mot dans cette pièce qui fasse la moindre allusion à ce rapprochement. La date indiquée dans le *Discours* s'y

[1] Sur la résidence habituelle d'Hippocrate et de sa famille il existe deux versions contradictoires ; suivant l'une (*Vie* Κατὰ Σωρανόν, et le *Discours*), confirmée en partie par les œuvres hippocratiques, il résidait avec sa famille en Thessalie ; suivant l'autre (*Lettres* viii, ix, xi, et Galien), il avait habité Cos. S'il n'est pas certain qu'Hippocrate ait séjourné à Athènes (voy. Houdart, p. 38 et suiv., et M. Pétersen lui-même, p. 352), il ne paraît pas, du moins, contestable que les hippocratistes y aient pratiqué leur art, car dans *Epid.* V, 9 et 10, on lit deux observations recueillies à Athènes.

oppose absolument; rien, d'ailleurs, dans les expressions, ne rappelle ce fléau qui sévit avec une si grande fureur et qui reparut à différentes reprises. Thessalus, qui a certainement connu cette peste, n'eût pas manqué d'en faire un titre de gloire à Hippocrate, s'il n'avait été arrêté, soit par la notoriété publique, soit surtout par une impossibilité chronologique; soit peut-être par les deux raisons à la fois.

La réserve de Thessalus ne s'arrête pas là, et il montre en ce point une assez grande habileté dont on ne lui a pas même fait honneur : est-il bien vrai, comme on l'a répété à l'envi, qu'Hippocrate soit représenté par le *Discours* comme ayant *arrêté* les ravages de la peste, alors qu'elle sévissait soit à Athènes, soit dans d'autres villes, et qu'il ait ainsi montré un pouvoir surhumain? Thessalus ne dit cela nulle part d'une manière positive; c'est à peine même s'il le laisse soupçonner; il ne dit même pas que le fléau ait pénétré à Athènes, et il a soin de placer le foyer de la peste dans un pays lointain [1] dont on pouvait parler sans craindre le contrôle et la contradiction. Thessalus fut envoyé à Athènes pour faire prendre des moyens prophylactiques; Hippocrate, après avoir laissé sur son passage les instructions nécessaires pour conjurer le mal qui s'avançait vers la Thessalie [2], et distribué les membres de sa famille et ses disciples dans les localités menacées [3], arrive à Athènes et déclare *en toute conscience* que les précautions qu'il a prises sur sa route sont tout à fait suffisantes [4]. Est-ce ainsi qu'on parle d'une peste domptée?

Les honneurs que la Grèce décerne à Hippocrate et à ses enfants, les présents qu'ils reçoivent, peuvent très-bien s'expliquer, *dans la pensée du rhéteur*, par ce seul fait qu'en réalité la peste ne vint pas affliger Athènes, et qu'on en avait attribué tout le mérite aux précautions prises par le médecin de Cos. De cette façon, il a pu, sans faire naître l'incrédulité, supposer l'intervention d'Hippocrate dans une peste et la présence de ce médecin à Athènes.

Le *Décret des Athéniens*, bien qu'il soit, sur un autre point, en contradiction avec le *Discours*, et qu'il offre un caractère particulier dans la légende, n'est pas plus explicite que le *Discours*, il n'y est

[1] Au delà de la Pæonie et de l'Illyrie : Ἣ ὑπέρκειται Ἰλλυρίων καὶ Παιόνων.

[2] Ὁκοίοις χρὴ τρόποις κακοῦ τοῦ προσιόντος εὐλαβείην ποιέεσθαι.

[3] Ὅπως ὅτι πλείστοις ἐπαρῆξαι.

[4] Ἐν τῇ ὑμετέρῃ ἥει, καὶ ἱκανὰ ἃ νῦν ἐγὼ (*sc.* Θεσσαλὸς) ἐπαγορεύω τὰ ὑμῖν σωτήρια ἐκ θυμοῦ πάντως εἶπε (*sc.* Ἱπποκράτης).

même pas question du voyage d'Hippocrate à Athènes : on lit simplement que ce médecin avait enseigné les moyens à l'aide desquels on *éviterait* la peste qui arrivait des pays barbares, et fait connaître comment on *sauverait* sûrement les malades qui en seraient atteints[1].

Ce récit, ramené ainsi à son caractère primitif, ne contient rien qui soit tout à fait invraisemblable ; il n'y a plus à s'élever contre des faits miraculeux, et surtout il n'y a plus à s'enquérir ni de la réalité, ni de l'époque à laquelle ils se sont passés, car tout cela devient indifférent à la chronologie.

La date précise assignée par Thessalus paraît cependant embarrassante à M. Littré. Pour faire droit à ses scrupules, peut-être un peu exagérés, on peut supposer qu'il y avait eu quelque maladie pestilentielle dans le nord de la Grèce (peut-être celle qui est décrite dans le VIIe livre des *Épidémies*; ce qui cependant paraît fort douteux, attendu qu'il ne s'agit probablement que d'une espèce de *grippe*), circonstance dont le rhéteur se sera emparé pour créer un titre de gloire à Hippocrate et à sa famille, et pour trouver un moyen de faire venir à Athènes Thessalus et Hippocrate.

Mais on peut encore aller plus loin que M. Littré, et soutenir que la date donnée par Thessalus, en supposant même que son récit soit vrai, ne nécessite aucun changement pour l'époque de la naissance d'Hippocrate d'après Histomaque ; en effet, Hippocrate, né en 460 et marié à vingt ans, a pu avoir, en 420 ou 416, deux fils âgés l'un de vingt ou vingt-quatre ans et l'autre de dix-neuf ou de vingt-trois ans. Ce n'est pas, il est vrai, la condition la plus ordinaire ; mais enfin cette condition n'est pas tellement exceptionnelle qu'on puisse l'invoquer comme un argument péremptoire.

Parallèlement au récit de Thessalus, nous trouvons une autre légende beaucoup plus récente, dérivant évidemment de la première, et qui a eu beaucoup de faveur dans l'antiquité et dans les temps modernes ; elle est représentée par la correspondance entre Hippocrate et le roi de Perse ; on retrouve aussi des traces de cette légende

[1] Παρήγγειλε τίσι χρὴ θεραπείαις χρωμένους ἀσφαλῶς διαφεύξασθαι τὸν ἐπιόντα λοιμὸν, ὅπως τε ἰατρικὴ δοθεῖσα τοῖς Ἕλλησι ἀσφαλῶς σώζει τοὺς κάμνοντας αὐτῶν. — Hippocrate, écrivant au sénat et au peuple d'Abdère (*lettre* XI), parle du refus des présents d'Artaxercès, mais il ne dit rien d'Athènes ; le *Biographe anonyme* lui-même glisse très-légèrement sur ce qui regarde cette ville.

dans le *Décret des Athéniens* et dans une *Lettre* d'Hippocrate aux Abdéritains.

Dans cette légende, la peste où intervient Hippocrate est évidemment assimilée à la grande peste d'Athènes, et non à celle qui aurait régné en 420 ou 416, puisque le règne d'Artaxercès *Longue-main* cesse en 424.

L'auteur du *Décret* et le *Biographe anonyme*, suivis par tous les biographes modernes d'Hippocrate, ont montré une grande maladresse en réunissant les deux légendes en une, c'est-à-dire en suivant à la fois le *Discours* de Thessalus et les *Lettres*. On se trouve ainsi placé entre deux impossibilités : s'il s'agit de la grande peste, Hippocrate ne pouvait pas alors avoir d'enfants en état de le seconder; si, au contraire, on a en vue cette autre épidémie qui aurait dû, d'après Thessalus, sévir vers 420 ou 416, Artaxercès, mort depuis quelques années, ne pouvait plus rien demander à Hippocrate [1].

A côté des invraisemblances historiques contenues dans les *Lettres*, une large part a été faite au merveilleux; c'est là seulement qu'Hip-

[1] M. Pétersen (p. 239 et 241) paraît ajouter foi au refus des présents d'Artaxercès, et regarde le silence de Thessalus à ce sujet comme un acte de diplomatie de la part de l'orateur qui n'aura pas voulu, en rappelant cette circonstance, compromettre les négociations entamées, au moment où il parle, entre Alcibiade et le satrape Tissapherne; il en conclut même que le *Discours* a été écrit à une époque voisine des faits qui y sont racontés. Mais ce raisonnement tombe maintenant de lui-même. Thessalus n'a pas parlé d'Artaxercès, parce que ce roi, s'il avait joué un rôle, n'aurait pu le faire que pour la peste d'Athènes, peste dont il n'est pas et dont il ne pouvait pas être question dans le *Discours*. Je ne puis m'expliquer comment M. Pétersen a pu commettre une pareille confusion. — Enfin M. Pétersen, qui, avec tous les critiques, a reconnu l'impossibilité d'assimiler la peste dont il est question dans le *Discours* à celle d'Athènes, n'a cependant pas renoncé à faire intervenir Hippocrate dans cette peste et à en tirer même un argument contre Histomaque; il pense, avec un certain nombre d'historiens, mais sans démonstration historique ou médicale péremptoire, que la constitution pestilentielle du livre III des *Épidémies* est précisément celle qui affligea Athènes, qui s'étendit au loin, et qui fut observée par Hippocrate alors qu'il était en Thessalie. M. Pétersen en conclut qu'Hippocrate étant en exercice comme médecin et comme écrivain en 430, il y a encore lieu de reculer à l'occasion de cette peste la date reçue, puisqu'en 430 il n'aurait eu que trente ans; mais en vérité, refuser et le droit d'exercer et celui d'écrire à un homme de trente ans, me paraît trop sévère, et l'on ne sait plus où pourraient s'arrêter les restrictions en fait d'émancipation intellectuelle et de notoriété publique. — Ainsi, suivant M. Pétersen, il y aurait eu deux pestes dans lesquelles Hippocrate aurait figuré : 1° La grande peste qui dévasta Athènes et qu'il observa en Thessalie; 2° Une seconde ayant une direction opposée et à l'occasion de laquelle il serait venu à Athènes. Mais à quoi bon discuter de pareils arguments, puisqu'ils ne reposent sur aucun fondement historique?

pocrate nous apparaît comme le véritable *dompteur de pestes* (ἀλεξίκακος [1]).

M. Littré, un peu effrayé, je crois, de l'autorité d'Eusèbe, n'a fait qu'exposer l'argument que M. Pétersen prétend tirer d'un texte de la *Chronique*.

Voici ce texte : « Democritus Abderites, et Empedocles, et Hippocrates medici, Gorgias Hippiasque, et Prodicus, et Zeno, et Parmenides philosophi insignes habentur » (*agnoscebantur* dans la version arménienne). La *Chronique* d'Eusèbe est assurément une source très-précieuse, mais ce n'est point une autorité infaillible. Admettons cependant pour un moment qu'on doive lui accorder toute la confiance et toute la précision que lui donne M. Pétersen ; acceptons en même temps la date d'Histomaque, qu'en résulte-t-il? Qu'Hippocrate avait vingt-quatre ans à la première année de la 86e olympiade. Où est donc la difficulté insurmontable? Un homme dont le nom devait remplir le monde ne peut-il pas être connu à vingt-quatre ans, surtout dans un pays et à une époque où les communications étaient déjà faciles et nombreuses? L'histoire abonde en exemples de ce genre.

A vingt-quatre ans Horace et Virgile, par exemple, étaient déjà connus ; Ambroise Paré, encore en *bas âge*, comme il le dit lui-même (il avait alors dix-neuf ans [2]), faisait sa première campagne en qualité de chirurgien du maréchal de Monte-Jan ; deux ans plus tard il se faisait remarquer sur le champ de bataille ; à vingt-huit ans il avait publié son traité *Des plaies par arquebusades*, fondement de sa réputation ; même avant cette époque, le fameux J. Dubois l'avait distingué et l'avait admis dans son intimité. Je pourrais citer, enfin, plusieurs illustres professeurs, qui à vingt ans attiraient déjà la foule et qui d'avance marquaient leur place dans les académies dont ils font encore la gloire.

Mais il ne ressort pas du texte d'Eusèbe qu'Empédocle, Hippocrate, Zénon, Gorgias, Parménide, etc., avaient le même âge à la

[1] Pætus à Artaxerce, *Lettre* II : « Ἱπποκράτης δὲ ἰητρὸς ἰῆται τοῦτο τὸ πάθος. — *Biogr. anon.* : « Λοιμῶν ὅλας ῥύσασθαι πόλεις. » Hippocrate au sénat et au peuple d'Abdère, *Lettre* XI : « Ἰώμην δὲ ἂν τὸν ἐκεῖσε λοιμὸν αὐτῶν. » Galien *Ad Pison.* 16 ; t. XIV, p. 281. Pline (VII, 37, I) et Varron (*De re rustica*, I, 4, 5) ne manquent pas de célébrer Hippocrate comme ayant dompté le fléau.

[2] Voy. sa Vie dans la belle et savante édition de M. Malgaigne.

86e olympiade, et que tous étaient arrivés au même degré de réputation à cette époque. La gloire des uns pouvait être à son apogée et celle des autres à son début; par exemple, il est certain qu'à la 86e olympiade, Empédocle (72e ou 73e olympiade) était plus âgé qu'Hippocrate, lors même qu'on adopterait la chronologie de M. Pétersen [1].

On s'aperçoit aisément qu'Eusèbe, comme cela lui arrive assez souvent, groupe les noms cités sous la rubrique 86e olympiade, en considérant surtout des rapports intellectuels, et non d'après une date parfaitement fixe. Syncelle se montre plus exact en étendant pour tous ces auteurs la sphère d'activité trop restreinte par Eusèbe; il place leur gloire entre 465 et 425, sous Artaxercès *Longue-main*.

M. Pétersen, loin d'accorder cette latitude, s'en tient à la traduction de saint Jérôme, et nous resserre dans l'étroite limite de la première année de la 86e olympiade; mais l'édition de Venise place Hippocrate à la deuxième année, et celle du cardinal Mai à la troisième, ce qui porte déjà l'âge d'Hippocrate de vingt-quatre à vingt-cinq ou vingt-six ans.

M. Pétersen semble n'avoir pas remarqué non plus combien Eusèbe est peu sûr de ses dates; cet auteur place la gloire d'Euripide à la 78e et à la 84e olympiade; celle de Sophocle à la 78e et à la 85e; celle d'Empédocle, tantôt à la 81e et tantôt à la 86e. En présence d'une telle fluctuation, comment s'appuyer avec certitude sur la *Chronique?*

La mention de Démocrite par Eusèbe, sous la rubrique de la 86e olympiade, me fournit encore un argument indirect contre M. Pétersen. M. Mullach [2] est arrivé, par le rapprochement habile d'un grand nombre de textes, à fixer la date de la naissance de Démocrite à la première année de la 80e olympiade, ce qui répond exactement à l'époque de la naissance d'Hippocrate, suivant Histomaque.

Ces résultats placent précisément Démocrite dans le même cas qu'Hippocrate, et, si l'on se croit en droit de changer la chronologie d'Histomaque à cause du texte d'Eusèbe, il faut, pour être conséquent avec soi-même, attaquer aussi celle de M. Mullach, en raison

[1] Voy. Karsten, *De Empedoclis vita et studiis*, p. 8-11, dans *Philos. Græc. vet. reliq.*, vol. II. Amstel. 1838.

[2] *Democriti operum fragmenta*, cap. III, p. 18 sqq. — M. Pétersen, p. 212, prétend que M. Mullach s'est appuyé de la chronologie d'Hippocrate pour fixer celle de Démocrite; mais je n'ai pas vu cela dans le travail de M. Mullach.

du même texte. M. Pétersen a sans doute compris la difficulté, et il l'a passée sous silence[1].

La conclusion de tout ceci, c'est qu'Eusèbe s'est trompé pour Démocrite et pour Hippocrate, associés dans sa *Chronique* comme dans la légende, ou que ces deux personnages étaient déjà célèbres à vingt-cinq ou vingt-six ans.

M. Pétersen (page 214) ne paraît pas attacher une importance aussi grande au texte d'Aulu-Gelle qu'à celui d'Eusèbe. Il est vrai que l'auteur des *Nuits attiques* n'est pas un chronographe de profession; mais j'avoue que son texte[2], beaucoup plus précis que celui de la *Chronique*, puisqu'il y est dit qu'Hippocrate et Démocrite étaient plus âgés que Socrate, m'eût fort embarrassé s'il n'était tenu en échec par la mention même de Démocrite. En effet, si l'on s'en rapporte à M. Mullach, Démocrite, né en 460, avait dix ans de moins que Socrate, né en 470, et, si l'on s'en tient à la chronologie vulgaire, il aurait encore un an de moins. Si donc Aulu-Gelle s'est manifestement trompé pour Démocrite, son témoignage ne peut pas avoir grande valeur pour Hippocrate.

M. Littré n'a pas eu de peine à réfuter les motifs secondaires que M. Pétersen, pour changer la chronologie reçue, a encore prétendu trouver dans un passage du *Protagoras*, où Hippocrate figure à côté

[1] Suidas rapporte comme un fait peu ordinaire qu'*Hippocrate, déjà vieux, reçut des leçons de Démocrite encore jeune :* Οὗτος μαθητὴς γέγονε.... ὡς δέ τινες Δημοκρίτου.... ἐπιβαλεῖν γὰρ αὐτὸν νέῳ πρεσβύτην. L'assertion de Suidas ne peut pas se concilier avec la chronologie de M. Mullach pour Démocrite, et celle d'Histomaque pour Hippocrate; car naître en même temps implique l'impossibilité de se rencontrer à des âges différents. Le texte de Suidas pourrait donc fournir un appui au système de M. Pétersen; mais, pour en tirer parti, il faut inévitablement accepter en même temps la date fixée par M. Mullach pour la naissance de Démocrite. En effet, si l'on s'en tenait à la date généralement reçue (ol. 77, 3-470), l'âge d'Hippocrate, d'après la chronologie de M. Pétersen, serait si peu différent de celui de Démocrite, qu'on n'aurait pas pu dire que l'un était vieux quand l'autre était encore jeune. On se trouve alors en présence d'une contradiction insurmontable; d'un côté le texte de Suidas ne vaut que par les résultats auxquels est arrivé M. Mullach; d'un autre côté, comme on l'a vu, ces mêmes résultats doivent être nécessairement rejetés, si on veut se servir du texte d'Eusèbe en faveur de la nouvelle chronologie pour Hippocrate. — Du reste, Suidas ne paraît que rapporter un *on dit*, et peut-être cet *on dit* vient-il d'un passage mal compris de la *Lettre* XI, où Hippocrate, en écrivant à Démocrite, dit *qu'il est déjà vieux*.

[2] « Itaque qui in hoc tempore nobiles celebresque erant Sophocles ac deinde Euripides, « tragici poetæ, et Hippocrates medicus et philosophus Democritus; quibus Socrates « Atheniensis natu quidem posterior fuit, sed quibusdam temporibus iisdem vixe- « runt. » *Noct. att.*, XVII, 21 18, ed. Hertz.

de Phidias et de Polyclète, dans quelques vers de la comédie des *Nuées* d'Aristophane, dans un fragment d'Euripide, enfin dans un *Discours* d'Antiphon dirigé contre un certain Hippocrate.

Voici le plus sérieux des arguments de cette catégorie :

Platon, dans le *Protagoras*, place Hippocrate à côté de Phidias et de Polyclète. Le premier florissait vers la 84e olympiade (444), et Polyclète vers la 94e (404). Phidias était mort en 432 (ol. 87,1); ce dialogue a donc eu lieu au moins en 434 ou 433, alors qu'Hippocrate n'avait que vingt-six ou vingt-sept ans. Dans ces dates mêmes, fussent-elles exactes, on ne pourrait pas encore trouver une raison suffisante en faveur du système de M. Pétersen. Mais le fait est qu'on ne doit avoir aucune confiance dans les données chonologiques fournies par les *Dialogues* (voy. particul. Staar, *Aristotelica*, I, p., p. 72-87). Il se peut donc que Platon ait envoyé Hippocrate, l'ami de Socrate, à Hippocrate de Cos et à Phidias, alors que ce dernier était déjà mort et que le premier était dans toute sa gloire. Mais le *Protagoras* lui-même nous fournit une preuve directe du peu de sûreté de la chronologie de Platon. Au commencement du dialogue, Alcibiade est représenté comme un homme (ἀνήρ) ayant de la barbe au menton; cet illustre Athénien ayant été tué en l'an 403, à quarante ou quarante-cinq ans (on hésite entre ces deux âges), il n'avait que quinze ou dix ans en l'an 433, époque la plus reculée qu'on puisse assigner à la rédaction du dialogue, pour que Phidias ait été encore vivant; mais à quinze ans on n'est pas un homme, et on n'a pas de barbe; il y a donc ici un anachronisme évident, si on veut que le dialogue ait eu lieu en 433; le texte de Platon, ainsi frappé de suspicion, ne prouve absolument rien contre la chronologie reçue.

Je reviendrai plus loin sur l'appui que le critique allemand croit trouver dans les doctrines mêmes des livres hippocratiques.

Dans un article sur le VIIe volume d'Hippocrate, M. Malgaigne[1], invoquant sans motif suffisant, ainsi qu'on l'a vu plus haut, la presque unanimité des traditions de l'antiquité, a présenté Hippocrate comme plus ancien qu'on ne le croit généralement, et s'est prononcé pour le système de M. Pétersen; aux arguments de ce dernier, il ajoute un fait particulier : « Thessalus[2], dit-il, s'était attaché à Archélaüs, roi de Macédoine, qui a régné de l'an 413 à l'an 400. En

[1] *Revue médico-chirurgicale de Paris*, janvier 1851, p. 54 suiv.

[2] Voy. Galien, *Comm. I in libr. De nat. hom.* procem., t. XV, p. 12.

414, Hippocrate n'aurait eu que quarante-quatre (lisez quarante-six) ans; Thessalus n'aurait pas eu quinze ans (lisez dix-sept), et, à la mort d'Archélaüs, à peine s'il en aurait eu trente. Encore faut-il supposer pour cela qu'Hippocrate se soit marié avant sa trentième année, chose peu commune dans la race dorienne. »

Mais d'abord rien ne garantit l'authenticité de ce fait dont Galien est le seul éditeur responsable; en second lieu, quelle si grande invraisemblance trouve-t-on à supposer qu'Hippocrate se soit marié avant trente ans, et que son fils Thessalus se soit attaché au roi de Macédoine dans les dernières années de son règne, alors que lui, Thessalus, avait vingt-sept ou vingt-huit ans? Thessalus (c'est une remarque qui a échappé à M. Malgaigne) n'a même pu, si l'on en croit le *Discours*, être médecin d'Archélaüs que dans les dernières années de son règne, puisque, de 415 à 413, nous le voyons servir dans l'expédition de Sicile, et qu'en l'an 411 ou 407 il part de Thessalie pour aller implorer les Athéniens[1].

En résumé, ni la chronologie ne donne de certitude aux faits contenus dans le *Discours* de Thessalus, ni ces faits, fussent-ils vrais, ne peuvent motiver un changement dans la date d'Histomaque[2]. Quant au texte d'Eusèbe, qui paraissait devoir être une difficulté insurmontable, il n'a pas une autorité imposante et ne suffirait pas, en tous cas, pour faire prévaloir le système de M. Pétersen. Ainsi, de quelque côté qu'on envisage la question, ce système n'est motivé ni soutenu par rien; il ne peut rien appuyer à son tour, ni les faits du *Discours* de Thessalus, ni l'essai, fort ingénieux du reste, de classification des écrits hippocratiques tenté par M. Pétersen.

La vie privée d'Hippocrate ne nous est pas plus connue que sa vie publique. Les biographes modernes (p. ex. Gabricius, Meiboom, Dacier, Gœlicke, Dornier), renchérissant sur les biographes anciens, qui semblaient cependant avoir épuisé toutes les ressources de l'invention et du merveilleux, nous montrent Hippocrate orné de toutes les vertus, doué des plus brillantes qualités, enrichi des plus beaux dons de la nature et comme ayant réalisé la perfection sur la terre.

[1] Galien présente les choses de façon à faire croire que Thessalus n'a quitté sa patrie que pour s'attacher à Archélaüs; pour cette raison je suppose qu'il a oublié le *Discours* ou qu'il ne l'a pas connu. Voy. *Janus*, t. I, p. 570, note 1.

[2] M. Schneider, qui connaissait le premier travail de M. Pétersen, n'a trouvé non plus aucune raison de changer la date d'Histomaque. Voy. *Janus*, t. I, p. 114 (note).

Assurément ce côté du panégyrique d'Hippocrate est le plus respectable ; il a un but pratique très-élevé et qui mérite des éloges. Mais s'il est permis au roman de recourir aux fictions pour instruire les hommes, l'histoire est tenue à se montrer plus sévère, elle ne doit pas revêtir Hippocrate de toutes les précieuses qualités que les auteurs du traité des *Préceptes* et de la *Bienséance* présentent comme l'apanage du vrai médecin ; mais l'équité lui commande de ne pas effacer non plus tous les traits de ce beau caractère moral qu'on s'est plu à proposer à notre imitation, et qu'on peut recomposer en partie à l'aide des ouvrages généralement reconnus comme authentiques.

Ce qui distingue surtout Hippocrate, c'est une haute idée de la médecine, de son étendue, de sa difficulté, de son but ; un perpétuel souci de la dignité médicale, un vif sentiment des devoirs de sa profession, une répulsion profonde pour ceux qui la compromettaient, soit par leur charlatanisme, soit par leurs mauvaises pratiques[1] ; enfin, une sollicitude continuelle de la guérison, ou du moins du soulagement des malades.

Dans le traité du *Régime dans les maladies aiguës* (§ 2), Hippocrate dit qu'on doit appliquer son intelligence à toutes les parties de l'art, et qu'il faut que le médecin tende toujours vers le mieux. Dans ce même traité (§ 3), il s'élève avec force contre les médecins qui se contredisent mutuellement dans leurs prescriptions, et qui, de cette manière, discréditent tellement leur profession aux yeux du vulgaire, qu'on se persuade qu'il n'y a réellement point de médecine ou qu'on la compare à l'art de la divination.

Le traité *Des articulations* (§ 78) contient cette phrase remarquable, et qui s'applique à notre temps comme à celui d'Hippocrate : « Quand il existe plusieurs procédés, il faut choisir celui qui fait le moins d'étalage[2] ; quiconque ne prétend pas éblouir les yeux du vulgaire par un vain appareil sentira que telle doit être la conduite d'un homme d'honneur et d'un véritable médecin. » L'auteur du même traité jette le ridicule sur les charlatans, qui cherchent, par leurs pratiques extraordinaires, bien plus à dissimuler leur ignorance en cap-

[1] M. Littré a rapproché la guerre qu'Hippocrate a livrée aux charlatans de celle que Socrate faisait, à la même époque, aux sophistes qui inondaient la Grèce.

[2] On lit dans le traité *Des fractures* (§ 1) : « Le nouveau, dont on ignore encore l'utilité, est loué plus que la méthode habituelle dont la bonté est déjà connue, et les choses étranges sont plus appréciées que les choses évidentes de soi. »

tivant la foule, qu'à guérir le malade (voy. particul. §§ 33, 35, 42, 46[1], 70, 78).

Dans le premier livre des *Épidémies* (§ 5) il est dit qu'il y a dans les maladies deux choses : « Soulager ou ne pas nuire ; que l'art est constitué par trois termes : la maladie, le malade, le médecin ; que le médecin est le ministre de l'art, et que le malade doit concourir avec le médecin à combattre son mal. »

Dans le traité du *Pronostic* (§ 1), Hippocrate recommande au médecin de gagner la confiance et d'obtenir la considération et le respect par l'attention qu'il mettra dans l'examen et dans l'interrogation du malade, et par la sûreté de son pronostic. On lit aussi dans le VIe livre des *Épidémies* (sect. IV, § 7, t. V, p. 308), qu'il faut avoir des gracieusetés et des complaisances pour les malades, et que le médecin doit soigner sa propre personne pour plaire à ses clients. Dans le traité *Des airs, des eaux et des lieux* (§ 1), Hippocrate veut que le praticien, en arrivant dans une ville, recueille toutes les données qui peuvent l'éclairer sur la nature et le traitement des maladies qui se présenteront à son observation. Dans le *Serment*, il est parlé, en très-beaux termes, des devoirs du médecin envers ceux qui lui ont enseigné son art, de la sainteté de sa vie, de sa discrétion, de sa réserve dans ses rapports avec les malades, et du soin qu'il doit avoir d'écarter d'eux tout ce qui pourrait leur nuire. Enfin, la magnifique sentence qui ouvre le livre des *Aphorismes* résume, par un trait de génie, les profondes méditations du vieillard de Cos sur l'étendue de l'art, ses difficultés, ses moyens et son exercice. Hippocrate unissait une vaste expérience médicale à une grande pratique des hommes ; il n'avait pas seulement étudié en médecin, mais en philosophe, et il joignait la noblesse du caractère à la profondeur de l'esprit ; s'il ne craint pas de critiquer ses confrères, il n'hésite pas non plus à reconnaître ses erreurs et à en indiquer la source afin que les autres médecins évitent d'y tomber.

Hippocrate tient beaucoup à sa réputation, mais il ne veut l'établir que sur des fondements légitimes, et se soucie peu de céder pour la conserver aux opinions du vulgaire ; écoutez-le plutôt (*Articul.* § 1) : « Les médecins croient que la luxation de l'humérus en avant est fréquente, et ils commettent des erreurs, particulièrement sur ceux qui ont éprouvé une atrophie des chairs placées autour de l'humérus ;

[1] Il est dit dans ce paragraphe que beaucoup de médecins sont ignorants, et que leur ignorance leur profite, car ils en font accroire aux autres.

en effet, sur ces personnes la tête de l'humérus est tout à fait proéminente en avant. Il m'est arrivé, ayant nié qu'il y eût luxation dans un cas pareil, de compromettre par là ma réputation auprès des médecins et des gens du monde, à qui je semblais ignorer seul ce que les autres semblaient savoir; je ne pus leur persuader qu'à grand'peine que les choses étaient comme je le disais. »

Un dernier trait à ajouter au caractère médical d'Hippocrate, c'est qu'il a joué de son temps, comme l'a remarqué M. Malgaigne, le rôle d'un puissant réformateur et d'un chef d'école : il est ardent à combattre les pratiques et les doctrines qui ne sont pas les siennes[1]; il déploie une grande puissance de raisonnement pour établir ses propres idées; dans plusieurs de ses écrits, par exemple, dans le traité *Du régime dans les maladies aiguës*, dans ceux *Des fractures*, *Des articulations*, et aussi dans le livre *Des airs*, *des eaux et des lieux*, il combat tour à tour la mauvaise direction qu'on donne au régime des malades, et les procédés vicieux que ses confrères employaient dans l'exercice de la chirurgie. Dans le traité *De l'ancienne médecine*, il attaque avec vivacité ceux qui font reposer la science sur des hypothèses; il déclare que la médecine est depuis longtemps en possession de toutes choses; qu'elle possède un principe et une méthode qu'elle a trouvés (voy. aussi M. Littré, t. IV, p. 57, suiv.). Tout cela, pour le redire encore, car je l'ai plusieurs fois répété dans ce volume, prouve combien est mensongère cette épithète de *Père de la médecine* qu'on ne cesse de donner à Hippocrate.

L'école d'Hippocrate hérita de la tendance morale qu'il sut imprimer à l'enseignement de la médecine; on le voit dans la *Loi*, dans le *Médecin*, dans le traité *Des airs*; ce dernier opuscule débute par des réflexions fort sensées sur l'utilité de la médecine, sur les ennuis, sur les répugnances qu'il faut vaincre pour l'exercer, sur le peu de fruit que le médecin retire de sa profession, sur l'ingratitude des malades, et sur le défaut de discernement que le vulgaire met à juger ce qui concerne la médecine et les médecins. L'auteur du traité *Des lieux dans l'homme* a compris toutes les difficultés qui entravent l'étude et la pratique de la médecine (voy. l'*Appendice*). L'opuscule intitulé *De la bienséance* contient des considérations élevées sur l'union de la médecine et de la philosophie, et l'auteur n'a pas craint de s'écrier

[1] L'auteur du IVe livre des *Maladies*, p. § 56, t. VII, p. 608, dit : « Contre des opinions générales il faut accumuler les preuves, si l'on veut, par des discours, arracher une opinion ancienne à un esprit rebelle. »

que LE MÉDECIN PHILOSOPHE EST ÉGAL AUX DIEUX. « Il n'y a pas, dit-il, une grande différence entre la médecine et la philosophie, et tout ce qui convient à la philosophie s'applique également à la médecine : désintéressement, bonnes mœurs, modestie, simplicité, bonne réputation, jugement sain, sang-froid, tranquillité d'âme, affabilité, pureté, gravité du langage, connaissance des choses utiles et nécessaires à la pratique de la vie, fuite des œuvres impures, absence de toute crainte superstitieuse des dieux, grandeur d'âme divine. Il est de l'essence de ces deux sciences de faire éviter l'intempérance, le charlatanisme, l'insatiable avidité, les appétits déréglés, la rapine, l'impudence. Elles apprennent aussi à bien apprécier ceux avec lesquels on est en rapport ; elles donnent le sentiment des devoirs de l'amitié ; elles enseignent la manière de diriger convenablement et à propos ses enfants et sa fortune. Une certaine philosophie est donc unie à la médecine, car elle trouve dans l'étude des maladies et de leurs symptômes une multitude de raisons d'honorer les Dieux. — Les médecins reconnaissent la supériorité des Dieux ; car la toute-puissance ne réside pas dans la médecine elle-même ; les médecins, il est vrai, soignent beaucoup de maladies ; mais, grâce aux Dieux, un grand nombre guérissent d'elles-mêmes. »

Il est ensuite recommandé au médecin, dans le même ouvrage, de se tenir toujours décemment, de ne pas converser sans nécessité avec les gens du peuple, de se montrer simple, affable et d'humeur égale ; il doit visiter souvent ses malades et les examiner avec une grande attention, afin de ne pas laisser l'occasion s'échapper ; il unira la fermeté à la douceur ; il confiera à un de ses élèves, et jamais aux ignorants [1], le soin de faire exécuter le traitement ; autrement, s'il arrive malheur, la faute en sera rejetée sur lui.

Il n'est pas inutile, dit l'auteur des *Préceptes*, d'avertir le médecin qu'il doit, toutes les fois que la nature de la maladie le lui permet, faire marché avant d'entreprendre le traitement ; cela donne au malade l'assurance qu'il ne sera pas abandonné. Toutefois, le médecin négligera son intérêt quand le mal est pressant, sans se soucier de l'ingratitude qui l'attend après la guérison. Tant qu'ils souffrent, les malades se ruinent en promesses ; mais une fois guéris ils sont prêts à injurier leur sauveur [2]. Il n'exigera son salaire qu'en vu de s'a-

[1] On lit au contraire dans les *Préceptes* que le médecin peut tirer bon parti des conseils et de l'expérience du vulgaire.

[2] Voyaussi la *Lettre d'Hippocrate à Démocrite*.

vancer dans son art ; il s'accommodera toujours à la fortune de ses clients; *quand il y aura des étrangers ou des pauvres, c'est auprès d'eux qu'il courra tout d'abord, disposé à les assister non-seulement de ses remèdes mais encore de sa bourse.* — Quand un médecin se trouve embarrassé, il ne doit pas craindre d'appeler d'autres médecins pour l'éclairer sur l'état des malades et sur les remèdes à employer; mais il ne faut pas s'amuser à disputer ensemble, et à se railler les uns des autres; car, l'auteur l'affirme par serment, jamais un médecin sage et habile ne portera envie à ses confrères; jamais il n'attaquera leur réputation; il faut laisser de pareils procédés aux charlatans! Le médecin évitera les longs discours, et s'il est forcé de parler, qu'il le fasse sans ostentation, et *surtout qu'il n'aille pas, pour masquer son ignorance par un vain bruit de paroles, s'autoriser du témoignage des poëtes*, attendu que la médecine est un art qui a assez de ressources en lui-même. L'auteur termine par déclarer qu'il regarde comme le fléau le plus dangereux un médecin qui s'est livré tard à l'étude de la médecine ou dont l'instruction est de fraîche date; il le traite d'*empirique* et va jusqu'à protester qu'il refuserait de se trouver en consultation avec lui.

On a souvent et longuement discuté sur les sentiments religieux d'Hippocrate. Gundeling [1] a porté contre lui une accusation en règle d'athéisme. Jean Étienne [2] et Triller [3], pour ne citer que les auteurs principaux, se sont chargés de défendre la mémoire du médecin de Cos. Ces doctes, mais fastidieuses dissertations n'avancent pas beaucoup la question, puisque les textes sont ramassés sans choix et sans critique, à travers toute la collection des écrits hippocratiques. Je n'aurai besoin que de renvoyer à un passage d'un des traités authentiques d'Hippocrate [4] pour montrer quels étaient les vrais sentiments de ce grand homme. On y verra que tout en restant fidèle aux croyances traditionnelles de son temps, il s'élève au-dessus du vulgaire en accordant une grande place à la nature dans la physiologie et dans la pathologie, et qu'il borne beaucoup le rôle des Dieux, en un mot que c'était un *croyant* rationaliste.

[1] *Otia*; Halæ Sax. 1707, in-8.

[2] *Theol. Hipp.* Venise, 1638, in-4; et Fabricius, *Bibl. Græc.*, ed. vet., t. XIII, p. 192, suiv.

[3] *Opuscula*, vol. II, p. 84. Voy. aussi Ackerm., *Hist. litt. Hipp.*, p. 12-13 (note), éd. de Kuehn.

[4] *Des airs, des eaux et des lieux*, § 22.

Galien a prodigué les éloges à Hippocrate, il l'appelle *très-divin;* le commentateur Étienne déclare qu'Hippocrate *ne peut pas se tromper.* Suidas l'appelle *le plus illustre des médecins;* il affirme que ses écrits sont plutôt l'œuvre d'un Dieu que celle d'un homme. De Haen a dit que les préceptes du divin vieillard sont comme les oracles d'Apollon, et Baglivi n'a pas craint d'avancer que l'antiquité n'avait point vu son égal, et que les âges futurs ne verraient point son semblable. On a appelé Hippocrate *le miracle de la nature; l'astre duquel émane toute lumière; l'étoile polaire qu'il n'est pas possible de perdre de vue sans s'égarer.* On sait que Chaussier découvrait sa tête chaque fois qu'il prononçait le nom d'Hippocrate. On connaît cette ambitieuse devise : *Olim Cous, nunc Monspeliensis Hippocrates.* Tous les efforts du chef de l'école dite *physiologique* n'ont pu arracher Hippocrate de son sanctuaire.

Mais, il faut bien le dire, ces formules d'éloges exagérés, ces excès d'admiration ne sont, pour un grand nombre, qu'une sorte de religieuse tradition, qu'on accepte et qu'on transmet sans contrôle. On exalte beaucoup Hippocrate, mais on ne le lit guère; et pour n'avoir rien à se reprocher, on sacrifie pieusement à un Dieu inconnu.

Hippocrate a-t-il écrit? Peut-on inscrire avec certitude son nom en tête d'un ou plusieurs des ouvrages qui composent la Collection hippocratique? Comment s'est formée cette Collection? Quels sont les divers éléments qui la constituent? Quel était l'état du texte avant l'édition de M. Littré? Telles sont les diverses questions que nous devons maintenant examiner.

Plus de soixante ouvrages nous sont arrivés sous le nom d'Hippocrate, et cependant il en est à peine deux sur lesquels on puisse inscrire ce nom avec une certitude absolue, attendu qu'aucune des pièces de la *Collection* n'est citée soit avec son titre, soit avec l'indication de son origine, et qu'aucun passage n'est transcrit textuellement dans les écrits ou dans les fragments qui nous restent des contemporains du médecin de Cos. Toutefois nous possédons quelques moyens, indirects il est vrai, mais à peu près décisifs, de démontrer qu'en réalité Hippocrate a écrit, et même qu'il a composé certains traités plutôt que d'autres.

Ctésias, contemporain d'Hippocrate, attaque, en nommant le médecin de Cos, un procédé chirurgical qui se retrouve dans le traité *Des articulations*[1]; Dioclès[2] défend Hippocrate contre Ctésias (Celse, VIII, 20); dans son ouvrage *Sur les bandages* il copie et paraphrase un passage du même traité[3], et, à son tour, il combat une théorie médicale contenue dans les *Aphorismes* (II, 53)[4]. Après de pareils témoignages, il est difficile de refuser à Hippocrate les *Aphorismes* et le traité *Des articulations*, auquel on peut rattacher les *Fractures* (voy. Littré, t. Ier, p. 333; t. IV, p. 72) et sans doute aussi le *Mochlique*, ainsi que le traité *De l'officine*, comme l'a démontré M. Malgaigne.

Nous appuyant donc sur le terrain le plus solide que puisse nous fournir la critique, nous sommes en mesure d'arriver maintenant, par voie de déduction et de comparaison, à reconnaître comme légitimes certains autres livres hippocratiques, à établir le vrai rôle du médecin de Cos, à indiquer les réformes dont il est l'auteur, les innovations qu'il a introduites, à déterminer les emprunts qu'il a faits à la science antérieure ou contemporaine, enfin à tracer le tableau de la médecine à son époque, autant, du moins, que nous le permettent les pertes immenses que cette antique littérature a éprouvées.

Avant Hippocrate il y avait des écoles médicales, les unes en pleine activité, les autres déjà tombées en décadence; il y avait aussi des écrits médicaux en possession d'une autorité considérable et d'une grande faveur[5]. Hippocrate a combattu une de ces écoles, celle de Cnide, et il a discuté les théories contenues dans les livres de ses prédécesseurs ou de ses contemporains. L'éclat qu'il a jeté de son temps n'a pas peu contribué sans doute à faire disparaître les productions de la littérature antérieure. Privilége singulier, influence fatale ou providentielle des grands génies! ils font oublier tout ce qui les a précédés, ils asservissent à leur joug les générations qui leur succèdent et ne laissent plus sur la route des historiens que

[1] Gal., *Comm.* IV *in lib. De articul.*, § 40, t. XVIII, p. 731 suiv., et Celse, VIII, 20. La polémique sur cette pratique chirurgicale ne s'arrête pas à Dioclès; elle se perpétue à l'école d'Alexandrie, elle durait encore au temps de Celse et de Galien (voy. Dietz, *Scholia*, *l. inf. cit.*, Gal. *l. l.* et Littré, t. IV, p. 33, suiv.). On remarquera que Galien possédait encore le livre de Ctésias.

[2] *Secundus ætate famaque*, ainsi que dit Pline, XXVI, VI, 2.

[3] *Comm.* III *in lib. De articul.*, § 23, t. XVIII, p. 519. Conf. aussi M. Littré, t. IV, p. 62-63.

[4] *Schol. in Hipp. et Gal.*, ed. Dietz, t. II, p. 326-327.

[5] Voy. Welcker, *Zu den Alterthümern der Heilkunde bei den Griechen*, p. 226; Schulze, Leclerc, Ackermann et Houdart.

quelques monuments, pour ainsi dire solitaires, qui permettent à peine de reconnaître et de caractériser les évolutions de l'esprit humain[1].

M. Littré compte trois sources de l'enseignement médical : les *Asclépiéions* ou temples d'Esculape, tenus par les Asclépiades ; les *écoles des philosophes*, et les *gymnases*. Toute science, à ses débuts, est tributaire d'un empirisme grossier et de généralités philosophiques si compréhensives, qu'elles n'atteignent presque aucun fait d'observation ; c'est dans ce sens que la médecine dérive des temples et des écoles de philosophie. Mais M. Littré va plus loin ; il pense que les prêtres d'Esculape ont exercé sur la médecine une influence vraiment scientifique ; il soutient qu'Hippocrate lui-même et les Hippocratistes ont puisé dans la pratique de ces prêtres une partie de leurs connaissances, et qu'ils ont trouvé dans les temples les matériaux de quelques-uns de leurs livres. Mais ce n'est point sur des tables votives, ou sur des images grossières de maladies dont on a chargé et dont on charge encore les murs de certains sanctuaires, qu'on peut apprendre la médecine scientifique ; ce n'est point dans les Asclépiéions qu'ont pu être rédigées les *Sentences de Cos* ou les *Sentences cnidiennes*, comme M. Littré paraît le supposer (p. 9 et 13) ; ce n'est pas enfin dans les temples qu'Hippocrate a appris et son admirable méthode de décrire les maladies, et les règles si exactes du régime, et tout le système de la *prognose*. J'ai recherché dans les auteurs des traces de cette prétendue science cachée dans le sanctuaire des Asclépiéions ; je ne les ai trouvées nulle part[2]. Et, lorsqu'on

[1] Platon, pour la philosophie ; Aristote, pour la philosophie et l'histoire naturelle ; Hippocrate et Galien pour la médecine, ont plus contribué qu'on ne pense à la destruction des livres, en effaçant la renommée de leurs prédécesseurs. De même les compilateurs, d'abord le disciple d'Aristote, Ménon, et plus tard Théon d'Alexandrie, Stobée, Athénée, Oribase, Aétius et Paul, ont fait disparaître presque tous les écrits des auteurs dont les fragments constituaient ou constituent encore leurs *encyclopédies ;* à leur tour Aétius et Paul, parmi les médecins, ayant réuni toute la médecine sous un petit volume, ont fait oublier et perdre la plus grande partie des Συναγωγαί d'Oribase, trop vastes pour servir de *manuel*.

[2] C'est vainement que Hundertmark (*De increment. art. med. per exposit. ægrot. in vias publ. et templa* ; Lips. 1749, in-4) a voulu défendre la science des prêtres d'Esculape ; il a cherché à démontrer qu'on appliquait des remèdes, et qu'on se servait d'instruments dans les temples. Quant aux instruments, il n'y a qu'un passage fort peu explicite de Cœlius Aurelianus, et pour les médicaments on trouve quelques mentions de remèdes plus ou moins superstitieux ; encore se rapportent-elles à une époque comparativement très-récente, et je n'y trouve, en dépit d'Hundertmark (p. 67-69), aucun

voit les philosophes, Empédocle à leur tête, recourir aux charmes et à la prestidigitation, que peut-on attendre des prêtres d'Esculape ?

M. Littré paraît, du reste, confondre dans une même catégorie tous ceux qui portaient le nom d'Asclépiades, c'est-à-dire les prêtres et les descendants d'Esculape ; mais je crois qu'il faut les distinguer très-positivement. Ainsi, Euryphon, Ctésias, Hippocrate lui-même [1] et plusieurs autres médecins, dans la véritable acception du mot, étaient Asclépiades en tant que descendants d'Esculape ; cependant on ne voit nulle part qu'ils aient desservi un temple : on ne peut donc, avec M. Littré, arguer des connaissances sérieuses de ces médecins pour démontrer celles des prêtres du dieu. Rayons donc hardiment les Asclépiéions du nombre des sources d'instruction médicale avant Hippocrate, et substituons-y les véritables écoles, celles de Cyrène, de Rhodes (Gal. *Meth. med.* I, 1), de Cos, de Cnide, enfin celles de la Grande Grèce, où il n'y eut jamais ni Asclépiéions, ni Asclépiades. De toutes ces écoles sortaient de vrais médecins qui portaient au loin les bienfaits de leur art et qui imprimaient à la science une marche progressive.

C'est dans les premières écoles de philosophie, et particulièrement dans celles des Ioniens ou des Pythagoriciens qu'il faut chercher les origines si obscures de la médecine scientifique. C'est là une question que je me propose de traiter un jour avec tous les développements qu'elle comporte.

Avant Hippocrate, les écoles philosophiques s'occupaient autant de *physique*, dans le sens ancien du mot, que de *métaphysique*, c'est-à-dire autant de physiologie que de philosophie proprement dite. Jusqu'à lui, la médecine savante paraît n'avoir été qu'un écho de l'enseignement qui se donnait dans ces écoles ; la partie pratique de la médecine leur avait même payé un certain tribut. Hippocrate sé-

traitement rationnel et suffisant. Mais la conclusion que je tire de sa savante dissertation est toujours la même : ignorance et superstition dans les *Asclépiéions*, absence de critique chez les auteurs qui en ont fait l'histoire. Tout ce que rapportent les écrivains anciens, plaisants ou graves, Aristophane ou Aristide, par exemple, ne fait que me confirmer dans mon sentiment. La science médicale des prêtres d'Esculape n'est pas plus réelle que leurs connaissances anatomiques, quoi qu'en dise Galien (*Adm. anat.*, II, 1, t. II, p. 280-281).

[1] Je m'explique difficilement comment M. Littré (p. 161) a pu affirmer que la famille d'Hippocrate appartenait au service d'Esculape, et qu'Hippocrate lui-même était un prêtre-médecin.

para la médecine, et surtout la physiologie, de la philosophie[1], en ce sens que, tout en profitant des notions acquises, il constitua la médecine comme une science distincte de toutes les autres, ayant ses principes et sa méthode d'exposition. Les conceptions purement théoriques et ne reposant sur aucune observation n'avaient guère accès auprès de lui. Le caractère pratique domine dans ses ouvrages; pour lui, l'*idée* n'est qu'un acheminement au *fait*, la théorie conduit toujours à l'application. On ne saurait nier qu'avant Hippocrate la séparation des deux sciences ne fût déjà matériellement opérée, et qu'il n'y ait eu avant lui des ouvrages purement médicaux (Voy. Littré, t. I, p. 472 et la première *Dissertation* de M. Pétersen) ; ainsi l'école de Cnide semble avoir presque entièrement échappé au joug des écoles philosophiques ; elle est restée purement pratique ; mais, pour Hippocrate, cette séparation devint un système, et, sans exclure le rôle de la philosophie, sans cesser lui-même d'être un grand philosophe [2], il imprima à la médecine une marche indépendante, en cherchant en elle-même son principe de développement.

L'influence des gymnases sur la science médicale, et spécialement sur l'hygiène, me paraît nettement, quoique brièvement, établie par M. Littré; cette influence fut si réelle qu'elle contre-balança la faveur populaire dont jouissaient les Asclépiéions.

M. Littré a recherché dans la *Collection hippocratique* elle-même les traces nombreuses et cependant à peine connues, d'une médecine florissante au temps d'Hippocrate ou avant lui. Il y a des livres entiers consacrés à la discussion de théories ou de pratiques, soit antérieures, soit contemporaines. Il y a, chose singulière, une véritable polémique entre les différents écrits de la *Collection hippocratique :* ainsi, l'auteur du traité *Des affections internes* combat indirectement celui des *Aphorismes;* ainsi, le deuxième livre des *Prorrhétiques* est en contradiction avec celui *Du régime dans les maladies aiguës* sur la question de savoir si on peut reconnaître les moindres écarts du régime ; enfin, l'auteur du premier livre *Des maladies* restreint la théorie contenue dans le traité *Des jours critiques*. Ces résultats nous démontrent en même temps d'une manière indirecte la multiplicité et la diversité des sources qui ont concouru à la formation de la

[1] Voy. Celse *proœm.* : « Hippocrates Cous primus quidem.... ab studio sapientiæ « disciplinam hanc (sc. *medicinam*) separavit. »

[2] Voy. Langguth, *De Hippocrate medicinam a studio sapientiæ non omnino separante.* Vitemb. 1744, in-4.

Collection hippocratique, et nous préparent déjà à y distinguer différents groupes.

Les citations nombreuses d'ouvrages perdus[1] prouvent que les diverses pièces dont se compose la *Collection* ont été réellement écrites bien avant l'école d'Alexandrie, et qu'elles ne sont pas l'œuvre de faussaires (voy. M. Littré, p. 60). Le rhéteur qui a forgé la *Correspondance* entre Hippocrate et Démocrite, ne renvoie pas à des livres qui n'existaient plus, mais bien à ceux qui étaient alors dans toutes les mains. Des livres entiers ou des fragments de livres qui consistent simplement en notes jetées au hasard sur des tablettes; des traités sans commencement ou sans fin, la contrariété des doctrines, la différence des styles, démontrent que ce sont bien là des compositions originales que le temps n'a pas sensiblement altérées[2].

On peut comparer la *Collection*, telle qu'elle nous est arrivée, à une réunion de monuments de forme, de style et d'époques divers, dont quelques-uns ont une parfaite conservation, dont les autres sont tombés en ruines ou n'ont jamais été achevés; de sorte que cette

[1] Le livre *Des affections internes* ou le premier livre *Des maladies* ne serait il pas un de ces traités *Sur les collections purulentes* auxquels il est renvoyé dans plusieurs ouvrages de la *Collection hippocratique?* — Pour le traité *Des blessures dangereuses*, lequel paraît être le même que celui qui a pour titre : *Des traits et des blessures*, voy. note 36 du traité *Du médecin*, p. 72. — Je remarque aussi, en passant, qu'une ancienne liste des écrits hippocratiques (voy. mon édition d'Aurélius, p. 11, et plus loin ce que je dis du *Régime en trois livres*) nomme un traité *Des médicaments* qui pourrait être celui auquel il est souvent renvoyé dans le traité *Des affections* et dans celui *Des affections internes* (voy. Littré, p. 57). — On s'explique du reste aisément comment ces pertes se sont opérées bien avant l'école d'Alexandrie. La *Collection hippocratique* ayant été formée en partie à l'aide de la propre bibliothèque du médecin de Cos ou de celle de sa famille ou des écrits de ses disciples, en partie par l'adjonction de quelques livres qui étaient alors en possession de la renommée, tous les ouvrages qui ne figurèrent pas primitivement dans la Collection furent négligés et perdus. Peut-être même certains ouvrages cités dans les traités qui font actuellement partie de la collection n'ont jamais été dans les mains d'Hippocrate ou des hippocratistes. L'une des pertes les plus regrettables est un traité de chirurgie militaire annoncé dans le traité du *Médecin*. L'auteur du traité de l'*Art* avait aussi écrit un livre dans lequel on eût rencontré des notions très-curieuses; il y examinait ce qui dans les *noms* et les *idées* des choses est l'œuvre de l'esprit humain ou l'empreinte même de la nature. — Ce que nous devons presque autant regretter que ces livres mêmes, ce sont les écrits dans lesquels, suivant Galien, on traitait *ex professo* de ces pertes.

[2] Plus heureux que les papiers de Pascal ou de Bossuet, les papiers d'Hippocrate et des hippocratistes n'ont pas eu d'éditeurs téméraires, amis de la pureté du style et des phrases bien arrondies; ils nous sont arrivés dans leur état primitif, et nul n'a osé porter sur eux une main irrévérencieuse.

collection est un véritable phénomène dont on ne retrouve peut-être aucun autre exemple dans l'histoire littéraire de l'antiquité.

Dès les premiers temps de l'école d'Alexandrie, on s'est aperçu que plusieurs traités des œuvres hippocratiques présentaient un grand désordre dans la rédaction et que des livres étrangers à Hippocrate y avaient été introduits; dès lors aussi, la critique chercha mais sans arriver à des résultats satisfaisants, à remédier au désordre, ou du moins à l'expliquer, et à distinguer les mains diverses dont on rencontre les traces presqu'à chaque page.

Les *Commentateurs* d'Hippocrate sont tous médecins; mais les *lexicographes* sont ou médecins ou grammairiens. Érotien nous apprend qu'aucun des grammairiens célèbres, pas même Aristarque, n'a passé Hippocrate sous silence, et que plusieurs lui ont consacré des ouvrages spéciaux, tant était grande sa réputation d'écrivain. Dans une autre publication, je me suis expliqué sur les travaux d'Érasistrate et d'Hérophile, relatifs à Hippocrate; je n'y reviendrai pas ici. Bacchius avait embrassé dans ses *Commentaires* ou dans ses *Gloses* une partie considérable des écrits hippocratiques. D'un aussi vaste travail, il nous reste seulement quelques mentions faites en passant par Galien, et des fragments conservés par Érotien ou par un vieux manuscrit du Vatican dont personne, que je sache, n'a parlé avant moi; j'ai recueilli sur ses marges vénérables et j'ai publié les précieux restes du *Lexique* de Bacchius [1], mêlés à des débris non moins précieux, et tout aussi inconnus, de poëtes comiques et tragiques ou d'autres écrivains de l'antiquité.

Je passe sous silence une foule de commentateurs ou glossateurs (il n'est pas toujours facile de les distinguer les uns des autres, tant les citations d'Erotien sont brèves et insuffisantes) qui ont travaillé sur toute la *Collection* ou sur quelques-unes de ses parties; mais ces travaux ont péri, et je dois malheureusement ajouter que de ce grand

[1] Voy. mes *Notices et extraits des manuscrits*, 1re partie, p. 198 et suiv. J'ai établi, je crois, dans ce travail, d'abord que ces restes du *Lexique* de Bacchius nous sont arrivés par le *Lexique* d'Érotien; en second lieu que nous possédons des témoignages directs des premiers Alexandrins pour plus de vingt traités de la *Collection hippocratique*, et que pour les autres nous avons des preuves qui démontrent suffisamment qu'ils sont antérieurs à l'école d'Alexandrie. — Du reste, quand Galien (in libr. *De off.* procem. t. XVIII b, p. 631) dit que Zeuxis et Héraclide de Tarente ont commenté *tous* les écrits d'Hippocrate, il n'excepte aucun des traités connus de son temps ou nommés par les critiques qui ont précédé ou suivi ces deux commentateurs.

naufrage de la littérature hippocratique, antérieure à Galien, il ne nous reste que le *Commentaire* d'Apollonius de Cittium sur le traité des *Articulations* et le *Lexique* d'Érotien.

Entre Érotien et Galien on compte encore un grand nombre de commentateurs : les uns combattent et les autres défendent les doctrines d'Hippocrate ; mais il n'en reste rien non plus. Tant d'intelligences supérieures, vouées, depuis la formation de l'école d'Alexandrie, à l'interprétation des écrits qui portent le nom du médecin de Cos, nous montrent plus clairement que ne sauraient le faire de magnifiques formules d'éloges, la grande réputation d'Hippocrate et son influence dans les destinées de la médecine.

On s'est fait, il faut cependant le dire, une idée assez inexacte du rôle que joue Hippocrate, de la place qu'il occupe dans l'histoire, de la domination qu'il a exercée avant que Galien en ait fait un oracle infaillible. On ne saurait nier que, dès son vivant, l'éclat de son génie, son triomphe momentané sur la direction scientifique de l'école rivale de Cnide, et ses nombreux élèves, n'aient porté au loin sa réputation et n'aient inspiré du respect pour sa personne; mais on se tromperait en admettant que, dès cette époque, Hippocrate a régné sans partage, et que son autorité a été comparable à celle que Galien exerça sur ses successeurs immédiats et même sur ses contemporains. Dès son vivant, Hippocrate est critiqué par Ctésias; il l'est plus tard par Dioclès de Caryste; Praxagore n'est pas toujours de son avis, et Érasistrate ne craint pas de le combattre.

Les livres hippocratiques furent très-recherchés à Alexandrie ; ils y furent payés au poids de l'or et religieusement conservés; ce n'était cependant pas encore le temps où les paroles d'Hippocrate faisaient loi, où l'on aimait mieux accuser la nature que de mettre en doute les principes du divin vieillard, où les commentaires étaient plutôt un hymne à sa gloire qu'une explication de ses doctrines. Les Alexandrins et leurs successeurs, à quelque secte qu'ils appartiennent, montrent de l'indépendance, de la sévérité même dans leurs jugements. Il ne s'établit point d'école hippocratique à Alexandrie : Hérophile représente l'élément de Cos par son maître Praxagore, comme Érasistrate représente l'élément cnidien par son maître Chrysippe; mais Hérophile n'abdique ni son indépendance ni sa personnalité : il est *hérophiléen* et non *hippocratique;* et, bien que sa doctrine diffère peu de celle du médecin de Cos, il veut la faire régner sous son propre nom et non sous celui d'Hippocrate. Érasistrate et Hérophile adoptent et confondent en une seule la méthode de Cnide et celle de Cos, chacun au point de vue de leurs doctrines particulières.

Ainsi, dans la période alexandrine, on rencontre soit des *Hérophiléens*, soit des *Érasistratéens*, soit des *Empiriques*, soit enfin des médecins qui n'appartiennent à aucune secte, mais on ne trouve pas d'*Hippocratistes* : un seul médecin, *Lysimaque*, est, on ne sait pourquoi, décoré de cette épithète par un scholiaste, c'est-à-dire par un auteur très-récent. On ne voit pas non plus entre Hippocrate et la transplantation de la médecine de Grèce en Égypte, de trace évidente de la persistance de l'école de Cos, comme école ; en d'autres termes, on ne rencontre pas une réunion d'hommes dévoués à leur chef, professant et conservant la doctrine qui leur avait été léguée.

Au sein même de la famille et des disciples d'Hippocrate, ses doctrines ne sont pas aveuglément acceptées, et les écrits qui lui sont faussement attribués contiennent des traces non équivoques de polémique contre quelques-unes de ses propres opinions.

Fuyant en principe les hypothèses, ne recherchant pas les conceptions systématiques, embrassant la médecine dans son universalité, s'efforçant en même temps de réunir en un seul faisceau toutes les notions acquises, combattant l'erreur, accueillant la vérité partout où elles se rencontraient, se tenant toujours dans les régions élevées de la généralisation et des généralités, Hippocrate n'a pu être suivi par la foule, et, tout en l'admirant, ses successeurs immédiats n'ont guère étudié que les questions de détails et ont ainsi repris la méthode des Cnidiens.

Hippocrate n'a préconisé ni système exclusif, ni doctrine nouvelle, il a puisé dans la tradition presque tous les éléments de la science. Ce qu'il a créé, c'est une méthode scientifique embrassant la séméiologie, le prognostic et la thérapeutique. Cette méthode, qui fera éternellement sa gloire, est l'expérience appuyée sur le raisonnement. Du sein de cette méthode a pu sortir sans efforts et pour ainsi dire sans violence la multitude des systèmes, tout en laissant intact le principe même du dogmatisme.

Jusqu'à Galien, le dogmatisme se fractionne en plusieurs sectes et ne représente pas un ensemble régulier; il se dégage lentement des luttes qui caractérisent l'époque comprise entre la fondation de l'école d'Alexandrie et Galien; il est en quelque sorte une abstraction et n'est réellement changé en *Hippocratisme* que par Galien lui-même. A la faveur de cette dénomination, le médecin de Pergame substituait le plus souvent ses propres idées à celles d'Hippocrate, dont il violentait les doctrines pour en faire sortir le *Galénisme*. Ainsi l'on peut dire que tous les éléments du dogmatisme ont été rassemblés en dehors de l'influence prépondérante d'Hippocrate, mais qu'il a été définitivement constitué par Galien, sous le nom et en partie sous le joug d'Hippocrate, ou plutôt des écrits de la *Collection hippocratique*.

Le début du *Glossaire* d'Érotien montre clairement, à mon avis, que l'étude d'Hippocrate dans les temps qui précèdent immédiatement celui de Galien, n'était pas encore arrivée à une sorte de culte, mais que les ouvrages du médecin de Cos étaient seulement lus et médités comme ceux d'un maître en médecine, ce qui est bien différent.

« J'ai pris d'autant plus volontiers la résolution, dit Érotien, d'expliquer les mots obscurs d'Hippocrate, qu'un grand nombre de médecins, ne voulant apprendre que les choses faciles, ne se donnent pas même la peine d'ouvrir Hippocrate, le tournent en ridicule et l'accusent d'avoir affecté l'obscurité. Ceux qui tiennent un pareil langage se trompent étrangement, et montrent bien toute leur ignorance; Hippocrate ne s'est pas servi seul des locutions obscures qu'on lui reproche, et surtout il ne les a pas inventées toutes, car elles se trouvent dans les vieilles comédies, dans les philosophes, dans Démocrite, par exemple, dans les historiens, dans Thucydide ou dans Hérodote, enfin dans presque tout le chœur des écrivains anciens. »

Galien avait divisé en deux séries ses travaux sur Hippocrate : les *Commentaires médicaux* et les *Recherches de pure érudition*. Nous possédons la plus grande partie de ses *Commentaires médicaux;* mais, à l'exception du *Glossaire*, la seconde série a disparu tout entière (voy. p. XV). L'érudition pure n'intéressait guère le Bas-Empire; et on ne s'est pas donné la peine de recopier les livres qui y étaient consacrés. Cependant, que de renseignements précieux n'aurions-nous pas recueillis dans le traité sur l'*Anatomie d'Hippocrate*, dans les dissertations sur les *caractères* qui se trouvent dans les *Épidémies*, sur le *dialecte* dans lequel ont été écrits les livres de la *Collection*, enfin sur les véritables écrits du médecin de Cos et sur ceux qui étaient déjà perdus du temps de Galien.

Galien, M. Littré le dit avec raison, est le dernier des grands commentateurs de l'antiquité; après lui, les médecins manquent complétement d'originalité : ils ne font plus que paraphraser ou abréger ses travaux; le sens médical et philologique les abandonne le plus souvent, quelquefois même ils ne comprennent plus les doctrines qu'ils se chargent d'expliquer. Étienne est de tous le plus intéressant; malheureusement Dietz, qui a publié intégralement les commentateurs de second ordre, qu'il a retrouvés, ne nous donne que des fragments de son commentaire sur les *Aphorismes*.

Dans son Introduction M. Littré (p. 123) passe un peu vite sur un commentateur qui porte le nom d'Oribase; il ajoute certains détails curieux dans l'argument des *Aphorismes* (t. IV, p. 442-4). J'ai à mon tour quelques renseignements nouveaux à fournir sur ce commentaire.

Dans l'édition de Gonthier d'Andernach, le texte du commentaire et celui de la traduction qu'il accompagne ont été complétement refaits; presque toutes les fautes de latinité ont été soigneusement effacées et on dirait une traduction écrite à la Renaissance; mais le texte des premiers manuscrits est bien différent; le style est d'une incorrection qui rend le sens souvent extrêmement obscur; ni les genres, ni les nombres, ni les cas ne sont observés; les formes les plus barbares se rencontrent à chaque ligne; les mots grecs latinisés hérissent le texte; c'est, pour me résumer, du latin écrit au IXe ou au Xe siècle. Les manuscrits de Paris ne remontent pas au delà du XIIe siècle, mais j'en ai trouvé du Xe siècle à la bibliothèque de Bruxelles et à celles de Montpellier ou du Mont-Cassin. C'est donc dans ces manuscrits (je les ai copiés ou collationnés en grande partie) qu'il faut rechercher la vraie physionomie de ce commentaire dont la vogue a été assez grande dans la première période du moyen âge. Les manuscrits présentent entre eux des différences notables, et les plus récents ont été manifestement interpolés.

M. Littré (t. IV, p. 443-4) établit un curieux rapprochement entre la traduction latine de la préface de la *Synopsis* du vrai Oribase avec la préface mise par le faux Oribase en tête de son explication des *Aphorismes*. L'analogie entre ces deux préfaces tient sans doute, c'est un fait qui a échappé à M. Littré, à ce que la traduction de la préface de la *Synopsis* fait ordinairement partie d'un *Liber epistolarum medicinalium*, que j'ai trouvé dans presque toutes les *Sommes médicales* écrites en Occident entre le VIe et le Xe siècle, pour l'usage des maîtres ou des élèves

Le commentaire du faux Oribase a-t-il été écrit primitivement en latin ou en grec ?

Goulin[1] s'est prononcé pour le latin. M. Littré partage cette manière de voir (t. I, p. 123); puis (t. IV, p. 444) aux raisons alléguées par Goulin, il ajoute cette considération importante, que l'auteur des commentaires a connu une traduction latine de la préface de la *Synopsis* et non le texte original. Toutefois cette remarque perd pour moi de sa valeur, attendu que le passage de la préface du commentaire qui se rapporte à la préface de la *Synopsis* manque dans le plus ancien manuscrit, celui du Mont-Cassin et dans celui de Montpellier. Enfin il se pourrait à la rigueur que la préface fût une œuvre latine et le commentaire une traduction; mais cela n'est pas admissible pour les raisons nouvelles que je vais donner et qui viennent en confirmation de celles de Goulin.

Dans le commentaire sur l'*Aph.* III, 1, il est question de la *Cloaca maxima*. Il est vrai que le texte ordinaire ne présente pas cette mention d'une manière très-claire, mais le manuscrit de Montpellier ne laisse point de doutes. — Dans le commentaire sur l'*Aph.* VI, on trouve aussi une mention des Romains qui manque dans l'édition d'Andernach. — La mention de Constantinople (*Aph.* IV, 48) pourrait faire croire que ce commentaire a été écrit par un Grec; Goulin a victorieusement réfuté cette objection, et notez que le manuscrit de Bruxelles n'a pas le passage en litige ; ce passage pourrait donc être une interpolation. Ces motifs, auxquels il faut ajouter une phraséologie toute latine, une dialectique tout occidentale, me portent à affirmer que l'auteur du commentaire sur les *Aphorismes* est un Latin. J'ajoute qu'il était probablement un chrétien puisqu'il parle des ermites (*Aph.* II, 5) et qu'il recommande la lecture des saintes Écritures en même temps que celle de Virgile et de Térence (*Aph.* II, 39).

Mais j'ai dit plus haut que les anciens manuscrits de ce commentaire étaient hérissés de mots grecs[2] ; cette particularité peut tenir à deux circonstances : ou bien l'auteur du commentaire, sachant le grec, a traduit les *Aphorismes* en même temps qu'il les a commentés, et a

[1] *Journal de médecine*, 1785, t. LXIV, p. 145 suiv.

[2] Voy. particul. III, 14 (*Descript. de l'œil*); III, 22; VII, 1. On trouve encore *thrombus* pour *grumus* dans IV, 77 ; *uritherys*, pour *meatibus urinariis*, ibid. ; *hebdomada*, II, 23; *emetera* pour *cruenta*, III, 10 ; à l'exception de ce dernier mot, les autres se lisent dans toutes les *Sommes* médicales de l'époque.

eu sous les yeux les travaux des médecins grecs dans le texte original; ou bien, supposition plus vraisemblable encore, ignorant le grec, il a pris une traduction toute faite, et s'est servi de commentaires également traduits; les mots grecs (ce sont surtout des mots techniques) dont son commentaire est rempli proviendraient alors du fonds commun mis en circulation par les traductions exécutées dans les VIe, VIIe et VIIIe siècles pour l'usage des médecins de l'Occident, ainsi que je l'ai démontré ailleurs. Ce qui me paraît certain, c'est que la traduction des *Aphorismes* et le commentaire sont de la même époque; j'y retrouve tous les caractères de ces textes latins médicaux encore très-peu étudiés, mais que j'ai eu la bonne fortune de rencontrer dans plusieurs bibliothèques et qui m'ont révélé la physionomie des études médicales du VIe au Xe siècle.

J'ai remarqué aussi dans ce commentaire un souvenir de la médecine méthodique (*Aph.* II, 38, *diatriton* ou *diatritaicis*) qui a dans cette période des racines beaucoup plus profondes qu'on ne le croit généralement.

D'où vient le nom d'Oribase? — Sans doute de la réputation dont ce médecin a joui dans la première période du moyen âge, car on retrouve la traduction de la *Synopsis*, du *Traité à Eunape* et de plusieurs fragments des *Collectanea* dans les manuscrits de cette époque.

Le Pseudo-Oribase ne peut pas être antérieur au Ve siècle, puisqu'il cite Domnus, médecin juif qui florissait au commencement du Ve siècle; il ne peut pas non plus être postérieur au commencement du Xe siècle, puisque le manuscrit de Montpellier et celui du Mont-Cassin sont de cette époque.

« Il résulte, dit M. Littré (*Introd.*, p. 131-2), de la suite non interrompue des commentateurs, que les textes des livres hippocratiques sont étudiés, interprétés et fixés dans leur ensemble depuis une antiquité qui ne remonte pas à moins de trois cents ans avant J.-C.; que chacun de ces commentateurs a donné, pour l'époque où il a vécu, une sorte de copie légalisée des livres hippocratiques; que par conséquent ces textes, sauf les erreurs des copistes, ont une incontestable authenticité, même dans ce qu'ils ont de plus obscur et de plus incomplet. Ce n'est pas la moins importante des conclusions que j'ai voulu tirer de l'énumération exacte de tant de livres qui ont presque tous péri, de tant d'écrivains dont il ne nous reste que des mentions fugitives. »

Dans l'antiquité, il existait des tables, ou *canons*, qui contenaient l'indication des livres composés par les auteurs les plus importants; Galien nous apprend qu'on avait aussi dressé le canon des écrits d'Hippocrate. Ces listes anciennes, qui nous seraient aujourd'hui d'une si grande utilité, ont disparu, à l'exception de celle d'Érotien[1]. M. Littré a eu l'ingénieuse pensée de recueillir dans Érotien et dans Galien les éléments d'un canon alexandrin des ouvrages qui composent la *Collection*[2].

Pendant toute la période comprise entre Hérophile et Érotien, nous ne voyons surgir, pour la première fois, aucun livre hippocratique qui ait passé auprès des anciens critiques pour avoir été inconnu aux Alexandrins; et, dans les discussions qui se sont élevées, à Alexandrie ou ailleurs, sur l'authenticité de tel ou tel livre, il n'est *jamais* question de l'adjonction récente d'un écrit quelconque dans la *Collection*[3].

Enfin, on chercherait vainement dans les écrits hippocratiques soit des traces de doctrines ou de connaissances positives, soit des citations d'auteurs, qui forcent les critiques à placer un ou plusieurs écrits de cette collection à une époque postérieure à l'école d'Alexandrie. M. Littré a démontré ce fait dans le chapitre IX de son *Introduction*.

La conclusion dernière, et cette conclusion est une des plus belles acquisitions que la critique doive à M. Littré, c'est que les écrits qui composent la *Collection hippocratique* (sauf les exceptions que j'ai signalées dans la note 3 de cette page) sont antérieurs à l'école d'Alexandrie, et qu'ils ont été rédigés à une époque très-voisine de celle d'Hippocrate, quand ils n'émanent pas de lui directement (voy. p. 168).

[1] J'ai découvert, dans un manuscrit de Bruxelles du Xe siècle, et j'ai publié dans le *Janus*, Breslau, 1847, p. 466 et suiv., un *canon* très-curieux pour l'histoire de la littérature hippocratique pendant la première moitié du moyen âge. On trouve aussi dans Casiri et dans Ibn-Abou-Oceibia des listes des écrits d'Hippocrate.

[2] Voy. dans mes *Notices et extraits des manuscrits* les remarques que j'ai faites sur cette partie du travail de M. Littré, et en particulier sur les *Lexiques* d'Épiclès et de Bacchius.

[3] Je suis porté à croire que les grands et *vrais* apocryphes, dans l'antiquité, n'ont pas attendu, pour s'introduire au milieu des œuvres authentiques, l'appel des Ptolémées; c'est plutôt le fait des disciples ou de la famille des auteurs. Entre l'école d'Alexandrie et Galien, on n'a guère forgé que la *Correspondance* d'Hippocrate et d'autres pièces analogues; on a ajouté aussi à la *Collection* certaines compilations faites aux dépens des œuvres hippocratiques elles-mêmes; ces additions figurent dans les manuscrits. Après Galien, il y a eu aussi quelques pièces mises en circulation sous le nom d'Hippocrate; mais elles manquent dans les manuscrits de la *Collection*.

Cette vérité ressort encore très-clairement, pour quelques écrits, du rapprochement ingénieux et tout nouveau que M. Littré a établi, dans le chapitre x, entre un certain nombre d'ouvrages de la *Collection*. Mais je ne suis pas d'accord avec lui quand il pense que la mutilation, la substitution de place, l'imperfection du style, les redites qu'on remarque dans plusieurs ouvrages, les mutuels emprunts, sont l'œuvre d'un temps assez long : je crois que tout cela est un héritage transmis fidèlement, et tel à peu près qu'il a été reçu par les parents et les disciples immédiats d'Hippocrate. Notez aussi que les répétitions appartiennent ordinairement à des livres de même famille, et prouvent que c'est un travail primitif, en voie de se perfectionner, mais tout à coup arrêté par des circonstances qui nous sont inconnues ; il ne nous reste plus que l'ébauche, quelquefois remaniée ou interpolée, mais seulement par les premiers éditeurs, comme cela se voit si souvent, même dans les ouvrages modernes ; car il faut toujours se défier des éditions posthumes.

M. Littré consacre une partie considérable de son *Introduction* (voy. particul. p. 80, 81, 265, 266, 286, 287 et suiv.) à établir que la *Collection hippocratique* est restée longtemps enfouie dans la famille ou dans l'école médicale des Hippocratistes, et qu'elle n'est sortie des mains de cette famille, pour entrer dans la circulation, qu'après Aristote ; il pense même que quelques ouvrages n'ont été publiés qu'après Praxagore, ou du moins au temps où florissait ce médecin. On a cru aussi à la disparition momentanée des poëmes homériques et des écrits d'Aristote ; et M. Littré est visiblement placé sous l'empire d'une pareille opinion, quand il étudie le mode de formation de la *Collection hippocratique*.

Pour démontrer que la formation de la *Collection* est postérieure à Aristote, et qu'avant cette époque, il n'y avait en circulation qu'une très-petite partie des écrits hippocratiques, M. Littré s'appuie sur ce fait, incontestable en lui-même, qu'un morceau *Sur les veines* se trouve à la fois dans l'*Histoire des animaux* d'Aristote (III, 3) sous le nom de Polybe (gendre d'Hippocrate), et sous le nom d'Hippocrate dans le traité *De la nature de l'homme*.

Le raisonnement de M. Littré est le suivant : « Si le traité *De la nature de l'homme*, tel qu'il existe actuellement dans la *Collection*, avait circulé sous cette forme avant Aristote, ce dernier n'aurait pas attribué à Polybe ce qui était inscrit sous le nom d'Hippocrate. D'un autre côté, on n'a pas pu (p. 264) transporter le morceau de Polybe des œuvres d'Aristote dans celles d'Hippocrate, car la publication de la *Collection aristotélique* est postérieure à celle de la *Collection hippocratique*, c'est-à-dire postérieure au premier établissement de l'école d'Alexandrie (voy. p. 158). Enfin les livres de Polybe n'ont pu le fournir à la *Collection hippocratique*, car, si ces livres avaient existé au moment où la *Collection hippocratique* fut publiée, les premiers commentateurs qui ont travaillé sur les œuvres d'Hippocrate auraient signalé l'emprunt, et nul d'entre eux n'a parlé des livres de Polybe, qui, dans le fait, avaient dès lors péri. » — Si le fragment en litige n'a pu être emprunté par Aristote à la *Collection hippocratique*, et si, d'un autre côté, il n'a pu passer de l'*Histoire des animaux* dans les œuvres d'Hippocrate, il faut bien admettre (M. Littré ne le dit pas, mais la suite du raisonnement entraîne cette conclusion) qu'Aristote possédait en réalité le livre de Polybe; qu'après lui, ce livre, qui avait joui d'une publicité très-restreinte, a été démembré avant l'époque de la fondation de l'école d'Alexandrie pour devenir le traité *De la nature de l'homme*[1], car M. Littré regarde ce traité comme n'étant qu'un extrait ou une suite de fragments, sans beaucoup de liaison entre eux, du véritable écrit de Polybe.

La seconde partie de cet argument, celle à laquelle M. Littré attache évidemment le plus d'importance, me paraît avoir perdu toute sa force, depuis que Staar et M. Ravaisson ont prouvé que les écrits aristotéliques, et particulièrement l'*Histoire des animaux*, étaient connus avant l'école d'Alexandrie, avant Apellicon de Téos. La base même du raisonnement de M. Littré se trouve ainsi ébranlée, et l'on ne peut pas dire : 1° que la présence du morceau de Polybe dans le traité *De la nature de l'homme* prouve *irréfragablement* que la publication de la *Collection* est non-seulement postérieure à Hippocrate, mais qu'elle ne peut pas ne pas être postérieure à Aristote; 2° que, du temps d'Aristote, les livres de Polybe existaient avec le nom de cet auteur (p. 265).

Je crois être en mesure de résoudre d'une manière satisfaisante les autres difficultés qui se rattachent au morceau *sur les veines*, attribué à Polybe, et de montrer, en particulier, comment Aristote, qui

[1] Après tout, ce raisonnement fût-il exact et inattaquable, il ne vaudrait que pour le traité *De la nature de l'homme*, et non pour les autres; on pourrait toujours soutenir que le reste de la *Collection* était réuni avant Aristote.

florissait quand Polybe pouvait encore vivre, a pu néanmoins être induit en erreur sur l'origine de ce fragment.

Ce fragment n'a pu passer d'Aristote dans la *Collection hippocratique*, non, ce me semble, pour la raison indiquée par M. Littré, mais parce que, dans l'*Histoire des animaux*, il est plus court que dans le livre *De la nature de l'homme*. Il me paraît, au contraire, très-probable qu'il est arrivé de la *Collection hippocratique* dans l'*Histoire des animaux*. Mais, objectera-t-on, le nom de Polybe se trouve dans Aristote, et il manque dans le livre *De la nature de l'homme*. C'est là une objection plus sérieuse en apparence qu'en réalité, et voici comment j'explique cette particularité :

Le livre *De la nature de l'homme* n'est certainement pas d'une seule main. Galien, dans son *Commentaire*, a émis et motivé cette opinion; il a même décomposé ce livre en trois parties, dont il attribue la première à Hippocrate et les deux autres à des auteurs inconnus[1]. Il ajoute qu'il y a eu une longue suite de discussions, dont il n'assigne ni le commencement ni l'origine, sur la question de savoir si ce traité était d'Hippocrate ou de Polybe; il soutient que ni la première partie ni les deux autres ne sont du gendre d'Hippocrate : la première, dit-il, est digne d'Hippocrate et tout à fait dans sa doctrine; la seconde (le morceau *sur les veines*) ne peut avoir été écrite que par un nouveau Prométhée, tant la description est absurde, tant elle est en opposition avec le morceau sur le même sujet qui est inséré dans le deuxième livre des *Épidémies;* enfin, les théories qui dominent dans la troisième sont contraires à celles qu'Hippocrate professe dans le premier livre des *Épidémies*, et que Polybe ne pouvait pas manquer de connaître.

Quoi qu'il en soit de cette argumentation, il est constant, premièrement, que, pour des motifs que nous ignorons, et à une époque reculée dont Galien ne fixe pas la date, les uns attribuaient le traité *De la nature de l'homme* à Hippocrate, les autres à Polybe[2]; secondement, que ce n'est pas à cause de la présence dans ce traité du morceau *sur les veines* que cette dernière attribution avait été soutenue, car, en commentant cette partie du traité, Galien ne dit pas un mot de Polybe. Ailleurs[3], il se contente d'affirmer que cette anatomie n'est

[1] Voy. aussi la Dissertation de Manuell sur le Περὶ φύσιος ἀνθρώπου. Jenæ, 1797, in-4.

[2] Le traité *De la nature de l'enfant* et celui *Des gens en santé* ont été également attribués à Polybe; on ne sait pas davantage pour quels motifs.

[3] *De dog. Hipp. et Plat.*, VI, 3; t. V, p. 529.

pas plus d'Hippocrate que de Polybe, et que d'autres l'ont démontré avant lui; mais on ne voit en aucune façon par ce long passage que le centon Περὶ φλεβῶν ait été, plus particulièrement que le reste du traité, attribué à Polybe; cela ressort aussi de ce qui a été exposé plus haut sur la manière dont Galien concevait la composition du traité *De la nature de l'homme.* Ne résulte-t-il pas de tout ce qui précède qu'Aristote a pu partager l'opinion de ceux qui attribuaient à Polybe le traité *De la nature de l'homme?* Cette opinion n'a-t-elle pas pu être confirmée dans son esprit par l'inscription même du livre dans les manuscrits qui étaient entre ses mains? — Si Galien n'a tenu aucun compte du nom de Polybe ajouté par Aristote en tête du morceau *sur les veines,* si même il n'en a pas dit un mot, c'est qu'il a pensé que ce philosophe avait partagé l'opinion de ceux qu'il combat et qu'il se proposait de réfuter plus longuement ailleurs. Le silence du médecin de Pergame par rapport à Aristote n'a donc plus rien d'étonnant, plus rien qui motive l'accusation énergiquement portée contre lui par M. Littré.

Croire que le fragment *sur les veines* portait primitivement, dans la *Collection*, le nom de Polybe ne s'accorde pas avec le silence de Galien sur cet auteur quand il arrive à commenter ce fragment. Admettre que ce morceau a été tiré directement par Aristote d'un livre de Polybe, et directement aussi par l'auteur de la compilation du traité *De la nature de l'homme*, c'est supposer que le livre de Polybe avait subsisté jusqu'au temps d'Aristote, et qu'après avoir été mutilé et transformé en un livre d'Hippocrate[1], il s'est perdu entre Aristote et l'ouverture de l'école d'Alexandrie, c'est-à-dire dans un espace de dix-sept ans environ; mais il n'y a aucun indice de l'exis-

[1] Si l'auteur de la compilation du livre *De la nature de l'homme* eût possédé un livre ou des livres de Polybe, comment s'expliquer ces discussions qui remontent aux premiers temps de l'école d'Alexandrie, sur le morceau Περὶ φλεβῶν, et qui laissent supposer une haute antiquité au traité? Comment aurait-on mutilé un livre au lieu de le donner en entier sous son véritable nom? On répondra peut-être que c'était pour le faire passer plus facilement sous le nom d'Hippocrate; mais le désordre n'était pas une recommandation devant le public médical; nulle part dans la Collection hippocratique on ne trouve de trace du travail prémédité d'un faussaire. Il faudrait donc supposer que la compilation, faite d'abord pour un usage particulier, avait été mise ensuite sous le nom d'Hippocrate après la perte de l'original; mais le temps écoulé entre Aristote et l'école d'Alexandrie suffit à peine à cette série de suppositions. Il ne reste en réalité qu'une seule opinion probable : c'est que l'inscription du nom d'Hippocrate ou de Polybe en tête du livre *De la nature de l'homme* est parfaitement apocryphe, et qu'elle ne prouve rien sur l'origine de tout ou partie de ce traité.

tence et de la disparition du livre de Polybe au temps d'Aristote; nulle trace non plus de sa métamorphose, avant ou après Aristote, en un livre hippocratique; Galien est muet à cet égard[1].

Maintenant, comment se rendre compte du prétendu enfouissement sur lequel M. Littré revient très-souvent, mais dont aucune preuve n'existe, selon moi, dans ce qui nous reste de l'histoire littéraire de cette époque[2]? Si les livres qui composent la *Collection* eussent été la propriété exclusive d'une caste d'Hippocratistes, cette caste les aurait sans doute gardés comme étant d'Hippocrate et non comme étant d'un autre auteur; cette croyance serait donc venue traditionnellement et remonterait très-haut : c'est, par conséquent, admettre que, peu après la mort d'Hippocrate, entre les mains de ses successeurs immédiats et non pas entre celles des vendeurs à Alexandrie, des livres qui n'étaient pas de lui ont pu recevoir son nom; mais personne ne parle de cette caste hippocratique. On sait, au contraire (M. Littré lui-même le dit, p. 286), que les successeurs d'Hippocrate, loin de travailler dans le silence du cabinet et pour eux seuls, allèrent exercer dans les cours en qualité de *périodeutes*. Cette circonstance est certainement en ma faveur, attendu qu'il en devait résulter nécessairement la dissémination des ouvrages hippocratiques. Comment expliquer, d'ailleurs, que la réputation d'Hippocrate grandisse à huis-clos, et qu'elle éclate tout à coup à Alexandrie, où quelques-uns de ses ouvrages sont admis aux honneurs de la *petite table* réservée aux productions des plus grands génies?

Comment, d'un autre côté, expliquer que cette caste se soit éteinte juste au moment de l'ouverture des bibliothèques, pour laisser l'héritage d'Hippocrate entre des mains habiles qui aussitôt vont le vendre au prix de l'or? Notez encore que les vendeurs viennent de tous les points, que les livres hippocratiques arrivent successivement et de

[1] C'est par induction que M. Littré a été conduit à admettre que le traité *De la nature de l'homme*, rédigé d'abord par Polybe, avait été ensuite démembré, pour devenir ce qu'il est aujourd'hui : en effet, persuadé qu'Aristote n'avait pu se tromper sur l'origine du morceau Περὶ φλεβῶν, il s'est cru autorisé à conclure que tout le reste était aussi de Polybe; mais on a vu comment Aristote a pu être induit en erreur, et rien n'établit, d'ailleurs, ni directement ni indirectement, que le traité *De la nature de l'homme* soit réellement de Polybe, si ce n'est le témoignage contestable d'Aristote pour une partie de cet opuscule.

[2] M. Littré (p. 269-271) regarde comme une preuve les pertes que nous avons faites; mais ce serait un motif contraire; d'ailleurs, après la publication, nous avons fait des pertes assez sensibles (voy. p. XCIII).

plusieurs côtés (voy. M. Littré lui-même, p. 290); on les prend où on les trouve. Entre les Hippocratistes et les vendeurs attirés par les Ptolémées, il y a eu un intervalle de temps et des intermédiaires : ces intermédiaires, ou bien ont, à leur tour, caché leurs richesses (qui le croira?) ou bien ils les ont mises en circulation sous le nom d'Hippocrate; mais alors quelles réclamations de toutes parts en voyant sortir, comme d'un puits, une masse d'écrits inconnus jusqu'alors! Et, si ces vendeurs avaient voulu spéculer, n'auraient-ils pas dû remettre un peu d'ordre dans la *Collection*, tandis qu'elle nous est arrivée dans son état primitif?

Établissons maintenant par des preuves, indirectes il est vrai, mais très-plausibles néanmoins, ou plutôt par une série d'inductions, que la *Collection* a été formée à une époque voisine d'Hippocrate.

On ne peut guère se refuser à admettre qu'Hérophile et Érasistrate, qui paraissent être les premiers médecins attirés à Alexandrie, et qui tous deux appartiennent à deux écoles fameuses, celle de Cos et celle de Cnide, n'aient connu Hippocrate et qu'ils n'aient lu quelques-uns de ses écrits (quels que soient ces écrits et quel qu'en soit le nombre) avant leur arrivée dans la capitale des Ptolémées. Comment alors supposer qu'ils aient accepté sans contestation une foule d'ouvrages plus ou moins considérables, frauduleusement inscrits sous le nom d'Hippocrate, soit qu'ils aient trouvé ces ouvrages déjà rangés dans la bibliothèque d'Alexandrie, soit qu'on les y ait apportés après leur arrivée dans cette ville? Cela se concevrait dans un temps et dans un pays où les études ne sont pas en honneur; cela s'expliquerait aussi pour des médecins dont les habitudes d'esprit ne sont pas littéraires; mais sous les Ptolémées, mais à Alexandrie, mais pour Hérophile et Érasistrate, cela me paraît plus qu'invraisemblable. Les écrits qui, jusqu'à l'époque de l'école d'Alexandrie, n'avaient point porté le nom d'Hippocrate devaient, ou porter d'autres noms, ou être parfaitement inconnus. Dans le premier cas, ils étaient connus sous leurs vrais noms, et comment aurait-on pu en changer le titre au profit d'Hippocrate? Si c'étaient des ouvrages obscurs, complétement ignorés, et qui n'avaient pas cours dans les écoles, comment les aurait-on acceptés comme étant d'Hippocrate, dont la réputation a été toujours en grandissant? On le concevrait encore pour un ou deux ouvrages, mais pour un aussi grand nombre d'écrits qui auraient été *subitement* livrés au public, longtemps après la mort du médecin de Cos, la supposition devient impossible.

La première fois que la critique se fait jour, aussitôt du moins que nous en apercevons les premières lueurs, nous voyons les Alexandrins aussi embarrassés que nous pour la détermination des livres hippocratiques. On ne voit nulle part qu'ils fassent allusion à l'adjonction récente d'un traité qui n'avait pas encore reçu le nom d'Hippocrate ; toutes leurs discussions nous reportent à une haute antiquité[1].

Tous les critiques s'accordent pour attribuer à de très-anciens auteurs (antérieurs même à Hippocrate ou à ses contemporains) les écrits qu'ils refusent au médecin de Cos. Ainsi on attribue le IIe livre *Des maladies* (et non le premier, comme M. Littré l'a imprimé par erreur) à Hippocrate, fils de Thessalus ; le traité *Des articulations* à Hippocrate, fils de Gnosidicus ; le traité *De la nature de l'homme* à Polybe ; le *Régime des gens en santé* à Polybe, ou à Euryphon, ou à Phaon, ou à Philistion, ou à Ariston, ou à Phérécyde ; le *Régime en trois livres* à ces trois derniers auteurs et à Philétas ; les *Affections* à Polybe, et le traité *Des humeurs* à un des Hippocrates postérieurs. (Voy. Littré, p. 159-160.)

Il me semble que c'est là une preuve considérable que, dans la pensée des commentateurs, tous ces écrits avaient été réunis à l'époque même d'Hippocrate et avaient fait partie de très-bonne heure d'un cycle hippocratique qui ne s'était pas formé tout à coup à l'ouverture des premières bibliothèques. Avec un sentiment contraire, ils auraient porté leur attention, non sur les *anciens* de la médecine, mais sur des écrivains plus récents comparativement à Hippocrate.

Qui pourrait, du reste, expliquer que des ouvrages qui portent tous une trace de haute antiquité, qui se font de mutuels emprunts, qui sont quelquefois les abrégés les uns des autres, dont certains ont une source de matériaux ou de notes d'après lesquels d'autres livres ont reçu une rédaction définitive, qui tiennent tous de près ou de loin aux premières écoles médicales ou philosophiques, qui tous aussi sont écrits dans le même dialecte, et dont plusieurs enfin forment des groupes très-réguliers, aient été précisément réunis à l'époque des Alexandrins pour constituer la *Collection?* Du reste on voit par un passage de Galien (*Comm.* I, *in Epid.* VI, § 15) que les descendants d'Hippocrate, et en particulier son fils Thessalus, passaient pour

[1] Le traité *Des articulations*, attribué par quelques-uns à Hippocrate, fils de Gnosidicus, montre que sur un livre connu par *Ctésias*, contemporain d'Hippocrate, la critique même ne paraît pas être assurée. Il faut en conclure que l'hésitation des critiques n'est pas une preuve de la nouveauté des ouvrages dans la mise en circulation.

avoir publié tout ou partie de ses *OEuvres*. Donc cette publication passait pour très-ancienne auprès des anciens eux-mêmes.

Nous avons enfin la preuve incontestable d'un travail sur Hippocrate antérieur à l'école d'Alexandrie et non interrompu depuis le temps d'Hippocrate lui-même. Ctésias attaque le traité *Des articulations;* Dioclès de Caryste attaque les *Aphorismes*, et défend le traité *Des articulations*. Philotime connaissait le traité *De l'officine du médecin*[1]. Nous savons que Xénophon, autre disciple de Praxagore, avait expliqué le mot θεῖον qui se trouve dans plusieurs écrits de la *Collection;* enfin on introduit de bonne heure, et antérieurement aux Alexandrins, des *signes* particuliers à la fin de chaque histoire du livre III des *Épidémies*. M. Littré lui-même (p. 71-73) a signalé des rapports évidents entre les écrits faux ou légitimes de la *Collection* et les œuvres d'Aristote, de ce même Aristote qui avait entre les mains, on vient de le voir, un ouvrage hippocratique.

L'attention était donc fortement dirigée vers les écrits d'Hippocrate; ils arrivent à Alexandrie avec une réputation toute faite comme ceux de Sophocle et de Thucydide. Du reste, les voyages d'Hippocrate et ceux de ses disciples avaient dû répandre ses écrits aussi bien que son nom, et, s'il n'eût été connu que par quelques ouvrages, on n'eût jamais pu faire accepter tout d'un coup, comme lui appartenant, un aussi grand nombre de livres faux.

La présence de livres manifestement cnidiens parmi ceux du chef de l'école de Cos est une difficulté sérieuse. On se demandera comment il se fait que les premiers disciples d'Hippocrate, qui peut-être avaient lu ces livres avec lui, qui l'avaient souvent entendu les réfuter, ont pu les mettre sous son nom. Avant de répondre, je demanderai à mon tour comment il se pourrait, dans le système d'une publication tardive de la *Collection*, que de pareils livres, tous très-bien faits et d'une étendue considérable, eussent circulé d'abord sous des noms cnidiens pour recevoir plus tard celui d'Hippocrate, et cela sans qu'aucune réclamation se soit élevée à l'école d'Alexandrie dont un des membres les plus éminents, Érasistrate, était cnidien. L'ancienneté de l'inscription pouvait seule dérouter la critique, ou du moins la tenir en suspens. A cela M. Littré opposera sans doute que ces livres n'ont pas circulé du tout[2], qu'ils étaient enfouis avec les

[1] Voy. Preu, *De interpret. Hipp. græcis;* Altdorf, 1795, p. 10-11.

[2] Il est vrai que des livres qui auraient été longtemps connus sous un nom n'au-

autres comme faisant primitivement partie de la bibliothèque d'Hippocrate, et que c'est à leur première apparition qu'ils ont été mis sous le nom du médecin de Cos. Est-ce par les Hippocratistes ou par ceux qui en ont hérité? M. Littré ne le dit pas. D'ailleurs l'enfouissement n'est pas plus soutenable pour les livres cnidiens que pour les autres ouvrages.

Ce qui prouve encore irréfragablement que des livres sortis de l'école de Cnide existaient dans la *Collection* dès la plus haute antiquité, c'est qu'Érotien (page 388), à propos du mot φῶδες [1], lequel ne peut se rapporter qu'au IIe livre *Des maladies* (tome VII, pages 84 et 90), livre manifestement cnidien, cite une explication tirée de Dioclès de Caryste.

Notez enfin ce fait singulier : les anciens ont attribué à Thessalus, fils d'Hippocrate, un livre cnidien, le IIe livre *Des maladies*, et au Cnidien Euryphon un livre hippocratique, le traité *Du régime des gens en santé*, tant ils avaient perdu la trace des véritables auteurs, tant l'habitude et l'autorité du nom d'Hippocrate avaient détourné des voies de la saine critique.

Pour tous ces motifs, l'objection que je me suis faite à moi-même ne me paraît pas assez puissante pour infirmer mon système sur le mode de formation de la *Collection hippocratique.*

Suivant M. Littré, quelques traités de la *Collection hippocratique* ont été composés après Aristote; c'est après sa mort et au temps de Praxagore qu'ils ont été annexés aux œuvres hippocratiques. Mais je ne comprends pas comment des traités si nouvellement composés auraient pu être acceptés par les premiers ou les seconds détenteurs du dépôt primitif, comme émanant de la même source que les autres ouvrages qui étaient depuis longtemps attribués à Hippocrate, et comment ces détenteurs auraient dépouillé les intrus (notez qu'il ne s'agit pas d'un ou deux ouvrages seulement, mais de plusieurs) de

raient pas pu en changer; mais c'est précisément pour cela que les livres hippocratiques, portant depuis longtemps le nom d'Hippocrate, n'ont jamais pu en recevoir un autre. Malgré les efforts faits par les critiques anciens, les noms de Polybe, d'Euryphon ou de tant d'autres, n'ont pas prévalu sur celui d'Hippocrate. Et bien que Galien lui-même affirme aussi qu'il y a, dans la *Collection*, des livres d'Euryphon, de Thessalus et de Polybe (*De diffic. respir.* III, 13, t. VII, p. 959-60), ces attributions n'ont jamais été universellement consacrées.

[1] D'après les anciens textes, cette glose aurait pu se rapporter aussi aux *Coaques* (t. V, p. 652, sect. 312), où on lisait φωΐδες; mais j'ai montré qu'il fallait lire φωνὴ ὡς, restitution que M. Littré a confirmée et complétée en lisant φωνὴ δὲ ὡς.

leur véritable nom pour y inscrire celui de leur aïeul ; car enfin il faut bien supposer, ou une incroyable supercherie, ou une ignorance plus incroyable encore. Je me demande ensuite et surtout si, après Aristote, on écrivait encore en ionien autrement que dans le but de faire un pastiche : c'est ce que je ne crois pas. Or, les livres réputés postérieurs à Aristote sont écrits en ionien aussi pur que les écrits de beaucoup antérieurs, et il n'y a là nulle trace de pastiche comme dans certaines des pièces apocryphes annexées à la *Collection*.

Les raisons invoquées par M. Littré pour assigner une date récente à ces traités sont, d'une part, que, dans quelques-uns (*Des principes* ou *Des chairs*, *Du cœur* [1], *De l'aliment* [2], *Des semaines* [3], le commencement du traité *De la nature des os*), l'origine des vaisseaux sanguins est rapportée au cœur, et que, dans les autres (le IIe livre des *Prorrhétiques*), on trouve des notions sur le *pouls* qui paraissent contemporaines de Praxagore, ou qui peut-être même datent de lui. Suivant M. Littré (p. 219), Aristote (*Hist. des anim.* III, II, 3) a revendiqué la priorité de la doctrine anatomico-physiologique qui rattache les artères au cœur comme à leur point de départ central, en ajoutant dans le même passage que tous les auteurs avant lui ont placé l'origine des vaisseaux dans la tête ou dans le cerveau. Aristote, est-il dit plus haut (p. 218), est mis à l'abri de toute erreur par sa science et son érudition. Je m'incline certainement devant les vastes connaissances d'Aristote, mais, d'abord, en plus d'un point d'histoire, on le trouve en défaut; M. Littré lui-même en donne une preuve à propos d'Empédocle (p. 210), et dans le cas particulier, son autorité n'est pas infaillible, attendu que l'auteur du IIe livre des *Épidémies* place l'origine des vaisseaux dans la grosse veine qui longe le rachis. Aristote ne dit rien de cette opinion, et, s'il n'a pas connu ce traité, comme aussi plusieurs autres de la *Collection*, il peut très-bien se faire qu'il ait également ignoré ceux dans lesquels le cœur est présenté comme le point de départ des vaisseaux. L'argument de M. Littré est donc infirmé ; il ne prouve pas péremptoirement, laisse dans l'esprit des doutes légitimes, et rien n'empêche maintenant de

[1] Pour le traité *Du cœur*, M. Littré dit lui-même que la doctrine qui place l'origine des veines dans le cœur, n'y est pas clairement exprimée (p. 383).

[2] Notez, en passant, que l'opuscule *De l'aliment* a toujours été regardé comme très-ancien.

[3] Les trois traités *Du cœur*, *Des semaines* et *Des chairs*, paraissent être du même auteur.

reporter les traités *Du cœur*, *Des chairs*, *De l'aliment* et *Des semaines* avant Aristote.

De ce qu'on trouve une mention du *pouls* dans le IIe livre des *Prorrhétiques*, M. Littré en conclut qu'il faut rapporter la rédaction de ce traité au temps de Praxagore (p. 410-411). Mais M. Littré a rassemblé lui-même (p. 226-227) divers passages pris à d'autres traités de la *Collection* où la mention du *pouls*, où l'usage de tâter le pouls sont aussi manifestes que dans le IIe livre des *Prorrhétiques*. Pourquoi donc, par ce seul motif qu'il est question du pouls dans ce traité, rapporter le IIe livre des *Prorrhétiques* à une époque si récente. Qu'il ne soit pas d'Hippocrate, cela peut se déduire d'autres raisons; mais qu'il soit néanmoins très-ancien, rien ne s'y oppose.

De quelque façon, il est vrai, qu'on considère la formation de la *Collection hippocratique*, il faut de toute nécessité admettre, à une époque ou à une autre, ignorance ou mauvaise foi, et peut-être les deux choses à la fois; mais quand on a des raisons, et pour moi ces raisons me paraissent décisives, de croire que les œuvres d'Hippocrate circulaient sous son nom et avaient acquis comme telles une grande renommée avant l'ouverture des bibliothèques; quand on songe, du reste, qu'à la mort d'Hippocrate, c'est-à-dire à une époque où l'attention commençait seulement à s'éveiller sur sa personne et sur ses écrits, ses disciples, fidèles à la coutume presque constante, ont pu mettre au jour, sous le nom du maître, soit les livres qu'Hippocrate lui-même n'avait qu'ébauchés, soit leurs propres élucubrations, soit enfin les livres qui faisaient partie de sa propre bibliothèque, circonstance qui peut seule d'ailleurs nous permettre d'expliquer la présence de livres cnidiens dans la Collection.

En résumé, si M. Littré n'entendait parler que d'une publicité plus ou moins restreinte, je conviendrais avec lui qu'après les Alexandrins Hippocrate a été plus connu qu'avant; ou, s'il est d'avis que les œuvres hippocratiques étaient disséminées, qu'elles ne formaient pas un bloc, un *congeries* matériel comme elles se présentent plus tard et très-anciennement dans les manuscrits qui comprennent ensemble les *opera omnia*, je pourrai encore souscrire à cette opinion; mais je ne puis me résoudre à admettre que les œuvres hippocratiques ne circulaient ni en bloc ni en détail avant l'école d'Alexandrie. En d'autres termes, je pense que les livres hippocratiques ont été publiés et connus comme tels avant Aristote; en second lieu, qu'ils ont eu plus de publicité que M. Littré ne le suppose; enfin, qu'ils n'ont jamais été concentrés dans une caste médicale, tout en admettant qu'ils ont été publiés par les premiers Hippocratistes.

De très-bonne heure, comme je l'ai dit, on reconnut que des livres faux s'étaient mêlés en grand nombre aux ouvrages authentiques d'Hippocrate, et dès lors aussi le but constant des premiers éditeurs ou commentateurs, et de ceux qui se succédèrent ensuite sans interruption jusqu'à Galien, a été de distinguer les écrits hippocratiques en diverses catégories, eu égard à leur origine. Toutefois, s'il est permis, avec le peu de monuments qui nous restent, de porter un jugement sur l'exégèse hippocratique, nous serons obligés de reconnaître que, soit absence de ce sentiment critique, si nouveau, qu'il semble dater de notre siècle, soit insuffisance de documents certains, même du temps des Alexandrins, les anciens ne sont arrivés à aucun résultat satisfaisant dans cette œuvre difficile de la classification des productions scientifiques de l'école de Cos [1]. Galien lui-même [2], plus érudit peut-être que ses devanciers, n'est pas plus ferme dans ses jugements; il hésite, il doute, il se contredit : aussi a-t-on lieu de s'étonner que ses opinions, qui le plus souvent ne reposent sur aucune raison vraiment solide, aient, pour ainsi dire, fait loi pour tous les commentateurs ou éditeurs qui sont venus après lui, tant était grande la force de l'autorité, tant on semblait redouter un examen sérieux et indépendant!

Jusqu'à M. Littré, les auteurs modernes avaient constamment cherché des règles de critique ou artificielles ou compliquées; ils les avaient presque toujours puisées en dehors de la Collection elle-même; ainsi on les avait trouvées, les unes, et ce sont les principales, dans une autorité traditionnelle qui manquait elle-même de point d'appui; les autres dans des considérations philosophiques, celles-ci dans des ca-

[1] Dans l'antiquité, l'étude des textes avait quelque sûreté, mais l'examen de certaines questions d'authenticité n'en avait aucune. M. Littré (p. 155 et suiv.) semble, par des inductions plus ingénieuses que réelles, croire à la critique des Alexandrins pour les questions de détail. On s'aperçoit bien vite du contraire, quand on rassemble, et qu'on veut mettre d'accord, les fragments qui nous restent de leurs ouvrages.

[2] Il avait écrit un livre spécial où il examinait les titres d'authenticité de chacun des écrits hippocratiques; la perte de ce livre est, comme le dit M. Littré (p. 156), une des plus sensibles qu'ait pu éprouver l'histoire de la Collection. Toutefois, si on compare l'instabilité et le peu de sûreté des opinions que Galien a exprimées sur cette question dans les ouvrages qui nous ont été conservés, on peut être assuré que la critique moderne serait arrivée à d'autres résultats que les siens, tout en profitant des matériaux qu'elle lui aurait empruntés.

ractères purement extérieurs, celles-là dans les seuls caprices de l'esprit.

Il me semble encore que ces critiques, j'en demande pardon à leur mémoire, n'ont fait qu'effleurer les œuvres hippocratiques, ne les ont pas *lues* et étudiées et n'y ont rien trouvé de ce qui ressort de la méditation de ces anciens écrits.

Lemos (*Judic. oper. Hippocr.*) s'appuie uniquement sur l'autorité de Galien; il est aussi hésitant que son guide, et il erre à l'aventure là où ce guide lui fait défaut, ce qui arrive pour un grand nombre d'écrits.

Mercuriali (*Censura et disposit. oper. Hippocr.*) cherche surtout ses arguments dans le style; d'abord cette base de critique est très-glissante, si on la prend seule en considération; de plus, comme le remarque M. Littré, dans un pareil procédé il y a manifestement une pétition de principes. En effet, on pourrait à peine asseoir un jugement pour des ouvrages modernes, comme le savant Bentley l'a fait remarquer avec beaucoup de justesse à propos des *Lettres* de Phalaris. Avant de dire que tel style appartient à Hippocrate, il faut prouver que tel ouvrage dans lequel on croit reconnaître ce style, est, pour des raisons autres que celles puisées dans la diction, bien réellement d'Hippocrate; c'est ce que Mercuriali n'a pas fait, aussi rien n'est plus arbitraire que sa classification; il rapproche les écrits les plus disparates, et comprend parmi les ouvrages légitimes ceux qui sont déclarés apocryphes par la tradition constante et par l'examen approfondi des textes.

L'érudit Gruner, dans sa *Censura*, suit presque toujours Mercuriali; il s'en écarte en ce point important, qu'il a essayé de juger la question d'authenticité par les notions anatomiques, mais il n'est pas heureux dans l'emploi de cette règle, comme M. Littré l'a démontré. Il faut que Gruner ait été bien peu avancé dans la critique, puisqu'il n'a pas craint de dire, avec Mercuriali, que la bibliothèque d'Alexandrie ayant été brûlée par les soldats de Jules César, on a bien pu substituer des livres apocryphes aux véritables détruits par l'incendie, oubliant ou plutôt ne sachant pas que le canon hippocratique d'Érotien et de Galien est à peu de chose près celui des premiers Alexandrins.

Ackermann ajoute la tradition et le consentement des auteurs anciens, critérium important sans doute, mais le plus souvent fort infidèle.

Grimm s'en rapporte à Érotien et à Galien, en contrôlant leur témoignage par le contenu même des écrits. Ainsi, il n'accorde à Hippocrate que les traités où le côté médical est le plus élevé, le plus nettement dessiné, le plus exempt d'hypothèses ; c'est là une règle très-vague qui peut conduire aux plus graves erreurs, et qui constitue, du reste, une pétition de principes analogue à celle qui a été signalée plus haut à propos de Mercuriali.

Sprengel suit Gruner pas à pas ; seulement il introduit la considération des doctrines philosophiques.

Je dirai maintenant quelques mots des recherches de Link et de M. Pétersen : Link, partant de l'idée hypercritique allemande, qui tend à effacer presque entièrement la personnalité des auteurs, transporte à Hippocrate le système de Wolff sur Homère; sans tenir compte de témoignages irrécusables, c'est à peine s'il reconnaît Hippocrate comme l'auteur d'un des traités qui portent son nom. S'appuyant uniquement sur la considération des doctrines médicales et philosophiques, il en reconnaît six principales et en même temps il admet au moins six auteurs différents. Une pareille manière de procéder est fausse en principe, attendu que des écrits sortant de la même plume peuvent refléter des doctrines différentes[1], surtout à une époque où précisément un très-grand nombre de doctrines étaient en présence et à l'état de discorde, avant la synthèse opérée par Platon, par Aristote et par Hippocrate lui-même. La réciproque de cette proposition n'est pas moins vraie : il n'est pas rare, en effet, que l'expression d'une même doctrine, et presque dans les mêmes termes, soit due à des plumes différentes.

M. Littré s'est attaché à démontrer les erreurs matérielles que Link a commises soit par ignorance de beaucoup de textes qui sont contraires à son système, soit pour avoir détourné d'autres textes au profit de ses idées.

A proprement parler, le système de M. Pétersen n'est que le développement de celui de Link ; seulement, le savant professeur de Hambourg a introduit de plus dans la discussion une question de chronologie qui m'a déjà occupé. Ainsi M. Pétersen veut, dans son premier travail, diviser les écrits hippocratiques d'après les diverses doctrines qui y règnent, et assigner une date approximative à chaque classe ; mais comme la classe qui renferme les écrits authentiques reporte

[1] Broussais en a été de nos jours une preuve irrécusable.

souvent à une date qui ne cadre pas avec celle d'Istomaque, il recule cette date, et, dans son second mémoire, il cherche des arguments étrangers aux doctrines pour motiver ce changement; mais ni les doctrines ni les autres motifs ne lui viennent en aide. Ce que j'ai dit plus haut prouve, si je ne me trompe, que la considération des doctrines n'est qu'un élément secondaire et souvent arbitraire pour la détermination des classes des écrits hippocratiques. D'ailleurs, il y a dans le système de Link et de M. Pétersen une question historique qui domine toutes les autres : c'est la connaissance exacte de l'origine et de la première manifestation d'une doctrine ou d'une théorie; cette connaissance est extrêmement difficile à acquérir; aussi M. Pétersen, malgré sa vaste érudition, n'a échappé ni aux erreurs ni aux omissions (voyez Littré, t. II, *Avert.*, et t. VII, *Préf.*).

M. Pétersen s'est donc volontairement enfermé dans un cercle vicieux dont il lui est impossible de sortir; la démonstration qu'il poursuit est frappée de nullité, mais il restera au moins de ses recherches une foule de détails des plus curieux et des plus instructifs sur les doctrines hippocratiques, et sur les notions médicales qu'on rencontre dans la littérature classique contemporaine d'Hippocrate.

Établir dans la Collection hippocratique des groupes nettement caractérisés, constater les connexions et les différences de ces groupes, étudier dans chacun d'eux les théories dont ils sont l'expression, rechercher les sources de ces théories, bien déterminer les idées qui ont un vrai caractère d'originalité de celles qui constituent le fonds commun de la science, et dont les racines se perdent dans la profondeur de l'esprit humain, tel est le problème qu'il fallait se poser; tel est aussi le but qu'il était possible d'atteindre.

Usant de tous les secours fournis par les anciens ou par les modernes, poursuivant toutes les directions, rejetant tous les systèmes exclusifs, ceux de Mercuriali, de Gruner, d'Ackermann, de Sprengel, aussi bien que ceux de MM. Link et Pétersen, M. Littré est arrivé à poser les quatre règles suivantes de classification :

« — La première prend son autorité dans les témoignages directs, c'est-à-dire dans tous ceux qui précèdent la formation des bibliothèques publiques d'Alexandrie. — La seconde est tirée du consentement des anciens critiques. Ce consentement, ainsi que je l'ai fait voir, étant d'un grand poids à cause des documents qu'ils possédaient, mérite beaucoup plus d'attention de la part des critiques modernes.

— La troisième dérive de l'application de certains points de l'histoire de la médecine, points qui me paraissent offrir une date, et par conséquent une détermination positive. — La quatrième résulte de la concordance qu'offrent les doctrines, de la similitude que présentent les écrits, et du caractère du style. » (P. 292.)

Je souscris aux principes de M. Littré, sous deux restrictions toutefois : la première, c'est qu'il est certains points de l'histoire des textes hippocratiques pour lesquels on ne saurait prendre de décision en s'en rapportant aux seules règles qu'il a posées [1]; en second lieu, je suis loin d'attacher une aussi grande importance que lui au témoignage des anciens : je déplacerais en conséquence la deuxième règle pour la mettre la dernière, du moins si on entend seulement par *anciens* les critiques depuis l'école d'Alexandrie jusqu'à Galien inclusivement; j'ai trop souvent appris à me défier des jugements de ces prétendus critiques. J'accepte leurs *preuves* et non leurs *opinions;* je crois qu'il faut désormais concentrer tous ses efforts vers l'étude intrinsèque de la Collection ; c'est la seule méthode qui puisse conduire à des résultats vraiment historiques, la seule qui puisse placer dans son véritable jour chacun des écrits qui composent cette Collection. Plus on avancera dans cette voie, ouverte par M. Littré, plus on trouvera lumière et sûreté; moins on s'en écartera, plus on découvrira de points de vue nouveaux.

M. Littré a admis les onze classes suivantes :

Première classe. Écrits d'Hippocrate [2] : *De l'ancienne médecine; Prognostic; Aphorismes; Épidémies*, Ier et IIIe livres; *Régime dans les maladies aiguës; Des airs, des eaux et des lieux; Des plaies de tête; Articulations; Fractures; Instruments de réduction;* à ce traité était joint dans l'antiquité un opuscule *Sur les veines* (Περὶ φλεϐῶν); le *Serment*, la *Loi*. — Deuxième classe. Écrits de Polybe : *De la nature de l'homme; Régime des gens en santé.* — Troisième classe. Écrits antérieurs à Hippocrate : *Prénotions de Cos*, Ier livre du *Prorrhétique.* — Quatrième classe. Écrits de l'école de Cos, de contem-

[1] On en trouvera des exemples en étudiant la Ve et surtout la IXe classe.

[2] Remarquez cependant que, dans la question d'authenticité, le point de départ est dans les témoignages extérieurs et non dans l'étude intrinsèque de la Collection. Si cette première base nous manquait, nous ne pourrions arriver qu'à des suppositions plus ou moins vraisemblables. Ce n'est donc que secondairement et par voie de comparaison que cette étude intrinsèque conduit à rattacher certains traités à d'autres, que des considérations indépendantes du contexte ont fait reconnaître comme authentiques.

porains ou de disciples d'Hippocrate : *Ulcères ; Fistules et hémorrhoïdes ; De la maladie sacrée ; Du pneuma* (ou *Des airs*) ; *Des régions dans l'homme ; De l'art ; Du régime en trois livres* et *Des songes ; Des affections ; Des affections internes ; Des maladies*, Ier, IIe et IIIe livres ; *De la naissance à sept mois ; De la naissance à huit mois.* — CINQUIÈME CLASSE. Livres qui ne sont que des extraits ou des notes[1] : *Épidémies*, IIe, IVe, V^e^, VIe et VIIe livres ; *De l'officine du médecin ; Des humeurs ; De l'usage des liquides.* — SIXIÈME CLASSE. Traités qui, appartenant à un même auteur, forment une série particulière dans la Collection : *De la génération ; De la nature de l'enfant ; Des maladies*, IVe livre ; *Des maladies des femmes ; Des maladies des jeunes filles ; Des femmes stériles.* — SEPTIÈME CLASSE. Écrit appartenant peut-être à Léophanès : *De la superfétation.* — HUITIÈME CLASSE. Traités qui, soit parce qu'ils contiennent la connaissance du pouls, soit parce qu'ils admettent le système d'Aristote sur l'origine des vaisseaux sanguins dans le cœur, soit parce qu'ils ont été déclarés postérieurs aux autres par les critiques anciens, doivent être regardés comme les plus récents dans la Collection hippocratique : *Du cœur ; De l'aliment ; Des chairs ; Des semaines ; Prorrhétique*, IIe livre ; *Des glandes* ; un fragment compris dans la compilation intitulée *De la nature des os.* — NEUVIÈME CLASSE. Traités, fragments ou compilations non cités par les critiques de l'antiquité : *Du médecin ; De la conduite honorable ; les Préceptes ; De l'anatomie ; De la dentition ; De la nature de la femme ; De l'excision du fœtus ; De la vue ;* VIIIe section des *Aphorismes ; De la nature des os ; Des crises ; Des jours critiques ; Des médicaments purgatifs.* — DIXIÈME CLASSE. Notice des écrits perdus : *Des blessures dangereuses ; Des traits et blessures ;* le Ier livre des *Maladies le Petit.* — ONZIÈME CLASSE. Pièces apocryphes : *Lettres et discours.*

Parmi les groupes établis par M. Littré, il y en a deux qui ne sont pas des *classes* à proprement parler ; ils contiennent les ouvrages auxquels le nouvel éditeur n'a pas assigné d'autre place, et constituent, pour ainsi dire, des réserves, des *entrepôts :* je veux parler de la Ve et de la IXe. Ce sont donc des groupes artificiels ou négatifs et sans caractère tranché. La Ve classe pouvait être, ce me semble,

[1] L'étude des éléments divers qui entrent dans la composition des livres rédigés *sous forme de sentences*, et celle encore plus compliquée des emprunts réciproques et nombreux que l'on constate entre les divers traités de la Collection peuvent conduire à modifier en quelques points les cinq premières classes et la neuvième.

rattachée à la première et à la quatrième. De ce qu'un écrit est resté à l'état d'extrait ou de note, cela n'implique pas, en effet, l'impossibilité de le rapporter à un auteur, ou, du moins, à une série déterminée. D'ailleurs, la division des livres II, IV, V, VI et VII des *Épidémies* en deux groupes si habilement formés par M. Littré lui-même, et les rapports constatés par ce critique entre les *Aphorismes* ou d'autres traités authentiques, et les livres des *Épidémies* (voy. *Arg.* des *Aph.*, t. IV, p. 435 et suiv., et *Arg.* des *Epid.*, t. V, p. 28 et suiv.), doivent encore servir à modifier profondément la Ve classe. Il est évident qu'Hippocrate ou les Hippocratistes se sont copiés souvent et que souvent aussi ils ont donné différentes formes à l'expression de leur pensée ou à la citation de leurs observations, suivant le besoin qu'ils en avaient, ou la circonstance dans laquelle ils écrivaient.

M. Malgaigne a établi que l'*Officine*, mise par M. Littré dans la Ve classe, était en quelque sorte la préface du traité *Des fractures* et de celui *Des articulations*, dont on ne saurait nier l'authenticité, ainsi que je l'ai montré plus haut. Par conséquent, l'*Officine* doit être rendue à Hippocrate.

Quant à la IXe classe, formée par l'application trop rigoureuse de la deuxième règle, on pourrait y opérer un certain triage, soit pour former des groupes distincts, soit pour rattacher à d'autres classes quelques-uns des écrits qui y sont jetés un peu pêle-mêle.

Ainsi M. le docteur Pétrequin, de Lyon, a essayé de rendre le *Médecin* à Hippocrate, et de rattacher cet opuscule au traité *De l'ancienne médecine* et à celui *Des ulcères*[1]. Je ne crois pas que les remarques ingénieuses de M. Pétrequin aient résolu la question d'authenticité; mais les rapprochements qui ont été établis par lui ou par moi entre le traité *Du médecin* et celui *Des ulcères* sont incontestables, et reportent à peu près certainement le premier dans la classe du second (la IVe).

De mon côté (voy. p. 22), j'ai montré que le traité *De l'art* avait des points de contact avec le traité *Des airs*, et surtout avec celui *Des lieux dans l'homme*. Enfin, une scholie inédite, que j'ai recueillie dans un manuscrit du Vatican, m'a prouvé que le traité *Des préceptes*

[1] *Rech. hist. sur l'origine du Traité du médecin*, *etc.*, 1847, in-8. J'avais fait moi-même dans les notes de ma première édition des *OEuvres choisies d'Hipp.* d'assez nombreux rapprochements entre ces trois opuscules. Voy. aussi dans ce volume mon Introduction au traité *Du médecin*.

avait été connu des critiques de l'antiquité et qu'il devait être soumis à une nouvelle étude.

Les livres cnidiens renfermés dans la IVe classe formeront maintenant un groupe à part; les recherches de M. Ermerins (*lib. cit.*)[1] et celles de M. Littré lui-même sur ces livres, ne permettent plus de les confondre avec les autres traités hippocratiques auxquels ils ont été d'abord réunis.

J'ai exprimé précédemment mon opinion sur le traité *De la nature de l'homme*, placé dans la IIe classe, qui dès lors n'existe plus[2], et sur les traités qui composent la VIIIe; il faut certainement détruire cette dernière classe, soit pour distribuer les livres qui la composent dans des groupes déjà régulièrement constitués, soit pour en former un ou plusieurs groupes indépendants.

M. Ermerins (*lib. cit.* p. XXVIII) a rapproché les théories de l'*Appendice au Régime dans les maladies aiguës* de celles du *Timée* de Platon; M. Pétersen, dans sa première dissertation (p. 42), a émis l'opinion que l'opuscule *Des lieux dans l'homme* appartenait à l'école italique: ce sont autant de questions à examiner, autant de problèmes à poursuivre et à résoudre, s'il se peut, pour réformer la classification des écrits hippocratiques.

Dans un article inséré au *Journal des Savants* (mai 1853, p. 309 et suiv.), j'avais émis l'opinion que le traité *Du régime en trois livres* était en réalité constitué par trois ouvrages juxtaposés: le premier aurait été constitué primitivement par le préambule général (§§ 1 et 2) et par le troisième livre; le second par tout ce qui reste du premier livre après le préambule, et le troisième par le deuxième livre; mais je dois avouer qu'un nouvel examen de la question a complétement changé cette opinion, fondée particulièrement sur une disparate plus apparente que réelle entre les trois livres qui composent le traité *Du régime*.

Dans le *préambule*, l'auteur trace nettement son plan; il sépare ce que tout le monde savait de ce qui est sa propre découverte. Cette

[1] Foës, Haller, dans leur édition d'*Hippocrate*; Schultz, dans son *Histoire de la médecine*; Gruner, dans sa *Censura*, avaient déjà fixé l'attention sur les livres cnidiens.

[2] L'opuscule *Du régime des gens en santé*, qui fait partie de cette IIe classe, doit être réuni au traité *De la nature de l'homme*, ou rejeté dans la classe des livres dont il est impossible de déterminer l'origine. Quoi qu'il en soit, ce traité, attribué à des auteurs fort anciens, paraît en effet remonter aux temps hippocratiques; peut-être est-ce un livre cnidien.

découverte consiste à reconnaître l'imminence de la maladie que prépare un excès d'aliments ou d'exercice dans un sens ou dans un autre, c'est-à-dire *en plus* ou *en moins*, et par conséquent un défaut d'équilibre entre la déperdition et la réparation : c'est ce qu'il se propose d'ajouter à ce qui a été déjà écrit sur l'hygiène; or l'exposition de cette découverte fait précisément l'objet du troisième livre *Du régime* tel que nous le possédons aujourd'hui et qui me paraît avoir quelques points de contact avec le *Régime dans les maladies aiguës*; mais il ne ressort pas de ce préambule, ainsi qu'il m'avait semblé d'abord, que l'auteur s'était interdit de toucher aux sujets que d'autres écrivains avaient déjà traités; il déclare seulement qu'il s'appropriera les choses bien dites, et qu'il corrigera celles dans l'exposition desquelles il lui a paru qu'on s'était trompé.

La partie du premier livre qui vient après le préambule et qui traite d'une manière si étrange, d'abord de la composition primordiale du corps, puis de la santé en général et de celle de l'esprit en particulier, qui renferme des considérations si peu en harmonie au premier coup d'œil avec le deuxième ou le troisième livre, qui reflète d'ailleurs d'une manière très-tranchée les doctrines d'Héraclite, ainsi que l'a démontré un jeune Allemand, M. Bernays[1], cette partie, dis-je, me semblait une interpolation évidente, rattachée à ce qui précède par un οὖν et amenée par cette phrase du préambule : « Celui qui veut faire un bon traité sur le régime de l'homme doit d'abord connaître et reconnaître toute la nature humaine : connaître de quoi elle est composée à l'origine, reconnaître par quelles parties elle est surmontée. J'ajoutais que tout ce premier livre, où la médecine est dominée par la *physiologie philosophique* et *extra-scientifique*, est conçu sur un plan où l'on ne peut guère retrouver la méthode hippocratique qui est si évidente dans les deux autres, et que Galien lui-même avait remarqué aussi, en plusieurs endroits, que le traité *Du régime* provient de mains très-différentes.

Il est très-certain, je l'affirme encore, que le premier livre s'éloigne en tout point de la manière des Hippocratistes, mais il n'est pas moins certain que d'une part on retrouve dans le IIe livre des

[1] *Heraclitea*, part. I, Bonnæ, 1848, in-8. L'auteur est à peu près de l'avis que j'avais d'abord soutenu sur la composition du *Traité du régime*, et que j'abandonne maintenant. Notez aussi que Gesner (Ψυχαὶ Ἱπποκράτους) et Gruner (*Censura*, p. 96) avaient entrevu, depuis longtemps, les rapports qui unissent le premier livre *Du régime* aux doctrines d'Héraclite.

traces manifestes de la doctrine professée dans le premier, et d'une autre, que ce IIe livre est fidèle au programme tracé dans le § 2 du préambule du Ier livre. Examinons d'abord ce second point : dans le § 2 du préambule on lit que pour faire un bon traité sur le régime, il importe, après avoir scruté la nature de l'homme (sujet du Ier liv.), de connaître chaque aliment et chaque boisson, eu égard à leurs propriétés spéciales, tant naturelles qu'acquises, et qu'il importe en outre de savoir comment on diminue ou on augmente la force des substances naturellement fortes ou faibles; de plus enfin, outre que l'homme se nourrit, il s'exerce : on doit donc connaître la vertu de chaque exercice. Eh bien, tout cela se trouve dans le IIe livre, et en partie dans le IIIe, pour ce qui regarde les exercices. Voilà donc déjà le IIe livre rattaché manifestement au Ier, du moins au préambule; voyons maintenant s'il se rattache à tout le livre par les doctrines générales. Aux §§ 3 et 4 du livre Ier on lit : Tous les animaux et l'homme lui-même sont composés de deux substances, le feu et l'eau, différentes eu égard aux propriétés, mais convergentes pour l'usage; réunies, elles se suffisent à elles-mêmes et à tout le reste; chacune, prise isolément, ni ne se suffit, ni ne suffit à rien; chacune tour à tour surmonte et est surmontée; si l'une prévalait absolument sur l'autre, rien de ce qui existe ne serait comme il est maintenant. Ces deux substances se font des emprunts réciproques, l'eau prête son humide au feu, et à son tour le feu prête du sec à l'eau; car il y a de l'humide dans le feu et du sec dans l'eau ; en cet état, ils secrètent réciproquement hors de soi des formes variées et nombreuses de germes et d'animaux; ils ne demeurent jamais au même point. Rien donc ne s'anéantit et rien non plus ne naît qui ne fût auparavant; mais en se mêlant et se séparant les choses changent. Naître et mourir c'est même chose, car c'est se mêler et se séparer. — § 6 et 7. L'âme de l'homme croît dans l'homme et dans nul autre; de même pour les autres grands animaux : l'âme est une mixture de feu et d'eau qui est la part du corps humain (ailleurs, § 25, il est dit *qu'elle a des parties d'homme*). Tout cela, mâle et femelle, se nourrit, et c'est le régime dont l'homme use qui procure l'alimentation et la croissance, aussi est-il nécessaire que ce qui entre ait toutes les parties. Chaque partie s'augmente en son lieu, tirant sa nourriture d'une eau sèche et d'un feu humide. — § 10. Le feu le plus fort et le plus chaud, qui surmonte tout et règle tout selon sa nature, est inaccessible à la vue et au toucher ; c'est là qu'est l'âme, l'entendement, la pensée, la croissance, le mouvement, la décroissance, la permutation, le sommeil, le réveil; il gouverne tout incessamment sans jamais se reposer. — § 25. L'âme, qui pénètre en tout animal qui respire, ne croît pas en tous semblablement : chez les jeunes gens, l'âme, atténuée et brûlée, se consume pas la croissance du corps; chez les vieillards elle se consume par la décroissance du corps.... Le corps qui peut nourrir le plus d'âmes est plus fort; quand cette faculté s'en va, il devient plus faible. — § 32. La bonne santé et la bonne complexion dépendent des qualités du feu et de l'eau, et de la manière dont ces substances sont mélangées. — Suivant les âges, les sexes et les dispositions mentales, ces qualités et cette mixture varient, aussi faut-il varier le régime en conséquence, eu égard au feu et à l'humide; le régime de l'âme ne diffère donc guère de celui du corps, et, à vrai dire, pour notre auteur l'âme est un principe matériel aussi bien que le corps.

On peut retrouver dans le IIe livre *Du régime* presque toutes les parties de la doctrine héraclitéenne exposées dans le premier. D'abord l'action des localités, des vents, des aliments, des boissons et des exercices, est subordonnée d'une façon générale au degré de prédominance du chaud et de l'humide[1], ainsi qu'on pourra s'en convaincre en lisant dans ce volume le IIe livre *Du régime*, que j'ai traduit en entier. En second lieu, on peut réunir un certain nombre de passages qui se rapportent directement à l'idée que l'auteur du Ier livre se faisait de l'âme : ainsi § 38 [2] on lit : « Les vents qui ont l'origine que je viens d'indiquer sont très-sains, parce qu'ils purifient l'air et fournissent de l'humidité à la chaleur de l'âme. » — § 60 [24] : « L'inaction humecte et affaiblit le corps; l'âme restant tranquille ne consume pas l'humide du corps. » — Voy. aussi tout le § 61 [25]. — Ainsi, bien que le IIe livre soit beaucoup plus pratique que le Ier, bien qu'il contienne beaucoup moins d'idées purement spéculatives, il n'en est pas moins vrai qu'il se rattache très-directement à ce Ier livre par la théorie des éléments et par celle de l'âme. Du reste, cette théorie de l'âme n'est pas un fait absolument isolé dans la Collection hippocratique, car on lit dans *Épid.* VI, v, 2, t. V, p. 314 : « L'âme de l'homme se produit toujours jusqu'à la mort; si l'âme est embrasée en même temps [que le corps?] par la maladie, elle consume le corps. »

[1] On y lit, entre autres, cette phrase : que tous les aliments sont un composé de feu et d'eau, § 56 [28].

L'auteur du traité *Du régime* avait dit dans son préambule (§ 1) : « Je m'associerai aux bonnes choses ; pour les mauvaises je montrerai ce qu'il en est, et pour celles que nul de mes devanciers n'a essayé d'exposer, je ferai voir ce qu'il en est aussi » (trad. de M. Littré); or cette phrase me paraît donner la clef de la composition du traité *Du régime* et expliquer les différences si considérables qui existent dans la méthode d'exposition entre les divers livres. L'auteur a trouvé à sa convenance et s'est approprié, pour le premier livre, soit simplement les idées d'Héraclite, soit un fragment de quelque ouvrage publié par Héraclite lui-même ou par quelqu'un des sectateurs de ce philosophe[1]. Pour le second livre, il a pris les notions qui étaient alors en circulation sur la vertu des aliments ; mais, fidèle à ses principes, il a combattu en un point une opinion qui paraît avoir été adoptée par ceux qui avaient écrit sur le régime. Voy. § 39 [3]. Enfin le IIIe livre contient la découverte même de notre auteur, découverte qu'il annonce dans le préambule et dans le § 2 du 1er livre ; or ce IIIe livre se rattache directement au IIe ; on lit dans le IIIe livre, § 67 : « Le régime de l'homme, comme je l'ai dit précédemment, ne peut pas être exposé avec rigueur de manière à proportionner exactement les exercices aux aliments ; » et dans le § 66 [30] du IIe livre, on lit à propos du traitement de la courbature : « Si donc il était possible de connaître jusqu'où s'étend l'excès de la fatigue causée par les exercices, et par conséquent d'y remédier par une juste proportion des aliments, cela serait très-avantageux ; mais dans les conditions actuelles, l'une de ces deux choses est impossible, l'autre est facile. » Il est difficile de ne pas voir un rapport frappant entre les deux phrases des deux livres : l'une appelle nécessairement l'autre ; et quand on se rappelle que la découverte de l'auteur est précisément d'avoir reconnu le défaut d'équilibre entre les aliments et les exercices, on ne

[1] Un *canon* hippocratique que j'ai découvert dans un manuscrit de Bruxelles me fournit le passage suivant que je n'avais pas d'abord très-bien compris et qui, aujourd'hui, me paraît jeter quelque lumière sur cette question : « *Exinde [scripsit Hippocrates] Regularem, sed, ut Ischomarchus Bithiniensis affirmat ab eo perscriptum Regularem Heraclites Ephesius adjecit.* » Ce mot *regularis*, dans la langue du moyen âge, peut se rapporter aussi bien au *Traité du régime en trois livres* qu'à celui *Du régime dans les maladies aiguës*, mais la mention d'Héraclite ne permet guère de voir autre chose dans ce titre que le *Traité du régime en trois livres* auquel aurait été ajouté un ouvrage écrit sur le même sujet, par le fameux Héraclite d'Éphèse, ou du moins rédigé d'après ses doctrines. — La façon dont je conçois maintenant la composition du traité *Du régime* se rapproche à certains égards de l'opinion que M. Littré a émise dans la préface du VIIe volume.

peut guère douter que le IIIe ne soit la suite du IIe, comme le IIe reflète et applique les théories du Ier. Cet enchaînement me paraît maintenant certain, et je ne crois plus ni qu'on puisse séparer les trois livres du traité *Du régime*, ni qu'on doive les attribuer à plusieurs auteurs.

M. Littré est d'avis que le traité *Des songes* constitue le IVe livre du *Régime*; mais j'avoue que jusqu'à présent je n'ai constaté entre ces deux ouvrages aucune espèce de rapport, si ce n'est la clausule : « En suivant les indications que j'ai tracées on demeurera en santé pendant sa vie ; et par moi a été découvert le régime autant qu'un homme peut découvrir avec l'aide des Dieux. » Mais d'abord cette phrase, qui terminerait très-bien le IIIe livre *Du régime*, peut avoir été déplacée par suite de l'interpolation de l'opuscule *Sur les songes*; en second lieu, elle pourrait après tout, quoique avec moins de vraisemblance, ne concerner que l'opuscule même *Sur les songes*. Je remarque aussi, quoique cette raison ne soit pas bien décisive, que, dans le Ier livre (§ 35, p. 520) du *Régime*, les songes sont présentés comme tenant à la plénitude, comme étant une demi-folie, et que l'auteur n'y attache aucune importance.

La 3e classe de M. Littré doit m'arrêter quelques instants : elle contient les écrits réputés antérieurs à Hippocrate ; ces écrits sont le Ier livre des *Prorrhétiques* et les *Coaques*. Il est certain, ainsi que je crois l'avoir établi (p. 76 et suiv. de ce vol.), que le *Prorrhétique* est fort ancien ; il est certain que c'est une composition originale et qu'il n'a pas été tiré des *Coaques*, car quelle main assez maladroite se serait avisée d'extraire d'un ouvrage assez bien ordonné précisément ce qu'il contient de plus obscur, de plus incohérent et de plus mal rédigé? Le *Prorrhétique* est un des éléments qui ont servi à la compilation qui porte le nom de *Prénotions de Cos*, comme les *Humeurs* sont une des sources auxquelles l'auteur des *Aphorismes* a le plus abondamment puisé. Je ne vois pas de raisons décisives pour croire le *Prorrhétique* antérieur à Hippocrate ; dans le traité des *Humeurs* la rédaction est au moins aussi obscure, il y a des expressions aussi étranges, et des archaïsmes aussi incontestables ; on y trouve de même des noms propres, et cependant personne n'a regardé les *Humeurs* comme ayant été rédigées à une époque antérieure à Hippocrate. Je pense donc, jusqu'à ce qu'il soit possible d'arriver à un classement plus rigoureux, que ces deux opuscules doivent être rappelés de la 3e et de la 5e classe dans la 4e, celle qui renferme les écrits des contemporains et disciples d'Hippocrate ; ils ne contiennent rien en effet qui ne soit d'accord avec la doctrine hippocratique.

La question des *Coaques* est beaucoup plus difficile : M. Pruys Van der Hoeven, M. Ermerins et M. Littré (qui depuis est entièrement revenu à mon avis) ont soutenu que non-seulement les *Coaques* sont antérieures au *Pronostic*, mais que ce dernier ouvrage est tiré des *Coaques*, lesquelles devaient être considérées comme un *commentaire du Pronostic*. Dans ma première édition, j'ai combattu ces propositions, et mes arguments ont porté la conviction dans l'esprit de M. Littré (voy. dans ce vol., p. 179). Je reproduis donc ici ces arguments en y ajoutant quelques raisons nouvelles.

Et d'abord il est une observation préliminaire que je ne veux pas négliger, et qui, à mon avis, met immédiatement en échec l'opinion de M. Ermerins partagée autrefois par M. Littré. Il ne me paraît pas douteux que l'idée de considérer les *Prénotions de Cos* comme antérieures au *Pronostic* et à Hippocrate même, vient de ce qu'auprès de beaucoup de critiques et de M. Littré lui-même (t. I, p. 351) les *Prénotions* passent pour avoir été en partie recueillies sur les tables votives dont on chargeait les murs des temples d'Esculape. Mais pourquoi ne pas dire aussi que les *Aphorismes* sont un relevé de ces mêmes tables? Le peu que nous savons des inscriptions qu'on a trouvées dans les temples anciens rend encore cette supposition plus invraisemblable. Ajoutez à cela qu'au rapport de Strabon le temple d'Épidaure était rempli d'*ex-voto* dans lesquels le traitement était relaté ; or les *Prénotions coaques* ne contiennent que des propositions prognostiques ; la thérapeutique y est à peine mentionnée. Donc les *Coaques* n'ont rien à faire avec Esculape, ni avec les prêtres, ni avec les malades que ces prêtres traitaient.

Autre considération : Les *Coaques*, comme les *Aphorismes*, offrent tous les caractères d'une *compilation*, ou si l'on aime mieux, d'un *résumé*. Celui qui a rassemblé les *Aphorismes* était un homme de génie, qui s'est assimilé les matériaux qu'il avait sous la main ; il s'est montré sobre et concis. Celui des *Prénotions de Cos* a embrassé plus de sujets, a montré moins de discernement et de délicatesse dans son choix ; mais il a puisé à au moins autant de sources, et parmi ces sources se trouvent les *Aphorismes* eux-mêmes. En général ces deux ouvrages représentent des éléments différents, mais ces éléments se retrouvent presque tous dans la Collection. Pour peu, d'un autre côté, qu'on ait lu avec attention les *Prénotions de Cos*, on s'apercevra aisément que le cadre est trop vaste et trop complet, que le système de la prognose, qui paraît appartenir en propre au chef de l'École de Cos, y domine trop exclusivement, que le plus souvent les propositions ont trop de netteté et de généralité, pour qu'on puisse voir dans cette collection de sentences le travail d'un médecin fort ancien, plus ancien même qu'Hippocrate.

Maintenant j'arrive à l'examen spécial des rapports qui existent entre le *Pronostic* et les *Coaques*.

Je rappellerai d'abord ce que je dis à la fin de l'Introduction au *Pronostic* : ce traité me semble le fruit d'une pensée systématique et tout originale; il est le résumé d'une conception dogmatique, laquelle représente une école tout entière; en conséquence, il ne saurait, à mon avis du moins, avoir été composé de morceaux empruntés aux *Coaques*, cousus ensemble par quelques phrases servant de transition, et entremêlés d'observations particulières. On fait bien des compilations avec des traités originaux et d'une haute portée philosophique, mais de pareils traités n'ont jamais été tirés, que je sache, d'un ouvrage comme les *Coaques*. Pour des raisons entièrement différentes, on ne dira jamais non plus, et jamais on n'a dit, que les *Humeurs* étaient tirées des *Aphorismes*.

Je ferai remarquer, en second lieu, que les *Coaques* renferment un grand nombre d'observations très-importantes qui n'ont point passé dans le *Pronostic* : or, si l'auteur de ce traité avait travaillé d'après les *Coaques*, il n'eût pas manqué de profiter de ces observations, dont plusieurs rentraient parfaitement dans son cadre, même parmi celles qui sont empruntées au premier livre des *Prorrhétiques*. Ainsi, quand on ne considérerait dans les *Coaques* que ce dernier traité, il serait déjà difficile de concevoir comment il n'a pas été reproduit en partie dans le *Pronostic* avec les modifications nécessaires. Mais il faut se rappeler, et les critiques ne se sont pas assez arrêtés sur ce point, que les *Coaques* ont des rapports intimes et très-fréquents avec d'autres écrits de la Collection hippocratique, avec les livres I, II et III *Des maladies*, mais surtout avec les livres II et III qui sont des livres cnidiens; j'ai relevé près de vingt passages parallèles ; — avec le traité *Des plaies de tête* (sentences 498 et 501); — avec les livres II, IV, VI et VII, des *Épidémies* (12 passages parallèles); — avec le traité *Des semaines* (dans lequel M. Littré a signalé cinq passages parallèles); — enfin avec les *Aphorismes* (plus de soixante passages parallèles). En présence de ce fait, il faudrait admettre, ou que les écrits que je viens de citer sont en partie tirés des *Coaques*, ce qui n'est jamais venu à la pensée de personne, ou bien, ce qui n'est guère plus admissible, que le livre des *Prénotions* serait une compilation dans tout ce qu'il a de commun avec les ouvrages que je viens de nommer et avec le Ier livre des *Prorrhétiques*, tandis que ce serait une œuvre originale dans sa partie la plus importante, celle qui lui est commune avec le *Pronostic*. Il me semble beaucoup plus naturel de regarder le livre des *Coaques* comme une compilation dans sa presque totalité et de n'y admettre comme originales qu'un certain nombre d'observations peut-être propres à l'auteur, dont on ne peut pas retrouver la source et qui sont, du reste, presque toutes des corollaires de celles dont l'origine est connue.

J'arrive à une objection très-spécieuse qui a été émise pour la première fois par Costéi, dans sa lettre sur l'*Examen* de Mercuriali, et à laquelle M. Littré attachait la plus haute importance (p. 244 et 350 de son *Introd.*); c'est que les *Prénotions* (toujours comparées au *Pronostic*) sont des notes où la rédaction manque, et que de notes décousues on peut très-bien faire un livre, mais que d'un livre où tout se tient, où le style a reçu l'élaboration nécessaire, on ne saurait faire une série de notes décousues. Cette objection a, selon moi, un grave inconvénient, c'est qu'elle porte à faux aussi bien pour la disposition de l'ensemble que pour celle des détails. Certainement les *Coaques* ne présentent pas un ordre aussi parfait que nos traités modernes ; mais si, se plaçant au point de vue de la médecine ancienne et surtout de la médecine pronostique de l'école de Cos, on parcourt rapidement la suite des *Prénotions*, on se convaincra aisément que les matières y sont disposées dans un ordre aussi régulier que l'état de la science d'alors le permettait. On trouve d'abord un certain nombre de grandes divisions, que j'ai fait ressortir à l'aide de titres séparés ; ces divisions se suivent assez régulièrement ; elles représentent à la fois la somme des connaissances médicales du temps et le système nosologique qui servait à les coordonner. Si l'on pousse ensuite l'examen un peu plus loin, on reconnaît que, dans chacune de ces grandes divisions, les sentences ne sont pas jetées tout à fait au hasard et sans aucun enchaînement. Je n'ai à m'occuper ici que de l'ordre suivant lequel ont été rangées dans le livre des *Prénotions* les diverses sentences correspondantes aux propositions du *Pronostic*, et il me suffira d'un exemple que je prends au hasard pour décider ce point de critique :

Les paragraphes 14, 15, 16, 17, 18 du *Pronostic*, où il est traité de tout ce qui regarde les maladies de poitrine, ont été reproduits dans les *Coaques* en dix sentences qui se trouvent toutes réunies dans la section XVIIe. Voici une esquisse du plan suivant lequel les divers sujets ont été disposés dans les deux ouvrages :

PRONOSTIC.	COAQUES.
§ 14. Signes tirés de l'injection des crachats; de l'éternument ; — du coryza dans les maladies de poitrine ; autres considérations sur la valeur pronostique des crachats.	*Sent.* 390, 391, reproduction du § 14 ; — sauf la digression sur l'éternument et le coryza, qui occupe dans le *Pronostic* une place tout à fait irrégulière. — *Sent.* 392, suite des considérations sur les crachats.
§ 15. Des douleurs rebelles de côté ; — suite des considérations sur les crachats ; — exposition des signes bons et mauvais qui peuvent accompagner l'empyème.	*Sent.* 393, exposition abrégée des bons et des mauvais signes. *Sent.* 394, des douleurs rebelles de côté ; — dans le *Pronostic* ce paragraphe est encore irrégulièrement placé.
§ 16. Détermination de l'époque à laquelle les empyèmes se forment ; — diagnostic local de l'empyème.	*Sent.* 395, 396, reproduction abrégée du § 18. *Sent.* 399, de l'éternument et du coryza dans les maladies de poitrine.
§ 17. Diagnostic général ; — détermination de l'époque à laquelle les empyèmes s'ouvrent à l'extérieur ; — pronostics généraux de l'issue de cette maladie.	La *Sent.* 402 renferme les §§ 16 et 17. Les matières sont mieux disposées que dans le *Pronostic* ; — diagnostic général; — détermination de l'époque à laquelle les empyèmes se forment et s'ouvrent à l'extérieur ; — Pronostics généraux sur l'issue de cette maladie (*voy.* aussi *Sent.* 431) ; ce qui, dans le *Pronostic*, est dit du diagnostic local, ne se trouve dans les *Coaques* qu'à la 428e *Sent.*
§ 18. Des dépôts dans les affections de poitrine. — Pronostics généraux de l'empyème ; — ouverture des empyèmes par le fer ou par le feu ; — qualité du pus qui s'échappe.	

Comme j'aurais absolument les mêmes remarques à faire pour ce qui me reste à examiner, et en particulier pour ce qui regarde la distribution des sentences où il est parlé des signes fournis par le visage, par les sueurs, par les urines, par le sommeil, par la respiration, par l'état des hypocondres, etc., je ne pousserai pas plus loin cet examen, que chacun pourra achever comme je l'ai commencé, pour peu qu'on veuille tenir compte des passages parallèles que j'a soigneusement indiqués.

Ces rapports et ces différences ressortiraient bien mieux encore, et les conclusions que j'en tire seraient bien plus évidentes, si j'avais pu mettre en regard tout le *Pronostic* et toutes les sentences correspondantes des *Coaques*. M. Ermerins a exécuté ce rapprochement, qui l'a conduit à un résultat tout opposé à celui auquel je suis arrivé par la même voie. Je me contente de renvoyer à ce travail ; les lecteurs jugeront de quel côté sont les apparences de la vérité, car en pareille matière on ne saurait arriver à une certitude absolue.

En résumé, ou bien les sentences des *Coaques* parallèles aux diverses propositions du *Pronostic* sont rangées dans l'ordre de ces dernières, quand les sujets se tiennent, ou bien, quand les sujets sont détachés, elles sont disposées suivant un autre ordre, mais presque toujours logique, presque toujours parfaitement conforme au plan de l'auteur, quelquefois même plus méthodique que celui du *Pronostic*.

Pour ce qui est de la comparaison des deux textes, celui des *Coaques* est quelquefois la reproduction exacte de celui du *Pronostic*, mais souvent aussi il en est l'abrégé. Tous les développements qui n'étaient pas indispensables, toutes les discussions et distinctions, en un mot, tout ce qui dans le *Pronostic* ne présentait pas la forme aphoristique, a été élagué ou resserré dans les *Prénotions*, sans toutefois, que la correction du style et la lucidité de la pensée en aient notablement souffert. D'ailleurs rien n'est plus naturel que de voir un texte se modifier, s'altérer même, par le seul fait qu'il est remis en œuvre ou simplement recopié. Si l'on veut se faire une idée exacte et complète de ces transformations de texte, on n'a qu'à étudier comparativement les compilateurs et abréviateurs, tels qu'Oribase, Aëtius d'Amide, Alexandre de Tralles, Paul d'Égine, etc., et les auteurs originaux qui nous restent, et qui ont fourni, pour ainsi dire, la première mise de fonds, tels que Rufus, Soranus, Galien, etc. Du reste on en trouve un exemple dans la manière dont le premier livre des *Prorrhétiques* a été remanié pour entrer dans le cadre des *Coaques*, il n'y a pas passé intégralement ; les sentences ont été quelquefois retravaillées et, presque toujours, remises dans un meilleur ordre ; cependant il faut bien admettre que le premier traité a été un des éléments du second. Je crois donc avoir annihilé l'objection de Costéi et l'importance que M. Littré lui accordait.

Je me vois encore forcé de n'être pas du même avis que ce judicieux critique sur un autre point. Il dit, t. Ier, p. 247 : « Ce qui prouve qu'elles (les *Prénotions de Cos*) ont servi de matériaux au *Pronostic*, c'est que les propositions particulières des *Prénotions de Cos*, qui n'en ont point de générales, sont les élémens des propositions générales du *Pronostic*, qui n'en a pas de particulières. Ce rapport du particulier au général entre les *Prénotions* et le *Pronostic* est très-remarquable, et il est décisif dans la question de savoir lequel de ces deux livres est postérieur à l'autre. » Eh bien! je l'avoue, je ne vois pas comment appuyer cette assertion, et je trouve au contraire que les propositions des *Coaques* sont tout aussi générales que celles du *Pronostic*, car, ou bien elles ont entre elles une identité parfaite, ou, si elles diffèrent, les différences n'ont pas porté sur ce point, ainsi que tout le monde peut s'en assurer en parcourant l'un et l'autre ouvrage.

Les *Prénotions de Cos* ne sont certainement pas et ne peuvent pas être, ainsi qu'on l'a vu, un des livres les plus anciens de la Collection, mais elles ne sont pas non plus un des ouvrages les plus récents. Il est vrai qu'Érotien ne les nomme pas dans son canon des livres hippocratiques, mais il cite une explication d'un ancien glossateur, Démétrius l'Épicurien, qui ne peut se rapporter qu'aux *Coaques* (κλαγγώδεα ὄμματα, sent. 561. Voy. Érotien, p. 196, et Littré, t. I, p. 140; t. V, p. 708, note 13). Lui-même, Érotien, donne l'explication des mots κρήγυον et ἀπολελαμμένοι, lesquels ne se trouvent que dans les 30e et 158e sentences (31e et 150e de M. Littré), et nulle part ailleurs dans la Collection (voy. pour ce dernier mot mes *Notices et extraits des manuscrits*, p. 223-4). Érotien ne nomme pas non plus le traité *Du cœur*, et cependant il emprunte à Bacchius une explication qui ne peut guère concorder qu'avec ce traité : toutes particularités qui prouvent combien son *Lexique* réclame une édition critique (voy. ce que j'ai dit à ce sujet *Notices, etc.*, p. 198 suiv.).

Galien cite plusieurs fois les *Coaques* (voy. dans ce vol. p. 74 et suiv.), mais il ne nous apprend rien sur l'époque probable où elles ont été rédigées. Il assimile les *Coaques* aux *Prorrhétiques*, et dit que ces deux ouvrages sont composés aux dépens du *Pronostic*, des *Epidémies* et des *Aphorismes*.

Ainsi, je regarde le livre des *Prénotions* comme une compilation ou un *compendium* fait surtout aux dépens du *Pronostic*, du

Prorrhétique[1] et des *Aphorismes*, par un des successeurs immédiats d'Hippocrate, qui a voulu résumer la médecine de son temps. En cela, les *Prénotions* se rapprochent beaucoup des *Aphorismes*. Ces deux écrits marquent, pour ainsi dire, deux époques de la médecine grecque, et l'étude de son histoire serait fort avancée, si l'on pouvait déterminer leur date précise, mais les renseignements directs et positifs manquent surtout pour ce qui concerne les *Coaques*.

On comprendra, sans que j'aie besoin maintenant d'insister sur ce point, que je reporte les *Coaques* de la 3e classe, qui n'existe plus pour moi, dans la 4e avec les *Prorrhétiques*.

En résumé, voici comment je modifierais la classification de M. Littré, du moins en ce qui concerne les livres sur lesquels j'ai fait des recherches particulières :

1re Classe. — Écrits qui appartiennent *certainement* à Hippocrate : *Articulations*; *Fractures*.

2e Classe. — Écrits qui appartiennent *à peu près certainement* à Hippocrate : *Aphorismes; Pronostic; Régime dans les maladies aiguës; Airs, eaux et lieux* (voy. les introductions que j'ai mises en tête de chacun de ces traités)*; Plaies de tête; Mochlique; Officine; Ancienne médecine.*

3e Classe. — Écrits qui, pour la plupart, paraissent appartenir à l'école de Cos, et qui tous du moins sont contemporains d'Hippocrate. Plusieurs des ouvrages contenus dans cette classe ont été, on peut le croire, rédigés sous l'œil du maître. Plusieurs aussi ont évidemment servi, en qualité de notes, à la rédaction d'ouvrages tenus à bon droit pour légitimes. De cette 3e classe, qui est la 4e de M. Littré, j'ai retiré les *Affections internes*, les livres II et III *Des maladies* (voy. ma 4e classe), les opuscules *De la naissance à sept mois et à huit mois*, qui sont la suite l'un de l'autre (voy. ma 5e classe). D'un autre côté, je fais rentrer dans cette classe le *Médecin*, les *Prorrhétiques*, les *Coaques*, les *Humeurs*, les *Épidémies* (livres II, IV, V, VI et VII), l'opuscule *Sur la dentition*, le traité *De la nature de l'homme* (?). L'opuscule sur l'*Usage des liquides*, qui complète le *Médecin* et l'*Officine*, qui est un écrit de même nature, c'est-à-dire également *isagogique* et, en partie, relatif à ce qui se faisait dans l'*iatréion*, doit aussi trouver ici sa place; ce qui supprime entièrement la 5e classe.

[1] C'était aussi le sentiment de Gruner, *Censura*, p. 124.

Le *Serment* et la *Loi* n'ont pas de caractères suffisants d'authenticité; mais ils doivent, surtout le *Serment*, figurer dans la 3e classe.

Il est évident que cette classe est devenue maintenant trop étendue pour qu'on ne soit pas conduit à y opérer des subdivisions fondées sur la nature même des traités qui y sont contenus; c'est ainsi qu'on pourrait, par exemple, faire un groupe séparé des opuscules *Sur les plaies*, *Sur les hémorrhoïdes*, *Sur les fistules;* dans un autre je mettrais le *Médecin*, l'*Officine*, l'*Usage des liquides*; dans un troisième, le traité *De l'art* et celui *De la maladie sacrée*, qui pourraient bien être de la même main. Le traité *Du régime en trois livres* offre une physionomie toute particulière et peu hippocratique, de sorte qu'il est difficile, jusqu'à présent, de lui assigner une place bien certaine. Quoi qu'il en soit, les besoins de l'histoire seraient en partie satisfaits avec ces subdivisions plus ou moins arbitraires (voy. aussi mes Introductions aux traités *De l'art* et *Du médecin*).

Restent maintenant les écrits qui, suivant toutes probabilités, n'appartiennent certainement ni à Hippocrate, ni à son école. Parmi ces écrits, il faut d'abord distinguer :

4e Classe. — Ouvrages cnidiens; *Affections internes;* livres II et III *Des maladies; Régime des gens en santé* (?); *Des glandes* (?).

5e Classe. — Ouvrages sur les maladies des femmes et des enfants qui paraissent appartenir à la même main, ainsi que l'a fait voir M. Littré, *Maladies des femmes*, livres I et II, *Femmes stériles*; *Maladies des jeunes filles; Superfétation* (voy. cependant sur ce traité une remarque, p. 671); *Excision du fœtus. La nature de la femme* n'est, en grande partie, qu'un abrégé des deux livres des *Maladies des femmes.* — Les opuscules *Sur le fœtus à sept mois et à huit mois.* Les traités *De la génération*, *De la nature de l'enfant*, enfin le livre IV *Des maladies*, qui sont, comme l'a démontré M. Littré, la suite l'un de l'autre, me paraissent devoir rentrer aussi dans cette 5e classe, bien qu'on ne puisse pas les regarder comme appartenant à l'auteur qui a rédigé les ouvrages renfermés dans le groupe précédent. Peut-être aussi pourrait-on en former une 6e classe.

Nous possédons encore un certain nombre d'écrits, dont l'origine est si obscure, que je ne saurais jusqu'à présent les ranger dans une catégorie nettement déterminée; par exemple : *Anatomie; Bienséance; Préceptes* (voy. ce que je dis, p. LXXVIII, de cet opuscule), *Des songes*, etc. Ces écrits font presque tous partie des classes 8, 9 et 10 de M. Littré. Toutefois je ferais un groupe distinct des traités *Du cœur*, *Des chairs* et *Des semaines* qui appartiennent peut-être à la même main, et qui remontent certainement à une assez haute antiquité.— Le livre II des *Prorrhétiques,* l'un des plus beaux et des plus instructifs de la Collection, pourrait peut-être rentrer dans ma 3e classe. — Je ne parle ici ni des centons, ni des pièces apocryphes.

M. Littré a une 10e classe, classe négative, qui devrait comprendre les livres hippocratiques que possédait l'antiquité, et que nous avons perdus : les *Blessures dangereuses* et l'opuscule *Des traits et blessures*, le livre *Des maladies le petit*. D'abord les deux premiers opuscules n'en faisaient probablement qu'un, et probablement aussi cet opuscule serait rentré dans la 3e classe (*écrits appartenant à l'École de Cos*). Quant au livre I *Des maladies le petit*, une série de recherches des plus curieuses et des mieux dirigées ont conduit M. Littré à reconnaître que ce traité n'est autre que celui *Des semaines* dont il a découvert une traduction latine (voy. t. VIII, p. 629 et suiv.) ; de telle sorte que le chiffre de nos pertes se réduit actuellement à deux, et peut-être à un seul traité ; et qui sait si ce traité ne se retrouvera pas un jour comme s'est retrouvé celui *Des semaines?*

Ainsi : division de la 1re classe de M. Littré; suppression des 2e, 3e, 5e, 7e [1] et 8e classes; nouvelle distribution des écrits qui composent ces classes; soustractions et additions opérées dans la 4e; création d'une classe pour les livres cnidiens; modification dans la 6e et la 9e classe; tels sont les changements que, soit d'après M. Littré lui-même, soit d'après mes propres recherches, je propose, provisoirement du moins, d'introduire dans la classification des écrits hippocratiques.

« Si je m'étais engagé, dit M. Littré (p. 440), dans la recherche et dans l'exposition de la doctrine médicale d'Hippocrate, avant d'avoir travaillé à reconnaître ce qui lui appartient en propre dans la Collection, il m'aurait été très-difficile de donner une idée claire de cette ancienne doctrine, et le lecteur lui-même ne serait pas parvenu à

[1] M. Littré a détruit lui-même cette 7e classe, en attribuant à l'auteur du traité *Des maladies des femmes* l'opuscule *Sur la superfétation*, qu'il croyait d'abord avoir été rédigé par Léophanès ou d'après les idées de ce philosophe. Je ne vois pas de raisons décisives pour admettre la première opinion; mais il me semble d'un autre côté difficile de souscrire à celle que M. Littré a adoptée plus tard; en sorte que je ne sais plus trop où placer cette opuscule (voy. p. 671).

suivre des propositions qui se seraient, ou heurtées par leur contradiction, ou mal coordonnées à cause de leur incohérence. »

Cependant, c'est précisément la méthode combattue ici par M. Littré, avec tant de raison, qui a été suivie par tous ceux qui ont voulu tracer un tableau de la médecine hippocratique; embrassant tous les écrits, sans aucune distinction, ne s'en tenant pas même aux résultats les plus généraux de classification obtenus par les critiques antérieurs à M. Littré, on a fait un tableau de fantaisie de la doctrine d'Hippocrate, et, par un singulier caprice, on a plutôt suivi les livres regardés comme faux que les livres généralement réputés authentiques, probablement parce que la théorie pure domine plus dans les seconds que dans les premiers.

Hippocrate rapporte à deux principales les causes des maladies : *influences extérieures* (saisons, température, eaux, localités); *influences intérieures* (régime, exercices). Le magnifique traité *Des airs, des eaux et des lieux*, est consacré à exposer le premier genre d'influences, idée féconde que le médecin de Cos a exploitée avec bonheur, et dont les modernes sont loin d'avoir épuisé toutes les conséquences. La seconde espèce d'influences n'a pas été envisagée par les modernes avec tous les détails et toute la hauteur de vue qu'on trouve dans le traité *Du régime dans les maladies aiguës*, ou dans celui *De l'ancienne médecine*, ou encore dans le troisième livre *Du régime*. « Voir les choses d'ensemble, dit M. Littré (p. 444), est le propre de la médecine ancienne, c'est là ce qui fait sa grandeur; voir les choses en détail et remonter par cette voie aux généralités, c'est le propre de la médecine moderne. »

Hippocrate, connaissant peu le mécanisme des fonctions, ignorant, par conséquent, ce que peut la vie dans son développement et dans son mouvement spontané, comme cause de maladie, a créé une étiologie tout extérieure; de même sa pathologie est tout entière dans l'action des humeurs nuisibles ; la vie n'intervient que comme puissance régulatrice et conservatrice. Les modifications primordiales qui dépendent de l'action du système nerveux, les désorganisations dont les causes échappent aussi bien à l'humorisme qu'au solidisme, lui étaient à peu près inconnues. Les influences extérieures sont pour lui la puissance souveraine, qui gouverne la santé et la maladie.

Faut-il croire, avec M. Littré (t. I, p. 446), que la théorie des quatre humeurs soit le résultat d'observations répétées faites au lit du malade[1]? J'en doute lorsque je retrouve les origines de cette théorie dans la physiologie ionienne. Le mouvement des liquides, leur faculté de transport, la conception facile de leurs altérations primitives, la théorie parallèle des quatre éléments ou des quatre qualités élémentaires, donnée aussi, presque en même temps, comme expliquant la pathogénie, me semblent conduire à une manière de voir autre que celle de M. Littré. Je suis donc enclin à regarder comme une invention *a priori* la doctrine des quatre humeurs. Quoi qu'il en soit, la doctrine de la *crase* (ou mélange exact des humeurs), d'où dépend la santé, et celle de la *coction*, opération par laquelle la nature, effaçant peu à peu, et suivant certaines lois, les qualités nuisibles des humeurs, rétablit la santé perdue; enfin celle des *crises*, ou du jugement par les dépôts ou par quelque autre *accident* non lié naturellement au développement de la maladie, sont des conséquences naturelles de la théorie des humeurs. De cette triple doctrine sont nées, d'une part, la *prognose*, qui instruit à la fois du passé, du présent et de l'avenir, par la science qu'on a de la marche des maladies réglées suivant des lois fixes; et, d'une autre, une thérapeutique qui s'adresse plutôt à la nature, pour la diriger, qu'à la maladie pour agir directement sur elle.

M. Littré a heureusement rapproché, en certains points, la doctrine de la *coction* de ce que les modernes appellent *résolution ;* il a montré que la *prognose* était la vraie philosophie de la médecine ancienne, le seul lien qui pût réunir les faits épars, les observations isolées, la seule voie qui, à défaut de l'anatomie et de la physiologie pathologiques, pouvait conduire à grouper ensemble les affections de même ordre, c'est-à-dire celles qui obéissent aux mêmes lois par la mutation des qualités des humeurs, par la succession des signes bons ou mauvais et par l'apparition, à des époques déterminées, des mouvements critiques (voyez aussi mon *Arg. au Pronostic*, p. 119 et suiv.).

Mais n'est-ce pas aller trop loin que de chercher, avec M. Littré, dans les *prédictions* des prêtres d'Esculape l'origine, l'idée première de la *prognose* hippocratique? Je crois que c'est faire trop d'honneur aux *prédictions* et trop peu à la *prognose*. Les prêtres étaient des espèces de devins; Hippocrate était un homme de science et d'observation, et rien, je l'avoue, ne me paraît plus éloigné que ces deux

[1] La doctrine des *crises* et celle de la *coction* sont bien plus facilement expliquées par l'observation clinique.

termes. La *prognose* se lie à tout le système médical de l'école de Cos; c'en est un développement naturel et philosophique; elle embrasse le passé, le présent et l'avenir; les *prédictions* des prêtres ne regardent que l'issue de la maladie, et ne paraissent pas avoir eu pour mobile l'observation savante des signes; enfin, pour Hippocrate, la *prognose* est une nécessité de la thérapeutique; pour les prêtres, la thérapeutique est surtout empirique, et ne se lie guère aux *prédictions*, lesquelles ont surtout pour but de captiver la confiance et de faire croire à un commerce immédiat avec les Dieux [1].

Les histoires particulières de malades qui remplissent une partie des livres I et III des *Épidémies*, sont relatées dans le système même de la *prognose*. Beaucoup les avaient vantées sans en comprendre la valeur; M. Littré leur a, le premier, rendu leur véritable signification, leur caractère propre. Elles ne contiennent et elles ne devaient contenir en effet que l'indication des causes générales, des évacuations critiques ou non critiques, des signes de coction ou de crudité, en sorte que la maladie particulière disparaît pour faire place au tableau général de la souffrance et des efforts fructueux ou inutiles de la nature. (Voyez aussi mes *Remarques sur ces histoires de malades*, p. 406 suiv. et 463.)

L'école de Cnide suivait une route opposée; aussi s'est-elle perdue dans un dédale d'espèces morbides que rien ne rattachait les unes aux autres et qui, par conséquent, ne pouvaient entraîner aucune vue thérapeutique générale, en l'absence de notions anatomiques et physiologiques. Hippocrate, du reste, le déclare positivement à la fin du *Pronostic*, et il professe que les maladies qui se jugent par les mêmes périodes se reconnaissent aux mêmes signes.

L'union scientifique des deux tendances opposées de l'école de Cos et de l'école de Cnide est, à mon avis, le but final que la science véritable doit se proposer; c'est là seulement qu'elle trouvera stabilité et grandeur.

Hippocrate était aussi éloigné des hypothèses que de l'empirisme : des hypothèses, parce qu'il procédait toujours, ou, du moins, qu'il se flattait toujours de procéder par l'observation directe; de l'empirisme, attendu que son système médical, lié dans toutes ses parties,

[1] Voy. aussi plus haut, p. LXXXV, ce que je dis à propos des *Coaques* qui ont été considérées comme un relevé des tables votives.

lui interdisait et les essais dangereux, et les expériences tentées au gré de l'imagination. Il savait ou croyait savoir d'avance tout ce qui arriverait, dans un cas donné, en administrant tel ou tel moyen thérapeutique. L'action des substances servant au régime ou à la médication était réglée et calculée, comme tout le reste, dans l'ensemble du système, et chaque substance répondait à chaque indication qui se présentait à remplir.

Placé entre les écoles philosophiques et les écoles médicales, Hippocrate combat la physiologie des uns et les vues étroites des autres. Il assure à la médecine une forme qui a triomphé du temps et des sectes. Jamais système ne fut ni aussi solidement constitué ni aussi imposant. La méthode et la conception de l'ensemble ont subsisté; on peut même dire qu'il est resté plus d'Hippocrate que de Galien, après la grande réforme médicale accomplie par l'immortelle découverte de Harvey. Hippocrate ne paraît pas avoir eu de véritables prédécesseurs dans la voie où il entra. C'est un esprit d'une trempe supérieure; on ne peut lui comparer, dans l'antiquité, que Socrate, Platon et Aristote.

Les anciens ont beaucoup admiré le style d'Hippocrate; les plus célèbres grammairiens d'Alexandrie ont étudié ses ouvrages; Érotien, dans sa *Préface*, ne craint pas d'appeler son style *homérique;* assurément on ne saurait prendre un terme de comparaison, en même temps plus élevé et plus honorable pour le médecin de Cos. Galien (*Que le bon médecin est philosophe*, p. 3 de mon édit.) propose en modèle aux médecins de son temps la manière habile dont Hippocrate sait exposer ses idées; il va même jusqu'à s'écrier qu'il ne fait jamais de pléonasmes et qu'il ne dit pas *de l'huile liquide*, comme fait Homère! (Voy. p. 97 dans ce vol.)

Toutefois le style d'Hippocrate n'est pas égal : il y a dans les véritables écrits des parties achevées et dignes des plus grands maîtres; il y en a d'autres où la phrase est négligée, et si brève, qu'elle devient très-obscure; on ne s'étonnera donc pas qu'il se soit trouvé, dans l'antiquité comme de nos jours, des contempteurs de la diction d'Hippocrate; mais je les soupçonne fort, ou d'avoir confondu, pour quelques écrits, l'ordre de la composition avec la phraséologie, ou d'avoir lu Hippocrate avec prévention, ou encore (mais ceci ne peut guère s'appliquer aux anciens) de n'avoir pas le sentiment très-net de l'harmonie de la période grecque, car il est impossible, quand on lit certains traités d'Hippocrate, de n'être pas frappé de cette beauté de la forme qui a fait la gloire du siècle de Périclès : les grands esprits sont toujours de grands écrivains.

L'étude du dialecte dans lequel Hippocrate a écrit est un des sujets les plus difficiles que puisse se proposer la philologie. Il est constant d'abord, qu'il y avait quatre sous-divisions de l'ionien[1]; en second lieu, que le texte d'Hippocrate, tel que le donne l'unanimité des manuscrits, ne saurait être ramené ni à l'ionisme d'Homère, ni à celui d'Hérodote, ainsi qu'Héringa, Bosquillon, Coray et Dietz voulaient le faire ou l'ont fait en réalité; de plus Galien dit positivement que la langue d'Hippocrate se rapproche beaucoup de l'*ancien attique*, sans doute de celui de Solon. Dans la constitution de l'ionisme hippocratique, il convient donc d'abord de rétablir les formes qui sont admises comme appartenant à toute espèce d'ionien considéré comme langue parlée; en second lieu, de relever sans exception dans les manuscrits les moindres formes orthographiques, en tenant compte aussi des règles euphoniques, dont les Grecs ne s'écartaient pas volontiers.

Mais la Collection qui porte le nom d'Hippocrate offre encore cette difficulté, que les écrits qui la composent, provenant de mains différentes, peuvent représenter divers embranchements d'ionien[2]. Il y a, par exemple, un groupe formé par les écrits cnidiens qu'il faut étudier tout particulièrement sous ce rapport[3]; M. Littré ne s'est peut-être pas assez arrêté, à mon avis, sur ces questions délicates, ardues, mais des plus importantes[4].

Quoi qu'il en soit de ces difficultés considérables que présente la

[1] Voy. G. Dindorf, *Dialectus ionica Herodoti cum dialecto attica veteri comparata*. En tête de l'édition d'Hérodote de la Collection Didot.

[2] M. Ermerins, *l. l.*, p. (XXVIII-XXXI), qui s'est montré très-scrupuleux sur la question de l'ionisme, a remarqué que l'*Appendice au Traité du régime dans les maladies aiguës* était écrit dans un ionisme moins pur que le reste de l'ouvrage.

[3] La phraséologie des livres cnidiens offre une allure toute particulière; elle est plus prétentieuse, pour ainsi dire, et plus embarrassée quelquefois, que celle des écrits hippocratiques. Les Cnidiens paraissent rechercher les formes et les expressions peu usitées; en un mot les archaïsmes dominent dans leurs ouvrages. La lexicographie, et surtout la grammaire, gagneraient beaucoup à une étude spéciale de ces ouvrages. Le traité *Des maladies des femmes* est à peu près dans le même cas.

[4] Dans ses *Quæstiones ionicæ* (Kœnigsb., 1850), M. J. F. L. Lobeck n'a encore commencé que l'examen des questions de détails, en sorte qu'on ne peut pas juger de ses vues générales sur la restitution de l'ionisme d'Hippocrate.

restitution du véritable ionisme dans les divers traités de la Collection, il sera toujours facile de le distinguer, d'une part, de celui des autres écrivains originaux, par exemple d'Homère, d'Hérodote, de Ctésias, dont nous possédons les écrits ou des fragments considérables; et, d'une autre, des pastiches essayés par Arrien, Lucien et Arétée, longtemps après que le dialecte ionien avait cessé d'exister comme langue parlée. Ces pastiches offrent toutes les formes mêlées, celles d'Homère, d'Hérodote et d'Hippocrate, unies à des formes vulgaires. Struve l'a nettement établi dans ses *Questions sur le dialecte d'Hérodote.*

Dans l'antiquité il y avait une *vulgate* du texte hippocratique à laquelle certains éditeurs, par exemple, Artémidore Capiton et Dioscoride, son parent, qu'il ne faut pas confondre avec l'auteur de la *Matière médicale*, avaient fait subir certaines corrections ou déplacements plus ou moins téméraires, qui n'ont pas été consacrés et qu'on ne retrouve pas dans nos manuscrits[1]. La vulgate suivie par Galien est, à peu de chose près, celle que représentent nos manuscrits ordinaires : les leçons qu'il a rejetées ne s'y rencontrent que rarement; au contraire, on retrouve assez souvent la trace des changements qu'il a opérés ou des leçons qu'il a signalées d'après les manuscrits. De ce que nos imprimés ou nos manuscrits ne sont pas en tout semblables au texte suivi par Galien, faut-il en conclure avec M. Littré qu'il y avait, du temps de ce médecin, deux éditions régulières et acceptées toutes deux comme *vulgates*, et que c'est l'une de ces éditions, celle qui n'était pas adoptée par Galien, bien qu'elle eût la plus grande conformité avec l'autre, que reproduisent nos imprimés et le plus grand nombre de nos manuscrits? — Cette divergence entre Galien et nos textes actuels ne dépend-elle pas tout simplement de ces mutations qu'on rencontre si fréquemment dans les manuscrits? C'est à peu près comme si on disait que chaque famille de nos manuscrits représente des éditions critiques distinctes; mais on sait que les manuscrits ne fixent pas un texte comme les imprimés, et qu'il s'y introduit mille changements sous les mains diverses qui les copient[2].

[1] Plus haut, M. Littré avait déjà démontré que la disposition matérielle de certains livres de la Collection n'a pas varié depuis les temps les plus anciens; il le prouve notamment pour les *Épidémies* (p. 89-91 et 108-110), pour les *Aphorismes* (p. 105), pour le *Régime dans les maladies aiguës* (p. 130 et 328-29), enfin pour le *Régime des gens en santé* (p. 255).

[2] Dans les manuscrits modernes du *Traité des maladies des reins et de la vessie*,

Du reste, pour trancher la question, il faudrait collationner *toutes* les citations faites par Galien sur *tous* les manuscrits de cet auteur, dont le texte imprimé est dans un état si déplorable, car ces changements peuvent appartenir autant aux copistes qu'à Galien lui-même[1]. Il faudrait ensuite comparer cette collation avec celle des manuscrits d'Hippocrate, en se rappelant toutefois que Galien, citant quelquefois de mémoire, n'est pas toujours d'une exactitude rigoureuse, à moins qu'il ne discute un texte.

Il me semble que, dans l'état actuel des choses, on ne peut admettre que les propositions suivantes : Il y avait dans l'antiquité des éditions systématiques qui n'ont pas prévalu ; il existait une *vulgate*, qui n'était pas identique dans tous les manuscrits, même du temps de Galien, sans que ces différences constituent des éditions distinctes ; on constate seulement qu'il y avait des leçons que Galien n'a pas suivies et qui se retrouvent dans nos manuscrits.

Enfin, à côté de cette vulgate et de ces éditions systématiques, il y avait de très-anciens manuscrits, dont Galien parle souvent et qui contenaient des leçons que n'offraient pas les autres manuscrits. — Ces ἀντίγραφα, qui reproduisaient peut-être le texte le plus primitif, étaient particulièrement recherchés par Rufus, ami des vieilles leçons; nous en avons une représentation d'abord dans notre manuscrit n° 2253, qui a fourni à M. Littré des corrections si inattendues et que j'ai moi-même mis à profit pour la publication du *Traité de l'Art* et pour les *Coaques*, puis dans le manuscrit 269 de Venise. — Voy. la *Notice bibliographique*.

A proprement parler, il n'y a eu qu'un texte critique depuis l'invention de l'imprimerie jusqu'à M. Littré, celui de Cornarius[2]. Ce texte a été conservé à peu près intact par Foës, bien qu'il ait consi-

de Rufus, provenant tous soit médiatement, soit directement du prototype, qui est le manuscrit d'Augsbourg actuellement dans la bibliothèque royale de Munich, on peut distinguer plusieurs familles dans les manuscrits, tant ils diffèrent les uns des autres. Autre exemple : tous les manuscrits de la *Collection chirurgicale de Nicétas* dérivent du manuscrit de Florence; cependant ces copies diffèrent de l'original et ne concordent pas entre elles.

[1] Ce travail serait maintenant rendu facile pour les *Aphorismes*, depuis la Notice que Rosenbaum a publiée dans le *Janus* (1846, t. I, p. 418-29). — Voy. aussi Ermerins (*Ibid.*, t. II, p. 1 et suiv.).

[2] La bibliothèque de Gœttingue possède un exemplaire de l'édition du texte grec d'Hippocrate donnée par les Aldes. Cet exemplaire a appartenu à Cornarius et porte sur les marges de très-nombreuses variantes tirées, soit des manuscrits d'Hippocrate, soit

gné dans ses notes ou dans sa traduction un grand nombre de corrections excellentes, fruits d'une collation assez exacte de plusieurs manuscrits. — Le texte des Aldes, reproduction servile d'un mauvais manuscrit, n'a jamais eu une grande autorité; celui de Mercuriali, qui témoigne d'efforts sérieux propres à l'éditeur lui-même, n'a pas eu non plus un grand retentissement; enfin celui de Van der Linden, à cause des changements arbitraires que l'éditeur a introduits, a toujours excité une juste défiance. L'édition de Chartier n'est guère, à proprement parler, qu'une réimpression du texte vulgaire, et celle de Mack, étant restée inachevée, n'a pas pris le rang qu'elle devrait certainement occuper à cause des leçons précieuses qui s'y trouvent consignées d'après les manuscrits de Vienne.

Le texte de Cornarius est donc resté la *vulgate*, et, à vrai dire, c'était le plus régulier, celui qui représentait le mieux la généralité des manuscrits.

Pour la constitution du texte, il n'est pas besoin de dire que M. Littré ne procède que les manuscrits à la main; il a minutieusement collationné tous ceux de Paris; il a profité de toutes les collations faites par les anciens éditeurs, quand ces collations sont sérieuses. Il est fâcheux qu'il n'ait pas eu à sa disposition la collation intégrale de tous les manuscrits d'Europe : le texte eût été cette fois définitif, ou, du moins, tous les éléments en eussent été rassemblés et mis sous les yeux de la critique[1]. Pour les derniers volumes, il a eu une collation partielle des manuscrits de Vienne; et j'ai été assez

de Galien; il y a enfin des corrections proposées par Cornarius lui-même, ou par d'autres érudits. Ce précieux exemplaire, dont je dois la communication à M. le docteur Sichel, nous fait connaître les ressources que Cornarius a eues à sa disposition pour établir son texte, et nous permet d'apprécier comment il en a profité. En 1844, j'ai minutieusement étudié cet exemplaire, et je compte faire connaître ailleurs les résultats auxquels m'a conduit cette étude. — La bibliothèque de Vienne possède aussi un exemplaire de l'édition grecque de Cornarius, avec des variantes consignées par lui-même à la marge, et qui lui ont sans doute servi pour sa traduction latine des œuvres d'Hippocrate. Ces notes, je m'en suis assuré moi-même, ne sont ni nombreuses ni importantes. — L'exemplaire enrichi des notes de Sambucus, et qui existait il y a peu d'années encore à la même bibliothèque, paraît avoir disparu, car on l'a vainement cherché pendant mon séjour à Vienne.

[1] On peut dire cependant que *toutes* les familles des manuscrits sont représentées dans la nouvelle édition, et les lacunes sont devenues beaucoup moins regrettables, attendu que les manuscrits d'Hippocrate, disséminés dans les diverses bibliothèques d'Europe, peuvent être ramenés à un des quatre types fournis par l'un ou l'autre de nos nombreux manuscrits de Paris, ainsi que M. Littré s'en est assuré par des collations partielles.

heureux pour lui rapporter un spécimen des variantes de quelques manuscrits d'Italie, et entre autres d'un manuscrit de Saint-Marc à Venise, qui appartient évidemment, ainsi que je l'ai constaté, à la famille que jusqu'ici notre précieux manuscrit 2253 représentait à lui tout seul [1].

Pour un auteur de l'époque et de l'importance d'Hippocrate, dont les livres font autorité en matière de grammaire et de lexicographie, dont le style est ordinairement si concis ou si obscur; en un mot, pour un auteur qui est un *écrivain* et qui a rédigé ses ouvrages dans un dialecte particulier, les moindres variantes ont leur importance, parce qu'elles peuvent mettre sur la voie de quelque heureuse restitution de texte et éclairer un passage difficile : aussi nous louons fort M. Littré de les avoir toutes relevées et toutes mises sous les yeux du lecteur; c'était aussi le seul moyen de fournir les éléments du problème si difficile relatif au caractère de l'ionisme d'Hippocrate; il est à regretter seulement que, pour les citations faites par Galien des textes hippocratiques, l'éditeur n'ait pas eu plus souvent recours aux manuscrits eux-mêmes, car on sait dans quel déplorable état se trouve le texte imprimé des ouvrages du médecin de Pergame.

Dans son édition grecque, imprimée à Bâle en 1538, Cornarius se vante d'avoir restauré, à l'aide des manuscrits, plus de *quatre mille* passages omis ou altérés dans l'édition des Aldes; mais, en somme, son édition vaut autant de la bonté des manuscrits qu'il a eus à sa

[1] M. Littré, à qui j'ai déjà remis la collation partielle de deux manuscrits du Vatican, a reconnu que notre manuscrit 2146 dérive du manuscrit 276 du Vatican, et que le manuscrit 277 appartient à la même famille que nos manuscrits 2254 et 2255. — Voy. t. VII, p. 467-8. Le n° 278 du Vatican (ancien fonds) est un manuscrit d'Hippocrate écrit de la main de Calvus, sous le pontificat de Paul III. C'est sur cette copie qu'il a fait sa traduction latine dont le manuscrit existe également au Vatican. Cette copie est évidemment la reproduction du manuscrit 277, ainsi que je l'ai reconnu par une foule de particularités; les leçons qui sont à la marge du texte de Calvus avec ou sans cette mention : ἐν τῷ ἄλλῳ ἀντιγράφῳ proviennent de la collation du manuscrit 276 pour les parties correspondantes dans les deux manuscrits, car ce dernier ne contient pas tous les traités hippocratiques. J'ai établi positivement ces deux faits en comparant avec soin la copie de Calvus pour le traité Περὶ φύσιος παιδίου avec les deux manuscrits 276 et 277. Il y a bien çà et là des variantes qui n'ont point été relevées par Calvus, et dans le texte même quelques différences soit pour les leçons, soit pour l'ordre des traités; mais ces différences ne sont pas assez considérables pour infirmer la conclusion générale. D'ailleurs, à l'époque de Calvus, il n'y avait au Vatican que ces deux manuscrits d'Hippocrate comprenant toutes ses œuvres ou du moins une notable partie. On peut donc maintenant apprécier la valeur de la traduction de Calvus et savoir sur quel texte elle a été faite; toutefois une traduction latine ne saurait laisser apercevoir pour

disposition que de ses propres soins. M. Littré n'a pas étalé cette fastueuse vanité d'éditeur; cependant il a fait beaucoup plus que Cornarius, et Hippocrate est sorti non de l'imprimerie des Froben, mais de celles des Didot et des Crapelet, presque aussi correct qu'il est possible. Le travail que Grimm (*Préf. à sa trad. allem. d'Hippocrate*) déclarait au-dessus des forces humaines est à la veille d'être achevé par un seul homme, à qui on doit beaucoup d'autres productions de longue haleine.

Quand on aborde un texte ancien relatif à quelque matière scientifique, on est forcément conduit, si la philologie n'est pas le but unique des recherches, à se demander ce que représentent pour nous les faits ou les théories que renferme ce texte; le point de vue de l'auteur ancien et le nôtre étant très-différents, ses connaissances positives étant peu avancées, les faits qu'il raconte ont naturellement une signification autre pour lui que pour nous, et l'expression de ces faits est entourée de formes qui nous sont étrangères.

L'observation, poursuivie par des procédés que nous avons oubliés ou modifiés, repose sur des points qui ne nous sont plus familiers, ou laisse dans l'ombre ceux que nous recherchons particulièrement.

Cette méthode, la seule qui vivifie la lettre morte de l'histoire, qui fait profiter les siècles présents de l'expérience et du courant d'idées des siècles passés, est si naturelle, elle a été si souvent suivie dans l'histoire des sciences, dans l'histoire politique ou littéraire, qu'on s'étonne à bon droit de ne la voir appliquée nulle part, ni pour l'histoire générale de la médecine, ni pour l'interprétation des auteurs médicaux. M. Littré a montré tous les avantages qu'on en peut tirer pour Hippocrate en particulier; de mon côté, j'ai eu l'occasion d'en exposer les règles et d'en appliquer les principes dans des leçons pu-

ainsi dire qu'en transparence toutes les nuances d'un texte grec; il est une foule de formes et même de mots qui disparaissent nécessairement. D'un autre côté, comme cette traduction est sans notes, elle ne représente que des variantes choisies, elle ne fournit qu'une sorte de *résultante* qui peut tout au plus donner le moyen de s'assurer quel manuscrit Calvus a suivi de préférence. Il importait donc d'aller plus loin et de s'assurer de la valeur positive des deux manuscrits 276 et 277, en en donnant une collation partielle. C'est ce que j'ai fait pour le traité *De la nature de l'enfant*, et les résultats de cette collation ont été consignés par M. Littré dans le VIIe volume des Œuvres d'Hippocrate. Maintenant donc on sait non-seulement quels manuscrits représente la traduction de Calvus, mais comment elle les représente. C'est, je crois, un fait nouveau acquis à la critique du texte hippocratique.

bliques au collége de France *Sur l'histoire de la littérature et des sciences médicales*[1].

Mais il faut avouer que cette méthode est plus facile à comprendre et à exposer qu'à mettre en pratique; on la trouve hérissée de difficultés ou d'incertitudes. S'il est permis à l'historien ou au critique de demander aux anciens et de trouver dans leurs écrits soit des faits pour compléter une série d'observations, soit des idées pour confirmer certaines opinions ou certaines doctrines, enfin pour y trouver un appui à certains systèmes; s'il est autorisé à rechercher dans l'antiquité les origines des découvertes ou des inventions, de suivre ainsi le développement régulier de la science, il lui est interdit d'écrire avec des idées préconçues, de violenter les textes et d'y voir autre chose que ce que les anciens ont dit ou pu dire : autrement on fausserait la véritable physionomie de l'histoire, et on ne ferait que l'exploiter au profit d'un système, au lieu d'en user avec discernement et dans les limites fixées par une critique indépendante, mais rigoureuse, inflexible, et qui sait s'arrêter et déclarer son impuissance là où les données positives lui font défaut. Les mêmes principes doivent encore être la règle de conduite dans l'appréciation de la valeur relative et absolue des anciens. Pour être un historien impartial et vrai, on se gardera de les juger en prenant uniquement comme terme de comparaison l'état actuel de la science ; on ne les séparera ni du milieu où ils vivaient, ni de la somme des connaissances générales alors en circulation, ni des influences qu'ils subissaient nécessairement, ni des notions théoriques ou positives dont ils étaient en possession. C'est ainsi seulement qu'on appréciera les progrès d'un siècle sur un autre et la supériorité comparative des maîtres de la science.

[1] Voy. les quatre leçons que j'ai publiées et qui résument une partie de mon cours. Paris, 1846-1850, in-8.

HIPPOCRATE.

LE SERMENT.

INTRODUCTION.

Le *Serment* est un des plus beaux monuments de la littérature grecque ; cette pièce la plus ancienne peut-être, et certainement la plus vénérable de la *Collection hippocratique*, est moins un opuscule médical qu'un *papier* de la famille des Asclépiades, heureusement échappé aux ravages du temps, et qui nous fournit de précieux renseignements sur l'organisation de la médecine à une époque reculée.

Les anciens et les modernes sont unanimes à regarder le *Serment* comme authentique. Je pourrais citer les témoignages d'Érotien, de Scribonius-Largus, de Soranus, de saint Jérôme, de saint Grégoire de Nazianze, de Th. Priscianus, de Suidas, parmi les anciens, et parmi les modernes ceux de Lémos, de Foës, de Meibom, de Triller, de Boerner, de Gruner, d'Ackermann, de M. Littré[1], et de beau-

[1] Induit en erreur par Triller (cf. *Opusc.*, t. II, p. 165), M. Littré avait mis en tête des témoignages anciens celui d'Aristophane (*Thesmophoriazuses*, vers 272-4, éd. de B. Cf. *OEuv. d'Hipp.*, *Introd.*, p. 31 et p. 342); mais il a reconnu plus tard (cf. *Ibid.*, t. II, *Avert.*, p. XLVIII, et t. IV, p. 610), avec MM. Boissonade et Letronne, qui s'appuient de l'autorité du scholiaste de Ravenne, que ce passage se rapporte à un Hippocrate d'Athènes en butte aux traits satiriques d'Aristophane, à cause de la stupidité de ses fils. — Un autre scholiaste, G. Bourdin, qui vivait de 1517 à 1570, et qui écrivait en grec, suppose qu'il s'agit ici d'un Hippocrate qui avait dans sa boutique les images et les statues des dieux. Les sources où Bourdin a puisé cette interprétation sont inconnues, elle n'a donc aucun poids. Fritzsche, dans son édition des *Thesmophoriazuses*, Leipzig, 1838, change le texte en s'autorisant à tort du manuscrit de Ravenne, et veut qu'on lise Ὑωρκάτους (*conducteur de porcs*) au lieu d'Ἱπποκράτους. (Cf. p. 101, sqq.).—Voyez aussi dans mon édition de Galien le traité : *Que les mœurs de l'esprit suivent les tempéraments du corps;* chap. IV, t. I, p. 63, note 1.

coup d'autres. Mais ces témoignages se réduisent en dernière analyse à celui d'Érotien; or on a vu dans mon *Introduction générale* quel fond il fallait faire sur cet auteur et sur les Alexandrins, dont il n'est lui-même qu'un écho affaibli. C'est donc par simple conjecture qu'on admet l'authenticité du *Serment*.

Toutefois le caractère antique et presque sacerdotal de la forme, la grandeur et la simplicité des idées, le sentiment profondément religieux qui y domine, la précision du langage, la singularité même de certains détails de mœurs, éloignent l'idée que cette pièce a été inventée à plaisir[1].

S'il est impossible d'affirmer que le *Serment* est d'Hippocrate, on peut du moins fixer approximativement la date à laquelle il a été rédigé. C'est ce que M. Littré (*Argum. du Serment*, t. IV, p. 610 suiv.) a fait avec une grande sagacité, en établissant que les traits les plus saillants de cette petite pièce en reportent la rédaction au temps de Platon, contemporain d'Hippocrate. Ainsi on voit dans Platon que la science se transmettait des pères aux enfants, qu'il existait des *corporations médicales*, que la médecine était enseignée aux étrangers pour de l'argent (voy. ma note 4). Tout cela se retrouve dans le *Serment*; et on voit de plus, par cette pièce, que les Asclépiades enseignaient gratuitement la médecine, non-seulement à leurs propres enfants, ce qui était tout naturel, mais aux enfants de leurs maîtres; quant aux étrangers, ils devaient préalablement *souscrire un engagement* et *jurer suivant la loi médicale*. Il paraîtrait aussi, d'après Galien (*Manuel des dissections*, II, I), que primitivement les écoles médicales étaient absolument fermées aux étrangers; mais on ne peut guère se fier sur ce point à son témoignage, quand on le voit, dans le même passage, affirmer gravement que dans ces écoles on s'exerçait dès l'enfance à l'anatomie!

Placer la rédaction du *Serment* en deçà de l'époque où vivait Platon et, par conséquent, Hippocrate, ce serait violer les règles d'une saine critique, car, après ces deux auteurs, l'histoire ne fournit plus de trace positive d'un enseignement médical tel qu'il était donné par

[1] Je n'oserais pas être aussi affirmatif pour la *Loi* où l'on sent un peu le travail de l'école, et où l'on trouve plus d'une trace de déclamation.

les Asclépiades. On serait, au contraire, porté à penser que la formule du *Serment* est beaucoup plus ancienne qu'Hippocrate, qu'elle s'était perpétuée dans la famille des Asclépiades, depuis son origine, que le plus illustre représentant de cette famille l'avait reçue de ses ancêtres, et qu'elle se trouve ainsi parmi les ouvrages qui constituent la *Collection hippocratique*. De pareilles pièces sont moins l'œuvre d'un homme isolé que d'une corporation, et il faut renoncer à en découvrir le premier auteur.

Le *Serment*, où chaque phrase est soit un trait de mœurs, soit un noble précepte, imprimait quelque chose de solennel et de sacré à l'exercice de l'art. On retrouve, pour ainsi dire, le reflet de cette pièce dans plusieurs des écrits hippocratiques, où la profession médicale est toujours présentée à l'admiration et à la vénération des hommes. Pendant longtemps le *Serment* a été la règle suprême de la conduite du médecin [1], on le récitait solennellement dans les écoles en recevant le bonnet de docteur; dans quelques-unes de ces écoles, la formule hippocratique avait même été un peu christianisée, s'il est permis de se servir de cette expression [2].

Le *Serment* a été imité, par un anonyme, en vers grecs d'une facture assez élégante. Cette imitation se trouve dans plusieurs manuscrits. — La croyant inédite, je l'avais copiée dans deux manuscrits du Vatican. C'est d'après ma copie que mon ami, M. le Dr Bussemaker l'a publiée dans la deuxième partie du volume de la *Collection Didot* qui comprend les poëtes bucoliques et didactiques (voy. p. 73 et 90). Mais depuis j'ai vu qu'elle avait été imprimée par Kuehn, dans le fascicule XV, p. 11 de ses *Additamenta ad Elenchum med. vet. a Fabricio in Bibl. gr. exhib.*, d'après une copie que M. G. Dindorf

[1] « Honain, choisi pour interprète (traducteur?) par le calife Méta-Wakel-Billah, et son premier médecin, fut sollicité par ce prince, qui voulait l'éprouver, de lui fournir du poison; il répondit que sa religion (il était chrétien) et sa profession le lui défendaient, et que les médecins sont tenus par le *Serment* de n'administrer à personne une substance capable de donner la mort (Casiri, *Biblioth. arabico-hisp.*, t. I, p. 286). — L'anecdote, vraie ou fausse, montre que le serment des Asclépiades avait aussi pénétré parmi les Arabes. » (Littré, t. IV, p. 625.)

[2] Voy. *Serment d'Hippocrate, précédé d'une notice sur les serments en médecine*, par J. R. Duval, Paris, 1818, in-8°; — Fabricius (Jac), *Juramentum Hippocratis, seu medici practicam ingredientis institutio*, Rostoch, 1614, 4°.

en avait faite sur un manuscrit de Copenhague ; j'ai appris aussi, par une note de M. Littré (t. IV, p. 628), que M. Dindorf l'avait lui-même réimprimée dans la *Zeitschrift für Alterthumswissenschaft*, 1839, p. 141. — Ce philologue éminent pense que ces vers ne peuvent pas être plus anciens que saint Grégoire de Nazianze, et qu'ils sont imités des Ἀπολυτικά d'Héliodore (voy. Galien, *De antidotis*, II, VII).

Voici la traduction latine, littérale que M. Bussemaker a donnée de la petite pièce dont je parle :

« Ipsum per magnum juro Deum puris vocibus : Neque hospitem « virum ullum morbo loedam, neque civem quemquam, exitialia fa- « cinora patrans, neque donis me quis persuaderet delictum triste « committere, vel viro venena dare perniciosa, quæ malum animum « perdens norunt inferre, neque amicitiæ causa alii mala conciliare « sustinerem, sed sanctas equidem manus ad splendidum cœlum at- « tollo, et scelere intemeratam servo prorsus mentem. Illa facere « molibor quæ salvum reddent virum et omnibus parabo sanitatem « vita donantem. »

Le *Serment* se divise en trois parties : — la première comprend l'*invocation* ; — la deuxième l'*exposition* des devoirs que le médecin s'engage à remplir envers son précepteur, ses propres élèves, ses malades et envers lui-même ; — la troisième contient l'*imprécation*.

LE SERMENT [1].

Je jure par Apollon médecin, par Esculape, par Hygie et par Panacée (1), je prends à témoin tous les Dieux et toutes les Déesses (2) d'accomplir fidèlement, autant qu'il dépendra de mon pouvoir et de mon discernement, ce serment et cet engagement écrit : de considérer à l'égal de mes parents celui qui m'a enseigné l'art de la médecine, de pourvoir à sa subsistance, de partager mes biens avec lui, s'il est dans le besoin, de considérer ses enfants comme mes propres frères (3), de leur apprendre cet art sans salaire et sans engagement (4) s'ils veulent l'étudier; de faire participer aux préceptes généraux, aux leçons orales et à tout le reste de l'enseignement (5) mes enfants, ceux de mon maître et les étudiants qui se seront enrôlés et qui auront juré selon la loi médicale, mais à aucun autre. Je ferai servir suivant mon pouvoir et mon discernement le régime diététique au soulagement des malades, j'écarterai ce qui pourrait tourner à leur perte ou à leur détriment (6). Jamais je ne donnerai un médicament mortel à qui que ce soit, quelques sollicitations qu'on me fasse ; jamais je ne serai l'auteur d'un semblable conseil ; je ne donnerai pas non plus aux femmes de pessaire abortif (7). Je conserverai ma vie et ma profession pures et saintes. Je ne taillerai jamais les calculeux, mais je les adresserai à ceux qui s'occupent spécialement de cette opération (8). Dans quelque maison où je sois appelé, j'y entrerai dans le but d'y soulager les malades, me conservant pur de toute iniquité volontaire et corruptrice (9), m'interdisant tout commerce voluptueux, soit avec les femmes, soit avec les hommes, libres ou esclaves (*Médecin*, § 1, *fine*). Les choses que je verrai ou que j'entendrai dire dans l'exercice de mon art, ou hors de mes fonctions dans le commerce des hommes, et qui ne devront pas être divulguées (10), je les tairai, les regardant comme des secrets inviolables.

Si donc j'accomplis fidèlement mon serment, si je ne faillis point, puissé-je jouir de la vie, et des fruits de mon art, honoré de tous les hommes, jusque dans la postérité la plus reculée ; mais si je viole mon serment, si je me parjure, que tout le contraire m'arrive !

[1] ΟΡΚΟΣ, Jusjurandum.

NOTES DU SERMENT.

1. Suivant la mythologie classique, Apollon, fils de Jupiter, Dieu du soleil et de la médecine, eut pour fils Esculape, qui à son tour eut pour fils Podalyre et Machaon, et pour filles Hygie (la *Santé*) et Panacée (mot qui signifie *Remède universel*). — Cf. pour les livres relatifs à l'histoire des Dieux de la médecine et de leur culte, L. Choulant, *Bibl. medic. histor.*, § V, p. 28 et suiv., et les deux *Addit.* de J. Rosenbaum, p. 8 ; p. 11. Je signalerai plus particulièrement les ouvrages suivants : C. F. Hundertmark, *Exercit. de princip. Diis art. med. tutel. ap. vet. Græc. atque Rom.*; Lipsiæ, 1735, in-4°, reprod. dans *Opuscula ad med. hist. pertinentia*, ed. Ackermann ; Norimb. 1797, in-8°, p. 1 à 48; *Institut. hist. med.* d'Ackermann, Norimb., 1792, in-8° ; — et surtout Creuzer, *Hist. des relig. de l'antiquité*, trad. de M. Guigniaut ; *Asklepios und die Asklepiaden* par Panofka, Berl., 1846, in-4° ; — *Die Heilgoeter der Griechen* du même auteur, Berl., 1845, in-4°; — Lersch, *Apollon, der Heilspender*, Bonn, 1848, in-4° ; — *Zu den Alterthümern der Heilkunde bei den Griechen*, par Welcker, Bonn, 1850, in-8°. — Cf. aussi, pour l'histoire des *Asclépieions* (temples où Esculape était honoré), Hundertmark, *Dissertat. citée* p. 80, note 1, et M. Malgaigne, *Lettres sur l'hist. de la chirurgie*, Paris, 1842, in-8°, lettre 9, p. 59 et suiv., et voy. mon *Introduction générale.*

2. Voy. sur les diverses formules de serment dans l'antiquité, Meiboom, *In Jusjur.*, chap. II et III, p. 14 et suiv.

3. Ἀδελφοῖς ἶσον ἄῤῥεσι, *germanis fratribus.* — Meiboom veut que ἄῤῥεσι signifie *virilibus*, *strenuis*, *generosis*, pensant qu'Hippocrate fait allusion à la coutume où les Grecs étaient de confier des emplois publics à ceux qui par leurs belles actions avaient rendu service à la république (cf. p. 85 et suiv.). Cette interprétation est forcée et rien ne l'autorise. — M. Rosenbaum (*Jahrb. der gesammt. Medic.*, année 1845, 1er vol., p. 251-8, *Article sur ma première édit. d'Hippocrate*) cherche à démontrer qu'Hippocrate fait ici allusion à une sorte de franc-maçonnerie à laquelle on était affilié par une véritable initiation ; mais rien dans le texte du *Serment* ne justifie une pareille manière de voir ; il s'agit uniquement d'un sentiment tout fraternel qu'on promettait de vouer aux enfants de ses maîtres [1]. — M. Littré à publié, d'après le ms. de Paris, n° 2253, une scholie grammaticale qui se rapporte à ce passage. J'ai montré que cette scholie, que j'ai trouvée aussi dans deux mss. du Vatican, est d'autant plus intéressante qu'elle contient la fin même du *Glossaire* d'Érotien. Voy. dans *No-*

[1] C'est plutôt dans la *Loi*, et surtout dans le dernier paragraphe, qu'on trouverait la trace d'une véritable initiation.

tices et extraits des mss. médicaux d'Angleterre, *l'appendice*, n. 2 contenant des *scholies inédites sur Hippocrate*, p. 219-220.

4. Il ressort évidemment de ce passage que les médecins stipulaient avec leurs élèves une certaine rétribution appelée δίδακτρον (de διδάσκειν, *apprendre*), par les anciens Grecs, et διδασκαλίκιον par les Byzantins (Meib., p. 88). Nous savons du reste positivement par le témoignage de Platon (*voy.* l'*Introduction générale* et celle du *Serment* en particulier) qu'Hippocrate enseignait la médecine pour de l'argent.

5. Παραγγελίης τε καὶ ἀκροήσιος, καὶ τῆς λοιπῆς ἁπάσης μαθήσιος. — Suivant Meiboom (*l.l.* p. 93-9), les παραγγελίαι sont les préceptes généraux accessibles à tous et divulgués par le maître, soit dans des leçons orales, soit dans des écrits rédigés ordinairement sous forme aphoristique. — Les ἀκροάσεις sont les leçons orales auxquelles les adeptes seuls étaient admis, et dans lesquelles le maître traitait des questions scientifiques transcendantes[1]. Heurn, Zuinger, Meiboom et Dacier entendent par *les autres parties de l'art* (τῆς λοιπῆς ἁπάσης μαθήσιος), l'application pratique aux cas particuliers. Suivant M. Choulant (*Hist. litterar. Jahrbuch.*, 2e année, Leipzig, 1839, p. 114) les παραγγελίαι sont les leçons de petite chirurgie, et l'étude des symptômes au lit du malade; par les ἀκροάσεις il entend les cours scientifiques, et par λοιπὴ μάθησις, un cours de clinique pour les élèves avancés. — J'avais adopté cette interprétation dans ma première édition, mais je l'ai abandonnée depuis longtemps. Et d'abord pour ce qui regarde ἀκρόασις, ce mot, autant du moins que j'ai pu m'en assurer par les nombreux passages des auteurs que j'ai relevés, n'a jamais le sens spécial d'*enseignement réservé;* il signifie tout simplement l'*enseignement oral*. Dans Platon, ἀκροατής signifie toujours un *auditeur*, et le mot ἀκροατικός, employé par exemple dans une prétendue lettre d'Aristote à Alexandre et par Aulu-Gelle (*N. att.*, XX, v), me paraît désigner plutôt un enseignement supérieur qu'un enseignement secret auquel les initiés étaient seuls admis. Je ne nie pas qu'il y ait eu en Grèce, dans certaines écoles de philosophie, et particulièrement dans celles de Pythagore, de Socrate et peut-être aussi dans celle d'Aristote, un enseignement *réservé;* mais ce n'était point par le mot ἀκρόασις qu'on désignait cet enseignement, dont on ne trouve, du reste, aucune trace, ni dans les écrits hippocratiques, ni dans l'histoire de ces écrits. Cette preuve, indépendamment des considérations lexicographiques, suffit pour détruire l'interprétation que j'avais donnée au mot ἀκρόασις. — Ce mot représente maintenant pour moi l'enseignement oral, qui ne paraît avoir été dans les écoles des Asclépiades ni *public*, ni gratuit; mais le maître traitait sans *mystère*, sans *initiation véritable*, et sans distinction d'auditeurs, de toutes les parties de la science, soit en commentant un texte consacré, soit en développant sa propre doctrine. — Le sens de παραγγελίη est beaucoup

[1] Galien place le *Timée* parmi les livres *acroatiques;* la nature même de ce dialogue autoriserait ce sentiment; je ne sache pas, du reste, qu'on ait fait attention à ce passage de Galien.

plus vague. On a déjà vu comment Meiboom et M. Choulant entendent ce mot. Foes (*OEcon.*, voce), y voit l'exposition brève et aphoristique des préceptes et des conseils, par opposition à la doctrine médicale développée dans les livres et désignée par ἀκρόασις. M. Littré (t. IV, p. 614-615) est d'avis que παραγ. signifie les préceptes généraux non scientifiques, se rapportant à la conduite du médecin et à l'exercice de la profession. Cette interprétation me paraît celle qui se rapproche le plus du sens général de παραγγελίη. Nous possédons précisément dans la *Collection hippocratique* un opuscule qui porte le titre de Παραγγελίαι, et qui est consacré aux conseils généraux, à ceux surtout qui touchent à la dignité du médecin et à l'exercice de son art. — Λοιπὴ μάθησις me semble être à la fois l'enseignement clinique, comme le pense M. Choulant, et de plus l'apprentissage de tout ce qui se faisait dans l'officine (voy. l'*Introduction* de l'opuscule *Du médecin*), aussi bien la préparation des drogues (voy. *Dissert. sur la pharmacologie hippocratique*) que la petite chirurgie. Peut-être aussi cette λοιπὴ μαθ. comprenait-elle l'étude des traités dogmatiques et des manuels du temps, auxquels les *leçons* servaient de complément. On remarquera, du reste, que ces trois membres de phrase, παραγγελίη, ἀκρόασις, et λοιπὴ μάθησις représentent la succession la plus naturelle des trois degrés ou des trois parties de l'enseignement : d'abord les préceptes généraux moraux ou professionnels (aujourd'hui quel professeur pense à cette noble partie de l'enseignement hippocratique qui était si bien faite pour élever l'esprit et le cœur des élèves); puis la parole du maître qui prépare l'élève à la lecture ou à l'intelligence des auteurs et à la pratique (Platon nous représente Hippocrate *donnant des cours* de médecine); enfin l'étude des livres et les connaissances cliniques et pharmacologiques. — Dans la *Collection hippocratique* nous avons aussi des livres qui représentent au moins deux de ces trois parties de l'éducation médicale, les traités *introductoires* (παραγγελίη—par exemple, le *Serment* lui-même, la *Loi*, le *Médecin*, les *Préceptes*, la *Bienséance*); les traités dogmatiques et les livres de pratique pure, de petite chirurgie ou de clinique (λοιπὴ μάθησις — par exemple le *Pronostic*, le *Régime dans les maladies aiguës*, etc.; l'*Officine*, une partie des *Épidémies* et les grands ouvrages sur la chirurgie). Il est probable que plusieurs de ces *écrits* ont été d'abord des *cours*, mais on ne saurait établir par des preuves directes qu'ils aient été professés avant d'avoir subi la rédaction sous laquelle ils nous sont parvenus. — Voy. cependant sur les λόγοι (*discours*) l'*Introduction* au traité *De l'art*, p. 24-25.

6. Διαιτήμασί τε χρήσομαι ἐπ' ὠφελείῃ καμνόντων κατὰ δύναμιν καὶ κρίσιν ἐμὴν, ἐπὶ δηλήσει δὲ καὶ ἀδικίῃ εἴρξειν. — Le second membre de cette phrase est fort embarrassant. M. Littré dit en note : « Εἴρξειν paraît irrégulier, il faut, ou lire εἴρξω comme le veut Opsopaeus (suivi par Chartier), ou changer χρήσομαι en χρήσασθαι [sans doute en sous-entendant χρή]. On pourrait encore, en admettant la leçon primitive de 2146 (qui omet εἴρξειν), et en ajoutant οὐ, lire ἐπὶ δηλ. δὲ καὶ ἀδικίῃ οὐ. Οὐ δώσω δέ κ.τ.λ. » — Déjà dans ma première édition j'avais admis εἴρξω, et j'avais traduit : *J'éloignerai des malades tout ce qui pour-*

rait leur nuire et toute espèce de maléfice. — M. Littré, qui lit aussi εἴρξω, traduit : *Je m'abstiendrai de tout mal et de toute injustice;* c'est aussi le sens adopté par M. Adams, mais je crois que le texte se refuse absolument à ce sens. Il faut, suivant moi, pour entendre ce membre de phrase, supposer une ellipse, et traduire δήλησις et ἀδικίη comme je l'ai fait, en prenant, du reste, les lexiques pour guides. — Toute cette phrase me paraît en outre une espèce de commentaire de ce passage si remarquable du 1er livre des *Épidémies*, § 5 (voy. aussi la note correspondante) : *Dans les maladies il y a deux choses, soulager ou ne pas nuire;* ce rapprochement est une nouvelle justification de mon interprétation.

7. Οὐδὲ γυναικὶ πεσσὸν φθόριον δώσω. — J'avais d'abord traduit *je ne mettrai pas de pessaire;* mais le mot δώσω ne permet pas une pareille traduction, il faut prendre ce mot, ici et plus haut à propos des poisons, dans le sens de *remettre, de livrer*. Du reste, Soranus (*De arte obstetrica*, etc., éd. de Dietz, p. 59), qui cite ce passage, ne semble pas avoir eu sous les yeux un texte qui portât πεσσόν; voici ses paroles : « Il y en a qui rejettent les médicaments abortifs, invoquant le témoignage d'Hippocrate, qui dit : οὐδ' ἂν οὐδενὶ φθόριον [δώσω] : c'est-à-dire, *je ne donnerai rien d'abortif*. — M. Littré ne paraît pas avoir remarqué ce passage de Soranus; il pense que δώσω signifie dans les deux cas *remettre à un tiers* (voy. p. 630, note 12); mais d'abord pour ce qui regarde l'avortement, il ressort clairement du texte qu'il est question d'un rapport direct entre le médecin qui livre le pessaire et la femme qui doit en faire usage. Quant au poison, l'auteur du *Serment* défend, suivant moi, au médecin, non pas de se faire le complice d'un assassinat (comment supposer la nécessité d'une pareille prohibition?), mais de ne pas favoriser le suicide; l'ensemble de la phrase ne me laisse aucun doute sur cette interprétation. — MM. Adams et Littré remarquent, le premier dans ses notes, le second dans son argument, que sur la question d'avortement la morale des anciens était inférieure à celle des modernes; ainsi, pour ne pas nous éloigner de l'époque d'Hippocrate, Aristote dans sa *Politique* (VII, IV), conseille l'avortement en dehors des nécessités médicales; il y met seulement une restriction, c'est que l'embryon n'ait pas encore reçu le sentiment et la vie. Toutefois la défense même faite dans le *Serment* montre que l'avortement n'était pas généralement approuvé; elle montre surtout que les médecins d'alors ne voulaient pas plus que les médecins d'aujourd'hui mettre les ressources de l'art au service de détestables pratiques. Toutefois on remarquera dans la *Collection hippocratique* elle-même une fâcheuse exception : l'auteur du traité *De la nature de l'enfant* (t. VII, p. 490) raconte avec complaisance qu'il a fait avorter à six jours une baladine fort habile et à qui l'état de grossesse eût fait perdre de son prix. Ou bien cet auteur avait oublié le *Serment*, ou bien il n'était pas lié par cette formule, ou encore il admettait comme Aristote une circonstance atténuante, l'inanimation de l'embryon. Quant à l'avortement obstétrical, il est recommandé dans d'autres livres de la *Collection*, par exemple dans le 1er livre des *Maladies des femmes* (voy. l'article *Abortifs* dans la *Dissertation sur la pharmacologie hippocratique*,

cf. aussi l'article *Pessaire* dans la même *Dissert.*). — Dans les sociétés modernes, non-seulement l'avortement que ne motivent pas des raisons médicales est défendu, à quelque époque que ce soit de la vie fœtale, par les lois religieuses et civiles, mais on va même jusqu'à contester que l'avortement jugé nécessaire par le médecin soit une pratique permise.

8. Ce passage a beaucoup embarrassé les commentateurs, et a donné lieu aux opinions les plus paradoxales (cf. Haller, *Bibl. med.*, t. I, p. 65, et Sprengel, *Hist. de la méd.*, t. VII, p. 209). On a même été jusqu'à y voir la prohibition de la castration. M. Littré (t. IV, p. 617 et suiv.) accorde peut-être trop de place à la discussion de cette dernière opinion que le texte ne permet pas d'admettre. Si cette prohibition était faite dans le *Serment*, assurément on s'en rendrait parfaitement compte, ainsi que M. Littré l'établit très-bien, mais elle n'y est pas, cela est certain, il n'y a donc pas lieu de s'en occuper. La seule qui me paraisse admissible, c'est que dès le temps d'Hippocrate, l'opération de la taille rentrait dans les *spécialités*, et qu'il y avait des *lithotomistes*[1], comme il y en a encore de nos jours, surtout dans les provinces. Hérodote nous apprend qu'en Égypte il y avait des médecins pour toutes les maladies : des médecins pour les yeux, pour la tête, pour les dents; des médecins *pour les régions du ventre* (τῶν κατὰ νηδύν), et d'autres pour les maladies invisibles (*Hist.*, II, 84). Il n'y a donc rien d'étonnant, que quelques années plus tard Hippocrate parle de gens qui s'occupaient spécialement de l'opération de la taille.— Cf. Meiboom (*in Jusjur.*) chap. XVI, mais surtout Boerner, qui est moins diffus et plus clair : — F. BOERNERI *super locum Hippocratis in Jurejurando maxime vexatum*, *meditationes*, Lipsiæ, 1741, in-4°, 22 pages, reproduit dans *Noctes guelphicæ*, p. 135 et suiv. — M. Littré (t. IV, p. 615-620), après un examen approfondi du passage en litige, arrive à la même conclusion que moi. Il démontre à cette occasion qu'on ne doit pas chercher dans le *Serment* une preuve qu'au temps d'Hippocrate la chirurgie était séparée de la médecine, puisqu'on voit les Hippocratistes pratiquer toutes sortes d'opérations, les plus graves aussi bien que les plus légères (voy. aussi ma *Lettre à M. le Dr de Renzi sur un passage de Celse relatif à la division de la médecine*, Paris, 1852, in-8°). L'exception faite *exclusivement*[2] pour la taille

[1] C'est par abus qu'on a donné ce nom à ceux qui s'occupent de l'opération de la taille, et qu'on a appelé *lithotomie* l'opération elle-même. *Lithotomie* (de λίθος et τέμνω) signifie proprement section de la pierre. Or, dans l'opération de la taille on ne coupe pas ordinairement la pierre, mais seulement les chairs. Cet abus de langage vient sans doute de ce qu'on a mal compris un passage de Celse (VII, XXVI, 3), où il est dit qu'Ammonius (d'Alexandrie) avait été surnommé λιθοτόμος; mais Celse prenait ce mot dans son acception littérale, et non pas dans le sens que nous attachons aujourd'hui au mot *lithotomiste*. En effet, cet Ammonius est l'inventeur d'un procédé qui consistait à briser, à l'aide d'un instrument qu'il avait imaginé, la pierre dans la vessie, quand elle était trop grosse pour passer à travers l'incision des parties molles. L'invention d'Ammonius contient en germe celle de la lithotritie.

[2] Dans la *Collection hippocratique* (*Des Malad.*, livre I, § 6', t. VI, p. 150) il est bien

même, ainsi que M. Littré le fait remarquer après M. Andreæ, prouve que tout le reste du ministère chirurgical était dévolu aux hippocratistes (voy. p. 620).

9. Galien (*Que le bon médecin est philosophe*, p. 6 de ma traduction) dit : « Comment aimerait-il le travail, celui qui s'enivre, qui se gorge d'aliments et se livre aux plaisirs de Vénus, qui, pour le dire en un mot, est l'esclave de son ventre et de ses penchants lubriques? Il demeure donc établi que le vrai médecin est l'ami de la tempérance, et qu'il est en même temps le disciple de la vérité. » — Tout cet opuscule de Galien est pour ainsi dire un commentaire du *Serment*.

10. 'Εκλαλέεσθαι (littéralement *bavarder*), manuscrits 2145, 2140, Bâle, Heurn, Meiboom, au lieu de ἐκκαλέεσθαι (*appeler dehors*) de Foës, et de quelques manuscrits. M. Littré a aussi adopté ἐκλαλ.

question du *cathétérisme*, mais on ne voit nulle part que les médecins qui vivaient du temps d'Hippocrate soient allés plus loin que ces préliminaires de l'opération de la taille.

LA LOI.

INTRODUCTION.

Si Νόμος ne signifiait que la loi comme l'entendent les jurisconsultes, cette petite pièce ne répondrait pas à son titre, car c'est moins une loi que le préambule, que les considérants d'une loi. Mais Νόμος dans les auteurs grecs et, en particulier, dans Hippocrate, est pris dans un très-grand nombre d'acceptions différentes [1]; il doit signifier ici l'ensemble des préceptes d'après lesquels on se forme à une science ou à un art. L'auteur se propose en effet de tracer d'une manière générale la route à suivre dans l'étude de la médecine. Attaquant d'abord les mauvais médecins, *vrais figurants de théâtre*, qui perdent l'art par leur ignorance et leur témérité, il en vient, par une conséquence toute naturelle, à indiquer les moyens qu'il juge capables de mettre fin à ces abus; et c'est à ce propos qu'il compare ingénieusement l'étude de la médecine à la culture des plantes.

La *Loi* est rangée par Érotien dans les livres qui concernent l'étude de l'art en général; c'est un de ces traités appelés *isagogiques*, c'est-à-dire servant d'introduction [2]. Elle n'offre pas de caractère bien tranché; il n'est donc pas facile d'en préciser l'origine. Par son ensemble, par sa forme, par sa tendance, elle se rapproche plutôt du traité *De l'art* que de tout autre écrit de la *Collection hippocratique*. On pourrait aussi établir entre la *Loi* et le *Serment* des rapprochements plus ou moins directs. Ainsi, dans les deux opuscules, il est parlé de la nécessité de commencer les études dès l'enfance : dans l'un et dans

[1] Cf. Foes, *OEcon.*, et Érotien, éd. de Franz, p. 260 et 262, au mot Νόμος. Meiboom (*in Jusjur.*, chap. XII, § 7, p. 102), et le *Trésor grec* voce.

[2] Dans un article sur ma première édition (voy. note 3 du *Serment*), M. Rosenbaum fait remarquer que les derniers mots de la *Loi* sont cités par Alexandre de Tralles à la fin de son X[e] livre, à propos d'un anneau magique.

l'autre, on défend de livrer la science au vulgaire. Mais dans le *Serment*, ces préceptes ont toute l'originalité et toute la simplicité d'une composition qui remonte à une haute antiquité; dans la *Loi*, ils sont calculés pour l'effet et sentent visiblement l'imitation et les réminiscences; on y remarque aussi plusieurs phrases recherchées, déclamatoires même. Il est vrai qu'il y est fait allusion à une coutume fort ancienne, je veux parler des voyages des médecins dans les différentes villes pour y exercer leur art; mais comme cette coutume faisait, pour ainsi dire, partie des institutions médicales de l'antiquité (voy. note 5), on n'en peut tirer aucun argument ni pour l'époque ni pour l'origine de la *Loi*.

Pour toutes ces raisons donc, non-seulement je doute de l'authenticité de la *Loi*, mais j'incline encore à penser qu'elle n'est pas sortie de l'école hippocratique, ou du moins qu'elle est d'une date postérieure à celle des écrits authentiques d'Hippocrate. Cette pièce me paraît avoir été composée à une époque où la médecine, n'étant déjà plus le monopole des corporations[1], était tombée en quelque sorte dans le domaine public, et de là dans les mains des charlatans, d'où l'auteur s'efforce de l'arracher, en réclamant une sanction pénale qui atteigne les mauvais médecins.

[1] Notez qu'il n'est plus question dans la *Loi*, comme dans le *Serment*, de la transmission directe de la science des pères aux enfants.

LA LOI [1].

1. La médecine est de tous les arts le plus relevé ; mais à cause de l'ignorance de ceux qui l'exercent et du peu de discernement de ceux qui jugent les médecins à la légère, elle est déjà rabaissée au-dessous de tous les autres. Voici, ce me semble, le principal motif de ce préjugé : c'est que la médecine est la seule profession [dont le mauvais exercice] n'est puni dans les villes que par l'ignominie ; mais l'ignominie ne blesse pas les gens qui en sont pétris ; car de pareils gens ressemblent exactement aux figurants qu'on introduit dans les tragédies ; comme ceux-ci ont le maintien, l'habit et le masque d'un acteur, mais ne sont pas des acteurs, de même il est beaucoup de médecins de nom, et fort peu (1) par les œuvres.

2. Celui qui veut arriver à une connaissance intime de la médecine doit réunir les dispositions naturelles, une science acquise par l'enseignement, un séjour favorable aux études (2), une instruction commencée dès l'enfance (3), l'amour du travail et une longue application. Il faut donc mettre au premier rang les dispositions naturelles ; car si la nature résiste, tout effort devient inutile (*Art*, § 9). Mais si la nature elle-même conduit pour le mieux, on arrive à l'instruction dans l'art ; on doit l'acquérir avec intelligence en se formant dès le jeune âge dans un séjour parfaitement approprié à l'étude ; il est encore besoin d'y apporter pendant longtemps une application soutenue, afin que la science germe dans l'esprit et produise heureusement des fruits en pleine maturité.

3. Ce qu'on observe dans la culture des plantes s'applique également à l'étude de la médecine : notre nature, c'est le champ ; le précepte du maître, c'est la semence ; l'étude commencée dès le jeune âge rappelle la saison où la semence doit être confiée à la terre ; le séjour dans un lieu favorable à l'enseignement, c'est l'air ambiant qui nourrit les plantes ; l'assiduité à l'étude, c'est le labourage (4). Enfin le temps fortifie toutes ces choses pour qu'elles arrivent à parfaite maturité.

[1] ΝΟΜΟΣ, Lex.

4. C'est après avoir apporté ces conditions nécessaires à l'étude de la médecine, c'est après avoir pris de cet art une connaissance exacte, qu'il faut parcourir les villes (5), afin de n'être pas réputé seulement médecin en paroles, mais médecin par les œuvres (*Art*, § 8, *fine*. — Voy. aussi § 13) (6); car l'inexpérience est, pour ceux qui la possèdent, pendant le sommeil comme pendant la veille, un mauvais trésor, un mauvais fonds (7). Elle ne connaît ni la tranquillité d'âme, ni la gaîté du cœur : c'est la mère de la timidité et de la témérité. La timidité décèle l'impuissance, et la témérité l'ignorance de l'art; car il y a deux choses, *la science* et *l'opinion;* celle-là conduit au savoir, celle-ci à l'ignorance.

5. Au reste, les choses saintes sont révélées à ceux qui sont saints ; mais il n'est point licite de les confier aux profanes avant qu'ils ne soient initiés aux mystères de la science.

NOTES DE LA LOI.

1. Πάγχυ βαιοί. — Βαιός avec le sens qu'il a ici ne se trouve en prose que dans Hippocrate. (Cf. *Th. ling. gr.*, éd. Didot, au mot βαιός).

2. Les manuscrits et les imprimés, y compris l'édition de P. Magnol faite sur les manuscrits de Venise (1542), ont τρόπου εὐφυέος; j'ai lu avec Foës et Coray τόπου; quelques lignes plus bas j'ai suivi la même correction.— M. Littré a adopté aussi cette double correction, commandée, du reste, par le contexte.

3. Platon, dans sa *République*, livre III, p. 408 D, disait : « Les médecins seraient très-habiles s'ils commençaient dès l'enfance à s'appliquer à l'étude de l'art, et s'ils se familiarisaient le plus possible avec les malades. »

4. Plutarque a dit, dans son traité de l'*Éducation des enfants* (*init.* § 4) : « De même que dans l'agriculture il faut choisir une bonne terre, un laboureur habile, des semences de bonne qualité, ainsi dans l'éducation, la nature répond au sol, le maître à l'agriculteur, les préceptes et les enseignements aux semences. » — Dans ses notes M. Adams cite de Quintilien (*Institut. orat.* in proœmio, p. 11, éd. de Burm.) un passage qui aurait été inspiré par la lecture de la *Loi*. Voici ce passage : « Illud tamen inprimis testandum est, nihil « præcepta atque artes valere, nisi adjuvante natura. Quapropter ei cui deerit « ingenium, non magis hæc scripta sunt, quam de agrorum cultu sterilibus « agris. Sunt et alia ingenita quidem adjumenta, vox, latus patiens laboris, « valetudo, constantia, decor; quæ si modica obtigerunt, possunt ratione am- « pliari; sed nonnunquam ita desunt, ut bona etiam ingenii studiique corrum- « pant : sicut et hæc ipsa sine doctore perito, studio pertinaci, scribendi, « legendi, dicendi multa et continua exercitatione, per se nihil prosunt. » Le rapprochement est incontestable et curieux, mais je ne vois aucune raison de croire que le rhéteur romain doive quelque chose au médecin grec. La matière de ce rapprochement est un *lieu commun* qui n'appartient à personne, que l'auteur de la *Loi*, Plutarque et Quintilien ont trouvé en circulation et qu'ils ont rendu chacun à leur manière. C'est même à de pareils lieux communs que je faisais allusion quand je disais (p. 13) que la *Loi* était peut-être une composition de rhétorique.

5. On appelait *périodeutes* (ambulants) les médecins qui parcouraient les villes et fréquentaient les cours des princes, soit pour se perfectionner, soit pour exercer la médecine à prix d'argent. Au temps d'Hippocrate les *périodeutes* appartenaient généralement à l'ordre des *Asclépiades*, et Hippocrate lui-même avait certainement parcouru différentes villes pour y pratiquer la médecine. Mais il y avait aussi d'autres médecins *périodeutes*. Ainsi Démocède,

de l'institut de Pythagore, exerça la médecine avec distinction et bonheur à Égine, à Athènes, à Samos, et ensuite à la cour du roi de Perse. (Hér. III, 131.) — Cette coutume paraît avoir persisté dans toute l'antiquité ; ainsi Étienne (éd. de Dietz, p. 501) parle d'un oculiste *périodeute* qui s'était rendu très-célèbre à Rome, du temps de Galien ; nous retrouvons aussi de vrais médecins *périodeutes*, des médecins *circumforanei*, au moyen âge et même après la renaissance. Dans les provinces, encore actuellement, des médecins, surtout des spécialistes, parcourent les villes pour y exercer leur art, mais trop souvent aux dépens de la dignité médicale. Cf. sur les *Périodeutes*, Choulant, *lib. cit. Geschichte der Asclepiaden* (*Histoire des Asclépiades*), p. 111 et suiv. ; — Littré, t. I, p. 10 et suiv. ; — Sprengel, *Hist. de la méd.*. t. I, p. 302 et suiv., éd. de Rosenbaum.

6. Μὴ λόγῳ μοῦνον, ἀλλὰ καὶ ἔργῳ ἰητροὺς νομίζεσθαι. C'est-à-dire qu'il faut joindre la théorie à la pratique. Cette opposition de πρᾶγμα et de ἔργον à λόγος et à ὄνομα, est très-fréquente chez les auteurs grecs, et en particulier dans la *Collection hippocratique ;* elle constitue des idiotismes dont le sens varie. (Cf. sur ce sujet, Boissonade, *Adnot. in Eunap.*, Amst., 1822, p. 420-424 et 599.) — Plus loin ἐπιστήμη signifie *la science qu'on possède*, et δόξα (*opinion*) *la science qu'on croit posséder*. — Cf. le traité *De l'art*. § 8 et 13.

7. Καὶ ὄναρ καὶ ὕπαρ (ὄναρ, *vanum somnium et visum ;* ὕπαρ autem, ὀπτασία ἀληθής, h. e. *visio vera*, *Etym. magn.*, p. 777, l. 31), est une locution proverbiale fréquemment employée par les auteurs grecs pour signifier *toujours*, *toute la vie ;* ou, comme nous disons, *jour et nuit*. Ὄναρ et ὕπαρ, séparés l'un de l'autre, signifient *en rêve* et *en réalité*, comme on le voit, par exemple, dans saint Basile, *Contra feneratores*, éd. Sinner, p. 74 et 485 de son *Delectus SS. Patrum græcorum*. Paris, 1842. — Cf. Trésor grec *voce* ὄναρ et ὕπαρ.

DE L'ART.

INTRODUCTION.

De tout temps il s'est trouvé des ignorants pour nier l'existence de l'art médical, et des ingrats pour en déprécier les mérites, comme aussi de tout temps il s'est trouvé de mauvais médecins pour le compromettre alors qu'ils devaient le soutenir. L'école hippocratique s'est élevée souvent et avec force contre les uns et contre les autres. Après ces plaidoyers antiques, beaucoup d'autres ont été écrits en faveur de la médecine ; et de ces derniers le plus célèbre est peut-être celui de Cabanis, intitulé : *Du degré de certitude en médecine.* Toutefois entre l'auteur du traité *De l'art* et Cabanis, il y a cette différence immense que le premier prouve l'existence de la médecine par les principes les plus généraux et par une sorte d'abstraction, c'est-à-dire en ne tenant compte ni du mode d'application de l'art, ni des qualités de celui qui l'exerce ; tandis que le second, raisonnant *a posteriori*, cherche à établir que la médecine a un degré positif de certitude, une existence réelle, en démontrant que ses éléments reposent sur des bases certaines, que sa méthode est rationnelle, et que ses dogmes ne sont pas aussi variables qu'on affecte de le proclamer[1].

[1] Voy. aussi un habile et savant plaidoyer en faveur de la certitude de la médecine dans le *Cours théorique et pratique de pathologie interne et de thérapie médicale*, par le docteur Gintrac, Paris, 1853, t. I, p. 63 et suiv. — Dans cet ouvrage, M. Gintrac s'écarte avec bonheur de la route tracée pour nos traités classiques. Les questions historiques ou littéraires y trouvent ordinairement place à côté des considérations pratiques. Le cadre aussi complet que possible, est rempli avec talent. — Voici les conclusions du § 6 (*Degré de certitude de la médecine*) : Des considérations précédentes ne doit-on pas conclure que la médecine, par ses rapports avec les autres sciences, par les lumières qu'elle répand sur l'histoire physique et intellectuelle de l'homme, par les services qu'elle rend à la société, par l'espèce de sacerdoce qu'elle confère, par la sévère moralité et la bienfaisance habituelle de ceux qui sont dignes de l'exercer, par l'immensité des travaux qu'elle exige, la solidité des études qu'elle provoque, les

Voici maintenant, dégagés de tous les accessoires dont ils sont environnés, les raisonnements sur lesquels l'auteur hippocratique appuie sa démonstration de la médecine.

1° Il établit en principe général contre les sophistes qu'il n'y a point d'art qui ne réponde à une *réalité substantielle* (οὐσία), c'est-à-dire qui n'ait un objet déterminé, un ensemble de phénomènes sur lesquels il s'exerce, ou, comme il l'appelle, une *idée*, un *genre* (εἶδος). L'objet de la médecine, les phénomènes observables sur lesquels elle s'exerce se voient, or *tout ce qui se voit, est,* ou encore *tout ce qui est, se voit;* donc les arts, *qui se voient, sont ;* ou encore *les arts sont, puisqu'ils se voient.* La preuve de la réalité de la médecine se tire donc de son objet même.

2° Des malades ont été guéris en suivant un traitement médical, cela est incontestable ; mais, objecte-t-on, tous ne l'ont pas été ; donc le salut de ceux qui l'ont été doit être rapporté à la fortune. — Mais comment peut-on raisonnablement attribuer la toute-puissance à la fortune (c'est-à-dire à la *spontanéité,* qui n'est rien), quand on n'a pas voulu l'invoquer toute seule à son secours, quand on a fait intervenir un autre élément véritablement actif, la médecine ?

3° C'est l'argument le plus complet et le plus probant. — Il y a des gens qui ont été guéris sans médecin. Cela est vrai : mais comment se sont-ils guéris, si ce n'est en évitant ou en faisant telle ou telle chose ? Or éviter ou faire telle ou telle chose, n'est-ce pas faire réellement de la médecine ? — Voilà donc l'existence de la médecine prouvée en dehors de son application méthodique. Mais, ajoute notre auteur pour établir la nécessité d'un art médical, comme le malade ne connaît pas la nature de son mal, comme le trouble de son esprit, comme l'affaiblissement de son corps ne lui permettent pas de diriger son traitement avec sûreté, il est indispensable qu'il se remette entre les mains d'un homme qui a spécialement étudié, et qui de plus a expérimenté ce qu'il faut faire et ce qu'il faut éviter dans telle ou telle maladie. — Du reste, dit-il plus loin, s'il n'est pas indifférent d'appli-

progrès qu'elle inscrit sans cesse dans ses annales, et les degrés de probabilité ou de certitude qu'elle atteint, mérite la confiance qu'elle inspire et justifie le rang qu'elle occupe dans l'estime publique ? »

quer plutôt un remède qu'un autre, de suivre tel ou tel régime; si dans la médecine le bien et le mal ont leurs limites tracées, comment cela ne constitue-t-il pas un art? Il n'y a pas d'art, là où il n'y a rien de bien, ni rien de mal; mais quand ces deux choses se rencontrent à la fois, il n'est pas possible que ce soit le produit de l'absence de l'art.

4° On objecte encore que beaucoup de malades, traités par des médecins, sont morts, mais ces terminaisons funestes sont plutôt imputables à l'indocilité des malades qu'au défaut d'habileté des médecins.

5° On nie enfin l'existence de la médecine parce qu'elle n'entreprend rien pour les maladies incurables; mais cette objection est absurde, car la médecine n'est pas toute-puissante, elle ne saurait aller au delà des limites qui lui sont assignées par la nature; autant vaudrait dire que l'art du forgeron n'existe pas, parce qu'il ne peut plus s'exercer quand le feu vient à manquer.

L'auteur, passant ensuite à un autre ordre de considérations, divise les maladies en maladies apparentes et en maladies cachées; ces dernières sont les plus nombreuses; l'obscurité de leur diagnostic tient tout à la fois à leur siége, à leur nature, et au peu de renseignements que le malade peut fournir sur son état. Telles sont les causes qui expliquent, d'une part, la difficulté de la médecine, la circonspection du médecin, son embarras; et d'une autre, le progrès que fait le mal, sans qu'on puisse l'entraver, faute de le bien connaître, et partant de pouvoir lui opposer les remèdes convenables. Celui donc qui est assez habile pour triompher de ces maladies, mérite bien plus d'honneur que celui qui s'attaque aux maladies incurables.

Ces réflexions sur les maladies cachées montrent encore quelle importance l'auteur donne au diagnostic; car il soutient que si l'art est capable de découvrir le mal, il est aussi capable de le guérir: ce principe est un pas immense dans l'étude et dans l'application de l'art; il marque un très-grand progrès sur la véritable médecine de l'école de Cos, qui, tout attachée à la contemplation et à la description des symptômes ainsi qu'à l'étiologie générale, s'occupait bien plus de prévoir et d'annoncer l'issue d'une maladie que de reconnaître les désordres qu'elle produisait dans l'organisme.

Je ne terminerai pas cette analyse sans faire ressortir tout ce qu'il y a d'ingénieux et de véritablement pratique dans la méthode artificielle de diagnostic que l'auteur propose pour forcer la nature à révéler les signes qui semblent vouloir se dérober aux investigations du médecin. Le principe de cette méthode explorative est demeuré dans la pratique de la médecine et de la chirurgie; son application seule a été modifiée par les progrès de la science.

Le traité *De l'art*, dont Héraclide de Tarente avait expliqué un mot (ὕποφρον)[1] est admis par Érotien[2] dans la *Collection hippocratique;* Galien n'y fait aucune allusion; Suidas l'attribue, sans en donner la preuve, à Hippocrate fils de Gnosidicus; et j'affirme contre Sprengel (*Apol. des Hipp.*, p. 84) qu'on ne peut pas regarder ce traité comme appartenant à l'école médicale d'Alexandrie; car Héraclide, qui était un des plus illustres représentants de cette école, ne l'aurait assurément pas commenté comme étant un livre hippocratique[3].

M. Littré (t. Ier, p. 356) a cherché à établir quelques rapprochements entre le traité *De l'art* et ceux *Du régime* en trois livres, *Du pronostic* et *Des airs*. Il est vrai que l'auteur de l'*Art* et celui du *Régime* s'accordent à reconnaître qu'il y a un égal mérite à faire des découvertes ou à perfectionner celles des autres; il est vrai aussi que l'auteur du traité *De l'art* recommande aux médecins de ne pas donner leurs soins aux malades incurables, et que celui du *Pronostic* assure qu'il est impossible de rendre la santé à tous les malades; mais cette analogie de pensée est bien générale et ne peut conduire ni à classer cet écrit dans la *Collection*, ni à en déterminer la date. — M. Littré dit encore : « Vers la fin (du traité *De l'art*) il se trouve, sur le souffle vital, des idées fort analogues à celles qu'on lit dans le traité *Des airs* (Περὶ φυσῶν). » Mais suivant l'auteur du traité *De l'art* (§ 10) les interstices laissées dans les chairs sont remplies de *pneuma* dans l'état de santé, et d'*ichor* dans l'état de maladie, tandis que l'auteur

[1] Cf. Érotien, *Glossaire*, p. 374, éd. de Franz.

[2] *Ibid*, p. 24. — Mercuriali (*Cens. in opp. Hipp.*, p. 18) le rejette comme indigne d'Hippocrate. — Gruner (*Cens.*, p. 78) le regarde comme défectueux à certains égards, mais, à beaucoup d'autres, comme digne d'un grand médecin. Toutes ces opinions reposent uniquement sur le sentiment personnel des critiques, et non sur des raisons plus ou moins plausibles.

[3] Voyez, du reste, mon *Introduction générale* sur les limites chronologiques approximatives dans lesquelles il faut, suivant moi, resserrer la rédaction des livres qui composent la *Collection hippocratique.*

du traité *Des airs* regarde comme anormale la présence de l'air dans les chairs et lui attribue toutes sortes de désordres (voy. particulièrement § 11 et suiv.); cet air intérieur il l'appelle φύση et non πνεῦμα, mot dont il se sert pour désigner l'air en général; quant à l'air ambiant, il le nomme ἀήρ[1].— Toutefois le traité *Des airs* a avec celui *De l'art* des rapports de doctrine assez importants qui ont échappé aux minutieuses et infatigables explorations de M. Littré: On lit au commencement du premier opuscule (§ 1, t. VI, p. 92) : « Celui qui connaîtrait les causes des maladies serait très-capable d'y porter remède ; » ce que l'auteur du traité *De l'art* exprime en ces termes : « La même science qui fait découvrir les causes des maladies, enseigne aussi quels sont tous les traitements qui en arrêtent les progrès » (§ 11). On lit encore dans le même paragraphe du traité *De l'art* : « Il faut beaucoup plus de peine et de temps pour connaître ces maladies (les *maladies cachées*) que si on pouvait les reconnaître en les percevant par les yeux. Mais ce qui se dérobe à la vue du corps n'échappe pas à la vue de l'esprit. » Et dans le traité *Des vents* on trouve ce passage : « Quand il s'agit d'opérations chirurgicales, il faut qu'on acquière l'habitude [de les pratiquer], car l'habitude est le meilleur enseignement pour les mains; mais pour ce qui regarde les maladies les plus cachées et les plus difficiles, on juge plutôt par l'opinion que par l'art (δόξῃ μᾶλλον ἢ τέχνῃ κρίνεται). Or, c'est surtout dans ces circonstances que l'expérience l'emporte sur l'inexpérience » (§ 1, p. 90). Quoi qu'il en soit de ces rapprochements, la doctrine fondamentale pour ce qui regarde l'action de l'air sur les chairs étant différente dans les deux traités, on ne saurait les ranger dans la même classe.

Il ne faut pas oublier non plus de rappeler ici que l'*Art* a aussi un point de contact direct avec la *Loi*. Dans le premier opuscule (§ 9) on lit : « Sont capables de bien traiter les maladies ceux dont l'éducation n'est pas un éloignement et chez qui les dispositions naturelles ne sont pas rebelles. »— Et dans le second (§ 2) : « Celui qui veut arriver à une connaissance intime de la médecine doit réunir les dispositions naturelles et une science acquise par l'enseignement.... Si la nature résiste, tout effort devient inutile, etc. »

[1] Πνεύματα δὲ τὰ μὲν ἐν τοῖσι σώμασι φῦσαι καλέονται, τὸ δὲ ἔξω τῶν σωμάτων, ἀήρ, § 3, t. VI, p. 94.

C'est surtout avec un passage qui semble égaré dans le traité *Des régions dans l'homme*, que celui *De l'art*[1] m'a paru avoir des rapports directs et curieux (cf. surtout le § 4). Ce passage est trop intéressant pour que je ne le traduise pas ici : « Il me semble que la médecine, j'entends celle qui est arrivée à ce point d'apprendre [à connaître] le caractère [des maladies] et [à saisir] l'occasion, est inventée tout entière[2]; en effet, celui qui sait ainsi la médecine n'attend rien du tout de la fortune, mais il réussira, qu'il ait ou non la fortune avec lui. La médecine tout entière est fortement assise, et les plus belles découvertes dont elle peut disposer ne paraissent pas avoir besoin de la fortune, car la fortune est indépendante, ne se laisse pas commander, et ne se rend pas au désir de l'homme[3]; la science, au contraire, se laisse commander; elle mène à d'heureux résultats, lorsque celui qui sait veut s'en servir; après cela, quel besoin la médecine a-t-elle de la fortune? S'il existe des remèdes qui aient une action évidente contre les maladies, ainsi que je le pense, les remèdes n'ont rien à attendre de la fortune pour procurer la santé, puisqu'ils sont remèdes. Mais s'il est utile d'avoir le concours de la fortune quand on les administre, ils n'ont pas plus d'action pour rendre la santé que ce qui n'étant pas remède, a pour soi la fortune.

« D'un autre côté[4], celui qui bannit de la médecine et de tous les autres arts la fortune, en disant que ce ne sont pas ceux qui font bien

[1] Quand ma première édition a paru, M. Littré n'avait pas encore publié le sixième volume qui contient le traité *Des lieux dans l'homme*; je vois avec satisfaction par l'*Introduction* à ce traité, et par la conférence des lieux parallèles dans la traduction, que M. Littré a été aussi frappé de ce rapprochement qui lui avait échappé lorsqu'il rédigeait son *Introduction générale*.

[2] C'est là une pensée qu'on retrouve souvent dans la *Collection* (cf. particulièrement *Ancienne médec.*, § 2), et qui prouve combien on a eu tort de donner à Hippocrate le nom de *Père de la médecine*.

[3] N'est-ce pas encore une réminiscence du traité *De l'art*, qui fait dire par la bouche de Démocrite à l'auteur de la *Lettre d'Hippocrate à Damagète* (t. III, p. 812-813, éd. de Kuehn) : « Quand les malades sont sauvés, ils rapportent la cause de leur guérison aux Dieux ou à la fortune. Beaucoup attribuant aussi cette heureuse issue à leur propre constitution, poursuivent de leur haine leur bienfaiteur (c'est-à-dire *le médecin*), et peu s'en faut qu'ils ne soient indignés s'ils se croient son débiteur. »

[4] δέ : ce mot, nécessaire pour rendre toute la pensée de l'auteur, et pour faire ressortir l'opposition qu'il veut marquer, manque dans Foës, éd. de Genève, p. 423 et éd. de Kühn, t. II, p. 149; il se trouve dans le manuscrit 2255 et dans l'édit. de Bâle, p. 73, l. 50. — M. Littré l'a aussi admis.

une chose qui sont secondés par elle, me paraît être en opposition avec la vérité; il me semble, au contraire, que ceux-là seulement sont favorisés ou abandonnés par la fortune qui font bien ou mal une chose : être favorisé de la fortune, c'est bien faire, et c'est ce que font les gens habiles dans une science. Ne point être favorisé par elle, c'est ne pas bien faire, parce qu'on ne sait pas ; et celui qui ne sait pas, comment serait-il favorisé par la fortune? En supposant même qu'il réussît en quelque chose, ce succès ne vaudrait pas la peine qu'on en parlât ; car celui qui fait mal ne saurait réussir complétement, puisqu'il manque dans d'autres choses qui sont convenables » (§ 6, p. 342-3).

Entre le traité *De l'art* et celui *Des lieux dans l'homme*, je remarque encore un autre point de contact. Plus haut (p. 20) j'appelais l'attention du lecteur sur la méthode artificielle de diagnostic proposée par l'auteur de l'*Art* pour forcer la nature à révéler des signes cachés; eh bien, dans le traité *Des lieux dans l'homme*, je trouve la même méthode *d'essai* appliquée au traitement : « Quand on a affaire à une maladie qu'on ne connaît pas, il faut faire boire un évacuant qui ne soit pas énergique; si l'état s'améliore, l'indication est trouvée : il faut insister sur l'atténuation; mais si, loin de s'améliorer, l'état empire, c'est le contraire; s'il ne convient pas d'atténuer, il conviendra de rendre le phlegme abondant » (§ 34, trad. de M. Littré, p. 327).

Voici un rapprochement de même nature tiré du IIe livre des *Maladies* (§ 61, t. VII, p. 94). L'auteur veut que pour s'assurer si la poitrine est remplie de pus ou d'eau, on fasse pénétrer un liquide dans le poumon[1], ou qu'on administre, soit un bain de vapeur, soit une fumigation : s'il y a de l'eau, ajoute-t-il, le pus ne suit pas, c'est-à-dire le pus ne s'échappe pas au dehors; par cela vous reconnaîtrez donc la nature de la maladie.

Il est manifeste qu'une même pensée a inspiré le traité *De l'art* et les réflexions sur la fortune que j'ai extraites du traité *Des lieux dans l'homme;* cette pensée, c'est-à-dire la foi en la réalité et en l'indépendance de la médecine qui avait été méconnue et attaquée

[1] L'auteur partage la croyance tantôt admise et tantôt rejetée, dans la *Collection hippocratique*, que les boissons pénètrent dans le poumon. Voy. *Arg.* de M. Littré, t. VII, p. 5, et mon édition de Galien, où j'ai discuté cette question.

par les sophistes, domine aussi une partie du traité *De l'ancienne médecine*. Aussi l'*Art*, l'*Ancienne médecine*, et un des fragments qui constituent le traité *Des lieux dans l'homme* (car ce traité me paraît composé, comme le traité *De la nature de l'homme*, de plusieurs pièces juxta-posées et sans lien véritable), constituent pour moi, dans la *Collection*, un groupe artificiel formé d'écrits dus à des auteurs différents, mais représentant, dans cette *Collection*, le côté dogmatique ou plutôt dialectique que je ne retrouve pas dans les écrits authentiques d'Hippocrate. C'est d'après les mêmes vues que, dans l'*Introduction* au *Médecin*, j'ai formé un autre groupe artificiel des écrits moraux et isagogiques.

Dans l'*Argument* du traité *Des vents* (t. VI, p. 88), M. Littré a aussi indiqué la formation d'un autre groupe artificiel qui comprendrait les traités où il a cru remarquer le caractère de ces *discours* qu'on tenait au temps de Platon pour réfuter ou pour établir une thèse quelconque. Les traités *Des vents*, *De l'ancienne médecine*, *De la nature de l'homme*, *Des affections*, rentreraient, suivant M. Littré, dans cette catégorie ; j'y range aussi volontiers le traité *De l'art*, tout en le conservant en même temps dans mon groupe d'écrits dialectiques. Ce groupe des *discours* serait alors subdivisé en traités qui combattent ou établissent des thèses à peu près exclusivement médicales, et en traités destinés à établir des thèses presque exclusivement dialectiques, bien qu'elles aient aussi la médecine pour but.

Ainsi le traité *De l'art*, rangé dans la catégorie des *discours*, se trouverait reporté, avec quelque apparence de certitude, à l'époque même d'Hippocrate[1]; mais je ne voudrais pas le ranger parmi les ouvrages qui appartiennent à son école, et encore moins parmi ceux qu'on lui attribue en propre. Quoi qu'il en soit, de quelque côté qu'on envisage la *Collection*, ainsi qu'on le verra dans mon *Introduction générale*, on est conduit à reconnaître que les écrits qui la composent sont, par la date, très-voisins les uns des autres, et que la

[1] Ceci était déjà imprimé, lorsque j'ai vu avec une véritable satisfaction, dans la préface du VIIIe volume d'Hippocrate (p. II et suiv.), que M. Littré, revenant sur les *Discours* qui se trouvent dans la *Collection hippocratique*, a fait rentrer dans cette catégorie le traité *De l'art*, avec le traité *De la maladie sacrée*.

Collection tout entière a été formée très-peu de temps après la mort d'Hippocrate.

Tout ce qui précède établit, si je ne me trompe, que le traité *De l'art* n'est point isolé dans la *Collection hippocratique.* Voici maintenant des considérations d'un autre ordre qui avaient échappé aux éditeurs d'Hippocrate, et qui tendent à prouver que l'*Art* a été rédigé dans un temps où dominait l'espèce de sophistique si ardemment combattue par Socrate et Platon. Or, rapporter un écrit de la *Collection* au temps de Socrate et de Platon, c'est par cela même le rapporter à celui d'Hippocrate, puisque ces grands génies ont été un moment contemporains.

Pour peu qu'on ait quelques notions de l'histoire de la philosophie ancienne, on s'apercevra facilement que *l'Art* a été écrit contre les *sophistes*, et principalement contre la classe des sophistes dont Gorgias de Léontium était le chef, et qui, prenant pour point de départ la doctrine des Éléates, enseignait *que rien n'était*, *et que s'il était quelque chose, on ne pourrait pas la connaître, et que si on pouvait la connaître, on ne pourrait pas se communiquer mutuellement son savoir*[1]. La première phrase de notre livre : Ἱστορίης οἰκείης ἐπίδειξιν ποιεύμενοι (*ils font étalage de leur propre savoir*) est évidemment une allusion à la recherche avec laquelle les sophistes en général, et Gorgias en particulier, s'efforçaient de briller, d'étourdir leurs auditeurs par l'art de la parole (voy. Brandis, *Hist. de la philosoph. ancienne*, en allem., t. I, p. 534 et 542). Gorgias avouait lui-même que le but de son enseignement était de former des hommes habiles à discourir (Plato, *Meno*, p. 95).

Les philosophes éléates s'étaient surtout attachés à développer la notion de l'*être absolu* (τὸ ὄν) en l'opposant à ce qui *devient* (τὸ γινόμενον), c'est-à-dire à ce qui est *en voie de formation* (voy. Brandis, *l. l.*, p. 344). Parménide, que les anciens, aussi bien que les modernes, ont toujours regardé comme le principal représentant de l'école éléatique, développant la notion de l'*être absolu* (τὸ ὄν), lui donne pour attributs d'être exempt des rapports de formation et de destruc-

[1] Arist., *De Xenoph., Zen. et Gorg.*, cap. v; Sext. Empir., *Adv. Math.*, VII, 5.

tion, de temps et d'espace, de division et de mouvement; d'être complétement rempli de lui-même, renfermé en lui-même, et se suffisant à lui-même (Brandis, *l. l.*, p. 374). Par suite de cette détermination, tout le monde matériel et sensible aux sens retombait nécessairement dans la classe des choses non étantes (τὰ μὴ ὄντα), ou, pour nous servir d'une autre expression de Parménide lui-même, des choses du ressort de la conjecture ou de l'opinion (τὰ πρὸς δόξην). Tous ceux donc qui adoptaient la doctrine des Éléates, et par conséquent aussi les sophistes dont il s'agit, regardaient comme critérium entre les choses réelles et non réelles le fait d'être immuables. Notre auteur, au contraire, prenant son argument pour ainsi dire dans le sens commun, trouve ce critérium dans la propriété d'être perceptibles aux sens et à l'intelligence[1].

Il est clair qu'en partant de points de vue si différents, on ne pouvait jamais arriver à s'entendre, et que par conséquent notre auteur raisonne pour ainsi dire à côté du sujet. On remarquera d'ailleurs que, tout en paraissant très-sensé au premier abord, son argument n'en conduit pas moins, si on le poursuit jusqu'à ses dernières conséquences, à des thèses tout aussi absurdes et tout aussi paradoxales que celles enseignées par Gorgias. Cet argument n'est en effet qu'une forme plus vulgaire de la doctrine de l'autre classe des sophistes, dont Protagoras était le chef, et qui partaient de la philosophie d'Héraclite. Ce dernier philosophe ayant proclamé qu'il n'y avait rien de fixe, que toutes choses étaient incessamment et perpétuellement en mouvement et changeaient à chaque instant (voy. Brandis, *l. l.*, p. 154 et seq.), Protagoras déduisit de cette doctrine (*Ib.*, p. 528) que l'homme était la mesure ou le critérium de toutes choses. Il en résultait nécessairement que si le même objet produisait chez deux individus des sensations différentes, les deux sensations étaient également

[1] A notre avis, les éditeurs d'Hippocrate n'ont pas bien compris la phrase ἐπεὶ τῶν γε μὴ ἐόντων τινα ἄν τις οὐσίην θεησάμενος ἐπαγγείλειεν ὡς ἔστιν (p. 4, l. 1-2, éd. de M. Littré); cette phrase n'est pas interrogative, τις et τινα sont des pronoms indéfinis et non interrogatifs; par conséquent ils sont enclitiques, et ἄν appartient à θεησάμενος, non à ἐπαγγείλειεν; il faut donc traduire comme je l'ai fait : *Car si on voit que les choses non réelles ont une substance, on proclamera qu'elles sont.* Cette interprétation est en partie confirmée par le manuscrit 2253, qui a τις et non τίς.

vraies. Les arguments par lesquels Aristote ou Théophraste[1] réfute Gorgias vont bien plus au fond de la question, puisqu'ils sont pris dans le sein même de la philosophie éléatique. Gorgias, jouant sur le double sens du mot *être*, avait dit (ch. v) : *Si non être est non être, ce qui n'est pas n'est pas moins que ce qui est; car le non étant est non étant, et l'étant étant; par conséquent les choses ne sont pas moins qu'elles ne sont pas.* Aristote (ch. vi) lui réplique qu'il y a (d'après Parménide) deux ordres de choses, le *réel* (τὸ ὄν) et l'*apparent* (τὸ δοκοῦν), et que ces deux ordres de choses pouvaient bien exister simultanément, tout en ayant un mode différent d'existence.

Après cette réfutation sensualiste, l'auteur du traité *De l'art* passe, par une transition assez brusque, à la doctrine platonicienne, que les noms des choses sont une émanation des *idées* et que tout art est basé sur une idée (voy. *Cratylus*); car il nous semble qu'il est impossible de trouver un sens raisonnable dans la fin du § 2, à moins d'admettre que les εἴδεα dont parle l'auteur sont les *idées* de Platon, et non les *formes* d'Aristote, ainsi que je le croyais lors de ma première édition. C'est là pour moi un nouveau motif de croire que le traité *De l'art* est bien contemporain d'Hippocrate, si du moins il n'appartient pas à leur école.

[1] On ne sait pas positivement si le livre *De Xenoph., Zenone et Gorgia,* est d'Aristote ou de Théophraste. Voy. Brandis, *l. l.*, p. 358; Mullach, præf. de ses *Fragmenta Eleatorum*, p. VIII, sqq.

DE L'ART [1].

1. Il est des hommes qui se font un art d'avilir les arts. Ils n'arrivent pas à faire ce que je dis ainsi qu'ils le pensent; mais ils font étalage de leur propre savoir (1). Pour moi, découvrir quelqu'une des choses qui n'ont pas été découvertes, et qui, découverte, vaut mieux que si elle ne l'était pas (2), comme aussi porter à son dernier terme une découverte qui n'est qu'ébauchée, me semble un but et une œuvre d'intelligence. Au contraire, s'attacher par un honteux artifice de paroles à flétrir les découvertes d'autrui, non pour y corriger quelque chose, mais bien pour dénigrer les travaux des savants auprès des ignorants, cela ne me paraît être ni un but, ni une œuvre d'intelligence; c'est plutôt une preuve de mauvaise nature (3), ou de l'impéritie; car c'est aux ignorants seuls que convient une semblable occupation; ce sont eux auxquels il appartient, mais sans que leur puissance réponde à leurs efforts (4), de satisfaire leur malveillance, en calomniant les ouvrages des autres s'ils sont bons, et en s'en moquant s'ils sont mauvais. Que ceux qui en ont le pouvoir, et que ce soin peut toucher, repoussent, sur les points qui les intéressent, les individus qui attaquent de cette façon les autres arts; mon discours est dirigé seulement contre ceux qui, avec les mêmes armes, font invasion sur les domaines de la médecine (5); il sera hardi, eu égard au caractère de ceux qui veulent ainsi censurer (6), riche en arguments, à cause de l'art qu'il défend, puissant, à cause de la sagesse qui a présidé à sa rédaction.

2. En principe général, il me semble qu'il n'y a aucun art qui soit une *non-réalité;* car il est déraisonnable de considérer comme une *non-réalité* quelqu'une des choses qui sont *réelles;* car si on voit que les *non-réalités* ont une substance, on affirmera qu'elles sont. S'il est possible en effet de voir les *non-réalités* de même qu'on voit les *réalités*, je ne conçois pas comment on penserait que ces choses-là n'existent pas, puisqu'on pourrait en voir par les yeux et en comprendre par l'esprit l'existence (7). Mais observez bien qu'il n'en est pas ainsi. Les *réalités* sont toujours vues, toujours connues, tandis que

[1] ΠΕΡΙ ΤΕΧΝΗΣ, DE ARTE.

les *non-réalités* ne peuvent être ni vues, ni connues. C'est pourquoi on s'instruit au fur et à mesure qu'on apprend les arts (8), et il n'en est aucun qui ne se voie à l'aide de quelque *idée*. Je pense même que les arts tirent leurs noms des *idées* [auxquelles ils se rapportent] ; il est absurde, en effet, de croire que les *idées* soient le produit des noms : cela est impossible ; car les noms sont imposés par les lois de la nature, tandis que les *idées* ne sont pas réglées par ces lois, mais sont des productions spontanées [de la nature] (9).

3. Si l'on n'a pas suffisamment compris ce qui précède, on le trouvera plus clairement exposé dans d'autres traités (10). Quant à la médecine (car c'est d'elle qu'il s'agit ici), j'en donnerai la démonstration, et je vais d'abord définir ce que j'entends par la médecine (11) : c'est délivrer complétement les malades de leurs souffrances, mitiger les maladies très-intenses, et ne rien entreprendre pour ceux que l'excès du mal a vaincus ; sachant bien que la médecine ne peut pas tout (12). Établir donc qu'elle arrive à ces résultats, et qu'elle peut y arriver dans toutes les circonstances, c'est ce que je vais dire dans le reste de mon discours. En même temps que je démontrerai l'existence de cet art, je ruinerai les arguments de ceux qui s'imaginent l'avilir, et je les prendrai en défaut sur les points où ils se croient le plus forts.

4. Or, mon raisonnement s'appuie sur un principe que tout le monde m'accordera ; on ne disconvient pas, en effet, que des malades ont été radicalement guéris après avoir été traités par la médecine ; mais par cela même que tous ne l'ont pas été, on accuse l'art, et les personnes qui en disent le plus de mal prétendent, en se fondant sur ceux qui ont succombé à la maladie, que la guérison des malades est l'ouvrage de la fortune et non celui de l'art (13); quant à moi, je ne (14) refuse à la fortune aucune espèce d'influence, mais je pense que le mauvais succès (*c'est-à-dire le défaut de guérison*) tient le plus souvent à ce que les maladies sont mal soignées, et le succès (*c'est-à-dire la guérison*) tient à ce qu'elles ont été bien traitées. D'un autre côté, comment se peut-il que ceux qui ont été guéris attribuent leur guérison à toute autre chose qu'à l'art, si c'est en ayant recours à lui et en suivant ces prescriptions qu'ils ont échappé à la mort. Une preuve qu'ils ne voulaient pas avoir en perspective la forme nue de la fortune (15), c'est qu'ils se sont confiés à la médecine ; de telle sorte qu'ils sont quittes de reconnaissance envers la fortune, mais qu'ils ne le sont pas envers l'art; car, du moment qu'ils ont tourné les yeux avec confiance vers la médecine, c'est qu'ils en ont vu la réalité et

qu'ils en ont reconnu la puissance par l'heureux résultat de son intervention.

5. Mais mon contradicteur va m'objecter que beaucoup de malades ont été guéris sans avoir recours au médecin : je ne nie pas cela, mais je crois qu'il est possible de rencontrer avec la médecine sans se servir de médecin (16) ; non pas qu'on puisse discerner dans cet art ce qui est convenable de ce qui ne l'est pas, mais il peut arriver qu'en se traitant soi-même, on rencontre les mêmes remèdes qui auraient été prescrits si on avait fait venir un médecin. C'est déjà une grande preuve de la réalité de l'art (si réel et si grand !) que ceux mêmes qui ne croient pas à son existence lui sont redevables de leur salut. Les personnes malades et guéries sans avoir eu recours au médecin, ont été guéries en faisant ou en évitant telle ou telle chose, car c'est l'abstinence ou l'abondance des boissons et de la nourriture, l'usage ou l'abstention des bains, la fatigue ou le repos, le sommeil ou la veille, ou le mélange confus (17) de toutes ces choses qui les a guéries. De plus, par le soulagement qu'elles éprouvaient, elles ont dû de toute nécessité pouvoir discerner ce qui les soulageait, comme aussi, par le mal qu'elles ressentaient, ce qui était nuisible quand elles étaient incommodées (18). Il n'est pas, à la vérité, donné à tout le monde de déterminer parfaitement les caractères de ce qui nuit ou de ce qui soulage ; mais le malade qui sera capable de louer ou de blâmer [avec discernement] quelque chose du régime qui l'a guéri, aura découvert toutes choses qui font partie de la médecine. Les fautes mêmes n'attestent pas moins que les succès toute la réalité de l'art : telle chose a soulagé, c'est qu'elle a été administrée à propos ; telle autre a nui, c'est qu'elle n'a pas été administrée à propos. Quand le bien et le mal ont chacun leurs limites tracées, comment cela ne constituerait-t-il pas un art ? Je dis qu'il n'y a pas d'art là où il n'y a rien de bien, ni rien de mal ; mais quand ces deux choses se rencontrent, il n'est pas possible que ce soit là encore le produit de l'absence de l'art (19).

6. Ajoutez donc encore : S'il n'y avait dans la médecine et entre les mains des médecins d'autre mode de guérison que l'usage des remèdes évacuants et resserrants, mes paroles auraient très-peu de poids ; mais on voit les médecins les plus renommés guérir, soit par le régime, soit par d'autres moyens tels, qu'il n'est, je ne dis pas un médecin, mais pas même un individu quelconque, si ignorant qu'il soit de la médecine, qui ose soutenir, en entendant parler de ces

moyens, que là il n'y ait point d'art. Si donc il n'est rien d'inutile entre les mains des médecins habiles et dans la médecine elle-même, si dans la plupart des préparations des substances artificielles ou naturelles on rencontre des espèces de remèdes et des moyens de traitement, il n'est plus possible aux malades guéris sans médecins de croire raisonnablement à la spontanéité de leur guérison : car il paraît démontré que la spontanéité (τὸ αὐτόματον) n'est rien ; en effet, dans tout ce qui arrive on trouvera qu'il y a un *pourquoi* cela arrive, et que la spontanéité ne rentre pas dans la catégorie du *pourquoi*, attendu qu'elle n'a aucune réalité substantielle, mais seulement un nom (20). La médecine, au contraire, possède manifestement et possédera toujours une réalité substantielle dans le *pourquoi* (*connaissance des causes*) et dans la prévision (*connaissance des effets*) (21).

7. Voilà ce qu'on pourrait répondre à ceux qui disputent les guérisons à l'art pour les attribuer à la fortune. Quant à ceux qui prétextent la mort des malades pour anéantir l'art, je me demande avec surprise sur quels arguments plausibles ils se sont appuyés pour rejeter la cause de la mort, non sur la mauvaise fortune des malades (22), mais sur la science de ceux qui exercent la médecine ; comme s'il était plus ordinaire aux médecins de prescrire de mauvais traitements, qu'aux malades de violer les ordonnances. Cependant il est beaucoup plus naturel aux malades de ne pouvoir remplir exactement les ordonnances qu'au médecin de prescrire ce qui ne convient pas. En effet, le médecin est sain de corps et d'esprit lorsqu'il entreprend un traitement ; il se guide sur le présent et sur le passé qui a de l'analogie avec ce qu'il a sous les yeux, de telle sorte que les malades sont quelquefois contraints d'avouer que c'est grâce à lui qu'ils sont sauvés (23) ; tandis que les malades, ne connaissant ni la nature ni les causes de leur mal, ignorant quelles en seront les conséquences, et ce qui arrive à la suite de cas analogues, placés sous la dépendance des médecins (23), souffrant dans le présent, effrayés de l'avenir, remplis de leurs maux, vides de nourriture, désirent plutôt ce qui est propre à entretenir la maladie que ce qui peut amener la guérison (24), redoutent la mort, mais ne peuvent supporter courageusement leur mal. Eh bien, lequel est le plus probable, ou que les malades, dans de semblables dispositions, ne feront pas (25) ce qui leur est prescrit par le médecin, ou encore qu'ils feront d'autres choses que celles qui auront été ordonnées, ou bien que le médecin, se trouvant dans les conditions dont j'ai parlé plus haut, ordonnera ce qui ne

convient pas? n'est-il donc pas beaucoup plus vraisemblable que le médecin prescrira un traitement convenable, et que le malade ne pourra le suivre exactement, et qu'en le négligeant il courra à la mort, catastrophe dont les mauvais raisonneurs font retomber la cause sur ceux qui en sont innocents pour en décharger les véritables auteurs.

8. Quelques-uns, sous prétexte que certains médecins ne veulent rien entreprendre pour ceux que l'excès du mal surmonte, attaquent la médecine. Ils disent qu'elle n'entreprend que les maladies qui se guériraient d'elles-mêmes, tandis qu'elle ne touche pas à celles qui réclament de grands (26) secours. Or, dit-on, si l'art existait, il guérirait tout également; mais si ceux qui tiennent ce langage blâmaient les médecins de ne pas les traiter pour la folie quand ils raisonnent ainsi, leur blâme serait bien plus légitime que celui qu'ils élèvent; car exiger que l'art ait de la puissance dans les choses où il n'y a plus d'art possible, ou bien que la nature puisse agir sur les choses qui ne sont pas de son ressort, c'est être ignorant d'une ignorance qui tient plus de la démence que de l'impéritie; ce qu'il nous est donné de maîtriser à l'aide des instruments mis à notre portée par la nature ou par l'art, nous pouvons le mettre en œuvre; pour tout le reste nous ne le pouvons pas. Lors donc qu'un homme est attaqué d'un mal plus fort (27) que les instruments de la médecine, il ne faut point compter que la médecine puisse jamais triompher de ce mal. Sans aller plus loin, de tout ce qui, en médecine, sert à brûler, le feu est ce qui brûle avec le plus d'intensité; beaucoup d'autres moyens lui sont inférieurs. Or il est bien entendu que les maux plus forts que les moyens thérapeutiques peu intenses ne sont pas incurables; mais comment n'est-il pas évident aussi que les maux plus forts que les moyens thérapeutiques les plus efficaces ne sauraient être guéris (28)? Quand le feu ne peut pas opérer, n'est-il pas manifeste que ce qu'il n'a pas détruit réclame un autre art, et n'a rien à attendre de celui qui n'a que le feu pour instrument? J'applique le même raisonnement aux autres moyens, à ceux dont se sert la médecine. Si chacun d'eux ne (29) répond pas aux espérances du médecin, il doit accuser la violence du mal, mais (30) non pas l'art. Ceux donc qui blâment les médecins lorsqu'ils n'entreprennent rien (31) pour les malades vaincus par l'excès du mal, les poussent à traiter aussi bien les maux qui ne doivent pas être soignés que ceux qui doivent l'être. En donnant de pareils conseils, ils font l'admiration des médecins de

nom, mais ils sont la risée des médecins de fait (cf. *Loi*, § 4). Ceux qui sont expérimentés dans la pratique de l'art ne se soucient pas plus du blâme de tels insensés que des éloges qu'ils en reçoivent; mais ils se règlent (32) sur les hommes qui se rendent compte et de ce qui fait le succès des praticiens quand leurs cures arrivent à bonne fin, et de ce qui est cause de leurs revers lorsqu'elles échouent, et qui savent aussi, parmi les imperfections, distinguer celles qui sont imputables à l'ouvrier, de celles qui le sont à la matière mise en œuvre.

9. Pour ce qui est des autres arts, j'en parlerai dans un autre temps et dans un autre discours. Quant aux choses qui regardent la médecine, ce qu'elles sont, comment il faut les juger, on l'a déjà appris par ce qui précède, ou on l'apprendra par ce qui suit. Pour les médecins versés dans la connaissance de l'art, il y a des maladies dont le siége n'est pas difficile à voir, et elles sont peu nombreuses; il y en a qui ont un siége caché, et c'est le plus grand nombre. Les maladies concentrées dans l'intérieur du corps ont un siége caché (33); celles qui se manifestent en efflorescences à la peau, par des changements de couleur, ou par des tumeurs (34), sont évidentes; en effet, par la vue et par le toucher, on peut reconnaître la dureté (35) ou la souplesse qu'elles présentent; on peut aussi discerner les maladies qui sont froides de celles qui sont chaudes, et reconnaître chacune des conditions dont la présence ou l'absence les rend telles. Le traitement de toutes ces maladies doit donc toujours être exempt de fautes, non qu'il soit facile, mais parce qu'on en a déterminé les moyens; or ne les a pas déterminés qui a voulu, mais seulement ceux qui en ont été capables, et cette capacité appartient à ceux pour qui l'éducation n'est point un empêchement, et chez qui les dispositions naturelles ne sont pas rebelles (36) (cf. *Loi*, § 2).

10. Pour les maladies apparentes, l'art doit donc être aussi riche en ressources que je le dis; cependant, dans celles qui sont moins évidentes, il ne doit pas en manquer non plus; ces dernières sont celles qui sont tournées vers les os et vers les cavités (37), et le corps n'a pas seulement une cavité, mais plusieurs. Ainsi deux de ces cavités reçoivent et expulsent les aliments; mais un plus grand nombre d'autres ne sont connues que de ceux qui en ont fait un objet d'études spéciales. Tout membre entouré de chair arrondie, appelée *muscle*, renferme une cavité. Toute partie qui n'a pas d'adhérence naturelle (38), qu'elle soit recouverte de chair ou de peau, est creuse et remplie de *pneuma* dans l'état de santé, d'*ichor* dans l'état de maladie.

Les bras ont une chair semblable, les cuisses en ont également, et les jambes aussi On démontre l'existence de ces cavités aussi bien sur les parties dépourvues de chair que sur les parties charnues. Tels sont la partie qu'on appelle *thorax* (*tronc*) (39), et sous laquelle le foie est caché; *le globe de la tête* (40), où réside l'encéphale; le dos, contre lequel est couché le poumon. Il n'est pas une seule de ces parties qui n'ait un vide, divisé par une multitude de cloisons (41), auxquelles il ne manque pas beaucoup pour être [semblables à] des vaisseaux contenant des matières différentes, soit utiles, soit nuisibles. Il y a en outre d'abord beaucoup de vaisseaux et de *nerfs* (tendons) qui, n'étant point au milieu des chairs, mais étendus le long des os, forment en partie les ligaments des articulations (42); puis les articulations elles-mêmes, dans lesquelles roulent les assemblages d'os qui se meuvent; il n'en est aucune qui ne soit cachée (43), et qui ne présente dans son intérieur des anfractuosités que l'*ichor* (synovie) rend évidentes (44); lorsque ces articulations sont ouvertes, l'*ichor* s'échappe avec abondance et en causant de grands dommages.

11. Aucune de ces parties dont je viens de parler ne peut être perçue par la vue : aussi j'appelle les maladies [qui les attaquent] des maladies cachées, et l'art les juge ainsi; et quoiqu'elles soient cachées, elles ne triomphent pas complétement; mais le médecin en triomphe autant que possible (45); cela est possible autant que la nature du malade se prête à être pénétrée, et que l'investigateur apporte dans ses recherches des dispositions naturelles; il faut, en effet, beaucoup plus de peine et de temps pour connaître ces maladies, que si on pouvait les reconnaître en les percevant par les yeux (46); car ce qui se dérobe à la vue du corps n'échappe pas à la vue de l'esprit. Toutes les souffrances que le malade éprouve, parce que son mal n'est pas promptement découvert, il ne faut pas les attribuer au médecin, mais à la nature du malade ou à celle de la maladie. En effet, comme le médecin ne peut voir de ses propres yeux le point souffrant, ni le connaître par les détails qu'on lui donne, il le cherche par le raisonnement; car celui qui est atteint d'une maladie cachée, quand il essaye de la faire connaître aux médecins, en parle plutôt par opinion que de science certaine; car s'il connaissait sa maladie il ne serait pas tombé malade. En effet, la même science qui fait découvrir les causes des maladies enseigne aussi quels sont tous les traitements qui en arrêtent les progrès. Ne pouvant donc tirer des paroles du malade rien de clair et de certain, il faut bien que le médecin

tourne ses vues ailleurs (47); ainsi ces retards, ce n'est pas l'art qui les cause, mais la nature même du corps. D'un côté, c'est quand il est éclairé sur le mal que l'art entreprend de le traiter; il s'applique à user plutôt de prudence que de témérité, plutôt de douceur que de force. D'un autre, si la nature donne le temps de découvrir le mal, elle donnera aussi celui de rendre la santé au malade (48); mais si elle est vaincue au moment où on découvre ce mal, parce que le malade a fait venir trop tard le médecin, ou à cause de la rapidité du mal, la mort surviendra. Car si la maladie et le remède marchent de front (49), la maladie ne marche pas plus vite [que le remède]; si le mal devance le remède, il gagne de vitesse sur lui; d'un côté, le mal gagne de vitesse à cause du resserrement (50) des organes au milieu desquels les maladies ne se développent pas à découvert; d'un autre, il fait irruption à cause de la négligence des malades; car ce n'est pas quand le mal commence, mais quand il est tout à fait formé (51) qu'ils demandent à être guéris. Aussi je regarde la puissance de l'art comme plus admirable lorsqu'il guérit quelques-unes de ces maladies cachées, que lorsqu'il entreprend ce qu'il ne peut exécuter; or, rien de semblable ne se voit dans aucun des arts mécaniques inventés jusqu'ici. En effet, tout art mécanique qui s'exerce avec le feu est suspendu si le feu vient à manquer; mais on le reprend aussitôt que le feu est rallumé; il en est de même des arts qui s'exercent sur des matières faciles à retoucher : tels sont ceux, par exemple, qui mettent en œuvre le bois ou le cuir, qui s'exercent au moyen du dessin du fer ou de l'airain, et presque tous ceux qui s'exercent par des moyens analogues (52) : les ouvrages faits avec ou à l'aide de ces substances, bien qu'il soit facile de les retoucher, ne sont pas néanmoins confectionnés plus tôt en vue de la rapidité que des règles de l'art, ni en passant par-dessus [l'absence de certains instruments] (53); mais si un des instruments vient à manquer, on est obligé de suspendre le travail; et bien que cette interruption ne soit pas profitable aux intérêts des artistes, néanmoins on la préfère.

12. Quant à la médecine, dans les empyèmes, dans les maladies du foie ou dans celles des reins et dans toutes celles des cavités, ne pouvant faire d'observations directes avec les yeux (54), organes qui servent à tout le monde pour examiner suffisamment un objet quelconque (55), elle a inventé d'autres ressources auxiliaires; considérant la clarté et la rudesse de la voix, la rapidité et la lenteur de la respiration, et, pour chacun des flux qu'on voit chaque jour, d'une

part, la voie par laquelle ils s'échappent, d'une autre, ce qui tient à leur odeur, à leur couleur, à leur degré de ténuité ou d'épaisseur, elle pèse toutes ces circonstances, et juge d'où ils viennent et de quelles parties déjà souffrantes ou pouvant le devenir, elles sont signes (56). Quand ces circonstances ne fournissent pas (57) d'indications, et que la nature ne les manifeste pas d'elle-même, le médecin a trouvé des moyens de contrainte à l'aide desquels la nature, innocemment violentée, produit ces signes. Ainsi relâchée, elle révèle au médecin habile dans son art ce qu'il doit faire. Tantôt, par l'acrimonie des aliments solides et des boissons, il force la chaleur innée à dissiper au dehors une humeur phlegmatique, afin de pouvoir distinguer quelqu'une des choses qu'avant il s'efforçait en vain de reconnaître; tantôt, par des marches dans des chemins escarpés ou par des courses, il force la respiration de lui fournir l'indice des maladies qu'il lui appartient de révéler; enfin en provoquant la sueur par les moyens susdits, il reconnaît, à l'aide des humeurs chaudes exhalées, tout ce qu'on juge par le feu (58). Il arrive aussi que les matières excrétées par la vessie donnent plus de lumières sur les maladies que les matières excrétées par les chairs. La médecine a donc découvert certains aliments et certaines boissons qui, développant plus de chaleur que les matières dont le corps est échauffé, en déterminent la fonte et l'écoulement, ce qui n'aurait pas lieu si elles n'étaient pas soumises à l'action de ces aliments et de ces boissons. Ainsi les matières qui s'échappent et qui en même temps fournissent des indications, sont différentes suivant les maladies qu'elles révèlent, et s'échappent, les unes par une voie, les autres par une autre (59). Ne vous étonnez donc pas que le médecin apporte tant de lenteur à asseoir son jugement d'après ces signes et tant de circonspection pour entreprendre le traitement, puisqu'il n'arrive que par des indications indirectes à la connaissance de la thérapeutique.

13. Que la médecine trouve facilement en elle, par le raisonnement, les moyens de porter des secours efficaces, qu'elle ait raison de refuser le traitement des maladies incurables (60), et qu'elle se montre à l'abri de tout reproche pour celles qu'elle entreprend (61), c'est ce que l'on peut voir dans ce traité, c'est ce que les médecins habiles arrivent à démontrer encore mieux par des faits que par des paroles. Ne s'étudiant pas (62) à bien discourir, ils pensent, en effet, inspirer une confiance plus entière à la multitude en parlant plutôt aux yeux qu'aux oreilles.

NOTES DE L'ART.

1. Εἰσί τινες οἳ τέχνην πεποίηνται τὸ τὰς τέχνας αἰσχροεπεῖν, ὡς μὲν οἴονται οὐ τοῦτο διαπρησσόμενοι, ὃ ἐγὼ λέγω vulg. et 2253. — Quelques autres manuscrits ont ὡς μὲν οἴονται οἱ τοῦτο διαπρ. οὐχ ὃ ἔγω λέγω. — J'avais d'abord adopté ce second texte, mais je ne l'avais pas rendu très-exactement. M. Littré, qui suit aussi ce texte, traduit : *s'imaginant faire par ce genre de travail, non pas ce que je dis, mais étalage de leur propre savoir.* Si je me rends bien compte de cette interprétation, M. Littré a entendu que ceux contre lesquels Hippocrate dirige ses attaques, n'ont pas pour but d'*avilir les arts*, mais seulement *de faire étalage de leur propre savoir*. Le fait est qu'ὡς μὲν οἴονται est amphibologique, et qu'on peut y trouver ce sens; mais en se reportant à la fin du § 3, où on retrouve à peu près les mêmes mots qu'ici (τῶν αἰσχύνειν αὐτὴν οἰομένων), on voit que l'intention de *vilipender les arts*, en niant leur réalité, était parfaitement dans l'esprit des sophistes que l'auteur combat. J'ai donc cru devoir m'écarter du sens de M. Littré. Le premier texte m'a paru aussi plus régulier que le second; il est du reste autorisé par le meilleur manuscrit.

2. Cette phrase est rédigée d'une façon assez obscure. L'auteur entend sans doute qu'il est des choses qu'il vaut mieux avoir découvertes que laissées dans le néant, par opposition à celles qu'il est indifférent ou mauvais de découvrir.

3. Avec 2253 et Galien (*Gloss.*, p. 448), je lis κακαγγελίη μᾶλλον φύσιος. Le texte vulgaire et les manuscrits portent καταγγελίη, mot à mot, *plutôt une mauvaise preuve de nature;* 2255, Imp. Samb. ont même en glose παράστασις (*preuve*), κατηγορία (*accusation*); mais avec cette leçon le sens resterait incomplet ou indécis. — M. Littré a été aussi de cet avis, car il adopte κακαγγελίη. — Je consigne ici une remarque importante de M. Dübner sur ces scholies mises en marge des manuscrits par les grammairiens : *Fuerunt enim magistri Græculi, singula verba aut phrases singulas explicuisse contenti, mentem scriptoris et rerum sententiarumque tenorem minime curantes : quare sæpissime accidit, ut voces dictionesve, si per se spectes, tolerabiliter exponantur; si rationem totius loci, falso et inepte.* (*Scholies* de Thucydide, éd. Did., p. 135.)

4. Κακίη ὑπουργέειν, avec 2253 et Gorr. Les textes vulgaires et les manuscrits ont κακίης ὑπ., ce qui est un solécisme. — Je n'ai pas besoin d'ajouter que M. Littré a aussi suivi le texte de 2253.

5. Ἐς ἰητρικὴν ἐμπορευομένοις vulg. et les manuscrits, entre autres 2140, 2145, 2255. Ce dernier mot signifie, suivant une glose en marge du manuscrit 2255, et citée aussi dans l'*Économie* de Foës, *ceux qui voyagent pour un gain honnête.* C'est en effet le sens le plus ordinaire de ce mot; mais les nou-

veaux éditeurs du *Trésor grec* d'Estienne, blâment avec juste raison cette interprétation dans le passage dont il s'agit. M. Littré partage aussi cet avis. — En effet Ἐμπορ. ne vient pas ici de ἔμπορος (*marchand*), mais de ἐν πορεύω, et il signifie, comme dans d'autres exemples rapportés par MM Dindorf : *ceux qui font invasion à main armée* [*dans le domaine de la médecine*]. — Le manuscrit 2253 porte ἐπιπορευομένοις, qui a quelquefois la même signification qu'ἐμπορ., mais qui veut dire surtout *attaquer*.

6. Διὰ τουτέους οὓς ψέγει vulg., 2255, 2145, 2140, ce qui signifie : *à cause de ceux qu'il censure*. 2253 a διὰ τούτους τοὺς ψέγειν ἐθέλοντας, texte que j'ai suivi. — M. Littré a adopté le texte vulgaire ; les deux leçons donnent un sens également raisonnable.

7. Pour cette phrase, dont le sens est extrêmement subtil, j'avais corrigé en partie le texte vulgaire tout à fait défectueux, à l'aide du manuscrit 2253 ; mais, trompé par une leçon de la marge de ce manuscrit, j'avais adopté un faux sens. J'ai cru devoir, dans cette seconde édition, suivre avec M. Littré le texte primitif de 2253, combiné avec celui des autres manuscrits et de vulg. ; de cette façon le sens est très-régulier et le raisonnement ne souffre pas dans sa continuité.

8. Δεδειγμένων ἤδη τῶν τεχνέων — Tous les manuscrits (sauf 1868), Alde, Bâle et les autres imprimés portent ἤδη. Gorr. propose εἴδη. Foës, tout en conservant ἤδη, traduit comme s'il y avait εἴδη. J'avais suivi cette dernière leçon, mais la presque unanimité des manuscrits, un nouvel examen du contexte et l'autorité de M. Littré, m'ont fait reprendre la leçon de vulg. — Du reste, rien n'est plus fréquent dans les manuscrits que ce changement de ει en η. — Au lieu de δεδειγμένων, du texte vulgaire et que M. Littré traduit : *au fur et mesure que les arts sont montrés*, je préfère δεδιδαγμένων de 2253.

9. Τὰ μὲν γὰρ ὀνόματα φύσιος (φύσεως, 2253) νομοθετήματά ἐστιν, τὰ δὲ εἴδεα οὐ νομοθετήματα, ἀλλὰ βλαστήματα. — Cette phrase est fort embarrassante. Dans ma première édition j'avais adopté l'opinion de M. Dübner, qui veut supprimer φύσιος comme étant une addition récente, attendu la forme attique φύσεως dans le manuscrit 2253, qui conserve presque toujours les formes ioniennes. En conséquence j'avais traduit : *Les noms sont réglés par la coutume, tandis que les formes ne sont pas réglées par la coutume, mais sont des productions spontanées de la nature*. Il est certain que si φύσιος manquait ou pouvait se rapporter à βλαστήματα (peut-être même en admettant que φύσιος est une addition, pourrait-on supposer que ce mot a été déplacé et qu'il avait été écrit primitivement à la marge comme se rapportant à βλαστήματα), le raisonnement serait mieux suivi, le sens serait beaucoup plus régulier, l'opposition entre βλαστήμ. et νομοθετήμ. serait plus tranchée. Il me paraîtra toujours très-étrange de dire que les noms sont réglés par la nature, puisque les noms sont de pure convention ; tout au plus pourrait-on dire que quelques-uns sont réglés par la nature même des choses (*onomatopées*) qu'ils servent à représenter ; mais ce ne peut pas être là

le sens de φύσιος dans le passage dont il s'agit. Toutefois je reviens, mais sans être parfaitement convaincu, au texte vulgaire consacré par les manuscrits, texte que Foës avait suivi, que M. Littré a également adopté et que dans ses notes il interprète ainsi : *La nature*, φύσις, *est le législateur qui détermine les noms; mais l'*εἶδος *est la production même de la nature.* — Ne serait-il pas permis aussi de rattacher φύσιος à ὀνόματα (ὀνομ. [τῶν τῆς] φύσ.) et de traduire : *les noms des choses de la nature sont réglés par la coutume?* En rapportant φύσιος à νομοθ. il faut aussi le sous-entendre après βλαστήμ.; mais si on le rapporte à ὀνόματα on peut interpréter βλαστήματα tout seul dans le sens général de *productions de la nature.*

10. Ces explications seraient, en effet, très-nécessaires. Nous n'avons plus ces traités auxquels l'auteur renvoie ; on doit supposer qu'ils roulaient sur des questions de métaphysique ou de dialectique. — Voy. aussi § 9, *init.*

11. La médecine est encore définie dans le traité *Des airs* (§ 1; t. VI, p. 92) : « L'addition et la soustraction (πρόσθεσις καὶ ἀφαίρεσις); la soustraction de ce qu'il y a de surabondant, l'addition des choses qui manquent : celui, ajoute l'auteur, qui sait très-bien faire ces deux choses, est un excellent médecin ; et plus on s'écarte de ces indications, plus on s'écarte aussi de l'art. » — Un peu plus haut, on lit : « La faim est une maladie, car tout ce qui cause à l'homme quelque dommage est appelé maladie; quel est donc le remède de la faim? c'est ce qui apaise la faim, c'est-à-dire la nourriture ; la nourriture est donc le remède de la faim. De même la boisson apaise la soif, et, encore une fois, l'évacuation guérit la plénitude, et la réplétion guérit la vacuité ; la fatigue guérit le repos, le repos la fatigue (Cf. *De la nature de l'homme*, § 9, t. VI, p. 52) ; en un mot, les contraires se guérissent par leurs contraires[1]. » Platon a donné de la médecine une définition presque toute semblable : « La médecine, pour le dire en un mot, est la science de ce qui dans le corps demande la réplétion et l'évacuation. » (*Symp.*, p. 186, éd. Steph. — Cf. aussi Thiersch, *Specimen ed. Symp. Plat.*, Gottinguæ, 1808 ; — M. Littré, t. I, p. 67 ; — Galien, *De meth. med.*, XI, XII, p. 772.) — Cette définition d'Hippocrate et de Platon est évidemment celle à laquelle Galien donne la préférence. Je regrette de ne pouvoir rassembler ici toutes les définitions que les anciens ont données de la médecine; je vais au moins indiquer les sources où on pourra les trouver : Galien, *De constitutione artis med.*, cap. XX, t. I, p. 330 ; — *Ars medica*, cap. I, t. I, p. 307 ; — *De sectis*, cap. I, t. I, p. 67 : *Définition des empiriques;* — *De optim. sect.*, cap. XXVI, t. I, p. 175 : *Définition des méthodistes;* — *Introd. seu Med.*, cap. VI, t. XIV, p. 686 : recueil de *Définitions*, dont chacune est l'objet d'une appréciation critique; — *Definitiones med.; def.* 9 : simple recueil de *Définitions;* — *De simpl. med. temp. ac facult.*, V, II, t. XI, p. 708. — Cf. aussi Celse (I, *in proœm.*), et Gorris, *Def. med.*, au mot Ἰατρική.

[1] Il existe sur cette définition de la médecine une dissertation de J. P. Knopff, intitulée : *Comment. ad locum Hippocratis : Medicina est additio et detractio.* Jena, 1800, in-8°, 11 pages.

12. Ταῦτα οὐ δύναται Bâle et vulg. — Ταῦτα δύναται, Serv., 2145, 2140, 2255 (où la négation est rétablie à la marge). Πάντα δύναται, 2253 ; πάντα ταῦτα οὐ (c'est par inadvertance qu'en citant aussi ce texte M. Littré a omis la négation) δύναται, dans les *Definit. med.* (*def.* 9). C'est là une leçon qui résulte, comme cela a lieu si souvent, de la comparaison de plusieurs manuscrits, et qui rend quelquefois, ici par exemple, le choix fort difficile, quand les deux mots réunis ne sont guère plus autorisés l'un que l'autre. Calvus a lu πάντα οὐ δύναται. J'ai suivi cette dernière leçon, justifiée en partie par 2253, où la négation est omise par incurie, comme la plus conforme à l'idée dominante de tout le traité, et comme donnant la raison de ce qui précède immédiatement, à savoir, que la médecine ne doit rien entreprendre pour ceux que l'excès du mal a vaincus.— Quoi qu'il en soit, avec πάντα la négation est indispensable ; à la rigueur, avec ταῦτα on pourrait s'en passer, en rapportant ce membre de phrase et la phrase suivante à tout l'ensemble de la définition de la médecine ; tandis qu'en lisant οὐ ταῦτα, il faut rapporter ταῦτα seulement à la dernière partie de la définition (*ne rien entreprendre*, etc.) : la phrase suivante peut se rattacher soit à toute la définition, soit seulement aux deux premiers termes. — Dans le IIe livre des *Maladies*, § 48, il est aussi recommandé de ne pas traiter les phthisies avancées. — Voy. *De l'art*, § 8, *init.*

13. Il semble que ce passage ait inspiré l'auteur d'une épigramme assez ancienne (*Anth. gr.*, livre III), qui loue Hippocrate d'*avoir recueilli beaucoup de gloire, non par la fortune, mais par l'art.*

Δόξαν ἑλὼν πολλὰν οὐ τύχᾳ ἀλλὰ τέχνᾳ.

Voyez, sur cette épigramme, une lettre inédite de Coray, dans *Supplément à l'Anthologie grecque*, etc., par M. le Dr Piccolos ; Paris, 1853, in-8°, p. 91 et suiv.

14. 2253 n'a pas la négation ; elle est indispensable. M. Littré en a jugé de même. Toutefois, je me suis écarté un peu de son interprétation, attendu qu'il me paraît y avoir une ironie dans ce membre de phrase, ironie facile à saisir quand on lit l'ensemble du texte.

15. Τῆς τύχης εἶδος ψιλόν. — C'est-à-dire qu'ils n'ont pas voulu se confier à la fortune.

16. C'est ce qui a fait dire à Pline (XXIX, v, 5) qu'un très-grand nombre de nations vivent sans médecins, mais non sans médecine.

17. παροχῇ vulg. et Bâle. — Quelques manuscrits, entre autres 2253, 2145, 2140, 2255 (où παροχή est rétabli à la marge), Alde et Serv. ont ταραχῇ (*trouble*). Foës traduit *promiscuum usum*, sens du mot ταραχή. M. Littré, qui a lu ταραχῇ, traduit ce mot par *mélange*, mais je doute que ταραχή puisse être entendu ainsi ; il faut au moins traduire, ce me semble, *mélange confus*.

18. J'ai abandonné le texte que j'avais adopté dans ma première édition pour suivre celui de M. Littré, qui est beaucoup plus régulier.

19. Le texte vulgaire et les manuscrits 2145, 2255 portent ὅπου δὲ τούτων ἔνεστιν ἑκάτερον, πῶς τοῦτο οὐκ ἂν τέχνης ἔργον, ἀλλ' ἀτεχνίης εἴη, qu'il faudrait traduire: *Quand ces deux choses se rencontrent à la fois, comment cela ne serait pas l'œuvre de l'art, mais de l'absence de l'art.* Je n'ai pas hésité à adopter le texte de 2253, que voici : ὅπου τε τούτων ἔνεστιν ἑκάτερον, οὐκ ἔτι ἂν τοῦτο ἔργον ἀτεχνίης εἴη. C'est aussi ce qu'a fait M. Littré ; seulement, dans ses notes, les variantes de ce texte ne sont pas exactement données ; cela tient sans doute à quelque faute de typographie.

20. C'est-à-dire qu'elle n'existe que par son nom.—2253 n'a pas : *seulement.*

21. Le texte vulgaire porte : ἡ δὲ ἰητρικὴ, καὶ ἐν τοῖς διὰ τί προνοουμένοισι φαίνεταί τε καὶ φανεῖται αἰεὶ οὐσίην ἔχουσαν. Celui de 2253 est de beaucoup préférable (à l'exception du mot γε qui doit être remplacé par τε); je le mets sous les yeux du lecteur : ἡ δὲ ἰ., κ. ἐν τοῖσι δ. τ. καὶ ἐν τοῖσι πρ. φ. γε καὶ φ. ἀεὶ οὐσ. ἔ. M. Littré a également adopté ce texte. — Dans ma première édition, par inadvertance, je l'avais traduit, pour ainsi dire, deux fois; deux fautes typographiques avaient en outre complétement défiguré ma note et donné une fausse idée des deux textes que j'avais mis en regard.

22. 2253 porte : ἀποθνησκόντων ἀτυχίην ἀναιτίαν καθιστᾶσι (*ils rendent innocente la fortune*), τὴν δὲ τῶν τὴν ἰητρικὴν μελετησάντων σύνεσιν αἰτίην. Dans vulg. on lit : ἀπ. ἀκρησίην, οὐκ αἰτίην καθ. (*ils ne regardent pas comme cause l'intempérie des humeurs*, ou peut-être encore l'*intempérance des malades*), τ. δ. τῶν ἰη. κ. τ. λ. du texte vulg. — 2145, 2255 ont ἀκρισίην (*défaut de crise*) : c'est sans doute un iotacisme pour ἀκρησίην. — M. Littré, qui conserve ἀκρησίην, détourne un peu la signification de ce mot, en le traduisant par *indocilité*, ce qui du reste va très-bien avec le sens qu'il a adopté. Quant à moi, je persiste à suivre la leçon de 2253, et je pense qu'il faut voir dans ce membre de phrase une espèce d'ironie contre ces sophistes qui mettent la guérison sur le compte de la bonne fortune des malades; mais qui, lorsqu'il s'agit de mort, aiment mieux accuser les médecins que la mauvaise fortune. L'auteur attribue, ainsi qu'on le voit par la fin du paragraphe, la mort des malades non à leur mauvaise fortune, mais à leur défaut d'exactitude à suivre les prescriptions du médecin. Cela est parfaitement conforme aux principes qu'il a posés.

23. Ὥστε ποτὲ θεραπευθέντα εἰπεῖν ὅτι (ὡς 2253) ἀπήλλαξαν. — M. Littré traduit : *de manière à pouvoir citer des guérisons dues au traitement*, et Foës : *adeo ut qui curatus est, aliquando fateatur se illorum ope a morbo liberatum.*

23. Ἐπιτάσσονται vulg. et manuscrits. — M. Littré traduit : *reçoivent les ordonnances ;* mais je trouve ce mot embarrassant, parce que le sens n'en est pas bien déterminé, et j'aimerais mieux lire : ἐπιταράσσονται, *ils sont dans un grand trouble, attendu qu'ils souffrent dans le présent*, etc.

24. Ἐθέλοντες τὰ πρὸς τὴν νοῦσον ἡδέα μᾶλλον, ἢ τὰ πρὸς τὴν ὑγιείην προσδέχεσθαι. M. Littré traduit : *souhaitant plutôt ce que la maladie lui rend agréable que ce*

qui convient à la guérison. Ce sens est très-plausible. Je trouve néanmoins qu'en prenant ἡδέα métaphoriquement, comme je l'ai fait, on rend plus exactement l'ensemble du contexte ; on n'a rien à sous-entendre pour le second membre de phrase, et les deux πρός, pris dans la même acception, sont sous la dépendance du même mot.

25. M. Littré a ajouté une négation qui me paraît rendre beaucoup mieux la pensée de l'auteur que ne le faisait le texte vulgaire.

26. 2253 ajoute le mot *grand*, que n'ont pas les manuscrits et les textes ordinaires. — Voy. § 3 et note 12.

27. Ὃ κρέσσον ἐστί vulgaire, 2255, 2145, 2140. 2253 a οὗ κρ. Leçon dont je ne saurais me rendre compte. — Pour le second membre de phrase, j'ai tâché de suivre le texte de ce manuscrit, qui est plus complet que celui des autres.

28. J'ai corrigé ma première traduction sur le nouveau texte de M. Littré, tout en m'écartant légèrement de sa propre interprétation. Il pense qu'il s'agit encore des caustiques ; je crois, au contraire, que l'auteur a entendu les agents thérapeutiques considérés dans leur ensemble, et que c'est là une proposition générale encadrée dans des propositions particulières.

29. Le manuscrit 2253 et la plupart des autres n'ont pas la négation, elle est indispensable, comme je l'avais déjà remarqué dans ma première édition. — M. Littré en a jugé aussi de même.

30. Ἀλλά. Ce mot est ajouté par 2253.

31. Le texte vulgaire, celui de 2255 et de 2145 portent : οἱ μὲν οὖν μεμφόμενοι τοῖσι τοῖς κεκρατημένοισι μὴ ἐγχειρέουσι, κ. τ. λ. — 2253 a οἱ μ. ο. μ. τοὺς τ. κ. μὴ ἐγχειρέοντας. C'est aussi le texte que M. Littré a adopté ; mais cette construction est plus rare que celle de vulg. Voy. Matthiæ, *Gramm. gr.*, § 384, *remarque.*

32. Bâle, Foës, les manuscrits 2140, 2255, 2145 portent : οὐ μὴν οὕτως ἀφρόνων οἱ ταύτης τῆς δημουργίας (δημουργίης 2253) ἔμπειροι,... ἀλλὰ λελογισμένων, κ. τ. λ. C'est le texte que j'ai suivi et que M. Littré a aussi adopté. 2253 a οὐ μὴν οὔ. ἄφρονες.... λελογισμένος ; en sorte qu'il faudrait traduire ainsi la première partie de cette phrase : « *Ceux qui sont expérimentés dans la pratique de l'art ne sont pas aussi insensés ; ils n'ont besoin ni qu'on les blâme, ni qu'on leur donne des éloges.* » Mais la fin de la phrase ne me paraît plus alors présenter de sens, et je ne vois aucune restitution possible pour ce texte de 2253, si on ne veut pas le ramener à celui des autres manuscrits.

33. Ce membre de phrase manque dans les manuscrits ; il a été rétabli à la marge de 2255. On le trouve dans le texte de Bâle : il est nécessaire.

34. J'ai suivi le texte de 2253 ; c'est aussi ce qu'a fait M. Littré.

35. Στερεότητος vulg. et manuscrits. Serv. lit : ξηρότητος, *de la sécheresse.*

36. Δύνανται δὲ οἷσι.... τά τε τῆς φύσιος μὴ ταλαίπωρα vulg., et M. Littré avec

tous les manuscrits, sauf 2253, qui a μὴ ἀταλαίπωρα (*facile, qui ne donne pas de peine*). — M. Littré traduit : *pour qui la nature n'a pas été avare.* J'avais traduit moi-même : *qui n'ont pas à se plaindre de la nature;* mais, en revenant sur ce passage, il me semble que ni l'un ni l'autre de ces sens ne peut rester avec ταλαιπωρά (*misérable, malheureux*) du texte ordinaire, et qu'il faut adopter celui de 2253; il n'est pas facile de le traduire mot à mot en français, mais on s'en rend compte ainsi : ceux à qui les choses de la nature (c'est-à-dire, leur propre nature, leur disposition naturelle) ne donnent pas de peine; en d'autres termes, leur permettent de faire aisément les choses; ou peut-être encore : à ceux qui, par nature, n'ont pas d'aversion pour le travail. Voy. l'*Introduction* (p. 22), sur le rapprochement de ce passage avec le § 2, de la *Loi*.

37. Νηδύν. Érotien, citant ce passage dans son *Gloss.*, p. 260, dit : *Hippocrate appelle ainsi toute espèce de cavité.*— Voy. la *Dissertation sur l'anatomie hippocratique.*

38. Au lieu de πᾶν γὰρ τὸ ἀσύμφυτον (*toute partie qui n'a pas d'adhérences naturelles*, texte suivi aussi par M. Littré), Érotien lit : ξύμφυτον. Foës (p. 30, note 26) regarde cette leçon comme vicieuse, et avec raison, puisqu'elle serait précisément en contradiction avec ce que l'auteur dit immédiatement après. Je suis étonné que M. Ermerins (dans son édition du Περὶ διαίτης, p. 222) veuille la défendre. -- Voyez aussi, sur les cavités des muscles, Rufus dans Oribase, *Collect. méd.*, VIII, vi, t. II de notre édition, p. 179.

39. Voy. la *Dissertation sur les termes anatomiques et physiologiques* qui se trouvent dans les traités hippocratiques.

40. Ὅ τε τῆς κεφαλῆς κύκλος. Cette expression singulière, qui ne se retrouve, à ma connaissance, que dans ce traité, me paraît fort suspecte; comme le mot κύτος est très-souvent employé par Platon dans le *Timée* pour désigner les grandes cavités du corps et en particulier la tête (περὶ τὸ τῆς κεφαλ. κύτος, p. 451), je pense qu'il faut lire ici τό τε τῆς κεφ. κύτος, et traduire *la cavité de la tête.*

41. Πολλῶν διαφυσίων μεστόν. — Διάφυσις est pris dans la *Collection hippocratique* pour signifier tantôt un intervalle, tantôt un point de jonction, un moyen de réunion ou de séparation (*Voir* ce mot dans l'*Économie* de Foës et dans le *Thes. ling. græcæ*). — Cette espèce d'anatomie générale, qui, suivant l'auteur, faisait de son temps l'objet d'études spéciales, marque une direction médicale particulière, et assigne au traité de l'*Art* un caractère tout à fait tranché parmi les autres écrits de la *Collection.*

42. « Les *nerfs* (tendons et ligaments) pressent les articulations et sont étendus dans toute leur longueur; ils sont particulièrement robustes et très-épais dans les parties du corps où les chairs sont le moins abondantes. Tout le corps est plein de *nerfs.* » *Des lieux dans l'homme*, § 5, t. VI, p. 284.

43. Les manuscrits, Bâle, Gorris, Heurn, Foës, ont ὕπαφρον que Foës tra-

duit par *spamosus*. Le *Glossaire* d'Érotien (p. 374, où le passage même du traité *De l'art* est cité, mais avec des altérations qui viennent sans doute des copistes) porte ὕποφρον, qui, suivant Héraclide de Tarente, doit être expliqué par κρυφαῖον (*caché*). — M. Littré lit, avec Schneider, ὑπόφορον, dans Érotien et par conséquent dans Hippocrate, et il traduit par : *percé de pertuis* ; mais il me semble que l'explication même rapportée par Érotien exclut le sens proposé par Schneider et adopté par M. Littré, sens qui du reste n'est pas très-anatomique. En présence de l'explication formelle d'Érotien, confirmée par l'autorité beaucoup plus ancienne d'Héraclide, je pense qu'il faut, abandonnant la traduction de Foës (qui est cependant très-anatomique), et celle de Schneider, qui est en contradiction avec les glossateurs d'Hippocrate, interpréter ainsi ce texte : *Il n'est aucune articulation qui ne soit cachée*, c'est-à-dire *qui ne soit dans la profondeur des parties*, interprétation que confirme le commencement du chapitre suivant. On peut lire soit ὕπαφρος avec les nouveaux éditeurs du *Trésor*, soit ὑπόφορον ; car de ces deux mots, l'un a le sens de *caché* et l'autre celui de *profond*.

44. « La mucosité (*synovie*) existe naturellement chez tous les individus. Lorsqu'elle est pure, les articulations sont saines et par conséquent se meuvent aisément, de telle sorte que les os glissent les uns sur les autres. Mais il y a travail morbide et douleur, quand la chair ayant souffert envoie de l'humidité dans les articulations. » *Des lieux dans l'homme*, § 7, t. VI, p. 290.

45. Les textes vulgaires, 2255 et 2145 portent : ἀλλ' εἴ δυνατόν ; mais 2253 m'a fourni ᾗ déjà noté par Mercuriali et adopté aussi par M. Littré.

46. Ce passage est complétement défiguré dans les manuscrits et les imprimés ; mais 2253 m'a fourni une restitution si inespérée et si heureuse que je crois devoir mettre en regard les deux textes. Voici d'abord le texte vulgaire : μετὰ πλείονος μὲν γὰρ πόνου, καὶ οὐ μετ' ἐλάσσονος χρόνου τοῖσι ὀφθαλμοῖσι ὁρᾶταί τε καὶ γιγνώσκεται, ce qui n'est ni régulier ni raisonnable. 2253 porte : μ. π. μ. γ. π. κ. οὐ. μ. ἐ. χ., ἢ εἰ τοῖσιν ὀφθαλμοῖσιν συνεωρᾶτο γιγνώσκεται. Gorris avait soupçonné cette correction d'après son *Codex germanicus* et l'édition des Aldes, qui présentent quelques traces de la leçon de 2253. 2255, 2140 et 2145 ont le texte vulgaire à de très-légères modifications près. — M. Littré a aussi suivi le texte de 2253, en omettant avec raison βυνεωρᾶτο. — *Il faut en effet*, etc., doit être considéré comme une parenthèse, pour comprendre la relation de *car* du membre de phrase suivant.

47. Ce passage est mutilé dans 2253. Par suite, sans doute, d'une faute d'impression, cela ne ressort qu'imparfaitement des notes de M. Littré.

48. Quelque étrange que semble un pareil raisonnement, il ressort certainement du texte. Dans ma première édition, j'avais à tort rapporté à l'art ce qui est dit ici de la nature. Peut-être ce sens est plus raisonnable pour nous, mais il est manifeste que j'avais substitué ma pensée, ou du moins une pensée moderne, à celle de l'auteur ; l'interprétation de M. Littré m'a ramené au vrai

sens. Gorris renchérit encore sur la singularité de la proposition hippocratique, lorsqu'il veut qu'on entende : *Si le malade peut résister jusqu'à ce que sa maladie soit connue, il résistera bien jusqu'à ce qu'elle soit guérie!*

49. C'est-à-dire si le remède est appliqué en même temps que le mal se déclare, et s'il en suit tous les développements.

50. Je lis στεγνότητα (*resserrement*, *densité*) avec plusieurs manuscrits, leçon déjà signalée par Triller (*Opusc.*, t. II, p. 186), au lieu de στενότητα (*étroitesse*) du texte vulgaire et de 2253. M. Littré a lu aussi στεγνότ.

51. Προλαμβάνει (sc. τὸ νόσημα) δὲ διά τε τὴν τῶν σωμάτων στενότητα ἐν ᾗ αὐκ ἐν εὐόπτῳ οἰκέουσι αἱ νοῦσοι διά τε τὴν τῶν καμνόντων ὀλιγωρίην ἐπιτίθεται (ἐπιτίθενται, seconde main), οὐ λαμβανόμενοι γὰρ ἀλλὰ εἰλημμένοι ὑπὸ τῶν νοσημάτων ἐθέλουσι θεραπεύεσθαι — Tel est le texte de 2253, que j'ai suivi dans ma première édition et que je suis encore dans cette seconde (sauf στενότητα), mais en modifiant un peu la traduction pour des motifs que je vais donner : Le texte vulgaire porte... ὀλιγωρίην· ἐπιτίθενται γὰρ λαμβανόμ. δὲ ὑπὸ τ. νοσ. — Les manuscrits autres que 2253 ont ὀλιγ. ἐπιτίθενται· οὐ λαμβ. δὲ ὑπὸ τ. νοσ. — Il est d'abord évident que la restitution de 2253, pour le membre de phrase γὰρ λαμβανόμενοι, κ. τ. λ., de vulg. est excellente et qu'il faut l'adopter sans hésiter. C'est ce que j'avais déjà fait, c'est ce qu'a fait aussi M. Littré; mais la vraie difficulté porte sur ἐπιτίθενται. Parmi les traducteurs, les uns, et j'étais d'abord du nombre, rattachent ce mot à ὀλιγωρ., en faisant dépendre ἐπιτίθενται de αἱ νοῦσοι ; les autres (Foës, par exemple) rapportent ἐπιτίθενται aux malades, en y joignant le γάρ qui, dans le texte de Cornarius, précède λαμβανόμ., de sorte qu'il faudrait traduire : *Le mal gagne de vitesse.... et à cause du resserrement des organes ... et à cause de la négligence des malades : les malades temporisent en effet.* Mais avec le texte de 2253, pour le membre de phrase λαμβανόμ., κ. τ. λ., ce dernier sens n'est plus possible ; on ne connaît pas d'ailleurs d'exemple du mot ἐπιτιθέναι dans le sens de *temporiser*.—Au fond, je conserve dans ma traduction le sens que j'avais donné dans ma première édition, mais j'y introduis une correction que je crois importante. Au lieu d'ἐπιτίθενται du vulg., des manuscrits et de 2253, seconde main, je lis ἐπιτίθεται du texte primitif de 2253. Προλαμβάνει δὲ διά τε τὴν, κ. τ. λ., est donc un premier membre de phrase, διά τε τὴν... ἐπιτίθεται un second membre; tous deux sont dans un parallélisme parfait, eu égard à la syntaxe. Quant au sens, il y a gradation : Le mal peut gagner naturellement de vitesse, à cause de la nature même des parties au milieu desquelles il se développe ; d'un autre côté, s'il fait irruption, c'est-à-dire s'il éclate avec violence, si son intensité augmente notablement, c'est un accident qui tient à la négligence des malades. — M. Littré, qui a voulu faire dépendre les deux διά τε τὴν de προλαμβάνει, sans doute parce qu'il n'a tenu compte que de la leçon ἐπιτίθενται, néglige complétement le texte primitif de 2253, qu'il indique cependant; aussi, ne pouvant se rendre un compte satisfaisant d'ἐπιτίθενται avec le reste du passage tel que le donne 2253, il a substitué ἐπεὶ ἔοικε à cet ἐπιτίθενται, et il traduit : *La maladie précède tant à cause de la densité des corps....*

que par la négligence des patients; or, la chose est naturelle, car c'est, etc.; mais je crois avoir établi que cette correction violente n'est pas nécessaire, et qu'on peut, par un moyen beaucoup plus simple, trouver un texte régulier et un sens satisfaisant. — M. Dübner m'a proposé ὀλιγωρίην, ἐπεί τι γίνεται· (au lieu de ὀλιγωρίην· ἐπιτιθ. — C'est-à-dire *si on a commis une faute*) et du reste traduit comme M. Littré; mais je crois que les raisons que j'ai données doivent éloigner l'idée de toute correction de cette nature.

52. Le texte vulgaire porte : καὶ τοῖσι τούτων ὁμοίοισι αἱ πλεῖσται [δημιουργεῦνται]· τὰ δὲ ἐκ τῶν.... δημιουργεύμενα. Dans 2253 on lit : ...ὁμοίοις σχήμασιν αἱ (primitivement χυμασιαι, *sic*) πλ. ὄντα δὲ ἐκ, κ. τ. λ. Peut-être σχ. αἱ πλ. est le vrai texte; peut-être aussi χυμασι cache-t-il un autre mot. En suivant le texte corrigé par la seconde main, il faudrait traduire : *la plupart de ceux qui s'exercent par des moyens qui ont une manière d'être semblable.* — J'ai cru, du reste, que l'économie de tout ce passage exigeait de changer la ponctuation admise par M. Littré, et qu'en conséquence au lieu d'adopter ὄντα δὲ ἐκ τ. de 2253, il fallait conserver τὰ δὲ ἐκ τ. du texte vulg.; à moins que ce membre de phrase avec ὄντα ne soit pris comme un nominatif absolu.

53. Οὐδε ὑπερβάτως. M. Littré, qui arrête par un point en haut le premier membre de phrase avant ces deux mots, les traduit par : *Ils ne prétendent pas non plus à des prodiges*, mais je crois que ce n'est pas là le sens d'ὑπερβ. et qu'il faut entendre la phrase comme je l'ai fait.

54. Ma traduction reproduit le texte de 2253. C'est aussi celui que M. Littré a suivi.

55. J'ai réformé ma première traduction sur le texte de M. Littré.

56. Comme dans la première édition j'ai suivi le texte de 2253, ce que M. Littré a fait aussi; mais j'ai modifié un peu ma traduction pour la mettre autant que possible en harmonie avec ce texte, et je me suis en quelques points écarté de l'interprétation de M. Littré, en rapportant à tout l'ensemble des signes, ce qu'il paraît ne rapporter qu'aux flux.

57. Ni les manuscrits, ni le texte vulgaire n'ont la négation que M. Littré a introduite et que j'avais admise moi-même dans ma première édition; mais j'avais oublié d'avertir de cette correction.

58. C'est-à-dire on reconnaît que la maladie tient au feu, ou, en d'autres termes, que c'est une maladie qui vient du chaud (considéré comme élément); car il paraît évident que dans ce singulier passage l'auteur a voulu dire que les maladies tiennent à l'eau (*phlegme*), à l'air et au feu, et qu'on peut, par des moyens artificiels, reconnaître sous la dépendance duquel de ces éléments celles qui se manifestent sont placées. — On voit qu'il n'est pas question des maladies qui tiennent à la prédominance de l'élément terreux. — Du reste, le manuscrit 2253 est le seul qui donne un texte satisfaisant de ce passage.

59. Cette phrase est fort obscure; je l'avais d'abord mal comprise : je crois

avoir cette fois mieux saisi la pensée de l'auteur. Voici du reste le texte et la traduction de M. Littré : Ἕτερα μὲν οὖν πρὸς ἑτέρων, καὶ ἄλλα δι' ἄλλων ἐστὶ τά τε διιόντα τά τε ἐξαγγέλλοντα. *Les excrétions n'ont pas un rapport constant avec les renseignements qu'elles fournissent et varient suivant les voies qu'elles suivent.* J'ai cru trouver dans la suite du raisonnement des motifs suffisants pour m'écarter de cette interprétation ; il me semble en effet que l'auteur n'a pas voulu exprimer un doute sur la valeur des signes, mais annoncer un fait qui complique le diagnostic et qui par conséquent ne permet pas au praticien de se hâter pour traiter la maladie. — Au lieu de : *sont différentes suivant les maladies*, on pourrait peut être encore traduire : *sont différentes les unes par rapport aux autres*, mais ce sens est plus obscur que le premier.

60. L'auteur insiste beaucoup sur cette recommandation : elle est pour lui capitale. Galien l'avait renouvelée en s'appuyant sur Hippocrate (Com. II, *in Aph.* 29). Celse disait qu'il est d'un médecin prudent de ne pas toucher à ceux qui ne peuvent être sauvés afin de ne pas paraître le bourreau de celui qui a succombé à son malheureux sort. Toutefois Avicenne a remarqué, et c'est une remarque qui sera toujours vraie et qui modifie un peu le précepte absolu des anciens, qu'il faut se souvenir des ressources de la nature, qu'il ne faut pas avoir l'air d'abandonner le malade, bien qu'en réalité on n'agisse pas efficacement ; que jusqu'au dernier moment il faut au moins soulager ; mais qu'il ne faut pas jouer la vie du malade par de grands remèdes ou de grandes opérations, quand on n'a pas des espérances bien fondées, car on se rend volontairement homicide. — Voy. § 3, ainsi que la note 12, et § 8.

61. J'ai adopté le texte vulgaire, conservé par 2253, et j'ai suivi l'interprétation de Foës.

62. Οὐ τὸ λέγειν καταμελετήσαντες, 2253, 2145, 2140, Bâle, Foës. 2255, Imp. Samb., Fev. portent : καταμελήσαντες. Suivant cette leçon, il faudrait sans doute traduire : *Ils ne négligent pas de soigner leurs discours, mais*, etc.

DU MÉDECIN.

INTRODUCTION.

On ne saurait dire à quelle époque ce traité a été admis dans la *Collection hippocratique;* ni Érotien, ni Galien ne le mentionnent; Gruner (*Censura*, p. 82-3) le déclare apocryphe; mais il en loue la composition en ces termes : *Liber et monitorum multitudine... commendabilis.... et præceptorum utilitate suspiciendus*. Pierer (*Bibl. iatr.*, t. Ier, p. 42) prétend que le traité du *Médecin* a été rédigé après la division de l'art en médecine et en chirurgie, c'est-à-dire, en se fondant sur le témoignage de Celse, à l'époque où florissait l'école médicale d'Alexandrie. Mais c'est là une opinion qui ne repose sur aucune base solide. Dans une dissertation sur le passage de Celse[1] auquel Pierer fait allusion, j'ai montré ce qu'il fallait penser de cette prétendue division de la médecine. D'un autre côté, les recherches de M. Littré ont établi avec sûreté, je crois, que la *Collection hippocratique* a été formée avant l'école d'Alexandrie, et que les quelques pièces véritablement apocryphes qui y ont été introduites, soit par les Alexandrins, soit par d'autres, ne sont pas de la nature de celle-ci[2]. Enfin rien dans l'opuscule du *Médecin* n'autorise à admettre la division de l'art; les préceptes par lesquels il débute regardent aussi bien les médecins proprement dits que les chirurgiens. Le reste de l'opuscule a la plus grande analogie avec le traité *De l'officine*, du moins avec la première partie, et jamais personne ne s'est avisé de placer la rédaction de ce traité au temps de l'école d'Alexandrie.

[1] *Lettre à M. de Renzi sur un passage de Celse relatif à la division de la médecine;* Paris, 1852.

[2] Voy. aussi dans le *Journal des Savants,* 1852, n° de juillet, p. 440 et suiv., mon second article sur l'édition d'Hippocrate par M. Littré, et l'*Introduction générale* de ce volume.

M. Pétrequin regarde le *Médecin* comme authentique; mais cette opinion n'est pas mieux établie, puisque nous ne possédons sur cet opuscule aucun témoignage contemporain ou appartenant à une date voisine de celle d'Hippocrate.

Pour déclarer le traité *Du médecin* authentique, M. Pétrequin (voy. son *Introduction* à sa traduction de ce traité) se fonde sur les motifs suivants : 1° Les analogies de ce traité avec celui *De l'ancienne médecine*, en ce qui concerne les ventouses; mais même en admettant que l'authenticité de ce dernier traité soit incontestable, ce que je n'oserais pas affirmer, les rapprochements entre les deux écrits ne portent que sur un point, et encore sur un point où deux auteurs parfaitement étrangers l'un à l'autre pouvaient très-bien se rencontrer. Suivant moi, le passage du traité *De l'ancienne médecine* ne peut valoir que pour corriger un endroit parallèle du *Médecin;* je me suis gardé d'aller au delà. — 2° Dans le *Médecin*, on renvoie à un traité de chirurgie, après avoir parlé des blessures par armes de guerre. M. Pétrequin en conclut que c'est une allusion au traité *Des blessures dangereuses*, qu'il regarde comme authentique sur le dire de Galien. Mais d'abord rien ne prouve que ce soit à ce traité que renvoie l'auteur du *Médecin* (voy. ma note 36); en second lieu, rien n'établit non plus que le traité *Des blessures dangereuses* soit authentique. Galien, dont M. Pétrequin invoque l'autorité, est loin d'être aussi affirmatif que l'avance ce critique (voy. M. Littré, t. I, p. 424-5), et le fût-il, son dire, sans preuves directes, ne prouverait pas grand' chose. — 3° J'avais établi des rapprochements entre le traité *Des plaies* et celui *Du médecin*. M. Pétrequin a étendu encore ces rapprochements. Ils établissent pour moi, comme pour M. Pétrequin, que ces deux ouvrages sont très-probablement du même auteur; peut-être même y a-t-il un renvoi du traité *Du médecin* à celui *Des plaies*, lorsque l'auteur dit (§ 9) : *Nous avons exposé ailleurs les signes qui caractérisent les plaies, et le traitement qui leur convient.* Mais de ce qu'Érotien et Galien admettent le traité *Des plaies* comme authentique, il ne s'ensuit pas qu'il le soit en réalité; car il n'y a *aucune* preuve de cette authenticité, et tout ce qu'on peut dire avec quelque sûreté, c'est que c'est un traité de l'école hippocratique. De tous les arguments de

M. Pétrequin, il me semble donc qu'aucun n'emporte avec lui une démonstration péremptoire.

En résumé, je n'ai point de raison suffisante pour croire le *Médecin* authentique; mais je n'en ai pas non plus pour affirmer avec Gruner qu'il est apocryphe; il présente les caractères d'une origine antique, et, comme on le verra plus bas (p. 53), tout concorde à le faire ranger dans la classe des écrits de l'école hippocratique.

C'est en partant de cette donnée à peu près certaine, qu'on peut déterminer le vrai caractère de l'opuscule *Du médecin*, qu'on peut le classer dans un groupe déterminé, qu'on peut le rapprocher, avec profit pour la critique, de certains autres écrits; enfin qu'on peut en tirer des notions historiques.

Mais voyons d'abord quelle est l'économie générale de ce petit traité[1]. Le *Médecin* a été rédigé en faveur des commençants; il ne contient que les éléments de la science; car « les notions plus élevées exigent pour les comprendre une connaissance approfondie de la médecine, et ne sont à la portée que des individus déjà fort avancés dans cet art (§ 10). » Mais l'auteur prend soin de renvoyer fréquemment à d'autres écrits où il a parlé plus amplement des matières chirurgicales : le traité qui nous reste n'est donc qu'un faible débris d'un grand travail assurément très-regrettable pour l'histoire et peut-être pour la pratique de l'art. Le fragment, que les âges ont respecté, n'en offre pas moins un grand intérêt pour les amants de l'antiquité.

Après avoir rappelé les qualités extérieures que doit posséder le médecin, le soin qu'il doit prendre de sa personne, et la réserve qu'il convient d'apporter dans l'exercice de la profession, l'auteur s'arrête sur la disposition de l'*officine*. Arrivant aux préceptes spéciaux, il enseigne comment il faut appliquer les bandages et faire les incisions; puis il indique les deux espèces de ventouses en usage de son temps, et explique la manière dont elles agissent; vient ensuite une description de la saignée; description assez obscure et où manquent

[1] Aujourd'hui, cet opuscule serait mieux intitulé *Du chirurgien* que *Du médecin*, mais il faut savoir que le mot ἰατρός servait à désigner tous ceux qui traitaient les maladies avec ou sans le secours de la main.

beaucoup de détails, mais fort précieuse à cause de sa date reculée. Je signalerai encore ce qui est dit de la chirurgie des abcès, de la classification des ulcères et de leur mode de pansement. Cette chirurgie antique s'éloigne en beaucoup de points de la nôtre, néanmoins elle a consacré bien des principes et des procédés qui n'ont pas vieilli. Le traité *Du médecin* est terminé par quelques réflexions sur les plaies par armes de guerre, et sur l'importance qu'il y a à bien reconnaître les symptômes qui décèlent la présence d'armes cachées dans les chairs.

En partant de cette brève analyse, recherchons quelle place il faut assigner au *Médecin* dans la *Collection hippocratique*. Il y a dans cette *Collection* un certain nombre de traités ou opuscules qui sont évidemment inspirés par la même pensée : ce sont des écrits *isagogiques* ou *introductoires*, dont quelques-uns sont particulièrement destinés aux commençants, et où les préceptes moraux, ceux surtout qui regardent la dignité professionnelle, s'entremêlent aux notions élémentaires sur la pratique de l'art. Le *Serment*, la *Loi*, le *Médecin*, la *Bienséance*, les *Préceptes*, et, dans certaines de ses parties, l'*Officine du médecin*; telles sont les pièces où domine ce double caractère, car je place le traité *De l'art* avec celui *De l'ancienne médecine* dans un rang plus élevé, puisque ces traités sont surtout consacrés à l'étude des questions générales, de celles qui constituent pour nous la *philosophie médicale*[1].

Mais, hâtons-nous de le dire, ce rapprochement opéré entre divers traités, en tenant seulement compte de l'idée fondamentale qui les a dictés, n'engage en rien la question d'origine; ce sont les mêmes besoins et les mêmes circonstances qui leur ont donné naissance, mais ce sont, j'ose l'affirmer, des mains diverses qui les ont rédigés peut-être à des époques et dans des pays différents. Pour reconnaître lesquels de ces traités peuvent appartenir au même auteur, et, par conséquent, pour en former des groupes distincts, il ne faut pas s'arrêter aux préceptes moraux qu'ils renferment, et qui sont, suivant le

[1] Dans quelques autres traités, par exemple dans ceux *Des lieux dans l'homme* et *Des airs*, on trouve aussi des considérations générales sur la pratique de la médecine; je les ai rapportées dans l'*Introduction* au traité *De l'art*.

langage de l'école, de ces *lieux communs* que l'humanité, plutôt qu'un homme, a mis en circulation, et que chacun répète, souvent dans les mêmes termes, mais sans qu'on sache quel auteur a copié l'autre.

Toutefois, comme ces rapprochements, s'ils ne fournissent presque aucune lumière sur la question d'origine, montrent du moins quelles idées les médecins du temps d'Hippocrate avaient de l'importance et de la sainteté de la profession médicale, j'ai donné une espèce de concordance en renvoyant d'un opuscule à un autre, et en traduisant dans l'*Appendice* des extraits de ceux que je n'ai pas traduits en entier. Je ne connais pas, du reste, de meilleurs miroirs des sociétés que les codes de morale pratique; les préceptes sur lesquels insistent les auteurs de ces codes font naturellement supposer la fréquence du vice ou du défaut qu'on s'efforce presque toujours plutôt de combattre que de prévenir.

Le traité *Du médecin* n'est point isolé dans la *Collection*. Dans ma première édition, j'avais déjà montré les rapports qui l'unissent au traité *Des plaies*. M. Pétrequin a insisté sur ces rapports, et de cette phrase (§ 9) : *Ailleurs nous avons exposé les signes des plaies et la manière de les traiter*, etc., il conclut, non sans une grande apparence de raison, que le traité *Des plaies* et celui *Du médecin* sont du même auteur.— Dans le premier paragraphe du *Médecin* et dans le *Serment*, il y a, relativement à la discrétion que le médecin doit apporter dans ses relations avec les entourages du malade, une recommandation très-remarquable, faite presque dans les mêmes termes, et qui suppose une grande dépravation de mœurs. Ce rapport est certainement curieux; mais il est de la nature de ceux dont je disais tout à l'heure qu'ils ne prouvent absolument rien pour la question de parenté. — J'ai dit plus haut (p. 50) qu'on ne devait pas non plus tenir compte du rapport que j'ai établi entre l'opuscule *Du médecin* et le traité *De l'ancienne médecine*, à propos de la théorie des ventouses.

Mais si le *Médecin* appelle à côté de lui le traité *Des plaies*, le traité *De l'officine* (et ce fait ne m'avait pas frappé lors de ma première édition) appelle à son tour l'opuscule *Du médecin;* ces deux opuscules se complètent l'un par l'autre. Ils ont été évidemment rédigés dans le même but, qui est d'enseigner à l'élève les éléments de la pratique, ou, comme on dirait maintenant, *la petite chirurgie.* L'auteur de l'*Officine* s'arrête particulièrement sur la position de l'opérateur, des aides et du malade, et sur la déligation considérée d'une manière générale, ou dans ses rapports avec les fractures et les luxations; l'auteur du *Médecin* est muet sur le premier point, et de la déligation il ne dit qu'un mot; mais, en revanche, il traite assez longuement des petites opérations et des instruments qui servaient à les pratiquer; il a un paragraphe spécial sur le temps qu'on doit mettre aux opérations, un autre sur les abcès et sur les ulcères, un sur les cataplasmes; enfin un dernier sur les plaies par armes de guerre; on y trouve aussi, comme dans le traité *De l'officine*, des considérations générales, mais d'un ordre différent, sur la disposition de la lumière, et en outre des préceptes moraux qu'on a l'habitude d'adresser plutôt encore aux étudiants qu'aux médecins. Dans le traité *De l'officine*, il y a des parties pour ainsi dire achevées; il y en a d'autres qui ne sont qu'ébauchées; le *Médecin* paraît avoir reçu sa rédaction définitive. Le premier traité, quoiqu'il rentre jusqu'à un certain point dans la catégorie des livres *isagogiques*, devait s'adresser aux maîtres au moins autant qu'aux élèves; le second, l'auteur a soin de nous en avertir, pour qu'on ne l'accuse pas des lacunes qu'on y remarque, était spécialement destiné aux commençants. Cela aide à nous rendre raison des différences et des points de contact que nous fait reconnaître l'étude comparative du *Médecin* et de l'*Officine*.

Mais j'ai remarqué un rapport plus direct encore que ceux que je viens de signaler entre l'*Officine* et le *Médecin*. Au § 5 du premier traité (t. III, p. 288; voy. aussi § 2, p. 274), on lit cette phrase : Ὄργανα μὲν, καὶ ὅτε, καὶ οἵως, εἰρήσεται. *Pour les instruments, on parlera du temps* [où il faut les employer] *et du mode d'emploi* : or il n'est plus question des ὄργανα (*machines* ou *instruments proprement dits*) dans le reste de l'*Officine*, soit que l'auteur n'ait pas achevé son ouvrage, soit qu'il se proposât d'écrire *ex professo* sur ce sujet; mais dans l'opuscule *Du médecin* il est parlé assez longuement des instruments propres à saigner ou à pratiquer les incisions, de leur forme, de leur mode d'emploi; il y a aussi un assez long paragraphe sur les ventouses, et l'auteur dit quelques mots des siéges sur lesquels les malades étaient assis, sans doute pour les opérations.

De ce fait et des autres rapprochements que j'ai signalés plus haut (voy. aussi note 9), je n'oserais pas conclure que la même main a écrit le *Médecin* et l'*Officine*, car l'annonce du traité *De l'officine* n'est peut-être pas complétement remplie dans l'opuscule *Du médecin*. On remarquera néanmoins cette phrase qui se lit au milieu du paragraphe (le 7e) sur la saignée : *Tels sont les instruments qui doivent nécessairement trouver place dans l'officine, et que l'élève doit s'habituer à manier habilement*; d'où il semblerait résulter que dans les officines ordinaires on ne rencontrait que les instruments de petite chirurgie, et que c'est de ces instruments que l'auteur du traité *De l'officine* a voulu parler. Quoi qu'il en soit, il y a là une rencontre qui pourrait n'être pas fortuite.

L'étude du *Médecin* et de l'*Officine* nous fournit de plus une notion historique intéressante à recueillir. On voit par ces deux écrits, et aussi par quelques autres passages de la *Collection hippocratique*, qu'il existait dans l'antiquité des maisons, soit publiques (voy. Galien, *Com. I in Hipp. De off.*, § 8, t. XVIII^{b}, p. 678), soit privées, comme paraissent être celles des hippocratistes, où le médecin, assisté de ses aides, libres ou esclaves, pratiquait les opérations chirurgicales, et où il paraît que les malades séjournaient. On venait aussi y chercher les médicaments[1]; mais on ne voit pas que les maladies internes y aient été traitées, du moins au temps d'Hippocrate. De cette circonstance il ne faudrait pas conclure à la division de l'art en médecine et en chirurgie; car on voit par les écrits hippocratiques, et par le *Médecin* en particulier, ainsi que par les titres ou les fragments des écrits de Dioclès, de Praxagore et de bien d'autres, que le même médecin pratiquait les opérations (chez lui, sans doute quand le local où habitaient les malades ne s'y prêtait pas), et qu'il traitait les maladies internes[2]; mais pour ces dernières, les patients restaient dans leur propre domicile.

En rapprochant toutes ces données, on établit une telle solidarité entre le *Médecin* et le traité *De l'officine* d'une part, et *Des plaies*

[1] Voy. Littré, t. III, p. 265, t. IV, p. 622, et t. V, p. 25; cf. ma *Dissertation sur la pharmacologie hippocratique*.

[2] Cf. *la Lettre à M. de Renzi* citée p. 49.

de l'autre, qu'on est suffisamment autorisé à regarder cet opuscule comme fort ancien et comme vraiment hippocratique. Je retire donc le *Médecin* de la neuvième classe de M. Littré pour le reporter, non pas avec l'*Officine* dans celle des écrits authentiques, mais dans la quatrième, qui comprend les écrits de l'école d'Hippocrate, parmi lesquels figure à si juste titre le traité *Des plaies*[1]. Le silence des anciens (j'entends des Alexandrins ou des auteurs qui sont venus après eux) sur le *Médecin* ne m'arrête pas plus dans ces conclusions que leurs allégations ne commandent mon jugement sur la question d'origine et d'authenticité pour tel ou tel des traités dont ils se sont occupés.

[1] Dans la dernière note du *Médecin*, je me suis expliqué sur le rapport apparent entre ce traité et celui *Des traits et blessures*, aujourd'hui perdu.

DU MÉDECIN[1].

1. Cet écrit renferme des préceptes [sur la conduite du médecin] des recommandations sur la manière de disposer l'officine.

Il est du devoir d'un médecin de conserver, autant que sa nature le lui permet, le teint frais et de l'embonpoint; car le vulgaire s'imagine qu'un médecin qui n'a pas cette bonne apparence ne doit pas bien soigner les autres (1). Il doit être propre sur sa personne, avoir un vêtement décent (2) et porter des parfums suaves, mais dont l'odeur ne soit désagréable pour personne; car cela plaît aux malades; il doit rechercher cet esprit de modération qui ne consiste pas seulement dans le silence, mais encore dans une vie parfaitement réglée; en effet, rien ne contribue autant à la bonne réputation; qu'il ait un caractère noble et généreux; et s'il se montre tel, il passera aux yeux de tous pour un homme respectable et pour un ami de l'humanité (3). Trop de promptitude [à parler], et trop d'empressement [à agir], lors même que cela serait tout à fait utile, est une cause de mépris. Qu'il règle son empressement sur les droits que lui donne le malade (4); car les mêmes offices rendus aux mêmes personnes gagnent du prix en raison de leur rareté. Quant à son extérieur, le médecin doit avoir l'air méditatif, mais non pas chagrin, autrement il paraîtrait arrogant et misanthrope. D'un autre côté, celui qui s'abandonne à un rire immodéré et à une gaîté excessive passe pour insupportable; aussi doit-il grandement éviter ce défaut. Que l'honnêteté accompagne le médecin dans toutes ses relations; l'honnêteté doit, en beaucoup de circonstances, offrir un ferme appui, et pour le médecin en particulier c'est un gage précieux dans ses relations avec ses clients. En effet, les malades s'abandonnent sans réserve entre les mains du médecin; à toute heure il est en rapport avec les femmes, les jeunes filles, en contact avec les objets les plus précieux (5). A l'égard de tout cela, il doit rester maître de lui-même (*Serment*, *fine*). Tel doit être le médecin et pour l'âme et pour le corps.

[1] ΠΕΡΙ ΙΗΤΡΟΥ, DE MEDICO.

2. Relativement aux préceptes qui concernent l'exercice de l'art médical, préceptes à l'aide desquels il est possible de devenir artiste, il convient de présenter d'abord dans leur ensemble ceux par lesquels on devrait commencer son instruction; or, tout ce qui se fait dans l'officine est à peu près du ressort des étudiants. —Le médecin choisira d'abord pour son habitation un lieu convenable, et ce lieu sera tel s'il n'y souffle aucun vent incommode, si le soleil ou une lumière vive ne s'y fait pas sentir d'une manière fatigante; une lumière éclatante n'est pas, il est vrai, nuisible pour les médecins, mais il n'en est pas de même pour les malades; on doit surtout éviter absolument une semblable lumière dont l'action peut causer les maladies d'yeux. Il est donc de précepte qu'il en soit ainsi par rapport à la lumière, afin qu'elle ne vienne jamais frapper directement sur les yeux; car cela nuit beaucoup à ceux qui ont la vue faible, or la moindre cause suffit pour troubler les yeux faibles; telle est la manière de ménager la lumière (5).—Que les siéges soient, autant que possible, unis, afin d'être bien proportionnés [pour la hauteur] à la taille des malades (6). — Que le médecin ne se serve d'airain que pour ses instruments, car c'est, il me semble, une coquetterie insupportable que d'user d'ustensiles de ce métal. — Qu'il donne à ceux qu'il traite de l'eau bonne à boire et pure. — Que les pièces de pansements qui servent à absterger soient propres et molles; que ce soit, pour les yeux, des linges, et, pour les blessures, des éponges (7); car toutes ces choses sont par elles-mêmes d'un grand secours. —Tous les instruments doivent être appropriés à leur usage, et pour la grandeur, et pour le poids, et pour leur délicatesse. Le médecin veillera à ce que tout ce dont il se sert profite au malade, et particulièrement ce qui doit être en contact avec les parties souffrantes; tels sont les bandages, les drogues, les linges qu'on met autour des plaies et les cataplasmes (8); car toutes ces choses séjournent longtemps sur les parties malades. Après cela, lever l'appareil, raffraîchir, nettoyer le bord des plaies, faire des affusions (9), tout cela doit être exécuté en peu de temps. Il faut bien considérer d'abord ce qu'il faut faire et ensuite à quel point il est nécessaire de le faire en plus ou en moins dans chaque occasion; car l'opportunité de l'emploi de ces deux choses (10) est très-importante.

3. Le bandage appliqué suivant les règles de l'art est celui qui rend service au médecin (11), et les deux plus grands avantages qu'il fournit et qu'il faut savoir mettre à profit, sont: serrer ou relâcher là où il convient (12). — C'est d'après les différentes époques de

l'année qu'il faut se régler pour couvrir ou découvrir la partie malade ; mais n'hésitez pas sur le parti à prendre, en prétextant que vous ignorez si les parties sont faibles (13). Il faut rejeter les bandages recherchés, qui, sans avoir en eux-mêmes aucune utilité, ne sont bons que pour l'ostentation. Cela est insupportable, sent absolument le charlatanisme, et souvent même nuit à celui qui est en traitement ; or le malade ne demande pas d'ornement, mais du soulagement (14).

4. Pour les opérations chirurgicales qui se font par le fer et par le feu, la vitesse et la lenteur sont également recommandables [suivant les cas], car on a besoin tantôt de l'une et tantôt de l'autre. Toutes les fois que l'opération ne consiste que dans une seule incision, on doit faire cette incision promptement, car ceux que l'on opère ressentent de la douleur, et il faut que ce qui cause la douleur (*le couteau*) agisse le moins de temps possible ; c'est ce qui arrivera si l'incision est rapide ; mais quand il est nécessaire de faire plusieurs incisions, l'opération doit se pratiquer lentement, car un chirurgien trop prompt cause une douleur vive et continue : au contraire, si on laisse des intervalles, on donne quelque répit aux malades (15).

5. Le même raisonnement s'applique aux instruments : on se sert de couteaux effilés ou larges (16) ; mais nous recommandons de ne pas recourir indifféremment aux uns ou aux autres pour toutes les parties du corps, car il y a certaines parties dans le corps d'où le sang s'échappe si vite qu'il est difficile de l'arrêter : telles sont, par exemple, les veines variqueuses (17) et certaines autres veines, sur lesquelles on ne doit pratiquer que de petites incisions, car en agissant ainsi il est impossible que le sang coule trop abondamment ; et il est quelquefois utile de tirer du sang de ces veines ; mais pour les parties où il n'y a point de danger, et où le sang n'est pas trop subtil, il faut se servir de couteaux larges. De cette manière le sang coulera ; autrement, il ne sortirait point du tout ; or, il est très-honteux de ne point obtenir dans une opération ce qu'elle exige.

6. Nous disons (18) qu'il y a deux sortes de ventouses en usage ; lorsque la fluxion se forme en un point fort éloigné de la superficie des chairs, il faut que la ventouse ait l'ouverture étroite, mais qu'elle ait un large ventre (19) et qu'elle ne soit ni allongée du côté que la main saisit (*le fond?*), ni lourde. Les ventouses de cette espèce attirent en droite ligne et amènent parfaitement vers la superficie des chairs les humeurs éloignées. Mais lorsque le mal est répandu à travers une plus grande étendue de chairs, la ventouse, semblable,

du reste, à celle qui vient d'être décrite, doit avoir l'ouverture large; vous constaterez, en effet, qu'avec cette forme elle attire les humeurs nuisibles vers le lieu convenable en agissant sur une plus grande surface; or, on ne regarde (20) pas le col d'une ventouse comme large, s'il ne peut embrasser une grande étendue de chairs; quand la ventouse est lourde, elle pèse sur les parties superficielles et attire plutôt des parties profondes, et de cette manière on laisse souvent subsister le mal. Donc (21), s'il s'agit de fluxions retenues dans leur cours (22) et éloignées des parties superficielles, des ventouses à large ouverture attirent beaucoup du reste des chairs, d'où il résulte que l'humidité attirée de ces parties s'oppose à la sortie de l'*ichor* (humeurs séreuses) qui vient de plus bas, en sorte que l'humeur malsaine reste, et que celle qui n'est pas nuisible est enlevée. Quant à la grandeur des ventouses, on la déterminera d'après les parties du corps sur lesquelles on veut les appliquer. — Lorsqu'il est nécessaire de scarifier (23), on doit le faire profondément, car il faut voir le sang sortir des parties sur lesquelles on opère (autrement [c'est-à-dire: *si on ne veut pas extraire de sang*], on ne scarifiera pas le rond que la ventouse a élevé): en effet, la chair du malade est assez fortement tendue (24). On se servira de couteaux convexes qui ne soient pas étroits de la pointe (25), car il vient quelquefois des humeurs gluantes et épaisses, et il est à craindre qu'elles ne s'arrêtent au passage quand l'ouverture est trop petite (26).

7. Quant aux veines des bras, il convient de les assujettir par des ligatures. Souvent, en effet, la chair qui couvre la veine n'est pas bien unie avec elle (*veine roulante*), en sorte que la chair venant à glisser, les deux ouvertures [c'est-à-dire *celle de la peau et celle de la veine*] ne répondent plus l'une à l'autre, et il arrive alors que le vaisseau se gonfle sous les chairs dont il est recouvert, que le sang ne peut plus s'écouler au dehors, et que par suite, dans beaucoup de cas, il se forme du pus. Aussi, une opération faite dans de telles conditions produit évidemment deux inconvénients: de la souffrance pour celui qui est opéré, et un grand discrédit pour l'opérateur (27). Le même précepte s'applique à toutes les veines. Tels sont les instruments qui doivent nécessairement trouver place dans l'officine, et que l'élève doit s'habituer à manier habilement. Tout le monde peut se servir des instruments à arracher des dents (28) et à saisir la luette (29), car l'emploi paraît en être simple.

8. Quant aux abcès (30) et aux ulcères (31) qui rentrent dans la

catégorie des maladies les plus graves, on doit admettre qu'il faut beaucoup d'art pour les guérir ou pour les empêcher de se former. La conduite à tenir après cela (c'est-à-dire *quand ils sont formés*) consiste à les faire aboutir à un endroit visible et de peu d'étendue, et à amener la collection à un degré égal de maturité dans tout l'abcès. Car s'il n'est pas également mûr, il est à craindre qu'il ne crève et qu'il ne se forme un ulcère difficile à guérir. Il faut donc rendre la matière homogène par une coction uniforme, et ne pas ouvrir l'abcès avant ce temps, ni le laisser s'ouvrir spontanément. Nous avons indiqué ailleurs ce qui procure une coction égale.

9. Les ulcères semblent avoir quatre marches différentes : — les uns se portent vers la profondeur des parties ; ce sont les ulcères fistuleux, et tous ceux qui, recouverts d'une [fausse] cicatrice, sont creux au dedans ; — les autres se dirigent vers le haut ; ce sont les ulcères avec développement excessif de bourgeons charnus. — Une troisième espèce s'étend en largeur : ce sont les ulcères qu'on appelle *rongeants*. — Il est une quatrième marche [pour les ulcères], et c'est le seul mouvement qui paraisse conforme à la nature (32). Tels sont les accidents qui arrivent aux chairs. Le même mode de traitement convient à tous (33). Ailleurs nous avons exposé leurs signes et la manière de les traiter. Dans un autre ouvrage, on a aussi exposé, comme il convient, par quels moyens on sépare ce qui est uni, ainsi que les signes des ulcères pleins (*bourgeonnants*), de ceux qui sont creux et de ceux qui s'étendent en largeur.

10. Voici maintenant ce qui regarde les *cataplasmes*. Apportez beaucoup de soin pour les linges quand il est besoin de les appliquer immédiatement sur les parties malades. Ajustez exactement le linge sur l'ulcère ; quant au cataplasme, appliquez-le tout autour de l'ulcère (34); cette manière d'employer le cataplasme est conforme aux règles de l'art et d'une très-grande efficacité. La vertu des substances médicamenteuses placées autour de l'ulcère paraît être de favoriser sa guérison, et la compresse semble protéger l'ulcère ; quant au cataplasme, il soulage les parties environnantes. Telle est la manière de se servir de ces remèdes. Quant à l'opportunité pour l'emploi de chacun des moyens de traitement dont nous venons de parler, quant à la connaissance de leurs propriétés, nous avons abandonné toutes ces considérations, attendu qu'elles appartiennent à une partie plus élevée de la pratique de la médecine et qu'elles ne sont à la portée que des individus déjà fort avancés dans cet art.

11. A ce que nous venons de dire se rattache, pour la *chirurgie* des blessures reçues à la guerre, ce qui regarde l'extraction des traits. On a fort peu d'occasions de s'en occuper quand on reste dans la ville ; car, à toutes les époques, il est rare qu'il y ait au sein des cités des combats entre concitoyens ou contre les ennemis étrangers (35) ; mais ces accidents (*c'est-à-dire les blessures par armes de guerre*) arrivent très-souvent, continuellement même, dans les expéditions qu'on fait en pays étrangers. Aussi celui qui veut devenir bon opérateur doit s'enrôler et suivre les armées qui vont faire la guerre contre les ennemis : c'est ainsi qu'il deviendra très-exercé dans cette branche de l'art. — Il suffira ici de rappeler ce qui dans cette matière me paraît réclamer le plus d'art : bien posséder les signes qui révèlent la présence des armes restées dans les chairs, est la partie la plus importante de l'art et en particulier de cette partie de la chirurgie. Avec ces connaissances, on ne manquera jamais de reconnaître qu'un blessé n'a pas été traité convenablement. Celui-là seul qui se sera exercé à apprécier la valeur des signes, le traitera suivant les règles de l'art. — Mais toutes ces choses ont été exposées ailleurs.

NOTES DU MÉDECIN.

1. « Dans Platon [*Polit.* III, p. 408 D], Socrate est d'un sentiment bien opposé à celui-ci, car il veut que le médecin ait eu toutes sortes de maux, et qu'il soit fort valétudinaire ; et cela par deux raisons : la première afin qu'il connaisse toutes les maladies par sa propre expérience : et la seconde, afin qu'il paraisse qu'il entretient et conserve sa vie par la force de son art. » (Dacier, *trad. d'Hippocrate*, t. I, p. 172.)

2. Ἔπειτα περὶ αὐτῶν καθαίρειν ὡς ἔχειν, vulg. ; mais, avec Foës, j'ai suivi, pour ce membre de phrase, la leçon de Mercuriali (*Var. Lect.*, II, 20), signalée aussi par Mack : ἔπ. τὰ περὶ αὐτὸν καθαρῶς (lisez καθαρίως) ἔχειν.

3. Le manuscrit 2255, Imp. Samb. et Fev. ajoutent καὶ ἐπιεικέα, *juste, modéré ;* mais ἐπιεικ. est peut-être une glose passée dans le texte.

4. Σκοπὸν δὲ ἐπὶ τῆς ἐξουσίης. J'avais d'abord traduit : « *Le médecin doit veiller à son autorité.* » C'est avec raison que M. Pétrequin blâme cette traduction et aussi la restitution proposée par Foës : σκοπεῖν, en sous-entendant δεῖ ou χρή. M. Pétrequin lit σκεπτέον et il traduit : « *Il faut saisir l'à-propos.* » Mais ni cette correction, ni cette traduction ne me paraissent acceptables. Averti par la critique de M. Pétrequin, j'ai soumis le passage à un nouvel examen, et en lisant soit σκοπόν (sous-entendu ἐχέτω), soit σκοπός (sous-entendu ἔστω), je crois avoir trouvé le vrai sens, celui, du reste, que le contexte même exige. Hippocrate recommande au médecin de ne pas mettre plus d'empressement que n'en demande et n'en permet le malade, lors même que lui médecin croirait devoir en apporter davantage dans l'intérêt de son client. C'est Dacier qui me paraît s'être le plus rapproché de ce sens ; il traduit : « Le médecin doit bien distinguer les occasions où il a la liberté de se servir de l'une ou de l'autre. »

5. Καὶ τοῖς ἀξίοις πλείστου κτήμασι. On sait que κτῆμα signifie en général *ce qu'on possède ;* mais il a deux sens spéciaux, les *propriétés immobilières* et les *esclaves*. Si je me reporte au passage parallèle du *Serment*, où il est dit que le médecin doit s'interdire tout commerce avec les femmes, les hommes libres ou les esclaves ; si d'un autre côté je me rappelle quel soin on avait des *esclaves* de luxe et des esclaves domestiques, je suis tenté de penser que l'auteur du *Médecin* a donné, en se servant d'autres termes, le même précepte que l'auteur du *Serment*, et qu'il a voulu prohiber des rapports infâmes qui, malheureusement, paraissent avoir été trop fréquents dans l'antiquité. D'ailleurs j'aime mieux croire à un vice passé, pour ainsi dire, dans les habitudes des Grecs, que de supposer qu'on ait dû faire aux médecins un précepte de ne pas voler les objets précieux qui pouvaient tomber sous la main.

5. Les anciens prenaient les plus grandes précautions pour placer dans l'obscurité ceux qui étaient affectés de maux d'yeux, pour les éloigner du feu, de la fumée et des vents. (Cf. Triller, *Clinotechnia*, p. 181 et suiv.) Cet auteur a réuni, selon sa coutume, les textes relatifs à ce sujet; toutefois, il a oublié de mentionner Galien, qui en a parlé dans son *Commentaire* sur le traité de l'*Officine*, §§ 5, 8 et suiv. — Je transcris ici le passage du traité *De l'officine*, où il est question de l'emploi de la lumière pour les opérations. « De la lumière, il y a deux espèces : la lumière commune, la lumière artificielle. La lumière commune n'est pas à notre disposition; la lumière artificielle est à notre disposition. On se sert de chacune de deux façons, ou en face ou de côté. De côté, l'usage en est restreint, et le degré d'obliquité se détermine sans difficulté. Quant à la lumière de face, il faut tourner vers la plus vive des lumières présentes, si elle est la plus utile pour le cas actuel, la partie sur laquelle on opère; mais quand il s'agit d'une partie qu'il faut cacher, ou que la décence ne permet pas de montrer, elle doit être placée en face de l'opéré, sans cependant se faire ombre à lui-même; de cette façon, l'opérateur verra, et la partie opérée ne sera pas vue. » § 3, t. III, p. 279 et 281, trad. de M. Littré.

6. Τοὺς δὲ δίφρους ὁμαλούς εἶναι [χρή]; *sellæ altitudine sint æquales*, Gorris, Foës, Heurn. — Si l'on interprète, comme je l'ai fait d'abord, *que les siéges doivent être égaux en hauteur*, on ne comprend guère l'utilité d'une pareille recommandation; si l'on entend avec Heurn *que les siéges ne doivent pas être vacillants*, le précepte est bien banal; Dacier traduit *ni trop haut, ni trop bas*, ce qui n'est pas dans le texte. — Ne pourrait-on pas regarder δίφρους comme signifiant non pas un *siége*, dans l'acception restreinte de ce mot, mais une espèce de *lit chirurgical* destiné aux opérations, et, en tous cas, traduire ὁμαλούς par *uni*, c'est-à-dire sans inégalités? — M. Pétrequin blâme avec raison ma dernière conjecture sur le sens du mot δίφρος. Le contexte ne permet guère d'y voir autre chose qu'un siége; toutefois, je ferai remarquer que ce mot, qui signifiait primitivement le siége du cocher sur les chars, a servi aussi à désigner, beaucoup plus tard, une espèce de brancart sur lequel on transportait les malades, et aussi une chaise percée. Voy. *Trésor grec, voce*. — M. Pétrequin traduit ὁμαλούς par *de niveau*; mais comme cette expression pourrait s'entendre, suivant qu'on considère un ou plusieurs siéges, soit dans le sens que j'avais donné d'abord à ὁμαλ., soit dans celui d'Heurn, je préfère le traduire par le mot *uni*, c'est-à-dire *ayant une surface lisse, sans inégalités, plane*. — Ces δίφροι étaient sans doute les siéges sur lesquels on pratiquait les opérations. — Pour le reste de la phrase, je me suis rapproché le plus possible de la lettre même du texte dont le sens est certain, mais qui peut-être a subi quelque altération, car il serait plus régulier de dire : *que les siéges soient unis, et, autant que possible, bien proportionnés*, etc. — Quoi qu'il en soit, le précepte, tel que je le comprends, reste encore un peu banal; et dans le reste du traité on trouve plusieurs conseils qui ne le sont guère moins; cela tient sans doute à sa date. Actuellement beaucoup de choses nous paraissent très-simples et toutes naturelles, qui ne l'étaient pas pour l'antiquité, où tant de détestables pra-

tiques, où tant de négligences devaient être combattues par les vrais praticiens.

7. Σπόγγοις. Les hippocratistes et aussi les médecins cnidiens faisaient un usage fréquent des éponges, et ils s'en servaient pour les plaies, soit comme d'une espèce de topique qu'ils laissaient à demeure, soit comme d'un moyen de compression, soit enfin pour absterger. Ainsi, dans le traité *Des plaies* (§ 2, t. VI, p. 402-404), on lit : « que dans les plaies récentes, pour prévenir l'acuité de l'inflammation, il faut faire écouler une certaine quantité de sang, et qu'il convient aussi, dans les ulcères chroniques, de procurer fréquemment un écoulement de sang, soit de l'ulcère lui-même, soit des parties environnantes, attendu que c'est surtout la corruption et le déplacement de ce liquide qui empêchent toute espèce de plaies de se guérir. » Après cela, l'auteur ajoute : « Quand le sang a cessé de couler, il convient, sur les plaies de cette nature, d'attacher une éponge dense et molle, coupée sèche plutôt qu'humide, et par dessus l'éponge d'appliquer une grande quantité de feuilles (φύλλα συχνά). » — Plus loin (§ 4, p. 404), il est recommandé d'éponger soigneusement les plaies avant d'y appliquer les médicaments. — Plus loin encore (§ 10, p. 408), l'auteur conseille, dans les plaies ou contusions avec inflammation, de combattre ces deux accidents, puis d'appliquer des éponges sur les parties décollées et qu'on aura rapprochées ; par dessus les éponges on met des feuilles et un bandage qui commence sur les parties saines et maintient le tout. — Enfin (§ 15, p. 418), quand on se sert de médicaments incarnatifs, il faut mettre dessus d'abord des compresses vinaigrées, puis des éponges, et le tout est aussi maintenu par un bandage serré. — Dans un livre manifestement cnidien, le traité *Des affections internes* (§ 23, t. VII, p. 426), vous trouvez aussi l'emploi simultané d'une tente de lin et d'une éponge, recommandé pour boucher l'ouverture après la trépanation d'une côte dans le cas d'hydrothorax. — On voit encore, dans le traité *Des maladies* (II, 23, t. VII, p. 50), livre également cnidien, que dans le cas d'une inflammation avec ulcération du palais, qui a nécessité la cautérisation, on mettait une éponge sur la plaie quand le malade prenait de la nourriture solide ou un potage. — Dans les livres *Sur les maladies des femmes*, dans le traité *Des fistules*, on se sert très-souvent d'éponges, soit pour maintenir l'utérus, sous forme de pessaires (voy. ce mot dans la *Dissertation sur la pharmacologie hippocratique*), soit pour dilater les fistules anales ou autres affections de ce genre. — Je n'ai pas besoin de m'arrêter ici sur l'emploi des éponges pour absterger ou fomenter. — J'aurai aussi, à propos du *Régime dans les maladies aigües*, l'occasion de revenir sur les fomentations avec les éponges. — Voy. aussi sur ce point la note de la ligne 13, p. 336 du t. II d'Oribase, livre IX, chap. XXIII. — Je remarque en passant que les anciens médecins grecs appelaient aussi σπόγγοι les amygdales, parce qu'ils les comparaient à des éponges chargées d'absorber les humeurs de la bouche et de les excréter de nouveau.—Cf. Galien (*Gloss.*, p. 564), au mot σπόγγος, et Hipp., *Épid.*, IV, § 7, t. V, p. 148 ; cf. aussi Érotien, *Gloss.*, p. 326, au mot σπογγοειδές, et Foës, *Œcon.*, au mot σπόγγος.

8. Les καταπλάσματα ne désignaient pas seulement, pour les anciens, ce que nous appelons aujourd'hui *cataplasmes*, mais toute espèce de mélanges, ou véritablement médicamenteux, ou simplement adoucissants, maintenus ou non avec un linge; en un mot toute espèce de topique.—Voy. dans ce volume la *Dissertation sur la pharmacologie et la matière médicale d'Hippocrate;* cf. aussi § 10 et note 34.

9. Ἀνάψυξις (*raffraîchissement*) vulg.; 2146 a ἀνάτηξις, *liquéfaction, fusion;* mais je ne me rendrais pas bien compte de cette leçon, à moins qu'on ne l'entendît dans le sens d'*amollir*. Je préfère donc encore le texte ordinaire. — Κατάντλησις, que j'avais traduit par *faire des fomentations*, doit être, ce me semble, traduit comme je le fais maintenant; c'est là son sens primitif, l'autre ne paraît appartenir qu'aux bas temps (voy. *Trésor grec*, voce). Du reste, il est souvent parlé d'affusions pour les plaies dans les traités chirurgicaux de la *Collection*, et en particulier dans le traité *Des plaies* et dans celui *De l'officine*, § 13, p. 316 et 318. — Voici le paragraphe de l'*Officine* dont j'emprunte la traduction à M. Littré : « De l'eau, du degré de chaleur qu'elle doit avoir, de la quantité qu'il en faut. Le degré de chaleur, on l'apprécie en versant sur sa main un peu de liquide préparé; quant à la quantité, des affusions très-abondantes sont excellentes, soit pour relâcher, soit pour atténuer; des affusions modérées, soit pour donner de la chair, soit pour amollir. La mesure des affusions est de les cesser, tandis que la partie se soulève encore et avant qu'elle ne s'affaisse; car d'abord la partie se gonfle, puis elle diminue de volume. » C'est ainsi que par plus d'un passage parallèle, ce qui est indiqué dans le *Médecin* se trouve développé dans l'*Officine*, et réciproquement (voy. p. 53-55).

10. Ἀμφοτέρων vulg.; ἀμφοτέρων αὐτῶν 2146 et Zwinger à la marge. C'est-à-dire, *faire la chose, et la faire en plus ou en moins.*

11. Ἀφ'ἧς ὠφελεῖσθαι τὸν θεραπεύοντα. Gorris, Cornarius, Foës et Mack veulent θεραπευόμενον (*rend des services à celui qui est mis en traitement*). Avec 2255, Bâle et Heurn, j'ai conservé la leçon vulgaire, beaucoup plus naturelle que cette correction; seulement il faut sous-entendre συμβαίνει.

12. Eunape, dans sa vie d'Ionicus, loue ce médecin de ce qu'il savait bien appliquer un bandage sur une partie malade, et de ce qu'il savait varier les incisions d'après la nature des régions sur lesquelles il opérait (cf. Eunape, éd. Boisson., p. 106, et, p. 422, la note de Coray, qui m'a fourni ce rapprochement). Le portrait qu'Eunape trace d'Ionicus a plus d'un trait de ressemblance avec le bon médecin, dont le type est si souvent représenté dans la *Collection hippocratique*, et surtout dans le traité de la *Bienséance* (Περὶ εὐσχημοσύνης). — Voy., dans l'*Appendice*, quelques chapitres sur les bandages, extraits des traités hippocratiques.

13. Ὅκως μηδὲ ἀσθενῆ λεληθὼς (— θός 2146) ποτέρῳ τούτων ἐνισχοῦ χρηστέον. Ce membre de phrase est très-obscur; il a fort embarrassé les traducteurs, qui, presque tous, l'ont rendu d'une façon différente. Calvus traduit : « *Ne quam-*

vis horum oblivione lædatur debiliteturve languens, vel quod affectum est, quod cum usus fuit, factum non est. » Gorris : « *Ne dum ignoras utro horum utendum sit, pars imbecillis fiat.* » Foës : « *Simulque ne imbecillitatis ignarus, utro horum utendum sit hæreas.* » Cornarius : « *Ut neque debili neque fortiore* (ἐνισχῇ pro ἐνισχοῦ, legens) *alterutro horum utaris.* » Heurnius : « *Videndum præterea ut neque leviore, quam par sit, utare : ignarus atque dubius utro horum sit utendum.* » Et dans son *Commentaire*, p. 163, il propose ἐνιακοῦ (*interdum*), pour ἐνισχοῦ. Cette traduction est, à une très-légère différence près, celle de Zwinger. Ainsi les trois premiers traducteurs, s'en tenant aussi bien que possible au texte, ont rapporté ce membre de phrase à celui qui précède et où il est question des saisons de l'année. — Les autres, en s'écartant sensiblement du texte, en ont fait un membre de phrase indépendant, et y ont vu un précepte sur le degré plus ou moins grand de compression qu'on peut opérer avec le bandage ; mais ce sens, outre qu'il est fort difficile de le trouver dans le texte, semble faire double emploi avec la fin de la phrase précédente. J'ai donc cru plus prudent de m'en tenir au texte, quelque altéré qu'il soit, puisque les manuscrits n'y portent aucun remède.— Les seules corrections que je proposerais seraient δι' ἀσθένειαν, au lieu de δὲ ἀσθενῆ, et ἐνίσχῃ ou ἐνίσχοιο au lieu de ἐνισχοῦ. Peut-être aussi en conservant δὲ ἀσθενῆ, pourrait-on interpréter, *n'hésitez pas, etc., et surtout que le malade ne voie pas votre hésitation.* — L'auteur du traité *Des plaies* (§ 5, p. 404) a aussi une phrase relative à l'influence des saisons sur les plaies, mais d'une tout autre nature que celle qui nous occupe et qui ne lui apporte aucune lumière. Voici, toutefois, cette phrase : « La saison chaude est plus favorable que l'hiver à la plupart des plaies, excepté aux plaies de la tête et du ventre; mais c'est la saison de l'équinoxe qui est la plus favorable. »

14. Hippocrate, dans le traité *Des articulations* (§ 78, t. IV, p. 312), dit à peu près dans le même sens : « Quand il existe plusieurs procédés, choisissez celui qui fait le moins d'étalage ; quiconque ne cherche pas à éblouir les yeux du vulgaire par un vain appareil, doit sentir que telle doit être la conduite d'un homme d'honneur et d'un véritable médecin. » — Voy. aussi § 35, p. 158, et dans le *Médecin*, le § 2, pour la recherche dans les instruments.

15. J'avais d'abord cru qu'il s'agissait d'*opérations en plusieurs temps;* mais je me range maintenant à l'opinion beaucoup plus vraisemblable de M. Pétrequin, suivant qui il s'agit tout simplement d'*un temps d'arrêt*, d'un moment de répit donné aux malades; et, comme le remarque encore le même critique, le chloroforme seul a pu diminuer la valeur de ce précepte si sage en lui-même. — Du reste le texte de ce membre de phrase n'est pas très-assuré. Le texte vulgaire et 2255 portent : ὁ δὲ διαλιπὼν, ἀνάπαυσιν ἔχει (παρέχει?) τινα τούτων τοῖς θεραπευομένοις. Le manuscrit 2146 a : τότε διαλιπόντα.... τοῦτον αὐτοῖς θεραπ. Ce texte ne me paraît pas admissible.

16. Voy., pour μαχαιρίς, la *Diss. sur l'arsenal chirurg. hippocratique.*

17. Κιρσός (*varice*) signifiait, pour les anciens comme pour nous, toute dilatation anormale des veines, aussi bien des jambes que des autres parties

(voy. ce mot dans Foës, *Œcon.*) ; ils pensaient que cette dilatation tenait à un afflux de sang épais et *mélancolique*. — Voici ce que dit des varices l'auteur du traité *Des plaies* (§ 25, p. 430) : « Quand il y a sur la partie antérieure des jambes, des varices apparentes ou enfoncées dans les chairs ; quand le devant de la jambe est noir et qu'il semble qu'une évacuation de sang est nécessaire, il ne faut pas scarifier avec le scalpel. Souvent, en effet, l'incision a occasionné de grandes plaies à cause de l'afflux du sang. Il suffira de faire de temps en temps des piqûres sur la varice même, suivant le besoin. »

18. Φαμέν. Ce mot, qui manque dans le texte vulgaire, est donné par 2255 et Imp. Samb. Il me paraît nécessaire.

19. Tout ce passage sur la forme des ventouses a une grande analogie avec un passage de l'*Ancienne médecine* (§ 22, t. I, p. 626), où l'exemple des ventouses est invoqué pour démontrer la théorie de l'attraction des humeurs par les organes, suivant leur forme. Voici ce passage, dont j'emprunte la traduction à M. Littré : « [Parmi les organes], les uns sont creux, et, de larges, ils vont en se rétrécissant ; les autres sont déployés ; d'autres solides et arrondis ; quelques-uns, larges et suspendus ; d'autres étendus ; d'autres larges ; d'autres denses ; d'autres mous et pleins de sucs ; d'autres spongieux et lâches. Maintenant s'il s'agit d'attirer des liquides hors du reste du corps, lesquels des organes creux et déployés, ou solides et ronds, ou creux et de larges devenant étroits, lesquels, dis-je, auront la plus grande puissance ? Pour moi, je pense que ce sont ceux qui, étant *creux et larges*, *vont en se rétrécissant*. On en peut juger par ce qui est visible au dehors : la bouche ouverte, vous n'aspirerez aucun liquide ; mais rapprochez les lèvres en les allongeant et en les comprimant, et vous aspirerez tout ce que vous voudrez, surtout si vous ajoutez un tuyau. De même, les ventouses qui, *larges au fond, se rétrécissent vers le goulot*, ont été imaginées pour attirer les humeurs hors des chairs. Il en est ainsi de beaucoup d'autres choses. Parmi les organes intérieurs du corps, une constitution et une forme de ce genre ont été données à la vessie, à la tête et à l'utérus. Et, manifestement, ce sont les parties qui aspirent le plus, et elles sont toujours pleines d'un liquide qu'elles ont attiré. Les organes creux et déployés recevraient mieux que tout autre les humeurs affluentes ; mais ils ne pourraient attirer aussi bien. Les organes solides et arrondis n'attirent ni ne reçoivent ; car le liquide coulerait tout autour, sans trouver le lieu qui l'arrêtât et le retînt. Les organes spongieux et lâches, tels que la rate, le poumon et les mamelles, placés près des liquides, les absorberaient, et ce sont surtout ces parties qui se durciraient et se gonfleraient par l'afflux des humeurs ; car les humeurs ne seraient pas dans la rate comme dans un viscère creux qui les renfermerait dans sa capacité même et les évacuerait chaque jour. » — C'est précisément l'étude du passage du traité *De l'ancienne médecine* qui m'a fait corriger le texte vulgaire ; il porte : αὐτὴν δὲ μὴ γαστριώδη, προμήκη τὸ πρὸς τὴν χεῖρα μέρος (*il faut que la ventouse.... n'ait pas un gros ventre, et qu'elle soit allongée*, etc.). Imp. Samb et 2255 ont αὐτὴν δὲ γ. μὴ πρ. ; je propose αὐτ. μὲν γαστρ., μὴ δὲ προμ., κ. τ. λ. — Le faux Timée de Locres parle aussi de ventouses ;

mais, au lieu d'expliquer leur action par leur forme, il l'explique par l'horreur que la nature a du vide. Ainsi, il dit : « L'air [du corps] étant consumé par le feu, les ventouses attirent les liquides [qui prennent la place de l'air]. » Il apporte cet exemple à l'appui de sa théorie sur la respiration. (Cf. *Timée*, éd. Steph., 102; cf. aussi H. Martin, *Études sur le Timée de Platon*, notes 169 et 173, § 2). On voit que c'est la théorie de l'action des ventouses prise à un autre point de vue que dans l'*Ancienne médecine*, point de vue plus général, mais n'excluant pas la théorie plus *spécialisée* de l'auteur hippocratique. Il est bien manifeste du reste que la force du tirage des ventouses est en raison de l'étendue du vide, s'il est permis de se servir de cette expression, et que, par conséquent, en tenant compte de certaines limites, plus le ventre sera large, plus la ventouse attirera puissamment. D'un autre côté, si le col est étroit, elle agira plus directement et attirera plus en ligne droite. — On trouvera dans Oribase, VII, xv-xx, t. II, p. 57 et suiv., et dans les notes, des détails sur la matière, la forme et l'emploi des ventouses dans l'antiquité.

20. Οὐ γὰρ οἴονται vulg., 2146 et 2255. Gorris propose οὐ γὰρ οἷόν τε; Foës se conforme à cette correction, et alors il faudrait traduire : *Le col d'une ventouse n'est pas large, s'il ne peut embrasser*, etc. On voit que ces deux sens convergent.

21. Un examen plus attentif de l'ensemble de ce paragraphe dont le texte est du reste parfois fort obscur, m'a fait modifier ma première traduction. Les ventouses, dit notre auteur, qui ont l'ouverture étroite et un large ventre, et qui ne sont pas lourdes, attirent le mieux les humeurs situées profondément. Au contraire, les ventouses à large ouverture, à large ventre, non allongées et légères (tout cela est dans les mots τὰ μὲν ἄλλα παραπλησίην) sont plus propres à attirer les humeurs superficielles. L'auteur, après ces deux propositions générales, ouvre une parenthèse pour expliquer d'abord ce qu'il entend par une ventouse large; puis vient une phrase extrêmement embarrassante sur les ventouses lourdes. Plus haut il a été dit que les ventouses qu'on emploie contre les fluxions profondes ne doivent pas être lourdes; et ici on voit que les ventouses lourdes agissent puissamment sur les fluxions situées profondément. Il y a là, au moins suivant toute apparence, une contradiction. Mais ne peut-on pas entendre que dans aucun des deux cas les ventouses lourdes ne conviennent? Dans le premier, l'auteur a négligé de nous dire pourquoi les ventouses lourdes à ouverture étroite sont nuisibles (peut-être a-t-il sous-entendu l'explication suivante : les ventouses lourdes et à col étroit ont, il est vrai, une puissance attractive doublement forte, mais, en pesant sur les parties superficielles, elles empêchent la matière morbide d'arriver à la superficie et de s'échapper); pour le second, il nous apprend pourquoi les ventouses lourdes à large ouverture sont également mauvaises, et cela se conçoit très-bien par le raisonnement. La parenthèse fermée, l'auteur conclut de ce qui précède cette parenthèse, que les ventouses à large ouverture sont désavantageuses contre les fluxions profondes; car évidemment le *donc* ne peut se rapporter au membre de phrase précédent.

22. Ἐφεστῶσι vulg. et nos deux manuscrits. Serv. lit ἀφεστῶσι, *fluxions profondes*. J'avais d'abord adopté cette dernière leçon, la croyant, par erreur, appuyée sur le manuscrit 2255.

23. Καταχρούειν. Érotien (*Gloss.*, p. 212, et Galien, *Gloss.*, p. 494) expliquent ce mot par κατασχίζειν [κατασχάζειν?] (*diffindere* vel *discindere*), que j'ai traduit par le terme technique (voy. l'*OEcon.* de Foës, au mot κατὰ κουρήν).

24. En revoyant de nouveau ce passage, il m'a semblé que ma première traduction était inacceptable et n'offrait qu'un sens extrêmement forcé. Sans m'écarter cette fois en rien du texte, et en admettant une parenthèse, je crois avoir triomphé des difficultés que présente cette phrase certainement très-obscure en grec. Les deux manuscrits et les imprimés ont uniformément : εὐτονωτέρη γάρ ἐστιν ἡ σὰρξ τοῦ πονήσαντος. Martinus et Cornarius veulent changer εὐτονωτέρη en ἀτονωτέρη (*debilior*), sens dont il est difficile de rendre compte; voici je pense comment on doit entendre : La peau étant tendue et gonflée par les ventouses (ou par la maladie?), il faut, si on veut obtenir du sang, inciser profondément afin de traverser la peau de part en part. — M. Pétrequin, qui, du reste, s'est conformé au sens que j'avais adopté dans ma première édition, traduit εὔτον. par *engorgée;* mais avec ma nouvelle interprétation cette traduction ne paraît plus admissible.

25. Nos scarificateurs sont munis de lancettes qui ont à peu près cette forme.

26. Voici un passage du traité *Des plaies* (§ 27, t. VI, p. 430) qui complète ce que dit l'auteur du *Médecin* sur les scarifications et dont j'emprunte la traduction à M. Littré : « Quand on applique des ventouses, il faut, si le sang coule après l'enlèvement de la ventouse, soit qu'il coule en abondance, soit qu'il sorte une humeur ichoreuse, réappliquer incontinent la ventouse sur les mêmes scarifications, avant que le sang ne les remplisse, et retirer le liquide. Si on ne le fait pas, des caillots de sang sont retenus dans les scarifications, et ensuite il en résulte de l'inflammation et des plaies. Il faut laver tout cela avec du vinaigre, puis ne faire aucune affusion. Le patient ne se couchera pas sur les scarifications; on les oindra de quelqu'un des médicaments *enhèmes* (*médicaments destinés à être appliqués sur les plaies récentes*). Quand on applique les ventouses au-dessous du genou ou près du genou, il faut les appliquer au patient [en le faisant tenir] debout, s'il peut rester dans cette attitude. »

27. Je complète ce passage sur la saignée par un autre tiré du traité *Des plaies* (§ 26, t. VI, p. 430) : « Après avoir coupé une veine, tiré le sang nécessaire et détaché la ligature, si le sang ne s'arrête pas, il faut, qu'il s'agisse du bras ou de la jambe, tenir la partie dans une situation opposée [à celle qu'on remarque propre à favoriser l'issue du sang], afin qu'il se fasse un retrait de ce liquide; on doit rester plus ou moins de temps dans cette position, et le sang s'arrêtera. On fera le bandage dans la même position, ayant soin de ne

pas laisser de caillots sur l'ouverture ; mettant une compresse double imbibée de vin, et, par-dessus, de la laine lavée que l'on aura trempée dans l'huile. Par ce moyen, quelque fort que soit l'écoulement du sang, il se ralentit à mesure que le sang reflue. S'il restait des caillots dans la plaie, elle s'enflammerait, et il s'y formerait du pus. » — Dans les *Épidémies* (II, 3, 14, t. V, p. 114), on lit aussi : « Dans les hémorrhagies qui sont abondantes, il faut trouver la position convenable. En général, on élèvera la partie, si elle est dans une position déclive. Dans les saignées, si les ligatures [modérées] favorisent l'évacuation du sang, les ligatures trop serrées l'arrêtent. » On remarquera que c'est précisément un des arguments invoqués par Harvey pour démontrer la circulation du sang ! — Pour l'histoire de la saignée dans l'antiquité, je renvoie à Oribase, VII, 1 et suiv., et aux notes correspondantes.

28. Ὀδοντάγρῃσι. Voy. la *Dissert. sur l'arsenal chirurg. d'Hippocrate.*

29. Σταφυλάγρῃσι. Même renvoi que pour la note précédente.

30. Voir sur le mot *abcès*, φῦμα, la note 142 des *Coaques.* — Les préceptes que l'auteur donne sur le traitement des abcès décèlent un bon praticien ; ils sont encore confirmés dans les traités de chirurgie les plus récents, entre autres dans l'excellent *Compendium de chirurgie*, par MM. Bérard et Denonvilliers (t. I, p. 195). Il n'est qu'un seul point sur lequel la chirurgie moderne soit en progrès, c'est qu'elle a reconnu que dans certains cas, réduits à sept par les auteurs du *Compendium* (p. 186, 2ᵉ col.), il ne faut pas attendre la maturité de l'abcès pour l'ouvrir.

31. Ἕλκος est un de ces mots dont la signification mal déterminée est une grande source d'embarras pour les interprètes et les commentateurs : tantôt il veut dire un ulcère proprement dit, soit que la solution de continuité naisse spontanément de cause interne, soit qu'une véritable blessure (τρῶμα ou τραῦμα) prenne les caractères de l'ulcère (dans le traité *Des maladies*, liv. IV, § 50, t. VII, p. 582, τρῶμα est la solution de continuité considérée en elle-même, et ἕλκος est le travail morbide, la *maladie* qui survient dans les chairs à la suite de cette solution) ; tantôt il veut dire une solution de continuité produite par une cause externe, c'est-à-dire une blessure ; tantôt enfin il est pris dans le sens général de notre mot *plaie.* — Cf. Foës, *OEcon.*, au mot ἕλκος. Voyez aussi le traité *Des plaies*, où ce mot sert surtout à désigner les plaies récentes, et Oribase, t. I, p. 658, note de la p. 501, l. 4.

32. Dans ma première édition j'avais mal compris cette phrase : en voici, je pense, la véritable explication : Notre auteur ne considère pas les ulcères *au repos*, mais *comme ayant une certaine marche.* — Après avoir énuméré les trois marches contre nature (elles se trouvent implicitement dans le traité *Des plaies ;* voy. particul., § 8, 10, 15 et 18), il en indique une quatrième qui est conforme à la nature, c'est-à-dire celle qui conduit à la guérison. J'avais été induit en erreur par Martinus et Dacier (suivant qui il s'agit d'une 4ᵉ espèce d'ulcères se développant uniformément suivant ces trois directions), et à mon

tour j'ai fait commettre une faute à M. Pétrequin qui a adopté mon premier sens, mais qui avait avec raison substitué le mot *marche* au mot *direction* par lequel j'avais traduit ὁδός.

33. Πάσαις δὲ κοινὸν τὸ ξυμφέρον Imp. Samb., et Dacier, p. 176 (qui a trouvé cette correction à la marge d'un exemplaire de l'édition de Zuinger appartenant à Bourquelot), au lieu de πᾶσαι δὲ κοιναὶ τοῦ ξυμφέροντος, que donnent 2146, 2155 et le texte vulgaire. Le premier texte me paraît le seul acceptable. En conservant πᾶσαι δὲ κοιναί peut-être pourrait-on lire τῷ ξυμφέροντι, ce qui donnerait le même sens que le texte d'Imp. Samb. Du reste cette phrase a été très-diversement comprise, et M. Pétrequin, qui a suivi le même texte que moi, a traduit : *Tous présentent à l'étude un intérêt nouveau;* mais il me paraît difficile de trouver ce sens dans les mots. Dans la phrase suivante je lis αἵ, au lieu de αὗται.

34. Je trouve la raison de ce mode de pansement dans le traité *Des plaies* § 1, p. 402, où il est dit : « Lorsque pour les plaies récentes qui suppurent vous voulez vous servir d'une application médicamenteuse (καταπλάσιος), il ne faut pas l'appliquer sur la surface de l'ulcère, mais à l'entour, afin de laisser une issue au pus et d'amollir les indurations. » Un peu plus loin (§ 10, p. 408), l'auteur fait la même recommandation à propos des plaies avec contusion et suppuration. — On lit aussi dans ce traité : « Quand les bords de l'ulcère sont enflammés, il est bon de mettre des *cataplasmes* autour de l'ulcère... Il faut souvent absterger la surface des ulcères avec des éponges, et l'essuyer souvent aussi avec des compresses sèches et propres, et quand on applique les médicaments, on les retient ou non avec des compresses. » — Cf. note 8 ci-dessus.

35. Πολιτικαὶ στρατιαὶ καὶ πολεμικαί. L'auteur me semble vouloir dire qu'il est rare de voir au sein des villes des batailles entre les citoyens ou contre les ennemis du dehors. — Cf. sur la médecine militaire des Grecs et des Romains, Kuehn, *de Med. milit. ap. vet. Græc. Romanosque conditione;* Lipsiæ, 1824 à 1827, Progr., in-4°.

36. Un traité *Des blessures et des traits* a jadis fait partie de la *Collection hippocratique*. Il est peut-être identique avec celui qui a pour titre : *Des blessures dangereuses*. Érotien le connaissait; il est mentionné dans de vieux manuscrits (cf. Littré, *Introd.*, p. 424). Serait-ce à ce traité, aujourd'hui perdu, que l'auteur renverrait? Cette conjecture, que M. Littré a faite sans y attacher une grande importance (*loc. cit.*, p. 414), ne me semble guère probable; car si le traité du *Médecin* et celui *Des traits et blessures* étaient du même auteur, comment expliquer qu'Érotien n'ait parlé que du second?

PRORRHÉTIQUES.

LIVRE PREMIER.

INTRODUCTION.

Des liens intimes et nombreux unissent le premier livre des *Prorrhétiques,* les *Prénotions de Cos*, et le *Pronostic*. Non-seulement les mêmes idées, mais les mêmes phrases se retrouvent textuellement, ou à de légères modifications près, dans l'un et dans l'autre traité[1]. L'examen isolé de chacun de ces opuscules, l'appréciation de leur caractère propre, l'étude comparative de leurs points de contact, de leur mode de formation et de leur valeur relative, l'analogie, quant à la rédaction du moins, des *Prorrhétiques* avec les *Humeurs* et avec quelques parties des livres II, IV, V et VI des *Épidémies*, sont autant de questions qui trouveront place dans ma *Dissertation* sur le mode de formation des livres hippocratiques rédigés sous forme de sentences.

Deux écrits, aussi dissemblables par le fond que par la forme, portent le nom de *Prorrhétiques*. Érotien, qui les range parmi les livres de *Séméiologie*, les distingue seulement par les numéros *premier* et *second*. Tous les manuscrits, presque tous les éditeurs, et entre autres Foës[2], les ont réunis. A l'exemple de Haller, de M. Littré, et

[1] J'ai facilité ces rapprochements en établissant, avec la plupart des éditeurs, la conférence des lieux parallèles dans les trois traités.

[2] Cf. *Præf. in Prorrh.*, p. 65-66, et *Præf. in Coac.*, p. 116, éd. de Genève. — Il me semble que Gruner (*Cens.*, p. 122), Ackermann (*Hist. litt. Hipp.*, éd. Kühn, p. 56) et Pierer (*loc. cit.*, t. Ier, p. 320), n'ont pas bien saisi le sens des paroles de Foës au sujet des deux livres des *Prorrhétiques;* c'est à tort qu'ils le font tomber en contradiction avec lui-même; Foës dit que ces deux ouvrages sont sortis de l'école hippocratique, mais qu'ils sont très-certainement l'œuvre de deux auteurs différents; il regarde au contraire les *Coaques* et le premier livre des *Prorrhétiques* comme composés par le même auteur, opinion que je combats dans la *Dissertation* précitée.

j'aurais pu dire de Galien, j'ai séparé les deux livres des *Prorrhétiques* si singulièrement réunis, et je place le premier à côté des traités avec lesquels il a le plus d'affinité, en le désignant par le seul mot de *Prorrhétiques*, comme le fait souvent Galien.

Avant Érotien, Bacchius de Tanagre, disciple d'Hérophile, avait expliqué les mots obscurs des *Prorrhétiques* comme ceux de tous les autres traités de la *Collection*, dans un écrit en trois livres intitulé *Des dictions ;* il nous reste une de ces explications que Foës avait déjà transcrite d'après un manuscrit, et que j'ai retrouvée dans le manuscrit 2254 et dans deux manuscrits du Vatican (voy. note 58 du *Prorrh.*, et Littré, t. V, p. 539, note 4) : mais cette explication ne nous apprend rien du sentiment de Bacchius sur l'origine de l'opuscule qui nous occupe.

Tous les commentateurs qui ont examiné avec quelque soin la *Collection hippocratique*, ont rejeté les *Prorrhétiques* comme apocryphes ; et une chose très-digne de remarque, c'est que ce traité est le seul sur lequel Érotien ait exercé sa critique, car il dit (p. 22) : « Nous démontrerons ailleurs que cet ouvrage n'est pas d'Hippocrate. »

Cœlius Aurélianus attribue deux fois[1] le 1er livre des *Prorrhétiques* (*Prædictivus*) à Hippocrate. Dans la première citation, il lui reproche de n'avoir pas parlé du traitement de la *phrénitis ;* dans la deuxième, il prétend qu'Hippocrate, dans la 16e sentence, fait allusion à l'hydrophobie ; mais Cœlius Aurélianus citait en médecin et non pas en érudit ; son autorité n'a donc ici aucune valeur.

Lycus le Macédonien, qui florissait vers l'an 120 après Jésus-Christ, accordait une certaine importance aux *Prorrhétiques ;* car il s'appuyait de quelques sentences de ce traité pour l'explication d'un passage du IIIe livre des *Épidémies*[2].

Galien s'est beaucoup occupé des *Prorrhétiques*, sur lesquels il a fait un commentaire instructif ; sans cesse il s'y plaint de l'obscurité, de la fausseté, de l'incohérence des sentences, de la brièveté, de l'incorrection du style, de la singularité des expressions[3] ;

[1] *De morb. acut. curat.*, I, XII, p. 39 ; III, XV, p. 227, éd. d'Almeloveen.

[2] Cf. Gal., C. I. *In Epid.*, III, t. 4.

[3] Cf. *In Hipp. Prorrh. Comm.* I, textes 2, 4, 6, 15, 34. *Comm.* II, textes 36, 38, 44, 60, 85, 88. *Comm.* III, textes 96, 103, 105, 106, 118, 119, 120, 124, 149.

sans cesse il reproche à l'auteur de soulever des questions auxquelles il ne donne point de réponses; de ne pas rechercher les causes organiques des phénomènes morbides, et par suite de ne pas les apprécier à leur juste valeur; de grouper ensemble des états pathologiques tout à fait différents les uns des autres, et décrits à part dans les ouvrages légitimes d'Hippocrate; de ramener à des propositions générales des faits isolés et souvent exceptionnels observés une ou deux fois par lui[1] : « Aussi, dit-il[2], celui qui accepterait comme des vérités générales les propositions du *Prorrhétique* se tromperait absolument.... Il n'y a de vrai dans ce livre et dans les *Coaques* que ce qui est emprunté aux *Aphorismes*, au *Pronostic* et aux *Épidémies ;* tout le reste est faux. »

Galien nous apprend[3] qu'il n'a composé aucun livre, et en particulier aucun commentaire sur Hippocrate, qu'il n'en ait été instamment prié par ses amis. Il allait écrire le commentaire sur le IIIe livre des *Épidémies*, lorsqu'il entreprit celui du *Prorrhétique*, à la sollicitation de quelques personnes avec lesquelles il conférait, en se promenant, sur les *Aphorismes* et les *Épidémies*. Il nous dit ailleurs[4] qu'il n'est pas de ceux qui font leurs délices des livres obscurs ; que ses amis savent très-bien qu'il s'est livré à ce travail malgré lui, et que s'il a cédé à leurs instances, c'est qu'il avait à cœur de rectifier toutes les fausses interprétations qui avaient eu cours jusqu'alors sur le *Prorrhétique*.

Ailleurs[5] encore on lit : « Ce que j'ai déjà dit souvent, je le répé-

[1] Cf. *In Hipp. Epid.* III. *Comm.* I, texte 4. *In Hipp. Prorrh. Comm.* I, *in proœm.*; t. 2, 8, 15, 28, 31 ; *Comm.* II, t. 42, 74, 75, 77, 82, 83, 84, 94 ; *Comm.* III, t. 95, 100, 101, 106, 129, 133, 134, 141, 142, 148, 150, 156, 160, 164. — M. Ermerins a parfaitement établi ce dernier point dans une excellente dissertation intitulée : *De Hippocratis doctrina a prognostice oriunda;* Leyde, 1832. Cette dissertation, où M. Littré a aussi beaucoup puisé, m'a été très-utile pour tout ce qui regarde le *Prorrhétique*, le *Pronostic* et les *Coaques*.

[2] *Comm.* II, *in Hipp. Epid.* III, *in proœmio*. Cf. aussi *Comm.* I, t. 4., *in Epid.* III. *Comm.* II, *in Prorrh.*, t. 47, 52.

[3] *Comm.* II, *in Hipp. Epid.* III, *in proœm.* Cf. aussi *Comm.* III, *in Progn.*, t. 1.

[4] *In Hipp. Prorrh. Comm.* I, texte 15. Cf. aussi t. 33. *Comm.* II, t. 48, 49, 92 ; *Comm.* III, 132, 160. — *Comm.* II, *in Epid.* III, *in proœm.*

[5] *In Hipp. Prorrh. Comm.* II, texte 52; *Comm.* I, t. 4, 15. *Comm.* II, t. 88. — Dans le traité *Sur le coma*, § 1, 3 et 4, Galien parle du *Prorrhétique* comme appartenant à Hippocrate, ce qui est ici une manière abrégée de dire l'auteur hippocratique ; car dans

terai ici. Celui qui a composé le *Prorrhétique* est bien dans les mêmes principes que le grand Hippocrate, mais il lui est de beaucoup inférieur. Aussi les uns ont-ils attribué ce livre à Dracon, les autres à Thessalus, tous deux fils d'Hippocrate; mais il me semble inutile de savoir si ce livre a été composé par l'un d'eux ou par un autre individu, et si l'auteur mourut avant de l'avoir publié; ce qui importe, c'est de reconnaître si les propositions énoncées sont d'accord avec la doctrine des livres d'Hippocrate et avec la vérité. »

De tous ces passages il résulte : 1° que Galien s'est beaucoup occupé de l'origine du *Prorrhétique;* 2° qu'il regardait ce livre comme très-défectueux; 3° qu'il le rejetait comme apocryphe; 4° qu'il le croyait composé de quelques observations particulières mal faites, et non moins mal coordonnées avec des fragments des *Aphorismes*, des *Épidémies*, et surtout du *Pronostic*[1], par un homme qui ne connaissait pas bien la doctrine hippocratique; 5° qu'il n'a signalé d'autre rapport entre les *Coaques* et le *Prorrhétique* qu'une incohérence, une incorrection de langage et une obscurité communes. Aussi ne lui est-il pas venu à l'esprit de se servir des *Coaques*, soit pour expliquer les propositions parallèles des *Prorrhétiques*, soit pour en constituer le texte.

Depuis Galien jusqu'à nos jours, la double question de l'origine et des rapports du *Prorrhétique* avec les autres écrits de la *Collection* a été perdue de vue, ou très-peu avancée. En 1821, M. Houdart, dans sa thèse inaugurale (n° 196, p. 27), s'est occupé en passant de ce point de critique; il l'a repris dans ses *Études sur Hippocrate* (2e éd., p. 271 à 292), et il admet que les *Prénotions de Cos* ont été pour Hippocrate « une véritable mine d'où il a extrait d'abondants matériaux; »

le § 1, *init.*, il sépare positivement le *Prorrhétique* du traité des *Épidémies*, qu'il met au nombre des livres sur l'authenticité desquels on n'élève aucun doute.

[1] Voir la note 2, p. 33. — Cette opinion de Galien est vraiment inexplicable quand on songe qu'il avait commenté les *Prorrhétiques* et le *Pronostic*, et que, par conséquent, il les connaissait parfaitement dans leurs moindres détails. — J'ai noté onze endroits principaux où il cherche à établir une espèce de parallélisme entre le *Pronostic* et les *Prorrhétiques*, et à expliquer ce dernier livre par le premier. Voyez *Comm.* I, t. 4, 7, 30; *Comm.* II, t. 58, 59, 60, 69, 88; *Comm.* III, t. 95, 129, 146. — Pour les *Aph. Comm.* II, t. 71, 81, 84.— Mais le rapprochement le plus important est celui que Galien a établi entre la 87e sent. des *Prorrhétiques* et *Épid.* II, 2, 24. — Voy. dans l'*Appendice* la traduction de ce passage des Épidémies.

qu'elles ont donné naissance au *Pronostic* et au premier livre des *Prorrhétiques*, et qu'elles ont aussi servi à la composition des *Aphorismes :* l'auteur s'arrête principalement sur les rapports des *Coaques* avec le *Pronostic*, et il établit entre eux un long parallèle.

Quelque temps après M. Houdart, M. Ermerins, qui ne connaissait pas le travail du médecin français, s'empara du même sujet, sur lequel il a fait une dissertation dont j'ai rapporté le titre plus haut. Il pense que les *Prorrhétiques* sont une composition originale, opinion que je partage entièrement, bien qu'elle soit opposée à celle de Galien et de M. Houdart. Suivant moi, les *Coaques* n'ont pas donné naissance aux *Prorrhétiques*, comme le veut M. Houdart; et à leur tour les *Prorrhétiques* n'ont pas été faits aux dépens des *Aphorismes*, des *Épidémies* et du *Pronostic*, comme le prétend Galien.

La manière dont la médecine est envisagée dans cet écrit, l'obscurité de la pensée, l'incorrection du style, le désordre de la rédaction, les incertitudes de l'auteur, l'addition du nom du malade à beaucoup de propositions[1], et souvent, par suite, le peu d'étendue et de généralité des énonciations pronostiques, me portent à croire avec M. Ermerins et avec M. Littré, qui a adopté toutes les conclusions du savant médecin hollandais, que le *Prorrhétique* est un recueil de notes, que ce recueil est fort ancien, qu'il est de fait antérieur aux *Prénotions de Cos;* j'ajoute, quoi qu'en dise Galien, qu'il est complétement indépendant du *Pronostic*, aussi bien pour les faits de détail que pour les principes généraux ; par conséquent il n'a pu être tiré de ce traité, car on ne saurait admettre qu'un ouvrage aussi parfait qu'est le *Pronostic* ait pu donner naissance à un écrit aussi défectueux qu'est le *Prorrhétique*.

Trouver dans cet opuscule un enchaînement d'idées, un plan, un système, y tracer des divisions bien nettes, en faire une analyse méthodique, me semble une chose tout à fait impossible : je l'ai essayée plusieurs fois sans pouvoir y parvenir; j'y renonce, persuadé que cette analyse n'apprendrait rien au lecteur, fût-elle aussi longue que le *Prorrhétique* lui-même. Je me contente donc de grouper en-

[1] Ce qu'on ne retrouve que dans les *Épidémies*, suivant Galien, *Comm.* I *in Prorrh.*, texte 8. Ailleurs, *Comm.* I, texte 13, il dit que le nom du malade n'est qu'un commémoratif.

semble les sentences qui ont entre elles le plus d'analogie, et de faire suivre ce tableau de quelques réflexions générales sur le caractère de cet écrit :

Signes qui annoncent la *phrénitis*, sent. 1, 3, 4, 6, 15, 27, 34.

Valeur des signes qui apparaissent dans la *phrénitis :* sent. 2, 12, 13, 28, 31.

Particularités dans la *phrénitis :* sent. 5, 9.

Signes qui annoncent le *délire* : sent. 17, 18, 20, 22, 32, 36, 37, 38, 80, 117, 118, 120.

Valeur des signes qui apparaissent dans le *délire :* sent. 14, 73.

Du *délire* dans certains cas particuliers : sent. 8, 19, 26, 123, 124.

De l'*hémorrhagie* considérée comme signe spécial dans certains états morbides : sent. 125, 126, 128, 141, 145, 148, 152.

Valeur des signes qui apparaissent pendant ou après l'*hémorrhagie :* sent. 127, 129, 134, 151.

Signes qui présagent ou circonstances qui produisent une *hémorrhagie :* sent. 130, 132, 135, 136, 137, 139, 140, 142, 143, 144, 146, 147, 149.

Particularités relatives à l'*hémorrhagie* : sent. 131, 133, 138, 150.

Des *parotides* considérées comme signes : sent. 158, 160.

De la valeur des signes dans les *parotides :* sent. 153.

Des signes qui présagent et des phénomènes qui font naître les *parotides :* sent. 111, 154, 155, 156, 157, 159, 161, 162, 164, 165, 166, 168, 169.

Particularités dans les *parotides :* sent. 163, 170.

Des signes fournis, dans des cas isolés :

— Par la *voix* et la *respiration :* sent. 23, 24, 25, 45, 47, 54, 55, 87, 91, 96 ;

— Par les *sueurs :* sent. 39, 42, 58, 66 ;

— Par les *selles :* sent. 41, 50, 53, 78, 81, 98, 99, 108, 111, 116, 117 ;

— Par les *yeux :* sent. 46, 69, 71, 81, 84, 124 ;

— Par le *visage :* sent. 49 ;

— Par les *urines :* sent. 29, 51, 53, 59, 108, 110 ;

— Par les *vomissements :* sent. 60, 62, 71, 76, 79 ;

— Par le *frisson* : sent. 64, 65, 66, 67, 75, 89, 107 ;

— Par le *pharynx* : sent. 86, 104.

Il faut ajouter à cette liste un certain nombre de sentences sur des sujets indépendants les uns des autres et disséminées irrégulièrement dans le cours de l'ouvrage.

Cet arrangement prouverait une ignorance absolue des règles de nosologie générale et de nosologie spéciale, si on voulait trouver dans les sentences des *Prorrhétiques* une intention de classement et de méthode [1], et si on y voulait voir autre chose que des notes jetées au hasard, à mesure que l'observation, les lectures, l'audition du maître, ou les propres réflexions de l'auteur, en fournissaient la matière.

L'auteur ne voit chez les malades que des symptômes, ou plutôt des phénomènes [2] qu'il ne rattache à aucune lésion organique ou fonctionnelle, et ces symptômes, tantôt il les isole pour en rechercher la valeur pronostique, pour les réduire en *signes;* tantôt les faisant entrer dans vingt combinaisons différentes, il forme des groupes naturels ou arbitraires, qui ne reçoivent jamais de noms spéciaux, qui ne constituent jamais des états pathologiques distincts, des maladies déterminées; mais dans lesquels il étudie la valeur séméiologique de certains phénomènes accessoires ou essentiels : il considère tour à tour une véritable maladie comme un *signe*, et un *signe* comme une véritable maladie; ici, un symptôme, ou seulement un phénomène étant donné, il en étudie la valeur absolue ou relative; là, un ensemble de symptômes étant admis, il recherche quels *signes* surviennent et ce qu'ils présagent, mais cela sans ordre, sans méthode, passant incessamment et sans transition du malade à la maladie, et de la maladie au malade. Il semblerait donc que, pour l'auteur, toute la médecine se réduisait à l'étude des *signes* ou au *pronostic* proprement dit; quant à l'influence de ce *pronostic* sur le traitement, il n'en est question qu'une seule fois, c'est à la 71e sentence. Le diagnostic est

[1] Il est loin d'en être ainsi pour les *Coaques*, ainsi que je cherche à l'établir dans mon *Introduction* à ce traité.

[2] Il est bon de rappeler ici qu'en pathologie, le *phénomène* est l'acte apparent, le changement visible qui s'opère dans le corps sain ou malade; que le *symptôme* est le phénomène lié à la maladie, et rattaché à quelque état morbide des fonctions ou des organes; que le *signe* est le symptôme interprété, le symptôme dont le médecin scrute la valeur pronostique, pour asseoir son jugement sur la marche, sur le traitement et sur l'issue de la maladie. (Cf. Chomel, *Path. génér.*, 3e éd., p. 101-109. — Piorry, *Pathol. iatrique*, p. 331-332.)

aussi complétement oublié que la thérapeutique. Il ne pouvait en être autrement; car l'idée du diagnostic n'a pu naître qu'avec celle de distinguer les maladies les unes des autres, distinction dont les médecins de cette époque n'avaient pas encore compris la nécessité et l'importance.

Le seul mérite du *Prorrhétique*, c'est d'être une production originale, de nous montrer comment les anciens médecins concevaient l'observation des malades, comment ils envisageaient la pathologie; comment aussi, ce qui n'est guère moins intéressant, ils tenaient note des faits qui passaient sous leurs yeux, et des problèmes que l'étude faisait naître dans leur esprit. Ces notes[1], originairement très-grossièrement rédigées, ont encore été singulièrement altérées par le temps, par les copistes[2], et aussi par les commentateurs, comme le remarque Galien[3]. C'est donc à titre de *brouillon* de quelque élève de l'école d'Hippocrate[4], et à cause de ses rapports avec les *Prénotions de Cos* et le *Pronostic* que j'ai fait figurer dans ce volume le premier livre des *Prorrhétiques*.

[1] Grimm (t. II de sa traduction allemande d'Hippocrate, p. 568), et après lui beaucoup de critiques, ont pensé que ces notes pourraient bien n'être autre chose que le relevé même des tables votives, placées dans le temple d'Esculape, et qui relataient brièvement l'espèce de maladie, son traitement formulé par les prêtres, et son issue; mais si on consulte les inscriptions qui nous sont restées, et qui ont été rapportées par D. Leclerc, Meibom, Mercuriali, et surtout par Hundertmark (*Artis medicæ, per ægrotorum apud veteres in vias publicas et templa expositionem, incrementa.* Lipsiæ, in-4°, 1739), on ne trouvera aucune analogie entre les sentences des *Prorrhétiques* et ces consultations sacerdotales. — Voy. du reste mon *Introduction générale.*

[2] Gal. *Comm.* II, *in Prorrh.*, texte 92; *Comm.* III, texte 106, 107.

[3] *In Prorrh. Comm.* I, t. 4. *Comm.* II, t. 53, 82, 111, 115.

[4] En établissant dans la *Dissertation* précitée (p. 73), soit d'après les recherches de M. Littré (voy. particulièrement t. V, p. 507-508), soit d'après celles qui me sont propres, les relations directes des *Prorrhétiques* avec d'autres livres certainement *hippocratiques*, s'ils ne sont pas d'Hippocrate lui-même, je prouverai, je crois, qu'il faut retirer ce livre de la troisième classe pour le reporter dans la quatrième. D'où il résulte que cette troisième classe n'existe plus, attendu qu'elle contient seulement les *Prorrhétiques* et les *Coaques*; or, M. Littré lui-même (voy. t. VIII, p. 628) partage maintenant complétement mon sentiment sur le mode de formation et l'âge présumé de ce dernier ouvrage.

PRORRHÉTIQUES.

LIVRE PREMIER [1].

1. Ceux qui, dans les premiers jours d'une maladie, tombent dans le *coma* (1), avec douleur à la tête, aux lombes, aux hypocondres, au cou, et avec insomnie, sont-ils (2) *phrénétiques?* Dans ce cas, un flux de sang par le nez est pernicieux, surtout commençant au quatrième jour. (*Coaq*. 179.)

2. Un flux diarrbéique (3) très-rouge est mauvais dans toutes les maladies, mais principalement dans celles qui viennent d'être indiquées. (*Coaq*. 179.)

3. La langue rugueuse (4) et très-sèche est un symptôme de *phrénitis*. (*Coaq*. 234.)

4. Dans les insomnies avec trouble, les urines décolorées (5), présentant un énéorème noir, en même temps qu'il y a des sueurs [vers la tête], annoncent la *phrénitis*. (*Coaq*. 582, *in fine*.)

5. Les rêves chez les *phrénétiques* sont évidents (6). (*Coaq*. 90.)

6. De fréquents, mais inutiles efforts pour cracher (7), s'il s'y joint quelque autre signe, annoncent la *phrénitis*. (*Coaq*. 244.)

7. Un grand feu persistant dans l'hypocondre, quand la fièvre s'est refroidie à l'extérieur (8), est un mauvais signe, surtout avec une petite sueur. (Cf. *Coaq*. 115.)

8. Le délire survenant chez les malades qui déjà sont pris d'une altération de la voix [telle qu'elle marque une débilitation des forces] (9), est très-mauvais (*Coaq*. 100), ainsi qu'il arriva chez Thrasynon.

9. Les *phrénitis* violentes aboutissent à des tremblements. (*Coaq*. 97.)

10. Dans les céphalalgies, les vomissements érugineux, l'insomnie avec surdité, sont bientôt suivis d'un délire aigu. (*Coaq*. 169.)

11. Dans les maladies aiguës, quand le pharynx est douloureux sans tuméfaction, qu'il y a un peu de suffocation, et que le malade

[1] ΠΡΟΡΡΗΤΙΚΟΝ, *seu* ΠΡΟΡΡΗΤΙΚΟΣ ΛΟΓΟΣ Α' Prorrheticorum, *seu* Praedictionum liber primus. — Prédictions ou Prorrhétiques, livre premier.

ne peut facilement ni ouvrir ni fermer la bouche, c'est un signe de délire ; à la suite de ce délire les malades deviennent *phrénétiques*, et sont dans un état pernicieux (10). (*Coaq*. 275.)

12. Chez les *phrénétiques*, être calme au début, puis s'agiter fréquemment, est un mauvais signe (*Coaq*. 92; cf. *Prorrh*. 28); le ptyalisme est également mauvais.

13. Chez les *phrénétiques*, des selles blanches, c'est mauvais, comme il arriva chez Archécratès. Dans ce cas, survient-il de l'assoupissement? Du frisson dans ces circonstances est très-mauvais. (*Coaq*. 91.)

14. Chez ceux qui sont pris d'un transport causé par l'atrabile (11), quand il survient des tremblements, c'est un signe de mauvais caractère. (*Coaq*. 88, 93.)

15. Ceux qui, après un transport violent [suivi d'une rémission], sont repris d'une fièvre ardente avec sueurs, deviennent *phrénétiques* (12). (*Coaq*. 95.)

16. Les *phrénétiques* boivent peu (13), s'émeuvent du bruit et ont des tremblements. (*Coaq*. 96.)

17. A la suite d'un vomissement avec anxiété, la voix retentissante, les yeux comme troublés par la poussière (14), sont des signes de *manie*. Tel fut le cas de la femme d'Hermodzyge; ayant été prise d'une *manie* violente, elle devint aphone et mourut. (*Coaq*. 561.)

18. Dans le *causus*, s'il survient des tintements d'oreilles avec obscurcissement de la vue, et s'il existe un sentiment de pesanteur dans les narines, les malades sont pris d'un transport mélancolique. (*Coaq*. 131, 194.)

19. Le délire avec voix retentissante, le tremblement avec spasme de la langue, le tremblement de la voix, présagent un violent transport (15). Dans ce cas, la rigidité [de la peau], est un signe pernicieux. (*Coaq*. 99.)

20. Le tremblement de la langue indique l'égarement de l'intelligence. (*Coaq*. 233, *in fine*.)

21. Sur des selles bilieuses sans mélange, une efflorescence écumeuse colorée est mauvaise, surtout chez un malade qui a eu préalablement de la douleur aux lombes et du délire. (*Prorrh*. 53 ; *Coaq*. 607.)

22. Dans ce cas, des douleurs de côté que le malade ne ressent pas continuellement (16) présagent du délire. (Cf. *coaq*. 607, *in fine*, et *Épid*. VI, VI, 5.)

23. L'aphonie avec le hoquet est un très-mauvais signe.

24. L'aphonie avec résolution des forces est très-mauvaise. (*Coaq*. 245.)

25. Dans l'aphonie, la respiration apparente (17), comme chez les individus qui suffoquent, est un signe funeste. Cela présage-t-il le délire? (*Coaq*. 252.)

26. Le délire furieux qui dure [d'abord] peu de temps, est un délire *férin* (18). (*Prorrh*., 123; *Coaq*. 85, 155 et 246.)

27. Chez un individu qui n'est pas sans fièvre et qui sue aux parties supérieures, l'agitation avec refroidissement est un signe de *phrénitis*, comme chez Aristagoras; quelquefois même elle est pernicieuse. (*Coaq*. 2, 69.)

28. Chez les *phrénétiques*, les changements fréquents [dans les symptômes] annoncent des spasmes. (*Coaq*. 92 et 101.)

29. Rendre son urine sans en être averti, est pernicieux. Dans ce cas, l'urine est-elle semblable à celle dont on a agité le sédiment? (*Coaq*. 596.)

30. Ceux dont le corps palpite ne meurent-ils pas aphones (19)? (*Coaq*. 347.)

31. Chez les *phrénétiques*, le ptyalisme (20) avec un grand refroidissement annonce un vomissement de matières noires. (*Coaq*. 102; *cf*. 566.)

32. La surdité et des urines sans sédiment, très-rouges, avec un énéorème, annoncent le délire; dans ce cas, il est mauvais d'être pris d'ictère. Il est encore mauvais que l'hébétude (21) se surajoute à l'ictère. Il arrive que les malades perdent la parole, mais conservent la sensibilité: je pense même que chez ces individus le ventre se relâche beaucoup (*Coaq*. 198); c'est ce qui arriva à Hermippe, et il mourut.

33. La surdité, survenant dans les maladies aiguës et pleines d'agitation, est mauvaise. (*Coaq*. 190.)

34. Les délires obscurs avec tremblement [des mains] et carphologie, sont tout à fait *phrénétiques*, comme chez Didymarque, à Cos. (*Coaq*. 76.)

35. A la suite d'un frisson, les malades qui sont pris d'engourdissement n'ont plus l'esprit présent. (*Coaq*. 14.)

36. Les souffrances à l'ombilic avec battements ont quelque chose qui annonce l'égarement de l'esprit; mais vers la crise une grande quantité de *phlegme* s'échappe avec effort (22). Dans ce cas, les douleurs aux mollets présagent le désordre de l'intelligence. (*Coaq*. 300.)

37. Les douleurs à la cuisse [quand elles disparaissent] ont quelque chose qui annonce le délire, [surtout] s'il se forme un énéorème dans l'urine; il en est de même des bourdonnements d'oreilles (23).

38. Dans le cas de diarrhée liquide, de lassitudes pénibles, de céphalalgie, d'insomnie, de propos confus et inarticulés, de soif, de prostration, il faut s'attendre à du transport. (*Coaq.* 175 et 642.)

39. Suer, surtout à la tête, dans les maladies aiguës, avoir de l'agitation, c'est mauvais, mais principalement quand les urines sont noires; il est mauvais qu'à cela se surajoute le trouble de la respiration (24). (*Coaq.* 49.)

40. Une prostration sans motif, semblable à celle qui succède à une déplétion, quand cette déplétion n'a pas eu lieu, est mauvaise (25). (*Coaq.* 54.)

41. Quand le ventre est resserré, mais laisse échapper par la force des remèdes (26) des matières petites et noires comme des crottes de chèvre (27), s'il survient une hémorragie nasale [abondante], c'est mauvais. (*Coaq.* 603.)

42. Quand les malades en proie à des douleurs lombaires opiniâtres, accompagnées de chaleur brûlante et d'anxiété, ont de petites sueurs générales, c'est mauvais. (*Coaq.* 323.) — Survient-il chez eux des tremblements, et la voix est-elle [tremblante] comme dans le frisson? (*Coaq.* 39.)

43. Quand les extrémités passent rapidement par des états opposés, c'est mauvais; quand il en est de même de la soif, c'est funeste. (*Coaq.* 50.)

44. Une réponse brutale faite par un homme [habituellement] poli, est un mauvais signe. (*Coaq.* 51.)

45. Chez ceux dont la voix est aiguë les hypocondres sont tirés en dedans (28). (*Coaq.* 51.)

46. L'obscurcissement de la vue est suspect, l'œil fixe (29) et caligineux, est aussi un mauvais signe. (*Coaq.* 225.)

47. La voix aiguë et retentissante (30) est funeste. (*Coaq.* 257).

48. Grincer des dents, est pernicieux quand on n'en a pas l'habitude dans l'état de santé (*Coaq.* 235); dans ce cas, de la suffocation, est un signe tout à fait mauvais.

49. Un visage bien coloré et l'air sombre, c'est mauvais. (*Coaq.* 213.)

50. Les selles qui finissent par devenir écumeuses et sans mélange annoncent un paroxysme. (*Prorrh.*, 111; *Coaq.* 613, *initio.*)

51. Dans les maladies aiguës, à la suite d'un refroidissement, la rétention des urines est très-mauvaise. (*Coaq*. 5.)

52. Les symptômes pernicieux s'améliorant sans signes (31) présagent la mort. (Cf. *coaq*. 48.)

53. Dans les maladies bilieuses aiguës, des excréments très-blancs, écumeux, teints de bile à l'extérieur (32), sont mauvais (*Prorrh*. 21; *Coaq*. 602, *initio*); des urines analogues sont également mauvaises. Dans ce cas, le foie est-il douloureux? (*Coaq*. 606 et 607, *initio*.)

54. Dans les fièvres, l'aphonie qui survient d'une manière convulsive et qui aboutit à une *extase* muette, est un signe pernicieux. (*Coaq*. 65, 248.)

55. L'aphonie causée par un excès de souffrances présage une mort douloureuse (33). (*Coaq*. 249.)

56. Les fièvres produites par des douleurs aux hypocondres sont de mauvaise nature (34). (*Coaq*. 31.)

57. Quand la soif disparaît contre toute raison (35) dans les maladies aiguës, c'est mauvais. (*Coaq*. 58.)

58. Une sueur abondante survenant dans les fièvres aiguës est suspecte. (*Coaq*. 574.)

59. Les urines cuites (36) sont funestes; sont également funestes les efflorescences rouges ou érugineuses sur des urines rendues avec peine (37); il est funeste aussi que les urines soient rendues en petite quantité et comme goutte à goutte. (*Coaq*. 579, *initio*, 600.)

60. Les vomissements de matières diversement colorées sont également mauvais, surtout s'ils se réitèrent à de courts intervalles. (*Coaq*. 556 *in medio*.)

61. Toutes les fois que dans les jours critiques il y a un refroidissement général avec agitation, sans sueurs, c'est mauvais; si, à la suite, il survient du frisson, c'est également mauvais. (*Coaq*. 38.)

62. Les vomissements sans mélange, accompagnés d'anxiété, sont funestes. (*Coaq*. 39; cf. aussi 556, *in medio*.)

63. Le *carus* (38) est-il toujours mauvais? (*Coaq*. 178.)

64. La perte de connaissance avec du frisson (39) est un mauvais signe; la perte de la mémoire est également mauvaise. (*Coaq*. 6.)

65. A la suite d'un frisson, un refroidissement qui n'est pas suivi du retour de la chaleur est mauvais.

66. Ceux qui, après un refroidissement, ont des sueurs et un retour de la chaleur fébrile, sont dans un mauvais état (40) (*Coaq*. 52); et s'il

survient une douleur brûlante aux côtés, puis du frisson, c'est mauvais. (Voy. *Coaq*. 10.)

67. Les frissons avec chaleur brûlante (41) ont quelque chose de pernicieux : dans ce cas, l'ardeur du visage avec sueur est un mauvais signe; s'il survient un refroidissement des parties postérieures, il provoque des spasmes. (*Coaq*. 7.)

68. Avoir de petites sueurs générales, rester sans sommeil, être repris de la chaleur fébrile, c'est mauvais. (*Coaq*. 41.)

69. La métastase d'une douleur lombaire vers les parties supérieures [suivie de] la déviation des yeux, est un mauvais signe (42). (*Coaq*. 314.)

70. Une douleur fixée à la poitrine avec engourdissement (43) est mauvaise; s'il survient de la fièvre, si les malades sont brûlants, ils meurent promptement. (*Coaq*. 315.)

71. Ceux qui vomissent en abondance des matières noires, qui ont du dégoût, du délire, qui ressentent de petites douleurs au pubis, dont l'œil est tantôt farouche et tantôt fermé, ne les purgez pas, car c'est mortel. Ne purgez pas non plus ceux qui sont un peu enflés, qui éprouvent des vertiges ténébreux, qui tombent en défaillance au moindre mouvement, qui ont du dégoût, qui sont décolorés, ni ceux qui ont la fièvre, si elle est accompagnée de *coma*, et si les malades ont un sentiment de brisure (44).

72. Une douleur du cardia avec tension de l'hypocondre et céphalalgie est un signe de mauvais caractère, et amène quelque gêne dans la respiration. Ceux qui sont dans ce cas ne meurent-ils pas subitement comme il arriva à Lysis d'Odessus, dont l'urine fermentait beaucoup (45) et dont la figure était très-rouge?

73. Une douleur du cou est mauvaise dans toute fièvre; mais surtout chez ceux qui sont menacés de *manie*. (*Coaq*. 273.)

74. Les fièvres accompagnées de *coma*, de lassitude, d'obscurcissement de la vue, d'insomnie et de petites sueurs générales, sont des fièvres de mauvais caractère. (*Coaq*. 35.)

75. Les frissons réitérés, partant du dos, changeant rapidement de place et insupportables, présagent une rétention d'urine douloureuse. (*Coaq*. 8 et 46.)

76. Les malades qui éprouvent de l'anxiété sans vomissement et qui ont des paroxysmes sont dans un mauvais état. (*Coaq*. 557.)

77. Le refroidissement avec rigidité [des parties extérieures] est un signe pernicieux. (*Coaq*. 3.)

78. Rendre des matières ténues qui ne donnent aucune sensation mordicante (46), bien que l'esprit soit présent, est mauvais (*Coaq.* 631 *fine*), comme cela [est prouvé par ce qui] arriva à un individu affecté de maladie du foie.

79. De petits vomissements bilieux sont mauvais, surtout s'il s'y joint de l'insomnie. Dans ce cas, une épistaxis qui se fait goutte à goutte est pernicieuse. (*Coaq.* 558.)

80. Quand les évacuations blanches qui suivent l'accouchement se suppriment, en même temps que la fièvre se déclare, s'il survient de la surdité et une douleur aiguë au côté, les femmes sont prises d'un transport pernicieux. (*Coaq.* 525.)

81. Dans les *causus* accompagnés d'un léger refroidissement à la superficie du corps, et de selles séroso-bilieuses fréquentes, la déviation des yeux est un mauvais signe, surtout si les malades tombent dans le *catoché*. (*Coaq.* 134.)

82. Les *apoplexies* soudaines (47), quand elles sont accompagnées d'une fièvre faible, et qui se prolongent, sont pernicieuses, comme il arriva au fils de Numénius. (*Coaq.* 480.)

83. Dans le cas de métastase de douleurs lombaires sur le cardia, avec fièvre, frissons, vomissements de matières aqueuses, ténues, abondantes, avec délire et aphonie, les malades meurent après avoir vomi des matières noires (48). (*Coaq.* 316.)

84. L'occlusion des yeux dans les maladies aiguës est un mauvais signe. (*Épid.*, VI, I, 15.)

85. Chez les individus qui ont des nausées sans vomissement, des douleurs aux lombes, s'ils sont pris d'un délire farouche, ne doit-on pas s'attendre à des selles noires? (*Coaq.* 319.)

86. Des douleurs au pharynx sans tuméfaction, avec agitation et suffocation, deviennent rapidement pernicieuses. (*Coaq.* 265.)

87. Chez ceux dont la respiration est élevée, la voix étouffée, et dont la vertèbre [*axis*] est déprimée, la respiration, aux approches de la mort, devient semblable à celle de quelqu'un qui étrangle (49). (*Coaq.* 266.)

88. Ceux qui ont de la céphalalgie, du délire avec *catoché*, dont le ventre est resserré, dont l'œil est farouche et le visage fortement coloré, sont pris d'opisthotonos. (*Coaq.* 162.)

89. Dans le cas de distorsion des yeux avec fièvre et sentiment de lassitude (50), le frisson est pernicieux ; tomber alors dans un état comateux, c'est mauvais. (*Coaq.* 221.)

90. Dans les fièvres, les douleurs qui se portent à l'hypocondre, avec perte de la voix, et qui [ne] (51) se dissipent pas par la sueur, sont de mauvais caractère. Dans de telles circonstances, si les douleurs se portent sur les hanches avec une fièvre ardente, et si le ventre se lâche subitement et copieusement, c'est pernicieux. (*Coaq.* 297 et 299.)

91. Chez ceux qui, après la crise, perdent la parole, en même temps qu'ils ont de la fièvre, meurent dans les tremblements et dans un état comateux (52). (*Coaq.* 247.)

92. Chez les individus pris d'une chaleur brûlante, d'hébétude, de *catoché*, chez lesquels l'état des hypocondres est très-variable, dont le ventre est tuméfié, qui ont de l'aversion pour les aliments, et de petites sueurs générales, la respiration troublée (θολερόν, voy. *Prorrh.* 39) et l'émission d'un liquide semblable à de la semence, présagent-ils le hoquet? Les évacuations alvines deviennent aussi bilieuses et écumeuses. Dans ce cas rendre une urine brillante soulage : chez ces malades il y a aussi des perturbations d'entrailles. (*Coaq.* 186.)

93. Chez ceux qui sont pris de *coma*, quand il y a des déjections écumeuses, le paroxysme fébrile devient très-aigu (53). (*Coaq.* 646.)

94. Si l'aphonie vient compliquer la céphalalgie chez les malades qui ont de la fièvre avec sueur et qui lâchent tout sous eux, et si le mal présente des rémissions [suivies bientôt d'exacerbations], c'est un signe de chronicité; dans ce cas, le retour du frisson n'est pas funeste (54). (*Coaq.* 253.)

95. Chez ceux dont les mains tremblent, qui ont de la céphalalgie, de la douleur au cou, une surdité légère, qui rendent des urines noirâtres, hérissées (55), attendez-vous à des vomissements noirs; cet état est pernicieux. (*Coaq.* 176, cf. *Épid.*, VII, 112.)

96. L'aphonie avec résolution des forces et *catoché* est pernicieuse. (*Prorrh.* 24; *Coaq.* 245 et 250.)

97. Quand une douleur de côté, survenue à la suite d'une expectoration bilieuse, disparaît sans cause légitime, les malades tombent dans le transport. (*Coaq.* 418.)

98. Dans le cas de douleur au cou avec assoupissement et sueur, si le ventre, qui s'est météorisé, se relâche ensuite un peu pour laisser échapper des matières liquides et des lavures, il en résulte que les matières non bilieuses sont retenues (56); les choses demeurant dans cet état prolongeront la maladie (57). Des selles non bi-

lieuses sont-elles plus favorables et soulageront-elles le gonflement produit par les vents?

99. La tension générale du ventre qui, par la force des remèdes, expulse des selles liquides, et qui se tuméfie promptement, indique une sorte d'état spasmodique, comme il arriva au fils d'Aspasius : dans ce cas avoir du frisson, est un signe pernicieux (*Coaq.* 617, *fine*). Ce malade, ayant été pris ensuite de spasme et d'enflure, resta souffrant très-longtemps : il lui survint à la bouche une putridité verdâtre.

100. Les douleurs chroniques des lombes et de l'intestin grêle (58) qui remontent vers l'hypocondre comme en parcourant des sinuosités (59), et qui s'accompagnent d'anorexie et de fièvre, si elles se compliquent d'une céphalalgie intense, tuent rapidement avec une forme convulsive. (*Coaq.* 317.)

101. Avoir des frissons avec une sorte de paroxysme, surtout la nuit, de l'insomnie, un délire loquace (60), et parfois pendant le sommeil lâcher son urine sous soi, aboutit à des spasmes avec *coma*. (*Coaq.* 20.)

102. Ceux qui dès le début ont de petites sueurs générales avec des urines cuites, qui sont brûlants et qui se refroidissent sans crise pour redevenir brûlants et tomber dans un état soporeux, comateux et convulsif, sont dans un état pernicieux. (*Coaq.* 180.)

103. Chez les femmes enceintes (61), la céphalalgie avec *carus* et sentiment de pesanteur est suspecte; peut-être même sont-elles exposées à tomber dans un état spasmodique. (*Coaq.* 517, 534.)

104. Les douleurs suffocantes au pharynx, quand il n'est pas tuméfié (62), ont quelque chose de spasmodique, surtout si elles partent de la tête, comme il arriva à la cousine de Thrasynon. (*Coaq.* 262.)

105. Dans le cas de tremblements spasmodiques qui récidivent avec de petites sueurs, la crise arrive lorsqu'on est repris de frissons, et les frissons reviennent, étant provoqués par une ardeur très-vive dans le bas-ventre (63). (*Coaq.* 348.)

106. Une douleur des lombes, si le malade est pris de céphalalgie ou de cardialgie, ou de violents efforts d'expectoration, a quelque chose de spasmodique (64). (*Coaq.* 320.)

107. Le frisson, au moment de la crise, est un peu redoutable (65). (*Coaq.* 321.)

108. Des selles un peu livides, avec perturbation d'entrailles, des urines ténues et aqueuses, sont suspectes. (Cf. *coaq.* 631, *initio.*)

109. Pharynx qui s'est irrité pendant peu de temps, borborygmes avec d'inutiles envies d'aller à la selle, douleur au front, mouvements pour palper, lassitudes, sentiment de douleur au simple contact des couvertures et des vêtements ; quand ces accidents vont en prenant de l'intensité, ils sont difficilement supportés (*Coaq.* 267). — Dans ce cas un long sommeil est un indice de spasme, aussi bien que la douleur gravative du front et la dysurie. (*Coaq.* 348, *fine.*)

110. L'urine se supprime aussi chez ceux qui ont des frissons et qui de plus sont pris de spasmes (66) (*Coaq.* 29) ; c'est ce qui arriva à cette femme qui, après un frisson, eut de petites sueurs générales.

111. Les évacuations (67) qui finissent par devenir sans mélange sont un signe d'exacerbation (cf. *Prorrh.* 50) chez tous les malades, mais surtout chez ceux dont il vient d'être parlé [sentence 110] ; à la suite de ces évacuations, il s'élève des parotides. (*Coaq.* 613, *initio.*)

112. Le réveil avec trouble et avec l'air hagard présage des spasmes, surtout s'il y a de la sueur. (*Coaq.* 83, *initio.*)

113. Il en est de même du refroidissement intense qui, partant du cou et du dos, semble [se répandre] sur tout le corps. Dans ce cas, des urines écumeuses (68) (*Coaq.* 83, 263), l'obscurcissement de la vue, avec défaillance, annoncent l'apparition prochaine d'un spasme. (*Coaq.* 225.)

114. Les douleurs du coude, jointes à celles du cou, présagent des spasmes, lesquels commencent à la face (c'est-à-dire *à la tête*, suivant Galien, § 115) ; il se produit aussi des râles dans le pharynx, les malades salivent abondamment ; dans ce cas, les sueurs pendant le sommeil sont favorables ; n'est-il pas, en effet, avantageux pour le grand nombre d'être soulagés par la sueur ? Chez ces malades les douleurs qui descendent aux parties inférieures sont faciles à supporter. (*Coaq.* 270 et 271 *et la note correspondante.*)

115. Ceux qui dans les fièvres ont de petites sueurs générales avec céphalalgie et constipation, sont menacés de spasmes. (*Coaq.* 154, 177.)

116. Des selles un peu friables (69), humides, quand il y a du refroidissement à l'extérieur, mais qu'il n'y a pas absence de chaleur [interne], sont suspectes ; dans ce cas, des frissons qui suppriment [les urines et les selles] sont douloureux (*Coaq.* 610). En pareille circonstance, l'état comateux annonce-t-il quelque chose de spasmodique ? Je n'en serais pas étonné.

117. Dans les maladies aiguës, les tiraillements comme pour vo-

mir sont suspects ; les déjections blanches sont également fâcheuses. S'il survient à la suite des selles sans viscosité, elles produisent un transport qui s'accompagne d'une chaleur brûlante. Les malades tombent-ils ensuite dans le *coma* et la stupeur ? cela prolonge encore la maladie. Ces malades ont-ils, aux approches de la crise, de la sécheresse [à la gorge] et de la dyspnée ?

118. Les douleurs des lombes, se transportant au cou et à la tête, produisent une sorte de résolution paraplégique et entraînent un spasme ; de tels accidents sont-ils dissipés par le spasme ? A la suite les malades présentent des symptômes divers et repassent par les mêmes états (70). (*Coaq*. 313.)

119. Dans les affections hystériques sans fièvre, les spasmes cèdent aisément (71), ainsi qu'il arriva chez Dorcas. (*Coaq*. 349, 554.)

120. Quand la vessie retient les urines, surtout si la rétention s'accompagne de céphalalgie, cela a quelque chose de spasmodique. Dans ce cas, la résolution des forces avec un état d'engourdissement (72) est fâcheuse, mais non pernicieuse. Cet état de choses ne présage-t-il pas le délire ? (*Coaq*. 588.)

121. Est-ce la division des os, dans les blessures aux tempes, qui provoque les spasmes ? ou est-ce parce que le coup a été porté pendant l'ivresse, ou parce que le blessé a perdu tout d'abord beaucoup de sang, qu'il survient des spasmes dans ces circonstances ? (*Coaq*. 188, *in fine*, 498 *et la note correspondante*.)

122. (73) Chez un fébricitant, quand il y a une expectoration abondante au milieu d'une sueur [non critique], c'est un signe favorable. Dans ce cas, le ventre ne se lâchera-t-il pas pendant quelques jours ? Je le crois. Dans ce cas aussi se formera-t-il un dépôt dans une articulation ? (*Coaq*. 350.)

123. Le délire qui s'exaspère pour peu de temps est un délire *mélancolique* ; s'il est causé par la rétention des règles, c'est un délire *férin*. (Cf. *Prorrh*. 26.) Ce dernier cas est très-fréquent. Les malades ne sont-elles pas alors prises de spasmes ? L'aphonie avec *carus* ne présage-t-elle pas des spasmes, comme il arriva chez la fille de l'ouvrier en cuirs ? Quand les règles parurent, elle commença par avoir un mouvement fébrile [et elle fut soulagée] (74). (*Coaq*. 155 ; cf. *Prorrh*. 26.)

124. Ceux chez lesquels, au milieu de spasmes, l'œil est étincelant et fixe, n'ont plus l'esprit présent, et sont plus longtemps malades. (*Coaq*. 351.)

125. Une hémorragie [nasale] du côté opposé à celui du mal, par exemple, l'hémorragie de la narine droite dans le gonflement de la rate, c'est mauvais. Il en est de même à l'égard des hypocondres; chez un malade qui sue, c'est encore plus mauvais. (*Coaq*. 327.)

126. Les hémorragies nasales avec refroidissement extérieur au milieu de petites sueurs sont un signe de mauvais caractère (75). (*Coaq*. 40, 342.)

127. Après une hémorragie, des selles noires sont mauvaises; des selles très-rouges sont également funestes; cette hémorragie arrive-t-elle le quatrième jour [de la maladie]? Les malades qui par suite tombent dans un état comateux, meurent-ils dans les spasmes? Y a-t-il eu précédemment des selles noires, et le ventre s'est-il météorisé (76)? (*Coaq*. 330, 632.)

128. Les blessures accompagnées d'une hémorragie et de petites sueurs générales sont des blessures de mauvais caractère. Les malades meurent en parlant sans qu'on s'en doute (77). (*Coaq*. 328.)

129. Après une courte hémorragie et des selles noires, la surdité, dans les maladies aiguës, est mauvaise. Dans ce cas une évacuation de sang par les selles est pernicieuse; néanmoins elle dissipe la surdité. (*Coaq*. 331.)

130. Des douleurs du cardia se joignant à des douleurs lombaires, présagent un flux de sang [hémorroïdal]; je pense que c'est aussi l'indice d'un flux qui a eu lieu [et qui s'est supprimé]. (*Coaq*. 312.)

131. Quand il y a des hémorragies à des époques réglées, et que, ces hémorragies n'ayant pas lieu, il survient de la soif, une pâleur verdâtre (78), les malades meurent épileptiques. (*Coaq*. 345.)

132. Une insomnie soudaine avec trouble, des épistaxis le sixième jour, un peu de soulagement la nuit, puis, le lendemain, de nouvelles souffrances, de petites sueurs, un assoupissement profond, du délire, annoncent une hémorragie [nasale] abondante. Des urines aqueuses ne présagent-elles pas cet état? (*Coaq*. 87; cf. *Coaq*. 110 et 332.)

133. Chez ceux qui ont des hémorragies réitérées, le ventre se dérange après quelque temps, à moins que les urines n'arrivent à coction. (*Coaq*. 332, *init.; Aph.*, IV, 27.)

134. Dans les jours critiques, quand il y a du refroidissement, les violentes hémorragies sont très-mauvaises. (*Coaq*. 326.)

135. Ceux qui ont la tête pesante, de la douleur au sinciput, de l'insomnie, sont pris d'hémorragie, surtout s'il y a quelque roideur au cou. (*Coaq*. 168.)

136. L'insomnie avec agitation soudaine amène une hémorragie, surtout s'il y a eu antérieurement un flux de sang (79). Sera-t-elle précédée d'un frisson? (*Coaq.* 111; cf. aussi *Coaq.* 184.)

137. Le catoché, la céphalalgie, les douleurs au cou [et aux paupières] (80), avec une vive rougeur des yeux, sont des signes d'hémorragie. (*Coaq.* 166.)

138. Chez les individus qui, après que le ventre s'est resserré, ont une hémorragie [nasale] et du frisson, survient-il de la lienterie? ou le ventre se resserre-t-il [davantage] (81)? Sort-il des ascarides, ou l'un et l'autre accident ont-ils lieu? (*Coaq.* 344.)

139. Les malades chez lesquels une douleur remonte des lombes à la tête et aux membres supérieurs, qui ont de l'engourdissement, de la cardialgie et une surabondance de sérosité (*ichor*, *phlegme*) (82), sont pris d'abondantes hémorragies (*flux hémorrhoïdal?* cf. sent. 130), et leur ventre se relâche copieusement, avec trouble. (*Coaq.* 308.)

140. Ceux qui, à la suite d'une hémorragie abondante et continue, ont des évacuations réitérées d'excréments noirs, et qui, le ventre s'étant resserré, sont repris d'hémorragie, ont le ventre douloureux; mais s'il s'échappe quelque vent, ils sont soulagés. Ces malades ont-ils des sueurs abondantes et froides? En pareille circonstance, une urine trouble n'est pas funeste, non plus qu'un sédiment séminiforme; les malades rendent ordinairement une urine aqueuse. (*Coaq.* 333.)

141. Quand une petite hémorragie nasale vient compliquer la surdité ou l'engourdissement, il y a quelque chose de fâcheux. Dans ce cas le vomissement et les perturbations du ventre sont favorables. (*Coaq.* 208 et 334.)

142. Chez les femmes qui, à la suite d'un frisson, ont de la fièvre avec lassitude, les menstrues sont au moment de paraître. Dans ce cas, une douleur du cou est un signe d'hémorragie [nasale]. (*Coaq.* 555.)

143. Les battements dans la tête, les tintements dans les oreilles, amènent une hémorragie nasale, ou font apparaître les règles, surtout si ces symptômes sont accompagnés d'une vive douleur le long du rachis : c'est peut-être aussi le présage d'une dysenterie. (*Coaq.* 167.)

144. Des battements dans l'abdomen, avec tension longitudinale et gonflement des hypocondres, présagent une hémorragie; les malades sont pris de frissonnement. (*Coaq.* 298.)

145. Les hémorragies nasales, copieuses, violentes, qui coulent largement, provoquent quelquefois des spasmes; la saignée les fait cesser (83). (*Coaq.* 336.)

146. Les fréquentes envies d'aller à la selle qui n'amènent qu'une petite quantité de matières jaunâtres, visqueuses, peu excrémentitielles, avec douleur de l'hypocondre et du côté, sont un présage d'ictère. En même temps que les selles cesseront, les malades ont-ils une couleur jaune verdâtre? Je pense qu'ils pourront aussi avoir une hémorragie; car en pareil cas les douleurs des lombes présagent une hémorragie (84). (*Coaq.* 621; cf. aussi *coaq.* 293, 306 et 490.)

147. La tension de l'hypocondre, avec pesanteur de tête, la surdité et des ténèbres devant les yeux (85), présagent une hémorragie [nasale]. (*Coaq.* 195.)

148. Les épistaxis, le onzième jour, sont fâcheuses, surtout si elles se réitèrent (86). (*Coaq.* 337.)

149. Pendant le frisson, des sueurs critiques, puis le lendemain le retour d'un frisson que rien ne justifie, et de l'insomnie, c'est, à mon avis, le présage d'une hémorragie. (*Coaq.* 24.)

150. Quand une hémorragie est abondante au début, le frisson arrête le flux de sang.

151. A la suite d'une hémorragie les frissons durent longtemps (87).

152. Ceux qui ont des douleurs à la tête et au cou, une sorte d'impuissance de tout le corps et un tremblement, une hémorragie les délivre; mais ils sont quelquefois délivrés par le temps. (*Coaq.* 170.)

153. Chez ceux qui ont des parotides, les urines qui arrivent promptement à coction et qui ne persistent pas dans cet état, sont suspectes : en pareil cas, être pris de refroidissement, c'est funeste. (*Coaq.* 205 et 587.)

154. Dans le cas d'engourdissement et d'insensibilité avec ictère, ceux qui sont pris de hoquet ont le ventre relâché; d'autres fois, le ventre s'étant resserré, ces malades prennent une couleur jaune verdâtre. Se forme-t-il alors des parotides? (*Coaq.* 490; cf. *Coaq.* 610 et *Prorrh.* 146).

155. Avec le frisson, la suppression d'urine est funeste, surtout quand il y a eu préalablement un assoupissement profond. Dans ce cas, faut-il s'attendre à la formation de parotides? (88). (*Coaq.* 25.)

156. A la suite de selles accompagnées de tranchées (89), un sédiment bourbeux et un peu livide dans les selles (cf. *Épid.* VII, 120), est mauvais. L'un des hypocondres est-il alors douloureux? c'est,

il me semble, le droit. Les malades deviennent-ils jaunes verdâtres (90)? Dans ce cas se forme-t-il pour peu de temps des parotides douloureuses? Dans ces circonstances un flux de ventre abondant est toujours pernicieux. (*Coaq.* 578.)

157. C'est dans les insomnies avec anxiété que se forment surtout les parotides. (*Coaq.* 563.)

158. Dans l'*iléus* avec mauvaise odeur (91), fièvre aiguë et météorisme opiniâtre de l'hypocondre, les tumeurs qui s'élèvent près des oreilles tuent le malade. (*Coaq.* 201, 292.)

159. A la suite de la surdité il y a quelque probabilité qu'il se formera des parotides, surtout s'il y a de l'anxiété, et plus spécialement dans ce cas chez les malades qui sont dans un état comateux (92). (*Coaq.* 209.)

160. Les parotides sont suspectes chez les *paraplégiques*. (*Coaq.* 202.)

161. Les paroxysmes qui tiennent du spasme, avec *catoché*, développent des parotides. (*Coaq.* 104 et 352.)

162. Les spasmes, les tremblements, l'anxiété avec *catoché*, développent de petites tumeurs près des oreilles (93). (*Coaq.* 353.)

163. Est-ce que ceux qui ont des parotides sont pris de céphalalgie? Est-ce qu'ils ont de petites sueurs aux parties supérieures? Est-ce qu'ils ont des frissons? Leur ventre se relâche-t-il ensuite brusquement? Sont-ils dans un état comateux? Des urines aqueuses avec des énéorèmes blancs, ou d'un blanc bigarré et fétides, amènent-elles des parotides? (*Coaq.* 203.) Chez ceux qui ont de telles urines, les épistaxis sont-elles fréquentes? Dans ce cas, la langue est-elle lisse (94)?

164. Chez ceux dont la respiration est grande et fréquente (95), qui ont un ictère, une fièvre aiguë avec dureté des hypocondres, quand il y a refroidissement [des parties inférieures], il surgit de grandes tumeurs auprès des oreilles. (*Coaq.* 107, 126 et 290.)

165. Dans le cas de *coma*, d'anxiété, de douleurs aux hypocondres, de petits vomissements, il se forme des parotides; mais, avant tout, [il faut faire attention] aux signes fournis par le visage. (*Coaq.* 183.)

166. Dans le cas de déjections stercoreuses noires (96), l'apparition du *coma* présage des parotides. (*Coaq.* 626.)

167. De petites toux avec salivation amènent la résolution des parotides. (*Coaq.* 204.)

168. À la suite des céphalalgies le *coma*, la surdité, l'absence de la voix, produisent une espèce de suppuration près des oreilles. (*Coaq*. 165.)

169. La tension de l'hypocondre avec *coma*, anxiété et céphalalgie, fait pousser des parotides. (*Coaq*. 289.)

170. Les parotides douloureuses qui s'affaissent peu à peu [et qui disparaissent] (97) sans crise, sont suspectes.

NOTES DES PRORRHÉTIQUES.

1re *S.* — 1. Galien, dans son *Glossaire* (p. 512), explique le mot κῶμα par καταφορά, c'est-à-dire par *somnolence* ou *propension* [*morbide*] *au sommeil.* Dans son traité *De comate secundum Hippocratem* (t. VII, p. 652), il distingue deux espèces de *cataphora* avec les médecins les plus renommés, et d'après le témoignage des faits eux-mêmes. Ce qu'il y a de commun dans ces deux espèces, c'est que les malades ne peuvent lever les paupières, mais qu'ils les sentent se refermer comme entraînées par un poids, et qu'ils veulent dormir. Ce qu'il y a de particulier dans chacune d'elles, c'est que les uns dorment aussitôt profondément et longtemps, tandis que les autres sont en proie à l'insomnie et s'agitent sans cesse; leur esprit est à chaque instant troublé par des images fantastiques qui détournent le sommeil, de sorte qu'ils restent dans leur insomnie, mais qu'ils ne peuvent se lever et faire ce que font ceux qui sont éveillés. Ils ont beaucoup moins de force morale que s'ils étaient éveillés; ils sont accablés. Hippocrate a coutume d'appeler *coma* le *cataphora*, qu'il soit avec sommeil ou avec insomnie; quand il veut exprimer la première forme, il se sert simplement du mot *coma;* mais s'il veut montrer que les malades ont un *coma* avec insomnie, il dit κωματώδεις ἀγρύπνους, pour marquer que le sommeil est le plus ordinairement lié au *coma.* — Galien distingue avec Hippocrate deux sortes de *cataphora vigil*: l'un auquel il donne l'épithète de νωθρή (*cataphora* avec engourdissement); l'autre qu'il désigne simplement par le terme générique καταφορά. Ce qu'il y a de commun dans les deux espèces de *cataphora* vigil, et ce qui les distingue du *cataphora* avec sommeil, c'est que les malades délirent et sont disposés à se lever, entendent le bruit, comprennent la voix, sentent quand on les touche, lèvent les yeux sur celui qui le fait, et s'agitent spontanément. Mais parmi ceux qui sont affectés de *cataphora vigil*, les uns sont plus agités, les autres le sont moins et ont besoin d'une plus grande excitation pour sortir de leur accablement; c'est de cette espèce de *cataphora* qu'Hippocrate entend parler quand il lui donne l'épithète de νωθρή. — Les diverses espèces de *coma*, et particulièrement le *coma* avec sommeil, existent toujours dans le *léthargus;* le *coma* ou *cataphora vigil* simple, avec ou sans engourdissement, se montre quelquefois dans le *phrénitis*, comme Hippocrate le remarque dans le IIIe livre des *Épidémies*[1] (§ 17, p. 276). — Cf. aussi Sent. 34 du *Prorrh.*, et le *Comm.* de Gal., § 33, p. 577, t. XVI. — Cf. encore *Comm.* I, *in Prorrh.*, § 1, p. 494, t. XVI; *Comm.* III, § 95, p. 705; *Comm.* I, *in Epid.*,

[1] Galien s'écrie à ce propos qu'Hippocrate n'est pas un de ces hommes qui font des pléonasmes, et qu'il ne dit pas, comme Homère, de l'*huile liquide* (ὑγρὸν ἔλαιον) ou du *lait blanc* (γάλα λευκόν) là où il n'est pas nécessaire de marquer une distinction.

III, § 1, p. 540, t. XVII, où il résume en ces termes son sentiment sur le mot *coma* : « Le *coma* est une propension au sommeil (καταφορά), et je dis qu'il y a propension au sommeil alors que les malades ne peuvent se tenir éveillés, n'ont plus les yeux ouverts, mais clos, soit qu'il y ait sommeil profond, soit qu'il y ait sommeil léger, soit qu'il y ait insomnie. » — Ainsi pour Galien καταφορά et κῶμα sont synonymes, ou plutôt le *cataphora* est un terme générique qui embrasse les diverses espèces de *coma*. Toutefois, je remarque que dans le IIIe livre des *Épid.*, 11e malade, 3e série, le *cataphora* et le *coma* se trouvent réunis et distingués l'un de l'autre, d'où il faut, ce me semble, conclure que le sens de ces deux mots n'est pas aussi précis pour Hippocrate que pour Galien. — Le *carus* (κάρος) et le *catoché* (κάτοχος ou κατοχή) sont encore des espèces mal déterminées du genre *cataphora*. Néanmoins, le *carus* paraît signifier, soit un sommeil lourd et profond avec perte de sentiment et de mouvement, les fonctions respiratoires restant intactes, ce qui est toujours un très-grand signe de danger; soit un sommeil profond dont il est difficile de faire sortir, qui dure quelquefois plusieurs jours, et qui est souvent critique après une insomnie prolongée. — Le *catoché* désigne plus particulièrement une affection cérébrale avec *sopor*, engourdissement, rigidité et immobilité du tronc et des membres, enfin avec écartement des paupières et fixité du regard, comme il arrive chez ceux qui sont en catalepsie. — Κατοχή et κατάληψις paraissent avoir été synonymes pour Galien. Il dit[1] que les anciens appelaient κατεχόμενοι les κάτοχοι, et que les médecins plus modernes disaient indifféremment κατοχή et κατάληψις. Certains interprètes d'Hippocrate, nous dit-il encore[2], pensaient que le *catoché* et le *coma* ne diffèrent point; mais ils ne voient pas qu'Hippocrate lui-même distingue deux espèces de κῶμα, l'un *profond*, l'autre *vigil*; le premier a quelque rapport avec la maladie appelée κατοχή par Archigène et Philippe (voy. aussi Cœlius Aurelianus, *Acut. morb.* II, x, *init.*); c'est donc par abus qu'on donnait au *catoché* ou *catalepsie* l'épithète de κωματώδης (ce que paraît avoir fait Praxagore, si on en peut juger par le chapitre de Cœlius cité plus haut), parce que la catalepsie n'a pas de rapport direct avec les deux espèces de *coma*. Du reste, dit encore Galien (cf. aussi *De loc. affect.*, t. VIII, p. 232), le *coma* vient de l'humeur phlegmatique, et le *catoché* de l'humeur atrabilaire. D'après Cœlius (*l. l.*), plusieurs médecins anciens ou modernes auraient confondu le *lethargus* avec la *catalepsie*. Quelques sectateurs d'Asclépiade[3] l'en ont distingué, et peut-être même est-ce à eux qu'est dû le nom de κατάληψις; du moins cela paraît ressortir du texte de Cœlius. — Cf. pour le *catoché*, Galien, *Com.* II, *in Prorrh.*, t. 90, p. 683, t. XVI; pour le *carus* et le *catoché*, Foës, *OEcon.*, et Gorris, *Def. med.*, aux mots κάρος et κάτοχος; voy. aussi Gruner, *Antiq. morb.*, p. 260.

1re S.—2. Ἀρά γε φρενιτικοί εἰσιν;—Ἀρα avec l'accentuation circonflexe, c'est-

[1] *Synops. de puls. ad tyr.*, t. VIII, p. 485.

[2] *Comm. II, in Epid.* III, § 8, t. XVII, p. 640.

[3] On voit par Cœlius lui-même (p. 97-98) que Praxagore avait aussi distingué le *lethargus* du *catoché*.

à-dire, ἆρα marque le doute; ἄρα avec l'accentuation aiguë est syllogistique, conclut un raisonnement, et doit se traduire par *donc* (cf. Gal., *Com.* I, *in Prorrh.*, t. 1, t. XVI, p. 495, et *De comate sec. Hipp.*, cap. III, *fine*, p. 660, t. VII). Dans ce traité *Sur le coma* (chap. III), Galien reprend sévèrement ceux qui ne voulaient pas donner ici à ἆρα une forme interrogative; il avoue que cette forme rend le sens plus obscur, mais il déclare qu'il est plus ami de la vérité que de la clarté des textes (chap. IV). Il explique ensuite comment Hippocrate, après avoir rencontré les symptômes qu'il énumère dans la première sentence du *Prorrhétique*, n'a pas osé affirmer qu'ils se rapportaient à la phrénitis. Dans beaucoup de maladies, dit-il, on observe des phénomènes analogues et qui sont fort semblables à ceux que présentent les gens ivres; cependant, ni ces maladies, ni l'ivresse, n'aboutissent toujours à la phrénitis. Hippocrate a donc fait preuve d'une réserve louable et qui témoigne de son esprit observateur. — Εἰσίν, au dire de Galien (dans son *Commentaire* et *De comate*, chap. IV, *fine*), manquait dans beaucoup d'anciens exemplaires. Ceux qui omettent ce mot (c'est la leçon de la *coaque* correspondante) se demandent si Hippocrate a entendu que les malades dont il parle sont déjà ou deviendront *phrénétiques;* mais avec la seconde leçon (et Galien l'adopte) Hippocrate ne se demande pas si les malades, avec les symptômes qu'il vient de décrire, sont déjà ou deviendront *phrénétiques*, mais bien s'ils sont véritablement ou non *phrénétiques*, ce qui est très-différent. Galien justifie ce doute par la définition même du *coma* que j'ai donnée plus haut. En effet, s'il y avait eu, dans le cas particulier, du *coma* avec somnolence, nul doute que les malades n'étaient pas *phrénétiques;* s'il y avait eu dès le début un état complet de veille, avec les symptômes décrits, nul doute encore qu'ils étaient *phrénétiques;* si au contraire il y avait du *coma* vigil, symptôme qui n'est pas lié intimement au *phrénitis*, mais qui l'accompagne quelquefois, il était permis de poser un doute, surtout au début de la maladie où tout est obscur. — Galien explique ensuite ce qu'il faut entendre par ἐν ἀρχῇσι, que quelques interprètes regardaient à tort comme superflu (*De comate*, cap. IV). Ἀρχή désigne 1° l'invasion, le début de la maladie; 2° la première période de la maladie, qui s'étend du début au 4e jour : c'est ce dernier sens qu'il faut lui donner dans ce passage; car en disant : *Surtout si le coma et l'insomnie commencent le 4e jour* (ἄλλως τε καὶ ἢν τεταρταίοισιν ἀρχομένοισιν), l'auteur entend toujours parler du commencement, du début de la maladie. — Toutefois, je préfère la rédaction de la *coaque* correspondante.

2e S. — 3. Κοιλίης περίπλυσις, *flux de matières ténues et liquides* (Gal. *Comm.* I, t. 2, p. 506, et *Comm.* I, *in lib. De hum.*, t. 19, t. XVI, p. 105. Cf. aussi Arétée, *De caus. et sign. morb. acut.*, chap. V, p. 5, l. 14, *Therap. morb. chron.* II, XIII, p. 260, l. 12, éd. Ermerins). *Flux diarrhéique* me semble rendre assez exactement l'interprétation de Galien. M. Littré traduit *des selles de lavure* (voy. aussi sent. 98).

3e S. — 4. Les textes vulgaires portent αἱ δασεῖαι γλῶσσαι. Galien préfère τραχεῖαι. J'ai suivi son interprétation. Certains commentateurs, dont l'explication a même été mise en glose dans quelques manuscrits, entre autres dans le 2254, et dans un autre, collationné par Foës, rapportent δασεῖαι (*épais*) à l'embarras de la parole ; Galien les blâme avec raison. M. Littré, qui adopte δασεῖαι, traduit *hérissée;* au fond son sens et le mien sont identiques.

4ᵉ *S.* — 5. Οὖρα ἄχροα. — J'avais d'abord traduit *urines décolorées;* mais il est évident par cette phrase du *Commentaire* de Galien : « *Il était inutile de mettre le mot* ἄχροον, *puisque cela était contenu implicitement dans le mot* μέλασιν (*énéorèmes noirs*), » qu'ἄχροα a ici le sens de *urines de mauvaise couleur.* — Les mots [*vers la tête*] sont une addition, ou plutôt une explication complétive qui m'est fournie par le même *Commentaire*, où l'on voit qu'ἐφίδρωσις signifie tantôt une petite sueur générale, tantôt une sueur bornée aux parties supérieures. Pour le choix entre ces deux sens je me suis guidé, quand il y avait lieu, sur le *Commentaire* de Galien lui-même.

5ᵉ *S.* — 6. Ἐνύπνια ἐναργέα. — Lefèvre de Villebrune et M. Pariset traduisent ἐναργῆ par *significatifs ;* mais cette interprétation ne répond ni au sens du mot, ni au *Commentaire* de Galien. Suivant ce dernier, il s'agit de rêves qui ont tellement d'évidence que les malades se lèvent et parlent comme si l'objet de ces rêves avait de la réalité, ou, comme le voulait Satyrus, les malades agissent au milieu de leurs rêves de sorte que les assistants les voient dans une sorte de somnambulisme. — *Évidents*, comme je l'ai mis; *ont de la réalité*, comme traduit M. Littré, rend ce double sens du mot ἐναργέα (*Comm.* I, *in Prorrh.*, t. 5, p. 525).

6ᵉ *S.* — 7. Ἀνάχρεμψις. — J'ai suivi l'interprétation de Galien. Ce mot se dit ordinairement de l'expulsion de phlegme (*pituite*) épais et visqueux adhérent à la trachée-artère et à la gorge (Foës, *Œcon.*).

7ᵉ *S.* — 8. Suivant Galien (*Com.* I, t. 7, p. 527), Hippocrate dit avec raison que la fièvre s'est *refroidie* et non pas *apaisée*, car cela ne serait pas juste : en effet, la fièvre est concentrée vers les parties internes, bien qu'elle ne se manifeste plus à l'extérieur. Car on ne dit pas qu'un malade a de la fièvre seulement quand sa peau présente au toucher une chaleur fébrile, mais surtout quand cette chaleur est concentrée à l'intérieur et dans les viscères. En effet, dans le *causus* pernicieux, l'intérieur brûle, l'extérieur est modérément chaud (*V.* note 33 du *Pronostic*, et la note du § 6 du *Régime dans les mal. aiguës*).

8ᵉ *S.* — 9. Προεξαδυνατησάντων, vulg., Gal., M. Littré; mais les manuscrits portent : προαπαυδησάντων. Érotien (*Gloss.*, p. 286) avait cette dernière leçon sous les yeux et il l'explique par προαναφωνησάντων (lisez avec Foës, suivant les auteurs du *Trésor*, προαποφωνησάντων) ἐξ οὗ δηλοῦται τὸ κεκακωμένον τῆς δυνάμεως (*ce qui indique le mauvais état des forces*); puis il cite précisément la sentence qui nous occupe. Il n'est pas douteux que les anciens manuscrits portaient les uns le texte vulgaire, qui est une glose substituée de très-bonne heure à la vraie leçon, les autres, celui qu'Érotien nous a conservé. Galien, ou bien n'a eu que des manuscrits avec le mot προεξαδ., ou bien n'a pas cru devoir faire mention de l'autre leçon, qui cependant me paraît la bonne, précisément parce que l'auteur du *Prorrhétique* recherchait les mots rares. Du reste προαπαυδ. ou προαποφ., indiquant par la composition même du mot une *altération de la voix*, ce n'est que secondairement qu'on peut donner à ces mots avec le *Trésor* le sens de *débilitation des forces*. On le voit aussi par la glose même d'Érotien.

11ᵉ S. — 10. Les manuscrits 2145 et 2254 et quelques autres ont un texte qui est, à peu de chose près, celui de la 275ᵉ sentence des *Coaques*. 2254 a rétabli à la marge le texte vulgaire que portent l'édition de Bâle et Galien : je m'y suis conformé avec d'autant plus de confiance que le texte des manuscrits me paraît un texte factice provenant des *Coaques*. M. Littré n'a pas cru devoir s'en tenir au texte vulgaire, et il a suivi en partie celui des manuscrits. — Dans le membre de phrase ἰσχνὰ, σμικρὰ, πνιγώδεα, σμικρά pourrait se rapporter indifféremment à l'un ou à l'autre des deux mots voisins ; mais la sentence parallèle des *Coaques* montre que ce n'est pas à ἰσχνά qu'il faut le rattacher.

14ᵉ S. — 11. Τοῖσι ἐξισταμένοισι μελαγχολικῶς. — Il faut entendre, dit Galien, un délire violent et *férin*, qui arrive quand le cerveau est inondé de bile jaune fortement échauffée, car, ajoute-t-il, nous avons appris dans ce *Commentaire* (§ 10, p. 534) qu'elle se change alors en bile noire. — Galien blâme aussi Hippocrate de n'avoir pas marqué tout le danger d'une telle affection, qui est nécessairement pernicieuse.

15ᵉ S. — 12. J'ai suivi une des interprétations que Galien donne dans son *Commentaire* (§ 15, p. 546 et suiv.) ; il ne se prononce pas plus pour l'une que pour l'autre, disant que tous les mots qui composent cette sentence amphibologique peuvent être réunis ou séparés.

16ᵉ S. — 13. Βραχυπόται, qui boivent peu à la fois et à de longs intervalles. — Cf. Gal. *Comm.* III, *in Epid.*, III, t. 17, p. 755. Suivant Galien, *Comm.* I, t. 16 (*in hunc locum*), p. 551, quelques exemplaires portaient βραχυπόπαι (βραχυποτόποι suivant Weigel, dans le *suppl.* du *Lex.* de Schneider, ou βραχυπόπται suivant les nouveaux éditeurs du *Trésor grec*), ce qui, ajoute-t-il, veut dire sans doute, *qui craignent les plus petites choses*. — Cette sentence a une assez grande importance puisqu'elle a été invoquée par Cœlius Aurelianus pour prouver l'antiquité de la rage, qu'on croyait généralement une maladie nouvelle. — Voy. sur cette question la savante dissertation de M. Littré dans son *argument* du *Prorrhétique*.

17ᵉ S. — 14. Ὄμματα ἐπίχνουν ἔχοντα. — Galien (*Gloss.*, p. 472) explique ἐπίχνουν par ἔπιπαγον (*concrétion*), ou χνοώδη, *couvert de duvet*, *semblable à du duvet*, et dans son *Commentaire* (t. 17, p. 552) il dit que si on se représente un homme qui, marchant à l'ardeur du soleil, a les yeux secs et comme remplis de poussière, on aura une idée exacte de ce qu'Hippocrate veut dire par le mot ἐπίχνουν. J'ai réuni dans ma traduction ces deux explications qui, à vrai dire, n'en font qu'une. — Dans Hesychius ἐπιγνοῦν, avec l'accent circonflexe, signifie *couvert de ténèbres*.

19. *S.* — 15. Le texte de Bâle, adopté par Foës, est défiguré; celui des manuscrits 2145, 2254 et de quelques autres manuscrits est mutilé; Galien en avait un autre sur lequel il a fait son *Commentaire* : je m'y suis conformé. — Au lieu de : *le tremblement de la voix*, M. Littré met : *et ces délires devenant tremblants*. Le texte grec correspondant est dans vulg. παρακρούσιες.... γλώσσης σπασμοὶ τρομώδεες καὶ αὗται τρομώδεες γενόμεναι. Mais comme Galien parle de *tremblement de la voix*, j'avais pensé qu'il fallait lire αὐδαί ou φωναί au lieu de αὗται, et je vois que M. Littré a aussi songé à αὐδαί, bien qu'il s'en tienne en définitive au texte vulgaire. — Peut-être en conservant le texte ordinaire pourrait-on traduire : *Les spasmes tremblants de la langue, et les délires eux-mêmes sont accompagnés de tremblements*. — Le texte ordinaire de la sent. correspondante des *coaques* est plus régulier.

22e. *S.* — 16. Ἀλγήματα ἀραιά. — J'ai suivi l'interprétation d'Érotien (*Gloss.*, p. 38) et surtout de Galien (*Comm.* I, t. 22, p. 558). Ce dernier entend des douleurs pleurétiques avec phlegmasie. Quand le malade ne les sent pas toujours, mais seulement par intervalles, il y a nécessairement quelque lésion cérébrale, car, s'il s'agissait de douleurs causées par les vents, l'intermittence dans la sensation n'aurait ni la même gravité ni la même signification.

25e *S.* — 17. Πνεῦμα πρόχειρον. — Πρόχειρον signifie littéralement *qui est sous la main*, et aussi qui est à la portée de tout le monde (*manuel*), qui est facile à trouver. J'ai plutôt interprété que traduit ce mot; et en cela je me suis conformé à Galien, qui dit (*Comm.* I, texte 24, p. 560) : Hippocrate appelle la respiration apparente (πρόχειρον, mot qui est opposé à κρυφαῖον, *ce qui est caché*) celle qui est accompagnée d'un mouvement très-prononcé des épaules, mouvement que l'on aperçoit à travers les vêtements. Plus loin, il ajoute : Hippocrate appelle aussi cette respiration *élevée* (μετέωρον), parce que les parties supérieures du thorax s'élèvent comme pour aider à la respiration. — Toutefois, cette interprétation du mot μετέωρον n'est pas toujours aussi précise pour les anciens et pour Galien lui-même. Ainsi, il dit (*Comm.* II, *in Epid.*, III, texte 4, p. 595, t. XVII) que ce mot peut s'entendre de l'*orthopnée*, c'est-à-dire de la nécessité où sont les malades de se tenir debout pour respirer. Il rapporte aussi que, d'après Sabinus, le πνεῦμα μετέωρον devait s'entendre de ceux qui respirent par l'extrémité des narines, à cause de l'inflammation de la trachée, inflammation qui fermait ce canal et ne laissait pas l'air entrer dans le poumon. Galien trouve cette interprétation obscure, et il croit que Sabinus voulait désigner ceux qui meuvent les ailes du nez en respirant, phénomène qui a lieu dans la gêne de la respiration.

26e *S.* — 18. « Hippocrate, dit Galien (*Comm.* I, t. 25, p. 562) appelle délire *férin* (θηριώδης) celui dans lequel les malades frappent des pieds, crient, mordent, s'irritent, prenant ceux qui les approchent pour des ennemis. » —

« Qui voudra prendre l'auteur en défaut, ajoute aussi Galien, dira peut-être que ce ne sont pas seulement les délires de peu de durée qui sont des délires férins, pensant que les délires qui durent longtemps sont plutôt *férins* que les délires qui durent peu. Mais nous n'avons pas besoin de nous occuper des premiers; Hippocrate nous engage à tenir pour suspects ceux qui durent peu de temps et qui cessent [pour reprendre ensuite], car les délires qui accompagnent les fièvres chaudes ne sont pas furieux; ils se montrent au contraire dans la phrénitis.... Lors donc que vous voyez quelqu'un pris de délire, si ce délire vient à cesser pour un peu de temps, sachez que son esprit n'est pas troublé par la fièvre, mais par une diathèse *phrénétique* qui se développe sourdement, diathèse qui, après avoir pris du développement, paraîtra férine. » C'est cette interprétation que j'ai tâché de rendre dans ma traduction. Du reste, le *Commentaire* de Galien est fort altéré et il m'a fallu le corriger (mais ces corrections me paraissent certaines) pour le traduire; si même je ne me trompe, on a donné comme variantes, ou plutôt comme une autre rédaction de la 26e sent. des *Prorrhétiques*, le commencement de ce *Commentaire* maladroitement réuni au texte dans les éditions, et de plus mutilé.

30e S. — 19. Les textes de Bâle et de Foës portent ἀφώνως τελευτῶσι. 2254, 2145 et les autres manuscrits collationnés par M. Littré ont ἄφωνοι, ce qui est conforme aux *Coaques*. Mack a également suivi cette dernière leçon, qu'il a admise sans autorité de manuscrits. — Cf. aussi, 1er *mal.*, *Épid.*, I.

31e S. — 20. Suivant Galien (*Comm.* I, t. 30, p. 571), πτυελίζοντα signifie, ou cracher souvent, ou, surtout ici, avoir la bouche continuellement remplie de salive. Ce signe n'est pas propre à la phrénitis en tant que phrénitis, car c'est une maladie sèche, mais il annonce le vomissement comme épiphénomène, et à son tour le froid montre que le vomissement sera noir.

32e S. — 21. Galien (t. 31, p. 576) explique μώρωσις par νωθρότης, *état d'engourdissement;* et plus loin (*Com.* III, t. 94, p. 696), à propos de μεμωρωμένα, il dit : « Hippocrate appelle ainsi ce qui cause de l'hébétude; c'est un symptôme sans délire, qui rend le malade semblable à ceux qui sont naturellement hébétés et tels que deviennent certains vieillards. Cet état a beaucoup d'analogie, mais il n'est pas identique avec celui que Thucydide appelle ἄγνοια, quand il dit dans la description de la peste, que ceux qui réchappaient s'oubliaient eux-mêmes et oubliaient leurs proches. » — 2145 et 2254 et d'autres manuscrits collationnés par M. Littré ont κακὸν δὲ καὶ ἐπὶ ἰκτέρῳ κώφωσις, au lieu de κακὴ... μώρωσις. Dans 2254, μώρ. est rétabli en surcharge.

36e S. — 22. Le texte vulgaire porte, πνεῦμα ἅλις ξὺν τόνῳ διέρχεται. Il existe plusieurs leçons de ce membre de phrase : ainsi, Galien (t. 35, p. 584) nous apprend d'abord que les manuscrits portaient les uns seulement ἅλις (qu'il explique par ἀθρόον, précipité), et que les autres ajoutaient συχνόν (*en grande quantité* ou *fréquent*); ensuite qu'au lieu de τόνῳ (leçon qu'il approuve et que j'ai suivie) d'autres manuscrits portent φλέγμα γόνῳ εἴκελον διέρχεται (*il sort du phlegme analogue à la semence*); enfin, qu'au lieu de πνεῦμα, certains manuscrits portent φλέγμα. Quoique Galien ne le dise pas, les manuscrits qui portaient γόνῳ εἴκ. au lieu de τόνῳ devaient avoir φλέγμα et supprimer ξύν. Il ressort implicitement de son *Commentaire* que la leçon φλέγμα se trouvait dans quelques manuscrits avec ξὺν τόνῳ. C'est évidemment cette leçon que Galien préfère, car il en donne l'explication médicale; elle se retrouve aussi dans la *coaque* correspondante. M. Littré adopte πνεῦμα, mais il ne dit pas le motif de ce choix. Nos manuscrits portent : *il s'échappe d'un seul coup* (ἅλις) *une grande quantité* (συχνόν) *de phlegme avec douleur* (σὺν πόνῳ), leçon que tous les manuscrits donnent pour la *coaque* correspondante, mais dont Galien ne parle pas.

37ᵉ S. — 23. Cette sentence exige quelques explications. Voici d'abord le texte vulgaire : Ἢν ἐναιωρηθῇ τι τῷ οὔρῳ, τοῦ κατὰ τὸν μηρὸν ἀλγήματος ἀφανισθέντος, παρακρουστικὸν, καὶ οἷα περὶ ἤχους τοιαῦτα. — Les manuscrits 2145 et 2254 que j'avais collationnés pour ma première édition, et ceux dont M. Littré a donné aussi les variantes, ont un texte très-différent : Τὰ κατὰ μηρὸν ἐν πυρετῷ ἀλγήματα ἔχει τι παρακρουστικὸν, ἄλλως τε καὶ ἢν οὖρον ἐναιωρηθῇ λεῖον, καὶ ὁκόσα περὶ κύστιν ἴσχουσι τοιαῦτα. M. Littré a pris aux manuscrits le commencement de la sentence, jusqu'à et y compris ἄλλως τε καὶ ἤν, puis il lit avec vulg. ἐναιωρ. τι τῷ οὔρῳ, puis il intercale un membre de phrase (καὶ ὅσα ἄλλα κατ' αὐτὸ γίγνεται παρακρουστικὰ σημεῖα), qu'il prend dans le *Commentaire* de Galien; enfin il termine la sentence comme vulg. (καὶ οἷα, κ. τ. λ.). — Outre les changements de rédaction, il y a entre le texte vulgaire et celui des manuscrits, des différences essentielles dont il est curieux de rechercher l'origine pour savoir à quoi s'en tenir sur le nouveau texte de M. Littré. — Vulg. a ἀφανισθέντος, qui manque dans les manuscrits et qui existe dans le *Commentaire* de Galien; mais suivant M. Littré ce mot ne serait qu'une interprétation des commentateurs, et il justifie cette opinion par le commencement même du *Comm.* II, t. 36, p. 587-90, de Galien où on lit : « Il y a dans les *Prorrhétiques* un grand nombre de passages qui ne sont pas clairs; voyons donc successivement [pour chacun d'eux] quelle a été la pensée de l'auteur : s'il y a un énéorème dans l'urine, une douleur qui existait dans la cuisse, comme disent les interprètes, disparaissant, nous prononcerons avec plus de sûreté et de certitude qu'il existera du délire (ἐὰν ἐναιωρηθῇ τι τῷ οὔρῳ τοῦ κατὰ τὸν μηρὸν ἀλγήματος, ὡς οἱ ἐξηγηταὶ λέγουσι, ἀφανισθέντος, ἀσφαλέστερόν τε καὶ βεβαιότερον ἀποφαινόμεθα περὶ τῆς ἐσομένης παραφροσύνης) ». N'est-il pas évident que le membre de phrase tout entier, et non pas seulement ἀφανισθέντος, est l'interprétation même des commentateurs et que dans les manuscrits sur lesquels vulg. a été imprimé, elle s'est substituée au texte primitif, seulement παρακρουστικόν a remplacé ἀσφαλ., κ. τ. λ. On voit même dans le manuscrit 2254 comment cette substitution a dû s'opérer puisque la phrase des interprètes se retrouve à la marge de ce manuscrit. — Galien ne blâme par ces interprètes d'avoir pensé qu'il s'agissait d'une douleur à la cuisse qui disparaît, mais d'avoir donné une explication incomplète. Non-seulement, dit-il, il faut qu'avec cette disparition il y ait un énéorème, mais cet énéorème doit être de mauvais caractère, et être accompagné d'autres signes qui marquent la rétrocession de la douleur de la vessie vers la cuisse; aussi il loue l'auteur d'avoir ajouté καὶ οἷα περὶ ἦχους τοιαῦτα, et il reproche aux interprètes d'avoir substitué à ces mots καὶ ὅσα περὶ κύστιν τοιαῦτα. Car d'un côté si l'auteur n'avait parlé que des signes fournis par l'urine, la proposition pronostique eût été fausse, et de l'autre le sens de ces mots καὶ ὅσα π. κ. τοιαῦτα était tout naturellement contenu dans les mots καὶ ἄλλως τε καὶ ἢν οὖρον ἐναιωρ. Voici une partie de ce passage de Galien : Ὥσπερ οὐ δυνηθέντες (sc. οἱ ἐξηγηταί) ἄνευ τούτου εἰπεῖν (sc. καὶ ὅσα π κ. τ.) ὁ δ συγγραφεὺς ἠβουλήθη κατὰ τόνδε τὸν τρόπον ἑρμηνεῦσαι· ἄλλως τε καὶ ἢν οὖρον ἐναιωρηθῇ, καὶ ὅσα ἄλλα κατ' αὐτὸ γίγνεται παρακρουστικὰ σημεῖα. Le sens de ce passage ne me paraît pas douteux, et il faut rapporter κατὰ τόνδε τὸν τρόπον, non pas au συγγραφεὺς (l'auteur des *Prorrhétiques*), mais aux interprètes. Aussi je ne puis, avec M. Littré, admettre dans le texte des *Prorrhétiques* le membre de phrase καὶ ὅσα ἄλλα.... σημεῖα, dont les manuscrits n'ont d'ailleurs aucun vestige. — Ἄλλως τε καί pourrait bien n'être aussi qu'un texte interprétatif. — Je fais disparaître encore les mots ἐν πυρετῷ auxquels Galien ne fait pas la moindre allusion, et qui sont une interpolation aussi manifeste que le mot λεῖον. — Quant à la leçon καὶ ὁκόσα περὶ κύστιν, ἴσχουσι τοιαῦτα, cela me paraît être une combinaison, avec altération, de la leçon de vulg. que Galien approuve, et de celle que lui avaient substituée les interprètes; ἦχους est devenu ἴσχουσι. — Après cela vient un membre de phrase qui manque absolument dans vulg., dont il n'existe point de trace dans le *Commentaire* de Galien et dont j'avais fait dans ma première édition la sentence 37 *bis*. Il est ainsi conçu, autant du moins qu'on peut le traduire : « En même temps que la fièvre, s'il survient des perturbations abdominales avec flux *cholériforme*, les malades ont du *coma*, de l'engourdissement, et n'ont pas l'esprit présent. » (Ἅμα πυρετῷ κοιλίη ταραχώδης τρόπον χολερώδεα, κωματώδεις, νωθροί, οὐ πάνυ περὶ αὑτοῖσι.) Dans un manuscrit de Mercuriali cette phrase et la 37ᵉ sentence remplacent la première proposition des *Prorrhétiques*. Voy. Mack. p. 103 et 106.

39ᵉ S. — **24.** Θολερὸν πνεῦμα. — Cette expression est fort obscure au dire de Galien (*Com.* II, t. 38, p. 595; *Com.* I, *in lib. De hum.*, t. 24, p. 201, t. XVI, et *Com.* II, *in Prorrh.*, t. 94, p. 698). Il n'a retrouvé dans aucun des ouvrages légitimes d'Hippocrate cette épithète θολερόν appliquée à la respiration, tandis qu'elle sert souvent à caractériser l'air ou l'urine. Quelques interprètes pensaient qu'il s'agissait de la dyspnée; mais évidemment, dit Galien, l'auteur avait une autre idée en se servant de cette expression; peut-être a-t-il entendu que la respiration s'accompagne de beaucoup de vapeurs. Quelques interprètes ont changé θολερόν en θαλερόν (*bien fleurie*), ce qui voudrait dire, selon eux, respiration *grande* ou *violente*; d'autres conservent θολερόν qu'ils expliquent par δυσῶδες (*qui sent mauvais*); d'autres enfin pensent qu'il s'agit d'une *respiration rauque* (πνεῦμα βραγχῶδες). Galien, dans son *Glossaire* (p. 482), explique θολερόν par respiration grande et précipitée. J'ai traduit par un mot qui comprend presque toutes ces explications, sans en admettre précisément aucune. M. Littré a mis : *pleine de vapeur*.

40ᵉ *S.* — 25. Pour cette sentence incorrecte j'ai suivi l'interprétation de Galien (*Comm.* II, t. 39, p. 597-8), en partie confirmée par la *coaque* correspondante. Le texte porte : Αἱ παρὰ λόγον κενεαγγικὸν ἀδυναμίαι. Il faut, je crois, lire, ou κενεαγγικαί avec quelques éditeurs, ou κενεαγγικῷ (sous-ent. τρόπῳ) avec Alde et quatre de nos manuscrits, ou encore supposer κενεαγγικῶς, ou enfin entendre κενεαγγικόν, *qui ont quelque chose qui tient à la déplétion des vaisseaux.* — Quant à παρὰ λόγον, on peut le rapporter soit à ἀδυν. soit à κενεαγ. — Je ne me rends pas bien compte de la traduction de M. Littré : « Les faiblesses étrangères aux évacuations, aucune évacuation n'existant, sont fâcheuses. » — Cette espèce de prostration, ajoute Galien, indique soit une pléthore oppressive, soit l'intempérie d'un des trois principes, le cerveau, le foie, ou le cœur.

41ᵉ. *S.* — 26. C'est-à-dire à l'aide d'un lavement ou d'un suppositoire. Cette explication est donnée par les manuscrits 2254 et Imp. Samb., sans doute d'après le *Com.* de Galien (texte 40, p. 600).

41ᵉ *S.* — 27. Σπυραθώδεα, 2254 et Imp. Samb. ont en glose περιφερῆ (*rondes*), d'après le *Com.* de Galien (t. 40, p. 599) qui dit : « On appelle σπυράθους les crottes de chèvre ; elles sont rondes et sèches et ont une forme arrêtée (*moulées*). Ces matières sont telles chez les malades, parce qu'elles séjournent longtemps dans le canal intestinal et qu'elles sont desséchées par la chaleur intérieure. »

45ᵉ *S.* — 28. C'est-à-dire que les parois abdominales sont tirées, non par leur propre force, mais par l'action du diaphragme, qui est lui-même enflammé, ou qui est tiraillé par suite de l'inflammation de la plèvre. Ce symptôme est ordinaire dans la *phrénitis.* (Gal., *Com.* II, t. 44, p. 606.)

46ᵉ *S.* — 29. L'ὄμμα πεπηγός (œil fixe par suite de l'immobilité des muscles, *glos.* de 2254) est opposé à l'ὄμμα ἵππος, qui désigne un état d'agitation spasmodique, une rotation perpétuelle, une véritable danse de Saint-Whit. — Cf. Foës, *Œcon.*, au mot ἵππος ; Galien, *Com.* II, *in Prorrh.*, t. 45, p. 609 ; Pierquin (voir note 8 et 10 du *Pron.*).

47ᵉ *S.* — 30. Quelques manuscrits, au dire de Galien (*Com.* II, t. 46, p. 611), ont κλαυθμώδης (*gémissante*), au lieu de κλαγγώδης (*retentissante*, *stridente*, *éclatante*). Κλαυθ. est donné par presque tous nos manuscrits.

52ᵉ *S.* — 31. D'*excrétion* ou de *coction* (Gal., t. 51, p. 619).

53ᵉ *S.* — 32. La présence simultanée des deux mots ἔκλευκα (*très-blancs*) et περίχολα (*teints de bile à l'extérieur*) paraît fort embarrassante à Galien (*Comm.* II, t. 52, p. 625). S'il ne s'agissait que des excréments seuls, il faudrait entendre, ou qu'ils sont successivement blancs, et teints de bile, ou qu'ils sont blancs à l'intérieur et bilieux à l'extérieur ; car on a coutume de donner ce sens à περίχολα ; mais cette dernière explication ne peut s'appliquer aux urines ; il faut qu'elles soient ou toutes blanches ou toutes bilieuses ; et encore pour elles le mot περίχολα doit être pris dans le sens de *bilieuses plus qu'il ne convient*, et non pas dans celui de *bilieuses à leur circonférence*. Il vaudrait donc mieux supprimer l'un des deux mots. — Mais Hippocrate en appliquant l'épithète περίχολα aux urines, n'a-t-il pas entendu seulement la surface?

55e *S.* — 33. Je me suis conformé pour cette sentence et pour la précédente à l'interprétation de Galien (t. 54, p. 631).

56e *S.* — 34. Galien (*Comm.* II, t. 55, p. 632; *Comm.* II, *in lib. De hum.*, t. 10, t. XVI, p. 245, et *Comm.* II, *in Epid.*, III, *in Proœm.*, p. 580) blâme Hippocrate d'avoir exprimé cette sentence d'une manière trop absolue et sans aucune distinction, « car, dit-il (*Comm. in Prorrh.*, t. 55, p. 632), comme il y a un grand nombre de parties diverses dans les hypocondres, les fièvres causées par les douleurs de ces différentes parties ne sont pas toutes également malignes. » Il ajoute un peu plus loin (p. 633): « La grandeur de la fièvre répond constamment à celle de l'inflammation, et comme il n'arrive pas nécessairement que les parties nobles situées dans les hypocondres soient toujours violemment enflammées, il en résulte que la fièvre n'est pas toujours très-aiguë. » — On peut entendre ici soit quelque fièvre maligne ou pestilentielle avec douleur abdominale, soit une inflammation de quelque viscère avec fièvre.

57e *S.* — 35. C'est-à-dire sans qu'il y ait eu de sueurs, de vomissements, de déjections alvines, de dépôts critiques, la langue restant aride et les urines crues (Gal., t. 56, p. 634).

59e *S.* — 36. Les anciens manuscrits, au dire de Galien (*Comm.* II, t. 58, p. 636), portaient: *des urines cuites*, οὖρα πέπονα; c'est aussi la leçon de 2145, de Fevr. et d'autres manuscrits collationnés par M. Littré; mais suivant Galien, Rufus d'Éphèse, qui dans les autres circonstances s'efforçait toujours de conserver les anciennes leçons, lit ἐπίπονα (*douloureuses*), et blâme beaucoup Zeuxis, médecin très-ancien de la secte des Empiriques, d'avoir défendu le texte οὖρα πέπονα, puisque la coction des urines est constamment placée par Hippocrate au nombre des meilleurs signes. Zeuxis avait soutenu son opinion en disant qu'il s'agissait d'urines purulentes et épaisses, ignorant sans doute, ajoute Galien, que cette qualité des urines était aussi placée au nombre des bons signes. Enfin, d'autres interprètes, en conservant πέπονα, prétendaient que l'auteur voulait parler d'urines qui arrivent promptement à coction, mais qui ne persévèrent pas longtemps dans cet état. Galien, qui approuve la correction de Rufus, rejette également cette explication. Cependant elle est fortifiée par la sentence 579 des *Coaques* (voy. aussi *Prorrh.*, 102, et *Coaq.*, 180), qui est une espèce de commentaire, et certes le plus ancien, de celle du *Prorrh.*; c'est ce qui m'a décidé à rétablir πέπονα au lieu de ἐπίπονα, que j'avais d'abord adopté dans ma première édition. M. Littré a lu aussi πέπονα. De plus il rattache cette sentence à la précédente; mais je ne trouve guère de liaison dans les propositions, et le compilateur des *Coaques* ne paraît pas y en avoir vu non plus. Les sentences 58-60 me semblent constituer une énumération de mauvais signes, de diverses natures, mais indépendants en eux-mêmes. Galien remarque que certains éditeurs ne faisaient qu'une seule sentence de ces trois. A son tour il en fait deux de cette sentence 59. — Galien nous apprend aussi (p. 638) que πονηρά (*sont funestes*, ou πονηρόν, les manuscrits et les imprimés ne sont pas d'accord) manquait dans quelques exemplaires après ἐπίπονα et ne se trouvait qu'à la fin de la sentence. — Dans nos manuscrits πονηρά est après le second membre de phrase et non à la fin de la sentence.

59ᵉ *S.* — 37. Ἐπανθίσματα κατεχόμενα (*retenues*).—Ces mots étaient fort embarrassants pour Galien ; j'ai suivi le sens qui m'a paru ressortir implicitement de son *Commentaire* (t. 61, p. 643). Peut-être en rapportant κατεχ. non aux urines, mais aux efflorescences elles-mêmes, pourrait-on entendre que ces efflorescences sont concentrées et non dispersées, ou qu'elles sont retenues à la surface et qu'elles ne gagnent pas le fond. — Cf. du reste la *coaque* 579 correspondante.

63ᵉ *S.* — 38. Voir la note 1 ci-dessus.

64ᵉ *S.* — 39. Suivant Galien (*Comm.* II, t. 64, p. 648) quelques exemplaires avaient *après le frisson.*

66ᵉ *S.* — 40. Galien (t. 66, p. 649) donne à cette première partie de la 66ᵉ sentence un autre sens, que voici : « Dans une maladie, si après avoir sué on éprouve un refroidissement extraordinaire, suivi immédiatement du retour de la fièvre, le cas n'est pas sans danger. » Les manuscrits ont μή avant ἀναθερμαινόμεναι (*n'ont pas un retour de la chaleur fébrile*). Sur l'autorité du *Commentaire* de Galien (*l. l.*), M. Littré a, comme moi, rejeté la négation. Cela est, du reste, conforme avec la sent. parallèle des *Coaques*.

67ᵉ *S.* — 41. Avec 2254, 2145 et Vat., je lis καυματώδεα ῥίγεα, au lieu de κωματώδεα (*comateux*), que portent Foës et Bâle. Galien (t. 67) ne se prononce pas pour l'une ou l'autre leçon ; il les trouve également justes. M. Littré a lu aussi καυμ.

69ᵉ *S.* — 42. Le texte porte simplement : *Métastase d'une douleur lombaire vers les parties supérieures, déviation des yeux : mauvais signes.* En suivant le *Commntaire* de Galien (t. 69), je n'ai fait, je crois, que rendre plus claire la pensée de l'auteur.

70ᵉ *S.* — 43. Νωθρότητι. — D'après Galien, ce mot signifie selon les uns : *accablement avec somnolence;* selon les autres : *difficulté de mouvoir le corps.* — A propos du membre de phrase καυστικοὶ ὀξέως ἀποθνήσκουσι, Galien dit qu'on ne sait pas s'il faut réunir ὀξέως à καυστικοί ou à ἀποθν. — Le texte de la sent. parallèle des *Coaques* a fixé mon choix.

71ᵉ *S.* — 44. J'ai suivi le texte et le *Commentaire* de Galien, confirmés par le texte et les scholies du manuscrit 2254.

72e *S.*—45. Οὖρα ἐζυμωμένα.—Galien compare cette fermentation de l'urine au phénomène qui se passe quand on verse sur la terre du vinaigre très-acide ou de la bile noire, ou pendant la panification ; il explique aussi comment se fait le bouillonnement du vinaigre sur la terre (*Comm.* III, t. 74, p. 659). — M. Littré, au lieu de Δυσώδει (*Dysóde*) de vulg., a très-heureusement rétabli d'après les manuscrits, Λύσις ἐν Ὀδησσῷ. Cette correction est d'autant plus importante qu'elle montre que l'auteur du *Prorrhétique* exerçait à peu près dans les mêmes localités que celui d'*Epid.* V et VII. — Voyez l'Introduction aux *Prorrhétiques* et la *Dissertation sur le mode de formation des livres rédigés sous forme de sentences.* — Pour la fin de la sentence je me suis conformé au *Commentaire* de Galien, le texte ordinaire étant altéré. C'est aussi ce qu'a fait M. Littré.

78e *S.* — 46. Je me suis conformé, pour la première partie de cette sentence, au *Comm.* de Galien (texte 80, p. 666).

82e S. — 47. Τὰ ἐξαίφνης ἀποπληκτικὰ λελυμένως ἐπιπυρετήσαντι χρονίως ὀλέθρια. — Λελυμ. peut se rapporter à chacun des deux mots entre lesquels il se trouve (t. 84, p. 672-3); j'ai suivi l'exemple de Galien qui le rattache ainsi que χρονίως à ἐπιπυρ. Les autres commentateurs lisaient ἀποπλ. λελυμ. et ἐπιπυρ. χρονίως, et ils entendaient les uns (interprétant λελυμ. par μετρίως) une *apoplexie faible*, les autres une *apoplexie avec résolution* par opposition à l'apoplexie avec contraction, suivant la division admise par Érasistrate.

83e *S.* — 48. Ἀναδρομαὶ.... ἐμέσασαι (ἐμέσαντες *Coaq.*) μέλανα τελευτῶσι. — Galien fait remarquer (t. 85, p. 674) combien il est absurde et incorrect de rapporter à la métastase elle-même tout ce qui doit s'entendre du malade, et il ajoute qu'il n'est pas besoin d'insister sur le danger que court un malade chez lequel tant de mauvais symptômes sont réunis. Cette réflexion m'a décidé ici et dans la *coaque* correspondante à voir dans τελευτῶσι l'indication de la mort des malades. M. Littré traduit : *Une douleur qui abandonnant les lombes, etc.... se termine pas des vomissements noirs.* Mais je ne crois pas que ce sens résulte du *Commentaire* de Galien.

87e *S.* — 49. Voy. dans l'*Appendice* l'extrait des *Épidémies*, II, 2, 24.

89e *S.* — 50. Ici les manuscrits 2145, 2254, et Imp. Samb. pour la 22e sentence des *Coaques*, répètent la fin de la 86e sentence et le commencement de la 87e.

90e *S.* — 51. Le texte vulgaire n'a pas la négation. Galien (texte 92, p. 688) juge qu'elle est nécessaire. Foës l'a admise. M. Littré conserve néanmoins le texte ordinaire. — Quelques commentateurs, sans admettre la négation, supposaient qu'il s'agissait de sueurs insuffisantes, mais Galien les blâme. — Il me semble que l'absence de la négation est contraire à la théorie hippocratique.

91e *S.* — 52. Le texte porte οἷσι φωναὶ ἅμα πυρετοῦσιν ἐκλείπουσαι μετὰ κρίσιν, τρομώδεες καὶ κωματώδεες τελευτῶσι. Au dire de Galien (*Comm.* II, t. 93, p. 693) les uns entendaient ἐκλείπουσαι, de la disparition de la voix seulement, la fièvre persistant; les autres de la disparition de la voix et de la fièvre. Suivant ces derniers, il faut interpréter cette sentence de la manière suivante : « Ceux chez qui, la fièvre paraissant éteinte (non pas sans signe, mais après une mauvaise crise), il survient de l'aphonie après la crise, ceux-là meurent dans les tremblements et dans le *coma.* » Galien ne se prononce pas. J'ai suivi la première interprétation. Il est difficile, dans des passages aussi obscurs, d'avoir une opinion arrêtée. M. Littré s'en est tenu à un sens amphibologique.

93e *S.* — 53. 2145 et presque tous les manuscrits donnent ainsi cette sentence : « Quand il survient du *coma* à la suite de distorsion des yeux, cela est promptement pernicieux. Chez ceux dont la respiration est élevée, la voix obscure, et qui ont des déjections écumeuses, la fièvre a un paroxysme. » Le texte que j'ai traduit est celui de Galien ; il est reproduit par Bâle, Foës, Mack, et par M. Littré.

94e *S.* — 54. Cette sentence est très-obscure, le style en est incorrect. J'ai suivi en partie le texte de Galien, confirmé par le manuscrit 2253 pour la 253e sentence parallèle des *Coaques.* — Le texte de M. Littré maintient mon interprétation.

95e *S.* —55. Οὐρέοντες μέλανα δεδασυμένα. — Galien (*Comm.* III, t. 97, p. 713) nous apprend que le mot δεδασυμένα avait donné lieu à diverses interprétations : les uns entendaient des urines *hérissées* [à leur superficie] de petits corpuscules blancs, et semblables à des cheveux ; d'autres, des urines surnagées d'une écume irrégulièrement dispersée ; d'autres enfin, des urines épaisses, ayant à leur superficie une pellicule ténue, mais très-dure et semblable à du sable. J'ai suivi le sens littéral du mot. M. Littré (*Argum.* du VIIe livre des *Epid.*, § 5, t. V, p. 461-2) pense qu'il s'agit d'urines troubles et jumenteuses. — Dioscoride lisait ὑπομέλανα au lieu de μέλανα. J'ai adopté cette leçon, que Galien paraît approuver.

98e *S.* — 56. Le texte vulgaire porte : κοιλίη.... ὑποπεριπλυθεῖσα ἐκ τουτέων ἄχολα ἐξίστανται. Galien (*Comm.* III, texte 100, p. 720) lit avec les autres éditeurs ou commentateurs ἐφίστανται; leçon que j'ai suivie avec Foës et Mack ; je m'y crois d'autant plus autorisé que l'auteur se demande précisément à la fin de la sentence si des évacuations non bilieuses ne seraient pas plus favorables que des matières bilieuses que le ventre a laissé échapper sous l'influence des remèdes. M. Littré, qui préfère ἐξίστανται parce que cette leçon est donnée par tous les manuscrits, aussi bien ceux que nous possédons que les anciens exemplaires collationnés par Galien, traduit : *s'il survient.... quelques lavures non bilieuses, les malades sont pris de transport.*

98e *S.* — 57. Τὰ τοιαῦτα διασωζόμενα μακροτέρως διανοσέει. — M. Littré traduit : « Si les malades réchappent, la maladie se prolonge. » Mais j'ai bien de la peine à rapporter ce neutre aux malades, et j'aime mieux détourner un peu διασόζωμενα de son sens ordinaire.

100e *S.* — 58. Le texte vulgaire porte : κατὰ λεπτόν : certains éditeurs, au dire de Galien (*Comm.* III, t. 102, p. 727), lisaient ὑπὸ λεπτόν. Parmi les interprètes, les uns entendaient ces mots de l'*intestin grêle*, les autres du *sacrum*, les autres de l'*os large* (*os des îles*); d'autres enfin pensaient que l'auteur voulait parler de douleurs qui se font sentir à de petits intervalles, tantôt dans les intestins, tantôt dans les lombes; quelques-uns même écrivaient ὑπὸ πλευρόν (*douleur de côté*).

100e S. — 59. Ἀλγήματα πρὸς ὑποχόνδριον γριφώμενα. — Ce dernier mot est très-embarrassant; sa forme est incertaine, et les traces de sa véritable racine sont perdues. J'ai suivi, pour son interprétation, Galien, qui dans son *Glossaire* (p. 454), l'explique par ἐπανειλούμενα (entortillés; *dolores involuti et circum præcordia implicati et irretiti*, Foës). Bacchius (voy. p. 74, *Introd. au Prorrh.*) l'expliquait par συνεγγίζοντα καὶ συνάπτοντα (*qui s'attachent*); le scholiaste (c'est-à-dire Érotien; cf. *Scholies inédites sur Hippocrate* dans mes *Notices et extraits des manuscrits d'Angleterre*, p. 198-9 et p. 220 et suiv.; — voy. aussi p. 208 n° XI) qui rapporte cette interprétation, la blâme; car, suivant lui, γριφώμενα indique une marche sinueuse. — Cf. du reste sur les interprétations que ce mot a reçues dans l'antiquité, Galien (*Comm.* III, texte 102, p. 728 et suiv.).

101e *S.* — 60. Voy. not. 5 des *Coaques.*

103e *S.* — 61. Τῇσι ἐπιφόροισι. — Ἐπίφορος au dire de Galien (*Comm.* III, t. 105, p. 736) signifiait, suivant les uns, une femme enceinte depuis peu de temps, et, suivant les autres, qui conçoit vite et qui devient continuellement enceinte. Le premier sens est le seul admissible ici.

104e *S.* — 62. Tous les anciens manuscrits et tous les interprètes, suivant Galien (*Comm.* III, t. 106, p. 738), portent: ἐν φάρυγγι ἰσχνῷ (c'est aussi la leçon du texte vulg. de la *coaque* correspondante); ce solécisme, ajoute-t-il, suffirait pour faire croire que le *Prorrhétique* n'est pas d'Hippocrate, à moins qu'on ne mette la faute sur le compte des copistes, qui en font souvent de très-grandes. Artémidore et Dioscoride ont écrit ἰσχνῇ, car il est reconnu par tout le monde que φάρυγξ est féminin.

105e *S.* — 63. Avec M. Littré je suis revenu au texte vulgaire que j'avais abandonné dans ma première édition pour suivre une des explications qu'on trouve dans le *Comm.* de Galien (t. 107). Voyez les raisons qu'il a données en faveur de ce texte, t. V, p. 542, note 2.

106e *S.* — 64. D'après Galien (texte 108, p. 742), il y avait deux manières d'interpréter cette phrase : les uns faisaient dépendre le *quelque chose de spasmodique* (ἔχει τι σπασμῶδες) de la réunion des douleurs lombaires, de la céphalalgie, de la cardialgie, et des violents efforts d'expectoration; suivant les autres, et il semble être de leur avis, ce quelque chose de spasmodique dépendait de la douleur des lombes, compliquée de l'une ou de l'autre des circonstances qui viennent d'être mentionnées. Cette interprétation est d'ailleurs en partie confirmée par la *coaque* correspondante.

107e *S.* — 65. Τὸ ὑπάφωνον ἅμα κρίσει ῥῖγος. — Il y avait d'après Galien (*Comm.* III, t. 108) trois manières de lire cette proposition : 1° On la rattachait à la suivante (*le frisson*, ou en supprimant l'article, *un frisson avec perte légère de la parole, en même temps que la crise, des déjections alvines sublivides.... sont suspects*). Galien objecte à cette manière qu'un tel ensemble ne serait plus seulement suspect, mais pernicieux. M. Littré donne une raison plus décisive encore, c'est que dans les *Coaques* la proposition 321, qui est la même que la sentence 107 du *Prorrh.*, n'est pas suivie de la proposition 108e du *Prorrhétique*, mais d'une proposition toute différente. — 2° On rattachait la proposition 107 à la 106e(..... *a quelque chose de spasmodique, et s'accompagne d'une perte légère de la parole. Avec la crise le frisson;* c'est-à-dire *que la crise est ordinairement accompagnée de frisson*). Galien ne se prononce pas sur cette seconde manière, sans doute parce qu'elle donne lieu à une proposition évidemment fausse. Suivant Galien, le frisson est toujours fâcheux de quelque façon qu'il se présente en même temps que la crise, mais s'il précède un peu la crise, il peut être quelquefois avantageux. — 3° On changeait ὑπάφωνον en ὑπόφοβον, qu'on interprétait par *redoutable*, ou mieux par *un peu redoutable*. Galien me semble accepter volontiers cette correction. M. Littré conserve ὑπάφωνον, parce que c'est le texte le plus assuré, mais il traduit ὑπόφοβον, parce que c'est le sens le plus raisonnable. Avec ὑπάφωνον, il faudrait sans doute interpréter : *Le frisson en même temps que la crise s'accompagne d'une perte légère de la parole.*

110e S. — 66. J'ai suivi l'interprétation de Galien. Le texte vulgaire, donné aussi par 2254, est à peu près intraduisible. Le texte de 2145 est encore plus altéré. M. Littré, qui a conservé le texte vulgaire, traduit : *Suppression d'urines chez ceux qui ont du frisson avec des accidents spasmodiques*, etc.

111e S. — 67. Au lieu de purgations (καθάρσιες, *évacuations qui emportent les humeurs corrompues*), que donne le texte vulgaire, Galien (texte 112, p. 752) préfère *évacuations* (κενώσιες, *évacuations simples qui sont un symptôme de maladie*). Ces deux mots se trouvent dans le manuscrit 2254, et dans Imp. Samb.

113e S. — 68. J'ai suivi le texte préféré par Galien (texte 114, p. 754). — 2254, 2145, Imp. Samb., Fevr. et les manuscrits collationnés par M. Littré ont : *des urines purulentes et écumeuses*, ce qui provient du *Commentaire* de Galien, où il est dit que les uns lisaient *purulentes*, c'est-à-dire, suivant le même Galien, *crues et épaisses*, les autres *écumeuses*. — Après cette 113e sentence, 2254 porte : Chez ceux qui semblent revenir à eux, l'obscurcissement de la vue avec défaillance et un spasme, indiquent que la mort est proche.

116e S. — 69. Τὰ ὑποψάθυρα ὑγρὰ διαχωρήματα. — « Les Attiques, dit Galien (*Comm.* III, t. 118, p. 760), écrivent ψαθυρά, tous les autres Grecs ψαδυρά. Ils appellent ainsi la viande présentant les conditions opposées à celle qui est dure, fibreuse, qui se dissout avec peine, et qui est difficile à mâcher. Ce mot appliqué aux excréments est fort embarrassant, et il eût été juste que l'auteur de ce livre nous apprît dans quel sens il le prenait. Puisque les devins eux-mêmes ne sont pas d'accord entre eux, nous, simples interprètes, nous resterons dans un bien plus grand embarras. Celui-ci entend qu'il s'agit de selles simplement liquides; celui-là de selles aqueuses, n'ayant aucune consistance; ceux-ci de selles non grasses, ceux-là de selles non visqueuses; d'autres d'excréments semblables à de l'huile non mélangés à d'autres humeurs; d'autres de selles liquides contenant des excréments solides et bilieux, sans coction; d'autres enfin, de selles qui se désagrégent facilement : ils comparent ces selles à du sable humecté, aggloméré et pressé dans les doigts. » Galien approuve cette interprétation; il ajoute que les excréments sont tels chez ceux qui mangent des poires en abondance, du millet ou du pain d'orge. « Dioscoride, dit-il encore, *toujours prompt à changer les leçons obscures*, lisait ὑποψέφαρα (*noirâtres*), car dans Pindare ψέφας veut dire *ténèbres* (τὸ σκότος)[1], ou *tirant sur le noir*.

118e S. — 70. Galien, dans son *Commentaire* (texte 120, p. 771), rapporte un fait de sa clientèle propre à éclairer cette sentence très-obscure et diversement interprétée par les commentateurs anciens. — « Une fois, j'ai vu un malade qui semblait avoir une affection paralytique et qui présentait une succession de symptômes qui se remplaçaient l'un par l'autre. Voici ce qui se passait : d'abord il y avait des douleurs des reins, du cou, de la tête, à la suite de quoi tout le bras était insensible et immobile, et *semblait paralytique*, suivant l'expression des *Prorrhétiques*, car il n'existait pas de véritable paralysie. Puis un spasme survenant, donnait au bras plus de sensibilité et de mobilité. Le spasme ayant cessé, le malade retombait en peu de temps dans un état pire. Repris ensuite de souffrances des reins, du cou et de la tête, il éprouva une augmentation subite de la paralysie du bras; puis il eut de nouveau un spasme considérable. »

119e S. — 71. Suivant Galien, εὐχερέες (σπασμοί), signifie ou *sont peu dangereux*, ou *se produisent facilement*; j'ai pensé que médicalement le premier sens valait mieux. M. Littré, pour conserver l'amphibologie, traduit ce mot par *sont faciles*.

120e S. — 72. Τὰ ναρκωδέως ἐν τουτέοισι ἐκλυόμενα. — Suivant Galien (*Comm.* III, t. 122), certains commentateurs entendaient ναρκ., de la paralysie du sentiment, et ἐκλυόμ. de celle du mouvement.

121e et 122e S. — 73. Quelques exemplaires présentent la fin de la 121e sentence ainsi : εἰ τοῦτο ποιεῖ σπασμώδεα, et le commencement de la 122e ἐν ἱδρῶτι πτύελα κ. τ. λ.; mais dans d'autres σπασμώδεα est uni avec ou sans l'article τά à la 122e sentence (Gal., t. 123 et 124, p. 775 et 777); en sorte qu'il faudrait traduire : *Une expectoration spasmodique*. J'ai suivi, avec Foës, le texte que Galien semble préférer; l'autre leçon est donnée par la 350e sentence des *Coaques*, c'est même ce qui a décidé M. Littré à suivre cette leçon pour le *Prorrhétique*. — Galien nous apprend encore que quelques commentateurs

[1] Je ne retrouve pas cette citation dans les éditions de Pindare.

8.

modernes (νεώτεροι) lisaient ἀνιδρωτί (*sans sueur*, ou *non dans la sueur*), au lieu de ἐν ἱδρῶτι ; leçon qu'il désapprouve formellement, mais qui se retrouve dans les *Coaques*. Comme cette leçon est donnée par tous nos manuscrits des *Coaques*, il est probable que c'est de là que les νεώτεροι auront transporté ἀνιδρωτί dans les *Prorrhétiques;* si ἀνιδρ. avait passé des Commentaires des νεώτεροι aux *Coaques*, il est vraisemblable que les manuscrits auraient, les uns ἐν ἱδρ., les autres ἀνιδρ.

123e S. — 74. Pour la fin de cette sentence je me suis conformé aux manuscrits 2254, 2145, et à Imp. Samb. (dont les leçons se retrouvent également dans les autres manuscrits collationnés par M. Littré), et au *Commentaire* de Galien. Afin de compléter la pensée, j'ai ajouté les mots entre crochets. M. Littré, qui s'en tient au texte vulgaire, tout en admettant, d'après le *Commentaire* de Galien, que le texte ne nous est pas arrivé sans altération, traduit : *Cela arriva*, *les règles coulant encore*, au lieu de, *Quand les règles parurent*, etc.

126e S. — 75. Galien (*Comm.* III, t. 128, p. 786) interprète cette sentence de la manière suivante : « Une hémorragie nasale arrivant, lorsqu'il y a déjà des sueurs ou qu'il en survient, amène un refroidissement général, lequel annonce que la maladie est de mauvaise nature. Le refroidissement qui ne se fait sentir qu'aux extrémités est plus fâcheux [parce que la chaleur est concentrée à l'intérieur]. » A la fin vulg. a : κακοήθεα (*de mauvais caractère*), μοχθηρά (*fâcheux*). J'avais d'abord traduit ces deux mots dans ma première édition ; mais tous les manuscrits collationnés par M. Littré omettant μοχθηρά, j'ai considéré ce mot comme une glose.

127e S. — 76. Il ne me paraît pas douteux que Galien (t. 129) donne une forme interrogative à toute la fin de cette sentence. Il faudrait traduire, pour bien rendre sa pensée : *Cette catastrophe est-elle précédée de selles noires? Le ventre se météorise-t-il?*

128e S. — 77. Le texte du commencement de cette sentence est incertain. 2145, 2254 ont : « Des hémorragies avec de petites sueurs, prennent subitement un mauvais caractère. » Galien (t. 130, p. 790) nous dit aussi qu'on lisait τρομώδεα au lieu de τραύματα ou τρώματα (*des hémorragies avec de petites sueurs*, *des tremblements*, etc.). Cette leçon se trouve dans un manuscrit pour la *coaque* correspondante. Le texte que j'ai traduit est celui auquel Galien semble attacher le plus d'importance, et qui est ainsi conçu : τὰ αἱμοῤῥαγέοντα, ἐφιδροῦντα τραύματα κακοήθεα. Il s'agit sans doute de violentes hémorragies traumatiques, dont l'auteur du *Prorrhétique* n'a compris ni la source, ni la nature, ni la valeur pronostique.

131e S. — 78. Τὰ.... αἱμορραγεῦντα, διψώδεα δύσκολα, ἐκλυόμενα, vulg. — Dans ma première édition j'avais traduit διψώδεα δύσκολα (*de la soif*, *du malaise*). Mais ce dernier mot manquant dans tous nos manuscrits, dans la sentence parallèle des *Coaques*, et Galien n'y faisant aucune allusion, j'ai cru devoir le supprimer. — Quant au mot ἐκλυόμενα (*résolution des forces*, *abattement*), il est fort embarrassant. Héringa (*Observ. criticæ*, p. 111), se fondant sur une glose d'Érotien (p. 139), veut lire ἐκχλοιούμενα (*s'il survient une pâleur verdâtre*). M. Littré est de l'avis d'Héringa, et il allègue comme une nouvelle preuve que Galien dans son *Commentaire* II, *In Epid.* II, sect. 2, t. 14 (§ 12, de l'édit. d'Hippocrate de M. Littré), citant cette 131e sent. du *Prorrhétique*, lit ἐκχλοιούμενα. Mais le développement de cet argument, que M. Littré n'a fait qu'indiquer, nous fournit les renseignements les plus curieux sur le mauvais état du texte imprimé de Galien. Dans le *Comm.* sur le *Prorrh.* (t. 133), Galien dit : « L'auteur a ajouté à tort deux symptômes : la soif et τὸ ἐκλύεσθαι. La soif n'est pas un symptôme propre à la rétention du sang, et τὸ ἐκλύεσθαι suit la perte excessive et non la rétention de ce fluide. Aussi est-il dit avec raison dans le IIe livre des *Epid.* (voy. plus haut), αἵματος πολλοῦ ῥυέντος ἐνοχλεῖσθαι. Là j'expliquerai ce qu'il faut entendre par le mot ἐκλύεται. » — Il semble après une assurance si formelle de nos textes imprimés que nous allons trouver dans ce *Commentaire sur les Epid.* (t. XVII, p. 342-344) l'explication du mot ἐκλύεσθαι. Eh bien ! ouvrons ce *Commentaire*, nous y lisons : Ἐκ τῆς ἀμέτρου ῥύσεως τοῦ αἵματος ἐκχλοίεται τὸ σῶμα, et pour qu'il n'y ait aucun doute sur la véritable forme du mot, Galien ajoute : ἐκχλοίεται, c'est-à-dire que la couleur se flétrit (μαραίνεται) et que de jaune (ὠχροῦ) elle devient verte (χλοῶδες) ou vert pâle (χλωρόν), et cela avec raison, car la couleur est produite par celle des humeurs qui prédomine. Ainsi Hippocrate appelle χλορός, la langue, quand c'est la bile pâle qui transforme la couleur naturelle, ὠχρός, quand c'est la bile noire, ἐρυθρός, quand c'est le sang, et λευκός, quand c'est le phlegme. Donc, quand un sang abondant s'écoule, la couleur vermeille du corps disparaît et les malades χλοιοῦνται ὡσεὶ καὶ χλωραίνεται, ainsi qu'on dit [en parlant des plantes] χλωράζεσθαι (*être vert*), ἢ λαχανίζεσθαι (*devenir comme des herbages*); car les Grecs ont coutume d'appliquer le mot χλωρόν aux plantes (ἐπὶ τῶν φυτῶν τὸ χλωρὸν λέγειν), à cause de l'apparence du feuillage (τῆς χλόης) et de la couleur de ce feuillage. » — Puis enfin Galien cite, comme confirmation de son explication, et comme preuve de la fréquence chez les anciens de cette expression ἐκχλοιοῦται pour désigner la couleur *jaune verdâtre*, la sentence des *Prorrhétiques* qui nous occupe, la *Coaque* 430 et *Epid.* VI, sect. 6, § 7 ; mais ici le texte d'Hippocrate porte ἄχροιαι, comme celui du *Commentaire*. Galien a donc mal choisi son exemple, à moins qu'ἄχροιαι ne soit une mauvaise leçon formée de toute pièce dans les deux textes, ou ayant passé de l'un dans l'autre.

136e S. — 79. Le texte vulgaire a : *S'il n'y a pas eu un flux de sang ;* mais cette négation ne se trouvant ni dans les manuscrits collationnés par M. Littré, ni dans la *coaque* correspondante, je l'ai supprimée, l'ayant adoptée à tort dans ma première édition. — Pour la division des sent. 136 et 137, je me suis également conformé au texte de M. Littré.

137e S. — 80. Βλέφαρα ὀδυνώδεα, sont ajoutés au texte vulgaire par 2145, 2254, Imp. Samb. et par d'autres manuscrits collationnés par M. Littré,

La brièveté du *Comm.* de Galien (t. 139) ne permet pas de juger s'il avait ou non ces mots sous les yeux.

138. *S.* — 81. Ἦρα κοιλίη λειεντεριώδης καὶ ἐπίσκληρος. — Galien déclare qu'ἐπισκλ. est fort embarrassant; suivant les uns, et il paraît pencher vers cette opinion, ce mot avait le sens que je lui ai donné; suivant les autres, il signifiait une *lienterie dure*, c'est-à-dire celle dans laquelle les aliments sortent non-seulement sans être digérés, mais même sans être humectés dans leur passage. — Dioscoride, qui changeait complétement le texte de la première partie de la sentence et qui en faisait une proposition à part (*ceux dont le ventre se resserre sont pris d'hémorragie et de frisson. Est-ce que le frisson se joint à l'hémorrhagie?*), lisait ici ἐπίσκληρον : *La lienterie ou dessèche le corps, ou fait rendre des ascarides*, etc.; du moins c'est ainsi que M. Littré (p. 461) l'interprète.

139ᵉ *S.* — 82. Le texte vulgaire porte ἰχωρώδεες. Quelques éditeurs écrivaient χολώδεες, ainsi que nous l'apprend Galien (t. 141, p. 801), qui ajoute : Si on se rappelle ce qui a été dit plus haut (*Comm.* III, t. 132, sent. 130, p. 780, où il est dit que la douleur lombaire et la cardialgie, lesquelles sont suivies de flux hémorroïdal, ont pour cause une pléthore séreuse), on saura comment on peut défendre l'une ou l'autre leçon. — A la fin vulg. porte : κοιλίη καταῤῥήγνυται, τούτοισι ταραχώδεσι; les manuscrits collationnés par M. Littré (et au texte desquels il s'est conformé) portent : κ. κατ. τούτοισι γνῶμαι ταραχώδεις ὡς ἐπιπολύ. Cette leçon me paraît avoir été prise à la *coaque* correspondante, et rien n'oblige, suivant moi, à changer le texte ordinaire du *Prorrhétique*.

145ᵉ *S.* — 83. « La saignée, ou fait cesser ces hémorragies en opérant une révulsion quand on la pratique pendant leur cours, ou dissipe la congestion quand on y a recours avant le flux de sang. Il faut ouvrir la veine brachiale du côté de la narine par où le sang coule, ou des deux si l'hémorragie est double (Galien, *Comm.* III, t. 147, p. 810). » — Au lieu de λαῦρα, βίαια, πολλὰ ῥυέντα des manuscrits, M. Littré croit indispensable de lire avec la *coaque* correspondante βίᾳ ἀποληφθέντα. Mais il me paraît que Galien avait le texte vulg. sous les yeux quand il dit qu'il a vu de pareilles hémorragies produire le spasme, non-seulement à cause de la violence du flux de sang, mais aussi à cause des moyens violents de réfrigération que les médecins appliquaient sur la tête; de sorte qu'il y avait pour lui deux causes de spasme, tantôt la grande perte de sang, tantôt les hémostatiques eux-mêmes; l'auteur des *Prorrhétiques* en a indiqué une, et celui des *Coaques* une autre. — Mon interprétation n'est-elle pas encore appuyée par le passage que je viens d'extraire de ce même *Commentaire* de Galien sur les effets de la saignée? « Πολλά paraît une glose de λαῦρα. Λαῦρα et πολλά de vulg. font double emploi, » dit M. Littré, qui supprime πολλά. Mais je trouve dans *Epid.* I, § 4, t. II, p. 614, ὕδατα πολλὰ, λαῦρα (avec la glose σφοδρά), μεγάλα. Πολλά et λαῦρα peuvent donc coexister. Et s'il y avait une glose dans la sent. des *Prorrhétiques*, ce serait plutôt βίαια que πολλά qui serait celle de λαῦρα.

146e *S.* — 84. Je suis pour ce dernier membre de phrase 2145, 2254, et Imp. Samb. Le texte vulgaire est altéré. — Tous les manuscrits ont ἐκλύονται (*ont de la prostration*). Pour se conformer aux *coaques* M. Littré lit ἐκχλοιοῦνται. Si on compare les sentences 146, et surtout 154, avec la *coaque* 490, et si on se rappelle en même temps l'opinion de Galien que j'ai consignée à la fin de la note 78, enfin si on invoque les notions de pathologie, on n'hésitera pas à admettre la correction introduite par M. Littré dans les deux sentences du *Prorrhétique*.

147e *S.* — 85. Tous les manuscrits sont altérés dans cet endroit. Le texte de 2254 ne présente même pas de traces de la bonne leçon, traces que l'on retrouve dans 2145 et Bâle. Le texte vulgaire porte τὰ πρὸς αὐγὰς ὀχλέοντα. Galien dit qu'Hippocrate a parlé des σκοτώδεα (*nuages ténébreux*) qui apparaissent devant les yeux. Je me suis conformé à ce *Commentaire*. — M. Littré a été aussi de cet avis.

148e *S.* — 86. Ici le *Commentaire* de Galien me paraît altéré. Je n'en ai pu tirer aucune interprétation positive. Toutefois, Galien semble avoir lu, au lieu de ἢν ἐπίσταξις que porte vulg., καὶ ἢν ἐπιστάξῃ (*si les épistaxis se réitèrent*, c'est la leçon des manuscrits de M. Littré), ou peut-être ἢν ἐπίσταξις ἔῃ, mais il semble regarder ces mots comme inutiles.

151e *S.* — 87. J'ai suivi Galien, Bâle et Foës. — 2145, 2254 et d'autres manuscrits collationnés par M. Littré ont : *Les frissons sont funestes*. M. Littré a adopté le même sens que moi.

155e *S.* — 88. Dans vulg. la ponctuation est vicieuse et trouble le sens. J'ai suivi le *Commentaire* de Galien; c'est ce qu'a fait aussi M. Littré.

156e *S.* — 89. Dans tous les exemplaires, dit Galien (t. 158, p. 819), j'ai trouvé ἐκ στροφωδέων (lis. ἐκ τροφιωδέων); il n'y a que Dioscoride et Artémidore Capiton qui écrivent ἐκ τροφιωδέων[1], rapportant ces mots aux urines qui ont un dépôt épais. Mais tous les commentateurs pensent qu'il s'agit de selles liquides qui arrivent à la suite de tranchées, et qui ont un dépôt limoneux

156e *S.* — 90. Vulg. a encore ici ἐκλύονται; mais les manuscrits ont ἀχλυώδεες, et c'est avec raison que M. Littré a lu χλοιώδεες. — Voy. sa note p. 568.

[1] Le texte imprimé du *Commentaire* de Galien est tout à fait incorrect; ainsi, il donne la leçon de Dioscoride identique à celle du texte vulg., et d'un autre côté *ἐκτροφωδέων* (*sic*) y est écrit en un seul mot : de plus, on y lit *στροφώδεα οὖρα* pour *τροφιώδεα*. — 2145 et 2254 reproduisent la leçon de Dioscoride et de Capiton, seulement ils ont *ἐκ τροφιώδεος*, au lieu de *ἐκ τροφιωδέων* (qui est la vraie leçon de Dioscoride et de Capiton). M. Littré, note 18, t. V, p. 567-8, a fait les mêmes observations. — On remarquera que nos manuscrits reproduisent ordinairement les leçons de Dioscoride et d'Artémidore Capiton, signalées par Galien. Il serait difficile de décider si elles y sont arrivées de l'édition même de ces deux érudits par des copies originales ou du *Commentaire* de Galien. La solution de ce problème fournirait des données précieuses sur la valeur de certaines leçons qu'on ne peut guère attribuer à des erreurs de copistes.

158e S. — 91. Εἰλεοῖσι δυσώδεσι. — Suivant Galien (t. 59, p. 823-4), δυσώδης est interprété de différentes façons : 1° *Ileus* dans lequel on vomit des matières fécales; 2° *Ileus* avec fétidité soit de l'haleine, soit des vents, soit des éructations; 3° *Ileus* avec fétidité de tout le corps. — Galien ajoute avoir observé un cas de ce genre.

159e S. — 92. La fin de la 159e sentence se trouve mêlée à la 160e, tronquée dans 2145 et 2254.

162e S. — 93. Galien (t. 164, p. 829) loue ceux qui rejettent cette sentence comme apocryphe; elle ne semble, en effet, qu'une rédaction corrompue de la précédente. Elle manquait dans quelques exemplaires; dans d'autres, elle était écrite à peu près comme la précédente. Pour le sens, j'ai suivi le texte des manuscrits 2145 et 2254. C'est aussi ce qu'a fait M. Littré.

163e S. — 94. J'ai suivi les leçons de 2145 et 2254, confirmées par Galien (t. 165, p. 830 et suiv.), en les modifiant légèrement, conformément à la sentence parallèle des *Coaques*. M. Littré paraît avoir agi de même.

164e S. — 95. Πνευματουμένοισι. — J'ai suivi pour ce mot, qui revient assez à notre expression *essoufflé*, l'interprétation de Galien (*Comm.* III, t. 166). Il nous apprend que quelques éditeurs écrivaient πνευματώδεσι, et entendaient le *ballonnement du ventre.*

166e S. — 96. Au dire de Galien (t. 168, p. 836), quelques-uns lisaient : κοιλίης μέλανα, κοπρώδεα, χολώδεα διείσης; mais il n'a pas trouvé χολώδεα dans les anciens manuscrits, et les commentateurs du *Prorrh.* ne connaissaient pas cette leçon. Il y a plus, c'est que χολώδεα, qui signifiait, pour les médecins, des excréments colorés par la bile jaune, ne pouvait coexister avec des excréments noirs (μέλανα). Artémidore Capiton avait ce dernier mot dans son texte même; Dioscoride ne l'avait qu'à la marge de son édition.

170e S. — 97. Galien, si toutefois j'ai bien compris son texte qui est altéré (t. 172, p. 480), voudrait qu'au lieu de καταμωλυνθέντα (*qui s'affaisse peu à peu sans signe*), on lût ἐξαίφνης ἀφανισθέντα (*qui disparaissent promptement*); « car, dit-il, la disparition subite de quelque diathèse douloureuse, sans qu'il apparaisse de dépôts aux parties extérieures, prouve que la métastase des humeurs nuisibles s'est faite sur les viscères. »

LE PRONOSTIC.

INTRODUCTION.

« Hippocrate se propose, dans le *Pronostic*, de discourir sur les maladies aiguës, non pas sur toutes indistinctement, mais sur celles-là seulement qui sont accompagnées de fièvre; car il y a des maladies aiguës qui ne sont pas nécessairement accompagnées de fièvre, telles sont l'apoplexie, l'épilepsie, le tétanos. — Si on objectait qu'il s'est occupé aussi des maladies chroniques, puisqu'il a parlé de l'hydropisie, des empyèmes et des affections de la rate, qui sont certainement des maladies chroniques, on répondrait à cela que cette digression même montre avec quel soin il a traité des maladies aiguës; car il n'étudie pas les maladies chroniques pour elles-mêmes, mais comme étant la suite d'un état aigu. » — « C'est avec raison qu'Hippocrate étudie plus spécialement les maladies aiguës; car ce sont elles qui troublent le plus la nature, et qui exigent le plus d'art dans leur traitement[1]. »

Hippocrate nous découvre, dès le début du *Pronostic*, comment il a envisagé l'étude des maladies aiguës : elle consiste, pour lui, à deviner les circonstances passées, à pénétrer les faits présents, et par suite à prévoir les phénomènes à venir, dans le but de diriger le traitement avec plus de sûreté : c'est ce qu'il appelle la *prévision*, la

[1] Étienne le philosophe, *in Progn. Hipp. Comm.* dans les *Scholia in Hipp. et Gal.*, éd. de Dietz, t. I, p. 51 à 232. Ce commentaire est très-remarquable par les explications qu'il renferme, et par sa forme toute scolastique. Le texte grec donné pour la première fois par Dietz présente plusieurs incorrections, quelques lacunes et des transpositions qui tiennent au mauvais état des manuscrits. — Cf. pour les passages que j'ai traduits les pages 51, 52 et 53, et pour ce qui a rapport aux maladies chroniques, cf. aussi Galien, *Comm.* II, *in Progn.*, texte 1. — *Comm.* III, textes 15, 36, 42.

prescience (πρόνοια). Ce mot est détourné de son sens propre, et il faut, avec Galien [1] et Étienne [2], lui donner la signification de πρόγνωσις, *prognostique* ou *prognose*. La *prognostique*, ou, comme l'appelle Étienne [3], la *séméiotique* (σημείωσις), avait, dans l'antiquité, un sens beaucoup plus étendu que celui que nous attachons aux expressions *pronostic* ou *séméiologie;* elle embrassait, comme on vient de le voir, l'étude des signes dans toute sa généralité; et le même mot servit primitivement à désigner tout ensemble la divination des faits passés, l'observation des phénomènes actuels, et la prévision de l'avenir; ce ne fut que plus tard, et probablement au temps où florissait l'école médicale d'Alexandrie, que la *prognose* fut divisée en trois parties bien distinctes, qui reçurent des dénominations différentes : l'*anamnestique* (ἀνάμνησις), connaissance du passé; la *diagnostique*, ou comme nous disons, le *diagnotic* (διάγνωσις), l'étude des symptômes présents, et la *prognostique* (πρόγνωσις) proprement dite, ou prévision de l'avenir [4]. — Hérophile allait même jusqu'à distinguer la πρόγνωσις, jugement porté et certain (βέβαιος), de la πρόῤῥησις, jugement énoncé et qui n'avait aucune certitude, distinction ridicule, suivant Galien [5] et suivant Étienne [6]. Cette division de la prognose était bien éloignée de la doctrine hippocratique, surtout pour ce qui regarde le diagnostic, qui, pour l'école d'Alexandrie, et surtout pour Galien, comme le témoignent tous ses commentaires et ses ouvrages originaux, avait une valeur positive et directe, laquelle était de faire connaître l'état organique en rapport avec les symptômes des maladies. Toutefois, le diagnostic n'avait pas encore pris le rang et acquis l'importance que nous lui accordons de nos jours; car Étienne nous déclare [7] que le diagnostic n'est qu'une partie du pronostic, lequel doit être regardé comme le côté le plus général et le plus noble de la médecine,

[1] *Comm.* I *in Progn.*, texte 3.
[2] *Loc. cit*, p. 60.
[3] *Loc. cit.*, p. 51.
[4] Cf. Étienne *loc. cit.*, p. 51 ; voir aussi p. 60.
[5] *Comm.* I, *in Progn.*, t. 4, *in medio*. Cf. cependant *Comm.* I, *in Prorrh. in proœm.*, et Étienne, p. 61.
[6] *Loc. cit.*, p. 61.
[7] *Loc. cit.*, p. 55.

puisqu'il rapproche en quelque sorte l'homme de la Divinité, qui seule a le pouvoir de pénétrer l'avenir.

C'est là sans doute un bel éloge du médecin; mais peut-être Étienne, à l'exemple de Macrobe [1], dénature-t-il un peu la *prognose* ou le *pronostic* hippocratique. Ce n'était point une *divination*, mais un calcul scientifique, aussi rigoureux que possible, de la marche et de l'issue de la maladie, calcul fondé sur la connaissance des phénomènes passés et présents, et sur certaines lois pathogéniques en l'absence du diagnostic local.

Si l'on veut se rappeler la manière dont Hippocrate envisageait la pathologie, il sera aisé de se convaincre que le sens donné par lui à la *prognose*, ou, comme il l'appelle, à la *prévision*, n'a pas une aussi grande extension qu'on serait tenté de le croire au premier abord. En effet, presque absolument privé des lumières fournies par l'anatomie et la physiologie normales ou pathologiques, il considérait la maladie comme indépendante de l'organe qu'elle affecte et des formes qu'elle revêt, et comme ayant par elle-même sa marche, son développement et sa terminaison [2]. Néanmoins, comprenant tout aussi bien que les médecins modernes la nécessité d'être éclairé sur cette marche, sur ce développement, d'établir certaines règles fixes à l'aide desquelles il lui fût possible de prévoir la succession des phénomènes et l'issue définitive, enfin de s'appuyer sur quelque base pour diriger le traitement, mais ne pouvant arriver à tous ces résultats par la considération des symptômes propres à chaque maladie, c'est-à-dire de l'état fonctionnel et anatomico-pathologique des organes qu'il n'avait

[1] *Sat.* I, 20; t. II, p. 186, éd. Janus, Quedlimb, 1852 : « Æsculapium vero eumdem « esse atque Apollinem non solum hinc probatur, quod ex illo natus creditur, sed quod « ei et vis divinationis adjungitur.... Nec mirum, siquidem medicinæ atque divina- « tionum consociatæ sunt disciplinæ : nam medicus vel commoda, vel incommoda in « corpore futura prænoscit, sicut ait Hippocrates oportere medicum dicere de ægroto « τά τε παρεόντα καὶ τὰ προγεγονότα καὶ τὰ μέλλοντα ἔσεσθαι, id est :

« Quæ sint, quæ fuerint, quæ mox ventura sequentur.
(*Georg.*, IV, 392.)

« quod congruit divinationibus quæ sciunt

« ..... τά τ' ἐόντα τά τ' ἐσσόμενα πρό τ' ἐόντα.
(*Il.*, I, 70.) »

[2] Cf. Ermerins, *Thèse citée*, *passim*, et M. Littré, *Introd.*, ch. XIII, p. 453.

pas l'art d'interroger, il porta toute son attention vers l'étude des conditions générales de la vie, vers l'observation minutieuse et tout empirique des phénomènes, de ceux surtout qui sont communs à l'état de santé et à l'état de maladie. Mais comme l'observation des phénomènes morbides du présent ne pouvait être utilisée au profit du diagnostic local, lequel consiste à déterminer la nature, le siége et l'étendue de la maladie, elle servit uniquement et de toute nécessité à éclairer sur l'état à venir, sur la marche de la maladie, sur son plus ou moins de gravité, sur le temps et le mode de solution, et par suite à faire prendre telle ou telle mesure pour s'opposer aux accidents prévus ou pour les diriger; et c'est là ce qui constituait en réalité le dogmatisme de l'école de Cos.

On se tromperait donc étrangement si, dans la *prognose*, on ne voyait que l'art de pénétrer l'avenir; la *prognose* est essentiellement et avant tout l'étude des signes généraux et quelquefois des signes particuliers; en un mot observation directe des signes présents, vue rétrospective des signes passés, et par suite vue anticipée des signes à venir; tels étaient les seuls moyens que les hippocratistes avaient à leur disposition, en l'absence de l'anatomie normale et de l'anatomie pathologique, pour arriver à la connaissance du caractère et de la marche des maladies, et par conséquent à la science des moyens thérapeutiques.

Cette tendance de l'école de Cos vers la considération presque exclusive de l'état général, vers l'étude de la communauté des maladies, vers l'interprétation pronostique des phénomènes morbides, l'éleva au plus haut degré de science et de gloire qu'il lui fut permis d'atteindre; elle la sauva d'un empirisme aveugle en rassemblant tous les faits épars, en les rattachant par un lien commun, la prognose; elle la dota de cette belle méthode d'observation qui, entre les mains d'Hippocrate, a produit des résultats auxquels la science actuelle arrive à peine avec toutes les ressources dont elle peut disposer.

L'école de Cnide, rivale de celle de Cos, suivait une direction opposée : autant les Asclépiades de Cos tendaient vers la généralisation, autant ceux de Cnide multipliaient les espèces morbides; mais en dehors de toutes notions anatomiques précises, ces espèces morbides ne pouvaient être rattachées par aucun lien, et aux débuts mêmes de la science on était déjà tombé dans cette fatale erreur, renouvelée de nos jours, de ne voir que des états morbides individuels et isolés dans les moindres formes de la maladie. Du reste, la direction de l'école de Cnide ne paraît pas avoir été longtemps suivie, la méthode hippocratique prévalut; seulement, à mesure que l'anatomie et la physiologie firent des progrès, on comprit mieux la nécessité de l'étude des signes propres à chaque maladie, on essaya même des nosologies, et la thérapeutique suivit ce mouvement qui fut surtout très-remarquable à Alexandrie. C'est dans cette ville qu'on agita les plus grands problèmes de pathologie générale et spéciale, et que l'on mit en discussion les bases mêmes de l'observation médicale. Mais au commencement de notre ère les spécialités s'étaient tellement multipliées, et la thérapeutique paraît avoir été si universellement réduite à une série de formules plus ou moins compliquées, que les principes hippocratiques s'affaiblissaient de jour en jour; des sectes rivales et exclusives se disputaient l'empire; enfin l'anarchie complète, c'est-à-dire la destruction de toute science régulière, était imminente lorsque apparut Galien.

Ce grand homme sortit la médecine de cette voie rétrograde; il sut la constituer à la fois sur la prognose d'Hippocrate et sur les connaissances diagnostiques de son époque, qu'il avait si admirablement fécondées et agrandies. Mais Galien est pour la médecine le dernier des grands génies de l'antiquité; après lui on trouve, il est vrai, un certain nombre de praticiens et d'écrivains estimables, mais à peu près dépourvus d'idées générales; on cesse de s'occuper des grands problèmes de la science, et l'étude des faits de détail n'augmente pas d'une façon très-notable le domaine des connaissances déjà acquises: les commentaires, les extraits, les gloses remplacent les recherches originales; et dès lors l'histoire de la médecine ne peut plus guère se proposer d'autre but que la pure érudition; la pratique ne peut retirer que très-rarement un avantage direct des recherches faites avec beaucoup de difficultés dans les ouvrages imprimés ou manuscrits que nous ont laissés les médecins du Bas-Empire. En Occident, dans la première et la seconde période du moyen âge, il n'y a plus qu'un souvenir indirect d'Hippocrate ou des traductions barbares de quelques-uns de ses ouvrages, et il faut arriver jusqu'à la fin du XVIe siècle pour voir refleurir la méthode hippocratique, retrouvée aux sources pures de l'antiquité, et assez forte encore pour sauver la médecine du naufrage où l'entraînaient soit l'arabisme, soit les systèmes plus ou moins extravagants. Cette méthode fut donc une véritable ancre de salut qui permit à la science d'attendre sans trop de secousses la venue de Harvey et de Morgagni.

De nos jours, et surtout dans l'école de Paris, le diagnostic local domine toute la science; il est la source de tous ses progrès, comme aussi de certains écarts et de beaucoup de lacunes. Il serait fort à désirer qu'une main habile et puissante, en confondant en une seule la méthode ancienne et la méthode nouvelle, fît rentrer la médecine dans la seule voie qui lui est tracée par la nature.

Voici maintenant l'analyse du *Pronostic* dont ces considérations m'ont un peu éloigné.

§ 1. Hippocrate, dit Galien, a mis en tête de cet ouvrage, *quoique cela ne soit pas son habitude*[1], un préambule, une sorte de préface; elle était nécessaire pour établir sa doctrine contre certains médecins qui, de son temps, comme ceux qui, de nos jours, s'appellent *méthodiques*, soutenaient qu'il est du devoir d'un médecin de maintenir la santé chez ceux qui se portent bien, et de la rétablir chez ceux qui sont malades, mais qu'il n'appartient qu'à un devin de prédire l'avenir. Aussi Hippocrate établit-il au début que la *prognose*, dont le *pronostic* n'est qu'un des termes, a trois grands avantages : le premier, c'est que le médecin gagne la confiance du malade, qui obéit ponctuellement à ses ordres, dans la persuasion où il est que sa maladie est très-bien connue; le second, c'est que, devinant ce qui doit arriver, ce même médecin peut prévenir certains accidents, diminuer la gravité de certains autres, prendre des mesures énergiques contre tous, et par conséquent arriver souvent à rendre la santé; le troisième

[1] Le traité *Des airs, des eaux et des lieux* est aussi précédé d'une sorte de préface où Hippocrate établit la nécessité de l'étude des localités, des saisons et des autres influences extérieures; le traité du *Régime dans les maladies aiguës* ne débute pas brusquement non plus comme ceux *Des articulations*, *Des fractures* ou *Des épidémies*; il est précédé d'une introduction. Le premier *Aphorisme* n'est-il pas aussi la plus magnifique préface qu'on puisse mettre à un ouvrage? Galien n'a donc pas eu la mémoire bien fidèle quand il écrivait les mots que j'ai soulignés.

enfin, c'est qu'on ne rejettera pas sur son compte la mort des malades, s'ils succombent [1].

§ 2. L'auteur entre en matière par l'exposition des signes que fournissent l'ensemble et les diverses parties de la figure. C'est là qu'il décrit l'altération que subissent les traits du visage quand la mort doit terminer les maladies aiguës; c'est le πρόσωπον νεκρώδης des anciens (visage de la mort), le *facies hippocratique* des modernes. Dans ce paragraphe, Hippocrate consacre deux grands principes qui sont la base de toute la doctrine pronostique: le premier, c'est qu'il faut toujours prendre l'état sain pour terme de comparaison de l'état malade; le second, c'est qu'il ne faut pas attacher tout d'abord aux symptômes une valeur absolue, mais examiner si on ne peut pas enexpliquer l'apparition et la gravité apparente par quelque cause accidentelle, autre qu'un véritable état morbide plus ou moins dangereux.

§ 3. Les signes fournis par la manière dont le malade est couché, ou, comme on dit dans le langage technique, par le *décubitus* du malade, sont envisagés dans ce paragraphe d'après les mêmes règles que ceux fournis par le visage. Ici on trouve encore une observation très-importante sur les signes qu'on peut tirer de l'aspect des plaies dans les maladies aiguës.

§ 4. Hippocrate regarde comme un funeste présage les mouvements désordonnés des mains; et c'est avec juste raison, parce qu'ils indiquent un grand trouble du système nerveux, trouble qui est toujours une complication funeste.

§ 5. L'étude de la respiration présente ceci de particulier qu'Hip-

[1] Gal. *Comm.* I, *in Progn.*, texte 1 et 3. — Cf. aussi Étienne, *in Progn.*, p. 57. Seulement vous remarquerez avec M. Posthumus (*Specimen inaugurale exhibens editionem libri Prænotionum.* Groningæ, 1850, in-8°, p. xv), qu'Étienne, comprenant mal Galien, a commis la singulière faute pour un médecin grec, de placer les *méthodiques* au temps d'Hippocrate! « Il faut noter, dit Étienne, qu'Hippocrate, contre son habitude, fait précéder le *Pronostic* d'un préambule. *Nous disons qu'il a été forcé de faire un préambule à cause des méthodiques qui rejettent entièrement la prognose,* soutenant qu'elle ne sert à rien aux médecins; ils prétendent, en effet, qu'il appartient à un médecin savant de conserver la santé ou de la rétablir quand elle est détruite, mais que la prognose est le fait d'un devin ou de certains prophètes. Hippocrate, voulant donc réfuter les méthodiques et montrer que la prognose est nécessaire, a rédigé ce préambule. »

pocrate la fait servir au diagnostic des inflammations sus-diaphragmatiques; c'est une première exception à la manière dont il considère habituellement les symptômes; j'aurai encore à signaler quelques passages de cette nature, qui cependant ne détruisent pas les idées générales que j'exposais tout à l'heure sur la direction que la pathologie avait reçue dans l'école de Cos.

§ 6. Les sueurs, les urines et les selles sont les trois sources les plus importantes de la science pronostique des anciens; aussi Hippocrate s'arrête assez longuement aux signes qu'elles fournissent. Les observations modernes confirment ce qu'il dit de la valeur pronostique des sueurs. Je ne passerai pas sous silence la mention qu'il fait des *sudamina*, qu'il appelle *sueurs miliaires*, non plus que la distinction si importante, au point de vue pratique, qu'il établit entre les sueurs produites par la faiblesse et celles qui résultent de l'intensité de l'inflammation.

§ 7. Ce paragraphe est consacré à l'examen des signes fournis par l'abdomen, l'état de santé étant toujours pris comme terme de comparaison. Hippocrate parle longuement de tumeurs inflammatoires, de véritables abcès qui aboutissent quelquefois à l'extérieur, qui occupent les deux hypocondres, ou qui siégent seulement soit dans l'hypocondre droit ou gauche, soit dans les régions ombilicale ou épigastrique. Ce qu'Hippocrate dit de ces tumeurs est trop bref, et trop obscur par conséquent, pour que je puisse avec quelque sûreté rapporter ces notions incomplètes à ce que nous connaissons actuellement des maladies de l'abdomen. Ce paragraphe est terminé par l'indication des caractères du bon et du mauvais pus, caractères qui sont restés acquis à la science.

Ici finit pour Galien, pour Étienne, pour plusieurs éditeurs et commentateurs, la première partie du *Pronostic*.

§ 8. Hippocrate s'arrête un instant sur les hydropisies, qu'il étudie au point de vue de leur origine. Il en reconnaît deux espèces : celles qui viennent du foie, celles qui ont leur point de départ dans les lombes et les flancs. Il indique les caractères qui servaient alors à les distinguer. « Ces idées sur les hydropisies étaient généralement répandues chez les Grecs, disent les auteurs du *Compendium de médecine pratique* (t. IV, p. 598); et, quoique exprimées d'une manière un peu vague par Hippocrate, elles sont cependant fondées sur une connaissance exacte de la nature. »

§ 9. Ce paragraphe est assez confus. L'auteur a voulu parler de la marche de la gangrène des extrémités, de sa valeur comme signe, mais sans indiquer à quel point de vue il se plaçait; il avance en outre cette proposition, regardée comme inintelligible par les uns, comme futile par les autres, à savoir que la noirceur complète des orteils et du pied présage moins de danger que leur lividité. Voici à ce propos les réflexions très-fondées de M. Littré [1] : « La noirceur des parties annonce la gangrène, la formation du dépôt, un effort favorable de la nature et, si la mortification se borne, des chances de guérison; la lividité des parties n'est pas un dépôt et peut être considérée comme une preuve de l'affaiblissement général du malade et un signe de très-mauvais augure [2]. »

§ 10. La valeur pronostique du sommeil est assez bien appréciée; mais ce signe, comme tous les autres, est présenté d'une manière trop générale, ou plutôt trop abstraite.

§ 11. Hippocrate s'occupe ici des selles. Il a consigné à cet égard de très-bonnes observations, presque toutes confirmées par la médecine moderne, qui leur a donné une valeur bien plus grande en rapportant les modifications que présentent les selles à diverses altérations pathologiques locales ou générales qui tiennent ces modifications sous leur dépendance.

§ 12. Je dirai de même de l'urine. Du reste, je dois faire deux remarques : la première, c'est que l'importance accordée à la seule inspection des urines est à peu près annulée par les recherches modernes, et en particulier par celles de M. Rayer, dont on ne saurait récuser la compétence sur ce point. « Toutefois, ajoute ce savant pathologiste, malgré ces lacunes et malgré ces erreurs que je signale nettement parce qu'elles sont reproduites dans des milliers de volumes, les observations d'Hippocrate sur les urines offrent un véri-

[1] *OEuv. d'Hipp.*, t. I, *Introd.*, p. 451.

[2] J'ai retrouvé plus tard dans Étienne (p. 141) à peu près la même explication. Du reste on remarquera, en lisant le passage tout entier, qu'Hippocrate apporte d'importantes restrictions à cette proposition, qui semble tout d'abord absolue, restrictions dont Galien le loue. (*Comm.* II *in Progn.*, t. 9.)

table intérêt[1]. » La seconde remarque, c'est que notre auteur a posé, à propos des urines, cette restriction importante, « qu'il faut prendre garde de se laisser induire en erreur par l'aspect des urines; car, si la vessie est malade, les urines peuvent avoir tous ces caractères, et alors elles ne sont plus l'indice de l'état de tout le corps, mais seulement de celui de la vessie. » Hippocrate avait donc entrevu le rapport des symptômes avec l'état des organes; mais il ne s'est pas emparé de ce principe si fécond, et il se hâte de passer outre, comme s'il craignait de s'égarer en recherchant les signes d'un organe en particulier plutôt que ceux de tout l'organisme.

§ 13. Je répéterai, à propos du vomissement, ce que j'ai déjà dit bien souvent dans cette introduction, à savoir que ce symptôme étant considéré d'une manière générale, n'a qu'une valeur très-secondaire.

§ 14 à 18 et 19 *initio*. Hippocrate avait une connaissance toute spéciale des affections de poitrine; il en parle en observateur éclairé et exercé. Aussi tout ce qu'il a écrit sur ce sujet mérite la plus grande attention et n'a rien perdu de son importance et même de son utilité, malgré les travaux récents. Il parle successivement de l'expectoration, des signes fournis par l'habitude extérieure chez ceux qui sont affectés de péripneumonies, du diagnostic local et général de l'empyème, de la marche et de la terminaison de cette affection et des dépôts critiques dans les maladies de poitrine. Il a distingué la pleurésie, la pneumonie; il les a souvent réunies et étudiées sous le nom de péripneumonie; il a connu l'épanchement pleurétique simple et l'empyème proprement dite; seulement il n'a pas assez distingué l'un de l'autre ces deux états pathologiques. Il a très-bien décrit la phthisie, mais il a confondu les vomiques ou seulement une expectoration abondante avec les véritables empyèmes. Toutefois, je ne serais pas éloigné de croire que cette confusion n'est pas toujours réelle, et qu'il a eu probablement affaire dans certains cas, et peut-être plus souvent qu'on ne le voit dans nos climats, à de véritables gangrènes du poumon, lesquelles sont accompagnées d'épanchements pleurétiques qui se font jour à travers les bronches à l'aide des larges communications établies par les progrès de la gangrène entre le sac pleu-

[1] *Traité des maladies des reins*, t. I, p. 217.

ral et le poumon. C'est ce que j'ai constaté sur deux cadavres à l'hôpital de Dijon.

Dans son *Argument des Coaques*, à propos de la 402ᵉ sent. (t. V, p. 574), M. Littré a insisté aussi sur la fréquence de la mention des ruptures de vomiques par les auteurs hippocratiques; il ne sait s'il faut admettre qu'au temps d'Hippocrate les vomiques étaient plus fréquentes que maintenant, ou si cette fréquence tient essentiellement au climat; c'est là un sujet de recherches pour les médecins qui pratiquent en Grèce, et qui oublient trop quels services ils pourraient rendre à l'histoire et aussi à la science, s'ils s'attachaient à contrôler les descriptions d'Hippocrate par leurs propres observations. M. Littré pense qu'il s'agit dans la 402ᵉ sent., et par conséquent dans le *Pronostic*, soit d'abcès formés dans le tissu même du poumon, soit de collection purulente dans la plèvre, affections dans lesquelles le pus se serait fait jour par la bouche; il rapporte à l'appui de cette manière de voir quelques observations empruntées à des auteurs modernes.

§ 19. La fin de ce paragraphe, qui termine la deuxième partie du *Pronostic*, est consacrée à quelques observations sur le danger imminent des maladies de vessie.

§ 20. Je transcris ici les réflexions que M. Littré a faites sur ce qui est dit des crises dans le *Pronostic*, et je reprendrai ailleurs l'exposition de la doctrine d'Hippocrate et de ses successeurs sur ce point.

« Il est, dans le *Pronostic*, perpétuellement question des crises et des jours critiques; Hippocrate leur attribue une généralité que les observations modernes n'ont pas confirmée. Cependant on trouve certains cas où une crise manifeste détermine la solution de la maladie : cela est établi d'une manière incontestable par des observations précises. Il résulterait de là que, parmi les maladies, les unes n'ont aucune crise apparente, et c'est le plus grand nombre chez nous[1],

[1] Il est certain que la variabilité de nos climats et l'intervention des ressources de la médecine peuvent contrarier grandement la solution des maladies par les crises, ainsi que le remarque M. Fuster (*Mal. de la France*, p. 593); mais il faut ajouter avec le même auteur que, pour quiconque veut observer attentivement, la doctrine des crises ne se vérifie pas moins chez nous que sous le climat de la Grèce; on peut s'en assurer en consultant la statistique donnée par Hildebrand, médecin de l'hôpital de Vienne (*Med. prat.*, t. I, chap. v, p. 270-272, trad. de M. Gauthier. Paris, 1824). Cf. aussi ses *Institut. pract. med.* Vienne, 1816, t. I, p. 66, 120 et suiv.; et voy. particulièrement

et que les autres sont terminées par un véritable mouvement critique. Ce serait donc aujourd'hui un important sujet d'étude que de tâcher de faire le départ entre les maladies critiques et les maladies acritiques, et de signaler les circonstances qui appartiennent aux unes et aux autres[1]. »

§ 21. Il est probable que l'auteur a parlé ici de la fièvre cérébrale ou méningite. Ce qu'il en dit est fort confus, ainsi que Galien le remarque. (*Com.* III, *in Prog.*, texte 11.)

§ 22. Observations pratiques et pronostiques sur l'otite aiguë.

§ 23. Les maladies du pharynx, et en particulier l'angine ou *esquinancie*, ont beaucoup occupé l'école de Cos. Hippocrate s'y arrête longuement, et il signale le danger de la rétrocession sur le poumon, de l'érysipèle qui apparaît quelquefois au cou et sur la poitrine dans les inflammations de la gorge, érysipèle qu'il regarde comme un signe avantageux. En parlant de l'amygdalite gangréneuse, il donne le précepte très-sage d'employer les purgatifs avant d'en venir à une opération sanglante.

§ 24. Hippocrate revient sur les crises, et plus spécialement sur celles qui se font par les *dépôts*. Je parlerai ailleurs des *dépôts*.

§ 25. Dans ce paragraphe, qui est une espèce d'épilogue, de péroraison, Hippocrate résume sa doctrine par quelques principes généraux et entre autres par celui-ci : qu'il faut, pour bien apprécier les signes, savoir comparer leur valeur réciproque. Ce principe est très-important et complète, avec les deux autres que j'ai indiqués au § 2, tout le côté dogmatique de la prognose.

Le *Pronostic* se termine par la phrase suivante, qui résume complétement le système médical que ce traité représente : « Ne demandez, dit l'auteur, le nom d'aucune maladie qui ne se trouve pas inscrit dans ce livre, car toutes les maladies qui se jugent dans les mêmes périodes que celles que j'ai indiquées plus haut, vous les reconnaîtrez aux mêmes signes. » Ainsi, sauf quelques-unes qu'il nomme, les maladies aiguës n'ont pas de symptômes particuliers ; elles n'ont

le *Cours théorique et pratique de pathologie interne et de thérapie* (Paris, 1853, t. I, p. 442 et suiv.) de M. Gintrac.

[1] *OEuvres d'Hipp.*, t. II, *Argument du Pronostic*, p. 99.

que des symptômes généraux qui leur sont communs; ou plutôt il ne reconnaît pas de symptômes, mais seulement des signes qui sont communs à toutes, et dont l'étude doit servir à faire juger toutes choses, ainsi qu'il le dit lui-même un peu plus haut. Il se gardera bien de multiplier les noms et les espèces de maladies, à l'exemple des médecins cnidiens, ainsi qu'il le leur reproche au début du traité intitulé : *Du régime dans les maladies aiguës.*

En somme, le *Pronostic* n'est pas seulement un traité de pathologie générale, un livre de séméiologie, comme nous l'entendons, puisqu'on y trouve la description, le diagnostic et le traitement de quelques affections particulières : ce n'est pas non plus un traité de pathologie spéciale, puisque le diagnostic de l'état général, puisque l'étude de la communauté des maladies aiguës, puisque surtout la recherche de l'avenir, y tiennent le premier rang; ou plutôt il ne faut pas vouloir faire rentrer ce traité dans nos divisions classiques, mais le regarder comme l'expression d'un système médical tout particulier et entièrement opposé à celui qui gouverne actuellement la science.

Galien a écrit sur le *Pronostic* un *Commentaire* en trois parties. Comme presque toujours, il avertit que c'est forcé par ses auditeurs qu'il a composé ce *Commentaire*, lequel n'était pas destiné à être publié; aussi s'accuse-t-il lui-même de n'avoir pas apporté à ce travail tout le soin désirable[1]. Mais c'est là, de la part du médecin de Pergame, une modestie affectée qui lui est très-habituelle; aussi ne faut-il pas prendre son aveu à la lettre, et se tenir en défiance, ainsi que le fait M. Posthumus (*ll.*, p. XI et XII). Il suffit en effet de parcourir ce *Commentaire* pour être convaincu qu'il est d'une très-grande utilité, et que lui seul peut lever pour nous un grand nombre de difficultés philologiques ou médicales que présente le texte d'Hippocrate.

Un fait remarquable, c'est que Galien, qui connaissait bien les *Coaques*, puisqu'il en cite quelques sentences, ne paraît pas les avoir conférées avec le *Pronostic*, soit pour la constitution, soit pour l'interprétation du texte. C'est pour moi une raison de croire qu'il ne

[1] *Comm.* III, *in lib. Progn. Proœm.* Voy. aussi p. 75 et la note 3 de cette page.

regardait pas les *Coaques* comme la source du *Pronostic*, ainsi que M. Ermerins a cherché à l'établir. Du reste, je reprends cette question en détail dans la *Dissertation sur le mode de formation des livres rédigés sous forme de sentence.*

Après Galien le seul commentateur ancien du *Pronostic* dont nous possédions le travail, est Étienne. Le texte a été publié pour la première fois par Dietz, dans ses *Scholia in Hippocratem et Galenum*, t. I, p. 51 et suiv. Étienne s'est souvent inspiré de Galien, mais souvent aussi il a tiré ses explications de son propre fonds ou de commentaires perdus. Ses explications ne sont pas aussi dépourvues d'utilité que le dit M. Posthumus (*ll*, p. XIV-XV), et on en trouvera la preuve dans mes notes.

Le premier médecin que l'histoire nous fasse connaître avec certitude comme s'étant occupé du *Pronostic*, est Hérophile. Galien[1] montre presque du mépris pour ce travail qui paraît du reste avoir été plutôt une réfutation qu'une interprétation des doctrines d'Hippocrate ; mais Galien est un juge assez partial, surtout quand il s'agit de défendre celui qu'il proclame son maître; et nul doute que la critique d'un médecin aussi ancien et aussi savant qu'était Hérophile n'ait fourni une page très-curieuse et très-instructive, aussi bien à l'histoire de la médecine en général qu'à celle des écrits d'Hippocrate en particulier. M. Posthumus (*ll.*, p. XI) regrette surtout le texte d'Hérophile à cause des variantes qui auraient pu y être consignées ; quant à moi, je ne regarde pas cette perte comme la plus sensible, attendu que Galien, qui n'avait aucune hostilité systématique contre cette partie du travail du médecin alexandrin, a dû nous conserver les leçons anciennes qu'il y a rencontrées, puisque dans son propre *Commentaire* il nous signale très-souvent les variantes que donnaient les vieux manuscrits.

Du reste, la critique d'Hérophile n'a pas empêché le *Pronostic* d'être regardé comme un des ouvrages les plus achevés d'Hippocrate; ce traité est, avec les *Aphorismes*, celui qui a joui de la plus grande réputation dans l'antiquité.

Xénocrite et Philinus de Cos ont expliqué les mots obscurs qui sont

[1] *Comm*, I, *in Progn.*, texte 4, *in medio.*

contenus dans le *Pronostic*. Nicandre de Colophon l'a paraphrasé en vers hexamètres. Celse a traduit une partie du *Pronostic* dans son *Traité de médecine*, et cette traduction nous est à son tour quelquefois utile pour éclaircir certains passages du texte d'Hippocrate. Ætius d'Amide [1] professe que le médecin doit connaître le *Pronostic*, les autres écrits d'Hippocrate et les œuvres de la nature.

Cœlius Aurelianus [2], ou plutôt Soranus, attribue le *Pronostic* à Hippocrate. Érotien le range le premier parmi les écrits de séméiologie; Galien [3] dit que le *Pronostic* est bien, comme les *Aphorismes*, l'œuvre d'Hippocrate, fils d'Héraclide. Étienne [4] déclare qu'il n'y a qu'une voix sur l'authenticité du *Pronostic*, et qu'il doit être attribué sans hésiter à Hippocrate, fils d'Héraclide, c'est-à-dire au grand Hippocrate. Tous les éditeurs ou commentateurs modernes partagent la croyance des commentateurs anciens [5].

L'un des derniers traducteurs du *Pronostic*, l'éloquent secrétaire perpétuel de l'Académie de médecine, M. Pariset, disait dans son beau langage : « L'importance de la matière, l'ordre, la déduction, cette lucidité de la parole, qui naît de la concision et qui ne s'interpose entre nous et les phénomènes que pour leur donner à nos yeux plus d'évidence, tout dans le *Pronostic* respire cette raison sûre, prompte, élevée, pénétrante qui a écrit les *Aphorismes* et le livre *De l'air, des eaux et des lieux* : c'est la même touche et le même esprit; c'est le même art de tout voir et de tout abréger; ainsi les suffrages du goût, les témoignages de l'histoire, ceux de la nature, que l'on recueille au lit des malades, tout se déclare en faveur du traité sur le *Pronostic*. »

J'avoue qu'à tous ces témoignages donnés avec plus ou moins d'assurance, mais datant tous d'un temps plus ou moins éloigné

[1] *Tetrab. Serm.* 1, cap. 1, p. 190, éd. d'H. Étienne.

[2] *Morb. Diut.* IV, 8, p. 356, éd. Alm. Cælius, dans le même passage, attribue aussi un traité *sur le Pronostic* à Dioclès. — Celse (*de Med.* II, *in proœm.*) dit qu'Hippocrate excelle dans le pronostic.

[3] *Comm.* III, *in Epid.*, III, texte 32. — Cf. aussi *Comm.* I, *in Epid.*, III, t. 5.

[4] *Loc. cit.*, p. 54. Cf. aussi Étienne, *Comm. in priorem Gal. lib. Therap. ad Glauc.* Éd. Dietz, t. I, p. 238 et 246.

[5] Cf. Gruner, *Censura*, p. 52-6, où se trouvent rassemblés beaucoup d'autres témoignages moins importants.

d'Hippocrate, je préférerais celui d'un contemporain ou d'un des successeurs immédiats du médecin de Cos; car si le goût, l'impression personnelle, le soin de la gloire d'un auteur, ont leurs droits, la critique a des exigences plus sévères encore et n'aime pas à se contenter de suppositions.

Mais peut-être ce témoignage que je souhaite ne fait-il pas entièrement défaut; je crois l'avoir trouvé, et il serait dû à Dioclès de Caryste, presque contemporain d'Hippocrate, comme on l'a vu dans mon *Introduction générale*. Cœlius Aurelianus (*Morb. diut.*, IV, VIII, p. 536, ed. Almelov.) nous dit : « Hippocrates, *Libro Prognostico* [§11], « significare inquit lumbricos interfectionem ægrotantis, quoties mortui fuerint exclusi omnibus in morbis. *Item quidam communiter « mortuos lumbricos aiunt gravia denuntiare, siquidem ostendant inesse « corpori [cor]ruptionem*. Diocles, *Libro Prognostico* (Dioclès avait fait « un livre qui portait le même titre que celui d'Hippocrate), evomitos, « inquit, lumbricos nihil alienum significare, nec esse absurdum; per « inferiora vero excludi quoque lumbricos non admirandum, sed mortuos et inanes esse melius ac salutare, vivos vero atque plenos et « sanguinolentos, perniciosum. » — Après avoir rappelé les opinions d'Hérophile (qui déclare funeste l'expulsion des vers morts ou vivants) et d'autres médecins [1], Cœlius termine cette esquisse historique en disant : » Chrysippus, Asclepiadis sectator, libro tertio *De lumbricis*, « solis in celeribus causis, sive periculosis, *mortuos* inquit lumbricos « egestos interfectionem ægro portendere.... Sic, inquit, denique Hippocratem ferri dicentem suo libro, eos qui in ægritudinis declinatione cum stercoribus egeruntur, nihil grave significare. *Sed neque*, « inquit, *Dioclem Hippocrati contrariam protulisse sententiam*, di- « cendo mortuos vel inanes esse meliores; siquidem hic in febribus « solutionem hoc dixisse videtur, Hippocrates autem mortem signifi- « care, in febribus stricturæ. »

[1] Apollonius Glaucus disait que l'expulsion des lombrics arrivant au début des maladies signifiait l'abondance des crudités (*indigestionum frequentiam*), et qu'arrivant à la fin elle hâtait la crise; que c'était un mauvais signe de les rendre vivants. — Apollonius de Memphis était d'avis que la production des vers est toujours un signe fâcheux dans les maladies, surtout s'ils étaient expulsés morts. — Antiphanès pensait qu'il valait mieux rendre les vers par le bas que par le haut, et plutôt seuls qu'avec des matières fécales.

Voyons d'abord comment Cælius a été conduit à défigurer le texte d'Hippocrate; assurément il n'avait pas sous les yeux des manuscrits différents des nôtres, et voici comment il a dû raisonner : On dit communément que l'expulsion des lombrics morts est un mauvais présage; or, comme Hippocrate dit que l'expulsion de ces animaux est avantageuse, il faut en conclure qu'il a entendu les lombrics vivants, et qu'il a sous-entendu que l'expulsion des lombrics morts était pernicieuse. C'est ainsi, si je ne me trompe, que le texte du *Pronostic* a été transformé en celui que nous lisons dans Cœlius, de telle sorte que nous trouvons dans cet auteur, non ce qu'Hippocrate a exprimé, mais ce que Cœlius a regardé comme sous-entendu.

Comme Chrysippe assure qu'il n'y a pas contradiction entre la proposition d'Hippocrate (qu'il traduit fidèlement) et celle de Dioclès, qui cependant nous paraît fort différente, il me semble difficile de ne pas admettre que Dioclès s'était livré à une discussion sur le passage d'Hippocrate ; que la contradiction était plus apparente que réelle entre les deux auteurs, et qu'elle portait surtout sur des distinctions plus ou moins subtiles. Du texte de Cœlius il ne ressort ni positivement, ni directement, que Dioclès avait lu le *Pronostic*, et qu'il en a discuté certains points de doctrine, cela est vrai ; mais la réflexion de Chrysippe donne du moins à ma supposition une grande probabilité, surtout quand on songe que le titre du livre de Dioclès était le même que celui d'Hippocrate ; quand on se rappelle aussi que le même Dioclès nous fournit deux témoignages positifs, l'un sur les *Aphorismes*, l'autre sur le traité *Des articulations*, livres dont la réputation ne paraît pas avoir été plus grande que celle du *Pronostic*.

Quoi qu'il en soit, l'auteur du *Pronostic* ne doit qu'à son génie et à sa pratique éclairée les observations qu'il a consignées dans ce traité. Je ne saurais admettre, en effet, qu'un écrit qui tire son origine d'une pensée toute systématique, qu'un livre qui représente toute une grande doctrine, ait pu être créé par la seule réunion de quelques passages empruntés aux *Prénotions de Cos*, comme le veut M. Ermerins. Évidemment ce n'est pas ainsi que se forment les traités dogmatiques ; ce sont eux au contraire qui donnent naissance à des compilations telles que sont les *Prénotions de Cos*[1].

[1] Voy. la *Dissertation sur le mode de formation des livres rédigés en forme de sentence.*

LE PRONOSTIC [1].

1. Il me semble qu'il est très-bon pour un médecin de s'appliquer au pronostic (1). Pénétrant d'avance et indiquant près des malades les phénomènes passés, présents et à venir, énumérant toutes les circonstances qui leur échappent, il leur persuadera qu'il connaît mieux qu'un autre tout ce qui les regarde ; en sorte qu'ils ne craindront pas de s'abandonner à lui. Il dirigera d'autant mieux le traitement qu'il saura prévoir les événements futurs d'après les phénomènes présents (2). Il est impossible de rendre la santé à tous les malades, et cela vaudrait certainement mieux que de prévoir l'avenir ; mais comme les hommes périssent, les uns terrassés tout à coup par la violence du mal, avant d'avoir appelé le médecin, les autres presque aussitôt qu'ils l'ont fait venir, ceux-ci un jour après, ceux-là après un peu plus de temps, mais toujours avant qu'il lui ait été possible de combattre avec les moyens de l'art chaque maladie (3), il faut que le médecin sache reconnaître la nature de ces affections et jusqu'à quel point elles dépassent les forces de l'organisme, et s'il n'y a point en elles quelque chose de divin (4) ; il doit aussi apprendre à tirer un pronostic de cette dernière circonstance. Un tel médecin sera justement admiré et excellera dans son art ; mieux que tout autre il saura préserver de la mort les malades susceptibles de guérison, en se précautionnant plus longtemps à l'avance contre chaque événement ; prévoyant et pronostiquant ceux qui doivent guérir et ceux qui doivent mourir, il sera exempt de reproche.

2. Le médecin observera ce qui suit dans les maladies aiguës : il examinera d'abord si le visage du malade ressemble à celui des gens en santé, et surtout s'il est tel qu'il était avant la maladie ; car s'il est tel, c'est un très-bon signe ; s'il est très-différent, c'est un signe très-redoutable. Voici quel est le visage redoutable : nez effilé, yeux enfoncés, tempes affaissées ; oreilles froides, contractées, lobes des oreilles rétractés (5) ; peau du front dure, tendue et sèche ; couleur de tout le visage jaune verdâtre (6), ou noire, ou livide ou plombée.

[1] ΠΡΟΓΝΩΣΤΙΚΟΝ *seu* ΠΡΟΓΝΩΣΤΙΚΑ, Prænotionum liber (Foës). — Prognosticorum libri (HEURN). PRONOSTIQUES et PROGNOSTIQUES.

(*Coaq.* 192, 212.) — Si le visage est tel dès le début de la maladie, sans qu'on puisse, du reste, par les signes, expliquer ce changement, il faut demander au malade s'il n'est pas épuisé par des veilles, ou par une diarrhée liquide et abondante, ou enfin s'il n'a pas souffert de la faim : s'il déclare s'être trouvé dans quelqu'une de ces circonstances, on doit juger le danger moins grand. Cette altération du visage disparaît alors (7) dans l'espace d'un jour et d'une nuit, quand elle provient de telles causes; mais si le malade assure qu'aucune n'a eu lieu, et si sa physionomie ne reprend pas son expression habituelle dans l'espace de temps indiqué, on ne doit plus douter qu'il n'approche de sa fin. — Quand la maladie est plus avancée, au troisième ou quatrième jour, par exemple, si le visage se montre ainsi décomposé, il faut d'abord faire aux malades les questions mentionnées plus haut, et de plus considérer les autres signes qu'offrent l'ensemble du visage, le reste du corps et les yeux. — Si les yeux fuient la lumière, s'il en coule des larmes involontaires, s'ils sont divergents (8), si l'un devient plus petit que l'autre, si le blanc se colore en rouge, s'il est parsemé de petites veines livides ou noires (9), si le tour de la *prunelle* (10) se couvre d'une humeur gluante (cf. *Épid.* I, § 4 *init.*), s'ils sont ou renversés ou saillants hors de l'orbite, ou très-enfoncés, si les prunelles sont ternes et privées de leur éclat, si la couleur de tout le visage est changée, on doit regarder tous ces signes comme dangereux et même mortels. On doit aussi considérer si l'on entrevoit quelque portion du globe de l'œil pendant le sommeil (11); en effet, quand une certaine étendue du blanc apparaît à travers les paupières entr'ouvertes sans que ce soit par suite d'une diarrhée, d'une purgation, ou d'une habitude naturelle, c'est un signe fâcheux et certainement mortel. — Il faut savoir que la distorsion ou la contraction avec plissement (12), la teinte jaune ou la lividité des paupières, des lèvres et du nez, réunies à quelques autres signes fâcheux, sont les avant-coureurs d'une mort prochaine. — C'est encore un signe de mort, que les lèvres soient relâchées, pendantes, froides et blanches. (*Coaq.* 218.)

3. Il convient que le médecin surprenne le malade couché sur le côté droit ou gauche, ayant le bras, le cou et les extrémités inférieures légèrement fléchis, et tout le corps dans un état de souplesse (13). Telle est en général la position que les gens bien portants prennent dans leur lit, et la meilleure [pour les malades] est la position qui se rapproche le plus de celle qui est propre à l'état de santé.

— Trouver le malade couché sur le dos, avec les bras, le cou et les extrémités inférieures étendus, est moins avantageux ; mais s'il est affaissé et s'il glisse aux pieds du lit, c'est encore plus dangereux ; le trouver les pieds découverts, nus et peu chauds, les bras et les jambes également découverts et dans une situation irrégulière est mauvais, car cette position indique une grande agitation (14). — C'est aussi un présage de mort que le malade dorme toujours la bouche entr'ouverte, et que couché sur le dos il ait les jambes extrêmement fléchies et très-écartées (15). Dormir sur le ventre lorsqu'on n'en a pas l'habitude dans l'état de santé, annonce ou du délire ou de la douleur dans les régions de l'abdomen. — Vouloir se tenir assis quand la maladie est à son apogée, est funeste dans toutes les maladies aiguës, mais c'est surtout très-mauvais dans les péripneumonies (16). (*Coaq.* 497.)

Grincer des dents dans les fièvres, quand ce n'est pas une habitude d'enfance, est un signe de délire violent et de mort probable ; mais si le malade a du délire en même temps qu'il grince des dents, c'est un symptôme immédiatement pernicieux. (*Coaq.* 235.) Mais il faut savoir prédire le danger qui doit résulter dans ces deux cas (17).

Il faut observer s'il existait un ulcère avant la maladie, ou s'il en survient un pendant son cours ; car si le malade doit périr, avant la mort l'ulcère devient livide et sec, ou jaune verdâtre et sec. (*Coaq.* 496.)

4. Voici ce que je sais sur les mouvements des mains : dans toutes les fièvres aiguës, dans les péripneumonies, les *phrénitis*, les céphalalgies, porter les mains à son visage, chercher dans le vide, avoir de la carphologie, arracher les fils des couvertures, détacher les paillettes de la muraille, doit être regardé comme autant de signes mauvais et avant-coureurs d'une mort probable. (*Coaq.* 76.)

5. La respiration fréquente indique un travail morbide ou une inflammation dans les régions sus-diaphragmatiques. — La respiration grande et se faisant à de grands intervalles (c'est-à-dire *rare*) annonce le délire. L'air expiré froid par les narines et par la bouche, est un signe de danger immédiat. — Il faut savoir que la respiration facile exerce une puissante influence sur la guérison de toutes les maladies aiguës qui sont accompagnées de fièvre et qui se jugent en quarante jours (18). (*Coaq.* 260.)

6. Les sueurs sont très-favorables dans toutes les maladies aiguës, toutes les fois qu'elles apparaissent pendant un jour critique, et

qu'elles dissipent entièrement la fièvre. — Sont bonnes aussi les sueurs répandues sur tout le corps, et à la suite desquelles le malade supporte mieux son mal. — Toute sueur qui ne procure aucun de ces avantages n'est pas profitable. — Sont très-mauvaises les sueurs froides et bornées à la tête, au visage et au cou ; elles présagent la mort dans les fièvres aiguës, et dans les fièvres moins vives la longueur de la maladie (19). (*Coaq.* 572, 573.) — Sont aussi très-mauvaises les sueurs qui se répandent sur tout le corps et qui sont semblables à celles de la tête (20.) — Les sueurs miliaires et qui s'établissent seulement au cou sont funestes; celles qui forment des gouttelettes et de la vapeur sont bonnes. — Il faut examiner le caractère général des sueurs : les unes naissent de la faiblesse du corps, les autres de la tension inflammatoire.

7. L'hypocondre (21) est en très-bon état s'il est indolent, souple et égal à droite et à gauche ; s'il est enflammé, douloureux, tendu, si le côté droit ne présente pas les mêmes phénomènes que ceux du côté gauche (22), le médecin doit être en garde contre tous ces symptômes. (*Coaq.* 279.) — S'il existe une pulsation profonde (23) dans l'hypocondre, c'est le présage d'un trouble général ou de délire ; mais chez ces malades il faut observer les yeux : si les *prunelles* sont continuellement agitées, il faut s'attendre qu'ils seront pris de délire maniaque. (*Coaq.* 282.) — Une tumeur (24) dure et douloureuse dans l'hypocondre est très-mauvaise, si elle en occupe toute l'étendue ; mais quand elle est bornée à un seul côté, c'est à gauche qu'elle est le moins redoutable. Ces tumeurs apparaissant au début des maladies annoncent que la mort est proche ; mais si la fièvre subsiste plus de vingt jours sans que la tumeur s'affaisse, elle passe à la suppuration. Chez ces malades il survient dans la première période un flux de sang par le nez, et il les soulage notablement. Mais il faut leur demander s'ils ressentent des douleurs de tête ou si la vue se trouble, car si l'un de ces signes existe, la fluxion est de ce côté. C'est surtout chez les jeunes gens au-dessous de trente-cinq ans qu'il faut s'attendre à ces hémorragies ; chez les vieillards, c'est à la suppuration de la tumeur (25). (*Coaq.* 280.) — Les tumeurs molles, indolentes, qui cèdent à la pression du doigt, se jugent plus lentement et sont moins dangereuses que les premières. Mais s'il se passe soixante jours sans que la fièvre tombe et sans que la tumeur s'affaisse, c'est un signe qu'il s'y formera de la suppuration. Il en est ainsi pour les tumeurs qui siégent dans le reste du ventre (26). Ainsi

toute tumeur douloureuse, dure, volumineuse, annonce un danger de mort prochaine ; et toute tumeur molle, indolente, cédant à la pression du doigt, persiste plus longtemps que les premières. — Les tumeurs de la région épigastrique arrivent plus rarement à suppuration que celles des hypocondres, mais celles qui sont au-dessous du nombril suppurent moins souvent encore ; attendez-vous surtout à une hémorragie des parties supérieures (27).—Pour toutes les tumeurs qui persistent longtemps dans ces régions il faut soupçonner la suppuration.—On jugera ainsi qu'il suit de ces *aposthèmes* (28) internes : tous ceux qui se portent en dehors sont favorables s'ils sont médiocres, saillants et terminés en pointe ; ceux qui sont volumineux, aplatis et qui ne se terminent pas en pointe, sont très-mauvais. De tous les aposthèmes qui s'ouvrent à l'intérieur, les plus favorables sont ceux qui ne communiquent pas avec l'extérieur, qui sont circonscrits, indolents, et qui n'altèrent pas la couleur des téguments. (*Coaq.* 281.) — Le pus est très-bon quand il est blanc, d'une consistance égale, uniforme, et sans aucune mauvaise odeur : celui qui a les qualités opposées est très-mauvais (29).

8. Les hydropisies (30) qui naissent de maladies aiguës sont toutes mauvaises, car elles ne délivrent pas de la fièvre et sont très-douloureuses ; elles deviennent même mortelles ; elles ont pour la plupart leur principe dans les flancs (*cavités iliaques*) et dans la région lombaire (31), ou dans le foie. — Quand l'hydropisie a son point de départ dans les régions lombaires et iliaques, les pieds enflent, il survient des diarrhées rebelles qui ne font pas cesser les douleurs des flancs et des lombes, et qui n'amollissent pas le ventre. — Toutes les fois qu'elles tirent leur origine du foie, il y a de la toux et des envies continuelles de tousser sans expectoration notable, les pieds enflent, le ventre est resserré, le malade ne rend que quelques excréments durs, encore faut-il les expulser de force par les remèdes ; il se forme dans le ventre, tantôt à droite, tantôt à gauche, des tumeurs qui s'élèvent et s'affaissent alternativement (32). (*Coaq.* 452.)

9. Il est mauvais d'avoir la tête, les bras et les pieds froids, quand le ventre et la poitrine sont chauds (33) ; il est au contraire très-bon que tout le corps ait une chaleur et une souplesse uniformes. (*Coaq.* 492.) — Un malade doit se retourner facilement dans son lit, et se sentir léger quand il veut se soulever ; s'il éprouve de la pesanteur dans tout le corps, dans les pieds et dans les mains, il y a plus de

danger. Si à ce sentiment de pesanteur se joint la lividité des ongles et des doigts, la mort est tout à fait imminente. — La couleur complétement noire des pieds et des mains est moins formidable que leur lividité. Cependant il faut, dans ce cas, considérer les autres signes. En effet, si le malade ne paraît pas accablé par son mal, si quelque signe de salut se réunit aux autres, on peut espérer que la maladie se terminera par la suppuration, que le malade en réchappera et que les parties noires se détacheront. (*Coaq.* 493.) — La rétraction des testicules et des parties de la génération indique un violent travail morbide, et une mort probable. (*Coaq.* 494.)

10. Pour ce qui est du sommeil, les malades doivent, comme c'est la coutume en santé, dormir la nuit et veiller le jour; s'il y a interversion dans cet ordre, c'est plus mauvais; mais, dans ce cas, le danger est le moins considérable quand le sommeil ne se prolonge pas au delà de la troisième partie du jour (34). Passé ce temps, le sommeil est plus funeste. Il est très-mauvais de ne dormir ni jour ni nuit : car on peut inférer de ce symptôme, ou que l'insomnie est la suite de la douleur et d'un travail morbide, ou qu'il y aura du délire. (*Coaq.* 497, *in fine.*)

11. Les selles sont excellentes si elles sont molles, consistantes, si elles arrivent à l'heure habituelle dans l'état de santé, et si elles sont proportionnées à la quantité d'aliments (35). Des selles de cette nature indiquent que le ventre inférieur (*bas-ventre*) est sain. (*Coaq.* 601, *initio.*) — Quand les selles sont liquides, il est bon qu'elles aient lieu sans gargouillements, qu'elles soient peu rapprochées et peu abondantes à la fois; car, d'une part, fatigué par des envies continuelles d'aller à la garde-robe, le malade serait privé de sommeil, et de l'autre, s'il rendait souvent des matières abondantes, il serait en danger de tomber en *lypothimie* (36). (Voy. *Coaq.* 609.)— Il faut, en proportion de la quantité d'aliments, aller à la selle deux ou trois fois le jour, une fois seulement la nuit, et plus copieusement le matin, comme c'est l'habitude chez l'homme [bien portant]. — Les selles doivent s'épaissir à mesure que la maladie approche de la crise. Il faut encore qu'elles soient modérément rousses, et qu'elles n'aient pas une trop mauvaise odeur (37). — Il est avantageux de rendre des vers ronds (*lombrics*) (38) avec les selles, quand la maladie approche de la crise. (*Coaq.* 601, *in fine.*) — Dans quelque maladie que ce soit, le ventre doit être souple et d'un volume convenable. — Des évacuations de matières liquides comme

de l'eau, ou blanches, ou verdâtres, ou d'un rouge foncé, ou écumeuses, sont toutes funestes. — Sont encore mauvais les excréments petits, gluants et blancs, et ceux qui sont verdâtres et liés (39). Ils sont encore plus funestes s'ils sont noirs, ou gras, ou livides, ou violacés (*érugineux?*) ou fétides. — Les selles variées annoncent que la maladie se prolongera, mais elles ne sont pas moins pernicieuses; ces selles sont composées de matières semblables à des raclures, de matières bilieuses (40), porracées, noires, qui sortent tantôt ensemble, tantôt séparément. (*Coaq.* 604, 631.) — Il est bon que les vents s'échappent sans bruit et sans explosion; cependant il vaut mieux qu'ils s'échappent avec bruit que d'être retenus. Quand ils sortent avec bruit, c'est le signe d'un travail morbide ou de délire, à moins que le malade ne les lâche ainsi volontairement. (*Coaq.* 495.) — Un borborygme formé dans les hypocondres dissipe les douleurs et les gonflements récents et non inflammatoires de cette région, surtout s'il s'échappe (41) avec des matières fécales, des urines ou des vents. S'il n'en est pas ainsi, le borborygme soulage par cela seul qu'il traverse l'hypocondre; il soulage encore quand il roule vers le bas-ventre. (*Coaq.* 281, *in fine*; cf. aussi 291.)

12. L'urine la meilleure est celle qui dépose pendant tout le cours de la maladie, jusqu'à ce qu'elle soit jugée, un sédiment blanc, homogène et uniforme; car elle présage l'absence de danger et une guérison prochaine. Mais si l'urine ne reste pas toujours dans le même état, si tantôt elle coule limpide, et tantôt elle dépose un sédiment blanc et homogène, la maladie sera plus longue et moins exempte de dangers. Si l'urine est rougeâtre, si le sédiment est de même couleur et homogène, la maladie sera, il est vrai, plus longue que dans le cas précédent, mais la guérison sera beaucoup plus assurée. (Voy. *Coaq.* 575.) — Dans ces urines, un sédiment semblable à de la grosse farine d'orge est funeste; celui qui ressemble à des écailles est plus mauvais. Le sédiment blanc et ténu est tout à fait suspect, mais celui qui ressemble à du son est encore plus mauvais. (Voy. *Coaq.* 578.) — Les nuages suspendus dans les urines sont bons s'ils sont blancs, sont suspects s'ils sont noirs. — Tant que l'urine est citrine et ténue, c'est un signe que la maladie est encore à l'état de crudité; si l'urine reste longtemps telle, il est à craindre que le malade ne puisse résister, jusqu'à ce que la maladie arrive à coction. — Les urines les plus funestes sont les urines fétides et aqueuses, les noires et épaisses. Chez les hommes et chez les femmes les urines

noires sont très-mauvaises; chez les enfants ce sont les aqueuses. (*Coaq*. 580.) Si, concurremment avec d'autres signes favorables, les malades rendent pendant longtemps des urines ténues et crues, on doit s'attendre à un dépôt dans les régions sous-diaphragmatiques. — On doit se défier des substances grasses semblables à des toiles d'araignées qui nagent sur les urines, car c'est un indice de colliquation. (*Coaq*. 582, *in med.*) — Il faut examiner dans les urines qui présentent des nuages, si ces nuages se portent vers la partie supérieure ou inférieure; s'ils se précipitent avec les couleurs indiquées, ils doivent être réputés de bon augure, et il faut s'en féliciter; si, au contraire, ils gagnent le haut avec ces mêmes couleurs, ils sont d'un mauvais augure, et il faut s'en méfier (42). (Voy. *Coaq*. 577.) — Mais prenez garde de vous laisser induire en erreur; car, si la vessie est malade, les urines peuvent avoir tous ces caractères. Alors elles ne sont plus l'indice de l'état de tout le corps, mais seulement de celui de la vessie.

13. Le vomissement le plus avantageux est celui qui est composé de bile et de *phlegme* (43), mélangés le plus exactement possible; car moins les matières sont mélangées dans les vomissements, plus ils sont funestes. Les matières vomies ne doivent être ni fort épaisses, ni fort abondantes (44). Si les matières sont porracées, ou livides, ou noires, que ce soit l'une ou l'autre de ces couleurs qui domine, ce vomissement doit être regardé comme funeste. Mais si le même malade vomit à la fois des matières de toutes ces couleurs (45), le cas est très-grave. La couleur livide et la fétidité extrême des vomissements annoncent une mort prochaine. Toute odeur fétide et putride est funeste dans tout vomissement. (*Coaq*. 556.)

14. Dans toutes les maladies du poumon et des parois de la poitrine (46), il faut que l'expectoration se fasse de bonne heure (47) et avec facilité; et la partie fauve doit paraître bien mélangée (48) dans le crachat; en effet si le malade, longtemps seulement après l'invasion de la douleur, expectore des crachats fauves ou roux qui provoquent une forte toux, et qui ne sont pas bien mélangés, le cas devient plus grave; car un crachat d'un fauve pur est dangereux; mais un crachat blanc, visqueux et arrondi est insignifiant. Sont encore mauvais les crachats d'un vert très-foncé et ceux qui sont écumeux; si les crachats sont si peu mélangés qu'ils paraissent noirs, ils sont encore plus dangereux que ceux-ci. (*Coaq*. 390.) — Il est mauvais qu'il ne se fasse aucune expectoration, que le poumon n'expulse rien, qu'au contraire par suite de sa réplétion les crachats bouillonnent dans la trachée. — Il est mauvais que le coryza (49) et l'éternument se montrent comme prodrome ou comme épiphénomène dans les maladies du poumon ; mais dans toutes les autres maladies, même les plus dangereuses, l'éternument est utile. (*Coaq.* 399.) — Dans la péripneumonie, les crachats fauves et mêlés d'un peu de sang sont salutaires s'ils sont expectorés au début de la maladie, et soulagent même grandement. Après le premier septénaire et plus tard, ils sont moins avantageux. (Cf. *Coaq.* 390, *in medio.*) Toute expectoration qui ne calme pas la douleur est funeste. Mais les crachats les plus pernicieux sont les noirs, comme il a été dit. Ceux qui calment la douleur sont les meilleurs de tous. (*Coaq.* 391.)

15. Il faut savoir que toutes les douleurs de poitrine qui ne cèdent ni à une expectoration abondante, ni à un flux de ventre, ni aux saignées, ni au régime, ni aux purgatifs, amèneront la suppuration. (*Coaq.* 394.) De toutes les collections purulentes, celles qui se rompent quand l'expectoration est encore bilieuse sont les plus funestes, que les crachats bilieux soient rejetés séparément ou mêlés avec le pus. Le danger est surtout grand si l'empyème commence à se vider avec de tels crachats, quand la maladie est au septième jour. Il est à craindre que celui qui rend de pareils crachats ne périsse le quatorzième jour, s'il ne lui survient aucun symptôme favorable. (Voy. *Coaq.* 392.) — Les symptômes favorables sont les suivants : facilité à supporter le mal, respiration libre, disparition de la douleur, expectoration aisée, chaleur et souplesse uniformes de tout le corps, absence de la soif ; selles, urines, sommeil et sueurs survenant avec les caractères décrits comme les faisant reconnaître pour louables (50). Quand tous ces signes sont réunis, le malade ne mourra certainement pas ; mais si les uns se rencontrent sans les autres, il est à craindre que le malade ne vive pas au delà du quatorzième jour. — Sont mauvais les symptômes opposés, que voici : accablement sous le poids du mal, respiration grande et fréquente, persistance de la douleur, expectoration difficile, soif inextinguible, chaleur inégale du corps, le ventre et la poitrine étant extrêmement chauds, le front, les pieds et les mains restant froids, urines, selles, sueurs et sommeil survenant avec les caractères décrits comme les faisant reconnaître pour pernicieux. Si quelqu'un de ces signes se réunit à cette espèce de crachats (51), le malade périra avant le quatorzième jour, le neuvième ou le onzième. On établira donc ses conjectures en se

fondant sur ce que l'expectoration dont il s'agit est le plus souvent mortelle, et qu'elle fait périr les malades avant le quatorzième jour. On doit, pour énoncer son pronostic, peser la valeur des bons et des mauvais signes; c'est ainsi qu'on s'écartera le moins de la vérité. (*Coaq.* 393.) — Quant aux autres collections purulentes (52), les unes s'ouvrent le vingtième, les autres le trentième, quelques-unes le quarantième jour : il y en a même qui vont jusqu'au soixantième.

16. Il faut considérer qu'il y aura formation d'empyème en calculant à partir du jour où le malade a ressenti pour la première fois la fièvre [plus violemment que de coutume], si toutefois il a été pris d'un frisson (53), et s'il dit qu'à la place de la douleur il a éprouvé un sentiment de pesanteur là où il souffrait d'abord; car ces symptômes apparaissent au début des empyèmes. (*Coaq.* 402, *in medio.*) Il faut donc, d'après cette supputation des temps, compter que la rupture des empyèmes aura lieu aux époques indiquées ci-dessus. — Quand la suppuration est bornée à un seul côté (54), le médecin fera retourner le malade, et s'informera s'il ne ressent pas de la douleur dans l'un des côtés de la poitrine; si l'un des côtés est plus chaud que l'autre, il fera coucher le malade sur celui qui est sain, et lui demandera s'il n'éprouve pas la sensation d'un poids qui presse d'en haut, car s'il en est ainsi, l'empyème existe dans le côté d'où le poids se fait sentir (55). (*Coaq.* 428.)

17. On reconnaîtra les empyématiques (56) quels qu'ils soient, aux signes suivants : d'abord si la fièvre ne les quitte pas (57); seulement, plus faible le jour, elle redouble la nuit; il survient des sueurs abondantes, des envies de tousser, sans expectoration notable; les yeux sont enfoncés dans l'orbite; les pommettes sont rouges, les ongles se recourbent, les doigts sont brûlants surtout à leur extrémité, les pieds s'œdématient, le désir de prendre des aliments est nul, le corps se recouvre de phlyctènes. — Tout empyème qui date de longtemps présente ces signes, et il faut leur accorder une très-grande confiance; tandis que tout empyème de formation récente se reconnaît s'il apparaît quelqu'un des signes qui marquent le début de la suppuration, et si le malade éprouve une plus grande difficulté de respirer. (*Coaq.* 402, *initio.*) — A l'aide des signes suivants on reconnaîtra les empyèmes qui s'ouvriront promptement et ceux dont l'éruption sera plus tardive : s'il existe, dès le début, de la souffrance, de la dyspnée, de la toux, avec un ptyalisme (58) continuel, il faut s'attendre

à la rupture dans les vingt jours ou même encore plus tôt. Mais si la souffrance est peu marquée, si l'ensemble des autres symptômes est en proportion, il faut attendre une rupture plus tardive; toutefois la souffrance, le ptyalisme et la dyspnée précèdent forcément l'évacuation du pus. (*Coaq.* 402, *in medio.*)— Ceux-là surtout seront sauvés qui sont délivrés de la fièvre dès le jour même de la rupture de l'empyème, qui reprennent promptement appétit, qui ne sont plus tourmentés par la soif, qui ont des selles médiocres et liées, qui expectorent sans douleur et sans effort de toux un pus blanc, lié, de couleur uniforme, sans mélange de phlegme. Ces signes, ou tout au moins ceux qui s'en rapprochent le plus, sont très-favorables, ils apportent un prompt soulagement. — Mais ils sont voués à la mort, ceux que la fièvre ne quitte pas, ou que la chaleur fébrile ne semble quitter que pour se rallumer avec une nouvelle violence, qui sont tourmentés de la soif, et qui n'éprouvent aucun appétit, qui ont une diarrhée liquide, qui expectorent un pus verdâtre, ou brun, ou *phlegmatique* (séreux) et écumeux (59) : quand tous ces signes se réunissent, le malade est perdu. Mais quand les uns se rencontrent et que les autres manquent, les malades ou meurent, ou guérissent après un temps fort long. Il faut, dans ces maladies, comme dans toutes les autres, tirer son pronostic de tous les signes rationnels qui existent. (*Coaq.* 402, *in fine.*)

18. Tous les malades chez lesquels, par suite d'une péripneumonie, se forment auprès des oreilles des dépôts qui suppurent, ou aux parties inférieures des dépôts qui deviennent fistuleux (60), sont sauvés. — Voici ce qu'il faut considérer à cet égard : si la fièvre est continue, si la douleur ne se modère pas, si la quantité de crachats n'est pas convenable, si les selles ne deviennent pas bilieuses, si elles ne fluent pas bien (61) et ne sont pas composées d'une seule humeur (*le phlegme*), si l'urine n'est ni fort épaisse ni fort abondante, si elle ne dépose pas un sédiment considérable, si en même temps le malade est protégé par les autres signes, on doit s'attendre à ces sortes de dépôts. — Ils se forment dans les parties inférieures, chez les individus qui ressentent de la chaleur (62) dans les hypocondres. Les dépôts se forment au contraire dans les parties supérieures chez ceux qui, conservant l'hypocondre souple et indolent, éprouvent pendant quelque temps une dyspnée qui se dissipe sans cause évidente. (*Coaq.* 395.) — Les dépôts qui se forment aux jambes dans les péripneumonies violentes et même dangereuses sont tous avan-

tageux ; ils sont très-favorables s'ils paraissent quand les crachats se modifient, car si la tumeur et la douleur se montrent lorsque les crachats deviennent purulents, de fauves qu'ils étaient, et qu'ils sortent [abondamment et facilement], le malade réchappera, et la tumeur se résoudra très-promptement et sans douleur; mais si l'expectoration se fait avec peine, si l'urine ne dépose pas un sédiment favorable, il est à craindre que l'articulation [siége du dépôt] ne perde ses mouvements, ou que la guérison ne soit une source d'embarras. — Si les dépôts disparaissent et rétrocèdent quand l'expectoration ne se fait pas, et que la fièvre persiste, c'est un signe redoutable, car il y a danger que le malade ne délire et qu'il ne succombe. (*Coaq*. 396). — Les personnes âgées meurent surtout des empyèmes qui naissent des péripneumonies; les jeunes gens meurent plutôt des autres espèces de suppurations. (*Coaq*. 431.) — Quand on ouvre un empyème par le fer ou par le feu, si le pus sort pur, blanc et sans mauvaise odeur, le malade est sauvé ; mais s'il sort bourbeux et sanguinolent, le malade est perdu (63). (*Coaq*. 410.)

19. Les douleurs avec fièvre qui occupent les lombes et les parties inférieures, si elles quittent ces parties pour rétrocéder vers le diaphragme, sont très-pernicieuses. Il faut donc prendre en considération les autres signes, car s'il se manifeste quelqu'un de ceux qui sont mauvais, le malade est désespéré; mais quand cette métastase se fait vers le diaphragme sans qu'il se montre aucun signe fâcheux, il y a tout lieu d'attendre un empyème (64). (*Coaq*. 108.)

La dureté inflammatoire et les douleurs de la vessie sont tout à fait redoutables et même pernicieuses : elles sont plus pernicieuses encore quand elles sont accompagnées de fièvre continue. En effet les maladies de la vessie suffisent à elles seules pour donner la mort. Pendant toute leur durée, le malade est constipé, il ne rend que quelques excréments durs et expulsés à l'aide de remèdes. Un écoulement d'urines purulentes avec un sédiment blanc et lisse, dissipe ces maladies. S'il ne s'échappe pas une goutte d'urine, si la douleur ne se calme pas (65), si la vessie ne s'assouplit pas, si la fièvre persiste, attendez-vous à perdre le sujet dans la première période de la maladie : cette forme de l'affection attaque principalement les enfants depuis l'âge de sept ans jusqu'à quinze. (*Coaq*. 471.)

20. Les fièvres se jugent dans les jours qui sont numériquement les mêmes que ceux dans lesquels les malades réchappent ou succombent. — Les fièvres les plus bénignes et qui marchent avec les

symptômes les plus favorables, se terminent, en effet, en quatre jours ou plus tôt; celles du plus mauvais caractère et qui marchent avec les symptômes les plus effrayants, donnent la mort le quatrième jour ou avant. Tel est le terme de la première période (ἔφοδος) des fièvres. La seconde se prolonge jusqu'au septième jour, la troisième jusqu'au onzième, la quatrième jusqu'au quatorzième, la cinquième jusqu'au dix-septième, la sixième jusqu'au vingtième. Ainsi, dans les maladies très-aiguës, les périodes de quatre jours s'ajoutent successivement jusqu'au vingtième; mais il est impossible de compter exactement ces périodes par des jours entiers, car les mois et l'année même ne peuvent se compter par des jours entiers (66). Après le vingtième jour, en supputant de la même manière, la première période se prolonge jusqu'au trente-quatrième jour, la seconde jusqu'au quarantième, la troisième jusqu'au soixantième. Il est très-difficile, dès l'invasion des fièvres, de reconnaître celles dont la crise sera tardive, car au début les symptômes sont identiques pour toutes; mais il faut observer dès le premier jour et examiner avec soin ce qui se passe à chaque addition d'une nouvelle période quartenaire; de cette manière on ne se trompera pas sur l'issue de la maladie (voy. *Épid.* I, 12). —La constitution des périodes quartenaires résulte de l'arrangement qui vient d'être indiqué (67). — On reconnaît plus facilement les fièvres dont la crise doit se faire dans un bref délai, car elles offrent des différences tranchées dès le début: les malades qui doivent guérir respirent facilement, ne souffrent pas, dorment la nuit et présentent les autres signes favorables; ceux qui doivent périr respirent péniblement, ont les idées en désordre(68), sont pris d'insomnie, et éprouvent tous les autres signes fâcheux. Les choses se passant ainsi, il faut donc conjecturer d'après le temps, et d'après chaque addition [de période quartenaire], à mesure que la maladie approche de la crise. Les crises qui sont propres aux femmes en couches se règlent de la même manière (69).

21. Des douleurs de tête intenses et continues avec fièvre, s'il s'y joint quelqu'un des signes qui présagent la mort, sont très-pernicieuses. Mais si la douleur se prolonge au delà de vingt jours, et que la fièvre persiste, il faut s'attendre à une hémorragie du nez ou à quelque autre dépôt vers les parties inférieures. Bien que la douleur soit récente, on peut s'attendre également soit à une épistaxis, soit à un écoulement de pus [par le nez] (70), surtout si la céphalalgie est fixée aux tempes ou au front. On doit plutôt compter sur l'hé-

morragie chez les jeunes gens, et sur la suppuration chez les vieillards. (*Coaq.* 160.)

22. Les douleurs aiguës de l'oreille, avec fièvre continue et violente, sont redoutables ; il est à craindre que le délire ne survienne et que le malade ne succombe. Puis donc que cette forme de maladie est très-dangereuse, il faut dès le premier jour diriger son attention sur tous les signes qui se manifestent ; les jeunes gens succombent à cette maladie le septième jour ou plus tôt ; les vieillards meurent beaucoup plus tard : comme ils sont moins disposés au délire et à la fièvre, la suppuration s'établit auparavant ; mais à cet âge il y a des rechutes qui font périr la plupart des malades. Les jeunes gens meurent avant que l'oreille suppure, car il y aurait pour eux des chances de guérison si un pus blanc sortait de l'oreille, et surtout s'il se joignait quelque autre signe favorable (71). (*Coaq.* 189.)

23. L'ulcération du pharynx avec fièvre est redoutable ; mais s'il se joint quelqu'un des signes réputés funestes, on doit annoncer que le malade est en danger. (*Coaq.* 276.) — Les esquinancies (72) sont très-redoutables ; elles tuent très-rapidement quand elles ne se révèlent au cou ou au pharynx par aucun phénomène, et qu'elles causent néanmoins une souffrance des plus vives et de l'orthopnée : elles étouffent le malade le premier, le deuxième, le troisième, ou le quatrième jour. (*Coaq.* 363.) Les esquinancies qui causent autant de souffrance que les précédentes, mais qui s'annoncent par du gonflement et de la rougeur à la gorge, sont, à la vérité, très-pernicieuses, mais elles se prolongent plus longtemps que les premières, si la rougeur est très-étendue. (*Coaq.* 364.) Chez tous les sujets dont le pharynx et le cou rougissent, les esquinancies sont plus longues, et c'est surtout de celles-là que quelques malades guérissent, si la rougeur occupe en même temps le cou et la poitrine, et si cette espèce d'érysipèle ne rétrocède pas. Si ce n'est pas dans un des jours critiques (73) que l'érysipèle a disparu, si [en même temps] il ne s'est point formé d'abcès aux parties extérieures, si le malade n'a pas craché de pus, s'il semble se trouver bien et sans douleur, ce sont des signes de mort ou de réapparition de l'érysipèle. Il est plus avantageux que la tuméfaction et la rougeur se portent principalement au dehors (*Coaq.* 365) ; mais, s'il y a rétrocession sur le poumon, elle amène du délire, et le plus souvent les malades deviennent empyématiques à la suite de ces accidents. (Voy. *Coaq.* 367.) — Il est dangereux de couper, de scarifier et de brûler la luette (74) rouge et

gonflée, car il en résulterait des phlegmasies et des hémorragies. Il faut pendant tout ce temps essayer, à l'aide d'autres moyens, d'en diminuer le volume. Mais quand ce qu'on appelle *staphylin* (75) s'est déjà tout à fait formé, quand l'extrémité de la luette devient plus volumineuse et s'arrondit, tandis que la partie supérieure s'amincit, alors on peut en toute sûreté pratiquer l'opération. — Il est bon de relâcher le ventre, avant de recourir à l'opération chirurgicale, si toutefois le temps le permet et si le malade ne suffoque pas.

24. Toutes les fois que les fièvres cessent sans qu'aucun signe de solution se manifeste, et hors des jours critiques, il faut s'attendre à une récidive. (*Coaq.* 146; cf. aussi *Coaq.* 80.) — Quand une fièvre quelconque se prolonge, le malade se trouvant dans de bonnes conditions et ne ressentant aucune douleur entretenue par quelque inflammation ou par toute autre cause apparente, il faut s'attendre à un dépôt avec gonflement et douleur sur quelqu'une des articulations, et principalement sur les inférieures. Ces dépôts se forment de préférence et très-rapidement chez les sujets au-dessous de trente ans. On soupçonnera la formation de ces dépôts aussitôt que la fièvre persiste au delà de vingt jours. Chez les personnes plus âgées, ils sont moins fréquents, la fièvre durant plus longtemps. Jugez que ces dépôts se formeront quand la fièvre est continue, mais que la fièvre se changera en quarte (76), si tantôt elle tombe et tantôt se rallume sans observer d'ordre, et si elle se prolonge avec ces alternatives jusqu'à l'automne. Comme ces dépôts sont plus fréquents chez les individus au-dessous de trente ans, de même la fièvre quarte s'établit plutôt chez ceux qui ont trente ans et plus. Il faut savoir que ces dépôts arrivent de préférence en hiver, et qu'alors ils sont plus longs à disparaître, mais qu'ils sont moins sujets aux métastases (77). (*Coaq.* 143.) — Dans une fièvre dont le caractère n'est pas mortel, si le malade se plaint de céphalalgie, d'avoir des objets noirs devant les yeux, de douleurs mordicantes au cardia, il y aura un vomissement bilieux; s'il survient un frisson et un sentiment de froid dans les régions inférieures de l'hypocondre, le vomissement sera encore plus prompt; et si dans ce moment le malade boit ou mange quelque chose, il le vomira très-promptement. Parmi ces malades, ceux chez lesquels la souffrance commence dès le premier jour sont plus mal le quatrième et surtout le cinquième jour; mais ils sont délivrés le septième; ceux, au contraire, et c'est le plus grand nombre, qui sont pris de cette souffrance le troisième jour, sont plus mal le cinquième, et sont délivrés le onzième;

chez ceux qui commencent à souffrir au cinquième jour, et chez qui le reste marche comme il a été dit, la maladie se juge le quatorzième jour. Les choses se passent ainsi chez les hommes et chez les femmes, principalement dans les fièvres tierces. Chez les jeunes gens, ces choses s'observeront aussi dans les fièvres de cette espèce, mais plutôt dans les fièvres à type plus continu, et dans les tierces légitimes. — Chez les individus qui, souffrant de la tête dans une fièvre de ce genre, au lieu d'avoir des objets noirs devant les yeux, ont la vue trouble ou aperçoivent des étincelles (78), et qui, au lieu de douleurs de cardia, éprouvent de la tension dans l'hypocondre droit ou gauche, sans douleur ni inflammation, il faut s'attendre, non au vomissement, mais à une hémorragie nasale. Toutefois, on comptera sur cette hémorragie, surtout chez les jeunes gens, mais moins chez les individus de trente-cinq ans (79) et au-dessus ; chez ces derniers, on doit compter davantage sur le vomissement. — Les spasmes surviennent chez les enfants si la fièvre est aiguë, si le ventre ne se lâche pas, s'ils sont pris d'insomnie, s'ils ont des frayeurs, s'ils poussent des gémissements, s'ils versent des larmes, et si leur visage devient tantôt verdâtre, tantôt livide, tantôt rouge. (*Coaq*. 109.) Ces accidents sont très-ordinaires aux nouveau-nés et jusqu'à sept ans. Ceux qui sont plus âgés et les adultes ne sont pas exposés aux spasmes pendant les fièvres, à moins qu'il ne se montre quelques-uns des signes les plus violents et les plus funestes, tels qu'il en survient dans les *phrénitis*. Pour pronostiquer rationnellement à l'égard des enfants et des malades des autres âges, ceux qui doivent périr et ceux qui seront sauvés, il faut consulter l'ensemble des signes tels qu'ils ont été décrits pour chaque cas; ce que je viens de dire s'applique aux maladies aiguës et à celles qui en proviennent.

25. Celui qui désire pronostiquer avec sûreté quels malades guériront et quels mourront, chez lesquels la maladie sera longue ou chez lesquels la maladie sera courte, doit juger de la valeur de tous les signes qui se manifestent, en calculant leur puissance comparative, ainsi qu'il a été fait pour tous, et en particulier pour ceux fournis par les urines et les crachats, quand, par exemple, l'expectoration est à la fois bilieuse et purulente. Il est essentiel de reconnaître promptement la marche des maladies qui sévissent toujours d'une manière épidémique, et la constitution particulière à la saison. — Le médecin doit avoir une parfaite connaissance des signes rationnels et des autres (80), et ne pas ignorer que, dans quelque année et

dans quelque saison que ce soit, les bons signes annoncent du bien et les mauvais du mal (81), puisque ces signes, que j'ai décrits, sont également vrais en Libye, dans l'île de Délos et dans la Scythie (82). D'après cela, il faut savoir que, dans les mêmes contrées, il n'est pas à craindre que la plupart de ces signes ne se vérifient, quand on sait les apprécier et en calculer la valeur. — Ne demandez le nom d'aucune maladie qui ne se trouve pas inscrit dans ce livre (83); car toutes les maladies qui se jugent dans les mêmes périodes que celles indiquées tout à l'heure, vous les reconnaîtrez aux mêmes signes (84).

NOTES DU PRONOSTIC.

1. Τὸν ἰητρὸν δοκέει μοι ἄριστον εἶναι πρόνοιαν ἐπιτηδεύειν.— On voit par Étienne (*Scholia*, etc., p. 59) que des médecins anciens avaient rapporté ἄριστον à ἰητρὸν (*le meilleur médecin*). Oribase (*Collect. med.*, XLIV, III, 3), ainsi que le remarque M. Posthumus (*l. l.*, p. 53), paraît avoir commis cette erreur, dans laquelle est aussi tombé M. Littré. Étienne avait donné la vraie construction de la phrase, et déjà je l'avais adoptée dans ma première édition. — Arétée (*Curat. acut.*, II, III) a dit aussi, à peu près dans les mêmes termes qu'Hippocrate : Μάλα χρὴ τὸν ἰητρὸν πρόνοιαν ἐπιτηδεύειν.

2. Voici quelques passages du commencement du IIe livre des *Prorrhétiques* qui complètent ce que dit l'auteur du *Pronostic*.

« Certains médecins ont la réputation de faire très-souvent des prédictions magnifiques et merveilleuses, des prédictions telles que n'en ont jamais fait ni moi, ni personne que je sache. En voici, par exemple, quelques-unes : Un homme paraissait mortellement malade; le médecin qui le soignait et tout le monde en jugeaient ainsi ; survient un autre médecin qui prétend que le malade ne mourra pas, mais qu'il perdra la vue. Un autre malade semblait être dans un état désespéré, un médecin arrive et prédit qu'il en relèvera, mais qu'il aura la main estropiée. Un troisième ne semblait pas devoir vivre longtemps ; le médecin assure qu'il en guérira, seulement qu'il aura les doigts des pieds noircis et putréfiés. On cite d'autres prédictions de ce genre. — Il en est d'une espèce différente : on prédit aux individus qui achètent et qui font le négoce, à ceux-là des morts, à ceux-ci des folies, à d'autres diverses maladies ; et pour ces choses-là comme pour celles du passé, on fait toujours des prédictions, et toujours on dit la vérité. — Voici une troisième espèce de prédictions : c'est celle qui a rapport aux athlètes et à ceux qui, pour quelque maladie, vont s'exercer aux fatigues du gymnase ; elle consiste à reconnaître s'ils ont négligé de prendre de la nourriture ou s'ils ont pris une nourriture contraire à l'ordonnance, s'ils ont bu avec excès, s'ils se sont trop peu promenés ou s'ils se sont adonnés aux plaisirs de Vénus; enfin, rien de tout cela ne peut rester caché, rien, lors même que le malade ne se serait que très-peu écarté de l'ordonnance du médecin. — Voilà toutes les espèces de prédictions qui se font avec une exactitude parfaite. Pour moi, je ne ferai pas de semblables prédictions, je décrirai seulement les signes auxquels on peut deviner si un malade reviendra à la guérison ou s'il mourra, et j'assignerai l'époque plus ou moins éloignée de sa guérison ou de sa mort. *J'ai écrit sur les dépôts et sur la manière dont on devait étudier chacun d'eux*, et je me figure que ceux qui ont prédit des mutilations ou d'autres accidents analogues, s'ils avaient leur bon sens, ont fait ces prédictions après que le mal s'était fixé et que la rétrocession du dépôt était manifestement impossible, et non avant la formation de ce dépôt. Je me plais à croire que l'on a pu prédire [quand la maladie était déjà fixée] des morts, des maladies, des *manies*. Je ne vois pas, du reste, qu'il soit difficile de faire de pareilles prophéties quand on veut s'y exercer. »

Après avoir rapporté plusieurs cas où il est possible de faire des prédictions, l'auteur ajoute :

« Je pourrais énumérer beaucoup de prédictions semblables, mais je ne veux écrire que des choses parfaitement constatées. Je recommande de mettre dans les prédictions, comme dans tout le reste de l'art, une extrême réserve; se souvenant que, si prédire et rencontrer juste est un moyen de se faire admirer des malades, en revanche, prédire et se tromper attire sur soi la haine des malades, et de plus fait croire qu'on a perdu la raison. Voilà pourquoi je recommande la circonspection dans les prédictions comme dans les autres choses : car j'entends et je vois dans le monde juger et rapporter très-mal les actions et les paroles des médecins. »

« En touchant le ventre *et les vaisseaux*, on se trompera moins que si on ne les touchait pas. »

« L'odorat donne encore beaucoup d'excellents signes dans les fièvres. Chez les fiévreux les odeurs sont en effet très-diverses. Chez les individus dont la santé est bonne et la vie régulière, je ne vois pas à quelle épreuve servirait l'odorat. »

« Ensuite, l'ouïe sert à reconnaître l'état de la voix *et de la respiration* : elle ne fournirait pas non plus de renseignements précis chez les gens en santé. »

« Quand le médecin connaîtrait le caractère des maladies et la constitution des malades, il ne doit pas hasarder de prédictions. »

« Ce n'est pas quand le mal n'est pas encore fixé que la respiration devient plus difficile, la fièvre plus aiguë, le ventre plus tendu : voilà pourquoi aucune prédiction n'est sûre, avant que la maladie soit constituée; c'est alors qu'on doit signaler tous les accidents qui suivent une marche irrégulière. »

« Ce qui provient de l'indocilité est évident : tels sont la dyspnée et d'autres phénomènes semblables, qui disparaîtront le lendemain, s'ils dépendent de quelques fautes que le malade aura faites. On peut prévoir et prédire ces crises sans se tromper. »

« Il faut étudier l'intelligence et le caractère des malades, ainsi que les forces de leur organisation; car, pour les uns il est aisé de faire ce qui est prescrit; pour les autres c'est très-difficile. » — Voy. aussi *Epid.* I, § 5 et 10, et le commencement du premier paragraphe du traité *Du régime dans les maladies aiguës*, où Hippocrate parle encore de l'excellence de la prognose. — Cf. aussi Galien, *De præsag. ex puls.* I *init.*, et *De prænotione ad Posthumum.*

3. Πρὶν ἢ τὸν ἰητρὸν τῇ τέχνῃ πρὸς ἕκαστον νούσημα ἀνταγωνίσασθαι. — M. Littré traduit : « Avant que le médecin ait pu combattre par son art chacun des accidents. » Je me suis conformé à la première explication d'Étienne, éd. de Dietz, p. 70, qui dit : « Ou bien il s'agit des diverses maladies dont un seul homme peut être attaqué, ou d'une seule maladie considérée dans son ensemble,

c'est-à-dire dans ses causes, dans ses symptômes et en elle-même. » Je suppose qu'Hippocrate entendait les diverses affections dont pouvaient être attaqués les malades qu'il vient d'énumérer.

4. Le mot τι θεῖον a beaucoup embarrassé les commentateurs et a donné lieu à des explications toutes plus inadmissibles les unes que les autres, au lieu de s'en référer au sens précis et rigoureux de ce mot (pris constamment par Hippocrate comme signifiant *influence*, mais non pas toujours *infliction divine*), et au contexte du *Pronostic*, les critiques, et Galien à leur tête, ont fait dépendre leur interprétation d'une question indirecte et secondaire d'authenticité. En effet, voyant que le *divin* dans les maladies était combattu par Hippocrate dans d'autres écrits qui lui sont généralement attribués, par exemple dans le traité *Des airs*, *des eaux et des lieux*, et trouvant au contraire que le *divin* était admis dans le *Pronostic*, regardé comme appartenant aussi à Hippocrate, ils en ont conclu que le mot θεῖον n'avait pas dans le *Pronostic* la signification qu'il a dans l'autre traité, ne pouvant admettre qu'il y ait eu contradiction dans la pensée d'Hippocrate. C'est à cette manière illogique de procéder qu'on doit les opinions nombreuses qui ont été émises sur ce point, et que Richter (*De divino Hippocratis;* Gotting., 1739, in-4°, 68 p.) a très-bien résumées.

Voici l'analyse de la discussion de Galien sur ce point (*Comm.* I *in Progn.*, t. 4, t. XVIII, 2e part., p. 17 et suiv.). Certains commentateurs pensaient que le θεῖον signifiait la colère des Dieux, et ils racontaient à l'appui plusieurs histoires de maladies envoyées par la colère divine; mais ils n'apportaient aucune preuve que ce fût là la pensée d'Hippocrate, comme cela est du devoir des bons interprètes, qui ne doivent pas dire seulement ce qui leur semble bon, mais aussi ce qui est dans la pensée de l'auteur, même quand ce serait faux. Galien rejette cette interprétation, parce que, dit-il, dans le traité *Du régime dans les maladies aiguës* [1], que personne ne lui refusera, et dans celui *De la maladie sacrée*, il s'est beaucoup étendu contre ceux qui rapportaient les maladies à la colère des Dieux. Galien combat également ceux qui prétendaient que le θεῖον signifiait le genre des jours critiques[2], observant qu'Hippocrate n'a pu regarder les jours critiques comme divins, puisqu'il en connaissait la cause. Enfin, il soutient que le θεῖον doit s'entendre de l'influence secrète de l'air, du génie épidémique qui produit les maladies. Hippocrate, dit-il, voulant faire servir le *divin* à l'exercice de la médecine, n'a pas dû vouloir parler d'une chose dont lui seul avait la connaissance, mais qui pouvait être évidente pour tous, car il serait ridicule de recommander de savoir une chose

[1] Galien entend sans doute le passage où Hippocrate parle de βλητοί (*frappés*, voy. sur ce mot la note 11 du *Régime dans les maladies aiguës*); mais Hippocrate énonce seulement le fait et ne combat pas l'opinion vulgaire sur ce point (voir p. 308). Il est aussi à remarquer que Galien ne parle pas du traité *Des airs*, *des eaux et des lieux*, où le θεῖον est cependant fortement combattu.

[2] Le premier auteur de cette opinion semble être Xénophon de Cos; son explication se retrouve dans le manuscrit 2255 d'où M. Littré l'a exhumée (voir t. I, p. 75 et 76).

qu'on n'enseignerait pas du tout. Ainsi, Galien tombe précisément dans l'erreur qu'il reprochait indirectement à Xénophon. D'ailleurs, comme le fait très-bien remarquer Richter, Hippocrate n'aurait certainement pas appelé *divine* l'influence de l'air, dont il parle si manifestement dans le *Pronostic*, et dont il croyait si bien connaître la nature et les lois. Pour sortir de ce passage embarrassant M. Littré (t. II, p. 99) regardait comme le parti le plus sûr de prendre le mot θεῖον dans le sens d'*infliction divine*, et d'admettre qu'Hippocrate, auteur du *Pronostic* et du traité *Des airs, des eaux et des lieux*, a changé d'opinion pendant le temps qui s'est écoulé entre la rédaction de l'un et de l'autre ouvrage. Mais depuis il croit avoir trouvé une autre interprétation (voy. t. VIII, p. 530 et suiv.), qui concilie tous les passages où se trouve la mention du *divin;* on doit entendre par ce mot « les influences mystérieuses qui émanent du ciel et de la terre, du feu et des eaux, des *choses éternelles* en un mot, influence qui donnent parfois un cachet particulier aux maladies. » On conçoit en effet que tout en ne partageant pas l'opinion de ceux qui attribuent certaines maladies au courroux des Dieux, Hippocrate ait admis cependant que les maladies restaient *divines* ou mystérieuses en ce sens qu'elles tenaient aux choses éternelles et que par conséquent la connaissance de leur origine était au-dessus des conceptions de la science.

5. Καὶ οἱ λοβοὶ τῶν ὤτων ἀπεστραμμένοι.— « Frigidæ languidæque aures et imis « partibus leniter versæ. » Celse, II, VI, *init.* — Galien dit (t. 7) : « Les lobes des oreilles sont amincis, contournés, desséchés et rendus plus denses, λεπτύνονταί τε καὶ συστρέφονται καὶ ξηραίνονται καὶ πήγνυνται). Ils sont, en conséquence, tirés en arrière, et surtout vers le principe des nerfs qui leur communiquent le sentiment. » Il me semble, d'après ce *Commentaire*, qu'il faut entendre ἀπεστραμμ; non dans le sens d'*écartés de dedans en dehors*, comme on traduit généralement, mais au contraire dans celui de *ramenés* ou *déviés de dehors en dedans*, de sorte que les lobes se rapprochent de l'apophyse mastoïde d'une part et de l'occiput de l'autre et remontent en même temps un peu haut en se contournant; c'est peut-être ce qu'exprime la glose λοξότεροι du ms. 2144.

6. Χλωρόν.— Ce mot doit être placé au nombre des expressions obscures (ἀσαφὴς ῥῆσις), comme dit Galien. Il est difficile d'en préciser le sens, parce que tantôt il signifie *jaune verdâtre*, et tantôt *pâle* ou *jaunâtre*. Toutefois, si l'on s'en tient à la nature et aux commentaires anciens, il indique ici la couleur mixte qui tient à la fois du jaune et du vert, et que Galien (*Comm.* I, texte 7, p. 31) dit être personnifiée par celle des choux et des laitues. — Suivant Étienne (p. 84) « Quelques-uns pensent que χλωρόν et ὠχρόν sont la même chose; mais ces deux mots ont des significations différentes. L'ὠχρόν est la première couleur que produit le froid, puis vient le πελιδνόν (*livide*), puis le μέλαν (*noir*); le *jaune* ou *pâle* (ὠχρόν, leçon de la *coaque* 212 correspondante) vient du froid commençant; le *jaune verdâtre* (χλωρόν), d'un refroidissement plus prononcé; le *brun noir* ou *livide* (πελιδνόν), d'un refroidissement plus intense encore, et enfin, le *noir* (μέλαν) d'un très-grand refroidissement. » — Cf. aussi Foës, *Œcon.*, au mot χλωρόν; et sur le *Facies hippocratique*, Galien,

Comm. II, *in lib. De hum.*, t. 28, t. XVI, p. 302 suiv. — M. Posthumus (p. 56) pense, en se fondant sur une glose d'Hésychius (voce πελιανόν, id est πελιδνόν· μολύβδῳ ἐοικὸς τὴν χρόαν) que les mots ἢ μολυβδῶδες (*ou plombé*) sont une glose de πελιόν (*livide*). Mais il est peut-être un peu téméraire d'expulser ἢ μολ. du texte, puisque ces deux mots sont donnés par tous les manuscrits, à l'exception d'un seul (n° 2146), car le n° 446, supplément, ne peut pas faire autorité, attendu qu'il omet à la fois καὶ πελ. et ἢ μολ. Galien ne parlant que de la couleur noire on ne peut savoir s'il avait trouvé dans ses manuscrits les deux mots ou seulement l'un des deux ; car, ici, comme presque toujours, on ne peut pas s'en rapporter au texte qui est placé en tête du *Commentaire*, attendu que ce texte est le plus souvent ou arrangé ou défiguré par les copistes. — Quant à Étienne (p. 83-84), il n'avait pas les mots ἢ μολυβδῶδες. Cela ressort clairement de son *Commentaire*.

7. M. Littré traduit : « Un tel état morbide, quand les causes indiquées plus haut ont ainsi décomposé la physionomie, se juge dans l'espace, etc. » — Le texte prête, il est vrai, à l'amphibologie ; mais la suite des idées et l'explication de Galien (texte 8, *in fine*) me semblent établir positivement l'interprétation que j'ai suivie. « Εἰ μὲν γάρ, dit Galien, ἀπὸ μόνης τῆς ἔξωθεν αἰτίας εἴη γεγονὸς οἷον εἴρηται τὸ πρόσωπον, ἐπανορθώσεως ἐν ἡμέρᾳ καὶ νυκτὶ τεύξεται· εἰ δὲ ἀπὸ τῆς ἐν τῷ σώματι διαθέσεως, ἤτοι μενεῖ τοιοῦτον, ἢ καὶ χεῖρον ἔσται. »

8. Étienne (p. 90) fait ici une remarque importante : « Cette divergence, dit-il, est produite par la paralysie ou par l'état spasmodique des muscles qui meuvent l'œil : si c'est par la paralysie, le globe de l'œil est entraîné du côté opposé au muscle paralysé ; si c'est par suite d'un état convulsif, il est entraîné du côté où les muscles sont ainsi affectés ; le strabisme résulte de ce dernier cas. On reconnaît que la divergence tient au spasme parce que les yeux sont douloureux et rapetissés. » Cet état dépend d'une altération des centres nerveux, comme le fait aussi remarquer Galien (texte 10, *init.*, p. 46). — Galien (p. 47) rapporte le changement de la couleur blanche de la sclérotique en rouge, soit à une inflammation de cette membrane, soit à une forte congestion sanguine du cerveau ou des méninges, d'où résulte une injection des vaisseaux. Quant à la teinte livide ou noire de ces mêmes vaisseaux, il la regarde comme une suite du refroidissement précurseur de la mort. — Cf. aussi Étienne, p. 90 et 91.

9. Ἢ τὰ λευκὰ ἐρυθρὰ ἴσχωσι, ἢ πελιὰ, φλέβια ἢ μέλανα. — Galien, Étienne, et la plupart des traducteurs, joignent ἢ πελ. et ἢ μέλ. à φλέβια. — M. Littré et moi avons également suivi cette interprétation. Il est vrai que le texte se prête aussi à l'autre manière de voir, qui consiste à ne rapporter que μέλ. à φλέβια, et à lire ἐρυθρὰ ἴσχωσι ἢ πελιά ; mais, *quand rien ne s'y oppose*, il est plus prudent de s'en rapporter à une autorité aussi considérable que celle de Galien. — M. Posthumus (*l. l.*, p. 57) se référant à la *coaque* 218e réunit ἢ πελ. à λευκά. Souvent, il est vrai, les *Coaques* peuvent servir à corriger le *Pronostic*, et réciproquement ; mais il faut user d'une grande circonspection dans ces sortes

de corrections, et seulement quand l'un des textes est manifestement altéré, ou incomplet, ou tout à fait obscur; car, entre deux passages parallèles, les différences sont souvent considérables et ne consistent pas en de simples changements de rédaction. Dans le cas présent le texte du *Pronostic* se prête facilement à l'interprétation de Galien, et le commencement de la 218e *coaque* est trop différent du texte du *Pronostic*, pour qu'il ne vaille pas mieux s'en référer au sentiment d'un ancien qu'à une comparaison qui laisse du doute. Du reste, quelque parti qu'on prenne, le fait pathologique reste au fond le même.

10. Περὶ τὰς ὄψιες.—Ὄψις signifie proprement la *vision:* mais en passant dans le langage technique, ce mot servit à exprimer tout ensemble la vision et les parties de l'œil qu'on crut plus spécialement chargées de cette fonction. Ce mot est très-souvent employé par Hippocrate; dans certains passages, il est évidemment synonyme de κόρη pris dans le sens de *pupille* ou *prunelle* [1]. Dans d'autres, il signifie non-seulement la pupille, mais toute la partie colorée de l'œil, c'est-à-dire la pupille, l'iris et la cornée transparente, que le vulgaire et les peintres désignent sous le nom de *voyant* et sous celui de *prunelles*. De là l'embarras de déterminer dans tous les cas le sens précis d'ὄψις. Dans le *Pronostic* et dans les sentences parallèles des *Coaques*, quand l'auteur veut désigner le globe de l'œil, il se sert toujours de ὀφθαλμός ou de ὄμμα. Il me semble, du reste, que les passages du *Pronostic* et des *Coaques* où il est question des ὄψιες, peuvent très-bien se rapporter, soit à la *pupille* proprement dite, soit *à toute la partie colorée de l'œil*. Par exemple, dans le passage qui nous occupe où les ὀφθαλμοί sont évidemment, par le contexte même, distingués des ὄψιες, il s'agit de petits amas ou filaments de mucus (λημία) qui se rassemblent quelquefois près du bord de la cornée dans certaines ophthalmies. Quand l'auteur dit trois lignes plus bas que les ὄψιες ont perdu leur éclat et sont ternes, il désigne encore tout le *voyant* de toute la partie colorée de l'œil. — Ce qui est dit de l'agitation des ὄψιες (*Pron.*, p. 69, l. 27; *Coaq.*, sent. 218, p. 282) peut encore se rapporter à la *prunelle* du vulgaire, car il semble en effet que c'est moins le globe oculaire tout entier que la partie colorée qui se meut dans les divers mouvements de l'œil. Il est vrai que dans ce cas on pourrait, sans fausser la pensée de l'auteur, mettre *œil* à la place de *prunelle*, mais on ferait perdre au texte sa physionomie originale qu'il

[1] Rufus (*De appell. part. corp. hum.*, p. 18, l. 27, éd. de 1554) dit: « Ce qu'on voit au milieu de l'œil s'appelle ὄψις ou κόρη. » — Ce dernier mot est aussi quelquefois employé dans la *Collection hippocratique* comme synonyme d'ὄψις pris dans la plus grande étendue de sa signification, mais dans la 218e sentence des *Coaques*, κόρη est évidemment opposé à ὄψις qui désigne à la fois toutes les parties colorées de l'œil. — Cf. aussi Meletius (*De fabr. corp. hum.*, éd. d'Oxford, p. 68) sur les différents noms de la pupille et sur l'étymologie de ces noms. — Primitivement, comme on le voit dans Platon (*Timée*, t. I, p. 180 et suiv., et t. II, note 21, p. 157, éd. de M. Martin), ὄψις signifiait le feu visuel qui sortait de l'œil, et qui était véritablement la source de la vue en se combinant à la lumière émanée des corps. Platon appelle les pupilles *les ouvertures des yeux par où sort le feu visuel* (t. I, p. 182).

vaut toujours mieux conserver quand cela est possible. Traduire comme l'ont entendu Galien (*Comm.* I, *in Progn.*, t. 10), Étienne et Foës, ὄψις par *œil* dans le premier passage où il est question des λημία, et dans les *Coaques* (sent. 218) de l'αἰγίς, ce serait faire un véritable contre-sens, et substituer un fait d'observation à un autre. Du reste, je n'ai imprimé ces observations qu'après les avoir soumises à M. le docteur Sichel ; l'opinion d'un homme si versé dans la pratique et dans la littérature de l'ophthalmologie, est pour moi d'une très-grande autorité et sera une garantie pour le lecteur.—D'après Galien (*Comm.* I, t. 10, p. 48), il faudrait traduire [ὀφθαλμοὶ] ἐναιωρεύμενοι, par *s'ils* [*les yeux*] *sont très-agités* (p. 67, l. 14). M. Sichel n'est point de cet avis : ἐναιωρεύμενοι lui paraît signifier *tournés en haut*, *renversés*, ce qui est un symptôme fréquent dans les maladies cérébrales ; il appuie cette interprétation sur le sens du mot ἐναιώρημα, qui désigne précisément pour les urines *ce qui s'élève en haut*, c'est-à-dire les *énéorèmes*. Foës (*OEcon.*, au mot ἐναιωρεύμενοι) me semble pencher vers la même interprétation, et il regarderait ce passage du *Pronostic* comme correspondant à celui des *Coaques* (sent. 218), où il est dit que le noir (la cornée) se cache sous la paupière supérieure. — M. Pierquin, dans une note intitulée : *Observations pour servir à l'histoire de la pathophthalmie*, partage l'opinion de Galien et rejette absolument l'autre interprétation ; quant à moi, je me range volontiers à l'avis de M. Sichel, qui paraît être aussi celle de Foës.

11. Σκοπέειν δὲ χρὴ καὶ τὰς ὑποφάσιας τῶν ὀφθαλμῶν. — Pour rendre convenablement la pensée d'Hippocrate, il faut donner à cette phrase une forme conditionnelle, comme l'indique Galien (texte 11, p. 52). Autrement, il semblerait, ce qui est contraire à la réalité, que tous les malades dorment les yeux ouverts, phénomène qui évidemment pour Hippocrate n'est qu'un fait exceptionnel. —Érotien (*Gloss.*, p. 370) explique ὑποφάσιας par les mouvements des yeux apparaissant à travers les paupières.

12. Ἢν δὲ καμπύλον ἢ ῥικνὸν γένηται.—Galien dit : « La plupart des exemplaires donnent ainsi le commencement de cette phrase (c'est-à-dire ἢν δὲ καμπύλον seulement, et non ἢν δὲ κ. ἢ ῥ. comme le prétend M. Greenhill dans son éd. de Théophile, p. 307) ; mais d'autres, au lieu de καμπύλον, ont ῥικνόν. » Ces deux mots sont donc, suivant Galien, une variante ou plutôt une glose l'un de l'autre et ne coexistaient pas dans les manuscrits qu'il avait sous les yeux. Aussi M. Littré, se conformant au dire de Galien, expulse ῥικνόν. Mais comme beaucoup de manuscrits présentent ces deux mots, comme Galien explique l'un (καμπύλον), que Théophile explique l'autre (ῥικνόν), qu'Étienne les explique tous les deux, attendu qu'ils ne sont pas tout à fait synonymes, comme enfin il n'est pas aisé de se décider pour l'un plutôt que pour l'autre, et qu'on ne sait pas bien comment s'est établi primitivement la différence des textes (car il semblerait que καμπύλον est plutôt une glose de ῥικνόν que ῥικνόν de καμπύλον, tandis que le contraire paraît résulter du *Commentaire* de Galien), j'ai admis καμπύλον et ῥικνόν.— Voici les interprétations anciennes qui ont été données de ces deux mots : Suivant Galien (t. 12, p. 54) ῥικνόν veut dire contracté, res-

serré (συνεσταλμένον), comme il arrive aux corps soumis à un très-grand froid; καμπύλον signifie la tension résultant soit du spasme, soit de la paralysie d'un des muscles qui ferment l'œil. — Étienne (p. 95) dit: 'Ρικνόν est une atrophie avec plissement; καμπύλον signifie distorsion, soit par suite d'un spasme, soit par suite d'une paralysie. » — Théophile (*De fab. corp. hum.*, IV, 18, p. 155, éd. Greenhill) dit: « Un des muscles qui ferment l'œil venant à être malade, un seul conserve ses fonctions; il se produit une brisure rectiligne (κλάσις κατ' εὐθεῖαν γραμμήν) sur le milieu de la paupière: c'est ce qui constitue le ῥικνόν (c'est-à-dire le plissement horizontal de la paupière). » — Voy. aussi le *Trésor grec*, *vocibus*.

13. 'Υγρόν. — « Quand Hippocrate écrit: Τὸ δὲ ὑγρὸν κεῖσθαι τὸ σῶμα, c'est comme s'il disait que le corps entier doit avoir la même position que les jambes et les bras qui sont légèrement fléchis, et ne présenter aucune position extrême soit de tension soit de flexion.... Hippocrate a appelé cet état ὑγρόν, car les corps humides ne sont pas naturellement tendus. » Galien, t. 13, p. 57. — Foës, Heurn, Bosquillon et M. Pariset se conforment au sens de Galien, que j'ai aussi adopté. M. Littré traduit: *et le corps entier en moiteur.* Mais le malade ne peut, et même ne doit pas être toujours en moiteur quand le médecin vient le visiter. — Dans ses notes (t. I, p. 237), M. Adams fait à peu près les mêmes remarques sur le sens d'ὑγρός, sens qu'il appuie encore sur un passage de Pindare (*Pyth.* I, 9, et les notes dans l'éd. de Boeck, t. II[b], p. 227), il traduit: Le corps doit être dans un état de relâchement (*the whole body lying in a relaxed state*). Peut-être épuise-t-on plus complétement le sens d'ὑγρός en traduisant *dans un état de demi-flexion et de relâchement.*

14. 'Αλυσμός se dit d'un malade pour qui toutes les positions sont insupportables, qui en change à chaque instant, et dont les membres sont irrégulièrement placés (Galien, t. 16, p. 61). Dans son *Glossaire* (p. 424), le même auteur dit: « 'Αλυσμὸς est ce que quelques-uns appellent irrésolution (ἄλυσις), perplexité ou anxiété (ἀπορία) et aussi jactation (ῥιπτασμός); ἀλυχή, déplaisir, malaise, a la même signification. — Comme on le voit, ce mot est pris tout à la fois au sens moral et au sens physique. — Cf. aussi Érotien (*Gloss.*, p. 32); il critique les interprétations que ses devanciers avaient données du mot ἀλυσμός; il l'explique par ἀπορία et ἀμηχανία, qui ont à peu près la même signification.

15. M. Littré donne ainsi le texte de ce membre de phrase: καὶ τὰ σκέλεα ὑπτίου κειμένου ξυγκεκαμμένα εἶναι ἰσχυρῶς, καὶ διαπεπλεγμένα, et traduit par: « Il est encore funeste que... ses jambes soient dans un rapprochement extrême ou dans un extrême écartement. » — Je ferai d'abord observer que M. Littré voulait certainement imprimer διαπεπλιγμένα (de πλίσσω), qui veut dire *écartées, renversées*, au lieu de διαπεπλεγμένα (de πλέκω), qui signifie *entrelacées*, leçon qui se trouvait dans quelques manuscrits de Galien. En second lieu, M. Littré met *ou* au lieu de *et;* mais tous les textes, sauf celui du *Cod. med.*, portent καὶ et non pas ἤ. Enfin, ξυγκεκαμμένα me semble vouloir dire

fléchies, *incurvées*, et non *rapprochées*. Celse (livre II, chap. VI), traduisant ce passage, met *genua contracta*. Dans la 497ᵉ *coaque* M. Littré paraît avoir tenu compte de cette dernière observation, car il traduit συγκεκαμμένα par *fléchies*.— En donnant à ξυγκεκαμμένα son vrai sens, on peut adopter διαπεπλεγμένα (*entrelacées*) ou διαπεπλιγμένα (*écartées*), avec ἤ ou καί. Toutefois, au point de vue médical, *écartées* me semble mieux qu'*entrelacées*, mot que M. Littré a adopté dans sa 497ᵉ *coaque*.—Voy. sur διαπεπλιγμ. Liebel, *in Archilochum*, p. 112 et suiv. Galien dans son *Glossaire*, p. 456, a : Διαπεπλιγμένα· τὰ ἐπὶ πολὺ κατὰ τὴν πλιχάδα διεστῶτα· (*l'entre-deux des cuisses*). Cf. aussi mes *Notices et extraits des manuscrits d'Angleterre*, p. 211, et dans ma traduction de l'*Utilité des parties* de Galien, III, IX, la note 2 de la p. 244.

16. Ἀνακαθίζειν, que Celse (II, 4) traduit par *residere* (*erectus sedere*), signifie *être sur son séant* et non pas *se lever*, comme le traduit M. Littré. Il ne s'agit pas en effet de se lever par suite de délire, mais de s'asseoir par suite d'orthopnée; c'est, du reste, le sens positif que Galien et les autres interprètes donnent à ce mot.

17. Ὀδόντας δὲ πρίειν... μανικὸν καὶ θανατῶδες [ἀλλὰ προλέγειν ἀπ' ἀμφοῖν κίνδυνον ἐσόμενον]· ἢν δὲ καὶ παραφρονέων τοῦτο ποιέῃ, ὀλέθριον γίνεται κάρτα ἤδη.— M. Littré traduit : « Grincer des dents.... menace d'un délire maniaque, et cela est grave; *le grincement et le délire, s'ils se réunissent*, *présagent du danger par leur réunion;* et si c'est le grincement de dents qui survient pendant le délire, l'état est tout à fait alarmant. » — Les mots que j'ai mis entre crochets, et que dans ma traduction j'ai rejetés à la fin du paragraphe, sont assez embarrassants; ils ne paraissent pas s'être trouvés dans les manuscrits de Galien, et manquent dans la sentence parallèle des *Coaques;* d'ailleurs ils présentent une grande variété de lecture dans les manuscrits; ainsi quatre manuscrits ont χρή au lieu de ἀλλά ou ἀλλὰ χρή, et au lieu de ἀπ' ἀμφοῖν, les uns ont ἐπ' ἀμφοῖν qui me paraît la vraie leçon, les autres ἐπ ἀμφοτέρων, les autres ἀμφοτέρων tout seul, les autres enfin ἐν ἀμφοτέροισι τούτοισι. Tous ces motifs, et surtout l'examen du contexte et l'étude du *Commentaire* de Galien, me portent à regarder ces mots comme une glose marginale passée dans le texte, mais déplacée. Hippocrate a voulu dire que dans une fièvre le grincement des dents annonce une mort probable, mais que le grincement des dents, s'il survient pendant le délire, annonce une mort certaine; il y a donc une opposition entre les deux membres de phrase, opposition qui est à peu près détruite par l'interposition des mots que j'ai mis entre crochets et dont il est impossible de se rendre compte dans la place qu'ils occupent, tandis que, rejetés à la fin du paragraphe, ils s'expliquent tout naturellement et pourraient à la rigueur avoir été écrits par Hippocrate. — M. Littré n'a pas fait ressortir ces difficultés, et sa traduction ne représente peut-être pas assez fidèlement le texte. — M. Posthumus (*l. l.*, p. 59) a tout à fait expulsé de son texte les mots en litige et ne paraît pas avoir eu connaissance des remarques que j'avais déjà présentées à cet égard dans ma première édition.

18. M. Ermerins (dans son édition du *Régime dans les maladies aiguës*,

p. 108) voudrait corriger le commencement de ce paragraphe sur la 260e sentence des *Coaques*, et rétablir ainsi dans tout son entier un parallélisme incomplet dans le *Pronostic*. Il faudrait alors traduire : La respiration *fréquente et petite*, par opposition à la respiration *grande et rare*. Cette correction est ingénieuse, mais elle n'est pas suffisamment autorisée, puisque Galien avait sous les yeux le texte vulgaire, qu'il l'adopte et même qu'il le cite plusieurs fois tel que nous le reproduisons. M. Posthumus (*l. l.*, p. 60), plus hardi encore que M. Ermerins, ajoute les mots καὶ σμικρόν en se fondant sur la 260e *coaque*, sur la *nécessité* d'un parallélisme entre cette proposition et la seconde : *la respiration grande et rare*; enfin sur le fait médical que dans les inflammations de poitrine la respiration est à la fois *petite et fréquente*. Mais ces raisons, bonnes en soi, ne sauraient prévaloir contre l'unanimité des manuscrits et contre l'accord constant de Galien avec les manuscrits. — Peut-être M. Posthumus aurait-il dû se rappeler ici le précepte remarquable de Galien, qu'il cite dans sa préface (p. XIV) et auquel, ajoute-t-il, le médecin de Pergame lui-même n'a pas toujours été fidèle : *Il ne suffit pas dans l'exégèse de dire simplement ce qui paraît être vrai*, *mais il faut se conformer à l'esprit de l'écrivain*, *lors même qu'il serait dans l'erreur*. En plus de vingt endroits analogues j'aurais à montrer mon désaccord avec M. Posthumus, mais je me contenterai de signaler quelques-uns des exemples les plus frappants. — Cf. pour les différentes modifications de la respiration, Galien, *Comm.* I, *in Progn.*, t. 24 et 25, mais surtout son traité *De la dyspnée*, et plus particulièrement le second livre, auquel il renvoie pour l'explication de ce passage. Cf. aussi son ouvrage *Sur l'utilité* et celui *Sur les causes de la respiration*. Voy. encore Étienne (*l. c.*, p. 158 et suiv.).

19. Au dire de Galien (*Comm.* I, *in Progn.*, t. 26, p. 85), l'édition de Dioscoride portait : « Les sueurs sont très-mauvaises quand elles sont froides et qu'elles sont répandues seulement autour de la tête et du cou, car elles présagent la mort ou la longueur de la maladie. » Galien ajoute : « Viennent ensuite sur les sueurs plusieurs choses qui manquent dans certains exemplaires, et qui ont été rejetées avec raison comme apocryphes par quelques éditeurs, et entre autres par Artémidore et Dioscoride. » — M. Littré n'a point trouvé ce passage dans le manuscrit 2228 ; tous les autres le donnent avec une très-grande diversité de leçons; il n'a de correspondance ni dans les *Coaques*, ni dans le *Prorrhétique*, ni ailleurs, et bien qu'Étienne (p. 114) lui accorde autant d'importance qu'à ce qui précède, je le regarde comme une interpolation qui remonte à une époque très-reculée, mais je n'oserais pas la rejeter absolument comme le fait M. Posthumus (p. 61).

20. C'est-à-dire *qui sont froides*, ainsi que l'indique notre manuscrit 2229.

21. Ὑποχόνδριον ou Ὑποχόνδρια. Voy. la *Dissertation sur l'anatomie d'Hippocrate*.

22. C'est-à-dire, suivant Galien, quand tout l'hypocondre n'est pas égale-

ment chaud ou également froid, également douloureux ou indolent, également tendu ou souple (*Comm.* I, *in Progn.*, t. 27, p. 87, et *Comm.* II, *in lib. de Hum.*, t. 10, t. XVI, p. 244).

23. Σφυγμός.—Quelques exemplaires, au dire de Galien (*Comm.* I, texte 28, p. 88, et d'Étienne, p. 117), portent παλμός, palpitation produite par un *pneuma* flatulent. « Mais suivant Galien la première leçon était la plus répandue, et il faut entendre ce mot soit des pulsations qui accompagnent les grandes inflammations, soit du mouvement, sensible pour le malade, de la grande artère qui est le long du rachis; car il est évident qu'il s'agit ici d'une grande pulsation, d'un mouvement violent des artères, tantôt sensible pour le malade seul, tantôt visible pour ceux qui l'assistent. Le mot σφυγμός n'était pris par les anciens que dans ce dernier sens, mais Hippocrate l'a étendu à tout mouvement des vaisseaux, et paraît avoir eu une connaissance réelle du pouls. » Dans mon Introduction à un traité *Du pouls* attribué à Rufus (Paris, 1847, p. 5 et suiv.), j'ai discuté ce passage de Galien et tous ceux qui se rapportent au sens des mots παλμός et σφυγμός.

24. « Hippocrate a coutume d'appeler οἴδημα toute élévation contre nature; les médecins modernes appellent seulement ainsi une tumeur insensible au toucher et molle; et celle qu'ils appellent vulgairement *phlegmon*, Hippocrate la distingue par les mots *dure* et *douloureuse*, car il se sert du mot φλεγμονή au lieu de φλόγωσις » (*phlogose*, *inflammation*). (Galien, *Comm.* I, textes 29 et 30, p. 91 et suiv. Cf. aussi Étienne, p. 119 et suiv.)

25. Ce dernier membre de phrase, qui complète la pensée d'Hippocrate, n'est donné que par quatre manuscrits; il manque dans les imprimés et dans Galien, du moins ce dernier n'en fait pas mention dans son *Commentaire*, mais ce *Commentaire* ne l'exclut pas non plus; M. Littré ne l'a pas admis dans son texte. C'est peut-être, en effet, une addition marginale suggérée par la fin de la sentence parallèle des *Coaques*. Galien (*Comm.* I, t. 32, p. 95) fait sur le commencement de ce paragraphe quelques réflexions qu'il est utile de consigner ici: « Hippocrate dit que les hémorragies arrivent dans la première période, c'est-à-dire dans la période des jours critiques; les leçons varient: quelques manuscrits portent au singulier ἐν τῇ πρώτῃ περιόδῳ; d'autres au pluriel ἐν τῇσι πρώτῃσι περιόδοις. Si on adopte la première leçon, il faut entendre une période de sept jours; si c'est la seconde, on doit ajouter un second septénaire, car il arrive quelquefois que l'hémorragie n'a lieu qu'au second septénaire. »

26. « Il faut savoir, dit Étienne (p. 122), qu'Hippocrate n'appelle par κοιλίη seulement l'estomac, les intestins et le thorax, mais aussi la rate et le foie; et c'est de ces viscères qu'il parle ici, puisqu'il s'agit des hypocondres. » A cette interprétation je préfère celle de Galien; il pense qu'Hippocrate semble marquer ici une différence entre l'hypocondre et les autres parties du ventre. Voir note 21 ci-dessus.

27. Cette phrase présentait, au dire de Galien, une différence de ré-

daction assez considérable suivant les manuscrits. — Ainsi les uns avaient : αἵματος δὲ ῥῆξιν ἐκ τῶν ἄνω τόπων καὶ μάλιστα προσδέχεσθαι ; les autres n'avaient pas καί avant μαλ., et c'est le texte de nos imprimés ; d'autres enfin portaient : αἵμ. δὲ. ῥ. τῶν ἀνωτάτω τόπων προσδ. χρή. — Dans le manuscrit 446 suppl. on lit : αἵμ. δὲ ῥ. καὶ μάλ. ἐκ. τῶν κ. τ. λ. — Quelle que soit parmi les leçons fournies par Galien celle qu'on adopte, le sens de la phrase ne me paraît pas douteux ; avec μάλιστα, en conservant ou non la copule καί, Hippocrate a dit *que les épistaxis se montrent surtout quand les tumeurs siégent aux régions supérieures, et, par conséquent, qu'on peut les observer quelquefois quand les tumeurs occupent les régions inférieures.* Si on ôte μάλιστα, il a professé que *les épistaxis ne se montrent jamais dans les cas de tumeurs situées aux régions inférieures.* C'est là la double interprétation que Galien donne dans son *Commentaire.* Il me paraît évident que ἐκ τῶν ἄνω τόπων désigne le siége de l'épistaxis et non celui de la tumeur, ainsi que M. Littré l'a compris. Le siége de la tumeur n'est pas indiqué par Hippocrate ; on suppose par le contexte et par les faits déduits de l'observation, qu'il a entendu parler des tumeurs sus-ombilicales. Cela ressort aussi du *Commentaire* de Galien. — M. Littré pense que le texte du manuscrit 446 suppl. représente le premier sens qui est donné par Galien, mais je ne suis pas de cet avis. Le déplacement de καὶ μάλιστα dans 446 donne un sens différent de celui que Galien a trouvé à la phrase d'Hippocrate ; avec le texte de 446 il faut traduire : *Attendez-vous aux hémorrhagies, surtout à celles des parties supérieures, c'est-à-dire du nez ;* ce qui laisse sous-entendre que, dans le cas de tumeurs abdominales, il peut aussi se produire des hémorrhagies par l'anus.

28. Διαπυήματα. — Hippocrate appelle ainsi toute tumeur contre nature renfermant du pus en abondance et arrivée à coction (Galien, *Comm.* I, texte 40, p. 102). C'est ce que nous appelons abcès, collections purulentes, ou, avec les anciens, *aposthèmes.*

29. Ces propriétés physiques ont été également reconnues par les modernes comme constituant les qualités du pus *louable.* Cf. entre autres l'excellent article que M. P. H. Bérard a consacré au *pus*, dans le XXVIe vol. du *Dict. de Médecine.*

30. Ὕδρωπες. Voici deux passages de la *Collection hippocratique* qui complètent ce qui est dit ici sur les hydropisies.

« Il y a deux espèces d'hydropisie, l'une qui est sous-cutanée[1], et qu'il est

[1] Ὑποσαρκίδιος. Il s'agit sans doute de notre *anasarque* (ἀνὰ σάρκα ou κατὰ σάρκα des médecins modernes ; Galien, *Comm.* IV, *in lib. de Diæt. in acut.*, t. 93, p. 891, t. XV). L'auteur de l'*Introductio* seu *Medicus*, t. XIV, p. 746, dit qu'il y a pour Hippocrate deux espèces d'hydropisie, la *tympanite* et l'*ascite ;* dans toutes les deux, l'eau est entre les intestins et le péritoine, mais dans la première il y a plus de gaz que d'eau, puis il ajoute : Dans l'hydropisie sous-cutanée, toutes les parties solides du corps se fondent en eau ; Hippocrate la juge incurable. Comme on voit, il y a confusion dans la pensée ou dans l'expression de l'auteur. — Cœlius Aurélianus (*Morb. Chron.*, VIII, 3, p. 368) dit

impossible de guérir quand elle attaque; l'autre avec emphysème, qui ne guérit que par un bonheur exceptionnel, et surtout à l'aide de l'exercice, des fumigations, de la tempérance et par l'usage d'aliments secs et mordicants; c'est le moyen de faire couler les urines et de fortifier. Quand il y a de l'oppression, qu'on est en été, que le sujet est vigoureux, à la fleur de l'âge, on doit lui tirer du sang du bras, lui donner du pain chaud trempé dans du vin rouge et de l'huile, lui permettre le moins de boisson possible, lui prescrire un grand exercice, le mettre à l'usage de la viande de porc bien charnue et cuite avec du vinaigre, afin qu'il puisse supporter les promenades sur un terrain inégal. » (Extrait de l'*Appendice* au traité du *Régime dans les maladies aiguës*, trad. sur le texte de M. Littré, t. II, p. 496, § 20.) — « Le scrotum devient transparent; la région des clavicules, le cou et la poitrine maigrissent; car cette maladie produit la colliquation et l'eau coule vers le ventre; les parties inférieures se remplissent d'eau. On tombe dans le dégoût : la constipation est quelquefois grande, quelquefois le ventre est relâché; les urines ne coulent point comme il faudrait; le corps est parcouru de temps à autre par des frissons irréguliers. Quelquefois il survient de la fièvre. Le visage est bouffi chez quelques-uns; chez d'autres, non. Quelquefois, quand la maladie est longue, la peau des jambes se rompt, et il en coule des eaux. On tombe dans l'insomnie; on devient très-faible, surtout des lombes. Quand on a mangé ou bu seulement un peu plus qu'il ne faudrait, on sent de plus violentes douleurs à la rate, la respiration devient fréquente. Tels sont les symptômes de l'hydropisie. Quelquefois elle n'affecte que le ventre, avec ou sans fièvre; le ventre augmente de volume, les jambes s'œdématient; toutes les parties supérieures deviennent grêles, chez ceux qui sont dans ce cas. Les symptômes, en général, sont plus doux, quand il ne se fait point d'œdème aux jambes; on supporte alors le mal d'autant plus facilement que les jambes s'enflent moins. » (Extr. du traité *Des maladies*, livre IV, § 57, p. 610, t. VII). — L'auteur du traité *Des affections* (§ 22, t. VI, p. 234), après avoir rappelé les diverses causes de l'hydropisie ascite, dit que si l'on ne peut la guérir par les médicaments et le régime, il faut recourir à l'incision (*paracentèse*) pour évacuer les eaux. On doit faire cette incision près de l'ombilic ou en arrière près de l'os des iles (ὄπισθεν κατὰ τὴν λαγόνα); il ajoute que quelques malades évitent la mort au moyen de cette opération.

31. Ἀπὸ τῶν κενεώνων καὶ τῆς ὀσφύος. — « Hippocrate appelle κενεῶνας la partie comprise latéralement entre les dernières fausses côtes et le bord de l'os des iles (τῆς τοῦ λαγόνος ὀστοῦ), » Galien, *Comm.* II, texte 1, p. 112; Étienne, p. 128. Érotien (*Gloss.*, 218) donne aussi la même définition. Suivant la remarque de

qu'Hippocrate et Dioclès divisaient les hydropisies en *ascite* et en *sous-cutanée*. M. Ermerins (p. 264) remarque qu'il n'a jamais trouvé le mot ἀσκίτης dans Hippocrate. — L'auteur du traité *Des maladies* (I, § 3, t. VI, p. 144) place l'anasarque, avec la phthisie, au nombre des maladies incurables. — Voyez du reste pour l'histoire de l'hydropisie le *Dict. de Méd.*, t. XVI, art. *Hydrop.*, par M. Littré; et *Comp. de Méd.*, art. *Anasarque* et *Hydropisie*.

Galien et d'Étienne, ces parties semblent, en effet, plus vides que celles qui, placées au-dessus et au-dessous, sont circonscrites par les côtes et par le bassin. Hippocrate se sert très-souvent du mot κενεών ; cf. Eustach., *Adnot. in Erot.; loc. cit.* et la *Dissertation sur l'anat. d'Hippocrate.* — Celse traduit κενεών par *ilia*.

32. « Quand ces tumeurs commencent à se former, dit Galien (texte 3, p. 119), le plus souvent elles s'affaissent, après s'être élevées tout d'abord, en sorte que, pour le vulgaire, elles semblent tout à fait disparues; mais bientôt elles s'élèvent de nouveau, pour s'affaisser et pour s'élever encore. Quand il s'est passé un peu de temps, elles restent pour toujours proéminentes; elles diffèrent de celles qui se forment dans les flancs, en ce que celles-ci se vident par la pression, étant composées d'une humeur phlegmatique, et non pas, comme celles-là, d'un *pneuma* flatulent. »

33. « Le refroidissement des extrémités dans une affection aiguë tient à une vive inflammation des viscères, inflammation qui se révèle à l'extérieur par un vif développement de chaleur anormale intense; c'est ce qui est appelé fièvre *lypirie*, » Gal., *Comm.* II, *in Progn.*, t. 4, p. 121. (Cf. aussi *Comm.* II, *in lib. de Vict. rat. in morb. acut.*, t. 45, t. XV, p. 512, et note 8 du *Prorrh.*).

34. Hippocrate, avec les anciens, divisait le jour en trois parties : la première de six heures du matin à dix heures; la seconde, de dix à deux heures après midi; la troisième, de deux à six heures du soir (Bosquillon, *notæ in Progn.*, p. 160). — Voy. dans le t. I d'Oribase (p. 650) la note sur ce sujet.

35. Dans le traité *Des humeurs*, § 5, *init.*, il est recommandé de considérer si les évacuations alvines dans les maladies ressemblent à ce qu'elles sont en santé. Cette comparaison de l'état morbide avec l'état de santé est un des points fondamentaux de la doctrine du *Pronostic*.

36. Λειποθυμία (*défaillance*). — Ce mot vient de θυμός et de λείπειν perte de la faculté vitale, comme λειποψυχία (de ψυχή et λείπειν) signifie perte de la faculté animale : ces deux mots sont pris comme synonymes. Dans la *lipothymie* ou *lipopsychie*, il y a perte de la sensibilité et du mouvement, avec persistance de la circulation et de la respiration, tandis que ces deux fonctions sont suspendues dans la syncope. La *lipothymie* est regardée généralement comme le premier degré de la syncope. — Cf. Gorris, *Defin. méd.*, au mot λειποθυμία ; — Gal., *Meth. med. ad Glauc.*, I, XV, t. XI, p. 48; — *Sympt. caus.*, III, IX, t. VIII, p. 252; *Comm.* V, *in Aph.* 56, t. XVII[b], p. 852, où il dit que la *lipothymie* est le symptôme de toute évacuation immodérée. — Cf. encore Gruner, *Antiq. morb.*, p. 255 et suiv.

37. Galien dans son *Commentaire* (t. 17, p. 137) trouvait plus régulier que cette phrase fût placée après la première du paragraphe, et M. Posthumus (*l. l.*, p. 64-5), à l'exemple de beaucoup d'éditeurs allemands qui ne veulent pas permettre à un ancien la moindre négligence dans le style, ni la

moindre irrégularité dans la composition, et qui se plaisent à corriger les textes d'après des règles ou abstraites ou factices, est fort de l'avis de Galien, et peu s'en est fallu qu'il n'opérât ce changement. Mais je ne vois pas même là d'irrégularité. Hippocrate énumère d'abord en quelques mots les qualités des selles eu égard à la consistance et à la quantité; puis il commente en quelque sorte cette première proposition, après quoi il passe à la couleur et à l'odeur; puis enfin il signale certaines particularités, celles qui s'écartent le plus des conditions naturelles et qui constituent, par conséquent, des signes plus spéciaux, puisqu'ils comprennent des qualités diverses.

38. Ἕλμινθας στρογγύλας. — Galien (*Comm. in Aphor.* III, 26) et Étienne (p. 153) distinguent trois espèces de vers : les *ascarides*, petits vers qui se trouvent principalement dans le gros intestin (*ascarides vermiculaires*), et qui se développent surtout chez les bêtes de somme dont la digestion se fait mal; les *lombrics* (στρογγύλαι), vers arrondis qui vivent principalement dans la partie supérieure des intestins et jusque dans l'estomac, et qui sont très-fréquents chez les enfants; les *vers plats* (ténias), qui atteignent quelquefois une longueur énorme, sont moins fréquents et se rencontrent dans toutes les portions de l'intestin. — Cf. aussi Paul d'Égine, IV, 57. Voy. l'*Introduction* au *Pronostic*, p. 134-5.

39. M. Littré traduit comme s'il ne s'agissait ou que d'une seule espèce ou de cinq espèces d'excréments; mais Galien (*Comm.* II, *in Prognost.*, texte 21, p. 140; *Comm.* II, *in lib. De hum.*, texte 19, p. 184, t. XVI) et Étienne (p. 154 et suiv.) établissent positivement qu'il faut entendre ici deux espèces d'excréments. C'était du reste l'interprétation de Vallesius et de Bosquillon (t. II, note, p. 164). — Plus bas le mot *érugineux* (ἰώδεα) manque dans le *Commentaire* de Galien, dans celui d'Étienne et dans le manuscrit collationné par Bosquillon.

40. Après ce mot (χολώδεα) le texte d'Hippocrate placé en tête du *Commentaire* de Galien porte : καὶ αἱματώδεα. Pour cette raison et aussi parce que à la fin de la *coaque* 631 correspondante, il est aussi question de selles sanguinolentes, M. Posthumus (*l. l.*, p. 66) se croit fondé à admettre ces deux mots dans son texte, contre l'autorité de tous les manuscrits et du *Commentaire* même de Galien. Mais qui ne voit que c'est là un véritable abus de la critique et une induction forcée de la comparaison du *Pronostic* avec les *Coaques*. D'abord la rédaction de la *coaque* 631e est très-différente de celle du passage parallèle du *Pronostic;* en second lieu, l'auteur qui a compilé les *Coaques* et celui qui a rédigé le *Pronostic*, ont pu ou ajouter, ou omettre à dessein le mot αἱματῶδες; en troisième lieu, la présence de ce mot dans le texte qui accompagne le *Commentaire* de Galien, peut tenir à une comparaison faite par quelques copistes avec les *Coaques;* enfin ce texte est ordinairement si mauvais qu'il ne peut faire autorité que dans un petit nombre de cas; pour en tirer quelque avantage, il eût fallu le collationner soigneusement sur tous les manuscrits de Galien.

41. Διεξιὼν ξὺν κόπρῳ. — M. Littré traduit : « Surtout s'il se termine par une évacuation de matières alvines, etc. » L'interprétation que j'ai adoptée me semble ressortir du contexte même ; elle est, du reste, appuyée sur le *Commentaire* de Galien (texte 25, p. 145). — On peut rapprocher de la fin de ce paragraphe le passage suivant du paragraphe 3, *in fine*, du traité *Des humeurs* t. V, p. 480 : « Quand les tranchées ont leur siége au-dessous de l'ombilic, elles sont toutes modérées ; quand elles siégent au-dessus, c'est le contraire. »

42. Galien distingue dans l'urine le *sédiment* ou *hypostase*, qui s'attache au fond du vase ; les *suspensions*, qui sont appelées *nuages* (νεφέλαι) quand elles descendent vers le fond du vase, et *énéorèmes* (ἐναιωρήματα) quand elles montent vers le haut (*Comm.* II, texte 26, p. 146). — Cf. aussi Étienne, p. 171. — Je remarque que dans cet endroit il y a beaucoup de désordre dans son *Commentaire*. — Voy. ma *Dissertation sur les urines*, etc.

43. Φλέγμα. — Galien, dans son *Glossaire* (p. 590), dit : « Ce mot ne signifie pas seulement toute humeur blanche et froide, mais encore la phlogose (*inflammation*). » Foës, dans son *Économie*, a recueilli avec grand soin les passages les plus importants de la Collection où ce mot est employé dans l'une ou l'autre acception ; on trouve un exemple de la seconde, § 18, p. 78, note 49. — Galien (*De differ. feb.*, II, VI, p. 347, t. VII) dit que le mot φλέγμα n'est pas employé pour désigner une humeur froide et blanche seulement par Hippocrate, mais par tous les anciens médecins et par les Grecs en général. « Dans son traité *Sur la nature de l'homme*, Prodicus, ajoute-t-il, se trompe sur ce mot, auquel il donne une étymologie extraordinaire, mais je n'ai pas le temps ici de m'arrêter sur de pareilles choses. » Ailleurs (*Natural. facultat.*, II, IX, t. II, p. 130), il nous apprend que ce Prodicus, sur les néologismes duquel Platon s'est longuement étendu, appelait βλέννα (*mucus*) ce que les autres nommaient φλέγμα, et qu'il réservait ce nom à ce qu'il y avait de brûlé, de cuit outre mesure dans les sucs ; faisant dériver φλέγμα de πεφλέχθαι (de φλέγω *brûler*). Galien revient encore sur ces innovations de Prodicus dans son *Commentaire* sur le traité *De alimento* (*Comm.* III, texte 17, p. 325, t. XV). Quoi qu'en dise l'illustre médecin de Pergame, je me rangerais volontiers à l'avis de Prodicus, qui, par sa division, faisait cesser une contradiction choquante entre les deux significations si opposées du mot *phlegme*. — Nous désignons encore sous le nom générique de *mucus*, ou mucosités, les diverses humeurs comprises sous les dénominations de φλέγμα ou de βλέννα. — Voy. aussi Galien *De semine*, II, VI, t. IV, p. 645, où il est dit que le *mucus nasal* s'appelait βλέννα ou μύξα.

44. Le texte vulgaire porte : « Le vomissement le plus avantageux est celui qui est composé de *phlegme* et de bile mélangés le plus exactement possible. Les matières vomies...., car, moins les matières sont mélangées, etc. » Évidemment ce dernier membre de phrase : « car les matières vomies, etc. » ne se trouve pas à sa place dans le texte vulgaire si on conserve *car* (γάρ) ; à cette place il interrompt la suite des idées, et pour l'y conserver il faudrait, avec le

manuscrit 446 suppl., lire δέ au lieu de γάρ; mais cette leçon n'étant autorisée que par un seul manuscrit, il m'a semblé que je pouvais, sans trop de témérité, modifier dans ma traduction l'ordre du texte vulgaire. — « Hippocrate, dit Galien (*Comm.* **II**, texte 38, t. XVIII, p. 165), a montré clairement par le contexte ce qu'il appelle *pur* (τὸ ἄκρατόν), en l'opposant à ce qui est mélangé (τὸ μεμιγμένον). Nous disons qu'un vin est pur quand il n'y a pas d'eau du tout ou qu'il y en a très-peu; et les autres choses sont dites *pures* chez les Grecs quand elles existent seules par elles-mêmes, et qu'elles ne sont mélangées à aucune autre. Or, nous voyons quelquefois la bile jaune être rejetée épaisse et tout à fait jaune par les vomissements et les déjections alvines; souvent nous la voyons sortir plus liquide et moins jaune, on l'appelle alors proprement bile jaune pâle (ὠχρά). Elle est entièrement mélangée avec une humeur phlegmatique, ténue ou aqueuse. Hippocrate veut donc qu'aucune humeur ne paraisse pure, mais qu'elles soient mêlées les unes avec les autres; car la bile pure indique une grande chaleur et le *phlegme* pur un grand froid. » — On verra plus loin, § 14, *initio*, qu'il en est de même pour les crachats : ils ne doivent pas présenter une seule couleur, par exemple, fauve ou jaune; en d'autres termes ils ne doivent pas être *purs*, mais il faut que les couleurs soient exactement mélangées, ou, comme nous dirions, *fondues*, car c'est là le signe qu'une humeur n'est pas en excès.

45. Εἰ δὲ καὶ πάντα τὰ χρώματα.... ἐμέει. — Galien (*Comm.* II, texte 40, p. 169) dit que l'on peut entendre πάντα τὰ χρώματα soit des couleurs qui viennent d'être indiquées, soit d'autres couleurs mêlées avec elles : c'est ce dernier sens que M. Littré paraît avoir suivi, car il traduit : *Des matières de toutes les couleurs.*

46. Περὶ τὸν πλεύμονα καὶ τὰς πλευράς. — Voilà la pneumonie nettement distinguée de la pleurésie; mais l'auteur, confondant le siége véritable de la maladie et celui de la douleur, rapporte la pleurésie non à la plèvre, mais aux parois mêmes de la poitrine. Πλευρά signifie proprement *côte;* c'est par extension que les parois de la poitrine, ordinairement désignées sous le nom de πλευρόν, furent appelées πλευραί. La plèvre s'appelait chez les Grecs ὑπεζωκώς (*membrana succingens*). (Cf. Gal., *Adm. anat.*, VII, II, texte 2, p. 591.) — Suivant M. Littré (t. I, p. 237), Dioclès avait reconnu que c'est la plèvre qui est malade dans la pleurésie.

47. Ταχέως καὶ εὐπετέως. — Galien dit (texte 43, p. 170) : « ταχέως veut dire dès le début de a maladie; car ταχέως s'entend de deux manières : il signifie ou la première période de toute la maladie, ou l'espace de temps que l'action met à se faire. Εὐπετέως veut dire *facilement* et *promptement.* » M. Littré n'a traduit que ce dernier mot.

48. Le texte porte ξυμμεμιγμένον... τὸ ξανθὸν ἰσχυρῶς, κ. τ. λ. M. Littré traduit par : « la portion rouillée doit être dès lors en forte proportion dans le crachat. » J'ai suivi Galien, qui dit (texte 44, p. 173) : ἰσχυρῶς se rapporte à ξυμ. et non à ξανθ.; il signifie ici λίαν et μάλιστα; il ajoute que ceci doit s'en-

tendre pour les crachats comme pour les vomissements (§ 13, *init.*). — Voy. aussi note 44.

49. Κόρυζα. — Chez les anciens, ce mot désigne tantôt l'humeur qui s'écoule du nez dans le *coryza* (Gal., *Comm.* II, *in Progn.*, texte 49, p. 180, t. XVIII[b]; Theoph., *Fab. corp. hum.*, p. 200), et tantôt le flux d'humeur lui-même (Gal., *Sympt. caus.*, III, XI, t. VII, p. 263; Théoph., *lib. cit.*, p. 133 et 143). — Quand le cerveau est plein d'humeur, et que cette humeur s'écoule dans le palais (ὑπερῷον, l'arrière-gorge?), on appelle cela *catarrhe* (κατάῤῥους); quand c'est dans la trachée-artère, *rhume* (βράγχος); quand c'est dans les narines, κόρυζα (*coryza*). — Cf. Th. Nonnus, *Epid. de curat. morb.*, cap. XXII, t. I, p. 88, éd. de Bernard. Gothæ et Amstelod., 1794; *Trésor grec*, voce.

50. Οὖρα δὲ καὶ διαχωρήματα... ὡς διαγέγραπται ἕκαστα εἰδέναι ἀγαθὰ ἐόντα, ἐπιγίνεσθαι vulg. et la plupart des manuscrits. M. Littré a changé εἰδέναι en εἶναι avec 2316, et supprimé ἐόντα avec 2269. M. Posthumus (§ 26, voy. aussi § 27, p. 69) me paraît avoir raison lorsqu'il dit « Istam autem innovationem « parum firma auctoritate niti sponte patet cuivis. » Il est certain d'abord que les deux seuls manuscrits auxquels M. Littré emprunte d'abord la première puis la seconde correction (ce qui est, pour le dire en passant, un procédé dont il faut rarement user), sont des manuscrits de peu de valeur; en second lieu la même phrase revient un peu plus loin pour les mauvais signes, et cette fois, tous les manuscrits étant unanimes, M. Littré a dû opérer les mêmes corrections par la seule raison qu'il les avait faites déjà dans le premier passage. Mais ce fait même de l'existence d'un texte uniforme dans les deux passages, et la possibilité de se rendre compte de ce texte devaient, ce me semble, faire renoncer à toute correction, quoiqu'en réalité la phrase avec le texte des manuscrits soit un peu plus embarrassée qu'avec celui de M. Littré.

51. L'espèce de crachats dont il a été parlé avant l'énumération des bons et des mauvais signes.

52. Il est assez difficile de déterminer de quelles collections purulentes il s'agit ici; la traduction doit rester vague comme le texte. Galien (*Comm.* II, texte 57, p. 196) et Étienne (p. 189) pensent qu'il est encore question des collections de la poitrine, mais de celles qui sont froides. M. Posthumus (*l. l.*, p. 70) s'exprime ainsi sur ce passage : « Quin de abscessibus pulmonis et tho« racis noster loquatur nullus equidem dubito; puto vero illum τὰς ἄλλας « ἐκπυήσιας opponere τοῖς ἐκπυήμασι, ὁκόσα ἔτι χωλώδεος ἐόντος τοῦ πτυέλου ἐκπυΐσκεται. » (§ 15, 2e phrase.) Après les doutes de Galien je n'oserais pas être aussi affirmatif.

53. Ἐπισκέπτεσθαι δὲ χρὴ τὴν ἀρχὴν τοῦ ἐμπυήματος ἔσεσθαι λογιζόμενον ἀπὸ τῆς ἡμέρης ἧς τὸ πρῶτον ὁ ἄνθρωπος ἐπύρεξεν, ἢ εἴ ποτε αὐτὸν ῥῖγος ἔλαβε. — M. Posthumus (§ 28, p. 70) change ἐπισκέπτ. en ὑποσκέπτεσθαι, sous prétexte qu'il ne sait pas ce que voudrait dire ἐπισκέπτεσθαι. — Quand Hippocrate, prétend-il, veut marquer qu'on doit *s'attendre à soupçonner*, il se sert d'ὑποσκέπτ.,

tandis que ἐπισκέπτεσθαι ne signifie guère plus que σκέπτεσθαι (*considerare*). Eh bien pourquoi ἐπισκέπτ. n'aurait-il pas ici le sens de *considérer* comme si l'auteur avait dit : *Eu égard à la formation de l'empyème il faut considérer qu'il commence à partir du jour*, etc.? On pourrait encore traduire : *Il faut examiner le commencement de l'empyème* (c'est-à-dire *faire attention au commencement de l'empyème*) *en calculant qu'il aura lieu à dater*, etc. Aussi j'ai renoncé à ma première traduction : *On reconnaîtra le commencement de l'empyème*, etc., qui était à peu près celle de M. Littré (*Pour connaître le commencement de la suppuration*, *il faut compter*, etc.). — Si on s'en tient à la lettre et au sens du *Commentaire* de Galien (texte 58), ἢ n'existait pas avant εἴ ποτε. « En disant le premier jour où le malade a eu de la fièvre, Hippocrate, assure Galien, n'a pas entendu le premier jour de toute la maladie, mais celui où le frisson est survenu avec une fièvre manifestement plus intense qu'elle ne s'était montrée antécédemment ». Ainsi pour Galien il faut la réunion de trois choses pour qu'on puisse diagnostiquer la formation d'un empyème : 1° fièvre intense, 2° frisson, 3° substitution d'un sentiment de pesanteur à celui de la douleur. Le plus ancien manuscrit du *Pronostic* que nous ayons à Paris (446 suppl.) omet aussi cet ἢ ; il est vrai que cette particule disjonctive se trouve dans la *coaque* correspondante, mais, suivant moi, il faut lire καί au lieu de ἢ ou supprimer tout à fait ce mot né précisément de la conjonction εἰ, et coexistant avec elle par la faute des copistes. Du reste M. Littré lui-même pour cette *coaque* 402 corrige sans manuscrit ἢ ἐβαρύνθη et ἢ ἐπύρεξεν, en εἰ ἐβ. et εἰ ἐπύρ, et il apporte même en preuve le passage du *Commentaire* de Galien que j'ai cité plus haut, mais il conserve ἢ εἴ ποτε ῥῖγος ἔλαβεν ; or comme Galien ne sépare pas plus de la fièvre le frisson que le sentiment de pesanteur, je me crois suffisamment autorisé à traduire comme je l'ai fait, et à adopter un sens plus conforme du reste aux notions de la pathologie que celui qui est contenu dans le texte ordinaire (II, VII, *fine*). Celse traduit : « Numerabimus autem ab eo die quo primum febricitavit ali- « quis, aut inhorruit, aut gravitatem ejus partis sensit. » Mais pour de pareilles questions l'autorité de Celse ne peut prévaloir contre celle de Galien, et contre les autres raisons que j'ai alléguées.

54. Si on voulait s'en tenir au *Commentaire* de Galien (texte 59), Hippocrate aurait d'abord donné le moyen de reconnaître si la suppuration est bornée ou non à un seul côté, et en second lieu celui de distinguer dans lequel des deux côtés cette suppuration s'est formée. Mais le texte ne se prête pas du tout à cette manière de voir ; d'après ce texte le médecin a déjà reconnu (par un procédé que l'auteur n'indique pas) que la suppuration est bornée à un seul côté, et ce qu'il veut déterminer maintenant c'est le côté où le pus s'est rassemblé. Aussi j'abandonne ma première traduction, faite sous l'inspiration du *Commentaire* de Galien : *Pour s'assurer si la suppuration est bornée à un seul côté*, etc. Voici du reste les excellentes considérations que Galien met en tête de ce *Commentaire* : « Nous savons par l'anatomie que des membranes divisent le thorax [d'avant en arrière] en s'étendant du sternum au rachis de façon à constituer deux cavités [isolées] ; il en résulte que les col-

lections purulentes d'un côté ne communiquent pas avec l'autre côté, comme cela a lieu dans l'intérieur du péritoine; en effet le pus qui s'est formé dans cette cavité se répand autour de tous les intestins. »

55. Cette proposition n'est pas très-régulière; il semble que l'auteur a voulu indiquer la manière de diagnostiquer s'il existe un empyème dans un seul côté de la poitrine, tandis que, d'après le texte, il s'agit seulement de déterminer dans quel côté de la poitrine existe la collection purulente; il y a donc une petite lacune dans la proposition d'Hippocrate. Aussi dans ma première édition j'avais traduit : *Pour s'assurer si la suppuration*, etc.; mais j'ai préféré cette fois respecter le texte et avertir de la difficulté. Du reste, cette partie du paragraphe 16 sera mieux placée après le paragraphe 17.

56. Ἐμπύους. — « Ἔμπυος signifie littéralement, qui a une collection purulente, qu'elle soit encore rassemblée dans la partie qui a été prise tout d'abord de phlegmasie, ou qu'elle se soit déjà rompue; mais les médecins ont coutume d'appeler ἐμπύους ceux surtout qui ont une collection purulente dans le thorax et dans le poumon. » — Gal., *Comm.*, II, texte 60, p. 201.

57. Ici le texte de M. Littré ne me paraissant pas assez assuré, je suis revenu au texte vulgaire avec M. Posthumus (*l. l.*, p. 71).

58. Πτυαλισμός. — Ce mot signifie, pour les anciens comme pour les modernes, une sécrétion surabondante avec expuition fréquente de la salive. (Voy. Foës, *Œcon.*, à ce mot). — Au lieu de Ἢν μὲν ὁ πόνος ἐν ἀρχῇσι γένηται, leçon que donnent tous les manuscrits, tous les imprimés, Galien, et que Celse (II, VII, p. 40, éd. Renzi) lui-même a traduite, M. Posthumus se croit suffisamment autorisé par la *coaque* correspondante et par le parallélisme de la phrase suivante, à introduire le mot ξύντονος (*intense*).—Je me suis déjà suffisamment expliqué pour ce qui regarde les *Coaques;* quant au parallélisme, c'est une raison futile, attendu qu'il suffisait dans la seconde phrase d'exprimer la faiblesse de la douleur pour faire entendre qu'on accordait une certaine intensité à celle dont il est question dans la première phrase.

59. Le texte vulgaire porte ἢ φλεγματῶδες καὶ ἀφρῶδες. M. Posthumus, toujours en se fondant sur la *coaque* correspondante, lit ἢ ἀφρ.; mais ici je crois qu'il faudrait corriger la *coaque* sur le *Pronostic*, attendu que les crachats séreux sont ordinairement écumeux.

60. Je me suis conformé, pour la traduction de ce passage, au texte, que M. Littré a très-heureusement restitué, et à sa judicieuse interprétation. Je constate avec plaisir que M. Posthumus a suivi mon exemple.

61. Le texte imprimé par M. Littré, et qui est du reste le texte vulgaire, porte μηδὲ εὔλυτοί τε καὶ ἄκρητοι. MM. Ermerins (voy. note 79, p. 78 de sa thèse) et Posthumus (§ 33, p. 79) rejettent la négation, en se conformant à la sentence parallèle des *Coaques*. Galien (*Comm.* II, texte 65, p. 212) ne se prononce pas entre ces deux leçons, sur lesquelles il disserte longuement. On voit par le

Commentaire de Galien que ces leçons, si différentes en apparence, revenaient au même quant au sens médical, du moins pour les interprètes; et pour comprendre cette particularité il faut se rappeler que les signes qu'Hippocrate énumère ici ne sont pas ceux de la crise ordinaire et régulière d'une maladie aiguë, mais ceux d'une crise anormale par les dépôts, laquelle devient cependant un moyen de salut, de sorte qu'il y a un mélange de bons et de mauvais signes. En conséquence si on lit : μηδὲ εὔλυτοι (*si elles ne fluent pas bien*), il faut entendre cette expression de la quantité des matières excrétées insuffisante pour procurer la crise par évacuation. Si au contraire on supprime la négation (*si elles fluent bien*), on aura là un signe de la crise régulière, mais contrarié par les selles elles-mêmes et par d'autres signes qui ne sont pas favorables à cette crise. On voit qu'il est impossible de se décider avec connaissance de cause pour l'une ou l'autre leçon; la première m'a semblé la plus naturelle. — Les mêmes considérations s'appliquent à ἄκρητοι. Pour le sens de ce mot, pris en lui-même, j'ai suivi l'interprétation de Galien (ἄκρητοι δὲ αἱ ὑδατώδεις καὶ ἄμικται διαχωρήσεις· ἐῤῥέθη γὰρ ἔμπροσθεν, ὡς τὸ ἄκρητον ἐπὶ τῆς ἀμίκτου λέγεται ποιότητος). — Voy. note 44.

62. Οἷσιν ἂν... τοῦ φλέγματός τι ἐγγίνεται. — Galien veut qu'on interprète φλέγμα par chaleur contre nature, qui produit l'érysipèle (*inflammation*) ou ce qu'on appelle proprement *phlegmon*, et non par humeur pituiteuse (*Comm.* II, texte 66, p. 214). M. Littré traduit par *engorgement;* dans ce cas il faudrait, je crois, ajouter le mot *inflammatoire*. (Voy. note 43.)

63. Cf. *Aph.* VII, 44 et 45. Voy. aussi l'intéressante et habile discussion de M. Littré, t. II, p. 162 et suiv., sur le déplacement que cette phrase, qu'elle soit une addition marginale tirée des *Aphorismes*, ou qu'elle appartienne à la rédaction primitive, a subi dans presque tous les manuscrits. Se fondant sur le silence que Galien garde relativement à cette phrase dans son *Commentaire*, sur la place si irrégulière qu'elle occupe dans les mss., M. Posthumus (*l. l.*, p. 74) la rejette entièrement, et cette fois je serais fort tenté de l'imiter.

64. La formation de l'empyème est considérée ici par Hippocrate comme un événement plutôt favorable que funeste. Galien (*Comm.* II, t. 70, p. 223) a parfaitement expliqué cette phrase dans ce sens. Voy. aussi la note de M. Littré, t. II, p. 165.

65 Ἢν δὲ μήτε τὸ οὖρον μηδὲν ἐνδιδοίη. — Ce texte est regardé comme fort obscur par Galien; j'ai suivi l'interprétation qui lui paraît la plus probable et qui est le plus en rapport avec le contexte. Suivant l'autre (que M. Littré a adoptée et que Dioscoride avait déjà défendue), il faudrait traduire : *Si l'urine ne fournit aucun caractère d'amendement;* mais on ne voit pas à quoi revient cette dernière interprétation, puisqu'il n'a pas été question antécédemment des mauvais caractères de l'urine, et qu'il est même dit *qu'il ne s'échappe pas une goutte d'urine;* j'ai donc lu Ἢν... οὖρον ᾖ μηδὲν, μήτ' ἐνδιδοίη ὁ πόνος. M. Posthumus (*l. l.*, p. 75) est aussi de cet avis.

66. « Puisque Hippocrate, dit Galien (*Comm.* III, texte 4, p. 240), a cir-

conscrit les trois semaines en vingt jours, il a dit que ces périodes ne pouvaient pas être comptées par des jours entiers ; en effet, ni les mois ni l'année ne peuvent être comptés par des jours entiers, comme il l'a dit avec vérité, car l'année n'est pas composée seulement de trois cent soixante-cinq jours, mais de la quatrième partie d'un jour, et en outre d'à peu près une centième partie. Chaque mois est un peu plus court que trente jours et un peu plus long que vingt-neuf. Les anciens Grecs, comme cela est encore en usage dans plusieurs villes, appelaient *mois* l'espace de temps compris entre deux conjonctions (δυοῖν συνόδοιν) de la lune et du soleil. Celui qui veut connaître exactement le temps avec les démonstrations propres, peut consulter l'ouvrage qu'Hipparque a consacré à ce sujet, et aussi celui que j'ai fait *Sur l'année* (Περὶ τοῦ ἐνιαυσίου χρόνου; ces ouvrages sont perdus). » — Cf. aussi sur les mois et leurs différents noms, Galien, *Comm.* I, *in Epid.* I, texte 1, p. 15 à 24, t. XVII; Ideler, *Handb. der technischen Chronologie.*

67. Γίγνεται δὲ ἡ τῶν τεταρταίων κατάστασις ἐκ τοῦ τοιούτου κόσμου. — Dans la première édition j'avais suivi l'interprétation de Galien, adoptée aussi par M. Littré, et j'avais traduit : *La constitution des fièvres quartes résulte d'un pareil arrangement.* Mais les observations suivantes de M. Posthumus m'ont convaincu et j'ai suivi son interprétation (*Nam quartanorum circuituum ratio ad hunc se habet modum*) qu'il motive en ces termes (p. 75-76) : « In « hisce τὴν τῶν τεταρταίων κατάστασιν Galenus accepit de febribus quartanis, « tum in *Comm. ad h. l.* (III, 7, 246-7), tum ad *Aph.*, IV 58 (Gal. 59) et *Comm.* « III, *in Epid.*, I, t. 17, t. XVII, p. 249 suiv.), eodemque modo hæc intellexit « Prosp. Martianus. Quam rationem ut sæpius tunc miratus, ita probare neu- « tiquam possum. Quum enim superiora omnia ad ἐφόδους illos κατὰ τετράδα « referantur, eodem spectare mihi videntur verba nostra : ad idem etiam argu- « mentum seqq. pertinent ; febrium vero, sive tertianarum, sive quartana- « rum intermittentium mentio nulla fit. » — M. Posthumus fait encore remarquer que le *Cod. medic.* apud Foës. a τεταρταία κατάστασις. — Peut-être aussi que cette phrase, s'il y est réellement question des fièvres quartes, est une addition marginale très-anciennement passée dans le texte et provenant de ce que l'auteur de cette addition aurait voulu exprimer l'analogie qui existe entre les accès quartenaires de la fièvre quarte et l'addition successive des périodes critiques quartenaires.

68. Ἀλλοφάσσοντες. — « La signification de ce mot peu usité chez les Grecs est assez obscure : les uns l'interprètent par *délire*, et c'est le sens le plus raisonnable, car ἀλλοφάσσειν veut dire qui parle à tort et à travers (ἄλλοτε φάσκειν ἄλλα) ; les autres pensent qu'il faut entendre que les malades ne peuvent garder aucune position, qu'ils sont dans l'anxiété ; d'autres qu'ils parlent à tort et à travers ; d'autres enfin qu'ils ont les yeux très-agités. » (Gal., *Comm.* II, texte 8, p. 249.)

69. Galien dans son *Commentaire* (III, x, p. 251) veut qu'on compte à dater du jour où la femme est accouchée, mais non à dater de celui où la fièvre

a commencé. M. Posthumus (*l. l.*, p. 76) fait remarquer avec raison après Pr. Martian, p. 338, que cette opinion de Galien est contraire aux faits rapportés dans *Epid.*, I, sect. III, malades 4 et 11.

70. Le texte vulgaire porte τρόπου; sur l'autorité de quelques manuscrits M. Littré lit τόπου; mais j'ai cru que le texte vulgaire pouvait subsister. Dans ma première édition j'avais traduit τρόπου par *affection;* je crois avoir mieux rendu ce mot par *forme de maladie*. Comme moi M. Posthumus (*l. l.*, p. 77) a préféré τρόπου à τόπου, et il a appuyé cette préférence sur plusieurs passages d'Hippocrate.

71. Galien dit dans son *Commentaire* (*Comm.* III, texte 11) qu'il serait plus régulier d'écrire ainsi : Quand la douleur est récente il faut s'attendre à une épistaxis nasale, mais quand cette douleur dure depuis longtemps, il faut s'attendre à cette épistaxis, mais aussi à un écoulement de pus par le nez ou par les oreilles (il n'est pas question des oreilles dans le texte d'Hippocrate), après vingt jours, l'épistaxis est beaucoup plus rare, c'est surtout un écoulement de sang ou un dépôt vers les parties inférieures qu'on a l'espérance de voir délivrer le malade. Ce *Commentaire* est la consécration même du texte ordinaire, de celui que M. Littré a trouvé dans les manuscrits et qu'il a imprimé. Néanmoins M. Posthumus, § 39 et p. 76-7 n'a pas craint de changer le texte et de transporter l'*écoulement de pus* (ἢ ἐκπύησιν) du second membre de phrase dans le premier; il s'appuie pour cela sur le *Commentaire* de Galien; mais s'il eût été conséquent avec lui-même, le nouvel éditeur aurait dû opérer encore d'autres changements d'après ce *Commentaire* même, mais il s'est heureusement arrêté dans cette voie si téméraire.

72. Συνάγχη de ἄγχω, étouffer. Ce mot, dont la signification est très-étendue, désigne pour les anciens tout obstacle à la respiration ou à la déglutition dans quelque partie que ce soit de l'arrière-gorge, au-dessus des poumons ou de l'estomac (cf. Arétée, *Sign. acut.*, I, 7, p. 10 suiv., éd. Ermer.); tandis que nous appelons *angine* les phlegmasies des membranes muqueuses comprises entre l'arrière-gorge d'une part, le cardia et l'origine des bronches d'une autre part, restreignant ainsi le sens de συνάγχη pour l'arrière-gorge, et l'étendant pour les tubes laryngiens et pharyngiens. — Il est souvent très-difficile de rapporter avec quelque sûreté les *esquinancies* (je me suis servi de ce mot pour mieux me rapprocher de la physionomie et du vague de l'expression antique) des anciens aux diverses espèces d'angine admises de nos jours, et même de savoir positivement si ce mot désigne une véritable angine, ou seulement une inflammation du voile du palais et des amygdales. La plupart des médecins grecs, suivant Galien (*Comm.* III, *in Progn.*, t. 17, p. 267), disaient συνάγχη quand il y avait suffocation avec douleur et rougeur au pharynx (arrière-gorge), et se servaient du mot κυνάγχη [1] s'il y avait suffocation

[1] Suivant Arétée (*loc. cit.*) ce mot [composé de κύων chien, et ἄγχω] vient ou de ce que cette maladie est fréquente chez les chiens, ou de ce que chez les malades, la langue sort de la bouche comme cela a lieu chez les animaux lors même qu'ils sont en bonne santé.

sans douleur ni rougeur au pharynx. Cette espèce d'angine est la première dont parle Hippocrate; mais Galien fait remarquer que, précisément dans ce passage, de vieux exemplaires portaient αἱ συνάγχαι, au lieu de κυν., ce qui prouve bien, ajoute-t-il, qu'il est inutile de discuter sur un σ ou sur un κ, quand les faits sont clairs par eux-mêmes. Du reste, ajoute-t-il, Hippocrate, peu soucieux des noms, s'attache plutôt aux choses. — Cf. aussi *De locis aff.*, IV, 6, p. 247, t. VIII, où Galien fait à peu près les mêmes observations. Il y a une grande confusion, de grandes contradictions dans les auteurs, entre les mots κυνάγχη et συνάγχη, à cause de la facilité avec laquelle les copistes ont écrit l'un pour l'autre; et malgré toute sa patiente sagacité, Gruner (*Antiquit. morb. Vratislaviæ*, 1774, in-8°, p. 245 et suiv.) n'a pu parvenir à débrouiller ce chaos.

73. Galien dit (*Comm.* III, texte 19), à propos de cette phrase: « Il importe d'examiner comment on doit entendre ces mots μήτε ἐν ἡμέρῃσι κρισίμοισι (lisez κρισίμῃσι). Faut-il interpréter (ainsi que le font quelques commentateurs) si l'érysipèle disparaît dans les jours critiques.

74. Voy. la *Dissertation sur l'anatomie hippocratique.*

75. Σταφυλή.— Comme il est presque impossible de faire l'histoire de ce mot (qui sert ici à désigner une maladie particulière de la luette) sans faire en même temps celle des autres termes techniques que les médecins anciens employaient pour dénommer la luette à l'état sain ou malade, je renvoie à la *Dissertation sur l'anatomie hippocratique.*

76. M. Littré traduit: « Si elle (la fièvre) a des intermissions, si elle reprend d'une manière irrégulière, et si on est à l'approche de l'automne, le dépôt sera une fièvre quarte. » — L'interprétation que j'ai suivie me paraît plus conforme au texte et aussi au *Commentaire* de Galien; du reste, dans la *Collection hippocratique*, la fièvre quarte est très-souvent considérée comme dépôt. Voy. surtout *Epid.*, I, sect. 2ᵉ, § 4: *Chez plusieurs, les fièvres quartes*, etc. et *De morbis*, II, § 43, t. VII, p. 60.

77. Il est curieux de rapprocher de ces détails sur les dépôts les considérations générales suivantes qu'on lit dans le traité *Des humeurs*, § 5, t. VI, p. 484, et qui n'ont pas trouvé place dans le *Pronostic*, du moins avec leur forme dogmatique et synthétique: « Considérez les phénomènes qui annoncent la crise et quand il faut les provoquer. Tout ce qui se produit sous forme de dépôts, quand c'est avantageux, le favoriser par les aliments, les boissons, les odeurs, la vue, l'ouïe, les idées, les évacuations (ἀφόδοισι), l'échauffement, le refroidissement, l'humectation, la sécheresse; [or] on humecte et on dessèche par les onctions (χρισμ.), les illitions (ἐγχρίσμασι), les applications, les emplâtres, les poudres, les bandages. » — L'auteur, changeant ensuite de construction, fait l'énumération suivante: postures, frictions, remèdes, fatigues, repos, sommeil, insomnie, gaz qui se portent en haut, en bas; énumération qui me paraît se rapporter aussi aux moyens de favoriser et de

diriger les dépôts. — Enfin l'auteur termine en disant que cette manière de diriger les dépôts se fait par les moyens de l'art, soit communs, soit particuliers, et que les dépôts ne sont utiles ni quand le paroxysme va venir, ni quand il est présent, ni quand les pieds sont froids; mais quand la maladie est sur son déclin. On lit également, § 6, *init.*, que les signes de crise salutaire ne doivent pas apparaître de bonne heure. La même idée se retrouve presque dans les mêmes termes, *Epid.*, II, 1, 6, *in med.* — (Voy. aussi *Aph.*, IV, 31, note.)

78. Μαρμαρυγαί. — Ce mot se trouve dans Platon (*Timée*, pag. 68 B). « Le mot *éclat*, dit M. Martin (éd. du *Timée*, t. II, note 129, p. 293), me paraît être celui qui approche le plus de traduire en notre langue le mot grec μαρμαρυγάς, qui signifie à la fois la lumière vive et vacillante, et l'impression qu'elle produit. » — Le mot étincelles me semble aussi une traduction fidèle de μαρμαρυγαί, et rentrer très-bien dans la première partie de l'interprétation de M. Martin.

79. « Il faut savoir, dit Étienne (p. 226), que quelques exemplaires portent: *trente-cinq ans;* d'autres ont: *quarante ans.* En disant *trente-cinq ans*, Hippocrate marque la fin de l'âge mûr et le commencement de l'âge de retour; en disant quarante ans, il marque la fin de l'âge de retour et le commencement de la vieillesse. » — D'après cette explication, M. Littré a substitué πέντε καὶ τριήκοντα à τριήκοντα du texte vulgaire.

80. Περί τε τῶν τεκμηρίων καὶ τῶν σημείων. — Étienne (p. 230) dit que par les τεκμήρια Hippocrate a entendu ce qu'il y a de scientifique dans le raisonnement, et que par les σημεῖα il indique ce qu'il y a de conjectural dans l'expérience. Le médecin doit donc être à la fois dogmatique et empirique. — D'après Galien (*Comm.* III, texte 39, p. 311), le τεκμήριον est le signe certain, c'est-à-dire celui dont on peut tirer un pronostic assuré de salut ou de mort. Il avait fait un livre intitulé: Περὶ τεκμηρίου καὶ σημείου, qui est perdu. (*Comm.* I, *in lib. de Diæt. in acut.*, texte 1, p. 420, t. XV.)

81. L'auteur du traité *Des humeurs* a dit § 4, t. V, p. 482: « Dans le calcul des signes, les plus nombreux, les plus forts et les plus considérables arrivant à temps, annoncent le salut; arrivant hors du temps, sont de nature opposée. » Trad. de M. Littré. — C'est là une considération générale qui ne se retrouve pas dans le *Pronostic*.

82. « Hippocrate, dit Érotien (*Gloss.*, p. 238), a voulu désigner les trois climats particuliers du monde habitable; il nomme positivement la Libye [c'est-à-dire l'Afrique]; par Délos il désigne l'Asie, par la Scythie, l'Europe. — Suivant Galien (*Comm.* III, texte 40) Hippocrate, oubliant ici sa brièveté ordinaire, n'a pas voulu dire autre chose par cette énumération, sinon que tous les signes énumérés plus haut se vérifient dans tous les climats. Il nomme la Libye [c'est-à-dire l'Afrique], comme exemple de pays chaud; la Scythie, comme exemple de pays froid; l'île de Délos, comme exemple de pays tem-

péré. Cette manière de voir est très-acceptable, mais je crois qu'il faut aller encore plus loin et qu'on peut trouver dans cette phrase (voy. mon *Introduction* au traité *Des airs, des eaux et des lieux*) un résumé des voyages faits par Hippocrate, ou du moins par les hippocratistes.

83. Cf. *Introduction au Pronostic*, p. 130-131, *Introduction au Rég. dans les mal. aiguës*, analyse du § 1; Gal., *Comm.* III, *in Progn.*, texte 42, p. 317, et Étienne, p. 231.

84. La dernière partie de cette sentence, ainsi que Galien le fait remarquer (*Comm.* III, texte 42), se rapporte à ce qu'Hippocrate a dit plus haut sur la crise et les signes des maladies aiguës et de celles qui en naissent. Il nomme seulement les maladies qui offrent quelques particularités et qu'il regardait comme typiques, comprenant dans sa pensée toutes les maladies analogues et qui se comportaient d'après les mêmes signes.

PRÉNOTIONS DE COS.

INTRODUCTION.

Dans ma première édition j'avais fait précéder l'analyse des *Coaques* d'une dissertation où je cherchais à établir contre l'opinion de M. Ermerins, partagée par MM. Houdart et Littré, que le *Pronostic* n'est pas en grande partie tiré des *Coaques*, mais au contraire que les *Coaques* ont été formées aux dépens du *Pronostic*, et de plusieurs autres traités. Mes arguments ont ramené complétement M. Littré à mon avis (voy. t. VIII, p. 628), et lui-même a bien voulu m'engager à reprendre ma démonstration avec plus de détails. Cette invitation, si flatteuse pour moi, m'a suggéré la pensée de faire dans ce volume une dissertation sur le mode de formation des livres hippocratiques, et particulièrement des livres rédigés sous forme de sentences; c'est dans cette dissertation qu'on retrouvera rassemblées et corroborées les preuves que j'avais données sur l'origine des *Coaques*.

Je divise l'analyse des *Coaques* en deux parties : dans la première, j'expose sommairement et dans leur ordre de succession les divers sujets que l'auteur examine; dans la seconde, je présente un tableau des maladies qui dans cet ouvrage sont nommées ou du moins assez nettement déterminées, et qui sont étudiées à part, mais presque toujours au point de vue de la prognose. Ce tableau a été déjà esquissé par M. Ermerins dans sa thèse; je le traduis en partie, mais en le modifiant, en le complétant et en le rectifiant sur plusieurs points.

Sect. I.—Les sentences renfermées dans cette première section sont irrégulièrement disposées; cela tient à ce que l'auteur y a rassemblé tout ce qui se rapportait à la grande classe des fièvres, dans laquelle les médecins anciens avaient confusément relégué tous les symptômes qui appartiennent plus particulièrement aux fièvres, tels que frissons, tremblement, froid, spasmes, délire, etc., etc., et toutes les maladies dont ils ignoraient le siége, c'est-à-dire une grande partie de celles qui attaquent l'homme, et plus particulièrement les maladies de l'encéphale et des viscères abdominaux. Ce ne serait point un travail infructueux que de dégager, pour ainsi dire, chaque unité morbide et chaque symptôme de ce chaos inévitable de propositions où ils sont groupés sans ordre et quelquefois sans vérité : je ne puis essayer ce travail que très-superficiellement dans le *tableau des maladies.* Les sentences 141 à 159 sont particulièrement consacrées aux dépôts, aux crises et autres terminaisons des fièvres, enfin au pronostic qu'on peut tirer du spasme dans ces affections.

Sect. II.—La céphalalgie, considérée isolément ou concurremment avec d'autres phénomènes morbides, est prise tantôt comme une maladie, et tantôt comme un symptôme, ou plutôt comme un *signe.*

Sect. III.—Le *carus* et le *coma* sont envisagés absolument d'après la même méthode, du reste la seule possible dans une médecine toute pronostique et presque absolument privée des ressources du diagnostic, qui seul peut distinguer un symptôme d'une maladie.

Sect. IV.— Pronostic de l'otite suivant les âges ; — de la surdité considérée comme signe.

Sect. V. — Ce chapitre sur les *Parotides* est tiré presque tout entier du *Prorrhétique :* je n'ai rien à ajouter à ce qui a été dit dans l'argument de ce traité.

Sect. VI.— Signes fournis par le visage. Je renvoie sur ce point à ce que j'ai dit au § 2 du *Pronostic.* Je ferai remarquer seulement que la 216e sentence est évidemment égarée dans ce chapitre, et doit être reportée au chapitre XVII ou XVIII.

Sect. VII.—Étude des signes pris de l'aspect des yeux. Observations sur l'ophthalmie considérée comme maladie.

Sect. VIII.—Exposition des signes fournis par les diverses parties de la bouche, et en particulier par la langue. L'auteur avait interrogé la valeur des enduits qui recouvrent cet organe ; je n'ai retrouvé cette observation que dans le livre des *Jours critiques* où elle a été transportée avec beaucoup d'autres prises çà et là dans la Collection.

Sect. IX. — De l'aphonie et des autres modifications de la voix considérées comme signes. — La séméiologie pure domine, comme on le voit, dans tous ces chapitres.

Sect. X et XI. — Ici, à propos de l'état de la respiration et des maladies du pharynx et du cou, recommence le mélange de la pathologie spéciale et de la séméiologie. Ce chapitre réunit à la fois les propositions du *Pronostic*, les sentences du *Prorrhétique* et des *Aphorismes*, enfin plusieurs observations dont l'origine est inconnue, et qui sont peut-être propres à l'auteur.

Sect. XII. Les réflexions précédentes s'appliquent également aux observations faites sur l'état des hypocondres. Je renvoie de plus à l'argument du *Pronostic*, § 7.

Sect. XIII. — L'auteur vient d'examiner successivement la tête, le cou, l'hypocondre; il arrive, en suivant cet ordre anatomique, à s'occuper des lombes. Il s'arrête longuement sur les douleurs lombaires rhumatismales envisagées comme maladies ou comme signes. Il appuie sur le danger de la métastase de ces douleurs, soit à la tête, soit à la poitrine, soit sur l'estomac.

Sect. XIV. — L'auteur, ayant parcouru, en quelque sorte région par région, l'ensemble de la pathologie, revient sur quelques signes plus généraux. — On retrouve dans ce chapitre tout ce qui a été consigné au *Prorrhétique* sur les hémorragies nasales, plus quelques additions importantes.

Sect. XV. — L'étude des spasmes revient très-souvent dans les *Coaques*, et tient, en général, une grande place dans la médecine hippocratique. Mais évidemment les médecins de l'école de Cos ont confondu sous le même nom des états bien différents. Un examen attentif fait reconnaître dans ce qu'ils désignent sous ce nom presque tous les désordres fonctionnels du système nerveux.

Sect. XVI. — On retrouve ici, avec des additions notables, tout ce qui a été dit dans le *Pronostic* sur l'angine ou esquinancie, sauf la mention de l'amputation de la luette.

Sect. XVII et XVIII. — Les maladies de poitrine y sont traitées complétement, et bien mieux que dans le *Pronostic*. Un grand nombre de sentences ont été empruntées au traité des *Maladies*, et plusieurs sont probablement le fruit de la pratique de l'auteur. Je signalerai plus particulièrement les sentences 384, 386, 388, 389, 401, 403, 404, 407, 411, 412, 425, 427, 434, 435, 436, 440, 444, qui prouvent des connaissances avancées et un esprit observateur.

Sect. XIX.— Étude pronostique des maladies du foie.

Sect. XX.—Je n'ajouterai rien à ce que j'ai dit des hydropisies au § 8 du *Pronostic*, si ce n'est que la 461e sentence est très-remarquable au point de vue de la doctrine physiologique, qui est précisément l'opposé de celle professée aujourd'hui sur la solution de l'hydropisie par résorption.

Sect. XXI et XXII. — Observations pratiques très-justes, et pour la plupart originales, sur la dyssenterie et la lienterie.

Sect. XXIII.—La sentence 471 est la répétition du § 19 du *Pronostic* sur le danger de l'inflammation de la vessie. Je reviendrai plus tard sur les sentences 472, 473.

Sect. XXIV.— Observations pronostiques sur l'apoplexie. La sentence 481 devrait être reportée au chapitre XIX, sur les hydropisies.

Sect. XXV. — Cette section renferme des propositions assez disparates sur les signes tirés du froid des lombes, de l'apparition de pustules, et sur l'emploi très-sagement indiqué de la saignée dans différents cas.

Sect. XXVI.—On ne retrouve guère de remarquable dans ce chapitre que ce qui est dit au § 3e du *Pronostic*, sur le *décubitus* du malade.

Sect. XXVII. — Cette section est une sorte de *compendium* de la chirurgie des Asclépiades. Elle n'est pas susceptible d'analyse, car il y a presque autant de sujets différents que de sentences. Je la compléterai dans mes notes.

Sect. XXVIII.—Le titre seul : « Des maladies propres aux différents âges » indique assez le contenu de cette section.

Sect. XXIX. — Cette section est consacrée tout entière à l'étude clinique plutôt encore que pronostique des maladies des femmes, pendant l'état de grossesse ou pendant celui de vacuité, surtout à l'époque menstruelle.

Sect. XXX.— Du vomissement considéré comme signe pronostique. Ce chapitre est en grande partie emprunté au *Pronostic* et au *Prorrhétique*.

Sect. XXXI à XXXIII. Des sueurs, des urines et des selles. Je renvoie à ce que j'ai dit sur ce sujet dans l'argument du *Pronostic*, et j'ajoute que l'auteur des *Coaques* a très-bien compris l'importance et la relation de ces trois sources principales du pronostic dans la médecine ancienne.

Tableau des maladies. — Les fièvres sont divisées en fièvres aiguës et en fièvres de long cours, sent. 75, 118, 294, 421, 594. Il faut lire aussi la 143e sentence sur la distinction des fièvres de langueur, en celles qui sont entretenues par quelque travail morbide, par quelque phlegmasie interne, et celles qui ne sont dues à aucune cause évidente.

Au premier rang des fièvres se trouve le *causus*, fièvre rémittente ou pseudo-continue des pays chauds, ainsi que l'a péremptoirement démontré M. Littré : sentences 60, 107, 129, 130, 131, 132, 133, 134, 135, 136, 137, 138, 299, 581.

Il est aussi parlé du *léthargus*, qu'il faut probablement ranger au nombre des fièvres pseudo-continues des pays chauds, sentences 139, 140.

Voici les considérations pleines d'intérêt que M. Littré a présentées sur ces deux sentences :

« J'ai dit que le léthargus des anciens était une fièvre pseudo-continue caractérisée par l'assoupissement, et, le sujet de nouveau examiné, je ne crois pas avoir à revenir sur l'opinion émise. Cependant, il ne faut pas trop serrer les termes médicaux de l'antiquité, ni croire qu'ils aient été toujours affectés à une signification rigoureusement identique. Le fait est, quant au léthargus, que, dans les *Prénotions de Cos*, on trouve de cette maladie une description différant beaucoup de la fièvre pseudo-continue avec somnolence et présentant des traits vraiment singuliers. Le léthargique, y est-il dit, a les mains tremblantes, est somnolent; sa peau a mauvaise couleur ; il est gonflé ; le dessous des yeux est tuméfié; il laisse aller, sans s'en apercevoir, les selles et les urines ; il ne demande ni à boire ni quoi que ce soit; et, quand il revient à lui, il se plaint de douleurs dans le cou (*Coaque* 139). D'un autre côté, M. B. Clark, médecin anglais à Sierra-Leone sur la côte d'Afrique, a publié un mémoire touchant une léthargie qui affecte les nègres dans cette contrée. La maladie s'annonce ordinairement par un embonpoint considérable et un appétit continuellement renouvelé; au bout de quelque temps l'appétit décline, et le malade finit même par maigrir. Le symptôme qui caractérise la maladie est un besoin irrésistible de se laisser aller au sommeil, et auquel le malade s'abandonne souvent même au moment où il porte les aliments à la bouche. Quelquefois on observe des convulsions et du strabisme; et les glandes du cou présentent un gonflement manifeste. Les nègres appellent cette maladie hydropisie qui endort (*sleepy dropsy*). Le docteur Bacon, qui pratique au cap Mesurado (c'est l'établissement américain sur cette côte), a assuré à M. Clark que cette maladie y est assez fréquente et qu'elle affecte souvent la forme d'une fièvre typhoïde d'un mauvais caractère[1]. Le lecteur remarquera des deux parts la somnolence, l'apparence œdémateuse et hydropique et l'affection du cou. Un trop grand intervalle sépare la côte de Guinée et la Grèce pour qu'il faille aller au delà de cette simple mention ; mais, du moins, je n'ai pas voulu la passer sous silence. Tout ce qui montre une concordance entre les observations modernes et les anciennes, éclaircit la pathologie hippocratique, et tout ce qui montre les différents aspects des maladies suivant les temps et suivant les lieux, agrandit la pathologie générale (*Argum. des Coaques* p. 584 et suiv.). »

Mention de la fièvre *lipyrie*, sent. 120.

Division des fièvres d'après leur type; — Fièvres continues. — Parmi ces fièvres, l'auteur regarde comme présentant un très-mauvais caractère, celles qui sont produites par des douleurs à l'hypocondre, et qui sont accompagnées de *carus*, sentence 31. Il fait une mention spéciale des fièvres avec sueurs et avec tension de l'hypocondre, sent. 32; de celles avec ballonnement et avec dureté du ventre, sent. 44, 640 ; avec perturbations abdominales, sent. 637, 641 ; avec lividité des diverses parties du corps, sent. 66; avec pustules, sent. 114; avec tumeurs aux aines, sent. 73; de celles qui sont accompagnées de vertiges avec ou sans *iléus*, sent. 106; avec vomissements et déjections bilieuses, sent. 68. — Voir aussi les sent. 107, 108, 109, 130, 158, 201, 298, 305, sur quelques états fébriles particuliers. — Toutes ces observations prouvent que déjà

[1] Voy. *Gazette médicale*, p. 109, 1843.

l'attention était éveillée sur la localisation des fièvres, sur leurs rapports avec divers états pathologiques, et en particulier avec les affections des viscères abdominaux [1]. Au milieu de toutes ces variétés de fièvres, on en reconnaît quelques-unes qui se rapprochent de notre fièvre typhoïde. — Fièvres rémittentes. — Parmi ces fièvres, l'auteur nomme les *tritæophyes*, τριταιοφυέες, c'est-à-dire celles qui redoublent tous les trois jours, et qui sont très-dangereuses, sent. 26, 33; tritæophyes *asodes*, sent. 33; tritæophyes erratiques, sent. 37, 116, 117, 305 — Fièvres intermittentes. — Parmi ces fièvres, l'auteur distingue les erratiques, sent. 582 (voir aussi sent. 79); les quartes, sent. 159; les tierces légitimes, sent. 123, 148, 584; les quartes d'hiver, sent. 159. Il fait peut-être aussi mention du passage des fièvres rémittentes au type intermittent, sent. 117. On trouve également disséminés çà et là plusieurs caractères de la fièvre hectique (voir surtout sent. 143).

Pour la classe des fièvres, les signes sont surtout tirés du vomissement, des selles, des urines, de la sueur, de la température du corps, de sa couleur, des spasmes, des douleurs, de l'aphonie, du délire. — Les crises sont notées avec le plus grand soin. Les maladies aiguës sont jugées en quatorze jours, sent. 147, par une épistaxis, par une sueur abondante, par une évacuation copieuse d'urine purulente ou vitrée, dont l'hypostase est louable, par des dépôts considérables, par des déjections alvines muqueuses et sanguinolentes, abondantes et soudaines, par des vomissements copieux au moment de la crise, sent. 150. Un sommeil profond et calme présage la certitude de la solution. Si le sommeil est troublé, c'est

[1] On ne sera sans doute pas fâché de trouver ici un passage fort intéressant du traité *Des airs* sur les fièvres. L'auteur se propose de démontrer que toutes les maladies viennent des airs : « Je commencerai, dit-il, par la maladie la plus commune : la fièvre; elle s'associe à toutes les autres, et surtout à la phlegmasie, les blessures que l'on se fait aux pieds en se heurtant (προσκόμματα) le prouvent bien : il se développe une tumeur à l'aine par suite de l'inflammation, et la fièvre s'allume aussitôt. Il y a, pour le dire en passant, deux sortes de fièvres : l'une, commune à tous, s'appelle peste (λοιμός); l'autre, qui est engendrée par une mauvaise nourriture, survient chez ceux qui ne prennent pas une alimentation salubre. L'air est la cause première de ces deux classes de fièvres. La fièvre est commune parce que tous respirent le même air; un même air, se mêlant de la même manière au corps, les fièvres deviennent identiques. » § 6, t. VI, p. 98.

un signe d'instabilité, sent. 151. On ne trouve point dans les *Coaques* l'énumération des jours critiques; mais il y est dit que si une fièvre disparaît dans un jour non critique, il faut craindre une récidive.

Mention du battement des vaisseaux dans la fièvre et dans d'autres maladies, sent. 81, 124, 128, 139, 142, 261, 282, 283, peut-être 298 et 300.

Il est souvent parlé du *phrénitis* ou délire aigu continu dans une fièvre. Il est certain que les médecins hippocratiques ne rapportaient pas à une inflammation des membranes du cerveau, comme Galien l'a fait depuis, cet état pathologique, que, du reste, ils considéraient tantôt comme un symptôme, tantôt comme une maladie[1], et dont ils ignoraient la nature aussi bien que le siége, sent. 76, 91, 92, 97, 101, 102, 119, 179, 213, 228, 579, 582. L'auteur semble aussi distinguer le *phrénitis* en métastatique et en idiopathique. La sent. 275 se rapporte à la première espèce; celles que j'ai indiquées tout à l'heure, à la deuxième.

Réunion confuse des symptômes propres à la méningite et à d'autres affections cérébrales indéterminées, sent. 160 à 169, et *passim* dans le chap. XI (voir aussi sent. 253); paraplégie, sentence 346; apoplexie et paralysie, sent. 476 (M. Littré, *Argument des Coaques*, t. V, p. 581, dit que cette proposition 476 indique d'une manière non douteuse le ramollissement du cerveau), 477, 478, 479, 480, et peut-être sent. 250 et 256. — Cause et présage de l'épilepsie, sent. 345, 599.

Observations sur les spasmes ou états nerveux, sent. 336, 338, 350, 351, 352, 353, 354, 356, 357, 358, 359, 554; torticolis aigu, sent. 261, et peut-être 273 et 278; tétanos et opisthotonos, sent. 23, 361, 362.

Considérations sur l'otite aiguë, sent. 189; sur l'ophthalmie, sent. 222, 223, 224, peut-être sur l'orgeolet, sent. 220. On trouve aussi, sent. 225, 226, 510, la mention de l'amaurose. S'agit-il de la maladie connue sous ce nom, ou simplement de l'obscurcissement et de la perte de la vue? Il est difficile de se prononcer.

Observations sur l'érythème, sent. 63, 200, 215, 231, 417; sur l'érysipèle, sent. 142, 200, 366, 524, et peut-être 7 et 211. — Sur un ulcère serpigineux à l'aine appelé ἑρπυστικόν, sent. 628; sur les parotides, presque toujours considérées comme dépôt critique dans les fièvres, sent. 105, 107, 126, 163, 183, 185, 201, 202, 203, 204, 205, 206, 207, 209, 264, 268, 292, 302, 352, 563.

Esquinancie, sent. 262 à 278, 363 à 379. Espèces particulières d'affections de la gorge, sent. 264, 265, 266, 278. — M. Ermerins affirme que l'auteur a divisé les inflammations de la gorge en celles du larynx et celles du pharynx; cela me paraît fort douteux. Il se fonde probablement sur ce qu'il est parlé en particulier des inflammations pharyngiennes. Mais le mot *pharynx* signifiait pour Hippocrate le vestibule des voies aériennes et alimentaires, et non l'entrée particulière de l'œsophage. Dans les sentences 369, 377 et 378, M. Littré (*Argument des Coaques*, t. V, p. 579-81) serait tenté de trouver une mention des symptômes du croup.

Inflammation aiguë ou chronique (*cardialgie*) de l'estomac, sent. 286; inflammation aiguë ou chronique des intestins, sections I, XII, XXI, XXII, et sent. 640, 643. — Hémorroïdes, sent. 346,

Presque tout ce qui est dit dans la section XIII peut être, ce me semble, rapporté soit aux affections des reins, soit au rhumatisme aigu. On retrouve çà et là dans tout le cours des *Coaques* plusieurs observations qui regardent évidemment cette dernière maladie.

Je n'ajouterai rien à ce que j'ai dit dans l'argument du *Pronostic* sur les maladies de poitrine, sinon que l'auteur des *Coaques* regarde la pneumonie comme très-dangereuse quand elle succède à une pleurésie, sent. 397; et qu'il distingue les pleurésies en bilieuses et inflammatoires, sent. 387.

Maladies du foie assez mal déterminées, mais pouvant se rapporter à l'hépatite, et considérées assez ordinairement dans leurs rapports avec les maladies de poitrine, sent. 446 à 449. Abcès du foie, 450 et 451. Ictère regardé comme un épiphénomène, sent. 121; comme une maladie, sent. 613. — Maladies de la rate, sent. 327, 466.

Inflammation aiguë et chronique de la vessie (cystite), sent. 471. — Néphrite, sent. 591.

Rétention d'urine causée par un abcès, sent 473. De la gravelle et de la pierre, sent. 472, 488, 589, 590.

Phthisie ischiatique, à la suite de plusieurs rechutes de fièvres, sent. 144.

L'auteur des *Coaques* semble regarder comme des maladies chroniques la dyssenterie et la lienterie, sect. XXI et XXII; il en est de même du melœna (*hématémèse* et *hématocatharsis*), qu'il n'est pas facile de distinguer d'un simple flux de bile fortement colorée, sent. 330, 331, 333, 559, 571, 608, 611, 618, 636, 637. — Il étudie tous ces états pathologiques comme des maladies ou des symptômes essentiels; il range dans la même catégorie l'hydropisie ascite symptomatique, sent. 452, 454, 456, 457, 458, 459, 460, 461, 482; l'hydropisie sèche, sent. 304, 424, 453, 458, que plusieurs interprètes regardent comme la *tympanite*, mais que P. Martian[1] et Sprengel[2] soutiennent être l'ascite accompagnée de symptômes de sécheresse, soit du côté du ventre, soit du côté de la poitrine ou du reste du corps.

Dans l'hémoptysie, qui est aussi placée au nombre des maladies chroniques, le sang vient ou du foie, sent 450, ou du poumon, sent. 433.

Observations confuses et indéterminées sur les symptômes propres à la fièvre de lait intense et à la métro-péritonite puerpérale (*passim*, dans la section XXIX). — Danger de l'évacuation des eaux de l'amnios avant l'accouchement, sent. 513, 536. — Des ulcérations vaginales, des aphthes à la bouche ou à la vulve chez les femmes grosses, sent. 514, 529, 539, 544.

Observations sur les plaies de tête, sent. 188, 477? 498, 499, 500, 501, 510. De la carie des dents et de leurs suites, sent. 236, 237. Abcès au palais, sent. 238, aux gencives, 173, 236. Maladies des os de la mâchoire, sent. 237, 239. Danger des spasmes dans les blessures, sent. 355, 506. — Blessure de l'épiploon et des intestins, sent. 502, 503. Division des parties molles, des os et des cartilages, sent. 504, 505; — des tendons de la jambe, 508. — Pronostic des plaies suivant les parties blessées, sent. 509. — Des fistules, sent. 511. — Des ulcères, sent. 496. — Des varices, sent. 513.

[1] *Mag. Hip. expl.*, Rome, 1626, in-f°, p. 525.
[2] *Apol. des Hip.*, p. 299.

PRÉNOTIONS DE COS[1].

SECTION PREMIÈRE.

DES FRISSONS, DES FIÈVRES, DU DÉLIRE.

1. Ceux qui, à la suite d'un frisson, sont pris d'un refroidissement général, avec douleur à la tête et au cou, restent sans voix, se couvrent de petites sueurs générales et meurent quand ils sont revenus à eux (1).

2. L'agitation avec grand refroidissement est très-mauvaise. (*Coaq.* 69; *Prorrh.* 27.)

3. Un grand refroidissement avec endurcissement [des parties externes] est pernicieux. (*Prorrh.* 77.)

4. A la suite d'un refroidissement intense, la peur et le découragement, sans raison, aboutissent à des spasmes.

5. A la suite d'un refroidissement, la suppression d'urine est très-mauvaise. (*Prorrh.* 51.)

6. Dans le frisson, ne pas reconnaître, est mauvais; la perte de la mémoire est également mauvaise (2). (*Prorrh.* 64.)

7. Les frissons avec un état comateux ont quelque chose de pernicieux. L'ardeur du visage avec sueur est dans ce cas un signe de mauvais caractère. Le refroidissement qui survient alors aux parties postérieures provoque des spasmes. En général, le refroidissement des parties postérieures présage des spasmes. (*Prorrh.* 67.)

8. Les frissons réitérés qui partent du dos, et qui changent rapidement de place, sont très-pénibles; ils présagent en effet une suppression douloureuse des urines (3). En pareil cas, de petites sueurs générales sont très-mauvaises. (*Coaq.* 46; *Prorrh.* 75.)

9. Le frisson, dans une fièvre continue, quand le corps est déjà fort affaibli, est mortel.

10. Ceux qui ont de petites sueurs fréquentes, puis des frissons,

[1] ΚΩΑΚΑΙ ΠΡΟΓΝΩΣΕΙΣ, COACÆ PRÆNOTIONES, PRÉNOTIONS DE COS, PRÉNOTIONS COAQUES, ou simplement COAQUES.

sont dans un état pernicieux ; à la fin il se forme des suppurations internes, et il survient des perturbations d'entrailles. (Voy. *Prorrh*. 66.)

11. Les frissons qui partent du dos sont plus insupportables [que les autres] (4) ; mais ceux qui ont du frisson le dix-septième jour, et qui en sont repris le vingt-quatrième, sont dans un état difficile.

12. Ceux qui ont des frissonnements continuels, de la céphalalgie, et de petites sueurs générales, sont dans un mauvais état.

13. Ceux qui ont des frissons et des sueurs abondantes sont dans un état très-difficile.

14. Les frissons réitérés avec stupeur, sont [des frissons] de mauvais caractère. (*Prorrh*. 35.)

15. Quand le frisson survient vers le sixième jour, la crise est difficile. (*Aph*. IV, 29.)

16. Tous ceux qui dans un état de santé [apparente] sont pris de frissons réitérés, deviennent empyématiques à la suite d'hémorragies [pulmonaires]. (*Coaq*. 422 ; *Epid*. VII, 82.)

17. Le frissonnement et la dyspnée dans les souffrances [de poitrine] sont des signes de phthisie.

18. A la suite de suppuration du poumon, des douleurs vagues au ventre, à la région claviculaire, et un ronchus avec anxiété, indiquent que les poumons sont remplis de crachats.

19. Ceux qui ont des frissonnements, de l'anxiété, un sentiment de lassitude, des douleurs aux lombes, sont pris de relâchement du ventre ;

20. Mais avoir des frissons avec une sorte de paroxysme, surtout la nuit, de l'insomnie, un délire loquace, et, pendant le sommeil, lâcher ses urines sous soi, aboutit à des spasmes (5). (*Prorrh*. 101.)

21. Des frissons continus dans les maladies aiguës sont funestes.

22. A la suite d'un frisson, la prostration avec douleur de tête est pernicieuse. Dans ce cas, des urines sanguinolentes sont funestes. (*Coaq*. 28.)

23. Le frisson avec *opisthotonos* tue.

24. Quand il y a eu des frissons et des sueurs critiques, mais que le lendemain, après un frisson que rien ne justifie, il y a de l'insomnie avec absence de coction, je pense qu'il surviendra une hémorragie (6). (*Prorrh*. 149.)

25. Avec le frisson, la rétention des urines est dangereuse et présage des spasmes, surtout quand il y a eu préalablement du carus ; dans ce cas on peut s'attendre aussi à des parotides. (*Prorrh*. 155.)

26 (26, 27)[1]. Dans une fièvre irrégulière, les frissons qui redoublent le jour du milieu, suivant le type *tritæophye* (c'est-à-dire des *rémittentes tierces*), sont des frissons de mauvais caractère (voy. *Coaq*. 33); mais ceux qui redoublent irrégulièrement,—quand il y a des spasmes avec frisson et fièvre, sont pernicieux (7).

27 (28). L'aphonie qui vient à la suite d'un frisson est dissipée par un tremblement; le tremblement qui survient délivre du frisson.

28 (29). Ceux qui à la suite d'un frisson éprouvent de la prostration avec céphalalgie, sont en danger : chez ces individus, l'urine teinte de sang est mauvaise. (*Coaq*. 22.)

29 (30). Chez ceux qui ont le frisson, il y a suppression d'urine. (*Prorrh*. 110, *init*.; *Epid*. VI, 1, 8.)

30 (31). Dans la fièvre, un spasme, des souffrances aux mains et aux pieds, sont des signes de mauvais caractère : l'invasion subite d'une douleur à la cuisse est encore un signe de mauvais caractère : une douleur aux genoux, ce n'est pas bon (8) non plus; mais s'il y a de la douleur aux mollets, c'est un signe de mauvais caractère : quelquefois même elle entraîne un dérangement d'esprit, surtout quand il y a un énéorème dans les urines. (*Prorrh*. 36; cf. *Coaq*. 76.)

31 (32). Les fièvres produites par des douleurs aux hypocondres sont de mauvaise nature; le *carus* dans ces circonstances est très-mauvais. (*Prorrh*. 56.)

32 (33). Les fièvres sans intermissions, accompagnées de petites sueurs réitérées et de tension aux hypocondres, sont le plus souvent des fièvres de mauvais caractère : dans ce cas, les douleurs qui se fixent à l'acromion et à la clavicule (9) sont funestes.

33 (34). Les fièvres *asodes* (10) du type *tritæophye* sont [des fièvres] de mauvais caractère. (Cf. *Coaq*. 26.)

34 (35). Dans la fièvre, la mutité (11) est mauvaise.

35 (36). Les malades pris d'un sentiment de lassitude, d'obscurcissement de la vue, d'insomnie, de *coma*, de petites sueurs et du retour de la chaleur [fébrile], sont dans un mauvais état. (*Prorrh*. 74.)

36 (37). Ceux qui éprouvent un sentiment de lassitude avec frissonnement, après de petites sueurs critiques, et après un retour de la chaleur [fébrile] dans une maladie aiguë, sont en mauvais état, sur-

[1] Les chiffres qui sont ainsi entre parenthèses représentent les nouvelles divisions adoptées par M. Littré. Je les ai mises en regard des anciennes, afin de rendre les recherches plus faciles. Quand une des anciennes sentences en renferme deux de M. Littré, j'en ai marqué la division par le signe —.

tout s'il survient une épistaxis : ceux qui dans ces circonstances deviennent ictériques, avec coloration prononcée [de la peau] meurent; ils rendent préalablement des matières stercorales blanches.

37 (38). Les fièvres *tritæophyes* erratiques (12), lorsqu'elles se fixent aux jours pairs, sont rebelles.

38 (39). Ceux qui, dans les jours critiques, sont agités sans suer, et qui éprouvent un refroidissement général, comme aussi tous ceux qui ne suent pas et qui éprouvent un refroidissement général sans qu'il y ait de crise, sont dans un mauvais état. (*Prorrh.* 61.)

39 (39 *suite*). Ceux qui après cela, ont du frisson, précédé de vomissements de matières non mélangées, bilieuses, et qui sont pris d'anxiété, de tremblement, dans une fièvre, sont en mauvais état. La voix est comme dans le frisson (13). (*Coaq.* 318; *Prorrh.* 42, 62.)

40 (40). Après un saignement de nez, le refroidissement avec de petites sueurs est mauvais. (*Coaq.* 342; *Prorrh.* 126.)

41. Ceux qui ont de petites sueurs générales, qui ont de l'insomnie, qui sont repris de la chaleur fébrile, sont en mauvais état. (*Prorrh.* 68.)

42. Ceux qui ont de petites sueurs dans une fièvre sont en mauvais état.

43. Avoir des selles bilieuses, une douleur mordicante à la poitrine (14), de l'amertume à la bouche, est mauvais.

44. Dans les fièvres, quand le ventre est ballonné, et que les vents ne sortent pas, c'est mauvais.

45. Les individus pris de lassitudes, de hoquet, de *catoché*, sont en mauvais état.

46. Ceux qui ont de petites sueurs avec des frissonnements légers et fréquents qui partent du dos, sont dans un état insupportable; cet état présage une suppression douloureuse des urines. En pareil cas, avoir de petites sueurs, est mauvais (15). (*Coaq.* 8; *Prorrh.* 75.)

47. Faire quelque chose d'insolite, par exemple, rechercher ce à quoi on n'est pas habitué, ou le contraire, est funeste; c'est aussi le prélude d'un délire imminent.

48. Du soulagement quand les signes sont mauvais, aucun amendement quand ils sont favorables, c'est également fâcheux. (Voy. *Prorrh.* 52.)

49. Dans les fièvres aiguës, quand les malades ont des sueurs, surtout à la tête, et qu'ils sont dans un état pénible, c'est mauvais,

principalement avec coïncidence d'urines noires. Si à tout cela se surajoute le trouble de la respiration, c'est mauvais. (*Prorrh.* 39.)

50. Quand les extrémités passent rapidement par des états opposés [de température], ou que la soif a des alternatives, c'est funeste. (*Prorrh.* 43.)

51. Une réponse brutale faite par un malade [habituellement] poli, est un mauvais signe; l'acuité de la voix est également mauvaise. Chez ces individus, les parois des hypocondres sont rétractées [vers les parties profondes.] (*Prorrh.* 44, 45.)

52. A la suite d'un refroidissement intense avec sueur, le prompt retour de la chaleur fébrile est mauvais. (*Prorrh.* 66.)

53. Ceux qui, dans les maladies aiguës, ont de petites sueurs et de l'agitation sont dans un mauvais état.

54. Se trouver dans un état de prostration que rien ne justifie, sans qu'il y ait eu de déplétion vasculaire, est mauvais. (*Prorrh.* 40.)

55. Dans une fièvre, un tiraillement comme pour vomir, lequel n'aboutit qu'à la salivation, est mauvais.

56. De rapides alternatives de torpeur [et d'un état contraire] sont mauvaises.

57. Des épistaxis très-peu abondantes sont très-mauvaises [dans les maladies aiguës] (16).

58. En général, il est mauvais, dans une fièvre aiguë, que la soif ait cessé contre toute raison. (*Prorrh.* 57.)

59. Ceux qui tressaillent à un simple attouchement des mains (17) sont dans un mauvais état.

60. Ceux qui dans le cours d'une fièvre *causale* sont affectés de tumeurs avec assoupissement et torpeur, meurent paraplectiques (18) s'il survient une douleur au côté.

61. Dans les maladies aiguës, de la suffocation (19), quand le pharynx n'est point tuméfié, est un signe pernicieux.

62. Quand le péril est déjà imminent, arrivent les petits tremblements et les vomissements érugineux. La production d'un petit bruit pendant la déglutition des liquides, celle de borborygmes après l'ingestion des solides, la difficulté d'avaler à cause de la respiration saccadée comme dans la toux, sont des signes pernicieux (20).

63. Dans les maladies aiguës avec refroidissement, les érythèmes aux mains et aux pieds sont des signes pernicieux.

64. Ceux qui ont la respiration anhélante, qui paraissent brisés, dont les paupières sont entr'ouvertes pendant le sommeil (21),

meurent en présentant une couleur ictérique très-foncée. Ces malades rendent préalablement des excréments blancs.

65. Dans les fièvres, une *extase* silencieuse, chez un malade qui n'est pas aphone, est pernicieuse. (*Coaq.* 248; *Prorrh.* 54.)

66. Des ecchymoses (22) survenant dans une fièvre présagent une mort imminente.

67. Quand une douleur de côté se manifeste dans une fièvre, des selles aquoso-bilieuses abondantes soulagent le malade; mais quand il survient de l'anorexie, puis des sueurs, avec coloration intense du visage, relâchement du ventre et même un peu de cardialgie, les malades, après avoir langui quelque temps, meurent avec les symptômes de la péripneumonie (23).

68. Chez un fébricitant, si, dès le début, de la bile noire est évacuée par haut ou par bas, c'est un signe mortel. (*Aph.* IV, 22.)

69. Ceux qui ont des frissonnements accompagnés de fièvre, suent aux parties supérieures, sont agités, deviennent *phrénétiques*, et sont dans un état pernicieux (24). (*Prorrh.* 27; voy aussi *Coaq.* 2.)

70. Dans une maladie aiguë, les douleurs qui deviennent en peu de temps aiguës et qui se portent vers les clavicules et vers les parties supérieures [du dos], sont pernicieuses.

71. Dans les maladies de long cours et pernicieuses, une douleur au siége est mortelle.

72. Chez les malades déjà affaiblis, la perte de la vue ou de l'ouïe, la déviation de la lèvre ou de l'œil ou du nez, sont des signes mortels. (*Aph.* IV, 49.)

73. Dans les fièvres, une douleur à l'aine (25) indique que la maladie sera longue.

74. Dans les fièvres, l'absence de crises (26) les prolonge, mais elle ne les rend pas pernicieuses.

75. Les fièvres produites par des douleurs intenses sont de longue durée (27).

76. Les tremblements, la carphologie accompagnant le délire, sont des indices de *phrénitis*, et, dans ce cas, les douleurs aux mollets indiquent l'égarement de l'esprit. (*Coaq.* 30; *Prorrh.* 34. — *Pronost.* 4.)

77. Tous ceux qui, dans une fièvre continue, gisent sans voix et sont pris, en fermant les yeux, d'un clignotement perpétuel (28), réchappent si, après un saignement de nez et un vomissement, ils

parlent et reviennent à eux; mais si cela n'arrive pas, ils sont pris de dyspnée, et meurent promptement.

78 (78). Quand ceux qui, étant pris de fièvre, ont un paroxysme le lendemain de l'invasion,

79 (78). une rémission le troisième jour, un paroxysme le quatrième, c'est mauvais. En effet, ces paroxysmes ne produisent-ils pas le *phrénitis* (29)?

80 (79). Tous ceux chez lesquels les fièvres cessent dans des jours non critiques, sont exposés à des rechutes. (*Coaq.* 146; *Pron.*, § 24 *init.*; *Aph.* IV, 61.)

81 (80). Les fièvres faibles au début et qui [plus tard] s'accompagnent de battements à la tête et d'urines ténues, ont des paroxysmes aux approches de la crise (30); il n'y aurait rien d'étonnant qu'il survînt du délire et aussi de l'insomnie.

82 (81). Dans les maladies aiguës, les mouvements insolites, l'agitation générale, le sommeil troublé, présagent des spasmes chez quelques individus.

83 (82). Le réveil agité, avec l'air hagard et avec du délire, est funeste; c'est aussi l'indice d'un état spasmodique, surtout s'il y a des sueurs. Aussi le refroidissement du cou, du dos, et de tout le corps, indique également un état spasmodique: dans ce cas, les urines sont pelliculeuses (31). (*Coaq.* 263; *Prorrh.* 112, 113.)

84 (83). Le délire avec chaleur ardente est spasmodique.

85 (84). Le délire hardi qui s'exaspère pour un peu de temps est un délire *férin;* il présage aussi des spasmes. (*Coaq.* 155, 246; *Prorrh.* 26, et aussi 123, *initio.*)

86 (85). Dans les maladies de long cours, la tuméfaction du ventre sans cause légitime est spasmodique.

87 (86). Un trouble soudain, de l'insomnie, des épistaxis légères; pendant la nuit du sixième jour un peu de soulagement, puis le lendemain de nouvelles souffrances, de petites sueurs; un assoupissement profond, du délire, amènent une hémorragie [nasale] (*Coaq.* 110) abondante, laquelle dissipe ces affections. Des urines aqueuses présagent cet ensemble de symptômes. (*Prorrh.* 132.)

88 (87). Parmi les individus qui tombent dans un transport atrabilaire avec les symptômes précédents, ceux qui ont des tremblements sont dans un état fâcheux. (*Coaq.* 93; *Prorrh.* 14.)

89. Le *délire* avec dyspnée et sueur est mortel : il l'est aussi avec la dyspnée et le hoquet (32).

90 (89). Dans le *phrénitis*, quand les songes se traduisent à l'extérieur, c'est un bon signe (33). (*Prorrh.* 5.)

91 (90). Dans le *phrénitis*, des selles blanches, de l'engourdissement, c'est mauvais. Dans ce cas, le frisson est très-mauvais. (*Prorrh.* 13.)

92 (91). Dans le *phrénitis*, le calme au début, puis des changements fréquents [dans l'état des symptômes], c'est mauvais (34). (*Prorrh.* 12, et aussi 28; cf. *Coaq.* 101.)

93 (92). Parmi les individus pris d'un transport atrabilaire, ceux à qui il survient un tremblement sont en mauvais état. (*Coaq.* 88, 94; *Prorrh.* 14.)

94 (93). Ceux qui ont un transport atrabilaire et qui sont pris de tremblement avec ptyalisme, sont-ils *phrénétiques* (35)? (Cf. *Coaq.* 93.)

95 (94). Ceux qui sont en proie à un transport violent, avec un redoublement de fièvre, deviennent *phrénétiques*. (*Prorrh.* 15.)

96 (95). Les *phrénétiques* boivent peu, s'émeuvent au moindre bruit, sont sujets aux tremblements ou aux spasmes. (*Prorrh.* 16.)

97 (96). Dans le *phrénitis*, des tremblements violents sont mortels. (*Prorrh.* 9.)

98 (97). L'aberration de l'esprit, par rapport aux choses de première nécessité, est très-mauvaise; ceux qui à la suite [de cette aberration] ont des paroxysmes, sont dans un état funeste (36).

99 (98). Le délire avec voix retentissante, le spasme de la langue, le tremblement des malades eux-mêmes (37), présagent un transport. Dans ce cas, la rigidité de la peau est pernicieuse. (*Prorrh.* 19.)

100 (99). Le délire chez un individu déjà fort affaibli est très-mauvais. (*Prorrh.* 8.)

101 (100). Chez les *phrénétiques*, les changements fréquents [dans l'état des symptômes], les accidents spasmodiques sont funestes (38). (*Coaq.* 92; *Prorrh.* 28.)

102 (101). Chez les *phrénétiques*, le ptyalisme avec refroidissement présage un vomissement noir. (*Prorrh.* 31. Cf. *Coaq.* 566.)

103 (102). Chez les malades qui présentent des symptômes variés, qui ont du délire avec de fréquents retours de l'état comateux, dites qu'il faut s'attendre à un vomissement noir (39).

104 (103). Les paroxysmes qui tiennent du spasme produisent le *catoché*. (*Coaq.* 352; *Prorrh.* 161.)

105 (104). Les petites tumeurs qui s'élèvent près des oreilles dans

les maladies de long cours, s'il y a une hémorragie et des vertiges ténébreux, sont pernicieuses.

106 (105). Les fièvres accompagnées de hoquet, avec ou sans affection iliaque, sont pernicieuses (40).

107 (106). Chez les malades dont la respiration est précipitée, qui ont un ictère et une fièvre aiguë et qui éprouvent un refroidissement avec forte tension de l'hypocondre, il s'élève de grosses parotides. (*Coaq.* 126, 290; *Prorrh.* 164.)

108 (107). Chez les malades qui ont de la fièvre, les douleurs survenues aux lombes et aux parties inférieures et qui se portent au diaphragme en quittant ces parties, sont pernicieuses, surtout si cette rétrocession est précédée de quelque autre mauvais signe; mais s'il n'y a pas d'autres mauvais signes, il faut espérer un empyème. (*Pronost.* 19, *initio.*)

109 (108). Chez les enfants, une fièvre aiguë, la suppression des selles avec insomnie, des sanglots, des changements de couleur, enfin la persistance d'une teinte rouge, sont les signes d'un état spasmodique. (*Pronost.* 24, *in fine.*)

110 (109). Un trouble soudain, de l'insomnie, des selles noires, compactes, amènent quelquefois des hémorragies. (*Coaq.* 87; *Prorrh.* 132.)

111 (110). L'insomnie avec une agitation soudaine amène une hémorragie [nasale], surtout s'il y a déjà eu quelque flux de sang; sera-t-elle précédée d'un frissonnement? (*Coaq.* 184; *Prorrh.* 136.)

112 (111). Les malades qui sentent un peu de refroidissement général (41), qui toussent et qui ont de petites sueurs partielles à l'approche des paroxysmes, ont une maladie de mauvais caractère.

113 (111). Quand à une douleur de côté s'ajoute de la suffocation, les malades deviennent empyématiques.

114 (112). Chez ceux qui ont une fièvre continue, quand il s'élève des pustules (42) sur tout le corps, c'est un signe mortel, s'il ne survient pas quelque dépôt purulent; c'est surtout en pareil cas que les dépôts ont coutume de se former auprès des oreilles.

115 (113). Dans une maladie aiguë, être froid au dehors, mais brûlant au dedans et altéré, est mauvais. (*Aph.* IV, 48.)

116 (114). Les fièvres continues qui redoublent tous les trois jours sont dangereuses. (*Aph.* IV, 43, *init.*; cf. *Prorrh.* 7.)

117 (114). Mais pour ceux que la fièvre (43) quitte quelquefois il n'y a pas de danger. (*Aph.* IV, 43, *in fine.*)

118 (115). Dans les fièvres de long cours, il survient soit des abcès, soit des douleurs aux articulations (44); et si cela arrive, ce n'est pas sans avantage. (*Aph.* IV, 44; VII, 65.)

119 (116). Dans une maladie aiguë, la céphalalgie, la rétraction spasmodique de l'hypocondre (45), s'il n'y a pas de saignement de nez, tendent au *phrénitis*.

120 (117). Les fièvres *lipyries* (46), s'il ne survient pas un *choléra*, n'ont pas de solution.

121 (118). Un ictère se manifestant avant le septième jour d'une maladie, c'est un mauvais signe. Au septième, au neuvième, au onzième et au quatorzième, c'est un signe critique s'il ne durcit pas l'hypocondre droit (47); autrement le cas est douteux. (*Aph.* IV, 62, 63, 64.)

122 (119). De fréquentes rechutes avec persévérance des mêmes symptômes, des flux de sang (48) vers le temps de la crise, amènent un vomissement de matières noires; il survient aussi des tremblements. (*Coaq.* 571.)

123 (120). Dans les fièvres tierces, les douleurs qui redoublent en même temps que la fièvre, en suivant le type tierce, font rendre par les selles des grumeaux de sang (49).

124 (121). Dans les fièvres, le battement et la douleur du vaisseau qui est au cou aboutissent à une dyssenterie.

125 (122). Changer fréquemment de couleur et de chaleur, est avantageux (50). (Voy. *Aph.* IV, 40.)

126 (123). Dans les maladies bilieuses, une respiration grande, une fièvre aiguë avec tuméfaction (51) de l'hypocondre, développent des parotides. (*Coaq.* 107, 290; *Prorrh.* 164.)

127 (124). Ceux qui relèvent d'une longue maladie, et qui mangent avec appétit sans reprendre parfaitement, ont des rechutes d'un mauvais caractère. (*Aph.* II, 31.)

128 (125). Chez les fébricitants, quand les vaisseaux des tempes battent (52), que le visage est coloré, et que l'hypocondre n'est pas souple, la maladie se prolonge; elle ne cesse point sans une abondante hémorragie du nez ou sans un hoquet, ou sans un spasme, ou sans une douleur aux hanches. (*Coaq.* 296; *Epid.* II, VI, 5.)

129 (126). Dans le *causus*, une évacuation alvine abondante et précipitée est mortelle.

130 (127). A la suite d'une douleur très-pénible du ventre, une fièvre *causale* est pernicieuse.

131 (128). Dans les *causus*, s'il survient des tintements d'oreilles, avec obscurcissement de la vue et sentiment de pesanteur au nez, les malades sont pris d'un transport mélancolique, s'ils n'ont pas eu d'hémorragie. (*Coaq.* 194; *Prorrh.* 18.)

132 (129). Le délire fait cesser les tremblements qui surviennent dans les *causus*. (*Aph.* VI, 26.)

133 (130). Dans le *causus*, un flux de sang par les narines le quatrième jour, est mauvais, à moins qu'il ne paraisse quelque autre bon symptôme; au cinquième jour, c'est moins dangereux.

134 (131). Dans les *causus*, quand les malades ont un peu de refroidissement à la superficie du corps, avec des selles aquoso-bilieuses, fréquentes, la déviation des yeux (53) est mauvaise, surtout si les malades sont pris de *catoché*. (*Prorrh.* 81.)

135 (132). Le *causus* cesse s'il survient un frisson. (*Aph.* IV, 58.)

136 (133). Les *causus* ont coutume de récidiver aux cinquièmes jours, et après qu'ils ont persévéré pendant quatre jours, il survient de petites sueurs; sinon c'est au septième qu'ils récidivent (54).

137 (134). Le quatorzième jour juge les *causus*, en apportant du soulagement ou en donnant la mort.

138 (135). On n'est pas entièrement délivré d'un *causus* s'il ne se fait pas de dépôts purulents vers les oreilles.

139 (136). Ceux qui sont affectés de *léthargus* (55) tremblent des mains, sont assoupis, ont mauvais teint, sont œdémateux, ont les pulsations lentes; leurs paupières inférieures (56) sont gonflées; ils se couvrent de sueur; leur ventre se tuméfie un peu et rend des matières bilieuses et non mélangées, ou bien il est très-desséché : les urines et les selles s'échappent aussi sans produire aucune sensation; les urines sont jumenteuses; les malades ne demandent ni à boire, ni aucune autre chose; revenus à eux, ils disent sentir de la douleur au cou et éprouver un bourdonnement dans les oreilles.

140 (136). Ceux qui réchappent du *léthargus*, deviennent le plus souvent empyématiques.

141 (137). Chez tous les fébricitants, quand les tremblements cessent sans crise, il se forme plus tard, aux articulations, un dépôt douloureux qui suppure, et la vessie devient aussi douloureuse.

142 (138). Parmi les fébricitants, chez ceux qui ont des rougeurs au visage, une douleur de tête intense, des pulsations vasculaires, il survient le plus souvent une hémorragie nasale; chez ceux, au contraire, qui ont du dégoût, des douleurs au cardia, un ptyalisme,

c'est un vomissement; chez ceux qui ont des éructations, des vents, des borborygmes avec météorisme du ventre, c'est une perturbation du ventre.

143 (139). Chez ceux qui traînent sans danger une fièvre continue, avec absence de douleur ou de phlegmasie, ou d'une autre cause apparente [qui l'entretienne], il faut s'attendre à un dépôt, avec douleur et tuméfaction, surtout aux régions (57) inférieures. On doit particulièrement s'attendre à ces dépôts chez les individus âgés de trente ans, et dans ce cas on en soupçonnera la formation si la fièvre a passé le vingtième jour. Ils sont plus rares chez les sujets plus âgés, quoique la fièvre ait duré plus longtemps. Les fièvres qui quittent et reprennent irrégulièrement, dégénèrent facilement en fièvre quarte, surtout en automne, et principalement chez les sujets qui ont plus de trente ans. Les dépôts arrivent de préférence en hiver, disparaissent plus lentement, et sont moins sujets à se répercuter à l'intérieur (*Pronost.* 24, *initio.*)

144 (140). Chez ceux qui ont éprouvé plusieurs rechutes [de fièvres], s'ils sont malades depuis plus de six mois, il survient ordinairement une phthisie ischiatique (58).

145 (141). Tout ce qui se substitue à la fièvre, et qui ne présente pas les signes d'un dépôt, est de mauvais caractère.

146 (142). Parmi les fièvres, celles qui cessent à des jours non critiques et sans que des signes décrétoires aient précédé, récidivent. (*Coaq.* 80; *Aph.* IV, 61; *Pronost.* 24, *initio.*)

147 (143). Les maladies aiguës se jugent en quatorze jours. (*Aph.* II, 23.)

148 (144). Une fièvre tierce légitime se juge en sept, ou au plus tard en neuf périodes (59). (*Aph.* IV, 59.)

149 (145). Au début des fièvres, si quelques gouttes de sang s'échappent des narines, ou s'il advient un éternument et que les urines donnent un dépôt blanc le quatrième jour, ce dépôt indique la solution de la maladie pour le septième (60). (*Coaq.* 575; *Aph.* IV, 71.)

150 (146). Les maladies aiguës se jugent par un saignement de nez qui arrive dans un jour critique, par des sueurs abondantes, par des urines purulentes ou vitrées, donnant un sédiment louable et sortant en abondance, par un dépôt proportionné à l'intensité de la maladie, par des selles muqueuses, sanguinolentes, qui sortent tout à coup et avec force, enfin par des vomissements qui n'ont pas de mauvais caractère et qui arrivent lors de la crise (61).

151 (147). Le sommeil profond et sans trouble présage une crise sûre; mais le sommeil troublé et accompagné de douleurs du corps présage une crise douteuse.

152 (148). Au septième, ou au neuvième, ou au quatorzième jour, les saignements de nez résolvent le plus ordinairement les fièvres. Il en est de même d'un flux bilieux dyssentérique, de la douleur aux genoux ou aux hanches, de l'urine bien cuite aux approches de la crise; et, pour les femmes, de l'écoulement des menstrues.

153 (149). Ceux qui, dans le cours d'une fièvre, ont une hémorragie abondante, de quelque partie que ce soit, ont le ventre relâché lorsqu'ils entrent en convalescence. (*Coaq.* 332 ; *Aph.* IV, 27 ; *Prorrh.* 133.)

154 (150). Ceux qui, dans les fièvres, ont de petites sueurs générales, avec céphalalgie et resserrement du ventre, sont menacés de spasmes. (*Prorrh.* 115.)

155 (151). Le délire qui s'exaspère en peu de temps présage un délire *férin* et un spasme (62). (*Coaq.* 85, 246 ; *Prorrh.* 26 et 123.)

156 (152). La fièvre survenant dans le spasme, le fait cesser le jour même ou le lendemain matin, ou le troisième jour. (*Coaq.* 354, 358).

157 (153). Le spasme survenant dans la fièvre et cessant le jour même est bon ; mais, dépassant l'heure à laquelle il avait commencé, et ne cessant pas, il est mauvais (63). (*Coaq.* 358.)

158 (154). Chez ceux qui ont des fièvres avec intermission, la chaleur fébrile se montrant irrégulièrement, en même temps que le ventre est météorisé et ne rend que peu de matières et qui éprouvent des douleurs lombaires après la crise, le ventre se relâche subitement et abondamment. Mais ceux dont la peau est brûlante au toucher, qui sont engourdis, altérés et agités, tombent dans une prostration complète (64) si les selles se suppriment. Quelquefois des rougeurs inflammatoires qui paraissent aux pieds présagent cet état.

159 (155). Les fièvres quartes hivernales se transforment volontiers en maladies aiguës.

SECTION II.

DE LA CÉPHALALGIE.

160 (156). Une douleur de tête intense avec une fièvre aiguë et quelque autre mauvais signe, est mortelle ; s'il n'y a pas de signe suspect, et que la douleur dure plus de vingt jours, cela présage un

écoulement de sang ou de pus par le nez, ou des dépôts aux parties inférieures. Il faut surtout s'attendre au flux de sang chez les sujets au-dessous de trente-cinq ans, et aux dépôts chez les gens plus âgés (*Pronost.* 21, *fine*). Mais quand la douleur intense (65) se fait sentir à la région du front et aux tempes, [il faut s'attendre] à des flux de sang.

161 (157). Ceux qui, sans fièvres (66), sont pris de céphalalgie, de bourdonnements d'oreilles, de vertiges, de lenteur dans la parole, d'engourdissement des mains, attendez-vous a les voir frappés d'apoplexie ou d'épilepsie, ou de perte de la mémoire.

162 (158). Ceux qui ont de la céphalalgie et qui délirent avec *catoché*, le ventre s'étant resserré, l'œil étant devenu hagard et le visage fortement coloré, sont pris d'opisthotonos (*Prorrh.* 88.)

163 (159). L'ébranlement dans la tête, les yeux très-rouges et un délire manifeste, sont des signes pernicieux ; cet état ne dure pas jusqu'à la mort, mais il fait naître des parotides.

164 (160). La céphalalgie, avec douleurs au siége et aux parties génitales, produit de l'engourdissement et de la faiblesse, et fait perdre la parole ; ces symptômes ne sont pas fâcheux ; mais les malades sont pris de somnolence et de hoquet pendant neuf mois. Si, après cela, la parole leur revient, ils recouvrent leur état antérieur, mais sont remplis d'ascarides (67).

165 (161). Après la céphalalgie, quand il y a de la surdité et du *coma*, il s'élève des parotides. (*Prorrh.* 168.)

166 (162). Ceux qui sont pris de céphalalgie, de *catoché* douloureux, et dont les yeux sont très-rouges, ont une hémorragie. (*Prorrh.* 137.)

167 (163). Les battements dans la tête, les tintements d'oreilles, amènent une hémorragie, ou, chez les femmes, font apparaître les règles, surtout si ces symptômes sont accompagnés d'une vive douleur le long du rachis ; ce sont aussi peut-être des signes de dyssenterie. (*Prorrh.* 143.)

168 (164). Ceux qui ont la tête lourde, qui ressentent de la douleur au sinciput (68), qui ont des insomnies, sont pris d'hémorragie, surtout s'il y a quelque tension au cou. (*Prorrh.* 135.)

169 (165). Dans la céphalalgie, les vomissements érugineux avec surdité chez les individus privés de sommeil sont bientôt suivis de *manie*. (*Prorrh.* 10.)

170 (166). Ceux qui ont un mal de tête et de cou, une certaine im-

puissance avec tremblement de tout le corps, une hémorragie les délivre; mais quelquefois ils sont délivrés par la seule influence du temps. Dans ce cas, la vessie ne laisse pas échapper les urines. (*Prorrh.* 152.)

171 (167). Dans le cas de céphalalgie aiguë et dans celles qui sont accompagnées de narcotisme et d'un sentiment de pesanteur, il survient habituellement un état spasmodique.

172 (168). Un écoulement de pus par le nez ou des crachats épais, inodores, dissipent la céphalalgie ; une éruption de pustules ulcérées, quelquefois aussi le sommeil ou un cours de ventre la font cesser (69). (*Aph.* VI, 10.)

173 (169). Une douleur de tête modérée, avec soif, sans sueur (70) ou bien avec une sueur qui ne dissipe pas la fièvre, présage des dépôts aux gencives ou aux oreilles, s'il ne survient pas de perturbation du ventre.

174 (170). La céphalalgie avec *carus* et pesanteur, donne lieu à quelque état spasmodique.

175 (171). Ceux qui ont de la céphalalgie, de la soif, une légère insomnie (71), du désordre dans les paroles, de la faiblesse et un sentiment de brisure à la suite d'un cours de ventre, ne seront-ils pas pris de transport? (*Prorrh.* 38; cf. *Coaq.* 642.)

176 (172). Ceux qui ont de la céphalalgie, une légère surdité, un tremblement des mains, de la douleur au cou, qui rendent des urines noires, hérissées (voy. notes des *Prorrh.*), qui vomissent des matières noires, sont dans un état pernicieux. (*Prorrh.* 95.)

177 (173). Ceux qui ont de la céphalalgie, de petites sueurs générales, et dont le ventre est resserré, sont menacés de spasmes. (*Prorrh.* 115.)

SECTION III.

DU CARUS ET DU COMA. — DES PLAIES DE TÊTE.

178 (174). Le *carus* est toujours mauvais. (*Prorrh.* 63.)

179 (175). Ceux qui, dans les premiers jours [d'une maladie], sont pris de *coma* avec douleur à la tête, aux lombes, au cou, à l'hypocondre, et qui n'ont pas de sommeil, sont-ils *phrénétiques?* Chez ces malades, un écoulement de sang par les narines est pernicieux, surtout au quatrième jour ou au début de la maladie. Des évacuations alvines très-rouges sont également mauvaises. (*Prorrh.* 1 et 2.)

180 (176). Ceux qui, dès le début, tombent dans un état coma-

teux et qui ont de petites sueurs générales avec des urines douloureuses (72), qui sont pris d'une chaleur ardente, qui se refroidissent sans crise pour redevenir brûlants et tomber dans la torpeur, le *coma* et les spasmes, sont dans un état pernicieux. (*Prorrh.* 102.)

181 (177). Le sommeil comateux et le refroidissement sont pernicieux.

182 (178). Ceux qui sont dans un état comateux avec sentiment de lassitude et surdité, un relâchement précipité du ventre, avec évacuation de matières rouges vers la crise, les soulage.

183 (179). Ceux qui sont dans un état comateux, qui ont de l'anxiété, des douleurs à l'hypocondre, de petits vomissements, ont des parotides; mais auparavant il se forme des tumeurs au visage (73). (*Prorrh.* 165.)

184 (180). Dans le cas de *coma*, le délire survenant subitement avec agitation, est un signe d'hémorragie. (*Coaq.* 111; *Prorrh.* 136.)

185 (181). Dans le cas de *coma* avec anxiété, douleur des hypocondres, expectoration fréquente (74) et modique, il s'élève des tumeurs aux oreilles. Cet état comateux a-t-il quelque chose de spasmodique?

186 (182). Quand il y a *coma*, hébétude, *catoché*, variations dans l'état des hypocondres, tuméfaction du ventre, dégoût pour les aliments, suppression des selles, petites sueurs partielles, la respiration troublée, et l'émission d'un liquide séminiforme ne présagent-ils pas le hoquet? Le ventre ne laisse-t-il pas échapper des matières bilieuses? Dans ce cas, rendre en urinant une matière brillante soulage; chez ces malades il y a aussi des perturbations du ventre (75). (*Prorrh.* 92.)

187 (183). Ceux dont le cerveau est *sphacélé* meurent, les uns le troisième, les autres le septième jour. S'ils passent ce dernier terme, ils réchappent. Mais quand les téguments ont été divisés, ceux chez lesquels on trouve l'os désuni [d'avec les chairs] périssent (76).

188 (184). Chez les individus pris de douleurs de tête après une rupture des os postérieurs, un écoulement par les narines d'un sang abondant et épais, est mauvais. Ils ressentent d'abord de la douleur aux yeux, puis ils ont du frisson. Les ruptures des os des tempes sont-elles suivies de spasmes? (Voy. *Prorrh.* 121.)

SECTION IV.

DE L'OTITE AIGUE. — DE LA SURDITÉ. — DES SIGNES FOURNIS PAR LES OREILLES.

189 (185). Une douleur intense d'oreilles, avec une fièvre aiguë et quelque autre signe fâcheux, tue les jeunes gens en sept jours et même plus tôt, après qu'ils ont eu préalablement du délire, s'il ne s'écoule pas beaucoup de pus par l'oreille, ou du sang par le nez, ou s'il ne paraît pas quelque autre signe favorable. Mais elle enlève les vieillards plus lentement et en moins grand nombre; car chez eux la suppuration s'établit plus tôt, et ils sont moins sujets au délire; mais beaucoup d'entre eux ont des rechutes, et alors ils périssent. (*Pronost.* 22, *fine.*)

190 (186). La surdité survenant dans les maladies aiguës avec trouble, est mauvaise (*Prorrh.* 33); elle est également mauvaise dans les maladies de long cours; elle produit dans ce cas des douleurs aux hanches.

191 (187). Dans les fièvres, la surdité resserre le ventre.

192 (188). Oreilles froides, transparentes, rétractées, signe pernicieux. (*Pronost.* 2, *initio.* Cf. *Coaq.* 212.)

193 (189). Dans les maladies aiguës, bourdonnement et tintement d'oreilles, signe mortel.

194 (190). Des tintements d'oreilles avec obscurcissements de la vue et sentiment de pesanteur au nez présagent du délire et amènent une hémorragie. (*Coaq.* 131 ; *Prorrh.* 18.)

195 (191). Chez ceux qui ont de la surdité avec pesanteur de tête et tension de l'hypocondre, et qui ont la vue fatiguée par la lumière, il survient une hémorragie. (*Prorrh.* 147.)

196 (192). Dans une fièvre aiguë, devenir sourd est un signe de manie.

197 (193). Ceux qui ont l'ouïe dure, qui tremblent en prenant quelque chose, qui ont la langue paralysée, qui ont de la torpeur, sont dans un mauvais état.

198 (194). Quand la maladie fait des progrès, la surdité, des urines rougeâtres sans dépôt, mais avec des énéorèmes, présagent du délire : en pareil cas, être pris d'ictère, est mauvais (77); l'hébétude à la suite de l'ictère est également un mauvais signe. Il arrive que ces sujets deviennent aphones, mais conservent la sensibilité; quelquefois aussi leur ventre est en mauvais état. (*Prorrh.* 32.)

SECTION V.

DES PAROTIDES.

199 (195). Les parotides (78), accompagnées de douleurs en s'élevant, sont funestes.

200 (196). Dans les fièvres, des parotides avec érythème apparaissant après avoir été précédés de douleurs, présagent un érysipèle qui envahira le visage. A la suite il survient aussi des spasmes avec aphonie et résolution des forces.

201 (197). Dans le cas d'iléus fétide (79), avec fièvre aiguë et tension de l'hypocondre, les parotides qui se forment lentement, tuent. (*Coaq.* 292; *Prorrh.* 158.)

202 (198). Les parotides sont funestes chez les paraplectiques. (*Prorrh.* 160.)

203 (199,200). Les parotides formées pendant les fièvres de long cours, et ne suppurant pas, sont un signe de mort. En pareil cas, le ventre se relâche (80). Ceux qui ont des parotides n'ont-ils pas des douleurs de tête? N'ont-ils pas de petites sueurs aux parties supérieures? N'ont-ils pas des frissons? N'ont-ils pas un cours de ventre précipité? Ne tombent-ils pas dans un état comateux? L'urine n'est-elle pas aqueuse, avec un énéorème blanc? N'est-elle pas bigarrée ou très-blanche et fétide? (*Prorrh.* 163.)

204 (201). De petites toux, accompagnées de ptyalisme, amollissent les parotides. (*Prorrh.* 167.)

205 (202). Chez ceux qui ont des parotides, les urines qui arrivent promptement à coction et qui ne persévèrent pas dans cet état, sont suspectes; en pareil cas, éprouver du refroidissement, est funeste. (*Coaq.* 587; *Prorrh.* 153.)

206 (203). Les parotides qui, dans les maladies chroniques, suppurent, mais dont le pus n'est pas parfaitement blanc et inodore, tuent, surtout les femmes.

207 (204). Parmi les maladies aiguës, c'est surtout dans les *causus* que les parotides se développent. Si elles n'amènent (81) pas de crise, et si elles n'arrivent pas à coction, ou s'il n'y a pas de saignement de nez, ou si l'urine ne dépose pas un sédiment épais, les sujets périssent; le plus souvent ces tumeurs s'affaissent avant que la mort arrive (*Épid.* VII, 42). Il faut aussi observer si la fièvre redouble ou si elle a quelque rémission, et porter alors son jugement. (*Épid.* I, 9, *med.*)

208 (205). Quand il y a de la surdité et de la *torpeur*, rendre du sang par le nez a quelque chose de fâcheux ; dans ce cas, le vomissement et les perturbations abdominales sont avantageuses. (*Coaq.* 334 ; *Prorrh.* 141.)

209 (206). A la suite de la surdité, il se forme volontiers des parotides, surtout s'il y a quelque anxiété ; et c'est particulièrement chez les individus pris de *coma* dans ces circonstances que ces tumeurs apparaissent. (*Prorrh.* 159.)

210 (207). Un flux de sang par le nez et des perturbations intestinales font cesser la surdité qui vient à la suite des fièvres. (*Aph.* IV, 28 et 60. Voy. aussi *Coaq.* 627.)

SECTION VI.

SIGNES TIRÉS DU VISAGE.

211 (208). Le visage affaissé, de tuméfié qu'il était, la voix devenue plus coulante et plus faible, la respiration plus lente et plus petite, présagent une rémission pour le jour suivant (82). (*Epid.* II, 5, 12, *Semaines*, § 46.)

212 (209). La décomposition du visage est mortelle. Elle est moins dangereuse si elle est causée par l'insomnie, la faim ou une perturbation abdominale : en effet, la décomposition qui provient de ces causes disparaît dans l'espace d'une nuit et d'un jour. Or, voici quelle est cette altération : Yeux enfoncés, nez effilé, tempes affaissées, oreilles froides et rétractées, peau rugueuse, teinte jaunâtre ou noirâtre du visage ; si les paupières, le nez et les lèvres prennent en outre une teinte livide, c'est un signe de mort prochaine. (*Pronost.* 2, *init.*)

213 (210). Le visage haut en couleur et l'air refrogné dans une maladie aiguë, est un mauvais signe. La contraction du front s'ajoutant à ces signes, présage le *phrénitis*. (*Prorrh.* 49.)

214 (211). Le visage haut en couleur et des sueurs chez des individus sans fièvre, indiquent qu'il y a des excréments anciens [dans les intestins], ou que le régime est déréglé.

215 (212). Les érythèmes aux narines sont des signes de selles liquides ;

216 (212). Chez ceux qui ont des douleurs ou une suppuration soit à l'hypocondre, soit au poumon, ces érythèmes sont mauvais signe (83). (Voy. *Coaq.* 231.)

SECTION VII.

SIGNES TIRÉS DES YEUX.

217 (213). Quand les yeux reprennent leur éclat, que le blanc devient pur de noir ou livide qu'il était, c'est un signe de crise. Quand donc les yeux s'éclaircissent promptement, ils annoncent une crise prompte; quand ils s'éclaircissent lentement, ils annoncent une crise plus lente. (*Semaines*, § 46.)

218 (214). L'obscurcissement des yeux par un nuage, le blanc devenu rouge ou livide, ou parsemé de veines noirâtres, ne sont pas des signes louables. Il est également suspect que les yeux fuient la lumière, ou larmoient, ou soient divergents, ou que l'un devienne plus petit que l'autre. Il est encore funeste que les *prunelles* se portent souvent de côté et d'autre, qu'elles présentent à leur surface un peu de chassie ou une mince concrétion blanche, que le blanc paraisse prendre plus de dimension et le noir diminuer d'étendue, que le noir soit caché sous la paupière supérieure (84). Il est également funeste que les yeux s'enfoncent, ou qu'ils deviennent très-saillants, ou que la clarté en jaillisse, de sorte que la pupille ne puisse se dilater. Avoir les paupières rétractées, l'œil fixe, cligner sans cesse les paupières, voir les couleurs différentes de ce qu'elles sont (85); ne pas clore les paupières pendant le sommeil, est pernicieux. La déviation de l'œil est également mauvaise. (*Pronost.* 2, *in fine.*)

219 (215). La rougeur des yeux survenant dans une fièvre, indique un long état de souffrance du ventre.

220 (216). Les gonflements (86) qui se forment autour des yeux, dans la convalescence, indiquent un relâchement précipité du ventre.

221 (217). Dans le cas de déviation des yeux avec sentiment de brisure et fièvre, le frisson est pernicieux; ceux qui, dans ces circonstances, ont du *coma*, sont dans un mauvais état. (*Prorrh.* 87.)

222 (218). La fièvre survenant chez un individu pris d'ophthalmie, en amène la solution; autrement on doit craindre la cécité ou la mort, ou l'un et l'autre.

223 (219). Chez ceux qui sont affectés d'ophthalmie, quand il survient de la céphalalgie et qu'elle dure longtemps, il y a danger de perdre la vue.

224 (220). Chez un individu pris d'ophthalmie, une diarrhée spontanée est utile. (*Aph.* VI, 17.)

225 (221). *L'amaurose* (87) des yeux, leur immobilité, leur obscurcissement par un nuage, sont de mauvais signes (88). (*Prorrh.* 46, 113, *fine.*)

226 (222). *L'amaurose* des yeux avec abattement est un signe de spasmes prochains.

227 (223). Dans une maladie aiguë, la fixité du regard, ou les mouvements brusques de l'œil, tantôt un sommeil troublé, tantôt de l'insomnie, quelquefois de légères épistaxis, n'ont rien de bon.

228 (223). Ceux qui ne sont pas brûlants au toucher, deviennent *phrénétiques*, surtout s'il ne survient pas d'hémorragie (89).

SECTION VIII.

SIGNES TIRÉS DE LA LANGUE, DES AUTRES PARTIES DE LA BOUCHE ET DE L'EXPECTORATION.

229 (224). La langue pointillée dès le début [d'une maladie], mais conservant sa couleur naturelle, et puis avec le temps devenant rugueuse, livide et fendillée, est un signe mortel. Quand elle devient très-noire, elle présage une crise pour le quatorzième jour. Elle est du plus mauvais augure quand elle est noire ou verte. (*Semaines*, § 51.)

230 (225). Quand le sillon (90) de la langue se recouvre d'un enduit blanc, c'est un signe de rémission dans la fièvre, et si cet enduit est épais, la rémission aura lieu le jour même; s'il est plus ténu, ce sera pour le lendemain; mais s'il est encore plus ténu, ce sera pour le surlendemain. Les mêmes phénomènes se montrant à la pointe de la langue, présagent les mêmes choses, mais avec moins de certitude. (*Semaines*, § 46.)

231 (226). Le tremblement de la langue avec un érythème aux narines et un relâchement du ventre, quand du reste il n'apparaît aucun signe critique du côté des poumons, est funeste : c'est aussi le présage de purgations précipitées et pernicieuses.

232 (227). La langue extraordinairement ramollie et nauséeuse (91), avec une sueur froide à la suite d'un relâchement du ventre, présage un vomissement de matières noires; un sentiment de brisure en pareil cas est mauvais.

233 (228). Le tremblement de la langue produit quelquefois un cours de ventre chez certains individus; quand elle noircit en pareil

cas, c'est le présage d'une mort imminente. Est-ce que le tremblement de langue n'est pas un signe de l'égarement de l'esprit? (*Prorrh.* 20.)

234 (229). La langue hérissée et très-sèche est un signe de *phrénitis*. (*Prorrh.* 3.)

235 (230). Le serrement ou le grincement des dents, quand on n'y est pas accoutumé dès l'enfance, est un signe de manie et de mort. Si le malade le fait étant déjà en délire, le cas est tout à fait pernicieux. Il est également pernicieux d'avoir les dents sèches. (*Prorrh.* 48; *Pronost.* 3, *in fine.*)

236 (231). Le *sphacèle* de la dent dissipe un abcès qui survient à la gencive.

237 (232). Dans le cas de *sphacèle* (92) à une dent, s'il survient une fièvre intense et du délire, c'est un cas mortel. Si les malades réchappent, [il se forme une] ulcération [qui] suppurera (93) et les os se détachent.

238 (233). Quand il se forme une collection de liquide au palais (94), le plus souvent elle arrive à suppuration. (*Des malad.* II, § 32.)

239 (234). Dans le cas de douleurs très-vives aux gencives, il est à craindre que l'os ne se remplisse [d'humeur] (95).

240 (235). La lèvre contractée présage un cours de ventre bilieux.

241 (236). Le sang coulant des gencives lorsque le ventre est relâché, est un signe pernicieux. (*Coaq.* 648.)

242 (237). Dans la fièvre, une expectoration de matières livides, noirâtres, bilieuses, qui s'arrête, est un mauvais signe ; mais si elle se fait convenablement, c'est avantageux. (*Aph.* IV, 47 ; VII, 71.)

243 (238). Chez ceux dont les crachats sont salés et dont la toux s'arrête, la peau rougit comme si elle était couverte d'exanthèmes ; mais avant la mort elle devient rugueuse.

244 (239). De fréquents [mais inutiles efforts] pour cracher, s'il s'y joint quelque autre signe, annoncent la *phrénitis*. (*Prorrh.* 6.)

SECTION IX.

SIGNES TIRÉS DE LA VOIX.

245 (240). L'aphonie, avec résolution des forces, est très-mauvaise. (*Prorrh.* 24 et 96.)

246 (241). Le délire qui s'exaspère pour peu de temps, est funeste, et devient un délire *férin* (96). (*Coaq.* 85 et 155; *Prorrh.* 26. Voy. aussi 123.)

247 (242). Ceux qui avec la fièvre perdent la parole sans qu'il y ait de crise, meurent dans les tremblements. (*Prorrh.* 91.)

248 (243). Dans une fièvre, l'aphonie qui survient d'une manière convulsive, et qui aboutit à une *extase* silencieuse, est pernicieuse. (*Coaq.* 63 ; *Prorrh.* 54.)

249 (244). L'aphonie à la suite d'un excès de souffrance, présage une mort très-pénible. (*Prorrh.* 55.)

250 (245). L'aphonie avec résolution des forces et *catoché* est pernicieuse. (*Prorrh.* 96.)

251 (246). La voix entrecoupée après un purgatif, est-ce funeste? La plupart des malades ont, dans ce cas, de petites sueurs et leur ventre se relâche.

252 (247). Dans l'aphonie, la respiration apparente comme chez les individus qui suffoquent, est un signe funeste ; est-ce aussi un signe de délire? (*Prorrh.* 25.)

253 (248). L'aphonie à la suite de céphalalgie, quand les malades ont de la fièvre avec sueur et lâchent tout sous eux, et qu'il y a des rémissions [suivies bientôt d'exacerbations], est un signe de chronicité. Dans ce cas s'il survient du frisson, ce n'est pas funeste. (*Prorrh.* 94.)

254 (249). Le transport avec aphonie est pernicieux.

255 (250). L'aphonie chez les individus qui ont du frisson est un signe mortel. Ces malades sont assez ordinairement pris de céphalalgie.

256 (251). L'aphonie avec prostration, dans une fièvre aiguë sans sueur, est à la vérité mortelle; elle l'est moins cependant chez un malade qui a de petites sueurs; alors elle indique la prolongation du mal. Peut-être ceux qui sont ainsi affectés à la suite d'une rechute, sont-ils très en sûreté; mais les malades qui sont dans l'état le plus pernicieux sont ceux qui ont un saignement de nez et dont le ventre se relâche (97).

257 (252). La voix aiguë et gémissante, l'*amaurose* des yeux, présagent les spasmes ; dans ce cas, les souffrances aux parties inférieures sont bien supportées. (*Prorrh.* 47.)

258 (253). Avec la voix tremblante, le relâchement du ventre contre toute attente, chez des malades qui ont été longtemps dans le même état, est pernicieux.

259 (254). L'aphonie complète souvent réitérée avec un état qui se rapproche du *carus* présage la constitution phthisique.

SECTION X.

SIGNES TIRÉS DE LA RESPIRATION.

260 (255). La respiration fréquente et petite indique de la phlegmasie et un état de souffrance des régions diaphragmatiques ; grande et se faisant à de longs intervalles, elle indique du délire ou un état spasmodique ; froide, elle est mortelle ; brûlante et fuligineuse, elle est également mortelle, mais moins que la froide. L'expiration grande et l'inspiration petite, ou l'expiration petite et l'inspiration grande, sont assurément des signes très-mauvais ; ils annoncent la mort prochaine. Il en est de même si la respiration est lente, précipitée ou obscure, et si l'inspiration se fait à deux reprises comme chez ceux dont la respiration est entrecoupée. (*Epid.* II, 3, 7 ; *Epid.* VI, 2, 3.) Mais la respiration facile dans toutes les maladies accompagnées de fièvre aiguë, et qui se jugent dans les quarante jours, a une très-grande influence sur le salut des malades (98). (*Pronost.* 5.)

SECTION XI.

SIGNES FOURNIS PAR L'ÉTAT DU COU ET DU PHARYNX.

261 (256). Le cou roide et douloureux, le serrement des mâchoires, le battement violent des vaisseaux jugulaires, la contraction des tendons, sont des signes pernicieux.

262 (257). Les douleurs suffocantes au pharynx avec absence de gonflement, quand elles proviennent d'une douleur de tête, sont spasmodiques. (*Prorrh.* 104.)

263 (258). Le refroidissement qui se fait sentir au cou et au dos et qui semble gagner [ensuite] tout le corps, est spasmodique. En pareil cas les urines sont furfuracées. (*Coaq.* 83 ; *Prorrh.* 113.)

264 (259). Chez ceux qui éprouvent de l'éréthisme au pharynx, il se forme ordinairement des parotides (99).

265 (260). Quand le pharynx est douloureux sans gonflement, avec agitation, c'est très-pernicieux. (*Prorrh.* 86.)

266 (261). Chez ceux dont la respiration est sublime, et la voix étouffée, si la vertèbre se luxe, la respiration devient, aux approches de la mort, semblable à celle de quelqu'un qui étrangle. (*Prorrh.* 87. — Voy. la note corresp. — *Aph.* III, 26 ; *Epid.* II, II, 24.)

267 (262). Le pharynx qui est devenu âpre en peu de temps, des

envies inutiles d'aller à la selle, de la douleur au front, de la carphologie, de la souffrance, sont des symptômes fâcheux s'ils s'aggravent. (*Prorrh.* 109, *init.*)

268 (263). Les fortes douleurs du pharynx produisent des parotides et des spasmes.

269 (264). Une douleur au cou et au dos (100), avec une fièvre aiguë et des spasmes, est pernicieuse.

270 (265). Les douleurs du cou et des coudes produisent des spasmes qui commencent au visage. (*Prorrh.* 114.)

271 (265). Les individus qui éprouvent de la gêne au pharynx sans qu'il y ait de tuméfaction, qui crachent souvent, s'ils suent pendant le sommeil, se trouvent bien (101). Est-ce qu'il n'est pas avantageux pour le plus grand nombre d'être soulagé par la sueur? Dans ce cas, les douleurs qui se portent aux parties inférieures sont supportées avec avantage. (*Prorrh.* 114.)

272 (266). Dans les cas de douleurs au dos et à la poitrine, la suppression d'urines sanguinolentes est pernicieuse et très-douloureuse.

273 (267). Une douleur du cou est mauvaise dans toute fièvre, mais elle est très-mauvaise chez ceux qui sont menacés de délire violent. (*Prorrh.* 73.)

274 (268). Dans une douleur de poitrine avec fièvre, des perturbations du ventre et un état d'engourdissement sont des signes de déjections noires (102).

275 (269). Dans les maladies aiguës, quand le pharynx est rétréci, sans qu'il existe de gonflement [à l'extérieur], et qu'il est douloureux, de telle sorte que le malade ne puisse facilement fermer les mâchoires après avoir ouvert la bouche, c'est un signe de délire. Ceux qui, à la suite, deviennent *phrénétiques*, sont dans un état pernicieux. (*Prorrh.* 11.)

276 (270). Quand le pharynx est ulcéré dans une fièvre, avec quelque autre signe fâcheux, c'est dangereux. (*Pronost* 23, *initio.*)

277 (271). Dans les fièvres, suffoquer instantanément, être dans l'impossibilité d'avaler les liquides, sans qu'il y ait de tuméfaction [au pharynx], est mauvais. (*Aph.* IV, 34.)

278 (272). Ne pouvoir tourner le cou, ni avaler de liquides, c'est le plus souvent un signe mortel. (*Aph.* IV, 35.)

SECTION XII.

SIGNES TIRÉS DES HYPOCONDRES ET DES AUTRES PARTIES DU VENTRE.

279 (273). L'hypocondre doit être souple, sans douleur, sans inégalité; mais, s'il y a de la phlegmasie, de l'inégalité, de la douleur, c'est le signe d'une maladie qui n'est pas exempte de danger. (*Pronost.* 7, *initio.*)

280 (274). Une tumeur dure et douloureuse siégeant dans les hypocondres, est très-mauvaise si elle en occupe toute l'étendue; bornée à un seul côté, elle est moins dangereuse quand elle siége à gauche. Ces tumeurs apparaissant au début de la maladie, présagent une mort prompte; mais si elles se prolongent au delà de vingt jours, avec persistance de la fièvre, il faut s'attendre à la suppuration. Chez ces malades, il survient dans la première période un flux de sang par le nez qui soulage notablement, car le plus ordinairement ils ont mal à la tête et leur vue s'obscurcit; c'est surtout quand ces symptômes existent qu'on doit s'attendre au flux de sang, mais principalement chez les individus de trente-cinq ans; n'y comptez pas autant chez ceux qui sont plus âgés (103). (*Pronost.* 7, *in medio.*)

281 (275). Les tumeurs molles et indolentes se jugent plus lentement et sont moins dangereuses : mais celles qui passent soixante jours avec persistance de la fièvre arrivent à suppuration. Les tumeurs de la région de l'estomac ont à peu près la même signification que celles des hypocondres, à cette exception près qu'elles sont moins sujettes à suppurer; celles de la région sous-ombilicale suppurent encore moins. De ces collections purulentes les unes se forment dans une tunique [et sont situées profondément]; les autres sont [superficielles] et diffuses (104). Parmi ces collections, sont mortelles celles qui se rompent à l'intérieur. Quant aux autres collections purulentes, pour celles qui s'ouvrent au dehors, ce qu'il y a de plus avantageux c'est qu'elles soient circonscrites et qu'elles s'élèvent en pointe; mais celles qui s'ouvrent intérieurement ne doivent se déceler ni par leur saillie, ni par la douleur, ni par un changement de couleur à la peau. Le contraire est très-mauvais. (*Pronost.* 7, *in fine.*) Quelques-unes de ces collections ne fournissent aucun signe à cause de l'épaisseur du pus. (*Aph.* VI, 4.) Les tumeurs récentes des hypocondres, si elles ne sont pas accompagnées de phlegmasie, et les douleurs qui en résultent se dissipent par un borborygme qui se

forme dans les hypocondres, surtout s'il s'échappe avec des urines ou des excréments; sinon [il soulage] en traversant l'hypocondre. Il soulage également quand il roule vers les régions inférieures [du ventre]. (*Pronost.* 11, *in fine;* Cf. *Coaq.* 216 et 291.)

282 (276). Un battement dans l'hypocondre, avec trouble, est un signe de délire, surtout si les *prunelles* sont continuellement agitées. (*Pronost.* 7, *initio.*)

283 (277). Une douleur du cardia, un battement dans les hypocondres, la fièvre s'étant refroidie à l'extérieur [et s'étant concentrée à l'intérieur], sont mauvais, surtout si les malades ont de petites sueurs.

284 (278). Des douleurs qui envahissent l'hypocondre sont funestes, surtout si elles relâchent le ventre : elles sont encore plus mauvaises quand elles se développent rapidement. Les parotides qui se forment à la suite de ces douleurs, présentent un mauvais caractère. Il en est de même des autres dépôts purulents.

285 (279). La cardialgie accompagnée de tranchées fait sortir des vers (105).

286 (280). Chez un homme âgé, une douleur au cardia revenant fréquemment présage une mort subite.

287 (281). Chez ceux dont les hypocondres sont météorisés, la suppression des selles est mauvaise, surtout chez les individus depuis longtemps attaqués de phthisie (106) et chez ceux qui ont le ventre relâché. (*Coaq.* 301, 442.)

288 (282). La phlegmasie de l'hypocondre a tourné à suppuration chez ceux qui rendent des selles noires peu avant de mourir (107).

289 (283). La tension des hypocondres avec chaleur vive (108) et anxiété chez un individu pris de céphalalgie, développe des parotides. (*Prorrh.* 169.)

290 (284). Chez les sujets bilieux, quand les hypocondres se sont gonflés, la respiration grande et une fièvre aiguë développent des parotides. (*Coaq.* 107, 126; *Prorrh.* 164.)

291 (285). Quand il y a douleur aux hypocondres (109) avec borborygmes, s'il survient une douleur aux lombes dans les fièvres, le plus souvent elle relâche le ventre, à moins que des vents ne s'échappent en tumulte, ou qu'il ne s'écoule beaucoup d'urines. (Voy. *Coaq.* 281 *in fine*; *Progn.* 11, *in fine*, et *Aph.* IV, 73.)

292 (286). Dans les affections chroniques des hypocondres, avec

déjections fétides, les dépôts [qui se forment] auprès des oreilles tuent. (*Coaq.* 201 ; *Prorrh.* 158.)

293 (287). Dans le cas de douleurs qui partent des hypocondres, le ventre rendant peu à peu des matières faiblement visqueuses [et] peu excrémentielles, les malades prennent une couleur verdâtre (110); peut-il survenir aussi une hémorragie? (*Coaq.* 610; *Prorrh.* 146.)

294 (288). Les sujets qui, sans fièvre, sont pris subitement d'une douleur à l'hypocondre, au cardia, aux jambes et aux parties inférieures, et dont le ventre se tuméfie, une saignée et un cours de ventre les délivrent. Il est dangereux pour eux d'être pris de fièvre, car ce sont des fièvres longues et violentes qui s'allument; il arrive aussi de la toux, de la dyspnée et des hoquets. Lorsque ces malades sont sur le point d'être délivrés, il survient une forte douleur aux hanches ou aux jambes, ou un crachement de pus, ou la perte de la vue.

295 (289). Ceux qui éprouvent de la douleur aux hypocondres, au cardia, au foie, à la région ombilicale, sont sauvés s'il survient des selles sanguinolentes; s'ils n'en rendent pas de telles, ils meurent.

296 (290). Ceux dont les hypocondres ne sont pas souples (111), dont le visage est fortement coloré, ne sont point délivrés sans un saignement de nez abondant, ou un spasme, ou une douleur des hanches. (*Coaq.* 128 ; *Epid.* II, VI, 5.)

297 (291). Dans la fièvre, des douleurs aux hypocondres avec aphonie, qui se dissipent sans sueurs, sont un mauvais signe : dans ce cas il survient des souffrances aux hanches. (*Coaq.* 299; *Prorrh.* 90.)

298 (292). Les battements à l'abdomen, dans une fièvre, produisent des transports. [Il arrive aussi] une hémorragie avec horripilation. (*Prorrh.* 144.)

299 (293). Dans la fièvre, les douleurs qui se portent violemment aux hypocondres et qui se dissipent sans sueur, sont de mauvais caractère. En pareilles circonstances, des douleurs qui se déclarent aux hanches avec une fièvre *causale*, et le ventre relâché subitement et copieusement, sont un signe pernicieux (112). (*Prorrh.* 90.)

300 (294). Les douleurs avec battements à l'ombilic ont quelque chose qui présage l'égarement de l'esprit; mais vers la crise, les malades rendent fréquemment par le bas une grande quantité de *phlegme* avec douleur. (*Prorrh.* 36.)

301 (295). Le météorisme du ventre, avec suppression des selles,

est mauvais, surtout chez les individus depuis longtemps attaqués de phthisie, et chez ceux dont le ventre est habituellement relâché. (*Coaq.* 287, 442.)

302 (296). Quand des parotides se développent chez des individus qui éprouvent de l'anxiété par suite d'une douleur à l'hypocondre, elles les tuent.

303 (297). Les tumeurs dures et douloureuses du ventre dans les fièvres avec horripilation et dégoût, si le ventre laisse échapper une petite quantité de matières humides qui ne constituent pas une purgation, tournent à suppuration. (*Coaq.* 640.)

SECTION XIII.

SIGNES FOURNIS PAR LES LOMBES.

304 (298). Une souffrance au-dessus de l'ombilic et une douleur des lombes qui ne cèdent pas à un purgatif, aboutissent à une hydropisie sèche.

305 (299). Les douleurs chroniques des lombes qui redoublent avec une fièvre du type tierce [en suivant ce même type], font rendre du sang grumeux par les selles.

306 (300). Les douleurs des lombes donnent lieu à un flux de sang hémorroïdal. (*Prorrh.* 146.)

307 (301). Les flux de sang hémorroïdaux qui succèdent à une douleur des lombes se font largement.

308 (302). Les individus chez lesquels une douleur remonte des lombes à la tête, dont les mains sont engourdies, qui ont des douleurs au cardia et des tintements d'oreilles, sont pris de grandes hémorragies, de diarrhées copieuses et le plus souvent de troubles de l'esprit. (*Prorrh.* 139.)

309 (303). Les maladies qui débutent par une douleur au dos, sont d'une solution difficile.

310 (304). Dans le cas de douleur lombaire intense, de déjections abondantes, vomir à plusieurs reprises, après avoir pris de l'ellébore, des matières spumeuses, soulage.

311 (305). Un flux de sang dissipe la déviation du rachis et la dyspnée.

312 (306). De la cardialgie survenant quand les lombes sont douloureuses, annonce un flux hémorroïdal, ou indique qu'il y en a eu un. (*Prorrh.* 130.)

313 (307). Des douleurs qui se transportent des lombes au cou et à la tête, en produisant une sorte de résolution paraplégique, indiquent des spasmes et du délire. Cet état sera-t-il dissipé par des spasmes? ou bien le ventre est-il malade, ces individus passant par les mêmes phases? (*Prorrh.* 118.)

314 (308). La métastase d'une douleur lombaire vers les parties supérieures, la déviation des yeux, sont de mauvais signes. (*Prorrh.* 69.)

315 (309). Une souffrance fixée à la poitrine avec engourdissement, est mauvaise; si elle se complique de fièvre, les malades sont rapidement enlevés (113). (*Prorrh.* 70.)

316 (310). Si, par suite d'une métastase de douleurs lombaires sur le cardia, les malades ont de la fièvre, des frissonnements, s'ils vomissent des matières ténues, aqueuses, s'ils sont pris de délire et d'aphonie, ils meurent après avoir vomi des matières noires. (*Prorrh.* 83.)

317 (311). Dans le cas de souffrances chroniques des lombes et de l'intestin grêle, les douleurs aux hypocondres, le dégoût avec fièvre, s'il survient une céphalalgie intense, elle tue rapidement le malade, dans une sorte d'état spasmodique. (*Prorrh.* 100; voy. la note corresp.)

318 (312). Ceux qui ont des douleurs aux lombes sont dans un mauvais état. Ne leur survient-il pas des tremblements, et leur voix n'est-elle pas comme dans le frisson (114)? (*Coaq.* 39; *Prorrh.* 42.)

319 (313). Chez les individus qui ont des douleurs aux lombes, des nausées sans vomissements, qui ont été pris d'un délire un peu furieux, ne doit-on pas s'attendre à des selles noires? (*Prorrh.* 85.)

320 (314). La douleur des lombes chez un individu qui a de la cardialgie, avec de violents efforts d'expectoration, a quelque chose de spasmodique. (*Prorrh.* 106.)

321 (315). Le frisson pendant la crise est redoutable (115). (*Prorrh.* 107.)

322 (316). Une douleur des lombes qui survient fréquemment sans cause apparente, annonce une maladie de mauvais caractère.

323 (317). Une douleur des lombes avec chaleur brûlante et anxiété, est funeste. (*Prorrh.* 42.)

324 (318). La tension des lombes à la suite de pléthore menstruelle, amène de la suppuration : et, dans les circonstances qui viennent d'être indiquées, des écoulements variés, visqueux, fétides, accom-

pagnés de suffocations, amènent aussi de la suppuration. Je pense même que les femmes auront un peu de délire (116).

325 (319). Ceux qui ont une douleur aux lombes et au côté, sans cause appréciable, deviennent ictériques.

SECTION XIV.

SIGNES TIRÉS DES HÉMORRAGIES.

326 (320). Dans les jours critiques, les refroidissements violents qui viennent à la suite d'hémorragie, sont très-mauvais. (*Prorrh.* 134.)

327 (321). L'hémorragie nasale, du côté opposé à celui du mal, est funeste; par exemple, celle de la narine droite, dans le gonflement de la rate; [il en est] de même à l'égard des hypocondres. (*Prorrh.* 125.)

328 (322). Les blessures accompagnées de petits frissons, d'hémorragies, sont des blessures de mauvais caractère. Les malades meurent en parlant, sans qu'on s'en doute. (*Prorrh.* 128.)

329 (323). Quand il y a au cinquième jour une forte hémorragie, du frisson au sixième, du refroidissement au septième, puis un prompt retour de la chaleur fébrile, le ventre est en mauvais état.

330 (324). Après une hémorragie, des selles noires sont mauvaises; des selles très-rouges [ou] érugineuses (117) sont également funestes; ces hémorragies arrivent le quatrième jour. Les malades qui, à la suite, tombent dans un état comateux, meurent dans les spasmes après une évacuation de matières noires, et un gonflement du ventre. (*Coaq.* 632; *Prorrh.* 127.)

331 (325). Après un flux hémorroïdal et des selles noires dans une maladie, la surdité, c'est mauvais. Dans ce cas une évacuation de sang par les selles est pernicieuse; mais elle enlève la surdité (118). (*Prorrh.* 129.)

332 (326). Chez ceux qui ont des hémorragies prolongées, le ventre devient malade après quelque temps, à moins qu'il n'arrive des urines cuites. (*Prorrh.* 133.) Des urines aqueuses ne présagent-elles pas quelque chose de semblable? (*Prorrh.* 132, *in fine; Aph.* IV, 27.)

333 (327). Ceux qui à la suite d'hémorragies abondantes ont des déjections alvines mêlées de matières noires, et qui sont pris de flux hémorroïdal quand ces déjections se sont supprimées, ont le ventre douloureux, mais s'il survient une émission de sang ils se trouvent mieux; n'ont-ils pas des sueurs froides abondantes? En pareil cas les

urines troubles ne sont pas mauvaises, non plus qu'un énéorème séminiforme : mais les malades rendent le plus souvent des urines aqueuses (119). (*Prorrh.* 140.)

334 (328). Quand une petite hémorragie survient dans le cas de surdité et d'engourdissement, il y a quelque chose de fâcheux ; dans ce cas un vomissement et des perturbations du ventre sont avantageuses. (*Coaq.* 208 ; *Prorrh.* 141.)

335 (329). Au début des maladies les grandes hémorragies humectent le ventre à l'époque de la convalescence.

336 (330). De larges hémorragies du nez, arrêtées par des moyens violents, occasionnent quelquefois des spasmes. La saignée les fait cesser. (*Prorrh.* 145.)

337 (331). Une épistaxis est fâcheuse le onzième jour, surtout si elle se réitère. (*Prorrh.* 148.)

338 (332). Le hoquet ou des spasmes, venant compliquer une grande hémorragie, sont de mauvais signes. (*Aph.* V, 3.)

339 (333). Chez les individus parvenus à leur septième année, la décoloration, la dyspnée en marchant, l'envie de manger de la terre, indiquent la corruption du sang et la résolution des forces (120).

340 (334). Des flux de sang peu abondants arrivant dans les maladies de long cours, sont pernicieux.

341 (335). Une hémorragie nasale dissipe l'obscurcissement ténébreux de la vue, si elle arrive au début.

342 (336). Le refroidissement général, avec de petites sueurs, à la suite d'épistaxis, est un signe de mauvais caractère. (*Coaq.* 40 ; *Prorrh.* 126.)

343 (337). Une évacuation sanguine dans le cas de refroidissement avec torpeur, c'est mauvais. (Voy. *Append. au régime*, § 7.)

344 (338). Un flux hémorroïdal avec un resserrement du ventre et des frissons pendant ce flux, produit de la lienterie, ou durcit le ventre, ou fait rendre des ascarides, ou produit l'un et l'autre accident. (*Prorrh.* 138.)

345 (339). Quand il y a des flux hémorroïdaux à des époques réglées, et que, ces flux n'ayant pas lieu, il survient de la soif, les malades meurent dans un état épileptiforme. (*Prorrh.* 131.)

346 (340). A la suite d'hémorroïdes qui n'ont fait que paraître, l'obscurcissement de la vue par des nuages est un signe de paraplégie faible et qui durera peu de temps; la saignée en délivre; en général, tout ce qui paraît ainsi présage quelque chose de mauvais.

SECTION XV.

DES TREMBLEMENTS ET DES SPASMES.

347 (341). Ceux dont tout le corps palpite, ne meurent-ils pas aphones ? (*Prorrh.* 30.)

348 (342). Les tremblements qui deviennent spasmodiques avec de petites sueurs sont sujets à récidive. La crise arrive chez ces malades après des frissons, et ces frissons récidivent, étant provoqués par une chaleur très-vive du ventre. En pareil cas, un sommeil profond est un indice de spasmes ; il y a de la pesanteur du front et de la dysurie. (*Coaq.* 554 ; *Prorrh.* 105, 109, *in fine.*)

349 (343). Dans les affections hystériques, les spasmes sans fièvre (120) n'ont rien de dangereux. (*Prorrh.* 119.)

350 (344). Des accidents spasmodiques quand il n'y a point de sueur, une expectoration spasmodique abondante quand il y a de la fièvre, sont des signes de bon caractère ; dans ce cas, le ventre se lâche un peu ; mais peut-être aussi se fera-t-il des dépôts aux articulations. (*Prorrh.* 122.)

351 (345). Ceux qui, au milieu de spasmes, ont les yeux étincelants et fixes, n'ont pas l'esprit présent et sont plus longtemps malades. (*Prorrh.* 124.)

352 (346). Les paroxysmes qui reviennent d'une manière spasmodique avec *catoché*, développent des parotides. (*Coaq.* 104 ; *Prorrh.* 161.)

353 (347). Chez les malades pris de tremblements et d'anxiétés, les petites tumeurs qui s'élèvent près des oreilles présagent des spasmes, quand l'état du ventre est mauvais. (*Prorrh.* 162.)

354 (348). La fièvre survenant dans un état spasmodique ou tétanique le fait cesser. (*Aph.* IV, 57 ; voy. aussi *Coaq.* 156.)

355 (349). Un spasme à la suite d'une blessure est mortel. (*Coaq.* 506 ; *Aph.* V, 2.)

356 (350). Un spasme survenant pendant la fièvre, est pernicieux ; mais moins chez les enfants. (*Aph.* II, 26.)

357 (351). Ceux qui sont âgés de plus de sept ans ne sont pas pris de spasmes dans la fièvre ; sinon cela est funeste.

358 (352). L'invasion d'une fièvre aiguë fait cesser le spasme, lorsqu'elle n'existe pas avant lui ; lorsqu'elle existe déjà [quand le spasme survient, elle le fait cesser] en redoublant. Sont également

avantageux un flux abondant d'urines vitrées, un cours de ventre, le sommeil (121). La fièvre ou le cours de ventre font cesser les spasmes dont l'invasion est subite. (Voy. *Coaq*. 156 et 157.).

359 (353). Dans les spasmes, la mutité prolongée est un mauvais signe; de courte durée, elle présage une *apoplexie* (122) ou de la langue, ou d'un bras, et des parties droites; elle est dissipée par un flux subit d'urines abondantes et précipitées.

360 (354). Les sueurs qui viennent peu à peu sont utiles; celles qui arrivent précipitamment, de même que les évacuations sanguines précipitées, sont nuisibles.

361 (355). Dans le cas de tétanos et d'opisthotonos (123), la paralysie des mâchoires est mortelle ; il est également mortel de suer dans l'opisthotonos, d'avoir le corps paralysé, et de rejeter par les narines [ce qu'on introduit dans la bouche], ou de crier et de parler beaucoup après avoir eu d'abord de l'aphonie : car cela présage la mort pour le lendemain. (*Semaines*, § 51.)

362 (356). Les urines séminiformes résolvent les fièvres avec opisthotonos.

SECTION XVI.

DE L'ESQUINANCIE.

363 (357). Les esquinancies qui ne se traduisent par aucune modification soit au cou, soit au pharynx, mais qui causent une grande suffocation et de la dyspnée, tuent le jour même ou le troisième. (*Pronost*. 23, *initio*.)

364 (358). Celles qui sont accompagnées de tuméfaction et de rougeur au cou, causent, il est vrai, des accidents analogues, mais elles ont une plus longue durée. (*Pronost*. 23, *in medio*.)

365 (359). Chez ceux dont le pharynx, le cou, la poitrine rougissent, la maladie se prolonge davantage ; c'est surtout de cette espèce d'esquinancie qu'on réchappe, si la rougeur ne rétrocède pas; mais si elle disparaît, et si la matière ne se rassemble pas en tumeur au dehors, si le malade ne crache pas de pus facilement et sans douleur, si enfin la disparition n'arrive pas dans un des jours critiques, le cas devient pernicieux. Ces malades ne deviennent-ils pas empyématiques? Il n'y a aucun danger quand la rougeur et les dépôts se portent surtout au dehors. (*Pronost*. 23, *in medio*.)

366 (360). Il est avantageux que l'érysipèle se développe au dehors, mais il est mortel qu'il se porte au dedans (*Aph*. VI, 25) : or, il

s'y porte lorsque, après la disparition de la rougeur, on sent un poids à la poitrine, et qu'on respire plus difficilement. (*Des malad.* I, § 7.)

367 (361). Parmi ceux dont l'esquinancie rétrocède sur le poumon, les uns périssent en sept jours, les autres réchappent, mais deviennent empyématiques, s'il ne leur survient pas une évacuation de matières phlegmatiques par les voies supérieures. (*Pronost.* 23, *in medio; Aph.* V, 10 ; voy. *Des malad.* II, § 27.)

368 (362). Pendant un violent accès de suffocation (124) s'il s'échappe subitement des excréments, c'est mortel.

369 (363). Dans les cas d'esquinancie, les crachats un peu secs, quand le pharynx n'est pas tuméfié, sont mauvais.

370 (364). Les tumeurs de la langue qui accompagnent l'esquinancie, lorsqu'elles disparaissent sans signe critique, sont pernicieuses. Les douleurs qui cessent sans cause appréciable sont également pernicieuses.

371 (365). Dans les cas d'esquinancie, les malades qui ne rendent pas promptement de crachats cuits (125), sont dans un état pernicieux.

372 (366). Dans l'esquinancie, les douleurs avec fièvre qui se portent à la tête sans signe [critique], sont pernicieuses.

373 (367). Dans l'esquinancie, les douleurs avec fièvre qui se portent aux jambes sans signe [critique], sont pernicieuses.

374 (368). A la suite d'une esquinancie qui n'a pas eu de crise, une douleur qui se déclare à l'hypocondre, avec prostration et torpeur, tue à l'improviste, bien que le mal semble très-modéré.

375 (369). Dans le cas d'esquinancie, quand la tuméfaction disparaît sans signe, une douleur intense qui se porte à la poitrine et au ventre provoque des selles purulentes; au reste, c'est un signe de solution (126).

376 (370). Parmi les esquinancies, sont pernicieuses toutes celles qui ne traduisent pas à l'extérieur la douleur qu'elles causent (127); du reste, les douleurs qui se portent aux jambes durent longtemps et viennent difficilement à suppuration.

377 (371). Pendant le cours d'une esquinancie, des crachats visqueux, épais, très-blancs, péniblement expectorés, sont mauvais; toute coction de cette nature est également mauvaise. Une purgation abondante par les voies inférieures fait périr ces malades avec des symptômes de paraplégie.

378 (372). Pendant le cours d'une esquinancie, des crachats fréquents, un peu secs, accompagnés de toux et de douleur de côté,

sont pernicieux : s'il y a de la toux pendant qu'on boit, et si la déglutition est pénible, c'est funeste.

SECTION XVII.

DE LA PLEURÉSIE, DE LA PÉRIPNEUMONIE, DES EMPYÈMES.

379 (373). Parmi les pleurétiques, ceux qui dès le début rendent des crachats entièrement purulents (128), meurent le troisième ou le cinquième jour : s'ils passent ces jours et ne sont pas beaucoup mieux, la suppuration commence à s'établir le septième, ou le neuvième, ou le onzième jour. (*Des malad.* I, § 26, 31 ; III, § 16.)

380 (374). Parmi les pleurétiques, ceux qui ont de la rougeur à la région dorsale et dont les épaules s'échauffent beaucoup (129), dont le ventre se trouble et rend des selles bilieuses et très-fétides, courent un grand danger le vingt et unième jour ; s'ils passent ce terme, ils sont sauvés. (*Des malad.* III, § 16.)

381 (375). Les pleurésies sèches et sans crachats sont les plus fâcheuses. Sont également redoutables les pleurésies dans lesquelles des douleurs se portent aux parties supérieures. (Voy. *Des malad.* III, § 16.)

382 (376). Les pleurésies sans distension spasmodique sont plus dangereuses que celles avec distension spasmodique (130). (*Des malad.* III, § 16.)

383 (377). Les pleurétiques qui, dès le début, ont la langue bilieuse, sont jugés le septième jour : ceux qui ne l'ont que le troisième ou le quatrième jour, sont jugés vers le neuvième.

384 (378). Si dès le début il paraît sur la langue quelque tache livide, telle qu'il s'en forme sur l'huile lorsqu'on y trempe un fer rouge (131), la solution de la maladie devient plus difficile et la crise est différée jusqu'au quatorzième jour. Les malades, en général, crachent du sang. (*Des malad.* III, § 16.)

385 (379). Dans les pleurésies, les crachats commençant à se cuire et à être expectorés le troisième jour, hâtent la solution ; si c'est plus tard, ils la retardent. (*Aph.* I, 12 ; *Des malad.* III, § 16.)

386 (380). Dans les pleurésies, il est avantageux que les douleurs [se calment], que le ventre s'amollisse (132), que les crachats sortent colorés, qu'il ne *se fasse pas de murmures* (voy. la note de *Couq.* 409) dans la poitrine, et que l'urine coule bien. Les phénomènes contraires sont fâcheux, comme aussi les crachats douceâtres.

387 (381). Les pleurésies bilieuses et en même temps sanguines, se

jugent en général le neuvième ou le onzième jour; et celles-là surtout se guérissent. Les pleurétiques dont les douleurs, d'abord modérées, redoublent le cinquième ou le septième jour, atteignent ordinairement le douzième, mais rarement ils en réchappent : c'est surtout le septième et le douzième jour qu'ils sont en danger : toutefois, s'ils passent deux septénaires, ils sont sauvés. (*Des malad.* III, § 16.)

388 (382). Les pleurétiques chez lesquels il se fait par les crachats *beaucoup de murmures dans la poitrine*, dont le visage est abattu, dont les yeux sont jaunâtres et troubles, sont perdus.

389 (383). Ceux qui deviennent empyématiques par suite d'une pleurésie, expectorent [complétement] le pus dans les quarante jours qui suivent l'ouverture [de l'empyème.] (*Coaq.* 404 ; *Aph.* V, 15.)

390 (384). Dans toutes les pleurésies et les péripneumonies, il faut que les crachats soient expectorés facilement et de bonne heure, que la partie jaune y soit intimement mélangée; car, expectorés longtemps après l'invasion de la douleur, jaunes ou sans mélange, et provoquant une forte toux, ils sont funestes. Sont tout à fait mauvais les crachats d'un jaune pur, les visqueux, les blancs, les arrondis, ceux qui sont fortement colorés en vert, les spumeux, les livides et les érugineux. Sont encore plus mauvais les crachats si peu mélangés qu'ils paraissent noirs. (*Pronost.* 14, *initio.*) Si le jaune est mélangé avec un peu de sang au début de la maladie, c'est un signe de guérison ; mais le septième jour ou plus tard, c'est un signe moins rassurant. Les crachats très-imprégnés de sang, ou livides dès le commencement, sont dangereux. Sont également funestes les crachats spumeux, les jaunes, les noirs, les érugineux, les visqueux et ceux qui se colorent promptement. Les crachats muqueux et fuligineux se colorent vite et sont plus rassurants. Ceux qui arrivent dans les cinq [premiers] jours à la couleur de la coction, sont meilleurs. (Cf. *Pron.* 14, *fine.*)

391 (385). Tout crachat qui ne dissipe pas la douleur est funeste; celui qui la dissipe est avantageux. (*Pronost.* 14, *in fine.*)

392 (386). Tous ceux qui, en même temps qu'ils ont une expectoration bilieuse, crachent du pus, sans mélange ou mélangé avec la bile, meurent en général le quatorzième jour, à moins qu'il ne survienne quelqu'un des bons ou des mauvais signes qui ont été décrits ; s'il n'en survient aucun [la mort arrive] comme il a été dit (133), surtout chez ceux qui ont commencé à cracher ainsi le septième jour. (*Pronost.* 15, *initio.*)

393 (387). Il est bon en pareil cas, et dans toutes les maladies des

15

poumons, de supporter facilement la maladie, d'être délivré de la douleur, d'expectorer sans gêne, de respirer librement, de n'être pas altéré, d'avoir une chaleur et une souplesse uniforme de tout le corps, de présenter en outre dans le sommeil, les sueurs, les urines et les selles (134), les signes avantageux ; les phénomènes contraires sont mauvais. Si donc tous ces avantages se trouvaient réunis avec une telle expectoration, le malade réchapperait : mais si les uns se rencontrent sans les autres, il [ne] (135) vivra pas plus de quatorze jours; et quand il s'y joint des symptômes contraires, il meurt plus vite. (*Pronost.* 15, *in fine.*)

394 (388). Toutes les douleurs qui siégent dans ces régions, et qui ne se dissipent ni par l'expectoration ni par la saignée, ni par le régime, entraînent la suppuration. (*Pronost.* 15, *initio.*)

395 (389). Tous ceux qui, à la suite de péripneumonie, ont aux oreilles ou aux parties inférieures des dépôts qui suppurent et deviennent fistuleux sont sauvés (136). Ces dépôts arrivent lorsque la fièvre et la douleur persistent et que les crachats [ne] sortent pas en quantité convenable; que les selles ne sont pas bilieuses, qu'elles sont fluides et sans mélange, que l'urine n'est pas fort épaisse, et ne forme pas un dépôt abondant, et que d'ailleurs il se montre d'autres signes de salut. Or, ces dépôts se forment, aux parties inférieures, quand une phlegmasie s'est déclarée aux hypocondres ; aux parties supérieures, quand l'hypocondre est souple et indolent et que les malades sont pris pendant quelque temps d'une dyspnée qui disparaît sans cause évidente. (*Pronost.* 18, *initio.*)

396 (390). Les dépôts qui se forment aux jambes dans les péripneumonies très-dangereuses, sont tous utiles. Les meilleurs sont ceux qui arrivent lorsque les crachats deviennent purulents de jaunes qu'ils étaient; mais si les crachats ne sortent pas en proportion convenable, si les urines ne déposent pas un bon sédiment, le sujet court risque d'être boiteux ou de donner beaucoup d'embarras au médecin; mais si les dépôts rétrocèdent sans que la fièvre cesse, et sans que l'expectoration se fasse, le malade est dans le danger de mort ou de délire. (*Pronost.* 18, *in medio;* cf. *Des malad.* I, § 32.) Les péripneumoniques qui n'ont pas été purgés [des crachats] (137) dans les jours décrétoires, et qui ont passé les quatorze jours avec du délire, courent le danger de devenir empyématiques. (Voy. *Aph.* V, 8.)

397 (391). Les péripneumonies qui résultent de la répercussion

d'une pleurésie, sont moins dangereuses que celles qui débutent d'emblée (138). (*Aph.* VII, 7.)

398 (392). Ceux qui ont le corps dense et qui se livrent aux exercices gymnastiques, sont plus vite enlevés par les pleurésies ou les péripneumonies que ceux qui ne se livrent pas [à ces exercices] (139).

399 (393). Il est mauvais que le coryza et l'éternument précèdent et viennent compliquer la péripneumonie. Dans les autres maladies l'éternument n'est pas sans utilité. (*Pronost.* 14, *in medio.*)

400 (394). Chez les péripneumoniques, quand la langue est tout entière blanche et rugueuse, les deux parties du poumon sont enflammées; lorsqu'il n'y en a qu'une moitié, c'est la partie correspondante du poumon qui est enflammée. Quand la douleur se fait sentir à une seule des clavicules, un des lobes supérieurs du poumon est malade. Quand elle se porte aux deux clavicules, les deux lobes du poumon sont entrepris. Quand elle se fixe au milieu de la poitrine, le lobe moyen est malade; quand c'est à la base, c'est le lobe inférieur qui est entrepris; quand un côté tout entier est douloureux, toute la partie correspondante du poumon est malade (140). Si les bronches (141) sont tellement enflammées qu'elles s'appliquent contre les parois de la poitrine (142), la partie du corps correspondante est paralysée, et il se forme des taches livides (*ecchymoses*) sur le thorax. Les anciens appelaient ces malades *frappés* (143); mais si elles ne s'enflamment pas assez violemment pour s'appliquer contre les parois de la poitrine, la douleur est à la vérité générale, néanmoins les malades ne sont pas paralysés et ils n'ont pas de taches livides.

401 (395). Quand le poumon tout entier et le cœur sont enflammés de manière à s'appliquer contre les parois de la poitrine, le malade est entièrement paralysé; il gît froid et insensible et meurt le deuxième ou le troisième jour; mais si le cœur n'est pas entrepris en même temps, ou s'il l'est moins, les malades vivent plus de temps, quelques-uns même réchappent.

402 (396). Chez ceux qui deviennent empyématiques, surtout par suite de pleurésie et de péripneumonie, la chaleur est continuelle, faible le jour, mais plus forte la nuit; il n'y a point d'expectoration notable, il survient des sueurs au cou et à la clavicule; les yeux s'enfoncent, les pommettes rougissent, les doigts des mains sont chauds et rugueux, les ongles se recourbent; il y a un grand refroidissement; il s'élève des tumeurs aux pieds et des phlyctènes sur tout le corps;

l'appétit est perdu. Tels sont les signes que présentent les empyèmes dont la marche est chronique. (*Pronost.* 17, *initio.*) Ceux qui s'ouvrent promptement se reconnaissent aux signes qui accompagnent [la suppuration] et aux douleurs qui se font sentir dès le début s'il survient en même temps plus de dyspnée. (*Pronost.* 17, *in med.*) La plupart des empyèmes s'ouvrent, ceux-ci le vingtième, ceux-là le quarantième, quelques-uns le soixantième jour. Chez ceux qui dès le début ont une douleur intense, de la dyspnée, de la toux avec expectoration, attendez-vous donc à la rupture de l'empyème pour le vingtième jour ou même plus tôt. Chez ceux qui présentent ces symptômes plus modérés, l'ouverture sera réglée en proportion. On calculera en partant du moment où pour la première fois le malade a été pris de douleur, de pesanteur, de fièvre et de frisson. La douleur, la dyspnée, un ptyalisme doivent nécessairement précéder la rupture des empyèmes. (*Pronost.* 16, *initio.*) Ceux que la fièvre quitte aussitôt que la rupture a eu lieu et qui recouvrent l'appétit, qui expectorent facilement un pus blanc, inodore, lié, d'une couleur uniforme et non phlegmatique (*non séreux*), et qui rendent par en bas des matières un peu compactes, sont en général promptement guéris. Mais ceux que la fièvre ne quitte pas, qui sont altérés, sans appétit, et dont le pus est livide ou verdâtre, ou phlegmatique, ou spumeux, dont le ventre est relâché, meurent. Quant à ceux qui présentent quelques-uns de ces phénomènes sans les autres, les uns meurent, les autres guérissent après un long espace de temps. (*Pronost.* 17, *in fine.*)

403 (397). Ceux qui sont menacés d'empyèmes expectorent des crachats d'abord salés et ensuite plus doux.

404 (398). Ceux chez lesquels il se forme des abcès (144) dans le poumon, rendent le pus dans les quarante jours qui suivent la rupture [de cet abcès] (*Coaq.* 389); s'ils dépassent ce terme [sans être débarrassés du pus], ils deviennent en général phthisiques. (*Aph.* V, 15.)

405 (399). Dans le cas de douleur de côté, un flux de sang par les narines est mauvais.

406 (400). Les empyématiques qui vont mieux, et qui expectorent des crachats fétides, une rechute les tue.

407 (401). Ceux qui dans les cas de pleurésie rendent des crachats purulents, un peu bilieux, arrondis, ou purulents et un peu sanguinolents, tombent après quelque temps dans un état pernicieux. Sont

également dans un état pernicieux, ceux qui crachent des matières noires fuligineuses, ou dont les crachats semblent colorés par un vin d'un rouge très-foncé.

408 (402). Ceux qui crachent du sang écumeux et souffrent à l'hypocondre droit, le crachent du foie, et périssent pour la plupart. (*Coaq.* 450.)

409 (403). Ceux chez lesquels la cautérisation de la poitrine (145) fait rendre un pus bourbeux et fétide, périssent pour la plupart.

410 (404). Ceux dont le pus colore une sonde comme elle le serait par le feu (146), périssent pour la plupart. (*Pronost.* 18, *in fine.*)

411 (405). Les individus qui ont une douleur de côté, mais non pleurétique, et qui éprouvent des perturbations du ventre avec déjection de matières ténues, deviennent *phrénétiques.*

412 (406). Dans les maladies du poumon, un flux de sang d'un rouge très-foncé est funeste.

413 (407). Des crachats visqueux et salés avec enrouement, sont mauvais. Si en outre il se forme quelque tuméfaction à la poitrine, c'est mauvais. Des douleurs survenant au cou alors que ces tumeurs ont disparu, sont pernicieuses.

414 (408). L'enrouement avec toux et relâchement du ventre, fait évacuer du pus par en haut.

415 (409). Dans une péripneumonie, quand les urines épaisses au début deviennent ensuite ténues avant le quatrième jour, c'est mortel.

416 (410). Ceux qui étant affectés de péripneumonies sèches, expectorent une petite quantité de matières cuites, sont dans un état inquiétant.

417 (410). Les érythèmes qui, en pareil cas, s'étendent sur la poitrine, sont funestes.

418 (411). Quand une douleur de côté, qui s'est montrée pendant une expectoration bilieuse, disparaît sans cause légitime, les malades tombent dans le transport. (*Prorrh.* 97.)

419 (412). Les fièvres avec intermission déterminées par un empyème, sont le plus souvent accompagnées de petites sueurs.

420 (413). La surdité survenant chez les empyématiques présage des selles sanguinolentes. Chez ces sujets il y a des selles noires aux approches de la mort.

421 (414). Une douleur de côté avec fièvre chronique, présage une expectoration de pus (147).

422 (415). Ceux qui ont des frissonnements réitérés deviennent

empyématiques : du reste chez ces individus la fièvre détermine aussi l'empyème. (*Coaq.* 16.)

423 (416). Ceux qui par suite d'une douleur de côté perdent l'appétit, éprouvent quelques symptômes de cardialgie, se couvrent de sueurs, ont le visage coloré, et le ventre plus relâché [que d'habitude], sont attaqués d'empyèmes dans les poumons.

424 (417). L'hydropisie sèche (148) donne lieu à l'orthopnée.

425 (418). Les distensions spasmodiques sont toutes fâcheuses, causent à leur début des douleurs intenses, et laissent après elles un souvenir pénible; mais les plus fâcheuses sont celles de la poitrine.

426 (418). Ces dernières distensions mettent plus particulièrement en danger les malades qui ont en même temps un vomissement de sang, une fièvre violente, des douleurs à la région du sein, dans le thorax et dans le dos (149); car ceux qui présentent tous ces symptômes meurent promptement; mais ceux chez lesquels ils ne sont ni réunis ni très-intenses, meurent plus tard. Ils sont dans un état phlegmasique pendant quatorze jours.

427 (419). Pour ceux qui crachent du sang, il est avantageux d'être sans fièvre, de tousser peu, d'avoir une douleur légère; il l'est également que les crachats s'atténuent (150) vers le quatorzième jour. Mais être pris d'une fièvre et d'une douleur intense, avoir une toux violente, cracher sans cesse un sang tout récemment extravasé est très-nuisible.

428 (419). Chez tous les malades dont un côté de la poitrine est plus développé et plus chaud [que l'autre], et qui en se couchant sur le côté opposé y ressentent un poids qui pèse de haut en bas, il y a du pus dans le côté [plus chaud et plus développé]. (*Pronost.* 16 *in fine.*)

429 (421). Pour ceux qui ont un empyème dans le poumon, rendre du pus par les selles est mortel.

430 (422). Ceux qui sont blessés à la poitrine, et dont la plaie se cicatrise extérieurement et non intérieurement, courent le danger de devenir empyématiques. Chez ceux dont la cicatrice est faible en dedans, elle se rouvre facilement (151).

431 (423). Les vieillards meurent surtout d'empyèmes consécutifs à la péripneumonie, les jeunes gens meurent plutôt des autres espèces [d'empyèmes]. (*Pronost.* 18, *in fine.*)

432 (424). Les empyématiques chez lesquels la succussion par les épaules fait entendre beaucoup de bruit, ont moins de pus que ceux

qui respirent un peu plus difficilement, qui ont le teint plus coloré, mais chez qui le bruit est moins prononcé. Ceux chez lesquels on n'entend aucun bruit, dont la dyspnée est très-forte, et qui ont les ongles livides, sont remplis de pus, et sont dans un état pernicieux (152).

SECTION XVIII.

DE LA PHTHISIE.

433 (425). Ceux qui vomissent un sang écumeux, sans douleur au-dessous du diaphragme, le rejettent du poumon (*Aph.* V, 13); ceux chez qui la grande veine se rompt dans le poumon, vomissent du sang en abondance et sont dans un danger imminent; ceux chez qui une plus petite veine se rompt, rejettent moins de sang et sont plus en sûreté.

434 (426). Les phthisiques dont les crachats jetés dans le feu exhalent une forte odeur de viande brûlée, et dont les cheveux tombent, sont perdus (153). (*Aph.* V, 11. *Des malad.* II, § 48.)

435 (427). Quand les phthisiques crachent dans l'eau de mer, et que le pus tombe au fond, le danger est imminent : l'eau doit être dans un vase de cuivre (154).

436 (428). Les phthisiques dont les cheveux tombent, périssent par la diarrhée; et tous les phthisiques chez lesquels la diarrhée survient, meurent. (*Aph.* V, 12, 14.)

437 (429). La suppression des crachats dans les phthisies amène un délire loquace. Dans ce cas, on peut s'attendre à un flux de sang hémorroïdal.

438 (430). Les phthisies les plus dangereuses sont celles qui viennent de la rupture des vaisseaux épais, et d'un *catarrhe* qui est tombé de la tête (155).

439 (431). L'âge le plus dangereusement exposé à la phthisie est celui de dix-huit à trente-cinq ans. (*Aph.* V, 9.)

440 (432). Chez les phthisiques quand le corps est le siége d'un *prurit*, après la suppression des selles, c'est mauvais.

441 (433). Chez ceux qui ont une prédisposition constitutionnelle à la phthisie, des *fluxions* avec fièvre sur les dents et les gencives sont mauvaises.

442-443 (434). Chez tous les individus, le météorisme des hypocondres est mauvais; mais il est très-mauvais chez les phthisiques depuis longtemps malades; chez ceux qui sont dans le marasme il est pernicieux ; quelques-uns sont pris de frisson avant la mort (156). (*Coaq*. 287, 301.)

444 (435). Une éruption de boutons qui ont l'apparence d'écorchures, décèle une phthisie constitutionnelle.

445 (436). Dans la phthisie, ceux qui ont de la dyspnée par sécheresse et qui expectorent beaucoup de matières crues, sont dans un état pernicieux (157).

SECTION XIX.

MALADIES DU FOIE.

446 (437). Chez les *hépatiques* (158), une expectoration abondante de crachats sanguinolents, qu'ils soient ou purulents ou bilieux [au centre] et sans mélange, devient promptement mortelle.

447 (438). Chez les *hépatiques*, la colliquation avec enrouement est mauvaise, surtout s'il s'y joint un peu de toux.

448 (439) Ceux qui ressentent de la douleur au foie et au cardia, qui sont pris de *carus*, de frissons, de perturbations du ventre, qui sont maigres (*émaciés ?*), qui ont du dégoût et qui suent beaucoup, rendent du pus par les selles.

449 (440). Chez les individus pris inopinément d'une vive douleur au foie, la fièvre survenant dissipe le mal. (*Aph*. VI, 40 ; VII, 52.)

450 (441). Ceux qui crachent un sang écumeux, avec douleur à l'hypocondre droit, crachent des matières qui viennent du foie, et meurent. (*Coaq*. 408.)

451 (442). Quand par suite de la cautérisation du foie il sort un liquide semblable à du marc d'huile (159), c'est mortel. (*Aph*. VII, 45.)

SECTION XX.

DES HYDROPISIES.

452 (443). Les hydropisies qui naissent des maladies aiguës, sont très-laborieuses et pernicieuses. La plupart tirent leur origine des cavités iliaques, quelques-unes du foie. Quand elles viennent des cavités iliaques, les pieds enflent, il y a des diarrhées très-longues, qui n'amollissent pas le ventre et ne font pas cesser les douleurs qui partent des lombes et des cavités iliaques. Quand l'hydropisie tire son origine du foie, il survient bientôt des envies de tousser, les pieds enflent, le ventre laisse échapper des matières dures, et encore par l'action des remèdes : il se forme dans les hypocondres, soit à droite

soit à gauche, des tumeurs qui s'élèvent et s'affaissent alternativement. (*Pronost.* 8.)

453 (444). Dans les hydropisies sèches, quand les urines sont rendues goutte à goutte, c'est un signe fâcheux : sont également suspectes les urines qui donnent un petit dépôt.

454 (445). Chez les hydropiques, quand il survient des attaques d'épilepsie, c'est un signe pernicieux (*Coaq.* 459), s'il y a d'autres mauvais signes, et elles relâchent le ventre (160).

455 (446). Chez les sujets bilieux, des perturbations du ventre avec déjections de matières petites, séminiformes, muqueuses, causant des douleurs au bas-ventre, et des urines qui ne coulent pas facilement, tout cela aboutit à une hydropisie. (*Coaq.* 644.)

456 (447). Chez un hydropique qui a de la fièvre, des urines en petite quantité et troubles, c'est un signe pernicieux.

457 (448). Au commencement d'une hydropisie, une diarrhée aqueuse, sans crudité, dissipe la maladie.

458 (449). Quand il y a des signes avant-coureurs d'hydropisie sèche, des tranchées qui attaquent les intestins grêles, sont mauvaises.

459 (450). A la suite d'hydropisie, les attaques d'épilepsie sont pernicieuses. (*Coaq.* 454).

460 (451). L'hydropisie récidivant après avoir cédé au traitement, ne laisse plus d'espoir.

461 (452). Chez les hydropiques, quand l'eau qui remplit les vaisseaux sanguins se décharge dans le ventre, c'est la solution de la maladie. (*Aph.* VI, 14.)

SECTION XXI.

DE LA DYSSENTERIE.

462 (453). La dyssenterie intempestivement arrêtée, produit des dépôts dans la poitrine, ou dans les viscères [abdominaux], ou aux articulations; la dyssenterie bilieuse les produit-elle aux articulations, et la sanguine, dans la poitrine, ou dans les viscères [abdominaux]?

463 (454). Chez les dyssentériques, un vomissement bilieux au début, c'est mauvais.

464 (455). Lorsque dans une dyssenterie aiguë, le liquide [rendu par les selles] dégénère en pus, ce qui surnage [les selles] sera très-blanc et très-abondant.

465 (456). Quand des selles dyssentériques rougeâtres, bourbeuses, abondantes, succédant à des matières enflammées et d'une couleur rouge très-foncée, viennent à cesser (161), il faut craindre la *manie*.

466 (457). La dyssenterie, chez ceux qui ont la rate grosse et dure, est utile si elle ne dure pas longtemps, mais si elle se prolonge, elle est funeste, car lorsqu'elle cesse, s'il survient une hydropisie ou de la lienterie, le cas est mortel. (*Aph.* VI, 43, 48.)

SECTION XXII.

DE LA LIENTERIE ET DE L'ILÉUS.

467 (458). Dans la lienterie (162) avec ulcères malins (163), quand les douleurs sont dissipées par des tranchées, il s'élève des tumeurs aux articulations; à la suite il se forme de petites écailles très-rouges avec phlyctènes. Quand les malades ont eu des sueurs, ils sont marqués de vergetures comme par des coups de fouet. (*Coaq.* 489).

468 (459). Ceux qui, dans une lienterie de long cours avec ulcères malins, ont des tranchées, des douleurs [d'intestins], enflent lorsque ces symptômes se dissipent. Avoir du frisson en pareil cas, c'est mauvais.

469 (460). La lienterie avec dyspnée et douleur mordicante au côté, aboutit à la phthisie.

470 (461). Le vomissement et la surdité dans l'*iléus* sont de mauvais signes. (*Aph.* VII, 10.)

SECTION XXIII.

DES MALADIES DE LA VESSIE.

471 (462). La tension inflammatoire et les douleurs à la vessie, constituent un état absolument mauvais; mais il est surtout très-mauvais quand il existe une fièvre continue : en effet, les douleurs de la vessie suffisent à elles seules pour tuer le malade : pendant toute leur durée le ventre ne laisse rien échapper. Un flux d'urines purulentes déposant un sédiment blanc et uni fait cesser ces douleurs. Si toutefois elles ne cessaient pas, si la vessie ne reprend pas sa souplesse, il est à craindre que le malade ne périsse dans les premières périodes. C'est ce qui arrive surtout depuis sept jusqu'à quinze ans. (*Pronost.* 19, *in medio.*)

472 (463). Ceux qui ont une pierre dans la vessie, lorsqu'ils se placent de manière à ce qu'elle n'obstrue pas le canal de l'urètre, urinent facilement (164);

473 (463). Mais ceux qui ont près de la vessie un abcès qui met obstacle à l'émission de l'urine, éprouvent une sensation pénible, quelque position qu'ils prennent : l'éruption du pus fait cesser cet état. (*Aph.* IV, 82.)

474 (464). Ceux qui ne s'aperçoivent pas quand l'urine s'échappe et dont les parties génitales se rétractent, sont dans un cas désespéré (165).

475 (465). L'*iléus* survenant à la suite de la strangurie, tue en sept jours, à moins qu'un accès de fièvre n'amène des urines abondantes. (*Aph.* VI, 44.)

SECTION XXIV.

DE L'APOPLEXIE, DE LA PARALYSIE, DE LA PARAPLÉGIE, DE LA MANIE, DE LA MÉLANCOLIE.

476 (466). Le narcotisme (*la torpeur*) et l'insensibilité inaccoutumés sont un présage d'*apoplexie* imminente.

477 (467). Ceux qui, à la suite d'une blessure, éprouvent une impuissance de tout le corps, recouvrent la santé s'il survient une fièvre sans frisson : s'il n'en survient pas, ils deviennent *apoplectiques* (c'est-à-dire *paralysés*) du côté droit ou gauche.

478 (468). Chez les *apoplectiques*, des hémorroïdes survenant, c'est utile; des refroidissements et de la torpeur, c'est funeste.

479 (469). Chez les *apoplectiques*, s'il survient de la sueur à la suite d'une grande difficulté de respirer, c'est mortel; mais en pareil cas le retour de la fièvre résout le mal.

480 (470). Les *apoplexies* soudaines, quand elles sont accompagnées d'une fièvre faible et lente, sont pernicieuses (166). (*Prorrh.* 82.)

481 (471). Chez ceux qui, par suite d'une maladie, tombent dans l'hydropisie, le ventre desséché rend des excréments semblables à des crottes de chèvre, avec une colliquation muqueuse et des urines peu louables. Il leur survient de la tension vers les hypocondres, de la douleur et de la tuméfaction au ventre, des douleurs aux flancs et aux muscles de l'épine. Ces symptômes sont accompagnés de fièvre, de soif, de toux sèche, de difficulté de respirer au moindre mouvement, de pesanteur aux jambes, d'aversion pour les aliments, et

quand les malades en prennent, la moindre quantité suffit pour les rassasier.

482 (472). La diarrhée soulage les leuco-phlegmatiques (167). Mais le découragement avec taciturnité, et la misanthropie les consument insensiblement. (*Aph.* VII, 29.)

483 (473). Ceux qui par suite de frayeur sont pris de transport avec refroidissement, un accès de fièvre avec des sueurs et un sommeil qui dure toute la nuit les délivrent.

484 (474). Le *dépôt* de la *manie* est un enrouement avec de la toux.

485 (475). Un spasme survenant chez ceux qui sont affectés de *manie*, obscurcit la vue.

486 (476). Les transports silencieux avec agitation, égarement des yeux et respiration anhélante, sont pernicieux ; ils causent des paraplégies qui se prolongent : bien plus, les malades tombent dans la *manie*. Ceux qui ont de telles exacerbations avec des perturbations du ventre, rendent des selles noires vers la crise.

SECTION XXV.

DU FROID DES LOMBES, DES PUSTULES, DE LA SAIGNÉE.

487 (477). Chez les sujets bien portants qui pour la moindre cause sont pris en hiver de froid et de pesanteur aux lombes, et dont le ventre se resserre tandis que le ventre supérieur (*l'estomac?*) fait bien ses fonctions, on doit s'attendre à une sciatique, ou à des douleurs néphrétiques, ou à une strangurie.

488 (478). Quand les parties inférieures (168) sont en mauvais état après avoir été le siége d'une forte démangeaison, l'urine devient sablonneuse et se supprime. Quand le cas est pernicieux, l'intelligence est comme engourdie.

489 (479). Ceux qui ont sur les articulations des pustules très-rouges à leur superficie, et qui sont pris de frissons, présentent par la suite des taches rouges au ventre et aux aines, telles qu'il en survient par suite de contusions douloureuses, et ils meurent (169). (*Coaq.* 467.)

490 (480). Dans le cas d'ictère avec une sorte d'insensibilité, ceux qui sont pris de hoquet, ont le ventre relâché, d'autres fois resserré, et ils deviennent verdâtres. (*Coaq.* 621 ; *Prorrh.* 146, 154.)

491 (481). Dans les fièvres avec des douleurs de côté faibles et sans

signe extérieur, la saignée est nuisible, que le malade ait du dégoût, ou qu'il ait l'hypocondre météorisé. Dans le refroidissement, quand les sujets ne sont pas sans fièvre, et qu'ils sont dans un état soporeux, les évacuations sanguines sont également nuisibles (*Coaq.* 343); car les malades, au moment où ils paraissent se trouver mieux, meurent.

SECTION XXVI.

SIGNES GÉNÉRAUX TIRÉS DE DIVERSES PARTIES DU CORPS.

492 (482). Il est mauvais d'avoir la tête et les pieds froids, tandis que la poitrine et le ventre sont chauds. Mais il est très-avantageux que le corps ait une chaleur et une souplesse uniformes. (*Pronost.* 9, *initio.*)

493 (483). Il faut qu'un malade se retourne facilement et se sente léger quand il veut se soulever; mais s'il éprouve de la pesanteur dans tout le tronc, aux pieds et aux mains, c'est funeste. Si, outre ce sentiment de pesanteur, les doigts et les ongles deviennent livides, la mort est proche : complétement noirs ils sont moins formidables que livides; mais dans ce cas il faut aussi considérer les autres signes; en effet, si le patient supporte facilement son mal, et s'il se montre quelque signe favorable, la maladie tend à un dépôt, et les parties noires se détachent. (*Pronost.* 9, *in medio.*)

494 (484). La rétraction des testicules et des parties externes de la génération présage quelque chose de funeste. (*Pronost.* 9, *in fine.*)

495 (485). Le mieux est que les vents s'échappent sans explosion bruyante; cependant il vaut mieux qu'ils s'échappent avec bruit que d'être retenus. Quand ils sortent de cette manière, cela indique un état funeste (170) et du délire, à moins que le malade ne les lâche ainsi volontairement. (*Pronost.* 11, *in fine.*)

496 (486). Un ulcère devenu livide et sec, ou verdâtre, est un signe mortel. (*Pronost.* 3, *in fine.*)

497 (487). La meilleure position dans le lit [pour un malade], est celle qui est habituelle en bonne santé. Être couché sur le dos, les jambes étendues, ce n'est pas convenable; si le malade coule au pied du lit, c'est encore pis. C'est un signe mortel d'avoir la bouche entr'ouverte, de dormir toujours, d'être couché sur le dos, et d'avoir les jambes extrêmement fléchies et écartées. Être couché sur le ventre, quand on n'en a pas l'habitude, annonce du délire et des souf-

frances abdominales. Avoir les mains et les pieds découverts, quand on n'a pas très-chaud, et mettre ses jambes dans une position irrégulière, c'est mauvais, car cela indique une grande anxiété. Vouloir se tenir assis sur son lit, est un mauvais signe dans les maladies aiguës; mais il est très-mauvais dans les péripneumonies. (*Pronost* 3, *in med.*) — Le malade doit dormir la nuit et veiller le jour : le contraire est funeste; le danger n'est pas si grand quand le sommeil ne se prolonge pas au delà de la troisième heure du jour; passé ce terme, le sommeil est funeste. C'est très-mauvais de ne dormir ni jour ni nuit; car cette insomnie est l'effet de la douleur et d'un travail morbide, ou c'est un présage de délire imminent. (*Pronost.* 10, *in fine.*)

SECTION XXVII.

DES PLAIES, DES BLESSURES ET DES FISTULES (171).

498 (488). Chez ceux dont la tempe est divisée, il survient un spasme aux parties opposées à celle qui a été divisée (172). (*Prorrh.* 121.)

499 (489). Ceux dont l'encéphale a éprouvé une commotion, ou est douloureux par suite d'une blessure, ou de toute autre cause violente, tombent aussitôt, deviennent aphones, ne voient plus, n'entendent plus, et meurent le plus souvent. (*Des malad.* I, § 4; *Aph.* VII, 14, 58.)

500 (490). Quand l'encéphale a été blessé, le plus souvent il survient de la fièvre, des vomissements bilieux, une *apoplexie* de tout le corps, et les malades sont perdus. (*Des malad.* I, § 4.)

501 (491). Quand les os de la tête sont fracturés, il est très-difficile de reconnaître les fractures qui existent au niveau des sutures. Les os sont surtout fracturés par des projectiles pesants et arrondis et par des chocs directs (*perpendiculaires*) et non de plain-pied (c'est-à-dire *d'en haut*). Quant aux fractures douteuses, il faut s'assurer si elles existent ou non; pour cela on donne à broyer des deux côtés de la mâchoire, soit de l'asphodèle (*A. ramosus*, Lin.), soit de la férule (*F. communis*, Lin.), en recommandant au malade de bien observer s'il sent quelque crépitation aux os; car les os fracturés font entendre un pareil bruit. Mais quand il s'est écoulé quelque temps, les fractures se décèlent les unes le septième, les autres le quatorzième jour, ou même à un autre terme; en effet, la chair se sépare de l'os, lequel devient livide; des douleurs se font sentir par

suite de l'accumulation des matières ichoreuses : quand le mal en est là, il est très-difficile d'y porter remède.

502 (492). Quand l'épiploon (173) s'échappe au dehors, il se putréfie nécessairement. (*Aph.* VI, 58; *Des malad.* I, § 4.)

503 (493). Si l'intestin grêle est divisé, il ne se réunit plus. (*Aph.* VI, 24; *Des malad.* I, § 8.)

504 (494). Un *nerf*, ou la partie mince de la joue, ou le prépuce divisés ne se réunissent plus. (*Aph.* VI, 19; *Des malad.* I, § 4 et 8.)

505 (495). Tout os ou cartilage du corps qui a subi une perte de substance ne s'accroît plus. (*Aph.* VI, 19; VII, 28.)

506 (496). Un spasme survenant à la suite d'une blessure, c'est un mauvais signe. (*Coaq.* 355; *Aph.* V, 2.)

507 (497). Un vomissement bilieux à la suite d'une blessure, c'est mauvais, surtout à la suite d'une blessure à la tête.

508 (498). Toutes les fois que les gros *nerfs* (tendons) sont blessés, les sujets deviennent le plus souvent boiteux, surtout si les blessures sont obliques. [Il en est de même quand] les têtes des muscles, surtout de ceux des cuisses (174) [sont divisées]. (*Des malad.* I, § 3.)

509 (499). On meurt surtout des blessures, si elles ont porté sur l'encéphale, ou sur la moelle rachidienne (175), ou sur le foie, ou sur le diaphragme, ou sur le cœur, ou sur la vessie, ou sur un des gros vaisseaux (*Des malad.* I, § 4). On meurt encore si de grandes plaies ont été violemment faites à la trachée, au poumon, de sorte que, le poumon étant blessé, il sorte moins d'air par la bouche en respirant qu'il n'en sort par l'ouverture de la plaie. Ils meurent aussi, ceux qui sont blessés aux intestins (176); que ce soit une portion des intestins grêles, ou des gros intestins [qui soit atteinte], si la plaie est transversale et grande; mais si la plaie est petite et longitudinale, quelques-uns en reviennent. Ils sont moins exposés à mourir, ceux qui sont blessés dans les régions où ces parties ne se rencontrent pas, ou dans celles qui en sont très-éloignées. (*Des malad.* I, § 3; *Aph.* VI, 18.)

510 (500). La vue s'obscurcit dans les cas de blessures qui portent sur les sourcils (177), ou un peu au-dessus. Plus la plaie est récente, moins la vue est affaiblie : mais quand la cicatrisation est longtemps à se faire (178), il arrive que la vue s'obscurcit davantage.

511 (501). Les fistules (179) les plus difficiles à guérir sont celles qui se forment dans les parties cartilagineuses et non charnues; elles sont profondes, calleuses, rendent sans cesse une matière ichoreuse: il y a des carnosités à leur orifice (180). Les plus faciles à guérir sont

celles qui s'établissent dans les parties molles, charnues et non nerveuses.

SECTION XXVIII.

DES MALADIES PROPRES AUX DIFFÉRENTS AGES.

512 (502). Les maladies qui ne se déclarent pas avant la puberté sont : la péripneumonie, la pleurésie, la podagre (*goutte*), la néphrite, les varices des jambes, le flux de sang, le carcinome (*cancer*), non congénital, les exanthèmes farineux non congéniaux, les fluxions sur la moelle, les hémorroïdes, le *chordapsus* non constitutionnel. On ne doit craindre aucune de ces maladies avant la puberté. Mais depuis l'âge de quatorze ans jusqu'à quarante-deux, la nature engendre toutes sortes de maladies dans le corps. Ensuite, depuis ce dernier âge jusqu'à soixante-trois ans, on n'a pas d'écrouelles ; il ne se forme pas de pierre dans la vessie s'il n'en existait pas; il n'y a pas de fluxion sur la moelle, ni de néphrite, si elles ne procèdent pas d'un âge antérieur, ni d'hémorroïdes, ni de flux de sang, s'ils n'existaient pas auparavant. On est exempt de ces maladies jusqu'à la dernière vieillesse (181).

SECTION XXIX.

DES MALADIES DES FEMMES (voy. *Aph.* V, 28-63).

513 (503). Chez les femmes, quand les eaux s'écoulent avant l'accouchement, c'est mauvais.

514 (504). Des aphthes à la bouche (182) chez les femmes près d'accoucher (183), ce n'est pas avantageux. Le ventre deviendra-t-il humide? (*Coaq.* 544.)

515 (505). Quand les douleurs se portent des cavités iliaques sur les intestins grêles, dans les maladies de long cours, suite d'avortement et de purgations [puerpérales] insuffisantes, c'est pernicieux.

516 (506). Les écoulements (*lochies*) arrivant d'abord en abondance et avec impétuosité à la suite d'accouchement ou d'avortement, et se supprimant ensuite, c'est fâcheux. Chez les femmes qui sont dans ce cas, le frisson est très-nuisible, de même que les perturbations du ventre, surtout si l'hypocondre est douloureux.

517 (507). Chez les femmes près d'accoucher, les douleurs de tête

avec *carus*, accompagnées de pesanteur et de spasmes, sont en général suspectes. (*Coaq.* 534; *Prorrh.* 103.)

518 (508). Les femmes qui, par suite [de dérangements] dans leurs purgations, sont prises de douleurs intenses aux parties supérieures et aux intestins grêles, de relâchement du ventre, d'un peu d'anxiété, tombent dans le *cataphora* (184) vers la crise, sont abattues comme à la suite d'une déplétion des vaisseaux (185), et sont prises de sueurs et de refroidissements. Chez la plupart de ces femmes il survient, après une rémission, des récidives qui les tuent promptement.

519 (509). La respiration suspirieuse, avec une colliquation que rien ne justifie, chez les femmes près d'accoucher, les fait avorter.

520 (509). Chez ces femmes, de la douleur au ventre après l'accouchement, amène un écoulement purulent.

521 (510). Les femmes qui sont dans un état de torpeur, qui sont brisées avec faiblesse surtout dans les mouvements, qui sont tourmentées vers la crise, qui ont de l'anxiété, suent abondamment; dans ce cas, un relâchement du ventre est mauvais.

522 (511). Il est avantageux que les purgations sexuelles ne s'arrêtent pas; car il en résulterait, je pense, des attaques d'épilepsie, et chez quelques femmes, des cours de ventre qui se prolongent, chez quelques autres, des hémorroïdes.

523 (512). Chez les femmes près d'accoucher, une douleur de l'hypocondre est mauvaise; chez elles, le relâchement du ventre est également mauvais; chez elles le frisson est encore mauvais. Chez ces femmes, la douleur du ventre est moins mauvaise, si elles rendent des selles limoneuses. Celles qui dans ces circonstances accouchent facilement, se trouvent très-mal à l'aise après l'accouchement.

524 (513). Chez les femmes enceintes qui ont une prédisposition à la phthisie, si le visage devient rouge, un flux de sang par le nez les délivre de ces rougeurs.

525 (514). Les femmes chez lesquelles, les évacuations blanches qui suivent l'accouchement se supprimant avec fièvre, il survient de la surdité et une douleur aiguë au côté, tombent dans un transport pernicieux. (*Prorrh.* 80.)

526 (515). Chez les femmes près d'accoucher, des humeurs acrimonieuses présagent pour les suites de l'accouchement, des souffrances causées par des matières blanches irritantes. De telles purgations durcissent la matrice; dans ce cas, le hoquet est suspect, ainsi

que le plissement de la matrice; [alors] il y a contraction (*éclampsie?*) (186).

527 (516). La tension aux pieds et aux lombes, par suite [de la rétention] des purgations sexuelles, est un signe de suppuration interne : il en est de même des selles visqueuses, fétides, douloureuses; la suffocation se surajoutant à ces symptômes est également un signe de suppuration. (*Coaq*. 324.)

528 (517). Les duretés douloureuses de l'utérus, que l'on sent dans le ventre, sont promptement mortelles.

529 (518). Chez les femmes près d'accoucher, des écoulements douloureux accompagnés d'aphthes sur les [parties génitales], sont funestes; chez elles, un flux de sang hémorroïdal est très-mauvais.

530 (519). Les femmes chez lesquelles, le ventre étant météorisé, il survient de la rougeur aux parties génitales, en même temps qu'il se fait par ces organes un flux précipité de matières blanches, meurent au milieu d'une fièvre de long cours.

531 (520). Les menstrues apparaissant au début d'un spasme, quand il ne survient point de fièvre, le font cesser. (187.)

532 (521). Des urines ténues, présentant de petits nuages suspendus dans leur milieu, présagent du frisson.

533 (522). Si un flux de sang arrive le quatrième jour [d'une maladie], il présage de la chronicité; le ventre se relâche et les jambes enflent.

534 (523). Chez les femmes près d'accoucher, des douleurs de tête avec *carus* et pesanteur, sont suspectes : peut-être même sont-elles exposées à tomber dans un certain état spasmodique. (*Coaq*. 517; *Prorrh*. 103.)

535 (524). Les femmes prises de douleurs cholériformes (188) avant l'accouchement, sont, il est vrai, facilement délivrées; mais si elles ont la fièvre, c'est un signe de mauvais caractère, surtout si elles ont le pharynx malade, ou si quelque signe de mauvaise nature se mêle à la fièvre.

536 (525). Quand les eaux font éruption avant l'accouchement, c'est un signe suspect.

537 (526). Chez les femmes près d'accoucher, un flux d'humeurs acrimonieuses au pharynx, est un signe funeste.

538 (527). Être pris de frisson avant l'accouchement, et accoucher sans douleur, est dangereux.

539 (528). Chez les femmes près d'accoucher, des flux accom-

pagnés d'aphthes sont funestes; quand elles ont eu des spasmes, de la prostration et après cela du refroidissement, elles sont rapidement prises de chaleur [fébrile]. Chez les femmes près d'accoucher, il survient ainsi à la vulve (189) des tumeurs douloureuses semblables à celles qui se forment au scrotum dans le cas d'orthopnée. Ces tumeurs indiquent-elles que la femme accouchera de deux enfants? Ces tumeurs produisent-elles un état spasmodique?

540 (529). La respiration suspirieuse dans les fièvres [chez les femmes grosses], expose à l'avortement.

541 (530). Chez les femmes prises [dans les fièvres] de lassitude pénible, de frissonnements, de pesanteurs de tête, les menstrues font éruption. (*Coaq*. 548; voy. aussi 555.)

542 (531). Les femmes qui sont engourdies au toucher, dont la peau est aride et qui ne sont pas altérées, qui ont des purgations sexuelles abondantes, sont attaquées de suppurations internes.

543 (532). Quand des matières blanches s'échappent subitement après un avortement, s'il y a quelque déchirure (190), et un transport à la cuisse, le tremblement est fâcheux.

544 (533). Les aphthes à la bouche relâchent le ventre chez les femmes près d'accoucher. (*Coaq*. 514.)

545 (534). Les femmes qui pendant leur grossesse ont eu quelque maladie, sont prises de frisson avant l'accouchement.

546 (535). La prostration avec torpeur est fâcheuse quand elle arrive à la suite de l'accouchement; elle amène du délire; cependant elle n'est pas pernicieuse, elle présage des lochies abondantes.

547 (536). Les femmes en travail qui ont eu de la cardialgie, sont promptement délivrées.

548 (537). [Dans les fièvres] les frissonnements, les lassitudes pénibles, les pesanteurs de tête, les douleurs de cou, font apparaître les menstrues. Si cela arrive vers la crise avec une petite toux, il survient du frisson. (*Coaq*. 541, 555.)

549 (538). Chez les jeunes filles qui ont des accidents orthopnéiques, il se forme du pus dans les seins lorsqu'elles deviennent grosses. Si les menstrues paraissent au commencement [de la grossesse], c'est mauvais.

550 (539). La *manie* résout les fièvres aiguës avec trouble de l'esprit et cardialgie non bilieuse.

551 (540). Un vomissement de sang rend les femmes stériles aptes à concevoir.

552 (541). Les menstrues abondantes dissipent les nuages de la vue.

553 (542). Chez les femmes qui sont prises de douleurs aux seins à la suite d'une fièvre, un crachement de sang cailleboté, mais qui ne ressemble pas à de la lie, dissipe les souffrances.

554 (543). Dans les affections hystériques, sans fièvre, les spasmes cèdent aisément, comme il arriva chez Dorcas. (*Coaq.* 349; *Prorrh.* 119.)

555 (544). Chez les femmes qui, à la suite de frissons, ont de la fièvre avec lassitude, les règles sont au moment de paraître; dans ce cas, une douleur au cou est un signe d'hémorragie nasale. (*Coaq.* 541 et 548 ; *Prorrh.* 142.)

SECTION XXX.

DES VOMISSEMENTS.

556 (545). Le vomissement le moins désavantageux est un mélange [exact] de *phlegme* et de bile, pourvu qu'il ne soit pas trop abondant. Les vomissements moins exactement mélangés sont les plus mauvais. (*Prorrh.* 62.) Des vomissements porracés, ou noirs, ou livides, sont funestes. Si le même sujet vomit des matières de toutes les couleurs, le cas est funeste. (*Prorrh.* 60.) Mais le vomissement livide et de mauvaise odeur présage une prompte mort. (*Pronost.* 13.) Le vomissement rouge est mortel, surtout s'il se fait avec des efforts douloureux.

557 (546). Ceux qui éprouvent de l'anxiété sans vomir, et qui ont des paroxysmes, sont en mauvais état. (*Prorrh.* 76). Il en est de même de ceux qui éprouvent de violentes secousses sans vomir.

558 (547). De petits vomissements bilieux [sont mauvais], surtout s'il s'y joint de l'insomnie. (*Prorrh.* 79.)

559 (548). A la suite d'un vomissement noir la surdité ne nuit pas.

560 (549). Des vomissements peu abondants, fréquents, bilieux, sans mélange, et qui se succèdent promptement, sont mauvais, surtout avec des selles putrides abondantes (191) et une douleur intense aux lombes.

561 (550). A la suite d'un vomissement, de l'anxiété, la voix retentissante, les yeux comme pulvérulents, sont des signes de *manie*. Les malades dont la *manie* a été violente meurent aphones. (*Prorrh.* 17.)

562 (551). Il est mauvais que celui qui éprouve de la soif pendant un vomissement, cesse d'être altéré.

563 (552). C'est surtout dans les cas d'insomnie avec anxiété que se forment les parotides. (*Prorrh.* 157.)

564 (553). Chez ceux qui ont des nausées, la suppression des selles avec perturbations du ventre, donne promptement lieu à des exanthèmes analogues aux piqûres de moucherons, et le dépôt se fait par un larmoiement des yeux (192). (*Épid.* IV, 25, 30, 35.)

565 (554). Pendant un vomissement sans mélange, le hoquet est mauvais; un spasme est également mauvais. Il en est de même dans le cas de superpurgation sous l'influence de médicaments purgatifs.

566 (555). Ceux qui sont près de vomir salivent auparavant (193). (*Coaq.* 102; *Prorrh.* 31.)

567 (556). Un spasme après l'ellébore est pernicieux. (*Aph.* V, 1.)

568 (557). Dans toute purgation surabondante, le refroidissement avec sueur est pernicieux; ceux qui, en pareil cas, vomissent et sont altérés, sont dans un mauvais état; mais ceux qui ont des nausées (194) et des douleurs aux lombes, ont le ventre relâché.

569 (558). Sous l'influence de l'ellébore, une purgation composée de matières très-rouges ou noires, est funeste; la prostration après de pareilles évacuations est mauvaise.

570 (559). Sous l'influence de l'ellébore, vomir des matières rouges, spumeuses, en petite quantité, soulage; toutefois l'ellébore produit des duretés, et doit être proscrit dans les vastes suppurations internes (195). Les malades qui vomissent de pareilles matières sont surtout ceux qui ont des douleurs à la poitrine, qui ont de petites sueurs au milieu de frissons, et dont les testicules enflent; quand ce vomissement a lieu, les malades ont un retour de frisson et leurs testicules désenflent.

571 (560). Les fréquents retours de vomissements avec le même état de choses, amènent des vomissements noirs vers la crise; les malades sont même pris de tremblements. (Voy. *Coaq.* 122.)

SECTION XXXI.

SIGNES TIRÉS DES SUEURS.

572 (561). La sueur la meilleure est celle qui dissipe la fièvre dans un jour critique; elle est avantageuse aussi, celle qui soulage; la sueur froide, bornée à la tête et au cou, est suspecte, car elle présage chronicité et danger. (*Pronost* 6, *in medio.*)

573 (562). La sueur froide[1] dans une fièvre aiguë est mortelle; dans une fièvre plus bénigne, elle présage la chronicité. (*Pronost.* 6, *in medio.*)

574 (563). De la sueur apparaissant en même temps que la fièvre dans une maladie aiguë, est suspecte. (*Prorrh.* 58.)

SECTION XXXII.

DES URINES (196).

575 (564). L'urine qui, dans une fièvre, dépose un sédiment blanc et homogène, présage une prompte délivrance; [elle présage] aussi une prompte délivrance, celle qui, de trouble qu'elle était, devient aqueuse et présente une matière grasse qui n'est pas parfaitement isolée; l'urine rougeâtre, et qui a un sédiment également rougeâtre et homogène, si elle paraît telle avant le septième jour, délivre le septième jour; mais si elle ne prend ce caractère qu'après le septième jour, elle présage plus de durée ou une vraie chronicité [dans la maladie]. L'urine qui, le quatrième jour, prend un nuage rougeâtre, délivre le septième, si les autres signes sont convenables (*Coaq.* 149; *Aph.* IV, 71); mais l'urine ténue, bilieuse, présentant à peine un sédiment visqueux, et celle qui change [souvent] en mieux et en pis, présagent de la chronicité; si cet état se prolonge, ou si l'urine devient pire aux approches de la crise, le cas n'est pas sans danger. (*Pronost.* 12, *initio.*)

576 (565). Des urines constamment aqueuses et blanches, dans les maladies chroniques, deviennent difficilement critiques et ne sont pas rassurantes.

577 (566). Des nuages blancs dans les urines, s'ils gagnent le fond, sont avantageux; des nuages rouges ou noirs, ou livides, sont fâcheux. (*Pronost.* 12, *in medio.*)

578 (567). Sont dangereuses dans les maladies aiguës, les urines bilieuses qui ne sont pas un peu rouges, celles qui déposent un sédiment blanc semblable à de la grosse farine (*Pronost.* 12, *in medio*), celles dont la couleur et le sédiment varient, surtout dans le cas de fluxions qui partent de la tête. Sont encore dangereuses les urines qui, de noires qu'elles étaient, deviennent ténues et bilieuses; celles dont le sédiment est dispersé; celles qui, contenant des matières floconneuses, déposent un sédiment un peu livide et bourbeux. Par suite, les malades n'ont-ils pas l'hypocondre douloureux, le droit, je

pense? ou même ne deviennent-ils point verdâtres, et ne se développe-t-il pas chez eux des parotides douloureuses? En pareil cas, si le ventre se relâche promptement et abondamment, c'est pernicieux. (*Prorrh.* 156.)

579 (568). Les urines qui arrivent à coction subitement, sans motif rationnel, et pour peu de temps, sont suspectes; en général, tout ce qui, dans les maladies aiguës, arrive à coction sans motif rationnel, est suspect; sont également suspectes les urines qui présentent une efflorescence très-rouge, contenue dans quelque chose d'érugineux. (*Prorrh.* 59.) — L'urine rendue blanche (*incolore?*) et diaphane est funeste, surtout chez les *phrénétiques.* (*Aph.* IV, 72.) Elle est encore funeste, celle qui est rendue aussitôt après qu'on a bu, surtout chez les pleurétiques et les péripneumoniques; elle est également funeste, l'urine oléagineuse rendue avant un frisson; elle l'est aussi, celle qui, dans les maladies aiguës, est rendue avec une couleur verdâtre qui ne se montre pas à la surface (197).

580 (569). Sont pernicieuses les urines déposant un sédiment noir, ou noires elles-mêmes; chez les enfants, les urines ténues sont plus mauvaises que les urines épaisses (198). [Sont également pernicieuses] les urines qui tiennent en suspension des matières grumeuses séminiformes, et celles qui sont rendues avec douleur; il est encore pernicieux que l'urine s'échappe sans qu'on s'en aperçoive. Dans les cas de péripneumonie, l'urine cuite au début et s'atténuant au quatrième jour est pernicieuse. (*Pronost.* 12, *in medio.*)

581 (570). Chez les pleurétiques, des urines teintes de sang et ténébreuses (ζοφῶδες, *de couleur très-foncée*), avec un sédiment très-varié, qui n'est pas bien isolé, entraînent le plus ordinairement la mort en quatorze jours. Sont encore promptement mortelles chez les pleurétiques les urines porracées donnant un dépôt noir furfuracé. Dans le *causus* avec *catoché*, l'urine très-blanche est très-mauvaise.

582 (571). L'urine crue qui persévère longtemps dans cet état quand les autres signes salutaires existent, indique un dépôt et de la souffrance dans les régions sous-diaphragmatiques; mais [ce dépôt se fait] à la hanche s'il y a des douleurs vagues aux lombes, avec ou sans fièvre. L'urine qui, au moment de l'émission, présente en dépôt une matière grasse, présage une fièvre [brûlante avec colliquation] (199); l'urine sanguinolente, au début d'une maladie, est un signe de chronicité; l'urine trouble, accompagnée de sueurs, présage une récidive; l'urine blanche comme celle des bêtes

de somme, présage de la céphalalgie (*Aph.* IV, 70); l'urine avec pellicule amène un spasme; l'urine qui dépose un sédiment semblable à de la salive, ou bourbeux, annonce un frisson; celle avec suspensions semblables à des toiles d'araignées, est un indice de colliquation. (*Pronost.* 12, *in medio.*) Les petits nuages noirs, dans les fièvres erratiques, présagent une fièvre quarte; mais les urines incolores (ἄχροα, *de mauvaise couleur?*) qui présentent des énéorèmes noirs, avec insomnie et trouble, annoncent la *phrénitis* (*Prorrh.* 4); les urines de couleur cendrée, avec dyspnée, présagent une hydropisie.

583 (572). L'urine aqueuse ou troublée par des corpuscules armés de petites pointes et friables, indique que le ventre se relâchera; l'urine devenue hérissée (voy. *Prorrh.* 95, et note) de ténue qu'elle était, indique-t-elle que des sueurs vont paraître? Celle qui est écumeuse à sa surface indique-t-elle qu'une sueur a eu lieu?

584 (573). Dans les fièvres tierces avec horripilation, des suspensions noires semblables à de petits nuages, indiquent un frissonnement irrégulier. Les urines avec pellicule et celles qui déposent quand il y a de l'horripilation, annoncent des spasmes.

585 (574). L'urine qui dépose un sédiment avantageux et qui tout à coup n'en dépose plus, indique un travail interne et un changement; mais celle qui dépose un sédiment, qui [tantôt] est trouble, [et tantôt] limpide, présage du frisson pour le temps de la crise, peut-être même un changement [de la maladie] en fièvre tierce ou quarte.

586 (575). Chez les pleurétiques, l'urine un peu rouge et qui donne un dépôt uniforme, présage une crise salutaire; [il en est de même de] l'urine légèrement verdâtre, brillante, et qui donne un dépôt blanc et épais (200); au contraire l'urine très-rouge, brillante, et donnant un dépôt verdâtre uniforme et pur, présage une maladie très-longue, pleine de perturbations, se changeant en une autre, mais non funeste. L'urine blanche (*incolore?*), aqueuse, donnant un dépôt farineux, roux, indique un travail interne et du danger; celle qui est verdâtre, et qui dépose un sédiment roux, semblable à de la grosse farine, présage chronicité et danger.

587 (576). Dans le cas de parotides, l'urine qui arrive à coction promptement et pour peu de temps est suspecte; se refroidir en même temps, est un mauvais signe. (*Coaq.* 205; *Prorrh.* 153.)

588 (577). La rétention d'urines, surtout quand elle est accompagnée de céphalalgie, a quelque chose de spasmodique; dans ce cas,

la résolution des forces avec un état soporeux est fâcheuse, mais non funeste. Les malades n'ont-ils pas un peu de délire ? (*Prorrh.* 120.)

589 (578). L'invasion subite d'une douleur néphrétique avec suppression des urines, présage un flux d'urines chargées de graviers ou épaisses.

590 (578). Chez les vieillards les tremblements [sont habituels] dans les fièvres, et, quand ils surviennent de cette manière (*c'est-à-dire avec douleur néphrétique, etc. ?*), des graviers sortent parfois [avec les urines] (201).

591 (579). La rétention d'urines avec pesanteur au bas-ventre, indique le plus souvent qu'il y aura de la strangurie, sinon une autre maladie qui est habituelle.

592 (580). Dans l'*iléus* (202), la rétention d'urines tue rapidement. (*Aph.* III, 44.)

593 (581). Dans la fièvre, l'urine présentant des matières hérissées irrégulièrement suspendues, indique une rechute ou des sueurs.

594 (582). Dans les fièvres de long cours, modérées, sans type régulier, des urines ténues indiquent une affection de la rate.

595 (583). Dans la fièvre, la variation dans l'état des urines prolonge la maladie.

596 (584). Rendre son urine seulement quand on est averti, est un signe particulièrement dangereux ; dans ce cas, les malades ne rendent-ils pas des urines semblables à celles dont on aurait agité le sédiment ? (*Prorrh.* 29.)

597 (585). Chez les fébricitants, quand à des urines d'abord peu abondantes et troubles, succède un flux copieux d'urines ténues, cela procure du soulagement. Or, ce flux arrive surtout chez ceux dont les urines ont présenté un sédiment dès le début [de la maladie], ou peu après. (*Aph.* IV, 69.)

598 (586). Les malades chez lesquels les urines déposent promptement, sont bientôt jugés.

599 (587). Chez les épileptiques, les urines ténues et crues, sans qu'il y ait eu de réplétion, présagent un accès, surtout si le malade ressent quelque souffrance, ou s'il survient un spasme à l'acromion ou au cou, ou au dos, ou si tout son corps est engourdi, ou s'il a eu des songes pleins de troubles.

600 (588). Tout ce qui paraît en petite quantité, flux de sang, urines, matières du vomissement, excréments, c'est absolument

mauvais; c'est très-mauvais si ces phénomènes se succèdent à de petits intervalles. (*Prorrh.* 59.)

SECTION XXXIII.

SIGNES TIRÉS DES SELLES.

601 (589). Les excréments sont très-bons s'ils sont mous, liés, un peu fauves, s'ils n'exhalent pas une trop mauvaise odeur, et s'ils sont rendus à l'heure accoutumée, en quantité proportionnée à celle des aliments (*Pron.* 11 *initio*); ils doivent s'épaissir aux approches de la crise. Il est avantageux qu'il sorte des vers ronds (*lombrics*) quand la maladie tend à la crise. (*Pronost.* 11, *in med.*)

602 (590). Dans les maladies aiguës, les excréments spumeux, enveloppés de bile, sont mauvais (*Coaq.* 606). Sont également mauvais les excréments très-blancs (*Prorrh.* 53); mais ils sont encore plus mauvais s'ils ressemblent à de la farine délayée et à des matières pourries. Le *carus* en pareil cas est mauvais; il en est de même des selles teintes de sang, et d'une vacuité des vaisseaux que rien ne justifie. (*Prorrh.* 102, *initio.*)

603 (590). Quand le ventre resserré ne laisse échapper que par la force des remèdes, des excréments petits, noirs, semblables à des crottes de chèvre, s'il survient une épistaxis abondante, c'est un mauvais signe. (*Prorrh.* 41.)

604 (591). Des excréments visqueux sans mélange ou blancs, sont suspects. Sont également suspects les excréments très-fermentés et un peu phlegmatiques (*pituiteux, séreux*). Il est encore funeste qu'à la suite de tranchées le dépôt soit un peu livide, purulent et bilieux. (*Pronost.* 11, *in medio*; cf. *Coaq.* 631.)

605 (593). Rendre par les selles un sang rutilant, est mauvais, surtout s'il existe de la douleur.

606 (594). Les excréments spumeux et teints de bile à l'extérieur sont suspects; à la suite on devient ictérique. (*Coaq.* 602; *Prorrh.* 53.)

607 (595). Sur des selles bilieuses, une efflorescence écumeuse est mauvaise, surtout chez un individu qui a souffert antécédemment des lombes, ou qui a été pris de délire (203). (*Prorrh.* 21, 22 et 53.)

608 (596). Les selles ténues, spumeuses, donnant un dépôt séroso-bilieux, sont funestes; sont également funestes les selles purulentes. Les selles noires et sanguinolentes sont funestes avec fièvre et en tout autre cas. Les excréments de couleurs variées, foncées, sont suspects :

ils sont d'autant plus mauvais que leur couleur est plus redoutable, à moins qu'il n'en soit ainsi par suite d'une potion purgative; auquel cas il n'y a point de danger, si du reste les évacuations ne sont pas trop abondantes (*Aph.* IV, 21). Des excréments grumeleux et mous sont encore suspects dans une fièvre. Il en est de même s'ils sont secs, friables (204), décolorés, et surtout si le ventre se relâche. S'il y a eu auparavant des selles noires, ils tuent.

609 (597). Des selles liquides, rendues abondamment à de petits intervalles, sont mauvaises, car d'un côté elles produiront du mal (205), des insomnies, et de l'autre elles entraînent bientôt la résolution des forces. (Voy. *Pronost.* 11, *in med.*)

610 (598-599). Les excréments humides, un peu grumeleux (206), et friables avec refroidissement général chez un malade qui n'est pas sans chaleur fébrile, sont suspects. Dans ce cas des frissons resserrent la vessie et le ventre. (*Prorrh.* 116.) — Mais des selles très-aqueuses, et qui restent telles dans le cours des maladies aiguës, sont mauvaises, surtout si le malade n'est pas altéré.

611 (600). Des excréments très-rouges dans le dévoiement, c'est suspect. Sont également suspects les excréments très-fortement teints en vert, ou blancs, ou spumeux, ou aqueux. Les excréments petits et visqueux, homogènes, verdâtres, sont encore mauvais. Chez ceux qui sont pris de *coma*, de torpeur, des excréments liquides sont très-mauvais; il est mortel de rendre beaucoup de sang caillebotté, comme aussi des excréments blancs et liquides, avec météorisme du ventre.

612 (601). Des selles noires comme du sang, avec fièvre et sans fièvre, c'est funeste; tout ce qui est varié est funeste. Tout ce qui est foncé en couleur est funeste.

613 (602). Les selles qui finissent par devenir spumeuses et sans mélange, annoncent un paroxysme (*Prorrh.* 50) chez tous les malades, mais surtout chez ceux qui sont dans un état spasmodique; à la suite il s'élève des tumeurs vers les oreilles. (*Prorrh.* 111.) Celles qui d'abord très-liquides deviennent ensuite consistantes, sans mélange, stercoreuses, présagent la prolongation de la maladie. Les selles très-rouges pendant la fièvre présagent le délire; mais les blanches et stercoreuses sont fâcheuses dans l'ictère; [il en est de même] des excréments liquides qui par le repos prennent une teinte rouge foncé.

614. Chez ceux qui ont une hémorragie — (603), des excréments visqueux mélangés de noir sont un signe de mauvais caractère, surtout chez les sujets très-pâles (207).

615 (604). Des selles très-blanches dans la fièvre ne présagent pas une bonne crise.

616 (605). Les perturbations du ventre suivies de selles fréquentes, mais peu abondantes, font rentrer les joues (208), mais elles dissipent les érythèmes survenus à la face.

617 (606). Des selles stercoreuses, rendues avec effort, indiquent un mauvais état du ventre; mais devenues subitement phlegmatiques avec douleur mordicante au cardia, elles présagent une dyssenterie, peut-être même une douleur des lombes. En pareille circonstance la tension du ventre, qui expulse par la force des remèdes des selles liquides et se tuméfie bientôt, indique un état spasmodique. Dans ce cas, avoir du frisson est pernicieux. (*Prorrh.* 99.)

618 (607). Ceux qui ont des selles noires sont pris de petites sueurs froides. (*Coaq.* 633.)

619 (608). Chez ceux dont le ventre se trouble dès le début [de la maladie], et dont les urines sont peu abondantes, mais qui après quelque temps ont le ventre sec, tandis qu'ils rendent en grande quantité des urines ténues, il survient des dépôts aux articulations.

620 (609). Se lever à de courts intervalles pour aller à la selle, donne de l'horripilation et même une sorte de frisson (209); quand les excréments sont suspects, il est très-fâcheux qu'ils commencent à le devenir au quatrième jour.

621 (610). Se lever à de courts intervalles pour rendre des selles visqueuses et ne présentant que peu de matières excrémentitielles, en même temps que l'hypocondre et le côté sont douloureux, c'est un présage d'ictère. Si les évacuations se suppriment, les malades deviendront-ils verdâtres? je pense aussi qu'ils auront une hémorragie. Des douleurs aux lombes, chez ces sujets, amènent une hémorragie. (*Coaq.* 293, 300, 490; *Prorrh.* 146, 154.) Pour ceux qui rendent un sang rutilant avec *carus* et céphalalgie, devenir brûlants est pernicieux (210).

622 (612). Les selles visqueuses, bilieuses, produisent particulièrement des dépôts autour des oreilles.

623 (613). Toutes les fois que, concurremment avec des selles liquides, il s'élève des tumeurs douloureuses, c'est mauvais; mais si le ventre se resserre sans que rien de nouveau se soit manifesté, il se relâche bientôt (211) et c'est un signe d'un plus mauvais caractère. En

pareil cas des vomissements sont funestes et présentent un caractère de malignité.

624 (614). Chez ceux dont le visage est enflammé et rouge, et qui rendent des selles fétides abondantes et très-rouges, il faut s'attendre à un violent délire.

625 (615). La peau d'apparence sale et rugueuse indique un état de souffrance du ventre. C'est surtout en pareil cas qu'on rend des espèces de lambeaux charnus, purulents et rouges.

626 (616). Des ardeurs survenant à la suite d'une évacuation de matières bilieuses, molles, stercoreuses, font naître des parotides (212). (*Prorrh.* 166.)

627 (617). La surdité fait cesser les selles bilieuses, et les selles bilieuses font cesser la surdité. (*Coaq.* 210; *Aph.* IV, 28, 60).

628 (618). Les herpès qui, siégeant au-dessus de l'aine, se répandent sur les flancs et sur le pénis, indiquent un mauvais état du ventre.

629 (619). La résolution des forces qui dissipe la douleur, relâche beaucoup le ventre.

630 (620). Les suppurations douloureuses au siége troublent le ventre.

631 (621). Sont mortels les excréments gras, les noirs, les liquides avec mauvaise odeur, les bilieux qui contiennent quelque chose d'analogue à une purée de lentilles ou de pois, qui présentent quelque chose de semblable à des caillots de sang rutilant, qui ont une odeur analogue aux selles des nouveau-nés ; il en est de même des excréments variés; il en est de même de ceux qui persistent longtemps dans le même état. Sont variés les excréments composés de matières sanguinolentes, de matières semblables à des raclures noires porracées, qui sortent ensemble ou successivement. Elles présagent également la mort, toutes les évacuations qui se font sans que le malade le sente. (*Coaq.* 604 ; *Pronost.* 11, *in medio ; Prorrh.* 78; cf. 108.)

632 (622-623). Chez un malade qui avale difficilement les liquides, dont la respiration est brisée par la toux, des éructations entrecoupées et même retenues à l'intérieur, indiquent un état de souffrance du ventre. — Des selles très-rouges, érugineuses le quatrième jour, sont également funestes, et ces selles sanguinolentes font tomber dans le *coma*. A la suite, les sujets meurent dans les spasmes, après avoir rendu des selles noires. (*Coaq.* 330; *Prorrh.* 127.)

633 (624). *Répétition littérale du n° 618.*

634 (625). Un relâchement du ventre subit et sans motif appréciable, en même temps que de l'aphonie et du tremblement, chez les sujets attaqués de consomptions chroniques, est pernicieux.

635 (625). Les déjections alvines, ténues, noires, et accompagnées de frissons, sont plus avantageuses pour ces malades; elles apportent surtout du soulagement [quand on est] dans la période de la vie qui précède la fleur de l'âge.

636 (626). Chez tous les malades, le *prurit* présage des selles noires et un vomissement de matières grumeuses. Les tremblements avec sensation mordicante et douleur de tête, présagent des selles noires, mais elles sont précédées de vomissements, et c'est après ces vomissements que ces matières noires sont entraînées vers le bas.

637 (627). Les malades qui ont un paroxysme après des perturbations du ventre, aux approches de la crise, rendent des selles noires.

638 (628). Après un cours de ventre chronique chez des individus qui vomissent, qui sont bilieux, qui ont du dégoût, une sueur abondante avec défaillance tue subitement le malade.

639 (629). Sous l'influence d'une potion purgative, rendre à plusieurs reprises (ou *abondamment*, συχνῶς?) dans une *périrrhée* (213) un sang ténu et appauvri, est un signe suspect.

640 (630). Les duretés douloureuses au ventre, dans les fièvres avec frissonnements et dégoût, si le ventre s'humecte trop peu pour constituer une purgation, n'arrivent pas à suppuration. (*Coaq.* 297.)

641 (631). Dans le cours d'une fièvre le trouble du ventre avec des selles salsugineuses (*âcres*) n'est pas ordinaire dans l'état comateux et dans la torpeur.

642 (632-633). Quand à la suite d'une diarrhée liquide, d'une lassitude pénible, de céphalalgie, d'altération, d'insomnie, les malades sont délivrés de ces accidents par l'apparition d'un exanthème très-rouge, on doit craindre la *manie* (*Coaq.* 175; *Prorrh.* 38). — Si les malades ont de la difficulté à respirer, quand ils deviennent verdâtres, respirent plus facilement, perdent l'appétit, si le ventre se lâche (214).

643 (634). Les selles brûlantes rendues avec effort indiquent que le ventre est en mauvais état.

644 (635). Chez les personnes bilieuses, des perturbations du ventre amenant de petites évacuations fréquentes, rendues avec effort, composées de petites mucosités, produisent de la douleur à l'intestin

grêle, et de la difficulté dans l'émission des urines : par suite ces malades tombent dans l'hydropisie. (*Coaq*. 455.)

645 (636). Le tremblement de la langue est, chez quelques malades, le présage d'un relâchement copieux du ventre.

646 (637). Chez les individus en proie à une chaleur brûlante, et qui suent en même temps qu'ils ont des déjections alvines, écumeuses (215), la fièvre redouble. (*Prorrh*. 93.)

647 (638). A la suite d'un relâchement du ventre, le refroidissement avec sueur est suspect.

648 (639). Quand à la suite d'un relâchement du ventre, du sang s'échappe des gencives, c'est un signe mortel. (*Coaq*. 241.)

649 (640). L'apparition de selles *pures* dissipe une fièvre aiguë avec sueur.

NOTES DES COAQUES.

1re S. — 1. Voici l'ordre dans lequel le manuscrit 2253 présente les premières sentences des *Coaques :* 1 ; 2 ; 6 ; 7 ; 8 ; 3 et 9 réunis avec suppression, dans le n° 8, du dernier membre de phrase (suppression qui n'existe pas dans 2254 et dans 2145) ; 10 ; 11, 12 réunis; 13 ; 14 ; 15 et 16 réunis avec suppression du commencement du n° 16 jusqu'à *deviennent empyématiques* (il en est de même pour le manuscrit 2254) ; 17; 18 ; 19 ; 20 ; 4 et 5 réunis. — 2254, 2145, et Imp. Samb. suivent à peu près l'ordre du texte vulgaire ; ils ont : 1, 2, 3, 4, 5, 7, 8 ; répétition du n° 3 (il ne paraît pas qu'Imp. Samb. ait cette répétition) ; 9, 10, 11, jusqu'à *mais celui qui a du frisson,* etc., puis 6, puis continuation de 11. — J'ai traduit ἐφιδροῦντες par : *se couvrent de sueurs générales :* en effet, ἐφίδρωσις signifie ou une petite sueur générale et passagère sans utilité, ou une sueur bornée aux parties supérieures (Galien, *Comm.* III, *in Prorrh.*, texte 41, p. 601, t. XVI), ou enfin une sueur qui apparaît au milieu d'autres symptômes, par exemple, φρικώδεες ἐπιδροῦντες (ceux qui suent au milieu de frissons). — Cf., pour de plus amples détails, Foës, *OEcon.*, au mot ἐφίδρωσις. — Sur le mot ἐπανενέγκαντες de ἐπαναφέρειν (*revenir à eux*), cf. Foës, *in Coaq.*, p. 118.

6e S. — 2. Imp. Samb. n'a pas cette sentence. 2253 lit ἄπνοια, *perte de la respiration,* pour ἄγνοια, *perte de la mémoire :* cette leçon ne peut se soutenir.

8e S. — 3. Les textes vulg., 2145, 2254, portent οὔρου γὰρ ἀπόληψιν καὶ ἐπώδυνον ; j'ai effacé καί avec 2253 et la 75e sentence du *Prorrh.* M. Littré a suivi aussi le texte de 2253.

11e S. — 4. L'édition d'Alde n'a pas ces premiers mots de la 11e sentence. (Voy. aussi note 1 sur l'ordre des sentences dans les manuscrits 2254, 2145, et Imp. Samb.)

20e S. — 5. Avec 2253, j'ai rattaché la 20e sentence à la 19e, à l'aide du mot *mais.* Cette 20e sentence est très-incorrecte et présente dans les manuscrits une grande variété de leçons. J'ai d'abord restitué l'ensemble du texte sur celui de 2253 et de la sentence parallèle du *Prorrh.*, texte reconnu par Galien ; en second lieu, au mot φλεβοδονώδεα (*agitation des vaisseaux*), donné par 2253, 2254 et peut-être par 2145, expression inusitée et étrangère selon Galien (*Comm.* III, *in Prorrh.,* texte 103, p. 731, t. XVI), j'ai substitué φλεδονώδεα (*délire loquace*), qui paraît lui sourire davantage. Suivant le même Galien, quelques auteurs avaient lu φλεβοτονώδεα (*tension des veines*). Quelques-uns de nos manuscrits, Bâle et Foës (qui traduit néanmoins comme s'il y avait φλεδονώδεα) portent φλεγματώδεα, qui n'a ici aucune signification. — M. Littré a lu aussi φλεδονώδεα.

24ᵉ S. — 6. En comparant cette sentence avec la 149ᵉ des *Prorrhétiques* on voit manifestement que le texte de la sentence du *Prorrhétique* a été arbitrairement et assez anciennement corrigé sur celui des *Coaques*, et qu'à leur tour les *Coaques* ont été corrigées sur les *Prorrhétiques*. Ainsi le texte des *Coaques* porte : Τὰ φρικάσαντα καὶ ἀνιδρώσαντα.... ἐς δὲ τὴν αὔριον φρίξαντα παραλόγως, ἀγρυπνεῦντα, μὴ πεπαινομένων, αἱμοῤῥαγήσειεν οἴομαι. D'abord quelques éditeurs, au lieu d'ἀνιδρώσαντα, lisent avec les *Prorrhétiques*, ἅμα ἱδρώσαντα, mais un seul manuscrit le n° 2145 donne ce changement de texte. Voilà donc un essai de correction des *Coaques* sur les *Prorrhétiques ;* voici maintenant une correction des *Prorrhétiques* sur les *Coaques* et qu'on retrouve dans la plupart des manuscrits ; ces manuscrits ont presque tous, pour la 149ᵉ sent. des *Prorrhétiques*, ἀγρυπνέοντα αἱμοῤῥ. οἴομαι, πεπαινομένων. Si on compare maintenant les deux sentences, on n'hésitera pas à regarder πεπαινομένων comme un mot provenant des *Coaques*, inscrit d'abord à la marge d'un manuscrit, et ensuite introduit dans le texte, mais déplacé par les autres copistes. A leur tour les éditeurs modernes ont amendé la correction des anciens copistes, ils ont lu τὰ πεπαινόμενα et ont mis ces deux mots à la place qu'occupent μὴ πεπαινομένων dans la 24ᵉ *Coaque*. Il est évident d'après ce qui précède que l'omission de la négation dans le texte factice de la 149ᵉ sent. des *Prorrhétiques*, ne doit rien faire préjuger à cet égard pour le texte de la *Coaque*, texte assuré par tous les manuscrits.

26ᵉ S. — 7. Le texte de la fin de cette sentence est fort incertain. M. Littré suppose avec quelque raison une lacune et traduit : *Les frissons redoublant de la façon contraire....* (27ᵉ S.) *Parmi les affections spasmodiques celles que le frisson et la fièvre accompagnent sont funestes*. Voy. *Epid.*, I, 2ᵉ const., § 4 ; cf. la note de Foës sur ce passage des *Coaques*, p. 120 ; sur celui des *Épid.*, voy. aussi Prosp. Martian (*Magnus Hippocrates*), p. 523.

30ᵉ S. — 8. Κρήγυον. — Galien (*Gloss.*, p. 506) explique ce mot par ἀγαθόν, *bon*. Suivant Érotien (*Gloss.*, p. 234), il signifie ou *vrai*, ou *bon*. Hésychius l'interprète par *bon*, *avantageux*, *salutaire*. Ce mot est inusité dans la *Collection hippocratique*, et en prose.

32ᵉ S. — 9. Ἀκρώμιον. — Voy la *Dissertation sur l'anatomie hippocratique*.

33ᵉ S. — 10. Les fièvres *asodes*, suivant Galien (*Comm.* IV, *in lib. De diæta in acut.*, texte 40, p. 813, t. XV), sont celles dans lesquelles les malades ont de l'anxiété et sont tourmentés.

34ᵉ S. — 11. Ἀναυδία, impossibilité de parler, perte de la parole ; ἀφωνία, impossibilité de rendre un son, perte de la voix, aphonie. On trouve ces deux mots réunis dans *Épid.*, III, 3ᵉ mal., 2ᵉ série. — Cf. Foës, p. 122, 1046 et 1098.

37ᵉ S. — 12. Voy. note additionnelle aux *Épidémies*.

39ᵉ S. — 13. Καὶ φωνὴ ὡς ἐν ῥίγει. — Ce texte n'est qu'à l'état de conjecture dans Foës, mais il est donné positivement par 2253 ; cette interprétation est confirmée, en outre, par le *Commentaire* de Galien sur la 42e sentence du *Prorrh.*, où il explique que dans le frisson la voix est tremblante.

43e *S.* — 14. Περὶ στῆθος δῆξις, vulg. Plusieurs manuscrits lisent ῥῆξις (*déchirure*).

46e *S.* — 15. Cette sentence est omise par plusieurs manuscrits.

57e *S.* — 16. Ἐν ῥξέσι est ajouté par deux manuscrits et complète, ce me semble, la pensée.

59e *S.* — 17. Πρὸς χεῖρα ἀναΐσσοντες. — Cette locution se dit ou de ceux dont l'artère de l'avant-bras est prise d'un mouvement spasmodique, d'une sorte de tremblement, ou de ceux dont la main est agitée, soit par un peu de tremblement, soit par le phénomène qu'on appelle *soubresaut des tendons*, ou, enfin de ceux qui au moindre attouchement des mains tressaillent et sont pris d'une exaltation furieuse. Cf. Foës, p. 225 et *OEcon.*, au mot ἀναΐσσειν. — Ce mot signifie littéralement sauter, se précipiter, attaquer : il se trouve fréquemment dans la *Collection* au figuré et au sens propre.

60e *S.* — 18. Les mots *paraplégie* et *apoplexie* de πλήσσω ou πλήττω n'expriment dans Hippocrate que les apparences extérieures communes des maladies auxquelles ils s'appliquent, c'est-à-dire l'instantanéité des phénomènes et la perte du mouvement et du sentiment. Ils ne répondent donc nullement à la signification de ces deux termes chez les modernes. Ils sont employés assez indistinctement pour expliquer toute espèce de résolution ou paralysie. Ainsi, on lit dans le traité *Des maladies* (livre I, t. VI, § 3, p. 144) : *Apoplectiques des pieds et des mains ;* dans l'*Aphorisme* 40 de la septième section et dans le IIe livre des *Prorrh.* (p. 131, éd. de Mack) : *Si quelque partie du corps est apoplectique ;* dans *Épidémies*, II, II, 24, t. V, p. 98 : *Il n'y avait pas de paraplégies de tout le corps.* (Cf. Gal., *Comm.* II, *in Epid.*, II, texte 37, p. 379, t. XVII). Néanmoins le mot *paraplégie* est plus particulièrement appliqué à la paralysie d'une partie quelconque du corps, et l'*apoplexie* à la paralysie générale, ou du moins très-étendue (cf. Galien, *Comm.* III, *in Prorrh.*, texte 162, t. XVI, p. 826). Hippocrate (*App. au Régime*, § 5, p. 406, édit. de M. Littré) attribue la *paraplégie* à l'obstruction des vaisseaux par la masse des humeurs et par l'air qui les parcourt. — Ce n'est que bien après Hippocrate que le mot *apoplexie* a été appliqué, non plus seulement à la paralysie, mais à l'affection cérébrale qui en est la cause. L'auteur des *Définitions médicales* (*déf.* 244, t. XIX, p. 415 et suiv.), Léon (*Comp. med.*, cap. V, p. 113) disent qu'il y a *apoplexie* lorsque l'on tombe tout à coup privé de sentiment et de mouvement par suite de l'obstruction des ventricules du cerveau. Le même auteur des *Définitions médicales* (*déf.* 245, p. 415) s'exprime ainsi sur l'apoplexie et la paraplégie : « L'apoplexie diffère de la *paraplégie* comme le tout de la partie, car les *apoplectiques* sont entièrement *paraplectiques*, mais les *paraplectiques* ne sont pas entièrement *apoplectiques*. Il y a encore cette différence que dans la paraplégie l'esprit reste sain, et qu'une ou plusieurs parties du corps seulement sont en résolution ; mais chez les *apoplectiques*, l'intelligence est abolie, et tout le corps est paralysé. On appelle *paraplectiques* ceux dont la partie droite ou gauche du corps seule est paralysée. » — C'est ce que nous appelons *hémiplégie*, réservant le nom de *paraplégie* à la paralysie qui affecte la partie supérieure ou inférieure du tronc. — Cf. pour de plus amples détails, Foës, *OEconomie,* aux mots ἀποπληξία et παραπληξία; Greenhill (*Adnot. ad Theoph.*, p. 321); Krause (*Kritisch etymolog. medicinisches Lexicon*, p. 110, Gœttingue, 1843.)

61ᵉ *S.* — 19. Πνιγμός, vulg.; 2145 et 2254 avaient primitivement πυρετός, mauvaise leçon, et qui n'est pas en conformité avec la doctrine du *Pronost.*, du IIᵉ livre du *Prorrh.* et des *Aphorismes* sur les maladies du pharynx. Quelques manuscrits de Foës, de Calvus, de Merc. ont conservé πυρετός. — 2253 a tout à la fois πνιγμός et πυρετός.

62ᵉ *S.* — 20. La rédaction de cette sentence est fort irrégulière; on pourrait aussi bien n'en faire qu'une seule phrase et traduire: *Quand le péril est déjà imminent*, *les petits tremblements*, *les vomissements érugineux*, *la production*, etc.

64ᵉ *S.* — 21. Οἱ ἐκφυσῶντες ἀνακεκλασμένοι ἐν τοῖσι ὕπνοισι ὑποβλέποντες. — J'ai traduit (et M. Littré a fait comme moi) ἀνακεκλασμένοι dans son sens propre. Toutefois j'incline beaucoup à adopter l'interprétation de Foës qui rapporte ce mot aux paupières, et traduit : *ayant les paupières renversées.* — Il est difficile aussi de savoir si ἐν τοῖσι ὕπνοισι doit se rapporter à ἐκφυσ., à ἀνακεκλ. (si on n'adopte pas le sens de Foës) en même temps qu'à ὑποβλ., ou seulement à ce dernier mot.

66ᵉ *S.* — 22. Les πελιδνά, appelés aussi par les Grecs πελιώματα, désignent les taches livides superficielles qui marquent l'extinction de la chaleur native et qui annoncent la mort. Cf. Foës, p. 126, et *OEcon.* au mot πελιδνόν.—Quelques manuscrits portent πελιώματα.

67ᵉ *S.* — 23. J'ai suivi pour cette sentence le nouveau texte imprimé par M. Littré, d'après les manuscrits.

69ᵉ *S.* — 24. Le texte vulgaire donne: « Ceux qui avec des refroidissements non sans fièvre ont de petites sueurs aux parties supérieures et de l'agitation, deviennent *phrénétiques* et sont bientôt dans un péril extrême. » Le texte de la 27ᵉ sentence du *Prorrh.*, qui d'ailleurs se trouve en partie, mais singulièrement altéré, dans le manuscrit 2253, tout à fait corrompu dans 2145, mais conservé à peu près intégralement dans 2254, m'a paru plus régulier ; je l'ai donc adopté.

73ᵉ *S.* — 25. Βουβών désigne, dans Hippocrate, tantôt la région inguinale proprement dite, tantôt les glandes de l'aine, tantôt l'inflammation de ces mêmes glandes (d'où notre mot *bubon*). Quelquefois même le mot βουβῶνες signifie les glandes enflammées de l'aisselle ou du cou. (Cf. Foës, *OEcon.*, au mot βουβών.)

74ᵉ *S.* — 26. Ἀκρισίαι. — 2253, 2254, 2142, Imp. Samb., ont ἀκρησίαι (*intempérie* ou *intempérance*). Corn., Bâle et Alde donnent la forme ἀκρασίαι. Ces deux leçons peuvent se soutenir.

75ᵉ *S.* — 27. Le sens fourni par 2253 est un peu différent; le voici : « A la suite de douleurs, il se produit beaucoup de fièvres pernicieuses et de longue durée. »

77ᵉ *S.* — 28. Σκαρδαμύσσουσι. — « Σκαρδαμύσσειν ou καρδ... signifie proprement, suivant les Attiques, mouvoir continuellement les paupières et les fermer (*clignoter*) ; cela vient de κάρδαμος (*nasturtium,* cresson alénois) qui fait mouvoir continuellement les paupières si on met cette plante en contact avec elles. » (Érotien, *Gloss.,* p. 194; cf. aussi Foës, p. 569, et *OEcon.*, au mot Σκαρδ.)

79ᵉ *S.* — 29. Avec 2253, j'ai réuni les sentences 78ᵉ et 79ᵉ, tout en conservant la division de Foës. Ce texte est infiniment supérieur à celui des autres manuscrits (y compris 2145 et 2254) et des imprimés, suivant lequel on ne comprend ni la 78ᵉ, ni la 79ᵉ sentence prises isolément. M. Littré a été aussi de cet avis.

81ᵉ *S.* — 30. M. Ermerins (éd. du Περὶ διαίτης ὀξέων, p. 238) voudrait que, conformément à un passage parallèle de l'*Appendice* au traité *Du régime des maladies aiguës* (§ 17 de son éd. ; § 8, p. 427, t. II, éd. de M. Littré), on lût ἴλιγγοι (*vertiges*), au lieu de λεπτοί (*faibles*), et que l'on traduisît : *Les fièvres accompagnées au début de vertiges, de battements,* etc. M. Littré a conservé comme moi le texte vulgaire. — *Avec battements à la tête et urines ténues* manque dans 2253. — Cette sentence est encore rendue fort obscure par la divergence de ponctuation des imprimés et des manuscrits, si tant est qu'on puisse se fier à la ponctuation, soit des manuscrits, soit des anciennes éditions; j'ai suivi celle qui m'a paru la plus logique ; elle est du reste appuyée sur le texte du passage parallèle du *Régime* cité plus haut.

83ᵉ *S.* — 31. Voici encore un texte très-altéré. Celui de 2253 est le plus régulier ; il se rapproche du texte des sentences 112 et 113 du *Prorrh.* Dans 2145, cette sentence est étrangement défigurée par la répétition de tout un membre de phrase qui a été souligné plus tard comme superflu. — 2253, 2145, 2254, Bâle, Foës ont ὑμενώδεες οὐρήσιες. Serv. avait trouvé sur un manuscrit ἀφρώδεες, et sur un autre πυώδεες, *écumeuses*, *purulentes.* Ἀφρώδεες est la leçon consacrée par Galien pour la 113ᵉ sentence du *Prorrh.* (*Comm.* III, texte 114, p. 754, t. XVI). — Οὐρήσιες ὑμενώδεες sont, suivant Foës (p. 129), des urines qui contiennent des pellicules ou du mucus membraniforme.

89ᵉ *S.* — 32. Παραφροσύνη ἐν πνεύματι... καὶ ἐν πνεύματι καὶ λυγμῷ. — Ce texte est celui des manuscrits 2145, 2254 ; pour l'interpréter, il n'est pas besoin de sous-entendre, avec Duret, μινυθώδει (*in respiratione minutula*), car πνεῦμα seul est souvent pris, dans Hippocrate, pour signifier la dyspnée. (Voy. Foës, p. 130.) — 2253 et Bâle donnent ἐμπυήματι (*dans l'empyème*) pour le premier membre de phrase. P. Martian défend cette leçon, à tort suivant moi, car dans toute cette série de *Coaques* il ne s'agit pas d'empyèmes considérés en eux-mêmes, mais des diverses espèces de délires et des symptômes concomitants. (Voy. Mack, p. 149, n° 61.) — Pour le second membre de phrase, Bâle a encore ἐμπυήματι; mais les autres manuscrits ont ἐν πνεύματι.

90e *S.* — 33. 2145 et 2254 ont ἀγαθόν; 2253, conformément à la 5e sentence du *Prorrh.*, omet ce mot; mais le *Commentaire* de Galien sur cette sentence me semble le réclamer. Peut-être en examinant de nouveau cette sentence M. Littré reviendra-t-il à mon avis. — Il semble même que 2253 réunit les sentences 90e et 91e, et que le κακόν (*c'est mauvais*) de la 91e se rapporte à la 90e; mais ce sens me paraît improuvé par le *Commentaire* de Galien. — Imp. Samb., un *Cod. reg.* de Foës, Fev. et Calv. ont ἐν ἀρχῇ, au lieu de ἐναργῇ, ce qui signifierait: *Les rêves au début de la phrénitis.*

92e *S.* — 34. 2253 donne cette sentence d'une manière toute différente. « Dans ce cas (c'est-à-dire, sans doute, dans la *phrénitis*) les changements sont un mauvais signe; le ptyalisme est également mauvais. » Le texte de 2253 semble la réunion et l'abrégé de celui des sentences 12 et 28 du *Prorrh.* Est-ce une rédaction primitive? est-ce une erreur du copiste?

94e *S.* — 35. Tous les manuscrits consultés par Foës et ceux de Calv. réunissent en une seule les sentences 93 et 94, et leur texte devrait être traduit: « Parmi les individus qui ont un transport atrabilaire, ceux qui sont pris de tremblement et de ptyalisme sont-ils phrénétiques? » — 2254, 2253, d'autres manuscrits et Bâle, ont le texte que j'ai suivi; il a été également adopté par M. Littré.

98e *S.* — 36. Pour la fin de cette *Coaque* j'ai suivi les leçons de 2253, de 2254 et des *Cod. reg.* de Foës. Je me suis, du reste, conformé à l'interprétation de ce dernier.

99e *S.* — 37. Si on adoptait le texte de 2253, il faudrait traduire: « Le spasme de la langue et le tremblement de cet organe lui-même; » mais le texte des autres manuscrits est beaucoup plus régulier.

101e *S.* — 38. En suivant le texte de 2253 il faudrait traduire: « Dans la *phrénitis*, les fréquents changements avec spasme sont funestes. »

103e *S.* — 39. 2253 a simplement: « Il faut s'attendre, » etc.

106e *S.* — 40. La plupart des manuscrits portent πυρετοὶ λυγγώδεες (2253 a λυγμώδεες, *avec sanglots*). C'est la leçon que j'ai suivie comme très-hippocratique, suivant Foës (p. 132); M. Littré l'a aussi adoptée. Les autres manuscrits et vulg. ont ἰλιγγώδεες (*fièvres avec vertiges*); leçon adoptée par Foës et par Mack. 2145 n'a pas le mot en litige. — Au lieu de εἰλέων (*affection iliaque*), 2253, Bâle et quelques manuscrits consultés par Foës lisent ἰδέων, *avec sueurs chaudes*, d'après Hésychius. — Cette leçon, approuvée par Houllier, ne me paraît pas du tout hippocratique. — Il est sans doute question dans cette sentence de la *hernie étranglée.*

112ᵉ S. — 41. Avec 2253, je détache ce membre de phrase de la 111ᵉ sentence pour le rendre à la 112ᵉ, où il trouve, ce me semble, sa place naturelle. Je m'appuie, en outre, sur la 136ᵉ sentence des *Prorrh.* M. Littré a été du même avis. — Trois manuscrits ont : *Ceux qui crient*, au lieu de : *Ceux qui toussent.* Sur l'autorité de 2253 M. Littré réunit en une seule les sentences 112 et 113, mais elles me semblent former deux propositions indépendantes.

114ᵉ S. — 42. Φλυζάκια. — Ce mot est généralement pris dans le sens de pustule, tumeur circonscrite contenant une matière purulente. — Cf. Foës, note sur cette sentence, p. 133 ; *OEcon.,* au mot φλυζάκιον, et Galien, *Gloss.*, au mot φλυζάκια. — Dans cette 114ᵉ sentence, on serait tenté de voir la mention de la petite vérole, laquelle, en effet, s'accompagne assez souvent des dépôts critiques ou des parotides. J'ai observé ce phénomène chez plusieurs malades dans une grande épidémie à l'hôpital de Dijon.

117ᵉ S. — 43. Il s'agit ici non d'une fièvre intermittente, mais d'une fièvre continue : l'ensemble des deux sentences 116ᵉ et 117ᵉ le montre assez. Pour mieux le faire comprendre M. Littré, avec 2253 et l'*Aph.* correspondant (IV, 43), a réuni ces deux sentences en une ; mais ce changement n'était peut-être pas nécessaire.

118ᵉ S. — 44. Cette sentence est reproduite dans *Aph.*, IV, 44, et VII, 65 ; — seulement les *Aphorismes* n'ont pas : *Et si cela arrive*, etc. M. Ermerins (thèse citée, p. 127) remarque, avec raison, que ces abcès ne sont pas toujours critiques, et par conséquent qu'ils peuvent ne pas toujours être avantageux.

119ᵉ S. — 45. Ces mots : *la rétraction spasmodique de l'hypocondre* manquent dans 2253.

120ᵉ S. — 46. Τὰ λειπυρικά. — Dans les *Définitions médicales* (ouvrage attribué à Galien) les fièvres *lipyries* sont définies : « Les fièvres dans lesquelles la superficie du corps et les extrémités sont froides, tandis que les parties profondes sont brûlantes ; les matières des excrétions sont retenues ; il y a de la soif, la langue est rugueuse, le pouls est petit et lent. On dirait que la chaleur s'est concentrée à l'intérieur. » (*Def.* 190, t. XIX, p. 399.) — La même définition ressort du *Comm.* IV *in Aphor.* 45 ; mais dans le *Comm.* II, *in Progn.*, texte 4, t. XVII, p. 121, Galien range aussi dans l'espèce des *lipyries* une fièvre où les extrémités seulement sont froides et où les parois des cavités splanchniques sont plus chaudes que d'habitude. Aetius (*Tetrab.* II, *Serm.* I, cap. LXXXIX, p. 217, éd. d'Est.) dit qu'on appelle fièvre *lipyrie* celle qui s'allume quand il se développe un érysipèle (inflammation) dans le ventre. — Actuarius (*De meth. med.*, II, 1, p. 172 et 173, éd. d'Est., et p. 424, éd. d'Ideler) dit que la fièvre *lipyrie* amène un frisson très-fort, mais qu'elle ne développe pas une très-grande chaleur, et que c'est de là qu'elle tire son nom (λείπεται πυρὸς, ἤτοι θέρμης) ; car une humeur très-froide parcourt la superficie de la peau. — Χολέρα signifie littéralement *flux intestinal*, car ce mot vient de χολάς, *intestin*, et non de χολή, *bile*, comme on le dit généralement dans les lexiques; mais il n'est pas besoin d'ajouter que, pour les anciens, χολέρα ne désigne pas la maladie connue sous le nom de *choléra asiatique*. — Hippocrate appelait du nom de χολέρα deux maladies différentes : l'une, véritable *choléra*, χολέρα ὑγρά, ou simplement χολέρα, était caractérisée par des déjections et des vomissements, accompagnés de tranchées ; l'autre, appelée par abus χολέρα, et distinguée du vrai *choléra* par l'épithète de ξηρά (*choléra sec*), provenait des mêmes causes que le vrai *choléra*, c'est-à-dire de l'âcreté et de la corruption des humeurs, s'accompagnait de tranchées, de météorisme, de borborygmes; mais le malade, loin d'avoir des déjections alvines abondantes, avait de la constipation. — Cf. Hippocrate, *Epid.* V, § 10, t. V, p. 210 ; — *Appendice* au traité *Du rég. dans les malad. aig.*, § 19, p. 495, t. II, éd. de M. Littré; — Gal., *Comm.* IV, *in lib. De diæta in morb. acut.*, texte 90, p. 885, t. XV ; — *Introd. seu Med.*, *lib. Gal. attrib.*, 13, *in medio;* et Foës, *OEcon.*, au mot χολέρα. — Voy. aussi Oribase, t. II, p. 836.

121e S. — 47. Je lis : ὑποχόνδριον avec 2253 et plusieurs autres manuscrits, et aussi avec *Aph.* IV, 64, au lieu de ὑποχόνδρια du texte ordinaire que Foës et M. Littré ont suivi, mais à tort, ce me semble.

122e S. — 48. 2253 a en surcharge : ἐμετώδεες (*vomissements*), leçon admise par Duret et par M. Littré, et qui se trouve aussi dans la *Coaque* correspondante au lieu de αἱματώδεες (*flux de sang*) du texte vulgaire. Je n'avais pas de raison pour changer le texte, qui, même médicalement, me paraît préférable à celui de la *Coaque*.

123e S. — 49. Dans ma première édition, j'avais suivi pour cette sentence le texte de 2253, au lieu du texte vulgaire. M. Littré a été aussi du même avis.

125e S. — 50. Avec Foës, les manuscrits et la plupart des textes imprimés, je lis χρήσιμον ; Imp., Corn. et Holl. lisent κρίσιμον : *c'est un signe critique.*

126e S. — 51. Je lis avec 2253 : *tuméfaction.* — Les autres manuscrits et les textes vulgaires ont : *avec tension.* — Pour le reste de la sentence j'ai aussi suivi 2253, ce que M. Littré a fait également.

128e S. — 52. Il faut entendre ceci du mouvement des artères temporales appréciable pour les assistants, ou sensible pour le malade. (Voy. la note 23 du *Pronostic.*) — Les mots *ou sans hoquet* manquent dans 2253 et dans la sent. corresp. de *Épid.*, II, vi, 5.

134e S. — 53. J'ai préféré au texte de Foës, qu'on retrouve dans les manuscrits, et qui ne donne aucun sens raisonnable, celui de L. de Villebrune, comme très-conforme à la 81e sentence du *Prorrh.* C'est aussi d'après cette sentence que Mack, et plus tard M. Littré, ont restitué le texte.

136e *S.* — 54. Le texte vulgaire, très-embarrassant, au dire de Foës, porte : Καῦσοι ὑποτροπιάζειν εἰώθασι, καὶ ἡμέρας τέσσαρας ἐπισημήναντες, ἔπειτα ἐφιδροῦσι· εἰ δὲ μὴ, τῇ ἑβδόμῃ καὶ δεκάτῃ. Ce qu'il faudrait traduire : « Les *causus* ont coutume de récidiver ; et après qu'ils se sont manifestés pendant quatre jours, les malades suent ; sinon, c'est le septième et le dixième [qu'ils récidivent]. » — 2145, 2254 n'ont pas κ. δεκ., ce qui est conforme au traité *Des crises*, où il est dit que les maladies ont coutume de récidiver aux jours critiques, c'est-à-dire aux jours impairs. D'autres manuscrits, suivis par Foës, portent ἐνδεκάτῃ (*le onzième*). — Il m'a semblé que pour lever cette difficulté il fallait combiner le texte vulg. et celui de 2253 que voici : Καῦσοι ὑποτροπιάζειν εἰώθασιν ἡμέραις ε', εἶτα ἐξιδροῦσιν (*suent abondamment*); εἰ δὲ μὴ, τῇ ζ'. Il faut remarquer que ce dernier texte fait disparaître καὶ ἡμ. τ. ἐπισ. qui expriment peut-être un fait d'observation et qu'il était bon de conserver; du reste, je n'ai rien trouvé dans la description des *causus* donnée dans les livres I et III des *Épidémies* qui justifiât plutôt l'une que l'autre leçon. M. Littré, qui suit 2253 pour le dernier membre de phrase, traduit : « *sinon, la sueur vient le septième jour.* »

139e *S.* — 55. Voy. Dans l'*Appendice*, la partie qui regarde le léthargus et les autres fièvres rémittentes ou pseudo-continues dont parle Hippocrate.

139e *S.* — 56. J'ai suivi le texte de 2253 ; seulement j'ai conservé : *Ont mauvais teint,.... ont les pulsations lentes ;* » mots qui manquent dans ce manuscrit. — Les mots *leur ventre se tuméfie un peu*, ne se trouvent aussi que dans le texte vulg. — Voy. dans mon *Introduction aux Coaques* les réflexions que cette sentence a suggérées à M. Littré.

143e *S.* — 57. Les manuscrits varient entre χωρία et μέρεα, plusieurs même ont les deux mots à la fois ; mais μέρεα est une glose de χωρία.

144e *S.* — 58. « La *phthisie* (φθίσις) diffère de la *phthoë* (φθόη) ; car la phthisie se dit d'une manière générale de tout amaigrissement et consomption du corps, la *phthoë* se dit particulièrement de l'amaigrissement, de la consomption du corps par suite d'un ulcère. Φθίσις vient de φθίνειν, qui veut dire : *amoindrir*, *diminuer*, μειοῦσθαι » (*Def. med.; def.* 261). L'auteur du livre attribué à Galien et intitulé *Introd. seu Medicus* (cap. 13, *in med.*, t. XIV, p. 745), dit que la φθίσις ἰσχιαδική d'Hippocrate est une suppuration des parties qui tiennent à l'os sacré ἱερὸν ὀστοῦν (*sacrum ; voyez*, sur les diverses significations d'ἱερὸν ὀστοῦν, Greenhill, *Adnot. in Theoph.*, p. 324), et par suite de laquelle tout le corps tombe en consomption. Hippocrate disait aussi φθίσις νεφρῖτις (*phthisie néphrétique*) ; φθίσις ὄπισθεν (*phthisie des parties postérieures*) ; φθίσις νωτιάς (*phthisie dorsale*) ; φθίσις ἕξιος (*phthisie de toute la constitution*) ; *phthisie des yeux* par suite d'ophthalmie (φθινώδεες ὀφθαλμίαι). Cf. Foës, p. 139, et *OEcon.*, aux mots φθεινάδες νοῦσοι et φθινῶδες.

148e *S.* — 59. Le texte vulgaire, 2145 et 2254 portent : *en cinq ou en sept périodes*; mais avec l'*Aphorisme* IV, 59, le livre des *Crises*, et avec 2253, je n'ai admis que le nombre sept.

149e *S.* — 60. Je me suis guidé pour cette sentence sur le manuscrit 2253, dont le texte est plus régulier que celui des éditions vulgaires. M. Littré a également suivi les leçons de ce ms.

150e *S.* — 61. Voyez *Introd.* aux *Coaques*, p. 185; Foës, p. 140, et aussi le livre des *Crises*.

155e *S.* — 62. Cette sentence manque dans 2253, et avec raison : c'est une répétition à peu près littérale, et par conséquent inutile de la 85e sentence. Elle existe dans les autres mss.

156e et 157e *SS.* — 63. Ces deux sentences ont beaucoup embarrassé les commentateurs. Je crois être arrivé, par voie de comparaison et sur l'autorité des manuscrits, à une double et importante restitution. Je mets d'abord la traduction du texte vulgaire (donné par Bâle, Foës, Duret et Mack) sous les yeux du lecteur; il faudra ainsi une moins longue discussion pour juger de la valeur du résultat auquel je suis arrivé. — « Le spasme survenant dans la fièvre et cessant le jour même, c'est bon. — Le spasme survenant dans la fièvre fait cesser la fièvre le jour même, le lendemain ou le troisième jour; mais dépassant l'heure à laquelle il avait commencé, c'est mauvais. » — Si on ne considère dans ce texte que la suite des idées, on reconnaît immédiatement qu'il y a un très-grand désordre dans la seconde sentence; qu'il n'y a nul rapport logique, et qu'il existe même une contradiction entre les deux membres de phrase qui la composent; car il est ridicule de dire que le spasme survenant dans la fièvre la fait cesser le premier, le deuxième et le troisième jour, et d'ajouter que s'il dépasse l'heure à laquelle il a commencé, c'est mauvais; mais si avec les manuscrits et aussi avec Imp. Samb. et Calvus, on écrit: « Le spasme survenant dans la fièvre et cessant le jour même, c'est bon ; mais dépassant, etc., c'est mauvais; » les idées se suivent parfaitement; l'opposition que l'auteur a voulu marquer subsiste, et sa pensée ressort dans toute son intégrité. Le texte de cette seconde sentence établi, il reste pour la première : « Le spasme survenant dans la fièvre la fait cesser le premier, le deuxième ou le troisième jour, » mais le contraire est positivement établi dans tous les livres hippocratiques, et notamment dans *Aph.* II, 26; IV, 57; V, 70, *Coaq.* 354, 356, 358, où il est dit, d'une part, que la fièvre survenant dans le spasme le fait cesser; et d'une autre, que le spasme survenant dans la fièvre, est pernicieux. Foës s'était bien aperçu de cette contradiction, mais il n'a pas osé la faire disparaître. J'ai cru pouvoir être plus hardi sans être téméraire. J'ai donc lu pour la première sentence πυρετὸς ἐν σπασμῷ, au lieu de σπασμὸς ἐν πυρετῷ, qui se trouve dans tous les imprimés et manuscrits. Cette inversion, du reste, est très-explicable par le bouleversement que ces sentences ont éprouvé, et par la proximité de la seconde, qui commence et qui doit commencer par σπασμὸς ἐν πυρετῷ. Du reste, dans le traité *Des lieux dans l'homme* (§ 39, t. VI, p. 328), on trouve la proposition suivante : Ἀπὸ σπασμοῦ πυρετὸς ἢν ἐπιλάβῃ, παύεται αὐθημερὸν ἢ τῇ ὑστεραίῃ ἢ τῇ τρίτῃ ἡμέρῃ, qu'on peut très-bien traduire : « Si la fièvre survient par suite de spasmes, [le spasme] cesse le jour même ou le lendemain. » Ainsi, j'ai rétabli la suite des idées dans la seconde sentence, la doctrine dans la première, et j'ai marqué l'opposition qui, dans la pensée de l'auteur, existait entre ces deux sentences, la première servant à constater un fait positif : la cessation du spasme par un accès de fièvre; la seconde servant à établir un pronostic conditionnel. En effet le spasme dans la fièvre étant essentiellement mauvais, il ne pouvait être considéré comme bon, ou plutôt comme moins nuisible, que par son peu de durée. — Pour la seconde sentence, M. Littré est de mon avis; pour la première, il conserve le texte vulgaire; peut-être aurait-il accepté la correction que j'ai faite si la petite discussion qui précède lui fût tombée sous les yeux.

158ᵉ *S.* — 64. 2253, dont je suis en partie le texte, a : *deviennent jaunes-verdâtres* et pâlissent (ἐγχλοιοῦνται) au lieu de ἐκλύονται. Je ne saurais décider laquelle de ces deux leçons est médicalement préférable. L'autorité de 2253 paraît seule avoir décidé M. Littré en faveur d'ἐγχλ.

160ᵉ *S.* — 65. Ou, suivant quelques-uns, *aiguë et passagère*. Le mot en litige manque dans 2253; du reste, j'ai suivi le texte de ce manuscrit.

161ᵉ *S.* — 66. 2145, Imp. Samb. et plusieurs manuscrits consultés par Foës et par M. Littré n'ont pas ἀπυρέτοισι; quelques imprimés ont ἐν πυρετοῖσι, contrairement aux *Aphor.* V, 5; VI, 51; Bâle a ἀπυρ.

164ᵉ *S.* — 67. « Mais sont remplis d'ascarides (ἀσκαριδώδεες δὲ γενόμενοι) » se trouvait réuni à la sentence suivante; je lui ai rendu sa véritable place d'après 2253. M. de Mercy n'a fait que conjecturer cette restitution. Cependant il a connu le manuscrit 2253, dont il paraît n'avoir nullement profité. — Les manuscrits n'ont pas cette correction, que Foës avait déjà signalée, et qui, du reste, s'appuie encore sur la 168ᵉ sentence parallèle du *Prorrh.* et que M. Littré a adoptée. — M. Littré fait remarquer une leçon de 2253 qui m'avait échappé. Ce manuscrit a οὐκαλέα (*sic*) au lieu de οὐ χαλεπά (*ces symptômes ne sont pas fâcheux*). — M. Littré conjecture οὐκ ἁλέα (*ces symptômes ne viennent pas tous à la fois*), mais il n'a pas osé introduire cette leçon dans son texte; il est en effet plus prudent peut-être, en face d'une leçon douteuse donnée par un manuscrit excellent, il est vrai, mais rempli de fautes de copistes, de s'en tenir au texte vulgaire.

168ᵉ *S.* — 68. Voy. la *Dissertat. sur les termes anatomiques.*

172ᵉ *S.* — 69. « Chez ceux qui ont un affaiblissement de la vue avec de la rougeur aux yeux et un prurit au front, une hémorrhagie spontanée ou artificielle est avantageuse. Ce cas est simple. — Quant aux douleurs de la tête et du front produites par l'impression d'un grand vent ou celle du froid après qu'on a eu très-chaud, elle se guérissent surtout complétement par le coryza. On est encore soulagé par l'éternuement et l'excrétion, soit spontanée, ce qui est de beaucoup préférable, soit artificielle, des mucosités nasales; mais le coryza n'est complet que lorsqu'il s'y joint de la toux. — Des douleurs opiniâtres dans toute la tête, qui arrivent sans cause apparente chez des sujets grêles doivent faire prévoir pour l'avenir une maladie plus redoutable. — Si, abandonnant la tête, la douleur descend au cou et au dos pour remonter de nouveau à la tête, le cas est encore plus fâcheux ; mais ce qu'il y a de plus terrible, c'est qu'elle occupe à la fois la tête, le cou et le dos. On peut dans ce cas espérer quelque soulagement d'un dépôt, d'une expectoration purulente, d'un flux hémorrhoïdal, d'un exanthème universel ; une dartre farineuse à la tête est également avantageuse. — Il est des individus qui éprouvent des engourdissements et un violent prurit qui occupe soit la tête, soit une partie seulement, avec un sentiment de froid souvent répété ; si ce froid parcourt toute la tête, sachez si le prurit s'étend jusqu'à la pointe de la langue ; s'il en est ainsi le mal est à son comble, et la guérison sera très-difficile : dans la supposition contraire, elle sera facile. Le seul moyen de soulagement serait, comme je l'ai dit plus haut, la formation d'un dépôt ; mais les dépôts sont ici plus rares que dans les autres cas. — Quand il y a des vertiges ténébreux avec ces douleurs, la guérison est difficile, et c'est un signe de *manie ;* cet état affecte souvent les vieillards. — Les autres maladies de la tête, chez les hommes, bien que violentes et opiniâtres, sont sans danger. Elles affectent les jeunes garçons et les filles du même âge, surtout aux approches des règles. Quant aux femmes, elles éprouvent dans les céphalalgies les mêmes choses que les hommes ; mais elles ressentent moins qu'eux les prurits et les accidents de l'atrabile, si ce n'est après l'âge où les règles ont complétement cessé. » (Extraits du *Prorrh.*, liv. II, p. 138, éd. de Mack.) — Celse (II, 8) a très-élégamment traduit une partie de ce passage.

173e *S.* — 70. Ce passage est tout à fait altéré. Les manuscrits et les imprimés ne m'ayant fourni aucune restitution satisfaisante, j'ai suivi la leçon adoptée par Mack, déjà signalée par Foës d'après Opsopœus et confirmée par le manuscrit 2145, ainsi que par d'autres manuscrits, qui portent : μετὰ δίψης μὴ ἰδίουσι, au lieu de μ. δ. νηδιούσης ou νηδυούσης que Foës traduit par *inexhausta siti.* M. Littré a lu aussi μὴ ἰδίουσι.

175e *S.* — 71. Les *Cod. reg.* de Foës, Imp. Samb. et plusieurs autres manuscrits collationnés par M. Littré ont ἄγρυπνοι au lieu de ὑπάγρυπνοι. Cette leçon est conforme à la 38e sentence du *Prorrh.*

180e *S.* — 72. Bâle, Foës et M. Littré impriment οὔροισι πέποσι. Avec Mack, j'avais lu dans ma première édition ἐπιπόνοις, c'est-à-dire : *qui causent de la douleur en sortant*, en me fondant sur cette supposition que des urines cuites (πέπωνες) ne sont jamais regardées comme un mauvais signe et ne se rencontrent pas d'ailleurs avec le concours des symptômes que l'auteur a groupés ensemble. Mais depuis j'ai changé d'opinion par les raisons que j'ai exposées à propos de la sent. 59e du *Prorrh.* — M. Littré, sur l'autorité du *Prorrh.* 102, retranche κωματώδεες (*tombent dans un état comateux*) donné par tous les manuscrits et les imprimés ; mais ne voyant pas bien la nécessité de ce retranchement, je suis resté fidèle aux manuscrits.

183e S. — 73. Tous les manuscrits que j'ai consultés, sauf 2253 et les imprimés, portent : « il se forme au visage des tumeurs avec *coma.* » Je me suis guidé sur la 165e sentence du *Prorrh.*, et j'ai détaché μετὰ κώματος de la 138e sent. des *Coaq.*, pour la mettre au-devant de la 184e. C'est aussi ce qu'a fait M. Littré. — Peut-être faudrait-il lire καύματος au lieu de κώματος, si l'on conservait la disposition du texte vulgaire; mais alors l'ordre des matières dans cette section des *Coaques* serait interrompu sans raison.

185e *S.* — 74. Ce mot manque dans 2253, dont j'ai d'ailleurs suivi en grande partie le texte, celui des imprimés étant irrégulièrement construit. L. de Villebrune, sans connaître ce manuscrit, s'est en partie rencontré avec lui.

186e *S.* — 75. 2253 ne donne pas le sens interrogatif des imprimés qui manque aussi pour le second membre de phrase dans la sent. parallèle du *Prorrhétique.* — Pour rapprocher cette sentence de la 92e des *Prorrh.*, L. de Villebrune affirme que tous les manuscrits ont : « Quand il y a chaleur vive, » au lieu de : « Quand il y a *coma.* » Il a contre lui l'autorité des manuscrits et en particulier de 2253.

187e *S.* — 76. 2253 réunit la dernière phrase de la 187e sentence à la 188e. 2145 en fait une sentence à part. — Galien (*De loc. affect.*, l. II, t. VIII, p. 92) dit qu'on n'était point d'accord sur l'acception du mot σφάκελος, et qu'on l'employait dans les différentes significations de douleur vive et forte, d'inflammation violente qui fait craindre la gangrène, de gangrène même ou de corruption de la partie enflammée[1], de tout spasme en général, de spasme des parties nerveuses manifesté ou prêt à se manifester à la suite des grandes inflammations, de tension forte ou de putréfaction. — Ainsi, le mot σφάκελος appliqué au cerveau, ne doit rien faire préjuger sur la nature anatomo-pathologique de la maladie qu'il sert à désigner. Peut-être les anciens voulaient-ils exprimer par ce mot l'acuité de la douleur; peut-être aussi, et c'est l'interprétation qui me semble la plus probable, s'imaginaient-ils que, dans les maladies qu'ils appelaient de ce nom, le cerveau, vu la gravité des symptômes, devait avoir subi une altération notable, une sorte de corruption. Du reste on voit manifestement par les *Coaques* 187 et 188e, par l'*aphorisme* VII, 50, et par un passage que je traduis plus loin du IIe livre des *Maladies* (4°), que le sphacèle du cerveau désigne quelquefois non pas seulement une carie ou nécrose des os du crâne, comme paraît le croire M. Littré (*Argum. des Coaques*, t. V, p. 583), mais une affection cérébrale compliquée soit d'une carie, soit d'une nécrose, ou engendrée par ces états pathologiques survenus sous l'influence d'une cause étrangère. — Dans les passages suivants que je mets sous les yeux du lecteur, on trouvera des symptômes qui appartiennent soit au ramollissement du cerveau, soit à l'arachnitis suraiguë de la base, soit à une violente congestion cérébrale, avec d'évidentes complications d'affections graves du cœur. Dans les trois premiers passages, M. Littré (*Argument du IIe livre des*

[1] Dans les sent. 236, 237, le mot σφακελισμός désigne la carie des dents. Dans le traité *Des articul.* et dans celui *Des fractures*, sphacèle désigne manifestement la gangrène, la carie ou la nécrose.

Maladies, t. VII, p. 3-4) voudrait retrouver des traces de la *maladie cardiaque*, et par conséquent de la *suette anglaise*, d'après Hecker. Clifton voyait dans le sphacèle une affection paralytique.

1° « *Sphacèle du cerveau*. Quand le cerveau se sphacèle, on sent des douleurs à la tête, au rachis et au cœur (*cardia*). On a des défaillances avec sueurs, des insomnies, des hémorrhagies du nez, souvent même des vomissements de sang. Le cerveau tombe dans le sphacèle, quand il est échauffé ou refroidi outre mesure, quand la bile ou la pituite s'y porte avec excès. Toutes les fois que cela arrive, la moelle épinière reçoit trop de chaleur; de là proviennent les douleurs au rachis. On tombe dans des défaillances, quand la bile ou la pituite se porte vers le cœur.... On meurt ordinairement le troisième ou le quatrième jour. » (*Des malad.*, II, § 5, p. 12-14.) — « 2° *Sphacèle du cerveau*. Quand le cerveau est sphacélé, on sent à la tête des douleurs qui se portent au cou et à l'épine; on perd l'ouïe. La tête devient froide, tout le corps enfle; on perd subitement la parole, le sang coule des narines; la peau prend une couleur livide. Si la maladie n'est pas forte, on est soulagé par l'hémorrhagie; quand la maladie est violente, on meurt promptement. » (*Des malad.* III, § 4, t. VII, p. 122.) — « 3° *Autre maladie*. Quand le cerveau se sphacèle, les douleurs s'étendent de l'occiput vers l'épine : le froid s'empare du cœur (*ou du cardia?* καρδία). Il s'y joint des sueurs subites; le malade suffoque. Le sang sort par le nez; souvent aussi on le vomit, et l'on meurt dans les trois jours. Si on arrive au septième jour, on guérit ordinairement, mais peu de personnes arrivent à ce terme. Si on vomit le sang ou si on le rend par le nez, il ne faut point faire de lotions chaudes et ne point administrer de boissons tièdes, mais faire boire du vinaigre blanc, coupé avec de l'eau. Si le malade est faible, on y joint la *ptisane*. Si le vomissement du sang ou l'hémorrhagie du nez sont excessifs, on boit de l'eau blanchie avec de la farine. Pour l'hémorrhagie du nez, on applique des compresses sur les veines du bras et sur celles des tempes, et l'on bande fortement par-dessus. Quand il n'y a aucun de ces deux symptômes, et qu'on sent des douleurs à l'occiput, au cou, à l'épine, avec du froid au cœur (*cardia*), on réchauffe le dos, la poitrine, l'occiput, le cou, à l'aide de fomentations faites avec de la farine d'ers. Par ce moyen on procure du soulagement; mais on ne réchappe guère de cet état. » (*Des malad.*, II, § 20, t. VII, p. 34.) — 4° « *Sphacèle du cerveau*. Quand le sphacèle du cerveau commence, on sent à la partie antérieure de la tête une douleur qui, d'abord, n'est pas grande. Il survient de l'enflure et des taches livides : la fièvre et les frissons arrivent; il faut alors faire des incisions aux endroits tuméfiés; et, après avoir nettoyé l'os, le ruginer jusqu'au diploé; puis soigner comme dans le cas des fractures[1]. » (*Ibid.* § 23, p. 38; cf. *Épid.* VII, 35). — 5° « *Carie*[2]. Lorsqu'un os se carie, il devient douloureux. Avec le temps il s'affaiblit, se gonfle et se fracture. Si vous incisez la chair qui le recouvre, vous le trouvez augmenté de volume, rugueux, et quelquefois cor-

[1] Ce passage explique la fin de la 187e sentence.

[2] L'auteur, en plaçant la carie des os du crâne à côté du sphacèle du cerveau, semble établir une certaine analogie de nature entre ces deux maladies.

rodé jusqu'au cerveau. S'il est corrodé de part en part, le mieux est de le laisser, et de traiter aussitôt la plaie convenablement; mais quand il n'est pas fort endommagé, qu'il est cependant rugueux, il convient de le ruginer jusqu'au diploé, et de le panser comme ci-dessus. » (*Des malad.*, *ib.*, § 24.)

198ᵉ S. — 77. Tout ce qui précède manque dans 2253, mais existe dans les autres manuscrits. — Au lieu de : « *urines rougeâtres* » du texte vulgaire, Serv. a lu : « *urines très-rouges.* » — Le texte vulgaire et la plupart des manuscrits portent ἀφώνους.... συμβαίνει πνίγεσθαι (*il arrive que ces sujets* [*devenus*] *aphones*, *sont suffoqués*). La sentence parallèle des *Prorrh.* a γίνεσθαι, leçon d'Imp. Corn., de Serv., du manuscrit 2253, et confirmée par Galien (*Comm. in Aph.* VI, 51).

199ᵉ S. — 78. Dans le § 20 *in med.* du traité *Des humeurs* et dans *Épid.*, VI, IV, 1, on lit sur les parotides la proposition suivante qui peut se rapporter aussi à presque tous les dépôts : « Les parotides qui s'élèvent aux approches « de la crise ne suppurent pas et s'affaissent, récidivent, et comme la réci- « dive s'opère suivant la loi des récidives, les parotides s'élèvent et persistent « comme les récidives des fièvres, en parcourant une période semblable. Dans « ce cas on peut s'attendre à des dépôts sur les articulations. »

201ᵉ S. — 79. Voy. p. 118, note 91 des *Prorrhétiques.*

203ᵉ S. — 80. 2254, Bâle, Foës, Mack, ont κοιλίαι τάχα φέρονται, *le ventre se relâche promptement*, au lieu de κατωφερ., leçon que j'avais d'abord adoptée et que j'ai ensuite abandonnée, avec M. Littré, sur l'autorité des manuscrits.

207ᵉ S. — 81. Mack lit avec Duret, contre l'autorité de tous les manuscrits (sauf 2253) et des imprimés κἢν μὲν κρίσιν ποιήσῃ κ. τ. λ. : *tunc si judicationem fecerint* etc. au lieu de κἢν μή, qui est la seule leçon admissible. M. Littré a été aussi de cet avis.

211ᵉ S. — 82. Cette sentence se retrouve plus claire et plus développée dans le traité *Des semaines*, § 46, aux dépens duquel a été formée la compilation des *Jours critiques* (t. II, éd. de K., p. 150, ligne 1ʳᵉ. — *Semaines*, § 46.) Voici ce passage : « Le signe qui indique le mieux les malades qui doivent réchapper, c'est quand la face cesse d'être vultueuse et que les veines des bras, des coins des yeux et des sourcils, qui n'étaient pas dans le repos, le gardent dès lors. En outre, si la voix devient plus faible et plus unie, et la respiration plus rare et plus ténue, il y aura amélioration de la maladie pour le lendemain. Voilà ce qu'il faut considérer à l'approche des crises, et aussi si la langue, à la bifurcation, est enduite d'une espèce de salive blanche; cela aussi se fait au bout de la langue, mais à un moindre degré; si cet enduit est petit, la maladie cédera le troisième jour; si plus épais, le lendemain; si encore plus épais, le jour même. Ceci encore. Nécessairement au début de la maladie, le blanc des yeux noircit, si la maladie est intense; aussi, devenant nets, ils annoncent une guérison complète; si peu à peu, plus lente; si tout à fait, plus prompto. » — Traduction du traité *Des semaines*, par M. Littré, t. VIII, p. 664-5. Cf. *Coaques*, 217, 230.

216e *S.* — 83. J'ai suivi pour cette sentence fort altérée le texte et l'interprétation de M. Littré.

218e *S.* — 84. Suivant M. Sichel, qui a bien voulu me communiquer les remarques importantes qu'il a faites sur cette 218e sentence, la disproportion *apparente*, mais non réelle, comme paraît la regarder Hippocrate, du volume des deux yeux, est un symptôme très-fréquent dans les affections cérébrales graves ; ce phénomène dépend de la chute incomplète de l'une des paupières, ce qui fait paraître l'œil plus petit. C'est ainsi qu'aujourd'hui le peuple dit encore dans le cas d'affaissement plus marqué ou de gonflement de l'une des paupières : « J'ai un œil plus petit que l'autre. » — Αἰγίς (*concrétion blanche*, comme l'a aussi traduit M. Littré d'après le *Gloss.* de Galien au mot ἀγλίη, lis. αἰγίς), que M. Sichel n'a pas retrouvé dans les autres auteurs médicaux, lui semble désigner ici, comme dans le livre II du *Prorrh.* (t. I, p. 215, éd. de K.), une opacité superficielle de la cornée ou un léger épanchement entre la cornée et la conjonctive. — Foës traduit : *Albescentem humorem concretum et tenuem.* Mais dans le passage du livre II du *Prorrh.*, il donne à αἰγίς le sens de petite cicatrice blanche apparaissant sur la cornée, à la suite de l'ulcération de cette partie. C'est aussi l'interprétation de Galien dans son *Glossaire* (p. 412) : il serait difficile de se décider plutôt pour un sens que pour un autre. — M. Sichel ne s'explique pas comment le blanc de l'œil peut s'agrandir aux frais du noir autrement que dans l'atrophie et la phthisie du globe, ou dans l'hydrophthalmie et quelques maladies semblables, où la cornée augmente aussi en proportion. Peut-être s'agit-il d'un agrandissement *apparent* du blanc de l'œil par une paralysie du muscle orbiculaire ou un spasme de l'élévateur.

218e *S.*—85. Καὶ ἔκθλιψις ἔξω σφοδρὴ, καὶ λαμπηδόνος ἔκθλιψις.—En disant que le feu qui jaillit des yeux empêche la pupille de se contracter, l'auteur attribue à la sortie du feu intérieur de l'œil un phénomène qu'il savait sans doute dépendre aussi de l'action de la lumière extérieure sur la pupille. Mais les yeux étincelants et le resserrement de la pupille sont deux faits qui dépendent d'une cause commune, l'état inflammatoire du cerveau, et qui ne paraissent avoir entre eux aucune relation de causalité. Ἔκθλιψις, à côté de λαμπ., paraît à M. Sichel une répétition vicieuse du même mot placé à côté d'ἔξω (*saillie des yeux*) ; et il faut supposer qu'il y avait primitivement un mot signifiant *sortie, émission*, ou peut-être *exagération* de la lumière. Quelques manuscrits, et entre autres 2253, donnent ἔκλαμψις (*vif éclat*). Cette leçon, qui souriait à Foës, pourrait à la rigueur se soutenir, quoiqu'elle fasse une sorte de pléonasme avec λαμπηδ. Du reste, ἐκλάμπειν est souvent employé par Hippocrate pour désigner des yeux étincelants.—M. Andreæ (*Augenheilk. d. Hipp.* p. 108, note), suivi par M. Littré, prend λαμπ. ἔκθλ. dans le sens absolu de *sortie de la lumière*, c'est-à-dire d'*yeux ternes*. Je crois encore mon interprétation plus physiologique. — Pour la phrase suivante, le texte vulgaire porte : καὶ βλεφαρίδων καμπυλότης, καὶ πῆξις ὀμμάτων, συνεχέως τε μύειν[1]. Suivant M. Sichel, il s'agit, d'une part, de la contraction spasmodique des paupières, et, d'une autre part, de la fixité de l'œil jointe au clignement, c'est-à-dire au resserrement des paupières. « Πῆξις ὀμμάτων (je transcris ici textuellement la note de M. Sichel) veut dire fixité du globe. Ce symptôme peu rare est noté dans d'autres passages hippocratiques [*Prorrh.* 46 et *Coaq.* 225[2]]. Μύειν veut dire *cligner* comme le myope, c'est-à-dire resserrer les paupières comme une personne qui ne peut supporter une lumière trop vive, et qui cependant a besoin de se servir de ses yeux pour voir. C'est dans ce sens qu'Aristote (voy. *Trésor grec*, voce) emploie ce dernier mot ; et Galien (*Com. in lib.* V, *Epid.*, p. 23-34, t. XVII[b], éd. de K.) le définit de même. Peut-être qu'ici Hippocrate a confondu la paralysie des paupières (*blépharoptosis*), symptôme cérébral dangereux, avec une contraction permanente (συνεχέως) de ces voiles membraneux, les deux états présentant à peu près la même apparence. Au moins serais-je doublement disposé à le penser. En effet, la pathologie prouve que l'immobilité des yeux et le *ptosis* dépendant de la paralysie des nerfs oculaires, surtout du moteur oculaire propre, se trouvent fréquemment réunis ; et la syntaxe indique, par la particule τε, qu'Hippocrate parle de la coexistence de ces deux affections. » — Χρώματα μεταβάλλειν (*changer de couleur*) correspond, d'après M. Sichel, au passage parallèle du *Pronostic*, où il est dit que la couleur du visage est entièrement changée. Le sens que j'ai adopté me semble à la fois conforme au texte et à l'observation.

220e *S.* — 86. Ἐπαναστάσεις, est un mot vague qui, suivant Foës, peut signifier la proéminence apparente des yeux par suite du gonflement des paupières (ce qui me paraît être le véritable sens), ou avec Dioscoride, les pustules qui par suite de l'âcreté des humeurs se forment sur l'œil. Foës traduit : *erumpentes eminentiæ*, pour comprendre ainsi les deux interprétations.

225e *S.* — 87. Voy. dans l'*Appendice* la *Dissertation sur la pathologie d'Hippocrate*.

225e *S.* — 88. Plusieurs manuscrits omettent cette sentence.

228e *S.* — 89. Il faut entendre ceci des fièvres ardentes et malignes, dans lesquelles la chaleur ne se montre pas à l'extérieur, mais où elle est concentrée dans la profondeur des viscères, qui sont brûlants (*voir* note 47 des *Coaques*, et *Aph.* IV, 48). Le texte vulgaire et les manuscrits portent : *surtout s'il y a une hémorrhagie*. J'ai admis la négation avec Duret et Mack, et conformément aux *Épidémies*, liv. I, 3e const., § 8. — 2253 et d'autres manuscrits

[1] Le manuscrit 2253, que j'avais d'abord suivi dans ma première édition, porte : κ. βλ. κ. καὶ πῆξις· ὄμματα σ. μ.; ce texte n'est pas admissible et déjà dans l'*errata* j'avais réformé ma traduction primitive.

[2] Homère (*Il.* III, 217) dit en parlant d'Ulysse :

.... Ὑπαὶ δὲ ἴδεσκε κατὰ χθονὸς ὄμματα πήξας.
« Il regardait en bas, ayant les yeux fixés à terre. »

réunissent les sentences 227 et 228 ; M. Littré s'est conformé aussi à cette disposition, mais je n'en vois dans le texte aucun motif bien décisif, et je regarde la 228e sentence comme une proposition indépendante et égarée dans cette section. Si l'on voulait se conformer à l'avis de M. Littré, il faudrait traduire : « Ceux qui, dans ce cas, etc. »

230e S. — 90. Il s'agit évidemment de la partie postérieure de la langue, c'est-à-dire de la base, comme on le voit par la fin de la sentence.

232e S. — 91. Καὶ ἀσώδης. Cette locution est très-étrange, et l'on ne sait trop ce que veut dire une langue nauséeuse; il s'agit sans doute d'une sensation nauséabonde. — Si on lit avec 2253 ἀσώδεες au lieu de ἀσώδης, peut-être pourrait-on traduire : *La langue extraordinairement ramollie, les malades ayant des nausées*, etc. M. Littré a traduit ἀσώδης par *agitée*. — Calvus avait lu ἀπολυομένη (*qui a perdu la force de se mouvoir, tombée en résolution*) au lieu de ἀπαλυνομένη, *ramollie*.

237e S. — 92. Voy. note de la 187e sent.

237e S. — 93. Voy. sur le texte de cette sentence, M. Littré, t. V, p. 636, note 1.

238e S. — 94. Περὶ τὴν ὑπερῴην. — Ὑπερῴα est la paroi supérieure de la bouche, *le palais*. Galien (*Com.* I, *in Epid.* VI, t. 3, p. 821, t. XVII) dit : « On appelle ὑπερῴαν la partie de la région supérieure de la bouche, qui est élevée au delà [en avant] des conduits qui descendent du nez dans la bouche. » Le palais était aussi appelé οὐρανίσκος, à cause de la ressemblance de sa forme avec celle du firmament (οὐρανός.) *Def. med.*, lib. Gal. attrib.; *def.* 88.

239e S. — 95. Κίνδυνος εἰς ὀστέου ἀνάπλευσιν ἐλθεῖν. — Il s'agit probablement de quelque collection purulente formée dans l'intérieur du maxillaire inférieur ou supérieur. Toutefois, ἀναπλέω signifie flotter, et Foës traduit : *Periculum est os fluctuet;* en adoptant ce sens, il faudrait entendre sans doute qu'il y a un flot de pus, une fluctuation ; ou encore, avec Houllier et Cornarius, qu'il s'agit d'une nécrose du maxillaire par suite de suppuration (M. Littré a adopté ce sens), et qu'il se détache des parcelles d'os nageant dans du pus. M. Malgaigne, à qui j'ai soumis ce passage, pense avec moi que ces trois interprétations sont admissibles.

246e S. — 96. Cette sentence, qui manque dans 2253, existe dans les autres manuscrits. Elle est répétée plusieurs fois dans les *Coaques* ; ici elle est tout à fait déplacée.

256e S. — 97. 2253 donne pour la seconde partie de cette sentence une tout autre leçon, qui me paraît très-suspecte; en voici le sens tel qu'il m'a été possible de le constituer : « Ils sont peut-être en danger ceux qui sont aussi affectés à la suite d'une rechute. Ce sont ceux-là surtout qui sont pris d'un saignement de nez et dont le ventre se relâche. » — Les autres manuscrits ont, à quelques variantes près, le texte vulgaire.

260e S. — 98. Je réunis en une seule note différentes remarques sur cette sentence. Imp. Samb. n'a pas le mot *fréquente*. Dans le *Pronost.*, au contraire, il y a *fréquente;* mais *petite* manque. *Voir* note 15 de ce traité. — La leçon que j'ai suivie, et qui est donnée par 2253, est plus précise et me semble préférable. — « *L'inspiration petite et l'inspiration grande* » manque dans 2253. — 2145 et plusieurs autres manuscrits présentent cette sentence dans un assez grand désordre : ainsi, après « *fuligineuse, elle est mortelle,* » ils ont : « *Mais la respiration facile,* » etc.; puis ils ajoutent : « *La respiration petite et fréquente, grande et rare, c'est mauvais;* » puis ils recommencent la 260e sentence tout entière. — Il paraît d'après Mack qu'Imp. Samb. avait quelque leçon analogue.

264e S. — 99. Ou, avec Foës et Heurn : *Il se forme des parotides bénignes.* Le texte porte : ἐπιεικέως τὰ παρὰ οὖς.

269e S. — 100. Avec 2253, 2254 et en partie 2145, Heurn, Lef. de Villeb. et Calvus, je détache les premiers mots de la 268e sent. pour les réunir à la 269e. C'est aussi ce qu'a fait M. Littré. En suivant le texte vulgaire, il faudrait traduire la fin de la 268e : « *produisent des spasmes et des douleurs au cou et au dos;* » et le commencement de la 269e en conservant le texte vulgaire : « *Avec une fièvre aiguë, des spasmes, c'est pernicieux.* » Au lieu de σπασμοί du texte vulgaire, et de σπασμῷ accepté par M. Littré, j'ai lu καὶ σπασμοῦ avec Opsopœus et Van der Linden, comme étant le sens le plus naturel et le texte le plus régulier.

270e et 271e SS. — 101. Pour 270 et 271, je me suis en partie conformé aux leçons de 2253; la correction la plus importante est d'avoir rattaché à la 271e les derniers mots de la 270e. Le texte vulgaire porte : S. 270e : « *Les douleurs, etc., produisent des spasmes, lesquels se propagent du visage au pharynx* (καὶ κατὰ φάρυγγα); » S. 271e : « *Les individus pâles* (ὠχροί), frêles (ἰσχνοί), etc. » — 2253 a οἱ κατὰ φάρυγγα ὄχλοι, ἰσχνοί (quatre autres manuscrits collationnés par M. Littré ont aussi ὄχλοι), κ. τ. λ. Cette leçon est évidemment la reproduction de celle de Dioscoride, qui suivant Galien (*Comm.* III, *in Prorrh.*, t. 115, p. 757, t. XVI), lisait pour la 114e sentence parallèle du *Prorrh.* ὄχλοι συχνοί (ἰσχνοί?), au lieu de ἦχοι συχνοί (*bruits nombreux*), que donnent le texte vulgaire et les manuscrits, tandis que l'édition de Capiton portait : ἴσῳ καὶ κατὰ φάρυγγα ἰσχνοὶ ὠχροί (le manuscrit 2145 et quatre autres manuscrits collationnés par M. Littré donnent aussi ὠχροί). Dans le *Prorrhétique* ἦχοι paraît être la leçon primitive, car celles de Dioscoride et de Capiton ne sont pas des *variantes* trouvées dans d'anciens exemplaires, mais des conjectures. Quant aux leçons des *Coaques*, elles paraissent provenir de Dioscoride ou de Capiton par le *Commentaire* de Galien, autrement il faudrait supposer, ce qui est peu probable, que parmi les anciens exemplaires les uns avaient ὄχλοι et les autres ὠχροί, et que c'est dans ces exemplaires que Dioscoride et Capiton ont puisé, l'un une leçon, l'autre une autre. Mais, je le répète, le *Commentaire* de Galien nous montre ces leçons comme des conjectures. Je me suis décidé pour ὄχλοι à cause du nombre des manuscrits qui donnent ce mot et à cause de l'importance du n° 2253. — M. Littré a lu ὦχροί. — Quoi qu'il en soit, la leçon de Dioscoride ne donne pas un texte bien régulier. Le sens adopté par M. Littré est au fond le même que le mien, mais sa traduction est trop littérale peut-être ; elle laisse une assez grande obscurité dans la proposition. — La division que j'ai adoptée, et que M. Littré ne désapprouve pas, quoiqu'il ne l'ait pas suivie, puisqu'il réunit en une seule les sent. 270 et 271, paraît être aussi celle de Dioscoride et de Capiton ; elle avait été suivie certainement par d'autres éditeurs au dire de Galien (*loc. cit.*), qui se plaint de ce que les modernes sont toujours prêts à changer arbitrairement les vieilles leçons dans les passages obscurs des anciens livres.

274e S. — 102. Le texte porte : κοιλίη ταραχώδης, ναρκώδης. Foës traduit : *Alvus perturbata cum torpore*, sens dont je ne me rends pas bien compte. J'ai cru qu'on pouvait rendre ναρκώδης indépendant de κοιλίη, et le rapporter au malade ; c'est aussi ce qu'a fait M. Littré. Quelques éditeurs, entre autres Duret, lisent δακνώδης, interprétant que la perturbation du ventre est accompagnée d'une sensation mordicante. Cette correction est ingénieuse, mais je la crois superflue.

280e S. — 103. Comme pour la note 98, je réunis sous un seul numéro les diverses remarques que j'ai à présenter sur cette sentence. — « *Il faut s'attendre* » est donné par 2253 et manque dans les autres manuscrits ; « *chez ces malades* » (τουτέοισι) est aussi une leçon de 2253. Bâle et Foës ont : τοῦτο. Foës conjecturait τούτοισι, adopté par Mack. — 2145 a : *Cela survient dans la première période.* » — A ces mots se terminent les *Coaques* dans ce manuscrit et dans tous les autres de la Bibliothèque royale, excepté dans 2253 et 2254.

281e S. — 104. Καὶ γίνεται δὲ ταῦτα μὲν ἐν κιθῶνι, τὰ δὲ ἄνω κεχυμένα. — Ce passage est assez embarrassant ; je crois qu'il s'agit, d'une part, de collections purulentes, profondes et circonscrites, et d'une autre, de suppurations superficielles et diffuses. Voilà pourquoi j'ai ajouté [*et situées profondément*], pour rétablir le parallélisme des deux membres de phrase. M. Ermerins (thèse citée, p. 65) ne veut pas qu'on rattache l'idée de profonde à ἐν κιθῶνι, renfermée dans une poche (un kyste) ; il s'appuie sur l'*Aph.* VII, 45. — M. Littré a un tout autre sens : « *Les abcès de la région sous-ombilicale sont renfermés dans une tunique, ceux d'en haut sont diffus.* » — Je persiste à croire qu'il s'agit de toutes les collections purulentes dont il vient d'être question et que mon interprétation, qui ne s'éloigne pas du texte, offre un sens chirurgical acceptable.

285e S. — 105. Il s'agit ici des vers lombrics. Ce texte, du reste, est assez obscur ; les traducteurs ne sont pas d'accord ; j'ai suivi Foës. M. Littré traduit : « *Des douleurs cardialgiques.... annoncent l'expulsion des vers intestinaux.* »

287e S. — 106. Ἐν φθινώδεσι τῶν μακρῶν. — M. Littré traduit : « *Parmi les maladies de longue durée, chez les phthisiques.* » Ces deux sens sont également acceptables, et le texte ne s'oppose ni à l'un ni à l'autre. J'ai suivi l'interprétation de Foës. Peut-être aussi pourrait-on traduire : « *surtout chez ceux qui sont phthisiques à la suite de longues maladies.* »

288e S. — 107. Foës fait observer que les manuscrits et les imprimés joignent ce numéro au précédent ; il l'en sépare avec raison, et il a pour lui l'autorité de 2253. Mack veut qu'on lise : « Ceux chez lesquels la phlegmasie a passé à suppuration, ceux-là rendent, etc. » M. Littré traduit : « *Il est des cas où une inflammation suppurative dans l'hypocondrie produit des déjections noires avant la mort.* » Il me semble que le texte ordinaire, malgré la ponctuation admise par M. Littré, se prête difficilement à cette interprétation.

289e S. — 108. Καύματος avec 2253, 2254, Bâle et les autres imprimés. Mais le *Pronost.* et les manuscrits consultés par Foës ont κώματος (adopté par M. Littré). Du reste, dans les manuscrits et les imprimés, il y a une grande fluctuation entre κῶμα et καῦμα, et il est souvent difficile de se décider plutôt pour l'une que pour l'autre leçon.

291e S. — 109. 2253, 2254 et Bâle rattachent, mais à tort, ces premiers mots à la sentence précédente, ce qui rend la construction impossible. La division de Foës est fortifiée par le nº 164 des *Prorrh.* et par *Aph.* IV, 73.

293e S. — 110. 2253, 2254 et Bâle ont : ἐκχλοιοῖ au lieu de ἐκχέοι (lis. ἐκχέει) de Foës. Suivant cette dernière leçon, il faudrait traduire : « Le ventre, rendant des matières visqueuses, laisse échapper des matières peu excrémentielles ; » ou, « peu de matières excrémentielles. » M. Littré a aussi adopté ἐκχλοιοῖ.

296e S. — 111. Les textes vulgaires, les manuscrits n'ont pas la négation. Foës l'a rétablie en se référant à un passage parallèle du traité des *Crises* et du IIe livre des *Épid.*, sect. VI, § 5 (voir sa note, p. 166). M. Littré a aussi admis cette négation.

299e S. — 112. Τούτοισι ἐς ἰσχία ἀλγήματα ἅμα πυρετῷ καυσώδει κοιλίη καταῤῥαγεῖσα ὀλέθριον. — M. Littré traduit : « *Chez ces malades, il survient des douleurs aux hanches ; en même temps qu'une fièvre ardente, les selles faisant irruption sont funestes.* » Au lieu de faire ainsi deux propositions séparées et de rattacher ἅμα π. κ. à ce qui suit, je me suis reporté, pour l'interprétation, à la sent. 90 du *Prorrhétique*, et cela d'autant plus volontiers que le texte de la *Coaque* s'y prête parfaitement.

315e S. — 113. Pour la traduction de cette sentence, je m'en suis référé à la 70e sentence du *Prorrh.*, tout en conservant en partie le texte vulgaire. C'est aussi ce que paraît avoir fait M. Littré.

318e S. — 114. Καὶ φωνὴ ὡς ἐν ῥίγει. — Le texte vulgaire et 2224 ont φωΐδες ἐν ῥίγει (*n'ont-ils pas des taches rouges dans le frisson ?*) Mais Foës, tout en suivant ce texte, penche pour celui que j'ai adopté. Sa conjecture est presque une certitude si l'on se réfère au *Prorrh.* nº 42 ; au *Comm.* de Gal. sur cette sentence, t. 41, p. 600, t. XVI ; à l'éd. d'Alde, qui a : καὶ φωνῇ δὼς ἐν ῥίγει ; à

2253, qui donne : καὶ φωμήδῶς ἐν ῥίγει, traces évidentes d'une bonne leçon dès longtemps défigurée dans les meilleurs manuscrits, et complétement altérée dans ceux qui sont inférieurs. M. Littré a lu, comme dans le *Prorrhétique*, φωνὴ δ' ὡς ἐν ῥίγει. En effet Alde et 2253 donnent les débris de cette leçon qui diffère de mon texte par l'addition de δέ. — Φοῖδες désigne les taches rouges qui viennent aux jambes lorsqu'on se tient trop près du feu.

321ᵉ S. — 115. Ce numéro est altéré dans tous les manuscrits, même dans 2253. Foës en a heureusement rétabli le sens d'après le n° 107 du *Prorrh.;* il lit ὑπάφωνον au lieu de ὑπὸ ἄφωνον des textes vulgaires et des manuscrits, et il traduit par *suspectus.* Mack lit ὑπόφοβον, et traduit *metuendus;* Galien adopte cette leçon pour la 107ᵉ sentence du *Prorrh.*, mais ὑπάφωνον est plus près du texte vulgaire et des manuscrits. — 2253 réunit 320 et 321, comme Galien réunit 106 et 107 du *Prorrh.*

324ᵉ S. — 116. Cf. pour l'explication de cette sentence le Iᵉʳ livre du traité des *Maladies des femmes*, consacré en grande partie à l'étude des accidents provenant des dérangements de toute nature dans le flux menstruel. — Voy. les extraits de ce traité dans l'*Appendice.* — Cf. aussi Galien, *Comm.* V, *Aph.* 57, et ma note sur cet aphorisme.

330ᵉ S. — 117. Ἐξέρυθρα ἰώδεα vulg. — M. Littré, d'après Struve, lit ἐξερυθρώδεα, qui est aussi la leçon de la sent. 127 du *Prorrh.;* mais comme les manuscrits et les imprimés donnent tous ἐξέρυθρα ἰώδεα, que les deux sentences, celles des *Coaques* et du *Prorrhétique,* peuvent avoir présenté primitivement une différence dans la rédaction, j'ai conservé le texte vulgaire en ajoutant *ou.* Toutefois je reconnais que la conjecture de Struve est très-ingénieuse et tout à fait conforme à la paléographie.

331ᵉ S. — 118. Pour la fin de cette sentence je me suis conformé au texte que M. Littré a établi d'après celui de la 129ᵉ sent. du *Prorrh.* — Le texte ordinaire porte : *La surdité délivre;* mais de quoi délivre-t-elle; est-ce du flux de sang ou de la maladie? En tous cas la proposition est assez obscure.

333ᵉ S. — 119. Ce dernier membre de phrase, qui manque dans Foës, est donné par 2253, 2254, Bâle et Heurn. — Il rend plus complet le parallélisme du n° 140 du *Prorrh.* et de celui-ci. M. Littré l'a aussi admis dans son texte.

339ᵉ S. — 120. Cette sentence est fort obscure. Les corrections de L. de Villebrune sont inadmissibles. J'ai tâché de tirer parti du texte tel que le donnent les manuscrits, y compris 2253 et 2254 et les imprimés, en me référant, avec Foës, à un lieu parallèle du IIᵉ livre du *Prorrh.*, *in fine*, et à Celse II, 7. — En suivant la correction de Van der Linden, M. Littré est arrivé au même sens que moi. On retrouve dans cette sentence quelques-uns des symptômes de l'hystérie et de la chlorose.

349ᵉ S. — 120. Je lis ἄπυροι σπασμοί avec 2253. Foës approuve cette leçon, quoiqu'il conserve ἄπειροι (qu'il faudrait traduire, mais contrairement au sens régulier d'ἄπειρ. : *spasmes qu'on n'a pas encore éprouvés*), du texte vulgaire et des manuscrits, entre autres de 2254. Le texte de la 119e sentence du *Prorrh.* consacré par Galien, est préférable, au point de vue médical, à celui de la 349e sentence des *Coaq.*

358e S. — 121. 2253, 2254 et Bâle font de ce qui suit une sentence à part, mais en y rattachant les trois premiers mots ἐν τοῖσι σπασμοῖσι de la 359e sentence. Cette division me paraît inadmissible.

359e S. — 122. *Voir* note 18 ci-dessus.

361e S. — 123. « Le τέτανος est la tension et la rigidité de tous les nerfs et de tous les muscles du corps. Autre définition : le tétanos est un spasme en ligne droite avec tension du cou, serrement des mâchoires avec impossibilité de mouvoir le cou dans un sens ou dans un autre (*Definit. med.*; *defin.* 237). » Galien définit le tétanos une tension égale des muscles de la partie postérieure et antérieure du corps (*De palpit. tremor.* etc., *in fine*, t. VI, p. 641). Il donne à peu près la même définition *Comm.* IV *in Aph.*, 57 ; et il ajoute que le tétanos est un spasme, mais que les parties ne paraissent pas agitées de mouvements spasmodiques, parce que la tension est égale en avant et en arrière. — C'est ce que nous appelons le *tétanos droit.* Ailleurs (*De motu musculorum*, cap. 8, t. IV, p. 404) il dit : « Il y a tétanos quand les parties sont tirées dans un sens opposé par les muscles antagonistes. » — Ainsi, le mot *tétanos* est une expression générale qui signifie la tension avec rigidité, tension droite ou courbe d'une partie du corps ou du corps tout entier. L'opisthotonos, l'emprosthotonos, signifiaient chez les anciens, comme chez nous, la courbure du corps en arrière ou en avant. Il semble aussi que ces mots servaient à désigner seulement le spasme et non le tétanos des parties antérieures ou postérieures ; ils s'appliquaient aussi à la courbure en avant ou en arrière du cou seulement. C'est dans ce sens que Celse (VI, XXXI) prend ces mots ; il n'applique aussi le nom de tétanos en général qu'au cou et non aux autres parties du corps. Je ne sache pas que le mot *pleurosthotonos* (courbure latérale) soit employé par Hippocrate et par Galien. — Cf. aussi *Études sur Platon*, par M. Martin, t. II, p. 356 ; J. C. Stark, *De tetano ejusque speciebus ; pars prior, Historiam complectens ;* Iéna 1778, in-8°.

368e S. — 124. Avec Mack et Duret, et afin de rattacher cette sentence au sujet traité dans cette section, je lis πνιγμοῦ, au lieu de σφυγμοῦ des manuscrits et des imprimés. Foës et M. Littré conservent σφυγμοῦ, et entendent, *quand il y a de violentes pulsations.*

371e S. — 125. J'ai suivi le texte de Foës. 2253, 2254 et quelques imprimés ont παχύ (*épais*), au lieu de ταχύ, *promptement.* M. Littré a lu aussi ταχύ.

375e S. — 126. Je suis Foës et Bâle avec 2253 et 2254. Le texte de Duret est un texte d'imagination, comme en beaucoup d'autres passages. M. Littré a adopté le même sens que moi pour la fin de cette sentence.

376e S. — 127. M. Littré traduit : « *Dans l'angine tout ce qui ne manifeste pas le mal au dehors est funeste.* » Le texte se prête également bien à l'une et à l'autre interprétation, qui du reste reviennent médicalement au même.

379ᵉ *S.* — 128. Πάμπυοι, Bâle, Foës et 2254. 2223 avait παμποίαι (παντοῖαι ?) *variés*, leçon que Foës approuve, et qui est conforme à un passage parallèle du liv. III, § 16 *Des maladies ;* une main étrangère a changé dans ce manuscrit ce mot en πάμπυοι.

380ᵉ *S.* — 129. Je suis le texte proposé en note par Foës d'après Opsopœus ; il trouve quelque appui dans un lieu parallèle du liv. III *Des maladies*, § 16. Le texte vulgaire, pour lequel les manuscrits ne fournissent aucune correction, porte : « *Parmi les pleurétiques, ceux qui ont de la rougeur au-dessus de l'oreille et qui sont brûlants comme les pleurétiques*, etc. » M. Littré a suivi le même texte que moi.

382ᵉ *S.* (voy. aussi sent. 425, 426) — 130. Μετὰ σπασμάτων. — Σπάσμα et ses dérivés sont très-souvent employés dans le traité *Des maladies*. Suivant Foës (p. 177 et *OEcon.*), ce mot désigne un spasme avec distension des fibres charnues ou tendineuses, principalement des muscles du thorax, spasme qui suit quelquefois le frisson du début des pleurésies, et qui est accompagné d'un sentiment de resserrement et d'oppression. Galien applique le mot σπάσμα (ῥῆγμα des médecins modernes) aux déchirures musculaires par suite de distension poussée outre mesure (*Comm.* III, in lib. *De officina med.*, t. 31, p. 832, t. XVIII, 2ᵉ part.). C'est dans ce sens que M. Littré traduit σπάσματα (*De l'officine du médecin*, § 22, p. 327, t. III). Il paraît aussi d'après Galien (*loc. cit.*) qu'Hippocrate est le premier qui ait parlé de ces σπάσματα. M. Littré (*Arg. des Coaq.*, t. V, p. 579) rapproche les sentences des *Coaques* où il est question des déchirures dans la poitrine de l'observation suivante : « Le 3 octobre 1838, un homme plein de santé, en soulevant une lourde pièce de bois, ressentit, selon son dire, une espèce de craquement dans la poitrine. Cependant il put continuer son travail tout le jour. Le lendemain, en ramant, il est pris de frisson et obligé de cesser tout travail pour se mettre au lit ; alors se déclare une fièvre violente accompagnée de toux, de dyspnée et d'un point fixe près du bord inférieur de l'épaule gauche. Un médecin, appelé le 5, lui pratique une large saignée, lui donne un purgatif, et applique un sinapisme sur le point douloureux. Le 6, nouvelle saignée ; les crachats deviennent rouillés, et tous les signes d'une pleuropneumonie se dessinent nettement. On insiste sur les émissions sanguines, sur les vésicatoires ; et, et au bout de quelques jours, les symptômes inflammatoires s'apaisent, mais il reste de la toux, une expectoration abondante et l'impossibilité de se coucher sur le côté droit. Bientôt s'ajoutent à ces symptômes des sueurs colliquatives. » Bref, il se forma un empyème qui s'ouvrit par le cinquième espace intercostal à gauche. Le malade guérit. (*Journal de médecine,* juillet 1843, p. 214.) — Ce rapprochement est certainement fondé jusqu'à un certain point ; je remarque cependant que, dans l'observation moderne, le σπάσμα est traumatique, tandis que dans les *Coaques* ce σπάσμα paraît plutôt tenir à une maladie purement interne ; je serais donc porté à croire qu'il s'agit ici d'une *affection théorique*, si je puis ainsi parler, en d'autres termes que l'auteur a voulu, par ce mot, peindre un état pathologique lié à certaines affections de poitrine et présentant, eu égard aux symptômes, quelque analogie avec une déchirure. Toutefois il y a dans la *Collection hippocratique* (voy. par ex. *Des maladies* I, § 14, t. VII, p. 162 et suiv.) la description d'un état pathologique qui a la plus grande analogie avec celui que M. Littré a rapporté d'après le *Journal de médecine*. Σπάσμα me paraît donc pris tantôt dans son propre sens, tantôt dans un sens théorique, mais ces deux sens, surtout dans les livres aphoristiques, sont souvent fort difficiles à discerner.

384e S. — 131. Ces bulles qui se forment sur l'huile quand on y trempe un fer rouge sont petites et fort rapprochées, ce qui me fait croire que l'auteur a voulu parler du développement très-prononcé que prennent, chez les phthisiques les papilles de la langue, dont la couleur tire alors quelquefois sur le livide par suite de l'intensité de la congestion. Il n'est pas rare, en effet, de voir ce phénomène se montrer avec le crachement de sang, lequel est toujours précédé d'une turgescence vers les parties supérieures. D'ailleurs ce hérissement des papilles est aussi un des symptômes de la gastrite chronique qui accompagne presque constamment la phthisie.

386e S. — 132. Τὰ δὲ ἀλγήματα τοῖσι πλευριτικοῖσι χρήσιμον κοιλίην μαλάσσεσθαι. — J'ai suivi l'interprétation de Foës et le texte de Mack qui ajoute καὶ avant κοιλίην. Le texte vulgaire porte : « *Il est avantageux chez les pleurétiques que les douleurs amollissent le ventre.* » — « *Amollir* » est ici pour relâcher. M. Littré traduit : « *Dans les douleurs chez les pleurétiques il est avantageux que le ventre s'amollisse.* » Mais je doute qu'on puisse traduire ainsi même en sous-entendant κατά devant τὰ ἀλγ.

392e S. — 133. C'est-à-dire s'il ne survient aucun signe qui puisse hâter ou retarder la mort ; et si la maladie se tient dans la moyenne ordinaire, la mort arrive au quatorzième jour. Pour adopter l'interprétation de Foës (cf. p. 179 et suiv.), il me semble qu'il faudrait lire : *S'il survient quelque bon ou quelque mauvais signe*, au lieu de : *s'il n'en survient pas*. Voici du reste la traduction de Celse : *Sputum etiam biliosum, et purulentum, sive separatim ista, sive mixta proveniunt, interitus periculum ostendunt. Ac si circa septimum diem tale esse cœpit, proximum est, ut is circa quartumdecimum diem decedat, nisi alia signa meliora pejorave accesserint : quæ, quo leviora graviorave subsecuta sunt, eo vel seriorem mortem, vel maturiorem denuntiant.* (II, 6, p. 44, éd. de Millig.)

393e S. — 134. Le texte vulgaire porte : οὔρων διαχώρησιν. J'ai suivi la leçon de Duret et de Mack, approuvée par Foës, et qui porte : οὖρον, διαχ. M. Littré adopte aussi cette correction.

393e S. — 135. La négation est indispensable ; je l'ai admise avec les principaux éditeurs, en me référant au passage parallèle du *Pronostic*. M. Littré est aussi de cet avis. — Pour la 395e sentence j'ai adopté une correction analogue.

395ᵉ *S.* — 136. J'ai traduit conformément au commencement du § 18 du *Pronostic*. Le texte vulgaire porte : *Chez ceux qui, par suite de péripneumonie, ont des dépôts aux oreilles ou aux parties inférieures, ces dépôts suppurent et deviennent fistuleux.* M. Littré a suivi aussi le même texte que moi.

396ᵉ *S.* — 137. Le texte porte simplement ἀνεκαθάρθησαν. J'ai ajouté les mots entre crochets pour ne point laisser d'amphibologie, comme le font les traducteurs latins. *Purgés* doit être pris ici dans le sens de *débarrassés* entièrement. *Voir* aussi *Aph.* V, 8 et 15.

397ᵉ *S.* — 138. Foës conjecturait : *plus dangereuses* au lieu de *moins dangereuses*. — L. de Villebrune admet cette conjecture. Ce sens est plus médical, mais tous les textes et les manuscrits que j'ai consultés ont la leçon que j'ai suivie. M. Littré a été aussi de cet avis.

398ᵉ *S.* — 139. Cf. sur cette sentence Hippocrate *De morbis*, I, § 22; *De alimento*, t. 2, p. 21, ligne 11, éd. de K., et Gal., *Comm.* IV in lib. *De alim.*, § 2, p. 376, t. XV. Cf. aussi Arétée, *De sign. morb. acut.*, I, 10, p. 23, éd. de K.

400ᵉ *S.* — 140. Il semble qu'Hippocrate n'établit aucune dissemblance entre le poumon gauche et le droit, et admet trois lobes (πτέρυγες, ailes) aussi bien pour l'un que pour l'autre. Toutefois, on peut croire qu'il connaissait le véritable nombre et la disposition des lobes du poumon, car dans le traité de l'*Anatomie* (*initio*), livre qui fait partie de la Collection, et qui est évidemment du temps d'Hippocrate, sinon de lui, on lit : Le poumon a cinq proéminences (ὑπερκορυφώσιας) qu'on appelle *lobes* (§ 2, éd. de Triller, dans *Op.*, t. II, p. 259). Cette division du poumon est admise par tous les anatomistes anciens. Théophile (p. 102, éd. Greenh.) dit même, d'après Galien, que le cinquième lobe (le petit, l'inférieur, placé à droite) ne sert pas à la respiration, mais à protéger la veine cave inférieure dans le trajet qu'elle parcourt pour se rendre au cœur après avoir traversé le diaphragme.

400ᵉ *S.* — 141. Ἀορταί. Voy. la *Dissertation sur les termes anatomiques.*

400ᵉ. *S.* — 142. Le traité des *Lieux dans l'homme* nous fournit l'explication de ce passage des *Coaques*; il y est dit (§ 14, t. VI, p. 302-304, édit. de M. Littré) : « Lorsqu'il se fait de la tête sur le poumon un flux à travers la *bronche* (trachée-artère) et les *aortes* (les bronches), le poumon étant friable, sec par nature, attire en lui autant d'humidité qu'il peut, et à mesure qu'il se remplit il devient plus volumineux. Quand il est complétement plein, le lobe se gonflant s'applique de chaque côté sur les parois du thorax, et cela cause une péripneumonie; quand il ne s'applique que sur un côté, c'est une pleurésie. » — Cf. aussi *Des Malad.*, II, § 58 et 59, t. VII, p. 90 et suiv., sur les maladies appelées *le poumon rempli* et *le poumon s'appliquant contre les parois de la poitrine* (*pleurésie, surtout celle qui s'accompagne de fausses membranes et bruit de frottement*), voy. p. 182, note 145; l'auteur signale cette dernière maladie comme difficile à guérir et ordinairement mortelle.

400ᵉ *S.* — 143. voy. les notes du *Régime dans les maladies aiguës.*

404ᵉ S. — 144. Φύματα. — « Par comparaison avec les productions de la terre, on a appelé φύματα toute tumeur contre nature qui arrive spontanément, surtout celles qui se forment à l'extérieur. » (Gal., *Comm. in Epid.*, VI, 13, t. XVII, p. 855). Dans le *Comm.* III, *in Aph.* 26, Galien restreint cette définition. On appelle proprement φύματα des phlegmons spontanés qui se développent promptement, qui s'élèvent promptement aussi en pointe, et qui suppurent promptement. Ces tumeurs se forment principalement aux aines, vers les mâchoires, en un mot, vers les parties qui ont beaucoup de glandes et qui sont aptes à recevoir en elles les humeurs superflues. » — Celse traduit φύματα par *abcessus*. — Je pourrais rassembler bien d'autres passages qui prouvent que le mot φῦμα répond très-souvent à notre mot *abcès*. Employé par Hippocrate pour désigner une maladie de poumon, il signifie quelquefois une véritable vomique; mais le plus souvent il correspond à ce que nous appelons *tubercule*. Cela est surtout évident dans le traité *Des maladies*, liv. I, et liv. II, passim, éd. de M. Littré ; et dans celui *Des articulations* (§ 41, p. 177, t. IV, éd. de M. Littré), où l'auteur établit un rapport très-remarquable entre la gibbosité et la présence dans les poumons de φυμάτων σκληρῶν (*durs*) καὶ ἀπέπτων (*et crus*), ajoutant que ces incurvations de l'épine résultent souvent de ce que les ligaments des vertèbres ont été en communication avec ces masses tuberculeuses. — Ainsi, les anciens assimilaient les tubercules des poumons à de véritables abcès, qui avaient leurs périodes de crudité et de coction, considérant la marche générale de cette maladie et la nature de l'expectoration qui accompagne les tubercules suppurés; tandis que notre mot *tubercule* rappelle plutôt l'origine, la forme et la première période de cette production pathologique accidentelle.

409ᵉ S. — 145. Comme les hippocratiques recouraient fréquemment à l'opération de l'empyème, je réunis ici ce que j'ai à dire sur cette opération et sur la succussion, employée comme moyen de diagnostic de l'empyème lui-même. Quinze jours après que l'épanchement du pus s'était opéré dans la poitrine, on faisait baigner le malade ; ensuite on le plaçait sur un siége, une personne lui tenait les mains, le médecin l'agitait lui-même par les épaules, et il écoutait de quel côté se faisait le bruit [1]. De ce côté devait exister la maladie, et il y faisait la section. Hippocrate désirait que la maladie fût du côté gauche,

[1] Ce n'est pas la seule trace dans les écrits hippocratiques, de l'auscultation immédiate appliquée aux maladies de poitrine. Déjà Laennec (*Traité de l'Auscultation*, chap. III, p. 48, éd. de M. Andral) avait relevé le passage suivant : « Quand il se fait un amas d'eau dans les poumons il y a de la fièvre avec de la toux ;.... les ongles se recourbent, les malades éprouvent les accidents de l'empyème ; mais l'hydropisie du poumon a une marche plus lente que l'empyème..... Après avoir appliqué l'oreille contre les parois de la poitrine, vous écoutez pendant longtemps, vous entendrez un bruit semblable à celui du vinaigre bouillant ; et si le malade est ainsi attaqué depuis quelque temps il se fera une rupture dans la cavité de la poitrine. » L'auteur ajoute, quelques lignes plus bas, qu'on doit ouvrir la poitrine là où l'on a entendu le bruit (*Des malad.*, II, § 61, t. VII, p. 94). Laennec pense que le bruit perçu par Hippocrate était celui de la respiration mêlé à un peu de râle crépitant. On notera aussi les sentences 386 et 388 des *Coaques ;* enfin dans le § 14 du *Pronost.*, il est parlé du bouillonnement qui se fait dans la trachée.

comme le moins dangereux à attaquer. Si l'épaisseur ou la quantité du pus empêchait d'entendre aucun son, ce qu'il dit arriver quelquefois, il ouvrait du côté où la douleur et la tuméfaction étaient le plus sensibles, mais plutôt par derrière que par devant, et à la partie la plus déclive, pour donner au pus une issue plus facile. Il commençait par une incision à la peau avec le *machaire* de la poitrine, ou en forme d'épée. (*Voir* note 13 du *Médecin.*) Puis avec un autre *machaire* plus aigu et plus étroit, entouré d'un linge jusqu'à un demi-pouce de sa pointe, il pénétrait dans la poitrine. Quand il avait évacué autant de pus qu'il le jugeait à propos, il fermait l'ouverture avec une tente de linge attachée à un fil. Tous les jours il évacuait la même quantité de pus. Le dixième jour, où tout le pus était sorti, il injectait par l'ouverture du vin et de l'huile tiède pour nettoyer le poumon. Le matin il donnait issue à l'injection du soir, et le soir à celle du matin. Dès que le pus devenait clair et un peu gluant, il introduisait dans l'ouverture une canule d'étain. A mesure que la poitrine se desséchait, il diminuait la canule, et laissait ainsi peu à peu consolider la plaie. Si le pus était blanc et parsemé de filets sanguinolents, c'était un signe presque certain que le malade en réchapperait; mais si le premier jour il ressemblait à du jaune d'œuf, et si le lendemain il était épais, d'un vert pâle et d'une odeur fétide, il jugeait que le malade en mourrait (*De morb.*, II, p. 476, éd. de Foës, et *ibid.*, p. 483). Quelquefois il faisait cette opération avec le cautère actuel. Les cautères dont se servaient les auteurs hippocratiques étaient ou épais, ou allongés, ou cunéiformes, ou recourbés à une extrémité, et à l'autre, larges comme une obole. (Cf. *De varia ustionem adhib. ration. ap. Hipp.*, par C. F. G. Moldenhawer. Berlin, 1818, in-8° de 32 pages.)

410e *S.*—146. C'est-à-dire en brun foncé ou en noir. Ce phénomène tient à l'action de l'acide hydrosulfurique sur le métal de la sonde, faite soit avec du fer, soit avec un alliage de cuivre et d'un autre métal (*æs*, χαλκός, airain). On sait que l'acide hydrosulfurique se développe dans le pus fétide, et c'est sans doute de ce pus qu'il est parlé dans la 410e sentence.

421e *S.*—147. Quelques manuscrits portent : *avec suffocation ;* au lieu de : *avec fièvre* (Foës). 2254 n'a pas cette sentence.

424e *S.*—148. Je lis ξηρά avec Sev., au lieu de σκληρά des imprimés et des manuscrits, bien que cette leçon puisse, à la rigueur, subsister, car ces deux mots sont quelquefois pris l'un pour l'autre dans Hippocrate. — Cette sentence est fort obscure. Foës interprète : « L'orthopnée donne lieu à une hydropisie sèche, et M. Littré, qui conserve σκληρά, traduit : *L'orthopnée produit les hydropisies avec duretés* (*engorgements durs dans les membres*) et alors il suppose qu'il pourrait s'agir d'une affection du cœur produisant l'orthopnée d'abord, puis l'hydropisie. Du reste, M. Littré ajoute que la phrase est amphibologique et qu'on ne sait pas au juste si l'auteur a voulu dire que c'est l'orthopnée qui produit l'hydropisie, ou *vice versa*. Il m'a semblé très-rationnel et très-médical de traduire comme je l'ai fait, en me rappelant que l'hydropisie ascite ou la tympanite sont souvent accompagnées d'orthopnée, soit primitivement par suite d'une affection du cœur, soit secondairement par la réplétion des cavités abdominales. (Voir *Introduction aux Coaques*, p. 96, lig. 2.)

426ᵉ S. — 149. J'ai adopté la division que Foës propose dans ses notes, bien qu'elle ne soit appuyée sur aucun manuscrit. J'ai puisé mes motifs dans le contexte. M. Littré a cru devoir réunir les deux propositions en une, tout en approuvant la division proposée par Foës, 147 *bis*. Duret et Mack lisent: *s'épaissir*. Les manuscrits et les imprimés ont la leçon que j'ai adoptée et que M. Littré a également suivie.

427ᵉ S. — 150. Quelques manucrits ont *s'épaississent*.

430ᵉ S. — 151. « Quant aux suppurations internes provenant de blessures faites par une lance, ou un glaive, ou un trait, tant que la plaie, par l'ancienne ouverture extérieure, reçoit le souffle du dehors, elle attire la fraîcheur par cette voie qui lui sert également à dissiper la chaleur interne et à se purger facilement du pus et des autres matières. Lorsque la plaie guérit en même temps au dehors et au dedans, la cure est complète; si elle guérit au dehors et non au dedans, il en résulte un empyème. Lorsqu'elle guérit au dedans et au dehors, mais que la cicatrice est faible, inégale et livide, la plaie se rouvre quelquefois et il se forme ainsi un empyème. Elle se rouvre aussi si le malade prend trop de fatigue ou maigrit, si la cicatrice est faible, si le *phlegme* et la bile s'y jettent, si l'on tombe dans quelque maladie. Toutes les fois qu'on a quelque plaie de cette espèce, ou si elle guérit au dehors avant que l'intérieur soit cicatrisé, on sent des douleurs aiguës accompagnées de toux et de fièvre. La plaie se rafraîchit d'elle-même en s'ouvrant de nouveau, parce que la chaleur est trop forte au dedans; elle pousse la chaleur avec le pus dont elle se purge. Il y faut beaucoup de soin : la guérison en est longue; quelquefois même on ne l'obtient point : il arrive que les chairs et la plaie, trop échauffées par la chaleur du corps, attirent un excès d'humidité, en sorte qu'elle ne peut ni se dessécher, ni bourgeonner, ni arriver à cicatrisation. Les malades, après avoir langui longtemps, périssent à la suite des accidents précédemment indiqués. Lorsque la blessure a intéressé quelqu'une des plus grosses veines, que le sang s'est épanché dans l'intérieur, et s'y est putréfié, il se forme un empyème. Si le pus est expectoré, si la veine ouverte se referme, et si la plaie guérit tant en dedans qu'en dehors, l'on recouvre entièrement la santé; mais si la plaie ne peut guérir en dedans, ni la veine ouverte se refermer, de sorte qu'elle continue de donner du sang de temps en temps, soit qu'on le rende en vomissant ou en crachant, soit qu'il se putréfie et qu'il occasionne un crachement de pus, on périt ordinairement ou de quelque grande hémoptysie, ou bien parce qu'on tombe à la longue dans cet état funeste dont j'ai déjà parlé (*la phthisie*). Souvent aussi les veines qui ont été ouvertes par quelque blessure, ou dans les fatigues du travail, ou dans les exercices du gymnase, ou de toute autre manière, après qu'on les croit fermées et consolidées, se rouvrent en d'autres temps, pour des causes légères de la même espèce que celles qui ont causé la première hémorrhagie, et l'on meurt alors promptement avec une hémoptysie abondante : ou bien, on vomit un sang récemment extravasé, on crache toute la journée un pus épais et abondant et on meurt de la manière que j'ai indiquée ci-dessus. » *Des maladies*, I, § 21, *t.* VI, p. 181. *Voir* les § 14, 15, 20.

432e *S.* — 152. *Voir* note 145 ci-dessus.

434e *S.* — 153. J'ai suivi le texte de Foës. Le texte des manuscrits et de Bâle est altéré. C'est aussi ce qu'a fait M. Littré.

435e *S.* — 154. Arétée (*De curat. chron. morb.*, I, VIII) rejetait ces épreuves comme ne servant à rien pour le diagnostic de la phthisie; mais, dit Foës, il ne s'agit ici que du présage de la mort et non de découvrir la maladie, qui est supposée connue. — Quoi qu'il en soit, il y a quelque chose de très-vrai dans l'auteur hippocratique, je veux dire le mauvais pronostic qu'on doit porter chez les phthisiques quand les crachats tombent au fond de l'eau, car c'est la preuve de la présence du pus et de l'absence de l'air dans ces crachats.

438e S. — 155. Cf. note 148 ; traité *Des affections internes*, p. 536, éd. de Foës; *De morb.*, I, p. 450; *De locis in hom.* (pass.).

442-443e *S.* — 156. Le texte des deux sentences 442, 443, que M. Littré a réunies en une, est très-altéré: Ἐπὶ πᾶσι ὑποχόνδρια μετέωρα κακόν· κάκιστον δὲ ἐπὶ τοῖσι φθισικοῖσι τῶν μακρῶν ἐπὶ τοῖσι τετηκόσι ὀλεθρίοισι ἔνιοι κ. τ. λ. vulg. et les mss. seulement. Parmi les éditeurs ou les mss. les uns mettent un point après φθισικοῖσι, les autres après μακρῶν (Foës et M. Littré, par ex.). J'avais dans ma première édition mis le *point* après φθισ. en me fondant sur les raisons suivantes : 2253, Bâle, qui a ici un astérisque, Heurn et Lind réunissent τῶν μακρῶν au commencement du numéro suivant; de plus 2254, qui omet le n° 443 (qu'Imp. Samb. regarde comme ajouté par une main étrangère), n'a pas les mots en litige au n° 442. Ils ne me paraissaient donc pas avoir appartenu primitivement à cette 442e *Sent.* Ces raisons, toutes plausibles qu'elles sont, ne me paraissent cependant plus suffisantes, d'abord à cause de la difficulté de construire la phrase à laquelle il faut faire subir des corrections violentes comme celles que Van der Linden a proposées ; en second lieu, à cause du parallélisme des sentences 207 et 301 des *Coaques*, où τῶν μακρῶν est certainement uni à φθινώδεσι. — Reste une autre difficulté : J'avais d'abord pensé qu'on pouvait traduire : ἐπὶ τ. τετηκ. ὀλεθρίοισι ἔνιοι, *parmi ceux qui se consument sans espoir de guérison, quelques-uns*, etc. ; mais je crois que la syntaxe s'oppose à une pareille tournure; avec M. Littré j'ai donc admis la correction de Lind qui lit ὀλέθριον. En tout cas il me semble qu'il faut ajouter δέ entre ἐπί et τοῖσι, et peut-être aussi après ἔνιοι, pour que la phrase soit régulière.

445e *S.* — 157. Ce texte est fort obscur ; les Aldes et 2253 le marquent d'un astérisque. Je n'ai voulu admettre aucune des corrections plus ou moins ingénieuses qui ont été proposées : elles sont toutes arbitraires. Je m'en tiens à la lettre du texte vulgaire tel qu'il est reproduit par les manuscrits, il donne un sens dont on peut se rendre compte. — J'admets avec Foës qu'il s'agit probablement d'une sécheresse des organes respiratoires, causée par une sorte de matière putride et de gangrène. Du reste, Galien donne au mot ξηρή cette signification (Voir son *Gloss.*, p. 530). M. Littré lit ξηρῶς ἢ au lieu de ξηρώσει du texte vulgaire. Cette correction est très-ingénieuse ; et si on l'admet, il faut interpréter : *une respiration difficile et sèche*, *ou une expectoration de matières crues*. Cette correction me paraît encore justifiée par ce qu'on lit sur la phthisie dans le traité *Des affect. intern.*, § 10 à 12.

446ᵉ *S.* — 158. Ἡπατικοῖσι. — J'ai cru qu'on pouvait dire *hépatiques*, comme on dit *phthisiques*, *hydropiques*, etc. Galien (*Sec. loc.* V, VI, 2, XIII, p. 197) nous apprend qu'on appelait *hépatiques* les malades qui, sans tumeur contre nature, sans inflammation, sans abcès, sans squirrhe, en un mot sans aucune affection apparente dans le foie, étaient atteints de faiblesse dans les fonctions de ce viscère. — Cf. aussi *Ibid.*, p. 195 et *Loc. affect.*, V, VIII, t. VIII, p. 359 et 361. — Un des signes caractéristiques de l'affection hépatique était un flux de matières semblables à des lavures de chairs fraîches (Gal. *Loc. affect. l.* I, p. 359). Beaucoup de médecins, trompés par ces évacuations, diagnostiquaient une dyssenterie (p. 361) ; à ce propos, Galien se vante d'un beau diagnostic différentiel. — Ἡπατικός, dans les écrits hippocratiques (par ex. dans la *Coaque*, sujet de cette note), ne paraît pas avoir l'acception spéciale et précise que lui donne Galien. — Voy. aussi Foës, p. 189.

451ᵉ *S.* — 159. Ἀμόργη (*amurca*). — Galien (*Comm.* VII, *in Aph.*, 52), dit qu'on appelle ainsi le *dépôt de l'huile*.

454ᵉ *S.* — 160. Les manuscrits ne m'ayant fourni aucune lumière certaine sur cette sentence, qui est presque inintelligible, j'ai adopté le sens qui m'a paru le plus raisonnable. Au lieu de ἀλλήλων μοχθηρῶν du texte vulgaire, M. Littré lit avec deux mss. ἀλλ. τὲ σημεῖον μοχθηρόν, et traduit : *Ces deux affections sont l'une pour l'autre un signe réciproquement mauvais*, mais il ajoute que ce sens est fort obscur, fort embarrassé et par conséquent très-peu sûr.

465ᵉ *S.* — 161. Τὰ δυσεντεριώδεα.... διαχωρήματα ἐπὶ φλογώδεσι ἐξερύθροισι χρώμασι λυόμενα. — M. Littré traduit : *Les selles dyssentériques... se dissipent en prenant des couleurs enflammées et très-rouges*, etc. Cette sentence est si obscure qu'on peut y voir à peu près tout ce que l'on veut.

467ᵉ *S.* — 162. Λειεντερίη, *levitas intestinorum* (Celse), est, suivant Galien, une maladie dans laquelle les aliments et les boissons traversent rapidement le canal intestinal et sortent à l'état de crudité, tels qu'on les a pris. C'était aussi la définition de Praxagore (*Comm. in Aph.* VI, 1) « La lienterie est due à des ulcères semblables aux aphthes ou à la faiblesse de la faculté assimilatrice, faiblesse qui est une conséquence de l'intempérie de toutes les parties du ventre. (*Comm. in Aph.* IV, 12). » Dans le traité *Des affections* (p. 522, éd. de Foës), la *lienterie* est définie : « Déjection sans douleur des aliments non putréfiés ou à l'état de crudité (c'est-à-dire non digérés), et imprégnés d'humidité. » L'auteur du IIᵉ livre des *Prorrh.* (p. 217, éd. de K.) admet que dans la lienterie les matières peuvent être ou très-âcres, ou noires et liées et de mauvaise odeur. — Galien reprend très-sévèrement Érasistrate d'avoir dit que les anciens faisaient consister la lienterie dans l'évacuation des aliments à l'état de crudité, mais mêlés à du sang et à des mucosités. Il affirme que ni les auteurs hippocratiques ni les médecins plus récents et contemporains d'Érasistrate, tels que Philotime, Hérophile et Eudème, n'ont donné une semblable définition. (*Comm. in Aph.* VI, 1.) Érasistrate ne me paraît pas s'être autant éloigné des définitions données par les hippocratistes que le prétend Galien : en effet, pour l'auteur du traité *Des affections*, comme pour Dioclès, dans son livre intitulé : *Affection*, *Cause*, *Thérapeutique* (cf. Gal., *loc. cit.* et *De locis affect.*, t. VIII, p. 185), la présence de mucosités ou d'humeurs était un élément essentiel de lienterie ; et les selles noires dont parle l'auteur du *Prorrh.* sont probablement des selles sanguinolentes. — Cf. aussi sur la dyssenterie : Ackermann, *Dyssent. antiquitates*, Lips, 1777, in-8° ; cet ouvrage est plein d'érudition.

467e *S.* — 163. Suivant Galien (*Glossaire*, v. θηρίον, p. 180), θηρίον, dans la *Collection hippocratique* signifie tantôt *vers intestinaux*, et tantôt *ulcère malin*. Aussi dans ce passage les traducteurs se sont-ils partagés. Comme l'ulcération des intestins est plutôt liée à la dyssenterie qu'à la lienterie, et qu'au contraire la lienterie est quelquefois compliquée, peut-être même causée par la présence de vers, j'ai pensé qu'il fallait suivre la première interprétation de Galien.

472e *S.* — 164. Rufus (*De morbis vesicæ et renum*, p. 117, éd. de Matthæi) dit : « Quand vous ne voulez pas opérer, employez une sonde, ou faites coucher le malade, ou retournez-le deçà et delà, afin que la pierre se déplace, et l'homme pourra uriner. Quand il est debout, la pierre bouche l'urètre. » — L'impossibilité d'uriner quand on est debout, et la possibilité quand on est couché ou même assis est un des signes présomptifs de la pierre ; il a été signalé par les anciens (*voir* Foës, note sur cette sentence, p. 192) et par les modernes. — La sentence suivante est remarquable par le diagnostic différentiel que l'auteur y établit.

474e *S.*— 165. J'avais d'abord suivi le texte approuvé par Foës et adopté par Opsopœus, par Cornarius et par Van der Linden, mais je me suis rangé à l'avis de M. Littré et j'ai suivi son texte. Le texte de Foës porte : *Ceux qui ne s'aperçoivent pas quand l'urine traverse le canal de l'urètre, sont paralysés et sont dans un cas désespéré.*

480e *S.* — 166. Le texte des *Coaques* porte τὰ ἐξαίφνης ἀποπληκτικὰ λελυμένως ἐπιπυρετήσαντα. (...σαντι est donné par la 82e sent. des *Prorrh.*). Galien dit (*Comm.* II, texte 84, p. 672, t. XVI) : « Hippocrate, en écrivant d'une manière inusitée λελυμένως ἐπιπυρετήσαντι, a donné matière aux interprétations des sophistes. Certains interprètes ont joint λελ... à ἀποπλ... ; les uns l'interprètent par μετρίως (*les apoplexies soudaines modérées*) ; les autres lui donnent le sens de *paraplégie*, c'est-à-dire perte du mouvement et du sentiment. » Galien considère comme la véritable leçon λελ. ἐπιπυρετήσαντα, qu'il interprète : *une fièvre non aiguë et chaude, mais faible.*

482e S. — 167. Le mot λευκοφλεγματία désigne tantôt l'*anasarque*, tantôt une cacochymie caractérisée par une surabondance de *phlegme* dans les vaisseaux et dans toute l'économie. (Cf. Arétée, *Sign. Chronic.* II, 1 ; Foës, *OEcon.*, à ce mot.) Prise dans ce dernier sens, la *leucophlegmasie* des anciens représente notre constitution dite lymphatique.

488e S. — 168. Quelles sont ces parties inférieures ? Il est probable qu'Hippocrate entend les lombes et les hanches, qui sont fortement endolories dans la gravelle.

489e S. — 169. Ces éruptions sont également signalées comme funestes dans le liv. VII des *Épid.* — Pour cette sentence, dont le texte est évidemment altéré, et sur lequel les manuscrits ne m'ont rien appris, j'ai suivi Foës dans sa traduction et dans ses notes.

495e S. — 170. Πονηρόν. — Je conserve ce mot avec les manuscrits et les imprimés. Foës, et en cela il est d'accord avec Imp. Corn., voudrait que, conformément au *Pronostic*, on lût πόνον ; en sorte qu'il faudrait traduire : *cela indique de la souffrance et du délire.* — Le sens est suffisant ; il est inutile d'admettre de correction ; M. Littré a été aussi de cet avis.

Sect. XXVII. — 171. Voy. dans l'*Appendice* les extraits du IIe livre des *Prorrhétiques* et des livres chirurgicaux d'Hippocrate qui éclaircissent ou complètent cette sentence des *Coaques*.

497 et 498e S. — 172. Voy. dans l'*Appendice* les extraits du traité *Des plaies de tête* pour ces deux sentences des *Coaques*.

502e S. — 173. — Ἐπίπλοον. Voy. la *Dissertation sur l'anatomie hippocratique.*

508e S. — 174. Le mot μηρός, que j'ai traduit par *cuisse*, signifie chez les anciens tantôt le fémur, tantôt la cuisse proprement dite. Cf. Greenhill, *Adnot. in Theoph.*, p. 285.

509e S. — 175. Ῥαχίτη μυελός. — Voy. la *Dissert. sur l'anatomie hippocratique.*

509e S. — 176. Le texte vulgaire porte : τὰ ἐντὸς νεῦρα. Imp. Samb., Holl., Opsop., lisent τὰ ἔντερα. Foës m'autorise à suivre cette leçon : je crois que le contexte la commande.

510e S. — 177. Ἐς τὴν ὀφρύν. — Ὀφρύς signifie, selon les anciens, tantôt le sourcil proprement dit, tantôt l'os frontal. — Cf. Théophile, éd. de Greenhill. — Les auteurs de chirurgie et d'ophthalmologie notent aussi les plaies de cette région comme une des causes de l'amaurose. M. Malgaigne est d'avis que dans les plaies et contusions de la région du sourcil, c'est moins la lésion des nerfs propres à cette région qui produit l'amaurose, que la commotion transmise au nerf optique par le choc qui accompagne l'action vulnérante (*Anat. chirurg.*, t. II, p. 381). Souvent, en effet, le chirurgien est obligé de porter le fer ou le feu sur la région sourcilière, de diviser les nerfs qui la parcourent (j'ai été moi-même témoin de plusieurs faits de ce genre, particulièrement sur des soldats à l'hôpital de Dijon), sans qu'il en résulte d'amaurose. — Beer, von Walther et Andreæ professent la même opinion et d'une manière plus formelle encore, quoique ce dernier ne nie pas cependant toute influence d'une lésion ou d'un tiraillement du nerf frontal, pour la production d'une amblyopie (*Voir* M. Littré, *Argum. des Coaques*, t. V. p. 583-584).

510e *S.* — 178. Χρονιζομένης δὲ τῆς οὐλῆς. — M. Littré traduit : *A mesure que la cicatrice devient plus ancienne.* La note précédente montre qu'il est difficile d'établir chirurgicalement lequel de ces deux sens (que le texte comporte également) doit être préféré.

511e *S.* — 179. Σύριγγες. — Ce mot vient de l'analogie qu'on a trouvée entre les fistules et les joncs creux dont on faisait des flûtes (Gal., *Comm.* II in *Progn.* t. 64, p. 209, t. XVIII, 2e partie, et *Comm.* III *in lib. De hum.*, t. 28, p. 463, t. XVI). Les anciens (Gal., *De tum. præt. nat.*, cap. 5, p. 718, t. VII; *Defin. med.*; *defin.* 421; — Paul d'Égine, IV, 49 et VI, 77; — Celse, t. V, 28, 12), définissent la fistule un conduit calleux, étroit et long, quelquefois sinueux, ayant une ouverture qui ne peut pas se cicatriser ou qui se cicatrise difficilement, et par laquelle sort de l'humeur à certaines époques. Dans le traité hippocratique *Des fistules*, il n'est question que des fistules à l'anus, de leur traitement et d'autres maladies du gros intestin, particulièrement de l'inflammation et de la chute du rectum. — Pour la description des procédés mis en usage par Hippocrate dans l'opération de la fistule à l'anus, je renvoie à Dujardin (*Hist. de la chirurg.*, p. 113 et suiv.), et à Sprengel (*Hist. de la Méd.*, trad. de M. Jourdan, t. VII, p. 264 et suiv.). Je dirai seulement que l'auteur du traité *Des fistules*, § 3, t. VI, p. 450, se servait, pour reconnaître l'étendue et la nature de la fistule, d'un *speculum ani* (κατοπτήρ), et qu'il traitait ces fistules soit par les tentes enduites de médicaments, soit par la ligature, procédé renouvelé de nos jours. Il voulait aussi qu'on ramenât les fistules borgnes internes à la condition des fistules complètes, pour les soumettre au même traitement. Et il termine en disant que la fistule borgne ne guérit pas si elle n'est incisée, c'est-à-dire ouverte à sa partie supérieure.

511e *S.* — 180. Μολοῦνταί τε καὶ ἰχωροροῦσι αἰεί. — Μολοῦνται est fort embarrassant. « Si μολοῦνται de vulg., dit M. Littré, note 9 de la page 698, est le futur du verbe βλώσκω (*Voir* la *Grammaire grecque* de Matthiæ, § 243), il ne peut être conservé ici. Les traducteurs ont mis *procedunt*, *longius excurrunt*; par conséquent ils ont lu (le présent) μόλονται; mais μόλονται est une forme rejetée par la critique; la correction de Lind (μυλοῦνται) est ingénieuse. Μυλόω, terme en effet hippocratique, se trouve expliqué à l'article Ἐμυλώθη dans les *Gloss.* d'Érotien et de Galien; on lui attribuait deux significations au passif : ou bien *être dur comme une môle utérine*, ou bien *être couvert d'excroissances humides*. La première ne convient pas très-bien ici, la seconde ferait double emploi avec : *il y a des carnosités à leur orifice*. On pourrait proposer μολύνονται (*sont souillées*). Mais peut-être μολέω n'en est-il qu'une forme manquant dans nos lexiques. Partant je n'ai rien changé. Et M. Littré traduit : *sont souillées*. Quant à moi, je trouve la correction de Lind très-plausible, et je pense que, pour éviter le double emploi, on peut très-bien admettre que μυλοῦνται désigne des callosités dans le foyer même de la fistule : cette interprétation ne s'écarte pas, d'ailleurs, de celle donnée par Érotien et Galien.

512e S. — 181. Cette sentence présente quelques mots qui demandent une explication. La *néphrite* (νεφρῖτις) signifie dans Hippocrate tantôt une maladie des reins en général, tantôt la présence de calculs dans les reins, tantôt l'inflammation de cet organe. Il s'agit sans doute du calcul qui, suivant Hippocrate, est une maladie commune à l'enfance. — Par le flux de sang (ῥοῦς αἱματηρός), les uns ont entendu qu'il s'agissait de pertes utérines, qu'Hippocrate dit être fréquentes chez les jeunes filles ; d'autres que l'auteur voulait parler du flux sanguin en général et particulièrement de l'épistaxis. — Il est probable qu'il faut regarder les fluxions sur la moelle (κατάῤῥους νωτιαῖος) comme se rapportant à la phthisie dorsale dont la description est plusieurs fois donnée dans le IIe livre des *Maladies*, dans le traité *Des affections internes* et dans celui des *Glandes*. — Le *chordapsus* (χορδαψός) est pour Galien (*De locis affectis*, VI, II), et pour les auteurs anciens (cf. Foës. *OEcon.*, au mot χορδαψός) synonyme d'*iléus*. (*Voir* note 202 des *Coaques*, et ajoutez avec M. Littré, t. V, p. 700, que par *iléus congénital* l'auteur entend peut-être *l'imperforation de l'anus*. Ce mot tire son origine de χορδῆς ἅπτεσθαι (*produire au toucher la sensation d'une corde tendu*), parce que, dans la maladie qu'il désigne, l'intestin grêle semble au toucher tendu et résistant. — Par *écrouelles* (χοιράδες), il faut entendre toute tumeur froide, glanduleuse (de nature scrofuleuse), et particulièrement les tumeurs des glandes du cou. (Cf. Foës, *OEcon.*, au mot χοιράς, et notes sur cette sent., p. 201.)

514e S. — 182. Στόματα ἀφθώδεα peut s'entendre soit d'aphthes à la bouche, soit d'aphthes à la vulve. En effet, il n'est pas rare de voir chez les femmes près d'accoucher de véritables aphthes, soit à la bouche, soit à la vulve, où ils simulent même les ulcérations vénériennes.

514e S. — 183. Ἐπιφόροισιν. — J'ai suivi, pour ce mot, l'une des interprétations données par Galien (*Comm.* III in *Prorrh.*, t. 105, p. 737, t. XVI). L'autre sens d'ἐπίφορος n'est pas applicable ici, puisqu'il signifie : « Qui conçoit facilement et qui accouche promptement. »

518e S. — 184. *Voir* note 1 du *Prorrh.*

518e S. — 185. Bâle, 2254, ont κενεαλγικῶς, *douleurs des flancs*. Foës, tout en admettant ce texte, traduit avec Cornarius comme s'il y avait κεφαλαλγικῶς (*ex capitis dolore*) ; 2253 a κενεαγγικῶς. J'ai suivi ce texte, comme le plus sûr et le plus rationnel ; il avait été admis par L. de Villebrune comme la vraie leçon, peut-être d'après Servinus, Duret et Mack. M. Littré déclare aussi que c'est la véritable leçon.

526e S. — 186. Cf. sur cette sentence très-obscure Foës, p. 204, et M. Littré, p. 702.

531e S. — 187. Voy. sent. 156-7 et la note.

535e S. — 188. *Voir* note 46 des *Coaques*, p. 262.

539e S.—189. Cette sentence est fort obscure. Le passage le plus embarrassant est celui-ci : καὶ μέντοι καὶ δύσκολα ἀποβαίνει τῇσι ἐπιφόροισι τὰ περὶ τὸ λεπτὸν οἰδήματα, οἷα τὰ περὶ τὰς ὀσχίας γίνεται ἀπολαμβανόμενα ὀρθοπνοίῃσιν. Je dois à M. Danyau d'en avoir tiré un sens médical, sans trop m'écarter des textes imprimés ou manuscrits. Hippocrate parle des infiltrations qui se font aux grandes lèvres, quand l'utérus, soit par l'abondance des eaux, soit par la présence de deux fœtus, est énormément développé : ces infiltrations sont analogues à celles du scrotum chez l'homme dans le cas d'orthopnée par suite de quelques maladies du cœur. Quand elles existent, il n'est pas rare de voir survenir l'éclampsie (les *spasmes* d'Hippocrate) après la délivrance.

543e S.—190. Les manuscrits 2253, 2254 et Bâle ont ἤν τι ῥηγῇ (ῥαγῇ ?), s'il y a quelque déchirure. Foës a ἤ τι ῥιγῇ ; mais il approuve beaucoup l'autre leçon, qui est, en effet, plausible. Cela doit s'entendre de déchirures de l'utérus ; quant au transport à la cuisse, M. Danyau pense qu'il s'agit du *phlegmasia alba dolens*. M. Littré a conservé ῥιγῇ, et de plus il lit : καὶ ἐς μηρὸν ὁρμᾷ τρόμος, δύσκολον, et traduit : *Un flux blanc.... si un tremblement se jette sur la cuisse, est difficile*. Il est bien certain qu'en rapportant τρόμος à δύσκολον, la construction de toute la sentence est fort embarrassée ; mais à la rigueur on peut s'en rendre compte, et d'ailleurs le sens me paraît médicalement préférable, surtout si on admet ῥαγῇ.

560e S. — 191. Les manuscrits 2253, 2554 et Bâle ont ἐν ὑποφθορῇ ; Foës lit : ἐν ὑποφορῇ. J'ai suivi la première leçon ; la seconde signifie : « S'il y a des selles copieuses, » ainsi que traduit M. Littré, qui adopte le texte de Duret ; mais je n'ai pas vu de raison suffisante pour changer le texte des mss.

564e S. — 192. M. Littré (*Arg.*, du livre IV des *Épid.*, t. V, p. 140 *suiv.*) a établi un curieux rapprochement entre l'état pathologique indiqué ici, mais décrit avec plus de détails dans le IVe livre des *Épidémies*, et une maladie nouvelle en Écosse.

566e S. — 193. Les manuscrits 2253, 2254 et Bâle réunissent la fin de la sent. 565 à 566, en sorte qu'il faudrait traduire : « De même dans les cas de superpurgation, etc., ceux qui doivent vomir, etc. » — Mais il n'y a aucune liaison entre ces deux termes. Foës a donc eu raison de les séparer. D'ailleurs cette correction est appuyée sur *Aph.* IV, 34 ; VII, 41. Comme moi, M. Littré a séparé les sentences.

568e S. — 194. Ἀσώδεες, comme à la sent. 564 ἀσώδεσι ; ici M. Littré traduit par *nausées*, là par *agitation* ; je crois que dans les deux cas l'ensemble de la sentence et le parallélisme des deux réclament le mot *nausée*.

570e *S*. — 195. J'ai suivi le texte conjectural de Foës, comme plus conforme à la doctrine hippocratique, comme plus en harmonie avec le contexte lui-même : l'auteur, vantant d'abord les heureux effets de l'ellébore, fait ensuite une restriction. Le texte vulgaire porte : « Et il empêche (ou peut-être il guérit) les grandes suppurations internes. M. Littré, tout en approuvant le sens donné par Foës (qui lit καὶ ἐμπυήσιας μεγάλας ἀφιστήτεον au lieu de κ. ἐ. μ. ἀφίστησι), conserve et traduit le texte vulgaire par ce motif que la proposition paraît relative plutôt aux effets salutaires qu'aux effets nuisibles de l'ellébore, et il traduit : *Toutefois il produit des duretés* (ποιεῖ μέντοι σκληρύσματα), comme une parenthèse ; mais cette raison ne me semble pas décisive, et μέντοι paraît dominer tout ce membre de phrase. » — Oribase (*Collect. med.*, VIII, 8) nous a conservé de Ctésias, contemporain d'Hippocrate, mais plus jeune que lui, un fragment singulier sur l'ellébore : « Du temps de mon père et de mon grand-père, dit Ctésias, on ne donnait pas l'ellébore, car on ne connaissait ni la mesure, ni le mélange, ni le poids suivant lesquels il fallait l'administrer. Quand on prescrivait ce remède, le malade devait se préparer en faisant son testament. Parmi ceux qui le prenaient, beaucoup succombaient, peu guérissaient ; maintenant l'usage en paraît plus sûr. » — Voy. du reste dans le second vol. d'Oribase, p. 800 et suiv., nos notes sur l'helléborisme.

Sect. XXXII. — 196. — Cf. sur les urines : *De urinis comp.*, dans les œuvres de Galien, t. XIX, p. 602 ; *De urinis lib.*, *ibid.*, p. 574 ; *De urinis, ex Hipp. et quib. aliis*, *ibid.*, p. 609 ; Théophile, *De urinis*, éd. de Guidot, Lugd. Batav., 1703, reproduit dans *Phys. et med. græc. min.*, éd. d'Ideler, t. I, p. 261 ; Actuarius, *De urinis*, dans *Phys. et med.*, etc., t. II, p. 3 ; Anonymi, *Synopsis de urinis*, *ibid.*, p. 307. — Parmi les modernes, on lira avec fruit la *Séméiotique des urines*, par M. Becquerel, et le beau traité *Des maladies des reins*, par M. Rayer.

579e *S*. — 197. Μὴ ἐπὶ χροιῇ ἐόντα. — Induit en erreur par Foës, j'avais traduit : *qui ne conserve pas cette couleur ;* avec Duret et M. Littré j'ai rétabli le vrai sens de ce membre de phrase ; χροιή signifie ici *surface* et non *couleur*.

580e *S*. — 198. Τοῖσι δὲ λεπτοῖσι τὸ ἀνάπαλιν τοῖσι (οἷσι 2253, 2254. Bâle), συνεστραμμένοις καὶ τὸ χαλαζῶδες διαχεόμενον, τὸ δὲ αὐτὸ καὶ ἐπίπονον. — C'est là un membre de phrase dont le sens est inextricable, et qui paraît très-suspect à Foës. Les interprétations diverses qu'il cherche à en donner ne sont pas plus compréhensibles les unes que les autres. Dans ma première édition j'avais même passé τοῖσι ... ἀνάπαλιν, ne pouvant rien en tirer de raisonnable. M. Littré, qui met *un point en haut* après ἀνάπ. et qui lit οἷσι, traduit, mais en déclarant qu'il n'a pas rendu la phrase beaucoup plus claire : « *Dans les urines ténues, celles qui le sont à contre-temps* [*sont mauvaises*]. *Dans les urines condensées, les particules semblables à la grêle, au sperme, dispersées, annoncent la souffrance.* » D'abord je suis porté à croire que τοῖσι... συνεστρ. est une interpolation.

582e *S*. — 199. Je suis l'interprétation de Foës.

586ᵉ *S.* — 200. M. Littré lit, avec quelques manuscrits, ταχεῖαν au lieu de παχεῖαν; et il traduit : « *l'urine un peu jaune, de couleur vive...*, *annonce une crise semblable et de plus rapide.* »

590ᵉ *S.* — 201. Ce texte est embarrassant. J'ai suivi Foës en mettant quelques mots complémentaires entre crochets. M. Littré traduit : *Des tremblements, apparaissant aussi de la sorte chez un vieillard, dans une fièvre, présagent,* etc.

592ᵉ *S.* — 202. Εἰλεός. — Sous le mot *iléus*, les anciens ont confondu une foule d'affections diverses des intestins, et particulièrement de l'intestin grêle, depuis la colique venteuse jusqu'à la gangrène, y compris le *volvulus*, décrit dans le troisième livre du traité *Des maladies*, § 14. Parmi ces affections, les unes constituent de véritables maladies, qui ont reçu plus tard, par suite du progrès des connaissances anatomiques, un nom déterminé; les autres ne sont que des symptômes communs à diverses maladies. Ce mot est une très-grande source d'embarras dans l'étude de la pathologie ancienne, et il est tout à fait surabondant dans la nosologie moderne, d'où il faut le rayer, comme l'ont très-bien démontré les auteurs du *Compendium* de médecine pratique (t. V, p. 149 et suiv.). — Voy. l'*Économie* de Foës et Gorris (*Definit. med.*), où plusieurs passages sur l'*iléus* ont été rapportés, mais sans critique médicale, il est vrai. Voy. aussi note 181. Du reste, dans la sentence qui nous occupe il n'est même pas bien sûr qu'il faille lire εἰλεώδεσι, car les textes ont les uns cette leçon, les autres χολώδεσι (*dans les affections bilieuses*) que M. Littré a adopté.

607ᵉ *S.* — 203. Le texte vulgaire et les manuscrits ajoutent : ἦρα γε τουτέοισι τὰ ἀλγήματα; ces mots, qui manquent dans la 21ᵉ sentence du *Prorrh.*, ont été, ce me semble, tirés du commencement de la 22ᵉ sentence du *Prorrh.*, mais avec de notables changements; je les ai donc supprimés. M. Littré, qui lit conformément à la 22ᵉ sentence du *Prorrh.*, ἀραιά au lieu de ἦρα, traduit : « *Chez ces malades les douleurs ne se font sentir que d'une manière intermittente.* » — La correction est peut-être bonne en soi, mais arbitraire, et ce membre de phrase ne m'en paraît pas moins une interpolation inintelligente, car ce n'est pas ainsi que procède le rédacteur des *Coaques* quand il emprunte aux *Prorrhétiques*.

608ᵉ *S.* — 204. J'ai rendu ψαφερόν par *grumeleux*, et ψαθαρόν (épithète donnée aussi au poumon dans le IIᵉ livre *Des malad.*) par *friables*; ces deux mots ont à peu près la même signification ; on écrit indifféremment ψαθυρόν ou ψαθαρόν. Dans le premier cas il me semble difficile de dire que des excréments sont à la fois *mous* et *friables*. — M. Littré, qui lit dans les deux cas ψαφαρόν, traduit sans distinction par *friables*. — *Voir* aussi note 53 du *Prorrh.*, p. 409.

609ᵉ *S.* — 205. Καὶ κακόν. — Imp. Samb. et Serv., suivis par Mack, n'ont pas ces mots. 2254 les donne. Foës les adopte avec Bâle.

610ᵉ *S.* — 206. Ὑποψάφαρον. Voy. note de la 608ᵉ sent.

614e S. — 207. Au lieu du texte ordinaire : τὸ δὲ ὑγρὸν ἐν τῷ τεθῆναι λαῦρον ἔρευθος. Αἱμοῤῥαγέσι γλίσχρον, κ. τ. λ., M. Littré, au lieu de λαῦρον, imprime λαβόν, avec Houllier et Duret, et rattache αἱμοῤῥαγέσι à la 613e sentence. — Je n'ai pas trouvé ses motifs suffisants pour changer le texte et la division ordinaires.

616e S. — 208. « Je suis sûr, dit L. de Villebrune, qu'Hippocrate avait écrit λαγόνας ἐντείνει, *tend les îles* (les flancs) comme par un retrait sur eux-mêmes, et non σιηγόνας, les joues. » Outre que cette affirmation est singulière, elle est tout au moins en défaut devant les manuscrits ; elle l'est devant l'expérience de tous les jours ; on sait en effet que les selles abondantes tirent et creusent les joues, et qu'elles météorisent le ventre. M. Littré traduit *annonce le trismus*, mais je crois qu'il ne s'agit pas ici de cet état pathologique. Le membre de phrase qui suit (λύει δὲ καὶ ἐπὶ προσώπου γενόμενα ἐρυθήματα) a été traduit par M. Littré : « *Des rougeurs survenues au visage peuvent servir de solution* ; » j'ai avec moi la généralité des traducteurs, et il est difficile de se prononcer avec sûreté pour l'un ou l'autre sens.

620e S. — 209. Je suis le texte primitif de 2253 qui porte φρικώδεες ῥιγωτικαί (lis. ῥιγώδεες καί). M. Littré, avec le texte vulgaire a lu seulement ῥιγώδεες.

621e S. — 210. Pour la fin de cette sentence, j'ai réformé ma première interprétation sur le texte très-habilement restitué par M. Littré.

623e S. — 211. Κοιλίης δ' ἐπιστάσης... ταχέως καταῤῥήγνυται. — M. Littré traduit : « *Le ventre se resserrant.... les parotides se rompent promptement.* » — Ce texte prêtant aux deux sens, et le mien me paraissant plus médical et plus conforme aux doctrines hippocratiques, je le conserve. Au lieu de *caractère de malignité* (θηριώδεα), M. Littré traduit par *vermineux*. Ce sens de θηριώδης ne me paraît pas ici parfaitement justifié.

626e S. — 212. Je suis le texte vulgaire et celui des manuscrits. Duret veut le corriger sur celui de la sentence du *Prorrh.* qui porte κώματα au lieu de καύματα. Ces corrections sont arbitraires et me paraissent inutiles. Foës n'avait fait que les proposer. M. Littré a cru devoir lire κώματα.

639e S. — 213. Ἐν περίῤῥῳ. — « Hippocrate (voy. *Épid.*, I, sent. 2, § 4 et *Épid.*, I, mal. 4 ; III, mal. 16, après la const. pest. ; VII, § 83 ; *Coac.*, 639) appelle *flux enveloppant* (περίῤῥουν) une certaine espèce d'excréments, qui présentent l'aspect suivant : liquide extrêmement terne et non mêlé aux excréments moulés. Cette espèce d'excréments s'échappe quelquefois seule, d'autres fois elle se présente à la sortie avec les selles dures provenant des aliments, sans y être mêlée. Par conséquent, si les selles provenant des aliments sont expulsées en même temps, il n'y a aucune nécessité de donner un lavement, mais, lorsque ces dernières ne sont pas évacuées, et que ce flux accessoire arrive seul, les médecins ont, en général, peur des lavements ; cependant quiconque professe la bonne doctrine y aura largement recours, lors même que le ventre serait relâché : en effet, ce flux ténu ne donnera lieu qu'à des inconvénients nuls, ou peu considérables, pourvu que le résidu des aliments ne soit pas encore descendu. Cet état se reconnaît aux signes suivants : d'abord, on ne voit sortir aucun excrément moulé, bien qu'il y ait eu avant de la constipation ; ensuite, lorsqu'on palpera le ventre, on s'apercevra que le colon est rempli. » Telle est l'explication que Lycus, dans Oribase, VIII, XXXVI, t. II, p. 248, donne du mot περίῤῥοι, explication dont les traducteurs d'Hippocrate ne paraissent pas avoir tenu compte et que j'avais déjà signalée dans ma première édition (note 5 du Ier livre des *Épidémies*).

642e S. — 214. D'après les variantes discordantes des manuscrits et des imprimés, et surtout d'après 2253 et 2254, il est évident que le texte de ces quatre sentences a subi de graves altérations. Je me suis arrêté à celui de Foës, tout en lui reconnaissant un grand vice, à savoir de faire disparaître des mots qui sont donnés par 2253, 2254, Bâle et Alde ; mots dont la présence permet de supposer quelque lacune. J'espère que le savant éditeur d'Hippocrate éclaircira ces sentences si embarrassantes. — Ces vœux que j'émettais dans ma première édition n'ont pas été tout à fait exaucés. Le texte a paru presque aussi désespéré à M. Littré qu'à moi, et la sentence 640 a été seule restituée avec sûreté. — La phrase : *S'ils ont de la difficulté à respirer*, etc., offre plusieurs difficultés. Il est presque impossible de déterminer si elle est la suite de la proposition précédente, comme je l'avais d'abord admis, ou si elle en est tout à fait indépendante, comme le veut M. Littré qui traduit : *Si les malades*, etc., en se fondant sur ce double fait que Galien cite cette phrase isolément (*Comm. in Epid.*, II, sect. III, t. 14), qu'elle manque dans la *sent.* 38 du *Prorrhétique*. J'ajoute qu'il ne paraît pas exister de relation médicale ou théorique entre ces deux propositions. — La seconde difficulté, plus insoluble encore peut-être, porte sur le membre de phrase πρὸς τὸ ἐκχλοιοῦσθαι εὔπνοον ἄσιτόν τε (σινόν τε vulg.) ; ἄσιτον est donné par Galien dans la citation rapportée plus haut. — M. Littré admet ἄσιτόν τε, et il pense qu'on pourrait aussi soit lire γίνονται (au lieu de σινόν τε) et changer εὔπνοον en εὔπνοοι, soit transformer ἄσιτον en εὔσιτον. De ces deux conjectures la première me plaît assez, car je ne sais comment me rendre compte du neutre dans l'ensemble de la phrase. εὔσιτον me plairait mieux aussi qu'ἄσιτον, car du contexte il semble résulter que l'auteur a voulu énumérer les symptômes favorables qui viennent faire cesser la dyspnée lorsqu'il se produit une teinte verte et que le ventre se relâche. Le texte de Galien est, il est vrai, un obstacle à ces conjectures, mais si le texte s'est altéré dans le livre original, il peut avoir été aussi corrompu dans le *Commentaire* de Galien ; on citerait plus d'un exemple analogue. Pour ces raisons donc, et acceptant une correction très-explicable par la paléographie, je lis γίνονται et εὔπνοοι.

646e S. — 215. Le texte vulg. porte ἐφιδροῦσι δὲ ἐλθόντων. M. Littré, d'après la sent. correspondante du *Prorrh.*, a lu, et je crois avec raison : ἐπάφρων διελθόντων.

DES AIRS, DES EAUX ET DES LIEUX.

INTRODUCTION.

Le traité *Des airs, des eaux et des lieux* se divise en deux grandes sections : la première est consacrée à l'étude des influences extérieures sur l'organisme ; la seconde, à l'étude de ces mêmes influences sur les facultés morales de l'homme, sur les institutions des peuples et le caractère des nations. Hippocrate a mis en tête de son ouvrage une introduction dans laquelle il établit la nécessité et l'importance des topographies médicales, et indique en quoi elles doivent consister. Le médecin considérera : 1° les saisons dans leurs révolutions régulières et dans les vicissitudes ou intempéries que chacune d'elles peut éprouver pendant son cours ; 2° les vents partagés en ceux qui sont communs à tous les pays, et ceux qui règnent plus particulièrement dans une contrée ; 3° les qualités des eaux ; 4° la situation de la ville dans laquelle il vient exercer pour la première fois ; 5° enfin il s'informera du régime des individus qu'il aura à soigner ; et, par régime, il ne faut pas seulement comprendre les aliments solides et les boissons, mais, comme l'auteur l'explique lui-même en partie, § 1er, *in fine*, le genre de vie tout entier.

Toute l'étiologie hippocratique est donc résumée dans ces premières lignes de l'Introduction ; on la trouve encore plus explicitement étudiée dans le passage suivant du traité *De la nature de l'homme*, § 9, t. VI, p. 52-6 : « Les maladies naissent, les unes du régime, les autres de l'air que nous introduisons en nous et qui nous fait vivre. On reconnaîtra de la manière suivante l'une et l'autre espèce de maladies : quand plusieurs individus sont attaqués en même temps par une même maladie, il faut penser que la cause est commune, et qu'elle tient à quelque chose dont tout le monde use ; et ce quelque chose, c'est l'air que nous respirons. Car il est évident que le régime particulier de chacun ne saurait être la cause d'une maladie qui s'étend sur les jeunes, sur les vieux, sur les hommes et sur les femmes, sur ceux qui boivent du vin, sur ceux qui boivent de l'eau, sur ceux qui mangent du gâteau d'orge, sur ceux qui mangent du pain de froment, sur ceux qui se fatiguent beaucoup, sur ceux qui se fatiguent peu. On ne saurait donc s'en prendre au régime, puisque tant d'individus qui en suivent de tout à fait opposés sont atteints de la même maladie. Au contraire, lorsque, dans le même temps, il naît des maladies de toute espèce, il est bien évident que le régime est la cause individuelle de chacune d'elles, et qu'il faut instituer un traitement opposé à la cause apparente de la maladie, comme je l'ai dit ailleurs, et changer le régime. Car il est évident que celui dont on a coutume de se servir est entièrement, ou presque entièrement, ou en partie mauvais. Il faut changer le régime quand on a reconnu en quoi il pèche; et en considérant la nature du sujet, son âge, son apparence extérieure, l'époque de l'année, le caractère de la maladie, on instituera le traitement, tantôt ajoutant, tantôt retranchant, comme je l'ai déjà dit, et on se comportera avec les médicaments et le régime eu égard à tout ce qui regarde l'âge, la saison, l'apparence extérieure et la maladie. Mais quand une maladie règne épidémiquement, il est manifeste que la cause doit en être recherchée non dans le régime, mais dans l'air que nous respirons et qui, manifestement aussi, laisse échapper quelque *exhalaison de matières morbifiques qu'il contient* (νοσηρήν τινα ἀπόκρισιν ἔχον ἀνίει). Dans ces temps d'épidémie, voici les conseils qu'il faut donner aux hommes : Ne pas changer le régime, attendu qu'il n'entre pour rien dans la cause de la maladie; mais faire en sorte que le corps ait le moins d'embonpoint et le moins de force possible, en diminuant la quantité habituelle des aliments et des boissons, mais peu à peu ; car si on change brusquement le régime, il y a danger qu'il ne survienne quelque chose de nouveau (*quelque perturbation*) dans le corps, et il faut user de cette façon (*c'est-à-dire en l'amoindrissant peu à peu*) du régime habituel, lorsque cela paraît ne faire aucun mal ; quant à l'air, on fera en sorte que l'inspiration en soit aussi petite et la qualité aussi étrangère que possible [à celui du pays infecté]. On arrive à ce résultat : d'une part, en changeant autant qu'on peut la nature des localités dans lesquelles règne la maladie; et d'une autre part, en atténuant le corps, car en l'atténuant il sent moins le besoin d'une respiration large et fréquente[1]. »

Hippocrate, ne s'occupant dans le traité *Des airs*, *des eaux et des lieux* que des maladies produites par les influences extérieures, les a divisées en maladies endémiques (ἐπιχώρια, *vernaculi morbi*) et en maladies communes à tous (*générales*, πάγκοινα ou simplement κοινά); ces dernières répondent assez bien à celles que nous appelons épidémiques, que le mot ἐπιδημεῖν ne représente pas dans ce traité, car il est appliqué aux maladies endémiques. Hippocrate n'a pas manqué de présenter le côté pratique de ces études météorologiques et climatologiques : elles apprennent, suivant lui, à prévoir quelles maladies doivent régner pendant chaque saison et pendant l'année tout entière, et par conséquent à se préparer contre elles; elles servent aussi à guider le médecin dans le traitement des maladies présentes; et, comme si l'auteur craignait encore de n'être pas suffisamment compris, il résume toutes les conséquences pratiques des études de météorologie et d'astronomie médicales dans cette phrase qui termine son introduction : « L'état des cavités change chez les hommes avec les saisons. » — Cette phrase et beaucoup d'autres qui n'en sont que le développement montrent encore qu'Hippocrate ne s'est pas seulement arrêté à constater d'une manière tout empirique l'influence des agents extérieurs pour la production des maladies, mais qu'il s'est efforcé d'expliquer, avec les connaissances physiologiques et anatomiques de son temps, la manière dont ces causes agissent pour faire naître tel ou tel état morbide.

Le traité *Des airs, des eaux et des lieux* n'est pas un traité isolé dans la Collection hippocratique; il représente tout un côté de l'étiologie générale de l'école de Cos, dont l'autre se trouve développé dans le traité *De l'ancienne médecine.* Nous y voyons tout ensemble comment

[1] Cf. le commentaire de Galien sur ce passage, *Comm.* II, in lib. *De nat. hom.*, texte 2 et suiv., t. XV, p. 117 et suiv. — C'est dans ce livre *De la nature de l'homme* qu'est proclamé et défendu le principe de la guérison des maladies par leurs contraires. Voy. aussi *Des vents,* § 1, t. VI, p. 93. — Cf. Gal., *Comm.* I, *in Épid.* I, *in prœm.*, t. XVII, p. 2 à 12, édit. de Kuehn. — La division des maladies en deux classes semble avoir été adoptée aussi par Platon, mais à un autre point de vue (*De republ.*, III).

cette école envisageait l'homme physique et moral dans ses rapports avec les influences extérieures, et quelle tendance invincible elle avait à s'attacher, dans l'étude de la nature et de l'homme, bien plus aux *ensembles* qu'aux détails dans lesquels l'école moderne a concentré toutes ses forces, et dont elle a voulu tirer tous ses principes.

Hippocrate considère tout d'abord l'influence de la situation des villes sur leurs habitants. Ne voulant parler que des conditions les plus tranchées, il a pris pour exemple les quatre positions diamétralement opposées, celles du midi, du nord, de l'est, de l'ouest. Pour lui, l'étude d'une localité comprend l'examen de la surface du sol qui est nu et sec, boisé et humide, enfoncé et brûlé par le soleil, ou élevé et froid ; la considération de l'air, celle des eaux, dont il rattache vaguement, et d'une manière presque entièrement spéculative, les qualités à la nature des terrains où elles prennent leurs sources ; mais surtout celle des vents dont il fait, en dernière analyse, la base unique de sa classification des localités, et qu'il regarde aussi comme la cause première des influences physiologiques et pathologiques que ces mêmes localités exercent sur l'organisme.

C'est ici le lieu d'analyser les réflexions si judicieuses que Malte-Brun [1] a faites sur cette partie du traité *Des airs, des eaux et des lieux* : — Hippocrate commence son écrit par l'exposé du but qu'il se propose : « Lorsqu'un médecin, dit-il, arrive dans une ville dont il n'a pas encore l'expérience, il doit examiner sa position et ses rapports avec les vents et le lever du soleil, etc. » N'est-il pas clair, d'après cette phrase, que l'intention d'Hippocrate n'était point de composer un traité sur les climats physiques, traité dont les matériaux n'étaient pas encore rassemblés de son temps, mais qu'il voulait seulement, par l'exposé de ses observations propres et locales, indiquer à ses successeurs la route à suivre pour en faire de nouvelles ? Ce but a été méconnu, ou tout au plus faiblement indiqué par des commentateurs peu pénétrés de son esprit, et qui ont voulu étendre son système au delà des limites dans lesquelles lui-même se

[1] *Précis de la Géographie universelle*, éd. de Huot. Paris, 1832, t. II, p. 540 et suiv.

renfermait. Ainsi, ses observations très-intéressantes, mais bornées exclusivement aux contrées qui s'étendent depuis la mer d'Azof jusqu'aux bouches du Nil, et des bords de l'Euphrate aux rives de la Sicile, ont été changées en généralités fausses et dangereuses. En voici la preuve : ce qu'Hippocrate dit de l'exposition aux vents chauds ne peut s'appliquer qu'aux côtes méridionales de la Grèce et de l'Asie Mineure, où les vents du midi règnent habituellement, où les eaux sont saumâtres et malsaines, comme le témoignent les géographes anciens et modernes; mais si l'on applique ces mêmes observations aux côtes septentrionales de l'Afrique, on les trouvera tout à fait fausses ; car, ainsi qu'Aristote lui-même l'avait déjà remarqué[1], les vents du midi y sont froids, et ils le sont parce qu'ils viennent de l'Atlas ; de même à Paris, en Souabe et en Bavière, les vents du sud sont souvent froids, parce qu'ils viennent chargés de la froide atmosphère des montagnes d'Auvergne et des Alpes.—Il en est de même de l'exposition septentrionale, qui est loin d'être toujours sèche, comme le dit Hippocrate ; on n'a qu'à prendre pour exemple les Asturies : ce pays est exposé au nord, mais son climat est très-humide, et il y règne les maladies qu'Hippocrate attribue à l'exposition méridionale. — Il ne faut pas non plus généraliser la ressemblance établie par Hippocrate entre l'exposition du midi et celle d'orient ; en effet, pour ne citer qu'un exemple, elle est fausse si on l'applique à l'Europe occidentale, où les vents du midi ressemblent à ceux d'occident, tandis que les vents d'est sont plus froids que ceux du nord, puisqu'ils arrivent, par la Russie centrale, des monts Ourals et des confins de la Sibérie. — Il n'est pas plus possible d'admettre sa théorie des climats occidentaux : en effet, pour ne prendre que deux exemples opposés : d'un côté les Portugais n'ont pas la voix rauque, au contraire, leur langage est infiniment plus doux que celui des Espagnols, et l'air qu'on respire en Portugal n'est ni épais ni malsain ; d'un autre, les Irlandais, continuellement tourmentés par les tempêtes venues de l'ouest, bien loin d'avoir le teint pâle, se reconnaissent, au milieu des Anglais, à leur teint vermeil.

« Hippocrate a-t-il donc avancé des choses fausses? A Dieu ne

[1] *Probl.* XXVI, 51.

plaise que je l'en accuse! s'écrie Malte-Brun; mais il a voulu parler uniquement de certaines contrées de la Grèce: expliquées dans ce sens local, ces observations sont justes et profondes. Toutes les côtes occidentales de l'Illyrie, de l'Épire et du Péloponnèse ont en effet le climat inconstant qu'Hippocrate compare à l'automne. » Ainsi, toutes les observations consignées dans le traité *Des airs*, *des eaux et des lieux*, parfaitement justes et véritablement utiles quand on les interprète dans leur sens propre, c'est-à-dire bornées à des localités restreintes, deviennent puériles et même absurdes lorsqu'on veut les étendre non-seulement aux expositions considérées d'une manière générale, mais à des régions tout entières.

Voici encore quelques réflexions que Malte-Brun a consignées ailleurs (p. 530) sur la comparaison établie par Hippocrate entre les localités et les saisons : « Si l'on ne considérait, dit-il, les expositions que par elles-mêmes, en faisant abstraction des autres circonstances, on pourrait, avec Hippocrate, comparer celles orientales au printemps, celles du midi à l'été, celles de l'occident à l'automne, celles du nord à l'hiver; car il est vrai que la constitution la plus commune des climats, sous ces expositions, répond à celles des saisons auxquelles on les rapporte. Cependant une comparaison plus exacte et plus significative serait celle avec les *points du jour*. Le plus grand froid se fait sentir au grand matin; ce point correspond à l'exposition nord-est, qui est la plus froide; la chaleur augmente jusqu'à trois heures après midi; de même les expositions deviennent toujours plus favorables à la chaleur jusqu'à celle de sud-ouest; viennent ensuite le soir et minuit, points correspondants aux expositions occidentale et boréale. »

Après Hippocrate, l'influence des localités sur la production ou sur le traitement des maladies a été prise en très-grande considération par ses successeurs immédiats, comme on le voit dans plusieurs traités de la Collection, et notamment au commencement du second livre du traité *Du régime*, en trois livres; tous les médecins anciens s'y sont également arrêtés. Celse dit, dans la préface de son premier livre, que la médecine doit se modifier suivant les pays, et qu'elle ne saurait être la même à Rome, en Égypte et en Gaule. Asclépiade avait reconnu que la saignée était nuisible dans les pleurésies à

Rome et à Athènes, parce que le vent du midi régnait habituellement dans ces localités, tandis qu'elle était très-efficace à Parium et dans l'Hellespont, exposés aux vents du nord [1]. Antyllus, dans le premier livre de son traité *De auxiliis*[2], a consacré un chapitre à l'étude des petites localités considérées en elles-mêmes. Sabinus [3] a envisagé cette question sous presque tous les points de vue. On trouve également dans Athénée [4] des considérations étendues et utiles sur les diverses localités. Galien dit [5] que la considération des lieux n'est pas moins importante pour la *prognose* des maladies que celle de la nature de chaque individu, de l'âge, du genre de vie, de la nourriture, et il invoque à l'appui quelques exemples généraux. Avicenne [6] a résumé toutes les observations de ses devanciers, et en a ajouté quelques-unes qui lui sont propres. Depuis la fin du XVIe jusqu'au commencement du XIXe siècle, les médecins ont consacré ces doctrines et par leurs écrits et par leur pratique. Cette observation si vraie et si large de la nature, qui ne demandait qu'à être de plus en plus éclairée et de mieux en mieux dirigée par les découvertes et à l'aide des instruments dont la science s'enrichissait tous les jours, a été violemment combattue par l'école physiologiste, qui n'a plus voulu voir dans les maladies que le point matériellement lésé, et dans l'action générale du monde que des éléments isolés. La tendance de l'école actuelle a notablement modifié cette fatale impulsion imprimée à la médecine; et l'on commence à comprendre

[1] Cf. Moreau, *De missione sanguinis in pleuritide*, p. 4, et aussi Cœlius Aurelianus *Morb. Acut.*, II, 22, p. 131, éd. Almel. — La ville de Parium est nommée par Hippocrate (*Épid.* III, 4e constit. premier malade, § 28 de mon édit.); Galien, commentant ce passage d'Hippocrate (t. XVII, p. 739), rapporte également l'observation d'Asclépiade.

[2] Dans Oribase, *Collect. med.*, IX, XI; t. II, p. 301 de notre édition.

[3] Oribase, *Collect. med.*, IX, XV; t. II, p. 310 et suiv.

[4] Orib., *lib. cit.*, IX, XII; t. II, p. 302.

[5] *Comm.* I, *in Épid.*, I, texte 1, t. XVII, p. 10. Cf. aussi *Comm.* I, t. 11 et *Comm.* III, in lib. *De hum.*, texte 5 et 11, t. XVI. — Et dans Oribase, *Collect. med.*, IX, x, p. 300. — Une partie du livre IX des *Collections médicales* d'Oribase (t. IIe de notre édition) est consacrée à *l'air, aux localités et aux saisons.* Le plus souvent les auteurs extraits par Oribase se sont inspirés d'Hippocrate; on trouvera donc dans ce livre IX et dans les notes qui l'accompagnent, un commentaire utile sur plusieurs des points traités ou simplement indiqués par Hippocrate.

[6] *Canon medicinæ*, lib. I, fen 2, doct. 1, cap. 2, p. 107; éd. de Venise, 1608, in-fol.

qu'il faut, avec les anciens, observer la nature et l'homme tels qu'ils sont, et ne pas s'en tenir aux mesquines proportions de systèmes exclusifs. Déjà les faits se rassemblent de tous côtés, déjà quelques principes généraux sont posés, déjà quelques travaux réguliers ont été tentés, et l'on peut espérer que notre époque arrivera à une démonstration satisfaisante, et à une application véritablement pratique de la proposition suivante, dans laquelle M. Boudin a résumé une partie de la géographie médicale : « De même, dit-il[1], que chaque pays possède son règne végétal et son règne animal caractéristiques, de même il possède aussi son règne pathologique à lui : il a ses maladies propres et exclusives de certaines autres. »

Des eaux. — « A l'influence du sol sur l'organisme, dit M. Boudin[2], se rattache naturellement l'étude de l'influence des eaux, qui, soit à l'état de vapeurs répandues dans l'atmosphère, soit à l'état de boisson, établissent une communication aussi directe qu'incessante entre le sol et l'homme. Cette étude, tant recommandée par le père de la médecine, est loin d'avoir obtenu, dans ces derniers temps, toute l'attention qu'elle méritait, alors cependant que les immenses progrès de la chimie lui promettaient un nouvel intérêt. L'étiologie des maladies endémiques y a beaucoup perdu, et c'est là une énorme lacune qu'il faudra se hâter de combler. »

Hippocrate considère dans les eaux les qualités extérieures et les qualités intérieures. Il les rattache tantôt aux qualités mêmes du sol d'où les eaux tirent leur origine, tantôt à l'exposition de leurs sources, tantôt aux influences étrangères qu'elles subissent, et particulièrement à celle des vents; il en déduit les propriétés physiques et physiologiques bonnes ou mauvaises. Sur ce dernier point, ou il se contente de consigner les résultats de l'observation directe, ou il mêle à son récit, mais avec une grande sobriété, des explications médicales ou physiques. Il n'a pas donné de classification; il est néanmoins possible d'en rassembler les éléments épars, et d'en présenter le tableau suivant :

Eaux dormantes de marais, de réservoirs artificiels, entretenues

[1] *Traité des Fièvres intermittentes*, etc., p. 69, in-8°. Paris, 1842.

[2] *Essai de Géographie médicale*. Paris, 1843, in-8°, p. 51 et suiv.

par les eaux de pluie; eaux de lacs, entretenues par les rivières, rapportées tantôt aux eaux dormantes proprement dites, tantôt aux eaux mélangées.

Eaux de sources ou courantes provenant de roches, d'un sol qui renferme des eaux thermales ou des minerais, de lieux élevés, de tertres; pour ces deux dernières espèces d'eaux, il faut considérer si l'exposition est au levant; entre le lever et le coucher d'été; surtout vers le lever; entre le coucher d'été et celui d'hiver; au midi; enfin entre le lever et le coucher d'hiver.

Eaux de pluie, de neige et de glace; eaux de grands fleuves, d'étangs.

Cette classification, plus vraie au point de vue de l'hygiène qu'à celui de la chimie, est consacrée par les médecins anciens et par la plupart des modernes. On la retrouve, à de très-légères modifications près, dans Celse[1], Rufus[2], Galien (*passim*, cf. aussi dans Oribase, *Collect. med.*, V, 1); Athénée[3], Paul d'Égine[4], Actuarius[5], Avicenne[6], Ambroise Paré[7], Tourtelle[8], Nysten[9], Guérard[10], Rostan[11], Londe[12], Lévy[13]. Je n'ai point cru devoir accumuler ici les citations, il m'a suffi de renvoyer aux auteurs qui sont en quelque

[1] *De re medica*, II, XVIII, p. 80, éd. de Milligan. Édimbourg, 1831.

[2] Dans Oribase, *Collect. med.*, V, III, t. I, p. 324. — Voyez aussi Aëtius, *Tebrab.* I, serm. III, 165, p. 151, éd. d'Estienne.

[3] *Deipnosophistæ*, II, p. 40 et suiv., éd. Casaub. — Athénée a consacré un long chapitre aux eaux; il s'occupe plus spécialement de celles qui présentent quelques particularités, toutefois il parle aussi des caractères généraux des eaux.

[4] *De re medica* (texte grec), I, 50, f° 6, v°. Venise, 1528, in-fol., éd. d'Estienne, p. 358. — Voy. aussi les notes de M. Adams dans sa traduct. anglaise.

[5] *De spiritu animali* (texte grec), II, 5; dans les *Physici et medici græci minores*, éd. d'Ideler, t. I, p. 370); dans l'éd. d'Estienne, p. 32.

[6] Lib. I, fen. II, doct. II, cap. XVI, t. I, p. 114. *Canon medicinæ*.

[7] *OEuvres*, XXIVe livre, chap. XXIII, t. III, p. 403, éd. de Malgaigne.

[8] *Éléments d'hygiène*, 3e édit., t. I, sect. II, chap. VI, p. 347 et suiv. Paris, 1815.

[9] *Dictionnaire* en 60 vol., t. X, p. 450 et suiv.

[10] *Dictionnaire de médecine*, t. X, art. *Eau*.

[11] *Nouveaux éléments d'hygiène*, t. XI, p. 180 et suiv.; Paris, 1838, 2e éd.

[12] *Cours élémentaire d'hygiène*, t. I, p. 307 et suiv., 2e édit. Paris, 1828.

[13] M. Lévy (*Traité d'Hygiène*, 2e éd., t. I, p. 417 et suiv.) divise les eaux en *pluviales*, *maritimes*, *courantes* et *stagnantes*. — Voy. aussi, dans les *Annales d'hygiène*, 2e sér., année 1854, p. 102 et suiv., le récent travail de M. Boudin, intitulé *Études sur l'eau considérée au point de vue de l'hygiène publique*. M. Tardieu (*Dict. d'Hygiène*, t. I, p. 483), se plaçant à un point de vue plus général, reconnaît trois classes d'eau, les *douces*, les *salées* les *minérales*.

sorte la personnification des grandes époques de la médecine, ou qui en résument le mieux les connaissances.

Revenons maintenant sur quelques particularités relatives aux diverses classes d'eaux qu'Hippocrate a établies d'après leur origine. Il déclare absolument mauvaises les eaux de marais, de citernes et d'étangs, et il leur attribue toutes sortes de propriétés funestes. Galien[1] ne fait guère d'exception que pour les eaux des marais d'Égypte, affirmant qu'elles sont débarrassées de leurs propriétés nuisibles par les débordements du Nil, et il indique ensuite l'ébullition et la déposition comme moyen de purifier complétement, ou du moins en partie, les autres eaux limoneuses et marécageuses. Hippocrate ne paraît avoir connu que l'ébullition et la déposition ; encore n'appliquait-il ce procédé qu'aux eaux de pluie. (Voir la note 40.) — Quand Hippocrate parle des maladies propres aux habitants des bords des marais, il ne paraît tenir aucun compte des effluves qui s'en échappent, et qui contribuent, plus encore que les eaux ingérées en nature, à produire les maladies et les cachexies, dont il a tracé le tableau en observateur attentif et éclairé, tableau dont l'exactitude a été confirmée par tous les médecins modernes[2]. Pour Hippocrate et pour son école presque tout entière, l'impureté de l'air ne se traduit que par les caractères les plus apparents, c'est-à-dire par *les qualités sensibles ;* ainsi, dans le traité qui nous occupe, il parle de l'air troublé par le brouillard, de l'air épaissi; ainsi, dans le traité *des Humeurs* (§ 12, t. V, p. 492), il est dit que les odeurs dégagées de la fange et des marais produisent certaines maladies[3].

[1] *Comm.* III in lib. *De hum.*, t. 3, t. XVI, p. 362-363. — Voy. aussi Rufus dans Oribase, *l. l.*, p. 325.

[2] Cf. *Dict. de Méd.*, t. XIX, art. *Marais*, par M. Rochoux.

[3] Galien fait sur ce texte de très-bonnes réflexions, qui prouvent une observation habile et des connaissances assez avancées en physique. — Cf. *Comm.* III, in lib. *De hum.* texte 3, t. XVI, p. 357 et suiv. — Cf. *De sanit. tuend.*, I, 11, t. VI, p. 458. C'est dans ce traité qu'il compare à l'air vicié par la respiration celui qui est enfermé entre deux montagnes, et non celui des marais, comme le disent Coray (t. II, p. 91) et Ideler, dans son ouvrage intitulé *Meteorologia veterum Græcorum et Romanorum* (Berlin, 1832, in-8°, p. 25), ouvrage auquel je renvoie, du reste, pour tout ce qui regarde l'eudiométrie chez les anciens. — Voy., pour l'air non renouvelé, Oribase, IX, I, t. II, p. 281-282. — Voy. aussi, pour l'influence que les marais exercent sur la mortalité des enfants, M. Villermé, *Annales d'hyg.*, 1834, t. XII, p. 31 et suiv. — On trou-

Ce n'est que dans le traité *Des vents* que l'on trouve sur les miasmes (μιάσματα) des idées purement théoriques, il est vrai, mais qui se rapprochent un peu des opinions modernes. Dans le traité *De la nature de l'homme* (voyez l'extrait que j'en ai donné plus haut), il est manifeste que l'auteur a reconnu que l'air agit par certaines exhalaisons de matières morbifiques qu'il contient en lui[1]. Du reste, tout ce que la science actuelle possède sur la grande et importante question des miasmes en général et des effluves marécageuses en particulier, est encore à l'état d'étude, et, sur plusieurs points, elle manque absolument de données positives.

Je renvoie aux notes, pour les détails sur les eaux de sources et sur celles qu'on peut rapporter à nos eaux minérales. Je ferai remarquer seulement ici qu'Hippocrate n'interdit pas complétement ces dernières, il les conseille même comme agent thérapeutique, et il explique leurs propriétés par une théorie tout humorale (voy. aussi la note 36). — Il regarde les eaux de pluie comme excellentes[2], mais il reconnaît à bon droit qu'elles se corrompent vite; il en donne deux raisons : la première, c'est que les eaux de pluie sont fournies par toutes sortes d'eaux; la seconde, c'est qu'elles se mélangent en tombant à beaucoup de substances étrangères. La seconde raison est très-bonne, car la pluie, dans sa chute, balaye en quelque sorte les impuretés de l'air, se charge de matières organiques, enlève les matériaux de construction, enfin contient de l'acide azotique libre ou combiné avec de l'ammoniaque ; la première raison, qui est tout au moins inutile, ne peut soutenir l'examen[3]; car la vaporisation est

vera dans le *Traité d'hygiène* de M. Lévy (t. I, p. 452 et suiv., 2e édit.), dans le *Dictionnaire d'hygiène publique et de salubrité*, etc., de M. Tardieu. Paris. 1854, t. II, p. 451 et suiv., dans le *Cours d'Hygiène* de M. L. Fleury. Paris, 1853, t. I, p. 230 et suiv.; enfin, dans l'*Annuaire des eaux de la France* pour 1851, t. I, p. 17 et suiv., et p. 294, un exposé exact et lucide de l'état de la science sur la question de l'intoxication paludéenne. Voy. dans ce volume aussi les notes 24, 29, 32, 40, 42.

[1] Voy. aussi Marx, *Origines contagii*, p. 14. Carlsruhe, 1824, et *Supplém.*, *ib.*, 1826.

[2] Praxagore (de Cos), cité par Athénée (*Deipnos.*, p. 46, éd. Casaub.), louait pardessus tout les eaux de pluie. Tous les anciens leur ont accordé les mêmes éloges, que les modernes ne leur ont pas déniés, et qu'elles méritent quand elles sont recueillies comme il convient.

[3] C'est du reste la seule raison qui soit invoquée par Paul d'Égine, *De re medica*, I, 50. Venise, 1528, p. 6 v°, lig. 40. Les auteurs de l'*Annuaire des eaux de la France*

une véritable distillation qui purifie l'eau. Du reste, Hippocrate semble n'être pas resté d'accord avec lui-même, puisqu'il dit que c'est la partie la plus subtile et par conséquent la plus pure, et en quelque sorte la quintessence des eaux qui est enlevée par le soleil. Dans ce traité il n'est pas parlé des qualités des eaux de pluie suivant les circonstances qui les accompagnent, ou suivant les saisons dans lesquelles elles tombent. Au sixième livre des *Épidémies*, p. 1150, éd. de Foës, il y a bien un texte qui a trait à ces distinctions, mais il est trop incertain et trop obscur pour que je m'y arrête, et je renvoie au *Commentaire* de Galien (*Comm.* IV *in Epid.* VI, t. XVII, 2e partie, p. 181) et aussi au § 4 de la *Meteorologia veterum* d'Ideler (p. 32 et suiv.)[1].

Je n'ai pas besoin de m'arrêter sur la théorie qu'Hippocrate a donnée de la formation de la pluie; elle repose sur l'observation des phénomènes apparents; elle les comprend tous, mais ne renferme pas leur explication physique; elle ne tient surtout aucun compte du rôle que joue l'abaissement de température dans la condensation des vapeurs. Aristote, au contraire, a très-bien saisi ce point; seulement, comme le remarque Ideler, il n'a pas reconnu que c'est à l'action des vents qu'est dû cet abaissement de température[2]. Hippocrate tenait compte de l'action des vents, mais il la regardait comme purement mécanique.

Depuis Hippocrate, les eaux de neige et de glace ont été presque généralement proscrites par les médecins[3], qui leur attribuent une

pour 1851 (t. I, p. XXXVII et suiv.) ont parfaitement résumé les caractères chimiques des eaux de pluie, de citerne, de puits, de sources, de rivières et d'étangs; je ne puis que renvoyer à leur travail; on y verra que les progrès de la science ont presque toujours confirmé les résultats de l'observation hippocratique sur les qualités des eaux.

[1] On consultera avec fruit, comme terme de comparaison avec Hippocrate, sur les qualités des eaux potables, l'*Annuaire des eaux de la France* pour 1851, t. I, p. 12 et suiv., et Tardieu, *Dictionnaire d'Hygiène*, t. I, p. 485 et suiv.

[2] Cf. *Meteor.*, I, 9, 3, éd. d'Ideler, et, pour de plus amples détails, la *Meteorologia veterum*, du même Ideler, cap. V, § 15, p. 96 et suiv. — Platon (*Timée*, p. 132 c, — Voy. l'éd. de Th. H. Martin) regardait la pluie comme résultant de l'extrême condensation de l'air. Ailleurs (p. 160 E), il paraît avoir reconnu l'influence de l'abaissement de température sur la formation de la pluie, de la neige, de la grêle et des frimas. — Cf. aussi Septalius, *Comm.* III, p. 242 et suiv.

[3] Voy. dans Oribase, t. I, p. 623-625, la note de la page 310, l. 11. Nous avons réuni dans cette note plusieurs passages pour ou contre l'usage des eaux de neige et de glace.

grande influence dans la production de certaines maladies, et particulièrement du goître. L'explication qu'Hippocrate donne de ces mauvaises qualités repose sur un fait physiquement mal interprété, ou plutôt mal observé. « Les eaux de neige et de glace, dit-il (p. 352), sont toutes mauvaises. L'eau une fois entièrement glacée ne revient plus à son ancienne nature, mais toute la partie limpide, légère et douce est enlevée ; la partie la plus trouble et la plus pesante demeure ; vous pouvez vous en convaincre de la manière suivante : pendant l'hiver, versez dans un vase une quantité déterminée d'eau ; exposez ce vase le matin à l'air libre, afin que la congélation soit aussi complète que possible ; transportez-le ensuite dans un endroit chaud où la glace puisse se fondre entièrement ; quand elle le sera, mesurez l'eau de nouveau, vous la trouverez de beaucoup diminuée : c'est une preuve que la congélation a enlevé et évaporé ce que l'eau avait de plus subtil et de plus léger, et non les parties les plus pesantes et les plus grossières, ce qui serait impossible. Je regarde donc ces eaux de neige et de glace, et celles qui s'en rapprochent, comme très-mauvaises pour tous les usages. »

« Il me semble évident, dit fort judicieusement M. Guérard[1], que l'erreur renfermée dans ce passage tient à ce que le vase qui servait à l'expérience était sans doute entièrement rempli de liquide, dont une partie se répandait au dehors par suite de l'augmentation de volume qui précède la congélation ; le glaçon formé remplissait à la vérité le vase, mais il ne représentait qu'une portion de l'eau employée. — L'eau de glace ne diffère de toute autre espèce d'eau que parce qu'elle ne renferme pas d'air au moment de sa liquéfaction ; mais si on a soin de la tenir exposée au contact de ce fluide, elle ne tarde pas à en dissoudre une proportion convenable. »

L'explication d'Hippocrate a été adoptée par les anciens, et Aristote l'a reproduite presque mot pour mot dans un de ses problèmes qu'on ne retrouve pas dans les éditions ordinaires, mais qui nous a été conservé par Aulu-Gelle[2].

Si on se rappelle qu'Hippocrate ou quelqu'un de son école con-

[1] *Dictionnaire de médecine*, t. XI, p. 5, art. *Eau*.
[2] *Noct. attic.*, XIX, 5. — Cf. aussi Ideler, *loc. cit.*, p. 35.

naissait la présence de l'air dans l'eau (*Epid.*, VI, IV, § 8 ; cf. Gal., *in hunc locum*, t. XVII, p. 153 ; *Des vents*, § 3, t. VI, p. 95, où on lit que la mer est en communication avec l'air, et que les poissons tirent l'air par l'eau et de l'eau); et qu'à propos de la congélation de l'eau, il est question, dans notre traité lui-même, de la disparition des parties légères de l'eau (τὸ κοῦφον ἐκκρίνεται), on sera tenté de croire que déjà à une époque aussi reculée on avait entrevu l'un des phénomènes les plus importants de la congélation de l'eau, c'est-à-dire le dégagement de l'air. Le pseudo-Galien (*Util. de la respir.*, t. V, p. 410 E, éd. Chart.) est sur ce point très-explicite : « Nec aqua « est elementum, nec aer ; fit enim ex aqua glacies, *expressione aeris* « qui in ea erat. » Il dit plus loin, mais à tort, qu'Aristote nie et admet tour à tour l'existence de l'air dans l'eau. Quant à Galien, il parle plusieurs fois du mélange de l'air avec l'eau. On voit aussi, par le chapitre IX du livre VI du traité *De l'utilité des parties*, que, suivant le même auteur, les poissons respirent l'air contenu dans l'eau. — Voyez, dans ma traduction des *OEuvres médicales et philosophiques de Galien*, mes notes sur ce passage.

L'influence des eaux mélangées (§ 9), c'est-à-dire des grands fleuves et des lacs où se déchargent beaucoup de rivières, a été justement appréciée ; elle est confirmée par les anciens [1] et par les modernes [2]; Rufus [3] et Galien [4], comme Hippocrate, leur reconnaissent la propriété d'engendrer les calculs vésicaux [5].

En abordant l'étude de l'influence pathogénique des saisons, Hippocrate ne s'est pas occupé des maladies dépendant de leur cours

[1] Cf., entre autres, Rufus dans *Aëtius*, p. 152, éd. d'Estienne. Cet auteur observe en outre que les fleuves descendant des pays malsains ont des eaux très-mauvaises, mais que ceux qui sont alimentés par des sources qui ne tarissent jamais, et qui ne reçoivent point d'autres fleuves, ont des eaux très-potables. Il attribue aussi aux eaux du Nil les plus excellentes qualités. — Les eaux des fleuves sont potables et salubres quand elles roulent rapidement sur un fond rocailleux, et surtout quand elles sont prises au milieu du courant; leur seul défaut est d'être un peu dures.

[2] Cf. *Dict. de Méd.*, vol. cité, p. 7.

[3] *De morb. vesicæ et renum*, p. 96, éd. de De Matthæi.

[4] *Comm.* III in lib. *De hum.*, texte 4, t. XVI, p. 365. Galien reconnaît encore d'autres causes à la lithogénèse; j'y reviens ailleurs.

[5] Les chapitres qu'Oribase (*Collect. med.*, V, I et III; t. I, p. 306 suiv., et 324 suiv., de notre édition) a tirés de Galien et de Rufus sur les eaux, sont un excellent commentaire des deux paragraphes qu'Hippocrate a consacrés à ce sujet.

régulier, mais seulement de leurs intempéries (il ne le fait pas non plus dans les *Épidémies ;* voy. aussi *Aph.* III, 1), et il donne une attention toute particulière aux changements qui surviennent à l'époque des solstices, des équinoxes et de la canicule ; si donc il commence par indiquer les qualités normales des saisons, c'est pour en faire un point de départ qui lui permette de connaître et d'apprécier leurs irrégularités. Toute sa doctrine se réduit à ce principe: que les constitutions médicales saisonnières ne dépendent pas uniquement des conditions atmosphériques au milieu desquelles elles se développent, mais encore des saisons précédentes ; en sorte que la maladie peut être, en quelque sorte, considérée comme un germe déposé et développé dans l'organisme par une saison, et amené par une autre à sa période d'évolution. On retrouve ce principe, mais exprimé d'une manière un peu plus obscure, dans le traité *Des humeurs* (§ 13, *fine*, t. V, p. 494), où il est dit : « Il faut considérer comment sont les corps quand on entre dans une saison[1]. »

L'explication qu'Hippocrate donne de l'influence des saisons antérieures sur les maladies des saisons présentes est tout humorale ; elle a été développée outre mesure par Galien dans ses commentaires et dans ses ouvrages originaux ; elle a donné naissance à la théorie des constitutions catarrhale et pituiteuse en hiver, inflammatoire au printemps, bilieuse en été et atrabilaire en automne. Ces idées spéculatives ont, comme le remarquent très-bien les auteurs du *Compendium de médecine pratique* (t. III, p. 387), servi de base à toutes les observations faites dans le moyen âge ; elles ont été adoptées par la plupart des médecins qui ont écrit sur les épidémies jusqu'au commencement de ce siècle.

Je ne terminerai pas ce qui est relatif aux saisons sans faire deux remarques : la première, c'est qu'Hippocrate semble attribuer à la constitution fixe et climatologique le pouvoir de modifier la constitution saisonnière ; la seconde, c'est qu'outre les quatre constitutions médicales correspondant aux quatre saisons de l'année, il reconnaissait encore dans les maladies un caractère semestral, de façon

[1] Celse (*De re medica*, I, *in proœm.*) dit aussi : « Il n'importe pas seulement de savoir comment sont les jours présents, mais comment ont été les jours passés. »

que la constitution *estive* ou de la saison chaude renfermait une partie des maladies du printemps et de l'automne, et toutes celles de l'été; et que la constitution *hyémale* comprenait le reste de l'automne, tout l'hiver et le commencement du printemps[1].

Dans la deuxième partie, Hippocrate aborde des questions de la plus haute portée. Dans son parallèle entre l'Europe et l'Asie, il étudie d'abord les rapports qui existent entre la nature du sol et les saisons, ensuite l'influence du sol et des saisons sur les plantes et sur les animaux[2]; sur la détermination des caractères physiologiques et psychologiques; enfin sur certains états morbides de l'homme. C'est ici qu'il s'agit véritablement de climats et non plus de simples *localités* circonscrites, comme aux paragraphes 3 à 7. Toutefois, il est à remarquer qu'Hippocrate a saisi et fait ressortir, entre ces deux ordres de choses, des rapprochements ingénieux que je n'ai pas besoin de présenter ici, parce que chacun peut les retrouver en lisant comparativement les deux parties du traité[3]. Mais ce qui, dans cette seconde partie, a surtout fixé les regards, à l'exclusion même des autres points qui y sont examinés, c'est la grande théorie de l'action exercée sur les mœurs et les constitutions des hommes par les conditions atmosphériques et climatologiques au milieu desquelles ils vivent; théorie qui emprunte ses données à la philosophie, à la physiologie, à l'histoire naturelle générale, à la physique, enfin à l'histoire proprement dite, chargée de juger en dernier ressort. Ce vaste problème, qui divise encore les savants, et qui, en dernière analyse, se réduit à celui des rapports du physique et du moral, comme Hippocrate lui-même paraît l'avoir bien compris, renferme d'une part la théorie des rapports qui unissent, dans l'univers, l'homme au monde, et dans l'homme le principe spirituel au principe matériel, et d'une autre part la théorie des lois qui régissent ces rapports et qui déter-

[1] Voy. du reste pour toutes les questions de météorologie le traité de M. Foissac, intitulé *De la météorologie, dans ses rapports avec la science de l'homme, et principalement avec la médecine et l'hygiène publique;* Paris, 1854, 2 vol. in-8°. M. Foissac ne s'occupe pas dans cet ouvrage de questions historiques, mais il a résumé avec précision l'état actuel de la science.

[2] Cf. sur ces deux points Prichard, *Histoire naturelle de l'Homme*, traduit de l'anglais par le docteur Roulin, 2 vol. in-8°. Paris, 1843, t. I, sect. VI, VII et VIII.

[3] Cf. du reste Coray, t. I, p. CXII, § 103.

minent la puissance de réaction mutuelle de l'homme et du monde, du principe spirituel et du principe matériel.

Hippocrate s'est renfermé dans des limites plus étroites; il s'est contenté d'apprécier l'influence des saisons d'abord, et ensuite du sol, posant en principe général que plus les intempéries des saisons sont multipliées et intenses, que plus les accidents du sol sont variés, plus aussi les mœurs et les habitudes des hommes sont profondément et diversement modifiées; c'est à ce propos qu'il établit un très-beau parallèle entre les caractères physiologiques et psychologiques de l'homme et le climat qu'il habite.

Mais Hippocrate n'en est pas resté à ce point de vue purement matériel, comme l'ont fait quelques-uns de ses successeurs, égarés par l'esprit de système. Ainsi, d'un côté, il accorde aux constitutions une grande puissance pour modifier le moral des peuples, et soutient que les nations asiatiques, gouvernées par des despotes, sont moins belliqueuses que les nations européennes, gouvernées par leurs propres lois; ce qu'il prouve par l'exemple même des Grecs d'Asie, vivant libres et valeureux sur le sol de l'esclavage et de la mollesse. D'un autre, il ne méconnaît pas absolument l'influence de la race sur le caractère national et individuel. Cette double théorie des climats et des races me semble se rattacher à la croyance des philosophes anciens, évidemment partagée par Hippocrate (voy. § 5, p. 348, l. 36-38; § 12, p. 357, l. 10-12; § 24 *fine*, p. 367), que les peuples étaient nés du sol (*autochthones*), et à leurs idées sur les rapports de l'homme avec l'univers, du *microcosme* avec le *macrocosme*.

Ces quelques pages placent Hippocrate au premier rang parmi les philosophes; elles renferment, comme en un germe fécond, toutes les idées de l'antiquité et des temps modernes sur la philosophie de l'histoire; elles ont été résumées en quelques lignes par Platon et par Aristote; elles ont inspiré à Galien son traité: *Que le caractère de l'homme est lié à sa constitution*[1]; et, dans des temps plus rapprochés de nous, elles ont fourni à Bodin, à Montesquieu et à Herder, le fond même de leurs systèmes politiques et historiques.

[1] Voy. la traduction que j'en ai donnée dans mon édition des *OEuvres médicales et philosophiques de Galien*, publiée par M. J.-B. Baillière.

Je rapporte ici les passages de Platon et d'Aristote : ils complètent, avec ce qu'Hippocrate a enseigné, les données de la philosophie antique sur ces hautes questions :

« Vous ne devez pas ignorer, dit Platon[1], pour ce qui regarde les lieux, qu'ils semblent différer[2] les uns des autres pour rendre les hommes meilleurs ou pires, et qu'il ne faut pas que les lois soient en opposition avec eux. [Parmi les hommes] les uns sont bizarres et emportés[3] à cause de la diversité des vents et de l'élévation de la température[4], les autres à cause des eaux, les autres enfin à cause de la nourriture que la terre leur fournit, et qui n'influe pas seulement sur le corps pour le rendre meilleur ou pire, mais qui n'a pas moins de puissance sur l'âme pour produire tous ces effets. » Ce texte n'est pas le seul où Platon ait tenu compte des influences extérieures sur le caractère des hommes. Galien[5] en a rassemblé un certain nombre, empruntés surtout au *Timée* et au second livre des *Lois*.

Voici maintenant le passage d'Aristote; il semble, plus évidemment encore que celui de Platon, résumer la théorie hippocratique :

[1] *De legibus*, V, *in fine*.

[2] Tous les textes vulgaires, y compris celui d'Orelli (Zurich, 1841), et l'excellent manuscrit 1807, le seul de la Bibliothèque impériale qui renferme les *Lois*, ont tous ὡς οὐκ εἰσίν, ce qui est évidemment en contradiction avec la pensée de Platon et avec le contexte. D'après cette considération, et aussi sur l'autorité de Cornarius et de Ficin, Ast, dans son édition des *Lois* (Lipsiæ, 1814, in-8°, t. II, p. 275), retranche οὐκ. Cette correction est très-satisfaisante, mais il est probable qu'elle ne nous rend pas le texte primitif. M. Dübner, à qui j'ai soumis cette difficulté, pense que οὐκ εἰσίν ont été substitués par le copiste à ἐοίκασιν. Galien cite deux fois ce passage (*Comm.* II *in De hum.*, texte 30, t. XVI, p. 319, et : *Quod animi mores temp. seq.*, cap. IX, t. IV, p. 806); mais le membre de phrase où se trouvent les mots en litige, est précisément omis dans les deux citations. Toutefois il est évident que Galien interprétait ce passage sans négation. Grou et M. Cousin, qui le suit, ont retranché cette négation sans avertir de la difficulté.

[3] Les variantes sont ici nombreuses et discordantes : les plus importantes sont ἐναίσιοι et ἀναίσιοι, ou ἀπαίσιοι. Ἐναίσιοι (*convenable, de bon augure*), donné par Orelli et par le manuscrit 1807, ne peut subsister ; il faut absolument lire avec Galien (*Quod animi*, etc.) ἀπαίσιοι ; ou bien ἀναίσιοι, *emportés*, avec Galien (*Comm. in De hum.*, dans le manuscrit du *Suppl.* grec, n° 2, à la marge), et avec Estienne ; ce sens est confirmé par Ruhnken (*ad Timæum*, p. 97), par Schneider (*Lexicon*), et par Ast (*loc. cit.*), qui lit ἐξαίσιοι.

[4] Le manuscrit 1807 et Gal., t. XVI, p. 319, ont διειλήσεις ; les éditeurs ont restitué δι' εἰλήσεις, dont Ast (*loc. cit.*) a très-bien fixé le sens. Galien a lu ἡλιάσεις, et lui donne à peu près la même signification qu'à εἰλήσεις, bien que le premier mot soit pris ordinairement dans le sens d'*insolation*.

[5] Cf. *Quod anim. mores corp. temper. sequantur*, IX, t. IV, p. 804 et suiv.

« Les peuples qui habitent les climats froids, les peuples d'Europe sont en général pleins de courage ; mais ils sont certainement inférieurs en intelligence et en industrie ; et s'ils conservent leur liberté, ils sont politiquement indisciplinables, et n'ont jamais pu conquérir leurs voisins. En Asie, au contraire, les peuples ont plus d'intelligence, d'aptitude pour les arts, mais ils manquent de cœur, et ils restent sous le joug d'un esclavage perpétuel. La race grecque, qui topographiquement est intermédiaire, réunit toutes les qualités des deux autres.... Dans le sein même de la Grèce, les divers peuples présentent entre eux des dissemblances analogues à celles dont nous venons de parler : ici, c'est une seule qualité naturelle qui prédomine, là elles s'harmonisent dans un heureux mélange [1]. »

Mais il ne faut pas oublier non plus dans l'appréciation du système d'Hippocrate et de ceux qui l'ont suivi, que la théorie de l'influence des climats et des localités sur le caractère de l'homme devient de moins en moins vraie au fur et à mesure que la civilisation se développe, et que l'homme prend de l'empire sur la nature [2]. Les peuples changent ainsi les milieux qu'ils habitent ; il se forme un climat factice, sans que pour cela cependant le climat primitif soit entièrement transformé et perde toute action. L'habitant du midi ne devient pas identique à celui du nord, mais il s'en rapproche ; l'habitant du nord marche de son côté dans le progrès, et il s'opère de cette façon une sorte de fusion dans des limites plus ou moins restreintes. Il n'est donc pas douteux qu'Hippocrate était plus dans la vérité que Montesquieu, puisqu'il écrivait dans un temps où, peut-être en Grèce et certainement en Asie, la civilisation n'avait pas encore atteint son point culminant, et où son action se faisait d'ailleurs sentir sur une très-petite surface du globe, comparativement à toutes les autres parties habitées.

Nous venons de voir Hippocrate poser les premiers fondements de la géographie historique et de la philosophie de l'histoire. Jetons main-

[1] *De la Républ.*, II, VI, trad. de M. B. Saint-Hilaire, t. II, p. 41.

[2] De même aussi, quand la civilisation disparaît d'un pays, la nature redevient maîtresse souveraine. C'est ainsi que dans un champ laissé sans culture, les ronces et les chardons finissent par étouffer bientôt tous les germes des plantes qui jadis y avaient été semées.

tenant un coup d'œil sur ses connaissances en géographie descriptive. « En faisant l'histoire de la géographie, dit Forbiger[1], on ne peut passer sous silence le nom d'un homme qui, sans avoir été un philosophe proprement dit, montre dans tous ses écrits une direction philosophique pratique ; qui fut le créateur de la médecine scientifique et à qui nous sommes redevables du premier ouvrage connu sur la géographie physique : nous voulons parler d'Hippocrate de Cos. »

Hippocrate divisait le monde connu seulement en deux parties, rattachant à l'Asie l'Égypte et la Libye, et à l'Europe la partie nord de l'Asie. Cette division ressort évidemment de l'étude attentive de toute la seconde partie du traité *Des airs, des eaux et des lieux*; je n'ai pas besoin de m'y arrêter ici ; mais ce qui mérite quelque discussion, c'est le rapprochement qu'on a voulu faire de ce système géographique avec celui d'Hérodote. Malte-Brun (*ouv. cit.*, t. I, p. 31) dit que le père de l'histoire semble encore regarder l'Europe et l'Asie comme les deux seules parties du monde. Forbiger, dans l'ouvrage que je viens de citer (p. 172), termine ce qu'il dit sur Hippocrate par ces paroles : « Il paraît avoir partagé l'opinion des anciens et d'Hérodote que la terre était divisée en deux parties seulement, l'Europe et l'Asie ; » à l'article consacré à Hérodote (p. 69), il soutient la même proposition. Il m'a semblé qu'elle ne pouvait subsister devant l'examen du texte même d'Hérodote ; en effet, dans toute la description de la terre (IV, 36 et suiv.), il parle sans cesse de trois parties : de l'Europe, qui est la plus longue et la moins large, de l'Asie à laquelle il rattache l'Égypte, et de la Libye ou Afrique. Il me suffira du reste, pour établir une démonstration péremptoire, de citer quelques phrases qui ne laissent aucun doute sur le système d'Hérodote. En terminant l'énumération des peuples de l'Asie, il dit (IV, 40-41) : « Tels sont les pays que comprend l'Asie et telle est son étendue ; quant à la Libye, elle est dans l'autre presqu'île. — Un peu plus loin (IV, 45), il rappelle qu'on a assigné pour limites à l'Asie, d'une part, le Phase, et de l'autre le Nil, fleuve de l'Égypte ;»

[1] *Handbuch der alten Geographie, u. s. w.* (ou *Manuel de Géographie ancienne tiré des sources*), par A. Forbiger, 1re partie, in-8°. Leipzig, 1842, p. 171.

—plus loin encore (IV, 198), on lit : « Il me semble que le sol de la Libye ne saurait être comparé pour la fertilité à celui de l'Asie et de l'Europe ; etc. » Ailleurs (II, 16), en parlant du sentiment des Ioniens sur l'Égypte, ce n'est pas de ce qu'ils admettent trois parties du monde qu'il les blâme, mais de ce que, en conservant ce sentiment, ils sont conduits à en admettre une quatrième. Ce qui peut avoir égaré les historiens de la géographie, c'est en premier lieu qu'Hérodote regarde la Libye, ainsi que l'Asie Mineure, comme une presqu'île de l'Asie proprement dite ; mais ils auraient dû remarquer qu'il assigne à la Libye des caractères particuliers et bien tranchés (IV, 198), tandis qu'il ne distingue en aucune façon l'Asie Mineure du reste de l'Asie ; c'est en second lieu qu'il s'étonne de voir distinguer en trois parties la terre qui lui semble une ; mais cette dernière réflexion établit au moins positivement qu'il acceptait en fait la division consacrée de son temps s'il ne l'admettait pas en principe ; elle montre en même temps que s'il s'était écarté de la division commune, ce n'eût pas été pour en faire une autre, mais pour n'en point faire du tout. Du reste tous les auteurs ne sont pas de l'opinion de Malte-Brun et de Forbiger, et j'ai été heureux de trouver que la mienne était en concordance avec celle de Bæhr [1] et de H. Schlichthorst [2].

Hippocrate regarde les *Palus Méotides* comme la limite de l'Europe et de l'Asie ; en se rapprochant ainsi de notre division moderne, il se montre plus géographe et moins amateur de fables que les auteurs qui, prenant comme ligne de démarcation le Phasis, assignent à ce fleuve un cours tout à fait imaginaire et le font joindre l'Océan oriental au Pont-Euxin. Il parle d'abord de l'Asie centrale, mais sans désignation spéciale de peuples ; il étudie ensuite les deux points opposés, l'Égypte et la Libye au sud (voy. la note 43 à la fin du volume) ; les Macrocéphales et, au-dessus d'eux, les Phasiens au nord. Je réserve pour les notes quelques détails particuliers sur ces peuples et sur les autres dont Hippocrate s'occupe : ils seraient déplacés dans cette Introduction, qu'ils allongeraient outre mesure.

[1] Cf. son édition critique d'Hérodote, 5 vol. in-8°. Leipzig, 1830 à 1835 ; t. I, p. 513, note. Le sentiment de Bæhr est étayé de celui de Niebuhr et de Dahlmann.

[2] Cf. *Geographia Africæ Herodotea*, in-8°. Gottingue, 1788, p. 13.

Après quelques réflexions générales sur l'Asie, Hippocrate passe en Europe et s'arrête spécialement à la race scythe dont il étudie tout d'abord une branche, les Sauromates. Il s'est contenté de décrire les mœurs de ces peuples, nés, comme nous l'apprend Hérodote (IV, cx), du mariage des fils des Scythes avec les Amazones, ces femmes étranges, tour à tour repoussées par l'histoire et par la fable, et dont l'existence est encore un problème.

Hippocrate s'est longtemps arrêté sur les peuplades scythes considérées en général ; il s'est plu à nous peindre leurs mœurs sauvages, leurs coutumes singulières ; à nous décrire ce désert de la Scythie qui se prolonge jusque sous l'Ourse et auquel il n'assigne d'autres limites que les monts *Riphées*, monts imaginaires, fuyant incessamment devant les voyageurs géographes à mesure que la terre s'agrandissait sous leurs pas, jusqu'à ce qu'enfin ils les aient fixés en conservant ce nom à de véritables montagnes, celles qui séparent la Russie d'Europe de la Sibérie (*monts Ourals*). Hippocrate s'est plu à nous montrer les Scythes parcourant sur leurs chariots recouverts de feutre et traînés par des bœufs sans cornes, ces plaines immenses couvertes d'un brouillard épais et éternel où les animaux et les plantes ne peuvent atteindre leur développement normal. Les observations d'Hippocrate sont en tous points confirmées par celles d'Hérodote : elles se complètent mutuellement et forment les éléments les plus certains d'une histoire physique et politique de la race scythe.

Érotien (p. 22) range le traité *Des airs, des eaux et des lieux* parmi les livres *étiologiques*, et en cela il fait ressortir le caractère le plus saillant de cet ouvrage. Galien, en le mettant au nombre des livres *hygiéniques*[1] a moins considéré le fond même du traité que les parties accessoires ; il a envisagé plutôt les conséquences qu'on en peut tirer, que l'idée fondamentale qui lui a donné naissance : *Rechercher l'action des influences extérieures* (circumfusa)[2] *sur la production des maladies et sur le caractère moral.*

Il est à remarquer que le traité *Des airs, des eaux et des lieux* est

[1] *Lib. ad Thrasybulum*, cap. XXIX, t. V, p. 881.

[2] Hippocrate parle des eaux comme *circumfusa*, mais surtout comme *ingesta.*

plus souvent cité dans les ouvrages d'hygiène que dans ceux de pathologie par les auteurs modernes ; mais s'il est vrai que ce traité fournisse pour l'histoire de l'hygiène un assez bon nombre d'observations encore fort utiles à recueillir, il est certain aussi que c'est avant tout et dans la pensée d'Hippocrate, un écrit d'étiologie. Du reste, comparez ce qui est dit des localités et des vents dans le second livre du traité *Du régime* avec ce qu'on trouve sur ce sujet dans le traité *Des airs*, *des eaux et des lieux*, et vous jugerez bientôt quelle différence il y avait, même dans l'antiquité, entre un livre d'hygiène et un livre d'étiologie générale.

Mais il ne faut pas oublier non plus que la plupart des règles de l'hygiène reposent, en dernière analyse, sur l'étiologie et sur la pathogénie ; c'est en cela même que le traité *Des airs*, *des eaux et des lieux* offre un si grand intérêt ; car l'auteur, bien qu'il ne le dise nulle part, semble toujours avoir dans la pensée cette relation qu'on oublie trop souvent, soit dans les traités d'hygiène, soit dans les écrits sur la pathologie générale. Sous se rapport, le *Cours de pathologie* de M. Andral et le *Traité d'hygiène* de M. Lévy, se distinguent particulièrement. On comprend vite, en écoutant le premier, qu'il ne sépare pas la pathogénie des influences extérieures, qu'il est à la fois médecin et *physicien* dans la plus large acception du mot ; et en lisant le second, qu'il a pratiqué sous diverses latitudes et qu'il a surpris les maladies se formant sous les influences les plus diverses ; lui aussi connaît la *physique* aussi bien que la médecine, et il sait éclairer l'une par l'autre ces deux sciences qui sont sœurs.

Le plus ancien témoignage que nous ayons sur le traité *Des airs*, *des eaux et des lieux*, est celui d'Épiclès, qui paraît avoir fleuri à Alexandrie à peu près vers l'an 200 avant J.-C. Érotien (*Glossaire*, p. 210) a conservé une explication que ce médecin avait donnée d'un des mots obscurs qui se trouvent dans ce traité (χανονίαι) ; mais cette explication ne préjuge en rien la question d'origine. Galien cite le traité *Des airs*, *des eaux et des lieux* en plus de vingt endroits, sans jamais élever aucun doute sur son authenticité [1]. Il recommande de

[1] Cf. *de Difficul. resp.*, III, 1, t. VII, p. 891, où il place le traité *Des airs*, etc., au nombre de ceux qu'on attribue avec raison à Hippocrate.

le lire comme une introduction indispensable aux livres I et III des *Épidémies*[1]; et c'est encore à ce traité qu'il fait allusion quand il appelle Hippocrate le prince des philosophes[2].

On voit à quelles extrémités la critique est réduite pour le traité *Des airs, des eaux et des lieux.* Ni les contemporains d'Hippocrate, ni les écrivains qui vécurent peu après lui, ne nous fournissent le moindre témoignage. Dans Galien, on trouve des assertions formelles, il est vrai, mais sans preuves, et reproduites après lui sans contrôle. — M. Littré n'élève aucun doute sur l'authenticité de ce traité; ses motifs sont les rapports intimes qui unissent les *Épidémies* et le *Pronostic* au traité *Des airs, des eaux et des lieux*[3]; mais l'authenticité des *Épidémies* n'est pas plus directement prouvée que celle de l'ouvrage qui nous occupe. Il n'en est peut-être pas de même pour le *Pronostic* (voy. mon Introd. à ce traité). La critique n'est donc pas encore pleinement satisfaite; mais (et c'est là une remarque qu'on doit aussi à M. Littré, t. I, p. 332-3, et que pour ma part je crois très-fondée et sur laquelle j'insiste), l'auteur du *Pronostic* dit à la fin de

[1] Cf. *Comm.* I *in Epid.*, I, *in prooemio*, t. XVII, p. 7. — Palladius (Schol. in lib. Hipp. *De fract. in prooem.*) fait la même recommandation.

[2] Cf. *Quod anim. mores temperam. sequantur*, cap. VII, t. IV, p. 798.

[3] Suivant Galien les *Épidémies* ne sont qu'une application pratique des théories du traité *Des airs, des eaux et des lieux.* Pour ma part, je crois qu'il faut plutôt regarder les *Épidémies* comme antérieures au traité *Des airs*, et ce dernier traité comme le résumé d'observations multipliées faites dans des régions diverses. C'est dans les *Aphorismes*, qui renferment presque toute la première partie de ce traité, qu'il faut voir une systématisation générale des doctrines qui y sont professées sur l'influence de l'air et des localités. Dans le *Pronostic*, il est recommandé de tenir compte des conditions de l'année en général, de celles des saisons, des constitutions atmosphériques et médicales. Je sais bien que la comparaison même du *Pronostic* avec le traité qui nous occupe soulève une grave difficulté : dans le premier, Hippocrate admet une influence divine, un τὶ θεῖον dans les maladies; dans le second, il combat la croyance à ce τὶ θεῖον. En examinant les choses de près, on trouve que la contradiction n'est pas aussi grande qu'on serait tenté de le croire au premier aperçu; car si, d'un côté, il admet un τὶ θεῖον, il n'exclut pas non plus la nature, et de l'autre s'il semble mettre au premier rang la nature, il ne rejette pas non plus toute espèce d'intervention divine. D'ailleurs cette difficulté pourrait se résoudre indirectement en admettant avec M. Littré (t. II, p. 99 et 217) un long espace de temps entre la rédaction du *Pronostic* et celle du traité *Des airs, des eaux et des lieux*, et l'on sait qu'il ne faut pas un très-long intervalle pour modifier, pour changer même complétement les idées d'un homme! — Voy. aussi note 4 du *Pronostic*. — Enfin la difficulté subsisterait tout entière, qu'elle ne me semblerait pas de nature à infirmer absolument les témoignages indirects que j'ai rassemblés ici; elle ne pourrait que jeter quelque hésitation dans l'esprit.

son ouvrage, que les signes qu'il vient d'énumérer se vérifient à Délos, en Scythie et en Libye. Or, on voit dans les *Épidémies* que l'activité médicale des hippocratistes s'est étendue du centre de la Grèce jusqu'en Thrace; dans le traité *Des airs*, *des eaux et des lieux*, cette activité s'étend plus loin encore. Il ne paraît guère douteux que l'auteur n'ait visité la Scythie et les côtes septentrionales de l'Afrique, où s'étaient établies des colonies grecques alors en pleine prospérité[1]. On peut donc regarder la phrase du *Pronostic* rapportée plus haut, non pas seulement comme l'indication de trois climats habitables, ainsi que l'ont fait les commentateurs anciens, mais comme un résumé des voyages entrepris par les hippocratiques, en sorte que les trois traités énumérés plus haut sont sortis de la même école et peut-être de la même main; je n'oserais pas affirmer que cette main soit celle d'Hippocrate; mais comment, lorsque rien ne s'y oppose, quand au contraire tout y invite, ne pas croire que c'est précisément sur de pareils ouvrages que s'est fondée l'immense réputation de ce médecin? Réunissez le traité *Des airs, des eaux et des lieux*, et les *Epidémies* au *Régime dans les maladies aiguës*, aux *Aphorismes*, vous avez tout l'ensemble de cette belle doctrine médicale qui a fait et qui fera éternellement la gloire de l'école de Cos ; brisez au contraire ce faisceau si bien lié, il ne vous reste plus que des fragments sans suite et sans caractère !

Mais il est encore un autre ordre de considérations auquel il n'est pas moins important de s'arrêter pour fixer la date sinon l'origine de cet ouvrage, je veux parler du double rapport qui le rattache, d'une part à l'*Histoire* d'Hérodote, et de l'autre aux *Météorologiques* et surtout aux *Problèmes* d'Aristote, où les emprunts ne portent pas seulement sur les idées, mais sur les phrases mêmes. Cette remarque me semble importante, et je ne sache pas qu'elle ait été déjà faite. Entre Hérodote et Hippocrate il y a véritablement un progrès ; dans Hippocrate, la géographie a quelque chose de plus positif ; la description des peuples est faite à un point de vue plus philosophique, leurs

[1] L'auteur du traité *Du régime* (IIe livre, § 37-38) parle aussi de la Libye et du Pont. On voit que ces deux contrées étaient familières aux hippocratistes. — Voy. aussi le traité *De la maladie sacrée*, § 1.

mœurs sont expliquées d'une manière plus large ; je ne parle pas de la division générale de la terre, qui resta bien longtemps encore un point en litige. Entre Hippocrate et Aristote, il y a aussi un progrès ; ce dernier ne juge plus les phénomènes sur leurs apparences les plus grossières, mais il les explique à l'aide de connaissances avancées en physique. Ainsi le traité *Des airs*, *des eaux et des lieux* appartient, par le côté scientifique, à une époque de transition entre les écoles presque spéculatives de la grande Grèce et de l'Asie Mineure, et celle véritablement positive fondée par Aristote ; par le fond des doctrines médicales, il tient précisément à l'époque où florissait Hippocrate ; il n'y a donc aucune raison de ne pas le lui attribuer positivement avec les anciens et les modernes.

Il faut aussi reconnaître dans ce traité un sentiment élevé du caractère grec, comparé avec tant de fierté au caractère pusillanime des Asiatiques ; une haute idée de la forme républicaine, et un dédain superbe pour les gouvernements despotiques, qui avilissent les âmes au moins autant que le climat ! Il me semble trouver dans ces nobles réflexions comme un écho de ces vers célèbres d'Eschyle (*Perses*, vers 240-241, éd. Hermann) :

Οὔ τινος
δοῦλοι κέκληνται φωτὸς, οὐδ' ὑπήκοοι.

Tout cela nous reporte aux plus beaux temps de la Grèce, où fleurissait encore la liberté, et où les colonies fondées par les Grecs en Asie, formaient un contraste si frappant avec les gouvernements abâtardis des nations indigènes. De quelque côté donc que nous envisagions le traité *Des airs*, *des eaux et des lieux*, nous nous retrouvons transportés à la brillante époque où vivait Hippocrate, et nous ne saurions en vérité devant un si grand nom laisser anonyme un aussi beau traité.

Le traité *Des airs*, *des eaux et des lieux* a joui de la plus brillante fortune. Les doctrines qui y sont établies, les faits qui y sont exposés, ont été suivis avec respect, et acceptés aveuglément ; depuis son apparition jusqu'au commencement du XIXe siècle, il a dominé la météorologie et la climatologie médicales ; presque tous les médecins qui, pendant cette longue période, ont abordé ces intéressantes questions, se sont contentés de l'abréger, de le développer, de le copier même, et souvent sans le nommer, comme cela est arrivé à Avicenne, à B. Gordon, à Ambroise Paré, etc., tandis que Huxham, Ramazzini, Tourtelle, etc., le citent avec éloges.

Dans son excellent *Traité d'hygiène*, M. le docteur Lévy a donné sur le traité *Des airs, des eaux et des lieux* un jugement motivé que je veux, malgré son étendue, mettre sous les yeux du lecteur; il y puisera une instruction solide. De son côté, M. Andral, dont chacun connaît l'esprit curieux des choses de l'antiquité, les connaissances variées, la rare sagacité et l'expérience consommée, a, dans un cours de pathologie générale qui embrasse l'exposition des doctrines médicales, donné un véritable commentaire du traité qui nous occupe. J'avais la confiance que M. Andral publierait lui-même ses leçons si intéressantes et qui sont dans l'école une heureuse et salutaire innovation; mais d'autres soins l'en ont détourné, et j'ai dû me borner à reproduire ici une analyse écourtée donnée dans l'*Union médicale* par M. le docteur Tartivel. Cet honorable confrère mérite du reste tous nos remercîments pour le zèle qu'il a apporté à remplir une tâche difficile quand il faut suivre au courant de la plume un professeur que son sujet entraîne et anime. Je n'ai point voulu mêler à cette analyse mes souvenirs personnels, dans la crainte qu'ils ne fussent pas toujours très-fidèles, mais je puis au moins témoigner publiquement ici du plaisir que j'ai eu à entendre des leçons dans lesquelles M. Andral a ouvert aux élèves un horizon tout nouveau pour eux. MM. Andral et Lévy, bien que partant d'un point de vue différent (l'un envisage surtout le côté hygiénique, l'autre particulièrement le côté médical), s'accordent dans leur admiration pour Hippocrate; ils louent également la sûreté de plusieurs de ses observations et la profondeur de ses vues.

Voici d'abord les impressions que le traité *Des airs, des eaux et des lieux* a produites sur l'esprit de M. Michel Lévy — (voy. t. II, p. 23 et suiv. de son Traité) :

« L'œuvre hippocratique qui intéresse au plus haut degré l'hygiène, c'est sans contredit le traité *Des airs, des eaux et des lieux*, monument immortel du génie, et qui non-seulement offre aux méditations du praticien une substance inépuisable, mais développe avec grandeur tout un système d'anthropologie. L'excellence de ce petit livre, si fréquemment cité et si diversement jugé, nous engage à en donner brièvement une idée à nos lecteurs; il est aisé d'y suivre l'auteur dans l'examen de quatre points essentiels : 1° Quel est le degré de salubrité et quelle est l'influence pathogénique des villes, en raison de leur exposition particulière au soleil et aux vents? 2° Quelles sont les qualités des eaux de provenance diverse? 3° Quelles sont les maladies qui prédominent suivant les saisons? 4° Il termine par la comparaison de l'Europe et de l'Asie, rapportant aux conditions du sol et du climat les différences physiques et morales qui dénotent les populations de ces deux contrées. Ainsi que le fait remarquer M. Littré, Hippocrate se contente d'énoncer les résultats de ses observations, sans nous apprendre comment il les a obtenues ni par quels moyens il serait possible de les contrôler; mais si le laconisme des indications que fournit Hippocrate contraste avec la multiplicité des données que l'on exige aujourd'hui pour fondement d'une bonne topographie, on entrevoit bientôt, en les méditant, la grande portée des préceptes qu'il émet; on sent que chacun de ses axiomes concentre la substance d'une observation aussi minutieuse que multipliée, et qu'il use du style aphoristique, non pour affirmer sans preuves, mais pour réduire par la généralisation l'immense détail de son expérience. La physionomie pathologique qu'il assigne aux villes ouvertes aux vents chauds et aux villes accessibles aux vents froids est pleine de vérité; et telle est, suivant Hippocrate, l'énergie de cette influence topographique, que les villes exposées à l'orient l'emportent en salubrité sur celles qui sont exposées au nord ou au midi, ne fussent-elles séparées les unes des autres que par un intervalle d'un stade (quatre-vingt-quatorze toises et demie. » — « Ne voyons-nous pas, en effet, se déployer en quelque sorte la vérité de cet axiome sur les deux versants de ces montagnes du Piémont ou de la Suisse, dont l'un nous présente une population saine et belle, tandis que l'autre est habité par des goîtreux, bénéfice et détriment de deux expositions contraires? Il est facile d'appliquer à la plupart des énonciations d'Hippocrate le contrôle de l'observation actuelle, mais, pour en reconnaître la justesse, il faut souvent écarter des interprétations accessoires qui émanent de vues erronées ou incomplètes sur la structure et le mécanisme fonctionnel des organes. Certains passages de ce livre et des autres productions hippocratiques ont une vérité locale, et sollicitent, pour être appréciés, l'expérience même du climat où ils furent écrits. Nous qui avons séjourné en Grèce et dans l'île de Corse, nous admirons sans réserve la courte description qu'il donne des maladies engendrées par les marais. Après avoir peint l'état cachectique des individus qui vivent dans les contrées paludéennes, il ajoute : « En outre, les hydropisies y sont très-fréquentes et très-dangereuses; car, pendant l'été, les habitants sont affligés par des dyssenteries, par des diarrhées, par des fièvres quartes de longue durée, maladies qui, prolongées, se terminent dans de pareilles constitutions par des hydropisies et causent la mort. » — « Voilà bien les phases pathologiques que déroule, dans des pays chauds à marais, la saison [1] pyrétique. C'est encore ainsi, sous l'horizon de la Grèce, que l'on peut apprécier la justesse de la corrélation qu'il établit entre les maladies et les saisons. Mais, sous toutes les latitudes, il est donné de reconnaître tout ce qu'il y a de philosophique dans la marche suivie par Hippocrate dans l'étude des constitutions médicales et des climats. Il commence par noter l'influence que chaque saison exerce sur la constitution physique et sur le caractère moral de l'homme dans le pays même où il pratique; et, convaincu que les climats se caractérisent comme les saisons par la prédominance d'une température donnée, il en conclut que les peuples placés sous un climat quelconque doivent présenter le développement des facultés morales et physiques qui sont excitées spécialement par la saison dont la température correspond à ce climat : climats et saisons ne diffèrent donc, dans la conception hippocratique, que par la

[1] En se plaçant au point de vue local, et pour ainsi dire dans l'horizon physique de la médecine grecque, M. Littré a jeté une lumière nouvelle sur les épidémies d'Hippocrate, épidémies que répètent encore aujourd'hui les mêmes climats avec une saisissante identité de nature et de phénomènes. Nous regrettons seulement que M. Littré, au lieu d'éclairer ses rapprochements par la pratique récente des médecins d'Afrique, n'ait pas interrogé celle des médecins militaires qui, pendant plusieurs années (de 1827 à 1833), ont observé sur cette même terre où Hippocrate a observé et écrit. Dans le nombre de ces derniers, la justice veut que nous mentionnions M. le docteur Raymond Faure, qui, dès 1829, adressait au Conseil de santé les lignes remarquables qu'il a reproduites depuis dans son *Traité des fièvres intermittentes et continues* (Paris, 1833), lignes où le caractère des pyrexies locales est bien apprécié, et l'emploi du sulfate de quinine largement indiqué. — *Note de Lévy.*

permanence ou la fugacité des effets. Qui nierait les modifications profondes que chaque saison imprime à l'homme et à toutes les productions de la nature? Or les climats froids ou chauds représentent en quelque sorte des saisons continues; par la stabilité de leurs conditions ils doivent agir avec une invariable énergie, non-seulement sur les productions du sol, mais sur les populations qui l'habitent. L'anthropologie de Cos n'isole point l'homme de ce qui l'entoure, elle ne le considère pas comme un être d'une nature distincte; il est fils du sol qui l'a vu naître, il porte, comme tous les autres produits de la nature, le cachet de son origine locale : « Ce que la terre engendre est conforme à la terre elle-même, et l'homme ne déroge point à cette loi commune. » Toutefois l'omnipotence du climat ne va point jusqu'à neutraliser l'action d'autres causes moins générales; en esquissant à grands traits le caractère physique et moral des habitants des montagnes et des plaines, Hippocrate déclare qu'il faut tenir compte de la configuration du sol et de son exposition, comme d'une influence majeure; il reconnaît avec une égale libéralité le pouvoir des institutions, modératrices des effets du climat; sa pensée sur ce point respire tout entière en ces lignes : « La cause en est (dans la pusillanimité et le défaut de courage des Asiatiques, etc. »

« La doctrine de l'influence souveraine des climats, des localités et des institutions, a manifestement inspiré un autre ouvrage non moins admirable que le traité *Des airs, des eaux et des lieux*, nous voulons parler de *l'Esprit des Lois* par Montesquieu. Vainement l'auteur se tait sur la source où il a puisé le principe de ses magnifiques développements; vainement d'Alembert inscrit au frontispice de ce monument littéraire et philosophique du XVIIIe siècle cette épigraphe empruntée d'Ovide : *prolem sine matre creatam*, la filiation est évidente. Et pourquoi le génie, se retournant contre les siècles accumulés, renierait-il sa glorieuse généalogie?... Admirable virtualité d'un écrit de quelques pages, rédigé il y a plus de deux mille ans, et qui dépose, en traversant les siècles, ici l'idée des constitutions médicales, boussole éternelle de toute pratique; là le germe d'une des productions les plus considérables de l'esprit humain; opuscule que toute main vraiment médicale a feuilleté avec respect, ébauche d'une climatologie tentée sans le secours des notions exactes que fournissent en foule aujourd'hui les sciences physiques et naturelles, et devant laquelle, lecture faite, on s'écrie involontairement : « Que savons-nous de plus ? »

M. Andral s'exprime en ces termes :

« L'étiologie comprend deux ordres de causes : 1° les causes extérieures ; 2° les causes intérieures.

« 1° *Causes extérieures.* — L'homme ne vit qu'à la condition de subir l'influence continuelle, incessante, d'un certain nombre de modificateurs extérieurs, dont l'ensemble compose l'univers. Ces rapports de l'homme avec l'univers ont été étudiés, dans tous les temps, plus ou moins profondément, à divers points de vue, par les physiologistes, les médecins et les philosophes ;

« Par les physiologistes, qui voient dans ces rapports la condition indispensable à l'accomplissement des fonctions, et au jeu régulier de la machine humaine ;

« Par les médecins, qui reconnaissent, dans la mesure suivant laquelle ont lieu ces rapports, la conservation de la santé ou la production des maladies ;

« Par les philosophes, enfin, qui ont observé l'influence que le monde extérieur exerce non-seulement sur l'état physique de l'homme, mais encore sur son état intellectuel et moral, sur ses sentiments, ses penchants et ses passions ; de telle sorte qu'à cette modification dans les rapports de l'homme avec l'univers, il est possible de rapporter les différences dans les institutions sociales, politiques et religieuses des peuples ; grande et grave question, qui, discutée au XVIIIe siècle par le philosophe Montesquieu, l'a été bien avant lui, dès les premiers temps, par les anciens philosophes et par Hippocrate lui-même dans son traité *Des airs, des eaux et des lieux.*

« L'un des grands progrès de la science moderne est d'avoir démontré, par la balance et les réactifs, la nature des phénomènes qui se passent dans cette action réciproque de l'univers sur l'homme et de l'homme sur l'univers, de telle sorte que l'homme reculant de plus en plus les limites de ses connaissances et avançant de jour en jour dans la science du monde, de Paracelse à Lavoisier et de Lavoisier jusqu'à nous, voit se justifier de plus en plus cette magnifique pensée de Pascal : « L'homme n'est qu'un point dans l'univers, mais l'uni-

« vers ne comprend pas l'homme, tandis que l'homme comprend « l'univers. »

« Ainsi, dès l'origine de la science, on a cherché à étudier l'influence des agents extérieurs sur la production des maladies. Mais au point de départ de la médecine, il n'y a que des croyances et des préjugés en vertu desquels les peuples rapportent l'origine des maladies à la colère des dieux, croyances et préjugés qui se retrouvent au siècle même de Périclès, si grand et si célèbre cependant par sa civilisation. Hippocrate est continuellement en lutte avec ce préjugé profondément enraciné dans l'esprit des peuples. C'est à lui qu'appartient la gloire d'avoir substitué à la croyance ridicule de l'intervention divine dans la production des maladies, l'idée philosophique de l'influence des causes extérieures que l'observation et l'expérience permettent de découvrir. C'est donc à tort que l'on a voulu voir dans le τὶ θεῖον ou *quid divinum* des livres hippocratiques la preuve que ce grand médecin partageait l'erreur populaire touchant l'origine des maladies.

« Que de siècles se sont passés avant que les médecins fissent eux-mêmes l'application de ce principe aux maladies dont la cause est parfaitement connue aujourd'hui des hommes les plus ignorants et les plus grossiers ! Combien de temps n'a-t-il point fallu, par exemple, pour que la notion, aujourd'hui vulgaire, de l'influence des marais sur la production des fièvres intermittentes fût introduite dans la science? Cette notion cependant n'avait point échappé au génie d'Empédocle, qui eut le bonheur de délivrer deux villes, Agrigente et Sélinunte, de deux épidémies meurtrières qui les ravageaient; il délivra Agrigente, en interceptant toute communication entre la ville et un marais voisin; et Sélinunte, en entraînant à l'aide de grands courants d'eau un foyer paludéen placé au centre de la ville. La reconnaissance superstitieuse des habitants refusa de voir dans le philosophe un simple mortel. Ils lui bâtirent des temples, lui élevèrent des autels et lui offrirent des sacrifices; et, chose bizarre, Empédocle finit par croire lui-même à sa divinité.

« Hippocrate n'a certainement pas inventé l'étiologie, mais il a eu la gloire d'ajouter les fruits de sa vaste expérience aux faits observés avant lui, et surtout d'avoir transformé ces faits en principes scientifiques dont le traité *Des airs*, *des eaux et des lieux* est l'expression la plus fidèle et la plus complète.

« Hippocrate distingue deux ordres de causes de maladies : 1° les *influences extérieures*, telles que celles qui résultent de l'action de l'air, des vents, du sol, des climats, des aliments et des boissons; 2° les *influences intérieures*, qui résultent de l'action des organes et du jeu même des fonctions. Admirable et irréprochable division conservée encore de nos jours.

« 1° Relativement aux *influences extérieures*, on trouve des détails dans les ouvrages suivants de la Collection hippocratique :

« 1° Traité *Des airs*, *des eaux et des lieux*, ébauche bien imparfaite sous le rapport des détails, monument impérissable sous le rapport du plan, de l'ensemble et de l'esprit éminemment philosophique dans lequel il est conçu[1] : 2° traité *De l'ancienne médecine*; 3° traité *Du régime dans les maladies aiguës*; 4° traité *Du régime*, en trois livres; 5° traité *Des épidémies* ; 6° livre des *Aphorismes*.

« Dans le traité *Des airs*, *des eaux et des lieux*, Hippocrate s'occupe des différentes qualités de l'air et des eaux dans les différents pays. Il ajoute des considérations sur le sol, l'exposition des villes, etc., etc. Cet ouvrage est le premier traité de *topographie médicale*, et le père de tous ceux qui ont été créés depuis.

« Suivant Hippocrate, le médecin qui veut approfondir son art, doit étudier l'influence de l'air sur la santé ; il doit également porter son attention sur les qualités des eaux. « On peut, dit-il, se faire une idée exacte de l'état d'une ville relativement à la santé des habitants et aux maladies qui y règnent, en ayant égard à l'exposition de la ville par rapport aux vents, au lever et au coucher du soleil ; à la qualité des eaux, à la nature du sol, qui peut être bas ou élevé, nu ou boisé, sec ou humide. Il faut s'enquérir également du genre de vie des habitants, de leurs occupations, et faire la plus grande attention aux aliments dont ils se nourrissent et aux boissons dont ils font usage. » On voit, par ce passage, qu'Hippocrate accordait une extrême importance aux études météorologiques en médecine, études qui, tour

[1] Dans d'autres parties de ce volume, nous aurons à citer les réflexions que la lecture des livres suivants a suggérées à M. le professeur Andral.

à tour prônées outre mesure, puis injustement discréditées et complétement délaissées dans les deux siècles qui ont précédé le nôtre, sont destinées aujourd'hui, à l'aide des instruments si parfaits de l'observation moderne, à conduire à des résultats positifs et à des découvertes utiles aux progrès de la médecine.

« La première question qu'examine Hippocrate dans son traité *Des airs, des eaux et des lieux*, est l'influence des différentes expositions des villes ou des pays. Il admet quatre expositions : au midi, au nord, à l'orient, à l'occident. Il étudie l'influence de chacune d'elles : 1° sur l'état physiologique des habitants ; 2° sur leurs maladies.

« 1° Exposition au midi, c'est-à-dire à un air chaud et humide.

« 1° *État physiologique.* — Prédominance marquée du phlegme (sucs muqueux), peu de vigueur, atonie générale et caractéristique, appétit peu développé, évacuations faciles, abondantes, durée de la vie plus courte.

« 2° *État pathologique.* — Peu de maladies aiguës. Si, par accident, elles s'y développent, leur marche est lente, et leur résolution difficile ; les blessures se changent facilement en ulcères d'un mauvais caractère ; diarrhées fréquentes, ophthalmies avec sécrétion abondante, plutôt muqueuse que purulente.

« Hippocrate ajoute que, dans ces pays, les femmes sont sujettes aux pertes utérines, aux leucorrhées et aux fausses couches ; les enfants aux convulsions, et surtout à l'épilepsie. L'observation moderne n'a pas vérifié cette dernière assertion d'Hippocrate.

« 2° Exposition au nord ; air froid et sec.

« 1° *État physiologique.* — Inverse du précédent. Grand développement des forces physiques, ton général de l'économie, énergie des fonctions digestives, appétit plus vif, évacuations plus rares, époque de la puberté plus tardive, menstrues peu abondantes, et conceptions moins nombreuses, durée plus longue de la vie.

« 2° *État pathologique.* — Tendance remarquable à l'acuité des maladies. Pleurésies et péripneumonies fréquentes, disposition aux hémorrhagies nasales. Dans ces pays, les plaies se cicatrisent rapidement, et les maladies marchent plus vite à leur résolution. Les femmes y sont plus sujettes qu'ailleurs à devenir phthisiques, et les enfants à avoir des hydropisies du scrotum.

« 3° EXPOSITION AU LEVANT. — Air chaud et sec. C'est l'exposition la plus salubre, dit Hippocrate, à cause de la modération du chaud et du froid.

« 1° *État physiologique.* — Teint vermeil, prédominance du tempérament sanguin, menstrues plus abondantes, conceptions plus faciles, caractère plus doux et esprit plus pénétrant.

« 2° *État pathologique.* — Maladies rares et légères, de même nature que celles de l'exposition du midi.

« 4° EXPOSITION AU COUCHANT. — Air humide, brusques alternatives de température, c'est l'exposition la moins salubre ; elle ressemble à l'automne comme la précédente ressemble au printemps. Teint décoloré, bouffissure de la face, complexion faible et délicate des habitants. Maladies très-nombreuses à marche lente, sourde, insidieuse ; elles sont chroniques dès leur début.

« Dans le traité *De la nature de l'homme*, il est dit que les maladies d'une population dans son ensemble ont le plus souvent leur origine dans l'air et ses changements de qualités de chaud, de froid, de sécheresse, d'humidité, etc.

« Il est rarement question, dans Hippocrate, de la mauvaise influence de l'atmosphère, en raison des particules étrangères et des miasmes qu'il pourrait contenir, excepté dans le livre *Des vents* (Περὶ φυσῶν), où pour expliquer le fait singulier d'épidémies frappant l'espèce humaine sans toucher aux animaux, et réciproquement, l'auteur suppose, avec une remarquable hardiesse de vues, la formation dans l'air de *miasmes* (μιάσματα), les uns délétères pour l'homme seul, les autres nuisibles seulement aux espèces animales[1].

« D'après une théorie originale de quelques médecins ou philosophes anciens, on admettait dans l'air la présence de corpuscules invisibles et disséminés, les uns principes de vie, les autres principes de mort. Les corpuscules destructeurs sont, dans les circonstances ordinaires, en trop petit nombre pour nuire ; mais, viennent-ils à s'accumuler, soit par leur multiplication sur place, soit parce que les vents les

[1] On a vu plus haut que j'avais déjà fait cette remarque dans ma première édition, et M. Andral a bien voulu le rappeler à ses auditeurs ; il en est de même pour les observations consignées par Hippocrate sur l'action des marais.

transportent de différents points dans le même lieu, ils deviennent, par leur entassement, une cause de destruction pour l'espèce humaine : « Tantôt, dit Lucrèce, dans son magnifique poëme *De la nature des choses*, ils viennent des régions lointaines, voyageant avec les nuages et portant la mort ; tantôt ils s'élèvent de la terre, lorsqu'elle est humide, trempée d'eau, et qu'elle renferme dans son sein des principes de putréfaction que la chaleur du soleil vient développer. » N'est-ce pas la doctrine moderne sur la formation des miasmes, exposée en magnifique langage ?

« *Des eaux.* — Après avoir parlé de l'air et de son influence sur l'homme, Hippocrate passe ensuite aux eaux et à leur action qui, suivant lui, est très-grande sur la production des maladies. Il les divise en eaux de sources, eaux de rivières, eaux de pluie, eaux résultant de la fonte de la neige ou de la glace. On ne trouve dans les considérations auxquelles il se livre à ce sujet, rien qui puisse être comparé ou rattaché à nos connaissances actuelles, et, comme on doit s'y attendre, les erreurs de physique y fourmillent[1].

« S'occupant ensuite d'une autre espèce d'eaux, eaux des marais, des étangs, etc., qu'il désigne sous la dénomination générale d'eaux dormantes, Hippocrate dit, avec raison, que ces eaux sont les plus nuisibles à la santé de l'homme ; mais ne soupçonnant même pas que du sein de ces eaux s'exhalent des effluves délétères, il attribue leurs funestes effets à ce qu'elles sont prises en boisson. Après Hippocrate, la question des miasmes paludéens reste pendant un grand nombre de siècles dans l'obscurité la plus complète, jusqu'au XVIIe siècle, où Lancisi, médecin exerçant et observant à Rome, met en évidence le mode d'action des marais, et l'influence véritable qui les rattache aux fièvres intermittentes. Jusqu'à Lancisi, la mauvaise influence des marais était rapportée par les uns à leur humidité, par les autres à ce que, de leur sein, s'élevaient des insectes qui, s'introduisant dans le corps, y faisaient naître des maladies.

« Hippocrate se trompe donc sur la nature essentielle de l'action des marais, mais s'agit-il de montrer les résultats de cette action sur

[1] C'est là une assertion un peu exagérée et qui demande certaines restrictions historiques ; j'en ai indiqué quelques-unes dans mes notes.

l'état physiologique et pathologique des hommes qui y sont soumis, on retrouve en lui les qualités éminentes du grand maître et du grand observateur.

« 1° *État physiologique.* — Dans les pays marécageux, dit Hippocrate, la durée moyenne de la vie est raccourcie, la vieillesse y est prématurée, les enfants viennent au monde gros, boursouflés; il semble qu'ils sont forts, mais ce n'est qu'une apparence trompeuse; peu de temps après leur naissance ils perdent leur embonpoint factice, deviennent maigres, chétifs, et meurent en grand nombre. — Les femmes, ajoute Hippocrate, ont des conceptions plus rares et des accouchements plus difficiles, elles deviennent plus facilement leuco-phlegmatiques.

« 2° *État pathologique.* — La grande maladie des pays marécageux est la fièvre intermittente. Là, dit Hippocrate, on voit surtout des fièvres quartes, la rate est volumineuse et dure; par le palper, on la trouve facilement dans le ventre; dans ces pays, on voit beaucoup d'hydropiques qui doivent à ces fièvres les hydropisies souvent mortelles dont ils sont atteints. Voilà ce que nous observons aux environs des marais de la Sologne et de la Bresse. Mais Hippocrate signale dans les pays marécageux deux grandes maladies : 1° une fièvre non plus intermittente, mais qui semble continue sans l'être réellement; 2° un flux de ventre avec douleurs abdominales, épreintes, selles sanguinolentes, etc., la dyssenterie, en un mot. Ces deux maladies, nous ne les observons pas dans nos climats, mais pour les trouver, il faut chercher dans des climats analogues à ceux des pays où Hippocrate observait. Les médecins de nos armées d'Afrique n'ont-ils pas signalé à l'entour des marais de l'Algérie la dyssenterie et la fièvre pseudo-continue? Les médecins anglais n'ont-ils pas décrit la fièvre rémittente bilieuse des pays chauds, si semblable de tous points, comme la fièvre pseudo-continue de nos médecins d'Afrique, à la fièvre signalée par Hippocrate? Et d'ailleurs, les médecins qui ont accompagné l'expédition française en Morée, n'ont-ils pas retrouvé dans les mêmes lieux où Hippocrate observait, il y a plus de deux mille ans, les mêmes maladies dont le père de la médecine nous a laissé la description?.... Hippocrate ajoute que les habitants des pays marécageux ont des varices et des ulcères aux jambes. Il attribue les calculs urinaires à l'usage des eaux riches en parties salines, théorie erronée, dont la science moderne a fait justice[1].

« *Des saisons.* — Passant ensuite à l'influence des saisons, Hippocrate divise l'année en deux saisons, l'estivale et l'hivernale. Voici, à propos des saisons, les principes posés par Hippocrate : 1° l'arrivée de l'hiver *guérit* les maladies de l'été, et l'arrivée de l'été *change* les maladies de l'hiver. En effet, l'hiver fait disparaître les fièvres intermittentes qui règnent en été et surtout en automne; l'été amende, *change* les affections chroniques de poitrine, mais ne les guérit pas ; il est, en outre, des maladies épidémiques qui se montrent en été, cessent en hiver, pour reparaître l'été suivant.

« 2° Un deuxième principe posé par Hippocrate est le suivant : les maladies qui se développent pendant une saison, sont souvent dues à l'influence de la saison précédente. La saison hivernale engendre les maladies de la saison estivale qui lui succède, et celle-ci, à son tour, donne naissance aux maladies de la saison hivernale qui suit.

« D'après la doctrine d'Hippocrate, tour à tour admise et repoussée par les médecins, la constitution lentement modifiée par les conditions atmosphériques de l'une des deux grandes saisons, est ensuite brusquement influencée quand cette saison vient à être remplacée par l'autre. Dans la saison précédente existe la cause prédisposante, dans la saison actuelle, la cause occasionnelle des maladies qui se développent.

« Hippocrate admet que, dans chaque saison, prédomine une humeur particulière, et comme, d'après ses idées, toutes les maladies dépendent de la prédominance des humeurs, c'est la prédominance de telle ou telle humeur qui donne naissance aux maladies de telle ou telle saison. Les saisons, en se remplaçant, font varier les quatre humeurs, le sang, la pituite, la bile jaune et la bile noire : 1° relativement à leurs propriétés; 2° relativement à la facilité de leur déplacement.

« 1° En hiver, dit Hippocrate, la pituite (sucs blancs, phlegme,

[1] J'étudie toutes ces questions dans mon édition du traité de Rufus, *Sur les maladies des reins et de la vessie.*

mucosités) prédomine, ce que prouve l'abondance des sucs blancs qui s'écoulent du nez ou qui sont rejetés de la poitrine par l'expectoration, etc.

« Hippocrate observait dans un pays où les hivers sont doux et humides; or, que voyons-nous à Paris, sous l'influence de pareilles conditions atmosphériques ? des affections des membranes muqueuses, des maladies catarrhales, des flux muqueux. Les bronchites capillaires l'emportent en nombre sur les pneumonies, les diarrhées indolentes sur les dyssenteries, etc. Les catarrhes, les flux muqueux, la pituite enfin, pour parler comme Hippocrate, prédominent donc dans les hivers doux et humides. Or, les effets d'une pareille saison devaient être infiniment plus marqués dans les pays où Hippocrate observait, puisque les conditions atmosphériques auxquelles ces effets sont liés étaient elles-mêmes infiniment plus prononcées dans ces pays que dans les nôtres.

« 2° *Au printemps*, suivant Hippocrate, le sang augmente de quantité, d'où la prédisposition aux hémorrhagies. Or, qu'observons-nous, à Paris, en cette saison ? Nous voyons naître beaucoup de maladies aiguës, la pneumonie encombre nos hôpitaux au mois de mars et d'avril; les maladies du printemps sont remarquables par l'afflux du sang et l'immense utilité des émissions sanguines. Chez les jeunes gens, on observe à cette époque où le mouvement de la vie semble se réveiller dans la nature, où une séve abondante circule dans les plantes et ranime leur vigueur éteinte, on voit, surtout chez les jeunes gens, se manifester une activité plus grande dans le mouvement circulatoire; des phénomènes de pléthore se manifestent, des hémorrhagies nasales se produisent, on voit survenir des fièvres qui durent deux, trois, quatre jours; fièvres éphémères qu'emportent soit une hémorrhagie nasale, soit une petite saignée. Donc, ainsi que le dit Hippocrate, au printemps, le sang prédomine, c'est-à-dire se distribue d'une autre manière, circule avec plus d'activité; et qui sait, en définitive, si ce liquide n'est pas augmenté de quantité, s'il n'est pas, à cette époque, plus riche en globules, ce qui expliquerait la pléthore momentanée, les hémorrhagies, et la forme inflammatoire que revêtent les maladies en cette saison ? Il y a d'intéressantes recherches à faire sur ce point curieux de pathologie.

« 3° *En été*, dit encore Hippocrate, la bile prédomine. En effet, dans les pays chauds on voit un organe, le foie, dont nous connaissons à peine les maladies dans nos climats tempérés, devenir le siége d'inflammations aiguës fréquentes, de suppurations vastes et profondes. Qu'est-ce à dire? C'est que le foie, dans les régions équatoriales, devient le centre d'une vitalité plus grande, d'une activité fonctionnelle plus énergique. Mais alors la sécrétion de la bile est plus abondante, ou plutôt les éléments de ce liquide se forment dans le sang en plus grande quantité. Nous comprenons alors pourquoi les maladies dites bilieuses sont si fréquentes sous le ciel brûlant des tropiques, et comment l'expression de *polycholie*, dont la signification est nulle dans nos pays, en a une très-grande sur les bords de l'Indus et du Gange. Il est donc vrai qu'en été, dans les climats analogues à celui des pays où Hippocrate observait, la bile prédomine.

« 4° *En automne*, dit Hippocrate, le sang diminue et la *bile noire* prédomine. Dans les livres hippocratiques, c'est tantôt l'*eau*, tantôt la *bile noire* qui constitue la quatrième humeur. Or, en automne, dans nos pays, on voit survenir les maladies qui se développent sous l'influence d'un hiver doux et humide, les affections catarrhales, les maladies des membranes muqueuses ; c'est donc l'*eau* qui prédomine en automne.

« Ainsi, il y a au fond une ressemblance parfaite entre l'observation ancienne et l'observation moderne, sauf le langage. Dans les idées anciennes il y a donc autre chose que de la fantasmagorie, et il devait en être ainsi, car ces idées ont vécu longtemps, et il est difficile de croire qu'une idée quelconque soit viable si elle ne contient pas quelque fraction de vérité.

« Ces principes d'Hippocrate sur l'influence des saisons dans la production des maladies ont été appliqués par lui dans les livres *des épidémies*. Le mot *épidémie* n'a pas, pour Hippocrate, la même signification que pour nous. Nous entendons par ce mot des maladies toujours semblables à elles-mêmes, qui sévissent sur les populations, en frappant à la fois un grand nombre d'individus, et qui, après avoir duré un certain temps, disparaissent sans retour ou reparaissent au bout d'un intervalle plus ou moins long. Dans le livre des

Épidémies, ce mot veut dire maladies populaires, régnant pendant un certain temps au sein d'une population, et n'ayant d'autres caractères communs que ceux qui résultent de l'influence des mêmes conditions atmosphériques. (Voy. mon *Introduction* au traité des *Épidémies*.)

« Dans le traité des *Épidémies*, Hippocrate s'occupe d'abord des constitutions atmosphériques pendant un certain nombre d'années, puis des maladies qui ont régné sous l'influence de ces constitutions. C'est là qu'on a voulu trouver, ce qui n'y est pas, l'idée d'une maladie générale aiguë, d'une fièvre toujours la même dans ses phénomènes fondamentaux ou dans sa nature, variable dans ses manifestations secondaires, sous l'influence de laquelle les diverses maladies qui se développent prennent des caractères particuliers qui modifient leur nature intime, leurs symptômes, leur marche, et exigent aussi des modifications dans leur traitement. L'influence particulière, occulte, qui imprime aux maladies ces modifications profondes, s'appelle une *constitution médicale*. Dans l'opinion des partisans des constitutions médicales, ces diverses maladies, les phlegmasies, par exemple, ne sont pas des maladies principales, mais bien des effets secondaires d'une maladie générale ou fièvre qui change de nature suivant les saisons ou les constitutions atmosphériques, tantôt fièvre *inflammatoire*, réclamant les antiphlogistiques; tantôt fièvre *catarrhale* dans laquelle l'élément phlogistique disparaît pour faire place à un ensemble de symptômes victorieusement combattus par les évacuants. De cette doctrine largement et complaisamment développée par les auteurs des XVIIe et XVIIIe siècles, il n'y a aucun germe dans les livres hippocratiques. On y trouve des affections diverses rapportées aux différentes saisons, mais nulle part il n'est question d'une maladie générale, unique, variant suivant les constitutions atmosphériques, et imprimant son cachet aux diverses affections qui se développent sous son influence.

« Ainsi, en résumé, l'air atmosphérique par ses divers degrés de chaleur ou de froid, de sécheresse ou d'humidité, par ses vicissitudes plus ou moins grandes et par les substances étrangères qu'il peut accidentellement contenir, est, suivant Hippocrate, la cause d'un grand nombre de maladies. Cette observation, vraie du temps d'Hippocrate, est encore vraie aujourd'hui et le sera toujours. Mais ce qui n'est pas moins vrai, c'est que, dans l'état actuel de la science, on ne peut se rendre compte toujours, par des vicissitudes atmosphériques d'une saison, des maladies qui règnent dans cette saison. Il y a des temps, par exemple, où toutes les plaies, toutes les blessures se compliquent d'érysipèle sans qu'on puisse trouver dans un changement des conditions atmosphériques la raison de la manifestation de ces accidents qui, en effet, se produisent indifféremment dans toutes les saisons. Indépendamment de toute modification atmosphérique appréciable, il existe pour une même maladie des séries de cas tous graves en un temps, tandis que dans un autre temps tous les cas sont légers ; chose grave et digne d'attention, pour le dire en passant, quand on prétend établir sur des relevés statistiques les effets thérapeutiques de tel ou tel médicament.

« En méditant sur les livres hippocratiques, on peut trouver dans les maladies des différences qui permettent de les classer d'après les influences atmosphériques, les climats, les saisons, etc. Ainsi, 1° une première classe se compose des *endémies*, c'est-à-dire des maladies qui dépendent de certains climats, et sont liées aux conditions des localités où elles se produisent.

« 2° Une deuxième classe comprend des maladies indépendantes des localités ou des climats, et dues uniquement à l'influence des saisons. Ce sont là les maladies *épidémiques* d'Hippocrate. Il n'est pas question, dans les ouvrages du père de la médecine, des *épidémies* prises dans le sens que nous leur donnons aujourd'hui ; chose singulière, puisque Hippocrate a vécu à une époque où s'est déclarée la première de ces grandes épidémies. C'est, en effet, au temps d'Hippocrate qu'a sévi dans Athènes cette grave épidémie dont l'historien Thucydide nous a transmis la description intéressante et animée, sous le nom de *peste d'Athènes*.

« Pour terminer tout ce qui a rapport à l'influence des saisons dans la production des maladies, il ne nous reste plus qu'à réunir quelques passages disséminés dans la Collection hippocratique.

« Dans la troisième section des *Aphorismes*, nous lisons : « Les maladies sont principalement engendrées par les changements de saison, et, dans chaque saison, par les alternatives de chaud et de froid. »

« Hippocrate établit en principe que lorsque de grandes vicissitudes atmosphériques se produisent, il faut rarement purger, et surtout se garder de pratiquer des opérations, principalement celles qui ont pour siége la région abdominale.

« Parmi les constitutions humaines, ajoute Hippocrate, les unes se trouvent mieux d'une saison, les autres d'une autre saison ; il en est de même des âges. Les maladies sont comme les constitutions et les âges : il en est qui se développent toujours dans une saison et jamais dans les autres ; il en est encore qui, légères dans telle saison, deviennent sérieuses et graves dans telle autre.

« Hippocrate a ébauché une classification des maladies suivant les saisons. Il y aurait un travail intéressant à faire sur ce sujet, qu'Hippocrate ne fait qu'indiquer dans la troisième section des *Aphorismes*. — Lorsqu'une saison est bien réglée, dit-il encore, les maladies de cette saison participent de sa régularité et ont une résolution plus facile ; le contraire arrive lorsque la saison est irrégulière. — Lorsque, dans une saison, on voit alterner rapidement, dans la même journée, le chaud et le froid, on peut s'attendre à voir se développer, quelle que soit la saison, les maladies automnales. — Les temps secs sont plus salubres que les temps humides, et, sous leur influence, la mortalité est moindre, toutes choses égales d'ailleurs.— Des saisons de l'année, dit-il encore, l'automne est celle où la mortalité est la plus considérable ; le printemps celle où la mortalité est la moindre.

« Cette loi n'est pas la même pour tous les pays. La loi posée par Hippocrate se vérifie dans les pays chauds, mais dans les climats tempérés, elle est en désaccord avec des relevés statistiques faits à Paris et à Londres, et d'après lesquels le printemps serait, dans ces pays, la saison la plus féconde en décès. Il en est de même de la loi posée par Hippocrate relativement à la mortalité des phthisiques aux différentes saisons. C'est en automne qu'il meurt le plus de phthisiques dans les pays chauds ; à Paris et à Londres, c'est au printemps.

« Arrivons maintenant à la dernière partie du traité *Des airs, des eaux et des lieux*, dans laquelle Hippocrate traite de l'influence du climat sur l'homme au point de vue de la philosophie et de l'économie politique.

« Hippocrate compare entre elles l'Asie tempérée et l'Europe, sous le rapport du climat, et tout en donnant des détails géographiques sur la constitution physique de ces contrées, il présente des considérations étendues sur le caractère des peuples qui les habitent, leurs mœurs, leurs penchants, leur intelligence et les institutions sociales et politiques qui les régissent.

« Deux idées principales dominent dans les considérations présentées par Hippocrate : 1° l'influence des climats sur le physique et le moral de l'homme; 2° l'influence des constitutions politiques des peuples sur les mœurs de ces peuples et le développement plus ou moins avancé de leur intelligence.

« Pour juger cette question, dit M. Andral, ouvrons l'histoire et écoutons ses enseignements. Pour ne parler que des temps anciens, nous trouvons d'abord que la forme monarchique plus ou moins absolue a régné successivement sur tous les pays du monde : la forme républicaine n'a été qu'une exception purement démocratique à Athènes, contenue à Rome par une aristocratie forte et intelligente. Si maintenant nous jetons un coup d'œil sur l'histoire de l'Europe moderne, nous voyons, au milieu de conditions climatériques si variées, se succéder tour à tour, dans les divers pays dont elle se compose, toutes les formes possibles de gouvernement, depuis la plus pure démocratie jusqu'à l'absolutisme le plus outré. Ce n'est donc pas le climat qui régit la forme du gouvernement, comme le veut Montesquieu; il y a autre chose qui prime dans cette question. Cette condition principale, c'est l'état de la société, ce sont les besoins sociaux, les aspirations secrètes des peuples qui les poussent dans la voie des révolutions lorsque leurs gouvernements ne répondent plus à ces besoins.

« L'histoire tout entière est là pour rendre témoignage de la vérité de cette proposition, et détruire l'idée de l'influence des climats sur les formes de gouvernement adoptées par les peuples divers. Ainsi, nous voyons, d'une part, la forme républicaine fleurir sous le ciel riant de Venise et de Gênes, aussi bien que dans la basse et brumeuse Hollande et la Suisse froide et montagneuse; d'autre part, le principe d'une autorité sans limites s'est également développé sur les bords glacés de la Newa, comme sur les rives du Guadalquivir et du Bosphore.

« Considérant ensuite les différents peuples de l'Europe, Hippocrate dit que les mœurs de ces peuples varient avec les climats des pays qu'ils habitent. Dans les pays montueux, dont le sol est inégal, élevé, où règnent des conditions atmosphériques très-variables, les peuples sont courageux, ardents au travail, rudes à la fatigue, opiniâtres, capables de concevoir de grandes entreprises et de les exécuter; vous les trouverez, dit Hippocrate, indomptables dans leurs mœurs, fermes dans leurs résolutions, plus sauvages que civilisés, sagaces dans l'exercice des arts, intelligents, propres aux combats.

« Au contraire, dans les pays situés dans les plaines, dont le sol est peu accidenté, où des vents chauds entretiennent constamment une température douce et peu variable, absence de courage, mollesse, indolence : tels seront les traits les plus saillants de la physionomie des peuples.

« Dans les pays bas, humides, brumeux, l'intelligence et le moral des habitants sont aussi peu développés que leur constitution physique.

« Ainsi, pour Hippocrate, l'influence du climat est la cause des différences qui existent dans l'état intellectuel et moral des peuples; c'est une autre influence capitale qu'il faut ajouter à celle des institutions politiques. »

M. Andral ne peut partager, sur ce point encore, l'opinion d'Hippocrate. « Si le climat, dit le savant professeur, a de l'influence sur l'état intellectuel et moral des peuples, cette influence est subordonnée à celle des états divers de la société dans les différens pays. En faisant abstraction des peuples qui habitent les climats extrêmes, on peut poser la loi suivante : les conditions sociales des peuples, les besoins qui les tourmentent ou les passions qui les agitent, ont, sur leur état intellectuel et moral, une bien plus grande influence que les conditions climatériques. L'histoire est encore là pour sanctionner cette loi incontestable.

« Cette loi est d'ailleurs rendue évidente par la loi non moins incontestable qui préside au développement des nations. En vertu de cette loi, chaque peuple, placé toujours sous les mêmes conditions atmosphériques, a eu successivement son enfance, son adolescence, sa jeunesse, sa virilité, sa vieillesse; chaque peuple naît, grandit, acquiert toute la plénitude de sa force, puis, peu à peu, décroît, s'affaiblit et s'éteint.

« Dans chacune de ces périodes d'enfance, de jeunesse, de virilité, de vieillesse, vous verrez les peuples continuant à vivre dans les mêmes climats, différer dans leurs mœurs, leur intelligence et leurs institutions. Ainsi, Rome, d'abord monarchique, devient ensuite républicaine, puis oligarchique et finit par revenir à la monarchie absolue. Eh bien ! à chacune de ces transformations politiques correspondent des modifications intellectuelles et morales que nous pouvons suivre en étudiant les produits de l'intelligence romaine dans les lettres, les arts et les sciences [1].

« Aux diverses périodes de la vie des peuples, comme aux divers âges de la vie des individus, on voit chez les peuples, comme chez l'individu, le caractère et les mœurs se modifier, en même temps que domine telle ou telle faculté de l'intelligence · dans la jeunesse, la brillante imagination ; plus tard, la sévère et froide raison. L'histoire nous montre également chaque peuple différant tour à tour, aux diverses époques, dans la part qu'il prend au gouvernement du monde : voyez l'Espagne, autrefois maîtresse de l'univers, presque nulle aujourd'hui dans la balance des destinées du monde.

« Ainsi, les peuples changent et se modifient sans cesse sous le même ciel et les mêmes climats. Voilà la loi du passé. Sera-t-elle la loi de l'avenir ? L'imprimerie, la vapeur, la communication rapide de la pensée d'un bout du monde à l'autre par l'éclair électrique, toutes ces brillantes découvertes établissent une limite bien tranchée entre la société ancienne et la société moderne. En face du mouvement nouveau qui se produit, l'esprit humain s'arrête indécis dans le jugement qu'il doit porter sur l'avenir. J'appliquerais volontiers, ajoute M. Andral, à cette société humaine divisée en deux fractions bien distinctes, depuis la découverte de l'imprimerie et de la vapeur, ce vers que le vieux Corneille met dans la bouche d'un barbare se ruant

[1] Je ferai remarquer que, jusque vers les derniers temps de la République, ce n'est que fort indirectement qu'on peut suivre les progrès de l'intelligence romaine, car les mouuments nous manquent presque entièrement.

sur l'empire romain pour le renverser et élever sur ses ruines un empire nouveau :

Un grand destin s'achève, un grand destin commence.

« Voilà le mot de la situation actuelle du vieux monde vis-à-vis du monde nouveau. La vieille Europe a-t-elle fait son temps et doit-elle être remplacée dans le gouvernement du monde par la jeune et industrielle Amérique? C'est ce que l'avenir apprendra. Comme l'intelligence, la valeur guerrière n'est pas sous la dépendance des climats. Tous les peuples se sont élevés et sont tombés tour à tour par la guerre. En Asie, en Afrique, en Europe, chaque nation a été tour à tour conquérante et conquise.

« Ainsi, continue M. Andral, j'ai beau porter mes regards sur le monde ancien et sur le monde nouveau, vainement je parcours une foule de pays divers, nulle part je ne vois la puissance du climat dominer le génie de l'homme ; partout, au contraire, je vois le génie de l'homme dominer la puissance du climat. Dans l'horizon que je viens de dérouler à vos yeux, le climat n'apparaît plus que comme un point infiniment petit au milieu des influences qui dominent les destinées humaines. Voyez encore, sous tous les climats possibles, les effets d'une grande passion qui vient agiter l'homme ; malgré l'action énervante qu'exerce sur lui le climat, la passion le relève et le fortifie. Dans le climat brûlant du Mexique, à l'époque de la conquête espagnole, un spectacle étonnant fut donné au monde, celui des supplices atroces auxquels se soumettaient sans crainte et sans faiblesse ceux des Mexicains que l'ambition poussait à devenir les chefs de leurs compatriotes. N'a-t-on pas vu de tous temps, et ne voit-on pas encore aujourd'hui, sous les climats les plus divers, l'une des plus grandes passions qui agitent le cœur de l'homme, le fanatisme religieux, inspirer à des natures indolentes le mépris des tortures et le dédain de la mort? Voyez les martyrs d'autrefois, voyez encore aujourd'hui les *fakirs* de l'Inde[1]. »

[1] Je crains qu'ici M. le docteur Tartivel n'ait pas rendu très-exactement la pensée de M. Andral.

« Le traité *Des airs, des eaux et des lieux*, dit P. Martian[1], me semble surpasser par la fécondité de la doctrine, par l'érudition et par l'éloquence, tous les autres écrits d'Hippocrate. En effet, les connaissances qu'il renferme ne sont pas seulement nécessaires à ceux qui pratiquent la médecine; elles sont encore très-utiles à ceux qui cultivent l'histoire, la cosmographie et la politique. L'auteur a établi dans ce traité des principes si solides pour l'étude de toutes ces sciences, qu'il semble avoir jeté leurs premiers fondements. La gravité ordinaire du langage d'Hippocrate prend ici une grâce et un charme inaccoutumés. Il ne faut donc pas s'étonner que tant d'illustres savants aient consacré leurs veilles à l'étude de cet admirable traité. »

Galien avait écrit un *Commentaire* en trois livres sur le traité qui nous occupe; malheureusement nous n'en possédons plus que des fragments publiés seulement en latin. (voy. la *Notice bibliographique* en tête du volume.) Après Galien, il faut arriver jusqu'au XVIe siècle pour trouver un véritable Commentaire (car je ne parle pas ici des éditions annotées ou des dissertations particulières) : c'est celui de L. Septalius. Ce livre est rempli d'excellentes explications et de précieux renseignements. Après Septalius, plus de deux siècles s'écoulent avant de rencontrer un autre travail complet sur le traité *Des airs, des eaux et des lieux;* ce travail, nous le devons à notre illustre compatriote d'adoption, à Coray. La réputation de son édition est faite, et je n'ai garde de la diminuer en rien. Coray était un philologue consommé ; et c'est peut-être dans cette édition qu'il a montré le plus de sagacité et de prudence pour la correction du texte. Ses notes purement philologiques sont des modèles de critique littéraire et méritent des éloges sans réserve ; ses notes explicatives sont en général fort érudites et fort instructives; mais Coray n'étant pas assez versé dans les sciences physiques et naturelles n'a pu rapprocher d'une manière satisfaisante les notions scientifiques d'Hippocrate de celles des anciens et des modernes ; aussi, sous ce rapport, n'a-t-il pas mis dans tout son jour le traité *Des airs, des eaux et des lieux*, et n'en a-t-il pas éclairci toutes les parties. Il reste donc encore à

[1] *Magnus Hippocrates explicatus*, p. 89.

faire pour notre époque ce que Septalius et Coray ont fait pour la leur. Un excellent modèle nous a été donné dans les *Études* publiées il y a quelques années par M. Th.-H. Martin sur le *Timée* de Platon. Celui qui pourrait le mieux suivre ce modèle est assurément celui qui l'a créé ; et je ne saurais trop engager M. Martin à mettre son talent au service d'Hippocrate comme il l'a mis à celui de Platon, et à faire du traité *Des airs, des eaux et des lieux* comme le centre des connaissances scientifiques de l'école de Cos, qui résume en elle celles des âges antérieurs, et qui contient en germe, sinon par l'explication, du moins par l'observation des faits, presque toutes celles des temps qui la suivirent. Quant à moi, il n'entre pas dans mon plan, ou il serait absolument au-dessus de mes forces, de combler cette lacune, d'approfondir toutes les matières traitées dans l'immortel ouvrage qui nous occupe ; je me suis contenté d'esquisser à grands traits, dans cette Introduction, le système médical et le système de géographie politique qui constituent le fond de ce traité, et, dans les notes, de faire ressortir quelques-uns des points les plus intéressants, ou les plus obscurs, d'astronomie, de météorologie, de physique, de chimie même et de géographie descriptive, qui forment en quelque sorte les premiers éléments et comme la base de ce double système.

Les paroles par lesquelles Gruner (*Censura*, p. 51) termine ses remarques sur le traité *Des airs, des eaux et des lieux*, s'adressent plutôt encore aux médecins de notre temps, qu'à ceux de son époque ; je les rapporte en finissant : « Il est, dit-il, à souhaiter que les médecins s'attachent aux pas du divin vieillard, et que, poussés par son exemple, ils traitent avec les connaissances de leur temps cette partie de la science, si nécessaire et si ardue ; mais, hélas ! l'observation attentive qu'elle réclame est entourée de tant d'ennuis et de difficultés, qu'on ne s'en occupe guère, et qu'elle est à peu près négligée. »

DES AIRS, DES EAUX ET DES LIEUX[1].

1. Celui qui veut chercher convenablement la connaissance de la médecine, doit faire ce qui suit : considérer, premièrement, les effets que chacune des saisons de l'année peut produire, car elles ne se ressemblent pas du tout, mais elles diffèrent beaucoup les unes des autres, et [chacune en particulier diffère beaucoup d'elle-même] dans ses vicissitudes ; en second lieu, les vents chauds et les vents froids, surtout ceux qui sont communs à tous les pays ; ensuite ceux qui sont propres à chaque contrée (1). Il faut également considérer les qualités des eaux, car, autant elles diffèrent par leur saveur et par leur poids, autant chacune d'elles diffère par ses propriétés (2). Ainsi, lorsqu'un médecin arrive dans une ville dont il n'a pas encore l'expérience, il doit examiner dans quelle position elle se trouve par rapport aux vents et au lever du soleil ; car la même influence n'est pas exercée par celle qui est exposée au nord, par celle qui l'est au midi, par celle qui l'est au levant, par celle qui l'est au couchant. Il considérera toutes ces choses le mieux possible et comment les eaux se comportent ; il s'assurera si on fait usage d'eaux marécageuses et molles, ou d'eaux dures et sortant de l'intérieur des terres et de rochers, ou d'eaux salines et réfractaires (3). Il examinera si le sol est nu et sec, ou boisé et humide ; s'il est enfoncé et brûlé par des chaleurs étouffantes, ou s'il est élevé et froid (4). Enfin il connaîtra le genre de

[1] ΠΕΡΙ ΑΕΡΩΝ, ΥΔΑΤΩΝ ΚΑΙ ΤΟΠΩΝ, DE AERE, AQUIS ET LOCIS *seu* REGIONIBUS. — Ce traité n'est point cité d'une manière uniforme par les anciens ; le titre a été allongé (Manuscrit de Gadaldinus et Galien *passim*) ou abrégé (Érotien, *Gloss.*, p. 22 et 272 ; Palladius, *Comm. in Hipp.*, *Épid.*, VI, éd. de Dietz, t. II, p. 119 ; Athénée, *Deipnos.*, II, 7). Les mots qui composent ce titre ont été diversement arrangés avec ou sans l'adjonction de la particule καί (manuscrits 2255 et 2146 ; Galien *passim* ; Scholiaste d'Aristophane *in Nub.*, v. 132, éd. de Didot ; Palladius Schol. in lib. Hipp. *de Fract. in proœmio* ; ejusd. *Comm. in Hipp.*, *Épid.*, VI, p. 2, 4 et 114). Ces diverses formes ne doivent pas être regardées comme des variantes ou comme de véritables leçons, mais comme un caprice ou un défaut de mémoire de ceux qui ont cité cet ouvrage. Galien dit (*De libris propriis*, cap. VI ; cf. aussi *Quod animi mores temper. seq.*, cap. IX *init.*) qu'il devrait être intitulé περὶ οἰκήσεων, καὶ ὑδάτων, καὶ ὡρῶν, καὶ χωρῶν, au lieu de περὶ ἀέρων καὶ ὑδάτων καὶ τόπων qu'il adopte dans son *Glossaire* au mot Στρέφεται. — (Cf. aussi Coray, *Introd.*, p. cxxxvj et suiv.)

vie auquel les habitants se plaisent davantage, et saura s'ils sont amis du vin, grands mangeurs et paresseux, ou s'ils sont amis des exercices gymnastiques et de la fatigue, doués d'un bon appétit et buvant peu.

2. C'est de semblables observations qu'il faut partir pour juger chaque chose. En effet, un médecin qui sera bien éclairé sur ces circonstances, sinon sur toutes, du moins sur la plupart, en arrivant dans une ville dont il n'a pas encore l'expérience, ne méconnaîtra ni les maladies particulières à la localité, ni la nature de celles qui sont communes à tous, ne sera point embarrassé dans leur traitement, et ne tombera point dans les fautes qu'on doit vraisemblablement commettre si l'on n'a pas d'avance approfondi tous ces points. Pour chaque saison qui s'avance et pour l'année, il pourra prédire les maladies communes à tous qui doivent affliger la ville en été ou en hiver, et celles dont chacun en particulier est menacé s'il fait des écarts de régime (5). En effet, connaissant les vicissitudes des saisons, le lever et le coucher des astres, et la manière dont tous ces phénomènes se passent (6), il pourra prévoir ce que sera l'année. Après de telles investigations et avec la prévision des temps, il sera bien préparé pour chaque cas particulier, il connaîtra les moyens les plus propres à rétablir la santé, et n'obtiendra pas un médiocre succès dans l'exercice de son art. Si quelqu'un regardait ces connaissances comme appartenant à la météorologie (7), pour peu qu'il veuille suspendre son opinion, il se convaincra que l'astronomie n'est pas d'une très-mince utilité pour la médecine, mais qu'elle lui est, au contraire, d'un très-grand secours. En effet, chez les hommes, l'état des cavités change avec les saisons.

3. Je vais exposer clairement la manière d'observer et de vérifier chacune des choses dont je viens de parler. Supposons une ville exposée aux vents chauds, or, ce sont ceux qui soufflent entre le lever d'hiver du soleil et le coucher d'hiver (8), ouverte à ces vents et abritée contre ceux du nord; il en résulte nécessairement que, dans une telle ville, les eaux sont abondantes, salines, peu profondes (9), chaudes en été et froides en hiver (10); que les habitants ont la tête humide et chargée de phlegme, et le ventre souvent troublé par cette humeur qui se précipite de la tête ; que, chez la plupart, les formes extérieures ont une apparence d'atonie ; qu'ils ne sont capables ni de bien manger ni de bien boire. En effet, tout homme qui a la tête faible ne saurait supporter le vin, car il est plus que d'autres incom-

modé par les accidents que l'ivresse développe du côté de la tête (11); enfin que les maladies suivantes sont endémiques : les femmes sont d'abord valétudinaires et sujettes aux écoulements ; puis beaucoup sont stériles par mauvaise santé plutôt que par nature ; elles avortent (12) fréquemment ; les enfants sont attaqués de convulsions et d'asthmes auxquels on attribue la production du *mal des enfants* (de l'épilepsie), lequel passe pour une *maladie sacrée* (13); les hommes sont sujets aux dyssenteries, aux diarrhées, aux *épiales*, à de longues fièvres hibernales, aux *épinyctides* (14), aux hémorrhoïdes. Les pleurésies, les péripneumonies, les *causus* et toutes les maladies réputées aiguës ne sont pas fréquentes, car là où les cavités sont humides, il n'est pas possible que ces maladies sévissent. Il survient des ophthalmies humides qui ne sont ni longues ni dangereuses, à moins qu'il ne règne quelque maladie générale (15) par suite des vicissitudes des saisons. Après l'âge de cinquante ans, il survient aux hommes des *catarrhes* qui partent de l'encéphale et qui les rendent *paraplectiques*, lorsqu'ils ont été subitement frappés sur la tête par un soleil ardent ou par un froid rigoureux (16). Telles sont les maladies endémiques pour les habitants de ces localités; sans compter que s'il règne quelque maladie générale résultant des vicissitudes des saisons, ils y participent également.

4. Quant aux villes exposées, au contraire, aux vents froids, ceux qui soufflent entre le coucher d'été du soleil et le lever d'été, qui les reçoivent habituellement et qui sont à l'abri du vent du sud et des [autres] vents chauds, voici ce qui en est : d'abord les eaux y sont généralement dures et froides ; les hommes doivent nécessairement être nerveux (17) et secs, avoir pour la plupart les cavités inférieures sèches et réfractaires, les supérieures, au contraire, plus faciles à émouvoir ; enfin qu'ils sont plutôt bilieux que phlegmatiques. Ils ont la tête saine et sèche, et sont en général sujets aux ruptures internes. Les maladies qui dominent dans ces localités sont les pleurésies en grand nombre, et toutes les maladies réputées aiguës. Il doit nécessairement en être ainsi quand les cavités sont sèches ; beaucoup deviennent empyématiques par toute espèce de cause ; mais la véritable, c'est la rigidité du corps et la sécheresse de la cavité [pectorale], car la sécheresse et l'usage de l'eau froide [par qualité] expose aux ruptures internes (18). Il arrive nécessairement que les hommes d'une telle constitution mangent beaucoup et boivent peu car on ne saurait être à la fois grand buveur et grand mangeur ; que les ophthalmies sont rares chez eux, mais

s'il en survient, qu'elles sont sèches, violentes, et qu'elles opèrent promptement la fonte (19) de l'œil ; que les sujets au-dessus de trente ans sont exposés pendant l'été à de violentes hémorrhagies nasales ; que les maladies qu'on appelle *sacrées* sont rares, mais violentes ; que ces hommes vivent plus longtemps que les autres (20) ; que leurs plaies ne deviennent ni phlegmatiques (21) ni rebelles ; que leurs mœurs sont plutôt sauvages que douces. Telles sont pour les hommes les maladies endémiques, sans compter la participation aux maladies générales qui peuvent naître des vicissitudes des saisons [et auxquelles ils sont également sujets]. Quant aux femmes, d'abord il y en a beaucoup de stériles, parce que les eaux sont crues, réfractaires et froides ; car leurs purgations menstruelles ne se font pas convenablement ; elles sont peu abondantes et de mauvaise qualité ; en second lieu, leurs accouchements sont laborieux, mais elles avortent rarement. Lorsqu'elles sont accouchées, elles ne peuvent pas nourrir leurs enfants, parce que leur lait est tari par la dureté et la crudité des eaux ; les phthisies sont très-fréquentes à la suite des couches ; car les efforts [de l'accouchement] produisent des tiraillements et des déchirures [internes]. Les enfants, tant qu'ils sont petits, sont sujets aux hydropisies (*infiltrations séreuses*) du scrotum ; mais elles se dissipent à mesure qu'ils avancent en âge. La puberté est tardive dans une telle ville (22). Voilà, comme je viens de le montrer, ce qui concerne les vents chauds, les vents froids, et les villes qui y sont exposées.

5. Quant aux villes ouvertes aux vents qui soufflent entre le lever d'été du soleil et celui d'hiver, et à celles qui ont une exposition contraire, voici ce qui en est : les villes exposées au levant sont naturellement plus salubres que celles qui sont tournées du côté du nord ou du midi, quand il n'y aurait entre elles qu'un stade de distance (*quatre-vingt-quatorze toises et demie*). D'abord la chaleur et le froid y sont plus modérés ; ensuite les eaux dont la source regarde l'orient sont nécessairement limpides, de bonne odeur, molles (*douces au toucher ?*) et agréables, car le soleil à son lever dissipe [les vapeurs] en pénétrant les eaux de ses rayons ; car dans la matinée, des vapeurs sont ordinairement suspendues sur les eaux. Les hommes ont une coloration plus vermeille et plus fleurie, à moins que quelque maladie ne s'y oppose. Leur voix est claire, ils ont un meilleur caractère, un esprit plus pénétrant que les habitants du nord ; de même toutes les autres productions naturelles sont meilleures. Une ville dans une telle position offre l'image du printemps, parce que le chaud et le

froid y sont tempérés. Les maladies y sont moins fréquentes et moins fortes qu'ailleurs, mais elles ressemblent à celles qui règnent dans les villes exposées aux vents chauds. Les femmes y sont extrêmement fécondes (23) et accouchent facilement. Il en est ainsi de ces localités.

6. Les villes tournées vers le couchant, abritées contre les vents de l'orient et sur lesquelles les vents du nord et du midi ne font que glisser, sont dans une exposition nécessairement très-insalubre; car, premièrement, les eaux ne sont point limpides, parce que le brouillard, qui le plus souvent occupe l'atmosphère dans la matinée, se mêle avec elles et en altère la limpidité; en effet, le soleil n'éclaire pas ces régions avant d'être déjà fort élevé. En second lieu, il y souffle pendant les matinées d'été des brises fraîches, il y tombe des rosées, et le reste de la journée, le soleil, en s'avançant vers l'occident, brûle considérablement les habitants; d'où il résulte évidemment qu'ils sont décolorés et faibles de complexion, et qu'ils participent à toutes les maladies dont il a été parlé, sans qu'aucune leur soit exclusivement affectée. Ils ont la voix grave et rauque à cause de l'air qui est ordinairement impur et malfaisant; en effet, les vents du nord ne le corrigent guère, attendu qu'ils séjournent peu dans ces contrées, et que ceux qui y soufflent habituellement sont très-humides, car tels sont les vents du couchant. Dans une telle position, une ville offre l'image de l'automne, par les alternatives [de chaud et de froid qui se font sentir] dans la même journée, d'où résulte une grande différence entre le soir et le matin. Voilà ce qui concerne les vents salubres et ceux qui ne le sont pas.

7. Pour ce qui concerne les eaux, je veux exposer lesquelles sont malfaisantes, lesquelles sont les plus salubres, quel bien, quel mal résulte vraisemblablement de leur usage, car elles ont une grande influence sur la santé. Toutes les eaux de marais, de réservoirs [artificiels] (24) et d'étangs sont ordinairement chaudes en été, épaisses et de mauvaise odeur. Comme elles ne sont point courantes, mais qu'elles sont sans cesse alimentées par de nouvelles pluies, et échauffées par le soleil, elles sont nécessairement louches, malsaines et propres à augmenter la bile (25). En hiver, au contraire, elles sont glacées, froides et troublées par la neige et par la glace, en sorte qu'elles favorisent entièrement la pituite et les enrouements. Il en résulte nécessairement que ceux qui font usage de ces eaux ont toujours la rate très-volumineuse et obstruée (26); le ventre resserré, émacié et

chaud ; les épaules, les clavicules et la face également émaciées, car les chairs se fondent pour aller grossir la rate, et c'est ce qui fait maigrir ; qu'ils mangent beaucoup et sont toujours altérés ; qu'ils ont les cavités [abdominales] inférieures et supérieures très-sèches (27), en sorte qu'il leur faut des remèdes [*évacuants?* φαρμάκων] énergiques. Cette dernière maladie leur est familière en été aussi bien qu'en hiver. En outre il survient fréquemment des hydropisies qui sont très-mortelles, car il règne en été beaucoup de dyssenteries, de diarrhées et de fièvres quartes très-longues ; ces maladies, traînant en longueur, font tomber des sujets ainsi constitués en hydropisie et les font mourir. Telles sont les maladies qui viennent en été ; en hiver, ce sont, chez les jeunes gens, les pneumonies, les affections accompagnées de *manie* (28), chez les individus plus âgés, les *causus* (29), à cause de la sécheresse du ventre ; chez les femmes, les œdèmes et les leucophlegmasies ; elles conçoivent difficilement et accouchent laborieusement. Les enfants qu'elles mettent au monde, d'abord gros et boursouflés, s'étiolent et deviennent chétifs pendant qu'on les allaite. La purgation qui suit les couches ne se fait point d'une manière avantageuse. Dans l'enfance, ce sont surtout les tumeurs scrotales (30) qui sont très-communes ; dans l'âge viril, ce sont les varices et les ulcérations aux jambes. Avec une telle constitution, les hommes ne sauraient vivre longtemps ; aussi sont-ils vieux avant le temps prescrit. Il arrive encore que les femmes paraissent enceintes, et quand le terme de l'accouchement est arrivé, le volume du ventre disparaît ; cela vient de ce qu'il se forme une hydropisie dans la matrice (31). Je regarde donc ces eaux comme nuisibles pour toute espèce d'usage (32). — Puis je mets au second rang soit les eaux qui sortent des rochers, car elles sont nécessairement dures ; soit celles qui sourdent des terres recélant des eaux thermales, ou du fer, ou du cuivre, ou de l'argent, ou de l'or, ou du soufre, ou du bitume, ou de l'alun, ou du natron (33) ; car toutes ces matières sont produites par la force de la chaleur. Il n'est pas possible que les eaux sortant d'un pareil sol soient bonnes ; mais elles sont dures et brûlantes, elles passent difficilement par les urines et sont contraires à la liberté du ventre. Mais elles sont très-bonnes les eaux qui coulent de lieux élevés et de collines de terre, car elles sont douces, ténues, et telles qu'il faut une petite quantité de vin [pour les altérer] (34). De plus, elles sont chaudes en hiver, froides en été, et il en est ainsi à cause de la grande profondeur de leurs sources. Mais il faut particulièrement recommander celles dont les sources s'ouvrent au levant et surtout au levant d'été, parce qu'elles sont nécessairement plus limpides que les autres, de bonne odeur (35) et légères. Toute eau salée, réfractaire et dure, n'est pas bonne à boire. Il est cependant certaines constitutions, certaines maladies auxquelles l'usage de pareilles eaux convient ; j'en parlerai bientôt. Quant à [l'exposition] des eaux, voici ce qui en est : Celles dont les sources s'ouvrent au levant sont les meilleures ; au second rang sont les eaux qui coulent entre le lever et le coucher d'été du soleil, surtout celles qui se rapprochent le plus du lever ; au troisième rang, celles qui coulent entre le coucher d'été et celui d'hiver ; sont très-mauvaises celles qui coulent vers le midi et entre le lever et le coucher d'hiver ; par les vents du midi, elles sont tout à fait funestes; par les vents du nord, elles sont meilleures. Il convient de régler l'usage des eaux de la manière suivante : un homme bien portant et vigoureux ne doit pas choisir, mais boire celles qui sont à sa portée ; au contraire, celui qui, pour une maladie, veut boire l'eau la plus convenable à son état, recouvrera surtout la santé en se conformant à ce qui suit : pour ceux dont le ventre est dur et s'échauffe facilement, les eaux très-douces, très-légères et très-limpides sont avantageuses ; pour ceux au contraire qui ont le ventre mou, humide et plein de *phlegme*, ce sont les eaux très-dures, très-réfractaires et légèrement salées, car elles dessèchent très-bien [le superflu des humeurs]. Les eaux les meilleures pour la cuisson et qui bouillent très-facilement sont également les plus propres à humecter le ventre et à le relâcher, tandis que les eaux dures, réfractaires, et très-mauvaises pour la cuisson, sont très-propres à le dessécher et à le resserrer. En effet, c'est par défaut d'expérience que l'on se trompe sur les eaux salines et qu'on les regarde comme purgatives ; elles sont le plus contraires aux évacuations alvines : car, réfractaires et impropres à la cuisson, elles resserrent plutôt qu'elles ne relâchent le ventre (36). Voilà ce qui concerne les eaux de source.

8. Quant aux eaux de pluie et de neige, je vais dire comment elles se comportent : Celles de pluie sont très-légères, très-douces, très-ténues et très-limpides ; car, la première action que le soleil exerce sur l'eau, c'est d'en attirer et d'en enlever les parties les plus subtiles et les plus légères. La formation des sels rend cela évident. En effet, la partie saline se dépose à cause de sa densité et de son poids, et c'est ainsi que se forme le sel, tandis que la partie la plus

ténue est enlevée par le soleil, à cause de sa légèreté. Cette évaporation ne s'opère pas seulement sur la mer, mais encore sur les eaux stagnantes (37) et sur tout ce qui renferme quelque humidité, et il en existe dans toute chose. Le soleil attire du corps même de l'homme ce qu'il y a de plus subtil et de plus léger dans ses humeurs. On en a une très-grande preuve : quand un homme couvert d'un manteau marche ou s'assied au soleil, toute la surface du corps immédiatement exposée à l'ardeur de ses rayons ne sue pas ; car le soleil évapore la sueur à mesure qu'elle se forme, mais toutes les parties recouvertes par le manteau ou par quelque autre vêtement se couvrent de sueur, car elle est attirée par le soleil et forcée d'apparaître au dehors ; mais elle est protégée par les habits, en sorte qu'elle ne peut être évaporée par le soleil ; au contraire, quand on se met à l'ombre, tout le corps est également mouillé par la sueur, car les rayons du soleil ne frappent pas sur lui. En conséquence l'eau de pluie est de toutes les eaux celle qui se corrompt le plus vite et qui acquiert le plus promptement une mauvaise odeur, parce qu'elle est composée et mélangée, de sorte qu'elle se corrompt très-vite (38). Il faut ajouter que l'eau, une fois attirée et élevée, se porte de tous côtés dans l'air et se mêle avec lui ; alors sa partie la plus trouble et la plus opaque se sépare, se déplace, et forme des vapeurs et des brouillards, tandis que le reste, plus subtil et plus léger, demeure et s'adoucit, étant brûlé et cuit par le soleil. Toutes les autres substances s'adoucissent également par la coction. Cependant, tant que cette partie [subtile et légère] est dispersée et n'est pas condensée, elle se porte vers les régions supérieures ; mais lorsqu'elle est rassemblée dans un même lieu et condensée par des vents qui soufflent tout à coup dans des directions opposées, elle se précipite du point où la condensation se trouve être plus considérable. Il est naturel que cela arrive, surtout quand des nuages ébranlés et chassés par un vent qui ne cesse de souffler, sont tout à coup repoussés par un vent contraire et par d'autres nuages. La condensation s'opère au premier point de rencontre, puis d'autres nuages s'amoncelant, leur amas s'épaissit, devient plus noir, se condense de plus en plus, crève par son propre poids et tombe en pluie : voilà pourquoi (39) l'eau pluviale est naturellement la meilleure, mais elle a besoin d'être bouillie et d'avoir déposé (40), autrement elle acquiert une mauvaise odeur, rend la voix rauque et enroue ceux qui en font usage.—Les eaux de neige et de glace sont toutes mauvaises. L'eau une fois entièrement glacée ne revient plus à son ancienne nature, mais toute la partie limpide, légère et douce est enlevée ; la partie la plus trouble et la plus pesante demeure ; vous pouvez vous en convaincre de la manière suivante : pendant l'hiver, versez dans un vase une quantité déterminée d'eau, exposez ce vase le matin à l'air libre afin que la congélation soit aussi complète que possible, transportez-le ensuite dans un endroit chaud où la glace puisse se fondre entièrement ; quand elle le sera, mesurez l'eau de nouveau, vous la trouverez de beaucoup diminuée ; c'est une preuve que la congélation a enlevé et évaporé ce que l'eau avait de plus subtil et de plus léger, et non les parties les plus pesantes et les plus grossières, ce qui serait impossible (41). Je regarde donc ces eaux de neige et de glace, et celles qui s'en rapprochent, comme très-mauvaises pour tous les usages. Voilà ce qui concerne les eaux de pluie, de neige et de glace.

9. Les hommes sont particulièrement exposés à la pierre, aux affections néphrétiques, à la strangurie, à la sciatique et aux tumeurs scrotales, quand ils boivent les eaux dont les éléments sont très-divers, c'est-à-dire celles des grands fleuves dans lesquels d'autres fleuves se déchargent, celles des lacs qui reçoivent quantité de ruisseaux de toute espèce, enfin les eaux étrangères qui n'ont pas leurs sources dans le voisinage, mais qui arrivent de lieux éloignés ; car une eau ne saurait être identique à une autre eau, mais les unes sont douces, les autres salées, quelques-unes alumineuses, d'autres viennent de sources chaudes ; ainsi mélangées, elles se combattent mutuellement, et la plus forte l'emporte toujours (42) ; or ce n'est pas toujours la même qui est la plus forte, mais tantôt l'une, tantôt l'autre, suivant la prédominance des vents. A celles-ci le vent du nord donne de la force, à celles-là le vent du midi, et ainsi des autres. De pareilles eaux déposent nécessairement au fond des vases un sédiment de sable et de limon, qui occasionne les maladies mentionnées plus haut. Je dois ajouter immédiatement que ces effets ne se produisent pas chez tous les individus ; en effet, ceux qui ont le ventre libre et sain, dont la vessie n'est pas brûlante, ni son col trop rétréci, urinent facilement sans qu'il se forme des concrétions dans cet organe. Ceux, au contraire, dont le ventre est brûlant ont nécessairement la vessie affectée de même, et quand celle-ci est échauffée au delà des limites naturelles, son col s'enflamme et retient l'urine qu'elle cuit et brûle dans son intérieur ; alors la partie la plus limpide se sépare et s'échappe, mais la plus trouble et la plus épaisse demeure

et s'agglomère (43). D'abord petite, la concrétion devient ensuite plus volumineuse; ballottée par l'urine, elle s'assimile tout ce qui se dépose de matières épaisses : c'est ainsi qu'elle grossit et se durcit. Lorsqu'on veut uriner, la pierre, chassée par l'urine, tombe sur le col de la vessie, en ferme l'ouverture et cause de fortes douleurs, en sorte que les enfants calculeux se tiraillent et se frottent la verge, car il leur semble que dans cette partie réside la cause qui les empêche d'uriner; la preuve qu'il en est ainsi (44), c'est qu'en effet les calculeux rendent une urine très-claire, attendu que la partie la plus trouble et la plus épaisse demeure dans la vessie et s'y agglomère : c'est ainsi que les calculs se forment pour l'ordinaire. Chez les enfants à la mamelle, ils peuvent encore provenir du lait, quand il n'est pas sain, mais échauffé et bilieux; ce lait à son tour échauffe le ventre et la vessie, et par suite l'urine, devenue ardente, se modifie comme il vient d'être dit (45). Aussi je soutiens qu'il faut donner de préférence aux enfants du vin aussi coupé d'eau que possible; cette boisson ne brûle et ne dessèche pas du tout les vaisseaux. La pierre ne se forme pas aussi fréquemment chez les jeunes filles [que chez les garçons]; chez elles, en effet, l'urètre est court et large, en sorte que l'urine jaillit facilement; car elles ne se tiraillent pas, comme les garçons, les parties génitales; elles ne portent pas la main à l'extrémité de l'urètre, attendu qu'il s'ouvre dans l'intérieur du vagin. (Chez les hommes, au contraire, il n'est pas percé droit, aussi n'est-il pas large.) Ajoutez que les filles boivent plus que les garçons (46). Il en est ainsi de ces choses ou à peu près.

10. Pour ce qui est des saisons, en réfléchissant on reconnaîtra ce que doit être l'année, malsaine ou salubre : en effet si les signes qui accompagnent le lever et le coucher des astres arrivent régulièrement; si, pendant l'automne, il tombe des pluies; si l'hiver est tempéré, c'est-à-dire s'il n'est pas trop doux, et si le froid ne dépasse pas la mesure ordinaire; si pendant le printemps et l'été la quantité de pluie est en rapport avec les saisons, une telle année est naturellement fort saine; mais si l'hiver est sec et boréal, et le printemps pluvieux et austral, l'été sera nécessairement fiévreux et produira des ophthalmies et des dyssenteries (*Aph.* III, 11); car toutes les fois qu'une chaleur étouffante arrive tout à coup, la terre étant encore humectée par les pluies du printemps et par le vent du midi, il en résulte que nécessairement la chaleur est doublée par la terre chaude et humide, et par l'ardeur du soleil, et que les cavités n'ayant

pas eu le temps de se resserrer, ni le cerveau de se débarrasser de ses humeurs (car dans un pareil printemps il n'est pas possible que les chairs et le corps ne se soient abreuvés d'humidité), il surviendra des fièvres très-aiguës chez tous les hommes, surtout chez ceux qui sont phlegmatiques. Il surviendra vraisemblablement des dyssenteries chez les femmes et chez les sujets d'une complexion très-humide. Si au lever de la Canicule il y a des pluies et des orages, si les vents étésiens (*nord-ouest*) soufflent, on a lieu d'espérer que ces maladies cesseront et que l'automne sera salubre ; sinon il est à craindre que la mort ne sévisse sur les femmes et sur les enfants, et un peu moins sur les sujets âgés, et que ceux qui réchappent ne tombent dans la fièvre quarte, et de la fièvre quarte dans l'hydropisie. — Si l'hiver est pluvieux, austral et calme, et le printemps boréal, sec et froid, les femmes qui se trouvent enceintes et qui doivent accoucher au commencement du printemps, accoucheront prématurément; celles qui arrivent à terme mettent au monde des enfants infirmes, maladifs, qui périssent immédiatement [après leur naissance], ou qui vivent maigres, débiles et maladifs. Voilà pour les femmes. Les hommes seront pris de dyssenteries, d'ophthalmies sèches; chez quelques-uns il se forme des fluxions de la tête aux poumons. Vraisemblablement il surviendra des dyssenteries chez les individus phlegmatiques et chez les femmes, les humeurs pituiteuses descendant de la tête à cause de l'humidité de la constitution; des ophthalmies sèches chez les sujets bilieux à cause de la chaleur et de la sécheresse de leur corps; des catarrhes chez les vieillards, à cause de la raréfaction des vaisseaux et de la colliquation [du sang], ce qui fait périr les uns de mort subite (*Aph.* III, 12), et qui rend les autres *paraplectiques* de la partie gauche ou droite du corps ; en effet, lorsqu'à un hiver austral et chaud, pendant lequel le corps étant échauffé, ni le sang ni les vaisseaux n'ont pu se resserrer (47), succède un printemps boréal, sec et froid, le cerveau qui doit pendant cette saison se détendre et se purger par les coryzas et les enrouements, se resserre au contraire et se condense, en sorte que, l'été arrivant subitement avec la chaleur, ce changement produit les maladies mentionnées plus haut. Les villes qui sont dans une belle exposition par rapport aux vents et au soleil, et qui ont de bonnes eaux, se ressentent moins de ces intempéries. Celles, au contraire, qui sont mal situées par rapport au soleil et aux vents, et où on se sert d'eau de marais et d'étang, doivent s'en ressentir davantage. — Quand l'été est sec, les maladies cessent plus vite ; s'il est pluvieux, elles deviennent chroniques ; et quand elles touchent à leur fin, elles se compliquent de lienteries et d'hydropisies, car le ventre ne peut se dessécher facilement. S'il survient une plaie, il est à craindre qu'elle ne se change, par toute espèce de cause, en ulcère phagédénique (48). — Si l'été est austral et pluvieux, et si l'automne est semblable, l'hiver sera nécessairement malsain. Il surviendra vraisemblablement des *causus* chez les sujets phlegmatiques et chez ceux qui ont passé quarante ans ; des pleurésies et des péripneumonies chez les individus bilieux. — Si l'été est sec et boréal, si l'automne est pluvieux et austral, il y aura vraisemblablement, pendant l'hiver, des maux de tête, des *sphacèles* du cerveau, et aussi des enrouements, des coryzas, des toux, et chez quelques individus des phthisies ; mais si l'automne est sec et boréal, s'il n'y a pas de pluie ni au lever de la Canicule, ni à celui d'Arcturus, il sera très-favorable aux constitutions phlegmatiques et humides ainsi qu'aux femmes ; il sera, au contraire, très-funeste aux sujets bilieux ; en effet ils sont trop desséchés et il leur survient des ophthalmies sèches, des fièvres aiguës et chroniques, et chez quelques-uns des *mélancolies* (49) ; car la partie la plus aqueuse et la plus ténue de la bile se consume, tandis que la partie la plus épaisse et la plus âcre reste. Le sang se comporte de la même manière : voilà ce qui produit ces maladies chez les personnes bilieuses. Toutes ces circonstances sont au contraire favorables aux phlegmatiques, leur corps se dessèche, et ils arrivent à l'hiver n'étant pas saturés d'humeurs, mais desséchés. [Si l'hiver est boréal et sec, et le printemps austral et pluvieux, il survient pendant l'été des ophthalmies sèches, et des fièvres chez les enfants et chez les femmes] (50).

11. En réfléchissant sur les considérations qui précèdent, en observant, on pourra prévoir la plupart des effets qui doivent résulter des vicissitudes [des saisons]. Mais il faut surtout prendre garde aux grandes vicissitudes, et alors ne pas administrer de purgatifs sans nécessité, ne pas brûler, ne pas inciser la région du ventre, avant que dix jours et même plus soient passés. Les plus grandes et les plus dangereuses vicissitudes sont les deux *solstices*, surtout celui d'été, et ce qu'on regarde comme les deux *équinoxes*, surtout celui d'automne. Il faut également prendre garde au lever des astres, surtout à celui de la Canicule, ensuite à celui d'Arcturus, et au coucher des Pléiades. C'est principalement à ces époques que les maladies

éprouvent des crises, que les unes deviennent mortelles, que les autres cessent, et que tout revêt une forme et une constitution différentes ; il en est ainsi de ces choses.

12. Je veux, pour ce qui regarde l'Asie et l'Europe, établir combien elles diffèrent en tout, et, pour ce qui est de la forme extérieure des nations [qui les habitent], démontrer qu'elles diffèrent entre elles et qu'elles ne se ressemblent aucunement. Mon discours serait beaucoup trop étendu si je parlais de toutes ; j'exposerai mon sentiment sur celles qui diffèrent de la manière la plus importante et la plus sensible. Je dis que l'Asie diffère notablement de l'Europe par la nature de toutes choses, aussi bien par celle des productions de la terre que par celle des hommes. Tout vient beaucoup plus beau et beaucoup plus grand en Asie [qu'en Europe] ; le climat y est plus tempéré, les mœurs des habitants y sont plus douces et plus faciles ; la cause de ces avantages, c'est le tempérament des saisons, attendu que, située entre les [deux] levers du soleil, l'Asie se rapproche de l'orient et s'éloigne un peu du froid : or, le climat qui contribue le plus à l'accroissement et à la bonté de toutes choses, est celui où rien ne domine avec excès, mais où tout s'équilibre parfaitement. Ce n'est cependant pas que l'Asie soit partout la même ; la partie de son territoire placée à une égale distance de la chaleur et du froid, est très-riche en fruits, très-peuplée de beaux arbres, jouit d'un air très-pur, offre les eaux les plus excellentes, aussi bien celles qui tombent du ciel que celles qui sortent de la terre ; car le sol n'y est ni brûlé par des chaleurs excessives ni desséché par le hâle et le manque d'eau, ni maltraité par le froid. Comme il n'est pas non plus détrempé par des pluies abondantes et par les neiges (51), il est naturel que sur un tel sol naissent abondamment les fruits de l'arrière-saison, et ceux qui proviennent de semences, aussi bien que ceux que la terre engendre d'elle-même, et que les habitants emploient en adoucissant leurs qualités sauvages par une transplantation dans un terrain convenable. Il est naturel que le bétail réussisse parfaitement ; qu'il soit surtout très-fécond et que par l'élève il devienne très-beau ; que les hommes aient de l'embonpoint, de belles formes et une taille élevée ; qu'ils ne diffèrent guère entre eux par les formes et la stature. Une telle contrée ressemble beaucoup au printemps, et par la constitution et par l'égale température des saisons ; mais ni le courage viril, ni la constance dans les travaux, ni la patience dans la fatigue, ni l'énergie morale ne sau-

raient exister avec une pareille nature, que les habitants soient ou indigènes ou de race étrangère : l'attrait du plaisir l'emporte nécessairement sur tout ; c'est pour cela que la forme des animaux est si variée. Voilà donc, suivant moi, ce qui concerne les Égyptiens et les Libyens (52).

13. Quant aux peuples situés à la droite du lever d'été [et qui s'étendent] jusqu'aux *Palus Méotides* (*mer d'Azof*), limite de l'Europe et de l'Asie, voici ce qu'il en faut penser ; tous ces peuples diffèrent plus les uns des autres que ceux dont je viens de parler ; ce qui tient aux vicissitudes des saisons et à la nature du sol. En effet, il en est du sol comme des hommes ; car, là où les saisons éprouvent des vicissitudes fréquentes et considérables, le sol est très-sauvage et très-inégal : on y trouve des montagnes la plupart boisées, des plaines, des prairies : mais là où les saisons sont régulières, le sol est très-uniforme. Le même rapport s'observe chez les hommes pour qui veut y faire attention ; car il y a des naturels analogues à des pays montueux, couverts de bois et humides ; d'autres à des terres sèches et légères ; ceux-ci ressemblent à des sols marécageux et couverts de prairies ; ceux-là à des plaines nues et arides, attendu que les saisons qui modifient la nature de la forme diffèrent d'elles-mêmes, et plus cette différence est grande, plus il y a de modification dans l'apparence extérieure.

14. Je passerai sous silence tous les peuples qui ne diffèrent pas sensiblement [des autres], et je vais parler de ceux qui présentent de notables dissemblances, qu'elles tiennent à la nature ou à la coutume. Je commence par les *Macrocéphales* (53) ; il n'est point de peuple qui ait la tête semblable à la leur. Dans le principe, l'allongement de la tête était l'effet d'une coutume, maintenant la nature prête secours à cette coutume, fondée sur la croyance que les plus nobles étaient ceux qui avaient la tête la plus longue. Voici quelle est cette coutume : aussitôt qu'un enfant est mis au monde, pendant que son corps est souple et que sa tête conserve encore sa mollesse, on la façonne avec les mains, on la force à s'allonger en se servant de bandages et d'appareils convenables qui lui font perdre sa forme sphérique et la font croître en longueur. Ainsi dans le principe, grâce à cette coutume, le changement de forme était dû à ces violentes manœuvres ; mais avec le temps cette forme s'identifia si bien avec la nature, que celle-ci n'eut plus besoin d'être contrainte par la coutume, et que la puissance de l'art devint inutile. En effet, la liqueur séminale éma-

nant de toutes les parties du corps, est saine quand les parties sont saines, altérées quand elles sont malsaines (*De la génération*, § 8, t. VII, p. 480); or, si le plus ordinairement on naît chauve de parents chauves; avec des yeux bleus, de parents qui ont les yeux bleus; louche de parents louches, et ainsi du reste, rien n'empêche qu'on naisse avec une longue tête de parents qui ont une longue tête (54). Aujourd'hui cette forme n'existe plus chez ce peuple comme autrefois, parce que la coutume est tombée en désuétude par la fréquentation (55) des autres nations. Voilà, ce me semble, ce qui concerne les *Macrocéphales*.

15. Les peuples qui habitent sur le Phase (56) occupent un pays marécageux, chaud, humide, couvert de bois; il y tombe, dans toutes les saisons, des pluies abondantes et fortes. Ces hommes passent leur vie dans les marais; ils bâtissent au milieu des eaux leurs habitations de bois ou de joncs; ils ne marchent guère que dans la ville et au marché; mais ils montent et descendent les canaux, qui sont en grand nombre, dans des nacelles faites d'un seul tronc d'arbre. Ils font usage d'eaux chaudes, stagnantes, putréfiées par l'ardeur du soleil, et alimentées par les pluies. Le Phase lui-même est, de tous les fleuves, le plus stagnant et le plus lent dans son cours. Les fruits qui viennent dans ces contrées sont chétifs, de mauvaise qualité et sans saveur, à cause de la surabondance des eaux; aussi ne parviennent-ils jamais à maturité. Un brouillard épais produit par les eaux couvre toujours le pays. C'est à ces conditions extérieures que les Phasiens doivent des formes si différentes de celles des autres hommes; ils sont d'une stature élevée, mais si chargée d'embonpoint qu'ils n'ont ni les articulations ni les vaisseaux apparents. Leur teint est jaune verdâtre comme celui des ictériques. Le timbre de leur voix est plus grave que partout ailleurs, parce qu'ils respirent un air qui n'est pas pur, mais humide et comme chargé de duvet (57). Ils sont naturellement enclins à éviter tout ce qui peut les fatiguer. [Dans leur pays] les saisons n'éprouvent de grandes variations ni de chaud ni de froid. A l'exception d'un seul vent local, les vents du midi y dominent; ce vent souffle parfois avec impétuosité, il est chaud et incommode; on le nomme *Cenchron* (58). Quant au vent du nord, il n'y parvient que rarement, encore y souffle-t-il sans force et sans vigueur. Telles sont les causes de la différence de nature et de forme entre les nations de l'Asie.

16. Pour ce qui est de la pusillanimité, de l'absence de courage viril,

si les Asiatiques sont moins belliqueux et plus doux que les Européens, la principale cause en est dans les saisons, qui n'éprouvent pas de grandes variations ni de chaud ni de froid, mais qui sont à peu près uniformes. En effet, l'esprit n'y ressent point ces commotions et le corps n'y subit pas ces changements intenses, qui rendent naturellement le caractère plus farouche et qui lui donnent plus d'indocilité et de fougue qu'un état de choses toujours le même; car ce sont les changements du tout au tout qui éveillent l'esprit de l'homme, et ne le laissent pas dans l'inertie. C'est, je pense, à ces causes extérieures et de plus à leurs institutions qu'il faut rapporter la pusillanimité des Asiatiques; en effet, la plus grande partie de l'Asie est soumise à des rois; et toutes les fois que les hommes ne sont ni maîtres de leurs personnes, ni gouvernés par les lois qu'ils se sont faites, mais par la puissance despotique, ils n'ont pas de motif raisonnable pour se former au métier des armes; ils tiennent au contraire à ne pas paraître guerriers, car les dangers ne sont pas partagés également. C'est contraints par la force, et cela est naturel, qu'ils vont à la guerre, qu'ils en supportent les fatigues, et qu'ils meurent pour leurs despotes, loin de leurs enfants, de leurs femmes et de leurs amis. Tous leurs exploits et leur valeur guerrière ne servent qu'à augmenter et à propager la puissance de leurs maîtres; pour eux, ils ne recueillent d'autres fruits que les dangers et la mort. En outre, leurs champs se changent en déserts, et par les dévastations des ennemis, et par la cessation des travaux; en sorte que s'il se trouvait parmi eux quelqu'un qui fût par nature courageux et brave, il serait, par les institutions, détourné d'employer sa bravoure. Une grande preuve de ce que j'avance, c'est qu'en Asie tous les Grecs et les Barbares qui ne se soumettent pas au despotisme, et qui se gouvernent par eux-mêmes, sont les plus guerriers de tous, car c'est pour eux-mêmes qu'ils courent les dangers; eux-mêmes reçoivent le prix de leur courage, ou la peine de leur lâcheté. Du reste, vous trouverez que les Asiatiques diffèrent entre eux : ceux-ci sont plus vaillants, ceux-là sont plus lâches. Les vicissitudes des saisons en sont la cause, ainsi que je l'ai dit plus haut. Voilà ce qui concerne l'Asie.

17. En Europe, il existe une nation scythe qui habite aux environs des *Palus Méotides*, et qui diffère des autres nations : elle est connue sous le nom de *Sauromates* (59). Les femmes montent à cheval, tirent de l'arc, lancent le javelot de dessus leur cheval, et se battent contre les ennemis tant qu'elles sont vierges. Elles ne renoncent pas

à la virginité avant d'avoir tué trois ennemis, et ne cohabitent pas avec leurs maris avant d'avoir offert les sacrifices prescrits par la loi. Une fois mariées, elles cessent de monter à cheval, à moins que la nation ne soit forcée à une expédition générale. Elles n'ont pas de mamelle droite ; car, lorsqu'elles sont encore dans leur première enfance, les mères prennent un instrument de cuivre, le chargent de feu et l'appliquent sur la région mammaire droite, qu'elles brûlent superficiellement, afin qu'elle perde la faculté de s'accroître, en sorte que toute la force et l'abondance [des humeurs] se portent à l'épaule et au bras droits.

18. Pour ce qui est de la forme extérieure chez les autres Scythes, qui ne ressemblent qu'à eux-mêmes et nullement aux autres peuples (60), mon explication est la même que pour les Égyptiens, si ce n'est que ceux-ci sont accablés par une excessive chaleur, et ceux-là par un froid rigoureux. Ce qu'on appelle *le désert de la Scythie* est une plaine élevée, couverte de pâturages et médiocrement humide, car elle est arrosée par de grands fleuves qui, dans leur cours, entraînent les eaux des plaines (61). C'est là que se tiennent les Scythes appelés *Nomades*, parce qu'ils n'habitent point des maisons, mais des chariots. Ces chariots ont, les uns, quatre roues, et ce sont les plus petits, les autres en ont six. Fermés avec des feutres, ils sont disposés comme des maisons, et ont deux ou trois chambres ; ils sont impénétrables à la pluie, à la neige et aux vents (62). Ces chariots sont traînés par deux ou trois paires de bœufs qui n'ont point de cornes, car les cornes ne leur poussent pas à cause du froid. Les femmes vivent dans ces chariots ; les hommes les accompagnent à cheval, suivis de leurs troupeaux de bœufs et de chevaux. Ils demeurent dans le même endroit tant que le fourrage suffit à la nourriture de leur bétail ; quand il ne suffit plus, ils se transportent dans une autre contrée. Ils mangent des viandes cuites, boivent du lait de jument et croquent de l'*hyppace*, c'est-à-dire du fromage de cavale (63). Il en est ainsi de la manière de vivre et des coutumes des Scythes.

19. Quant aux climats et à la forme extérieure [qui en dépend] la race scythe, comme la race égyptienne, diffère de toutes les autres et ne ressemble qu'à elle-même ; elle est peu féconde ; la Scythie nourrit des animaux peu nombreux et très-petits. En effet, cette contrée est située précisément sous l'Ourse et aux pieds des monts *Riphées*, d'où souffle le vent du nord. Le soleil ne s'en approche

qu'au solstice d'été, encore ne l'échauffe-t-il que pour peu de temps et médiocrement. Les vents qui viennent des régions chaudes n'y parviennent que rarement et qu'après avoir perdu leur force. Il n'y souffle que des vents du septentrion refroidis par la neige, la glace et les pluies abondantes, qui n'abandonnent jamais les monts *Riphées*, ce qui les rend inhabitables. Pendant tout le jour, un brouillard épais couvre les plaines au milieu desquelles les Scythes demeurent; aussi l'hiver y est-il perpétuel, l'été n'y compte que peu de jours, encore ne sont-ils même pas très-chauds, car les plaines sont élevées et nues; elles ne se couronnent pas de montagnes, mais elles s'élèvent en se prolongeant sous l'Ourse. Les animaux n'y deviennent pas grands, mais ils sont tels qu'ils peuvent se cacher sous terre; car l'hiver perpétuel et la nudité du sol, sur lequel ils ne trouvent ni abri ni protection, les empêchent [de grandir] (64). Les saisons n'offrent pas de vicissitudes grandes et intenses; elles se ressemblent et ne subissent guère de modifications. De là vient que les formes extérieures sont partout semblables à elles-mêmes. Les Scythes se nourrissent et se vêtent toujours de la même manière, en été comme en hiver. Ils respirent toujours un air épais et humide, boivent des eaux de neige et de glace, et sont peu propres à supporter les fatigues, car ni le corps ni l'esprit ne peuvent soutenir la fatigue dans les pays où les saisons ne présentent pas de variations intenses. Pour toutes ces causes, nécessairement leurs formes sont grossières, leur corps est chargé d'embonpoint, leurs articulations sont peu apparentes, humides et faibles. Leurs cavités, surtout les inférieures, sont pleines d'humidité, car il n'est pas possible qu'elles se dessèchent dans un tel pays, avec une telle nature et avec des saisons ainsi constituées. A cause de la graisse et à cause de l'absence de poil, les formes extérieures sont les mêmes chez tous; les hommes ressemblent aux hommes, les femmes aux femmes (65). Les saisons ayant beaucoup d'analogie entre elles, la liqueur séminale n'éprouve ni variation ni altération dans sa consistance, à moins qu'il ne survienne quelque accident violent ou quelque maladie.

20. Je vais fournir une grande preuve de l'humidité du corps des Scythes. Vous trouverez chez la plupart, et spécialement chez les *Nomades*, l'usage de se brûler les épaules, les bras, les poignets, la poitrine, les hanches et les lombes, usage qui n'a d'autre but que de remédier à l'humidité et à la mollesse de leur complexion, car, à cause de cette humidité et de cette atonie, ils ne sauraient ni bander

un arc, ni soutenir avec l'épaule le jet du javelot. Lorsque les articulations sont débarrassées, par ces cautérisations, de leur excessive humidité, elles sont plus fermes, le corps se nourrit mieux et prend des formes plus accentuées (66). Les Scythes sont flasques et trapus; premièrement, parce qu'ils ne sont pas, comme les Égyptiens, emmaillottés [dans leur enfance], usage qu'ils n'ont pas voulu adopter, afin de se tenir plus aisément à cheval (67); secondement, parce qu'ils mènent une vie sédentaire. Les garçons, tant qu'ils ne sont pas en état de monter à cheval, passent la plupart du temps assis dans les chariots, et ne marchent que fort rarement, à cause des migrations et des circuits [de ces hordes nomades]. Les femmes ont les formes extérieures prodigieusement flasques et sont très-lentes. La race scythe a le teint roux *(basané)* à cause du froid; en effet, le soleil n'ayant pas assez de force, le froid brûle la blancheur de la peau, qui devient rousse.

21. Une race ainsi constituée ne saurait être féconde. Les hommes sont très-peu portés aux plaisirs de l'amour, à cause de leur constitution humide, de la mollesse et de la froideur du ventre, circonstances qui rendent naturellement l'homme peu propre à la génération. Il faut encore ajouter que l'équitation continuelle les rend inhabiles à la copulation. Telles sont pour les hommes les causes d'impuissance; pour les femmes, la stérilité vient de la surcharge de graisse et de l'humidité des chairs; car ni la matrice ne peut saisir la liqueur séminale (68), ni la purgation menstruelle ne se fait convenablement; elle est au contraire peu abondante et ne revient qu'à de longs intervalles; l'orifice de la matrice, bouché par la graisse, ne peut recevoir la semence; ajoutez à cela l'aversion pour le travail, l'embonpoint, la mollesse et la froideur des cavités. C'est pour toutes ces causes que la race scythe est nécessairement peu féconde. Les esclaves femelles en sont une grande preuve. Elles n'ont pas plutôt de commerce avec un homme, qu'elles deviennent enceintes, et cela parce qu'elles travaillent et qu'elles sont plus maigres que leurs maîtresses.

22. Une autre observation à faire, c'est que les Scythes deviennent pour la plupart impuissants (69), s'occupent aux travaux des femmes, et ont le même timbre de voix qu'elles. On les appelle *anandres* (*évirés*, c'est-à-dire *efféminés*). Les naturels attribuent ce phénomène à un Dieu; ils vénèrent et adorent cette espèce d'homme, chacun craignant pour soi [une pareille calamité].

Quant à moi, je pense que cette maladie est divine aussi bien que toutes les autres, et qu'il n'y en a pas de plus divines et de plus humaines les unes que les autres ; mais que toutes sont semblables et que toutes sont divines ; chaque maladie a une cause naturelle et aucune n'arrive sans l'intervention de la nature. Je vais indiquer maintenant ce qu'il me semble de l'origine de cette maladie. L'équitation produit chez les Scythes des engorgements aux articulations (70), parce qu'ils ont toujours les pieds pendants ; chez ceux qui sont gravement atteints, la hanche se retire et ils deviendent boiteux. Ils se traitent de la manière suivante (71) : quand la maladie commence, ils se font ouvrir les deux veines qui sont près des oreilles (72). Après que le sang a cessé de couler, la faiblesse les assoupit et les endort ; à leur réveil, les uns sont guéris, les autres ne le sont pas. Je présume que c'est justement par ce traitement que la semence est altérée, car près des oreilles il y a des veines qui rendent impuissant lorsqu'elles sont ouvertes ; or, je pense qu'ils coupent précisément ces veines. Lorsque, après cette opération, ils ont commerce avec une femme et qu'ils ne peuvent accomplir l'acte, d'abord ils ne s'en inquiètent point et restent tranquilles ; mais si, après deux, trois ou plusieurs tentatives, ils ne réussissent pas mieux, s'imaginant que c'est une punition d'un Dieu qu'ils auraient offensé, ils prennent les habits de femme, déclarent leur éviration (*impuissance*), se mêlent avec les femmes et s'occupent aux mêmes travaux qu'elles. Cette maladie attaque les riches et non les classes inférieures ; elle attaque les plus nobles, les plus puissants par leur fortune, parce qu'ils vont à cheval ; elle épargne les pauvres par cela même qu'ils ne vont point à cheval. Si cette maladie était plus divine que les autres, elle ne devrait pas être exclusivement affectée aux nobles et aux riches, mais attaquer tout le monde indistinctement, et même plus particulièrement ceux qui possèdent peu de chose et qui, par conséquent, ne font point d'offrandes, s'il est vrai que les Dieux se réjouissent des présents des hommes et qu'ils les récompensent par des faveurs ; car il est naturel que les riches, usant de leurs trésors, fassent brûler des parfums devant les Dieux, leur consacrent des offrandes et les honorent, ce que les pauvres ne sauraient faire, d'abord parce qu'ils n'en ont pas le moyen, ensuite parce qu'ils se croient en droit d'accuser les Dieux de ce qu'ils ne leur ont pas envoyé de richesses. Ainsi les pauvres, plutôt que les riches, devraient supporter le châtiment de pareilles offenses. Comme je l'ai déjà observé, cette maladie est donc divine comme toutes les autres; mais chacune arrive également d'après les lois naturelles, et celle-ci est produite chez les Scythes par la cause que je viens de lui assigner. Elle attaque aussi les autres peuples, car partout où l'équitation est l'exercice principal et habituel, beaucoup sont tourmentés d'engorgement aux articulations, de sciatique, de goutte, et sont inhabiles aux plaisirs de l'amour. Ces infirmités sont répandues chez les Scythes, qui deviennent les plus impuissants des hommes, et par les causes déjà signalées, et parce qu'ils ont continuellement des culottes et qu'ils passent à cheval la plus grande partie du temps. Ainsi, ne portant jamais la main aux parties génitales, et distraits par le froid et la fatigue des jouissances sexuelles, ils ne tentent la copulation qu'après avoir perdu entièrement leur virilité (73). Voilà ce que j'avais à dire sur la nation scythe.

23. Quant au reste des Européens, ils diffèrent entre eux par la stature et par les formes, parce que les vicissitudes des saisons sont intenses et fréquentes, que des chaleurs excessives sont suivies de froids rigoureux; que des pluies abondantes sont remplacées par des sécheresses très-longues, et que les vents multiplient et rendent encore plus intenses les vicissitudes des saisons. Il est tout naturel que ces circonstances influent sur la coagulation du sperme dans la génération du fœtus qui, chez la même personne, n'est pas toujours la même, en été ou en hiver, pendant les pluies ou les sécheresses. C'est, à mon avis, la cause qui rend les formes plus variées chez les Européens que chez les Asiatiques, et qui produit pour chaque ville une différence si notable dans la taille des habitants. En effet, la coagulation du sperme doit subir des altérations plus fréquentes dans un climat sujet à de nombreuses vicissitudes atmosphériques, que dans celui où les saisons se ressemblent à peu de chose près et sont uniformes. Le même raisonnement s'applique également aux mœurs. Une telle nature donne quelque chose de sauvage, d'insociable, de fougueux; car des secousses répétées rendent l'esprit agreste et le dépouillent de sa douceur et de son aménité. C'est pour cela, je pense, que les habitants de l'Europe sont plus courageux que ceux de l'Asie. Sous un climat à peu près uniforme, l'indolence est naturelle; au contraire, sous un climat variable, l'amour de l'exercice pour l'esprit et pour le corps est inné. La lâcheté s'accroît par l'indolence et l'inaction; la force virile s'alimente par le travail et la fatigue. C'est pour cela et aussi à cause de leurs institutions que les

Européens sont plus belliqueux que les Asiatiques, car ils ne sont pas, comme eux, gouvernés par des rois; les peuples soumis à des rois sont nécessairement très-lâches, ainsi que je l'ai dit plus haut, car leur âme est asservie, et ils ne s'exposent point volontiers pour augmenter la puissance d'un autre. Ceux au contraire qui sont gouvernés par leurs propres lois, affrontant les dangers pour eux-mêmes et non pour les autres, s'y exposent volontiers et se jettent dans le péril. Eux seuls recueillent l'honneur de leurs victoires. Ainsi les institutions n'exercent pas une minime influence sur le courage. Voilà, en somme, ce qu'on peut dire, d'une manière générale, de l'Europe comparée à l'Asie.

24. Mais il existe aussi en Europe des races qui diffèrent entre elles pour le courage comme pour les formes extérieures et la stature; et ces variétés tiennent aux mêmes causes que j'ai déjà assignées, mais que je vais exposer plus clairement. Tous ceux qui habitent un pays montueux, inégal, élevé et pourvu d'eau, et où les saisons présentent de très-notables variations, sont naturellement d'une haute stature, très-propres à supporter le travail et à donner des preuves de courage viril. De tels naturels sont doués au suprême degré d'un caractère farouche et sauvage. — Ceux, au contraire, qui vivent dans des pays enfoncés, couverts de prairies, tourmentés par des chaleurs étouffantes, plus exposés aux vents chauds qu'aux vents froids, et qui font usage d'eaux chaudes, ne sont ni grands ni bien proportionnés, ils sont trapus et chargés de chairs, ont les cheveux noirs, sont plutôt noirs que blancs et moins phlegmatiques que bilieux. Leur âme n'est douée par la nature ni de valeur guerrière ni d'aptitude au travail, mais les institutions et les habitudes (νόμος. — Voy. Galien, *Que les mœurs de l'âme suivent les tempér. du corps*, dans mon édit., p. 77) venant en aide, ils pourraient les acquérir l'une et l'autre. Au reste, s'il y avait dans leur pays des fleuves qui entraînassent les eaux dormantes et celles de pluie, ils pourraient jouir d'une bonne santé et avoir un beau teint. Si, au contraire, il n'y avait point de fleuves, et s'ils buvaient des eaux de réservoirs et stagnantes (74), et des eaux de marais, ils auraient infailliblement de gros ventres et de grosses rates. — Ceux qui habitent un pays élevé, non accidenté, exposé aux vents et pourvu d'eau, sont ordinairement grands et se ressemblent entre eux. Leurs mœurs sont moins viriles et plus douces. — Ceux qui habitent des pays où le terroir est léger, sec et nu, et où les vicissitudes des saisons ne sont point tempérées, ont la constitution

sèche et *nerveuse*, et le teint plutôt blond que brun ; ils sont indomptables dans leurs mœurs et dans leurs appétits, et fermes dans leurs résolutions. Là où les vicissitudes des saisons sont très-fréquentes et très-marquées, là vous trouverez les formes extérieures, les mœurs et le naturel fort dissemblables ; ces vicissitudes sont donc les causes les plus puissantes des variations dans la nature de l'homme. Vient ensuite la qualité du sol qui fournit la subsistance, et celle des eaux ; car vous trouverez que le plus souvent les formes et la manière d'être de l'homme se conforment à la nature du sol qu'il habite. Partout où ce sol est gras, mou et humide, où les eaux sont assez peu profondes pour être froides en hiver et chaudes en été, où les saisons s'accomplissent régulièrement, les hommes sont ordinairement charnus, ont les articulations peu prononcées, sont chargés d'humidité, sont inhabiles au travail et ont généralement une âme vicieuse ; aussi les voit-on plongés dans l'indolence et se laisser aller au sommeil. Dans l'exercice des arts, ils ont l'esprit lourd, épais et sans pénétration. Mais dans un pays nu, sans abri, âpre, tour à tour désolé par le froid et brûlé par le soleil, vous verrez les habitants secs, maigres, *nerveux*, velus, ayant les articulations bien prononcées ; vous constaterez que l'activité dans le travail, la vigilance sont inhérentes à de tels hommes ; qu'ils sont indomptables dans leurs mœurs et dans leurs appétits, fermes dans leurs résolutions, plus sauvages que civilisés, d'ailleurs plus sagaces dans l'exercice des arts, plus intelligents et plus propres aux combats. Toutes les productions de la terre se conforment également à la nature du sol. Voilà comment se comportent les natures physiques et morales les plus opposées. En se guidant sur ces observations, on pourra juger du reste sans crainte de se tromper.

NOTES DES AIRS, DES EAUX ET DES LIEUX.

1. Hippocrate, dit Coray (*Int.*, p. lxvij), dans le traité *Des airs, des eaux et des lieux*, dans la troisième section des *Aphorismes*, dans les *Epidémies*, dans le second livre du *Régime*, en trois livres, réduisait les vents à deux classes principales, ceux du nord et ceux du sud, regardant sans doute, comme Aristote [*Polit.*, VI, vulg. IV, 4, t. II, p. 106, éd. de M. Barth. St.-H.; et *Meteor.*, II, 46], tous les autres comme appartenant à l'un ou à l'autre de ces vents principaux, suivant qu'ils participaient aux qualités de l'un ou de l'autre. Les vents occidentaux, par exemple, c'est-à-dire tous les vents inclusivement qui soufflaient entre le coucher d'hiver et le coucher d'été, étaient censés appartenir au vent du nord; comme les vents orientaux, placés entre le lever d'hiver et celui d'été, étaient désignés par le nom générique de vents du sud. Cette assertion est vraie pour les *Aphorismes*, pour les *Epidémies,* et peut-être aussi pour le second livre du *Régime*, mais assurément elle ne l'est pas pour le traité *Des airs, des eaux et des lieux*, où Hippocrate distingue positivement les vents en quatre groupes, ceux du sud, ceux du nord, ceux de l'ouest et ceux de l'est (Cf. §§ 3, 4, 5 et 6, *init.*). Hippocrate nomme encore les vents *étésiens* (nord-ouest) dans les *Epidémies :* ces vents sont purement locaux, comme est le *Cenchron*, dont il est parlé page 211 et note 48; ils rentrent dans la classe des vents septentrionaux. — Les vents étésiens (ἐτησίαι), qui soufflaient après le solstice d'été et le lever de la Canicule, étaient, suivant Coray (p. lxxx), des vents du nord-ouest pour les habitants des climats occidentaux, et des vents du nord-est pour ceux qui habitaient des climats orientaux. Ils soufflaient pendant la nuit et cessaient pendant le jour (cf. Arist., *Met.* II, 5 et 6). — Pour de plus amples détails sur la nature, la théorie et les différentes roses des vents chez les anciens et aussi chez les modernes, cf. Coray (t. I, *Introd.*, p. lxvj à lxxxv), Ideler (*Meteorol. vet.*, p. 55 à 87, et 110 à 136) et nos notes dans le IIe vol. d'Oribale, t. II, p. 844 et suiv.

2. Hippocrate avait quelque idée de la pesanteur spécifique des eaux, car il dit qu'elles diffèrent par leur poids (σταθμῷ) et par leur saveur. Il était probablement arrivé à ce résultat en pesant un même vase rempli de diverses espèces d'eau. — Dans un livre attribué à Galien (*De ponderibus et mensuris*, t. XIX, p. 761), on trouve plusieurs expériences semblables sur la différence de pesanteur entre l'eau et divers autres corps. Cf. aussi *De cognos. curandisque animi morbis,* cap. VII, t. V, p. 98. — Galien paraît néanmoins n'attacher aucune importance au poids comparatif des eaux, car il ne le prend jamais en considération quand il énumère leurs qualités. Suivant Athénée (*Deipnos.*, II... p...), Érasistrate blâmait ceux qui regardaient le poids des eaux comme un moyen de discerner les bonnes des mauvaises; car l'eau d'Amphiare, disait-il, et celle

d'Étrurie ne diffèrent pas par le poids; cependant l'une est bonne et l'autre est mauvaise. Il en est, dit Paul d'Égine, qui s'assurent de la bonté des eaux par le poids; ce caractère, réuni à d'autres, a de la valeur : seul, il ne mérite aucune confiance (*De re medica*, I, 50). Bien qu'il soit possible, dans l'état actuel de la science, de déterminer rigoureusement la pesanteur spécifique d'un corps, la réflexion de Paul d'Égine conserve encore toute son importance, et il faut toujours recourir aux autres caractères, surtout à ceux qui nous sont révélés par la chimie. On retrouve dans plusieurs écrits de la *Collection hippocratique* la proposition suivante : *L'eau qui s'échauffe rapidement et qui se refroidit de même est légère*. (Cf. par ex. *Aphor*. V, 26, *Epid.*, II, § 11, t. V, p. 88). Il est difficile de savoir s'il s'agit dans ces passages de la légèreté prise au sens positif, ou si, avec Galien (*Comm. in Aph*. V, 26, voy. la note sur cet *Aph.; Comm.*, III, *in Epid.*, II, t. 12, t. XVII, p. 336; *De ptisana*, cap. 2, p. 818, t. VI, et aussi *Théophile* et *Damascius in Aphor.*, p. 459, éd. de Dietz), il faut l'entendre au sens figuré de la facilité à être digérée. — Aux §§ 7 et 8 de notre traité, Hippocrate loue les eaux légères, celles qui ne sont point primitivement chargées de matières étrangères ou qui en ont été plus ou moins complétement dépouillées; il considère aussi la légèreté comme une qualité de ce qui est ténu.

3. Coray (t. II, p. 1 et suiv.) trouvait avec raison ce passage altéré, et il voulait qu'on lût : « Si elles (les eaux) sont sans odeur, molles, et si elles viennent de lieux élevés (*qualités des bonnes eaux*), ou si elles viennent de lieux pierreux et de rochers, et si elles sont dures, saumâtres et crues (*qualités des mauvaises eaux*). » C'était à peu près le sens de Calvus.

4. M. Littré traduit : « Il étudiera les divers états du sol qui est tantôt nu et sec, tantôt boisé et arrosé, etc. » Rien dans le texte ne me semble correspondre à *tantôt;* il ne s'agit pas, ce me semble, d'un même sol qui présente alternativement diverses apparences, mais de diverses espèces de sol. J'ai, du reste, Coray avec moi.

5. L'auteur du traité *Des humeurs* (§ 17) va plus loin encore; non-seulement il veut prédire, d'après la constitution des saisons, quelles seront les maladies, mais, d'après les maladies, quelles seront les modifications de l'atmosphère. C'est là, sans doute, un point de vue ingénieux et qui ne manque pas d'une certaine exactitude, car les saisons ont, pour ainsi dire, des précurseurs dans les modifications de l'économie animale qui est en quelque sorte impressionnée à distance.—Voici, du reste, la traduction du § 17 : « De même qu'il est possible, d'après les saisons, de conjecturer quelles seront les maladies, de même on peut quelquefois, d'après le caractère des maladies, prédire les pluies, les vents, les sécheresses, par exemple, les vents du nord, et ceux du midi; car pour celui qui a bien et convenablement appris, il y a là une donnée qui conduit à des observations; ainsi certaines lèpres et certaines douleurs aux articulations produisent des démangeaisons, quand il va pleuvoir. Il y a d'autres cas analogues. » — Ces exemples sont bien choisis; car les

médecins modernes ont mille fois observé que les changements de temps sont annoncés quelquefois assez longtemps à l'avance par certains phénomènes chez les individus affectés de maladies de peau ou de *rhumatismes;* les malades eux-mêmes connaissent très-bien cette particularité, et ils disent même *que leur corps est un baromètre.*

6. « Pour bien entendre tout ce passage, il faut se rappeler la manière dont les anciens divisaient leurs saisons.... Leur été commençait avec le lever [héliaque][1] des Pléiades et était divisé en deux parties, dont la seconde, désignée par le nom ὀπώρα (saison des fruits), commençait avec le lever [héliaque] de la Canicule [Sirius], à laquelle Homère donne pour cela même le nom d'ὀπωρινὸς ἀστήρ (*Iliad.*, V, 5; X, 27). Le lever [héliaque] d'Arcturus commençait leur automne; et cette époque, qui était celle de la vendange, devançait, du temps de Galien, de douze jours l'équinoxe de cette saison. Le coucher [héliaque] des Pléiades marquait l'entrée de l'hiver (Hipp., *De diæta*, III, § 2, t. I, p. 242, éd. de Lind.). [Cf. aussi Galien, *Comm. in Epid.*, I, t. 1, p. 15 et suiv., t. XVII]. Ils expriment quelquefois cette époque par le simple nom de la constellation, de manière qu'il est impossible de les entendre sans le secours du reste de la narration. C'est ainsi qu'Hippocrate, du moins à ce que prétend Galien [*loc. cit.*], (Foës, *OEcon.*, au mot πληϊάς) emploie le nom πληϊάς pour indiquer le coucher des Pléiades. » Coray, t. II, p. 198. — Les signes qui accompagnent le lever et le coucher héliaques ou acronyques des astres « sont pour la plupart des vents qui s'élèvent ou des pluies qui tombent; en un mot, des changements de temps quelconques qui arrivent aux environs des équinoxes et des solstices ou [du commencement] des quatre saisons de l'année marquées chez les anciens par le lever ou par le coucher [héliaques ou acronyques] de certaines étoiles. Ils précèdent ou ils suivent le commencement de chaque saison, de quelques jours, même de quelques semaines; il est rare qu'ils coïncident au point précis de ces temps. » — « Hippocrate regarde la Canicule comme l'époque la plus dangereuse de toutes les vicissitudes; et cela, par la raison qu'elle est précédée, suivie et accompagnée des plus grands changements dans l'état de l'atmosphère » (*ibid.*, p. 197). — Voy. pour de plus amples développements sur la division des saisons chez les anciens, Oribase, t. II, *Collect. méd.*, IX, VIII, et p. 852-4, note de la p. 296, l. 9. — Cf. aussi dans *Annales d'hyg.*, t. XLVI, p. 268, année 1851, Boudin, *De l'homme physique et moral dans ses rapports avec le double mouvement de la terre*, et sa belle *Carte physique et météor. du globe terrestre.*

7. Εἰ δὲ δοκέοι τις ταῦτα μετεωρολόγα εἶναι. — Coray (t. II, § 8, p. 10) rend μετεωρολόγα par : *rêveries météorologiques*, se fondant sur ce qu'au temps de Socrate l'astronomie était tombée en si grand discrédit, à cause du charlatanisme dont on avait entouré cette science, qu'Aristophane, pour rendre le chef de

[1] On entend par lever *héliaque* d'un astre, l'époque de l'année où cet astre se lève une heure juste *avant* le soleil. — Le coucher *héliaque* a lieu quand l'astre se couche une heure *après* le soleil.

l'Académie plus ridicule, l'accusait de météorologie, et qu'il appelait les médecins μετεωροφένακες. Le sens que j'ai adopté me semble plus sévère, plus en harmonie avec la pensée d'Hippocrate, surtout plus conforme au contexte. Il me semble évident que l'auteur a voulu parler de la météorologie scientifique qui peut, comme il le dit positivement, être d'un grand secours dans la médecine; il n'eût pas tenu un pareil langage s'il se fût agi de ces rêveries météorologiques tournées en dérision par Aristophane. M. Littré (t. II, p. LIII et p. 14) a abandonné ce sens pour suivre celui de Coray. M. Adams (p. 191) paraît aussi partager l'avis de Coray, et il remarque que pour Hippocrate *astronomie* et *météorologie* étaient à peu près synonymes.

8. C'est-à-dire les vents qui, pour me servir des termes de la science moderne, soufflent des différents points de l'horizon situés du côté du sud, au delà du cercle solsticial d'hiver. Les vents dont il est parlé au § 4 sont, au contraire, ceux qui soufflent des différents points de l'horizon situés du côté du nord, au delà du cercle solsticial d'été. Ceux dont il est question au § 5 sont les vents qui soufflent des points de l'horizon situés du côté de l'orient ou de l'occident, entre les deux cercles solsticiaux d'hiver et d'été. Je renvoie, du reste, pour plus de détails, aux traités élémentaires d'astronomie. — On trouvera des notions très-exactes et très-curieuses sur l'astronomie ancienne dans les *Études sur le Timée de Platon*, par M. Martin, t. II, p. 39 et suiv., p. 63 et suiv.

9. Le texte vulgaire porte μὴ μετέωρα. Coray (§ 9, p. 18) et M. Littré ont avec raison effacé la négation; en effet, μετέωρα veut dire *superficielles*.

10. Après cela, le manuscrit 2255 a la phrase suivante : *Les eaux étant nuisibles à l'homme causent un grand nombre de maladies.* Mais il est bien évident que c'est ou une interpolation, ou, comme l'a supposé M. Littré, un titre marginal passé dans le texte et modifié en conséquence. — La preuve, c'est que le texte du membre de phrase suivant (*les habitants ont la tête humide*, etc.) est sous la dépendance d'ἀνάγκη, qui se trouve dans le membre de phrase placé avant l'interpolation, et qui commande une grande partie du paragraphe. M. Littré a négligé de donner cette raison décisive, tout en rejetant l'addition de 2255 que Coray admet à tort dans son texte (§ 9, p. 19).

11. Ἡ γὰρ κραιπάλη μᾶλλον πιέζει. — Κραιπάλη, en latin *crapula*, en français *ivresse*, est ainsi défini par Galien (*Comm. in Aph.*, V, 5) : « Il est évident que tous les Grecs appellent κραιπάλας les accidents que le vin développe du côté de la tête; quelques-uns même avaient donné, pour appuyer leur interprétation, l'étymologie de ce mot, en disant qu'il venait de κάρηνον πάλλεσθαι (*frapper, agiter la tête*). » — Après cela vient une nouvelle interpolation admise encore par Coray et rejetée par M. Littré. Elle est ainsi conçue : *Les habitants d'une telle ville ne sauraient vivre longtemps.* La présence de cette phrase coupe, comme celle que j'ai signalée plus haut, la suite grammaticale du texte, toujours sous la dépendance d'ἀνάγκη. Cette considération m'a même fait changer entièrement la forme de ma première traduction.

12. Ἐκτιτρώσκεσθαι. — Notez cette expression qui a passé dans notre langage vulgaire. — Le peuple dit encore qu'une femme *s'est blessée* quand elle a avorté. — Le même mot se retrouve au § 10 et dans plusieurs autres passages de la Collection (voy. entre autres *Aph.*, V, 38).

13. Voy. dans l'*Appendice* les extraits du traité *De la maladie sacrée.*

14 Ἠπιάλους καὶ πυρετοὺς... καὶ ἐπινυκτίδας. — Ἠπίαλος est un de ces mots dont la signification est loin d'être arrêtée. On le traduit ordinairement par *febris lenis.* D'autres, au contraire, prétendent que c'est une fièvre de mauvais caractère, dans laquelle le chaud et le froid se font sentir en même temps; cf. entre autres Galien, *De diff. feb.*, II, 96, t. VII, p. 347. Il y en a qui ne donnent ce nom qu'au frisson seulement ou au froid par lequel débute une fièvre (Hésychius). Érotien (*Gloss.*, p. 172) définit les fièvres épiales, celles qui sont accompagnées d'horripilation et de frisson. Coray serait porté à penser, d'après un passage d'Aristophane (Schol. in *Vesp.*, 1038), et un autre de Théognis (v., 176), qu'ἠπίαλος signifie l'*incubus* des Latins, le *cauchemar* des Français. Pour laisser à chacun la liberté d'entendre ce passage comme il voudra, j'ai cru qu'il fallait franciser le mot grec dans ma traduction. Je remarque toutefois que dans le IVe livre des *Epidémies* (§ 120, t. V, p. 156), le mot ἠπιαλώδεες est évidemment pris dans le sens de fièvre, et qu'il se trouve à côté de τριταιοφυέες. — Les ἐπινυκτίδες sont des espèces de pustules qui viennent pendant la nuit (Gal., *De meth. med.*, II, 2; Celse, V, 5). Celse dit : « C'est une très-mauvaise pustule que celle appelée ἐπινυκτίς. Sa couleur est ordinairement ou livide, ou noirâtre, ou blanche. Autour d'elle se développe une violente inflammation; et quand cette pustule est ouverte, on trouve dans son intérieur une ulcération muqueuse, semblable par sa couleur à l'humeur qui la remplit. La douleur qu'elle produit surpasse de beaucoup sa grosseur; car une fève est plus large qu'elle. » Paul d'Égine (IV, IX, p. 62 v°) dit : « Les ἐπινυκτίδες sont des ulcérations phlycténoïdes (pustuleuses) rougeâtres qui se développent spontanément; quand elles se rompent, il en sort un *ichor* sanguinolent. » Cette définition a été reproduite par Actuarius (*De meth. med.*, II, 11, p. 188, éd. d'Est., et texte grec, éd. d'Ideler, p. 457); par Rufus, dans Oribase *Collect. med.*, XLIV, 10, texte grec publié par Mgr A. Mai dans ses *Classici auctores*, t. IV, p. 13. Rome, 1831). Cf. aussi Gruner (*Antiq. morb.*, p. 148 et suiv.). — M. Cazenave pense que les ἐπινυκτίδες d'Hippocrate répondent à notre *urticaire.* — M. Andral en commentant dans son *Cours* ce paragraphe du traité *Des airs, des eaux et des lieux*, a pleinement confirmé les observations d'Hippocrate, et il les résume en disant que dans une telle exposition les affections parenchymateuses sont infiniment plus rares que celles des membranes, et en particulier de la muqueuse gastro-intestinale.

15. Et non pas, ce me semble : « A moins que l'ophthalmie ne sévisse d'une manière générale, » comme le traduit M. Littré. Le texte porte : ἢν μή τι καταςχῇ νούσημα πάγκοινον ἐκ μεταβολῆς. — A la fin du même paragraphe et dans le paragraphe suivant, par exemple, on trouve cette même expression dans un sens à peu près semblable.

16. Ἡλιωθέωσι τὴν κεφαλὴν, ἢ ῥιγώσωσι. — Foës rapporte ῥιγώσωσι comme ἡλιωθέωσι à la tête et non au corps en général, ainsi que paraît le faire M. Littré, et que le fait Coray (§ 14). Le sens de Foës me semble plus conforme à l'idée médicale qu'Hippocrate exprime ici. — Voy. sur les effets de l'exposition au soleil ou au froid la traduction de Paul d'Égine, par M. Adams, t. I, p. 49-50.

17. Je traduis εὔτονοι par *nerveux* et non par *robuste*, pour conserver à ce mot sa physionomie antique. Pour les auteurs de la Collection hippocratique, il ne représentait pas ce que nous sommes convenus d'appeler la prédominance du système nerveux, mais les attributs de la force. Les premiers anatomistes confondaient sous la même dénomination de τόνος les tendons et les nerfs, ils leur attribuaient la même propriété, celle de servir activement au mouvement, deux erreurs auxquelles Galien lui-même n'a pu se soustraire entièrement. (Voy. mon *Exposition des connaissances de Galien sur l'anatomie et la physiologie du système nerveux*, p. 76). La locution *se fouler un nerf* n'a pas d'autre origine que cette erreur anatomique, aussi ancienne que la science elle-même. — Les anciens appelaient donc εὔτονος tout homme bien constitué pour les exercices violents, en un mot, tout homme robuste. Chez nous encore, les gens du monde disent volontiers d'un homme fort qu'il est *très-nerveux*.

18. Voy. sur ces ruptures la note 130 des *Coaques*.

19. Καὶ εὐθέως ῥήγνυσθαι τὰ ὄμματα. — *La fonte de l'œil* (Littré); *la rupture de l'œil* (Foës et de Mercy); *la perte de la vue* (Dacier, Coray). — Le membre de phrase : *Car on ne saurait être à la fois*, etc., p. 347, l. 38-39, paraît à Coray une glose marginale ; il manque dans Calvus et dans le manuscrit de Gadaldinus.

20. Il suffit de considérer les opinions des anciens sur le rapport qui existe entre les climats et la longévité, pour se convaincre des données vagues sur lesquelles il les avaient appuyées. Ainsi Hérodote (III, XXII et XXIII) parle de la longévité des Éthiopiens, et Asclépiade (dans Plut., *De placit. phil.*, V, 30) dit qu'ils étaient vieux à trente ans. Aristote pensait qu'on vivait plus longtemps dans les pays chauds, Pline dans les pays froids, Galien dans les pays tempérés, en Ionie, par exemple. (Voy. *Coray*, t. II, § 29, p. 56 et suiv.)

21. C'est-à-dire qu'elles ne sont pas irritées, viciées par le *phlegme* ou *pituite* (voy. note 43 du *Pronostic*).

22. Les relations de tous les voyageurs confirment cette observation. Il est établi que dans les climats chauds la puberté est plus hâtive et la passion de l'amour plus précoce et plus vive que dans les pays froids. Toutefois, il ne faut pas oublier que le régime, l'éducation, le plus ou moins d'exercice, les influences physiques locales et les affections morales, apportent de notables modifications aux influences générales du climat, considéré sur une vaste échelle.

23. Pline (IX, XXXV, 54, 107, éd. Sillig) appelait le printemps la *saison gé-*

nitale. Il est tout naturel que dans une ville où la température ressemble à celle du printemps les femmes soient fécondes.

24. Ἑλώδεα καὶ στάσιμα καὶ λιμναῖα. — Coray traduit : *les eaux de marais, d'étang, et toutes les eaux dormantes en général*. M. Littré, *les eaux dormantes, soit de marais, soit d'étang*. Il me semble, d'après l'examen du contexte, qu'il s'agit, non pas seulement de deux espèces d'eaux stagnantes, mais bien de trois espèces ; et j'ai été confirmé dans mon opinion par Rufus, dans Oribase, *Collect. méd.*, V, III, t. I, p. 324 de notre édition, qui, au commencement de son chapitre sur les eaux, dit : Τὰ μὲν στάσιμα τῶν ὑδάτων· καλῶ δὲ τὰ ἐκ τῶν φρεάτων. — Voy. aussi le commencement du § 15, où les eaux stagnantes sont considérées isolément. — Voy. sur les eaux stagnantes Rufus (dans Oribase, *Collect. med.*, V, III, t. I, p. 329 et la note correspondante, p. 629), Pline (*Hist. nat.*, XXXI, 21, ol. 3) et Columelle (I, V). — Φρέαρ signifie *puits*, *citerne*, *fosse* ; j'ai réuni toutes ces acceptions en adoptant le mot *réservoirs*.

25. Cf. sur l'usage de l'eau et sur ses propriétés, le traité *De l'usage des liquides ;* et le *Régime dans les maladies aiguës*, § 17.

26. Σπλῆνας... μεγάλους καὶ μεμυωμένους. — Ce dernier mot est fort embarrassant : ma traduction est conforme à l'interprétation d'Hésychius. Le mot *dur*, qu'ont adopté Coray et M. Littré, rentre mieux dans l'explication de Galien, si toutefois il est certain que cette explication se rapporte au passage en question ; car, dans son *Glossaire*, on lit : μεμολυσμένους, au lieu de μεμυωμένους ; et il explique ce mot par *desséchés ;* ou, suivant quelques-uns, par *devenus squirreux et durs* comme des pierres. (Voy. p. 522 et la note ; voy. aussi Coray, t. II, p. 95, § 29.)

27. Κοιλίας... τὰς ἄνω καὶ τὰς κάτω. — Il faut entendre, avec la plupart des interprètes, l'estomac et les intestins, et non pas, comme quelques-uns (Cf. Septalius, *Comm.* III, t. 5, p. 162), la poitrine et le ventre proprement dits. Dans ma traduction, j'ai conservé la physionomie du texte. — Cf., du reste, sur tout ce passage, Coray, t. II, p. 99 et Septalius (*l. cit.*). — M. Adams (p. 196) dit à propos de ce passage : « Je ne doute pas que l'auteur ne fasse ici allusion au *scorbut*, maladie décrite très-nettement dans le second livre des *Prorrhétiques*. » — Voy., dans l'*Appendice*, les extraits de ce second livre.

28. Μανιώδεα νοσεύματα. — Coray (p. 102) entend toute espèce de délire aigu ou chronique, symptomatique ou idiopathique. Mais il faut remarquer que, pour les auteurs anciens, y compris Hippocrate (Foës, *Œcon.*, au mot μανία), μανίη ou μανία désigne le plus souvent un délire violent. M. Greenhill, dans son édit. de Théophile, p. 119, note de la p. 185, 10, a rassemblé avec beaucoup de soin les principales autorités à l'appui de cette interprétation. Toutefois Foës (*l. cit.*) rappelle que dans les *Aphorismes*, VI, 21 et 56, le mot μανία est pris par Galien dans le sens de délire chronique ou *mélancolie*.

29. M. Andral a fait remarquer dans son *Cours* que la fièvre pseudo-continue, qu'Hippocrate attribue avec raison à l'influence des marais, est propre aux pays chauds, car dans les autres climats c'est une fièvre franchement intermittente que développent les effluves marécageuses.

30. Κῆλαι. — « Κήλη signifie toute espèce de tumeur qui se forme dans le scrotum. On la nomme 1° hydrocèle, quand elle est formée par de l'eau; 2° entérocèle, quand c'est par une anse d'intestins; 3° hydro-entérocèle, quand c'est par une anse d'intestins et de plus par une hydrocèle (peut-être devrait-on plutôt entendre par ce mot l'amas de sérosité plus ou moins considérable qui s'amasse dans le sac herniaire); 4° circocèle (varicocèle), quand c'est par quelques vaisseaux ou par tous les vaisseaux dilatés qui nourrissent le testicule; 5° hydro-circocèle, quand c'est par une hydrocèle et une varicocèle; 6° porocèle (πωροκήλη), quand c'est par des callosités formées dans une portion du scrotum; 7° épiplocèle, quand c'est par une partie de l'épiploon tombée dans le scrotum; 8° entéro-épiplocèle [1], quand c'est à la fois par l'épiploon et l'intestin; 9° l'entéro-porocèle, dont l'auteur ne donne pas la définition (*Defin. med.*, t. XIX, p. 447; *def.* CDXXII à CDXXXI). » L'auteur de *l'Introduction ou le Médecin* (cap. XIX, t. XIV, p. 788), étendant la signification du mot κήλη aux tumeurs du testicule lui-même, ajoute le sarcocèle et la stéatocèle (tumeur formée par une matière semblable à du suif, et qu'on peut rapporter aussi bien au testicule qu'au scrotum), mais il ne dit rien des tumeurs inscrites plus haut sous les numéros 3, 5, 8, 9. Galien (*De tum. præt. nat.*, cap. XV, t. VII, p. 729) dit aussi que les médecins modernes appellent κήλας toutes les tumeurs qui siégent auprès des testicules. Toutefois le κήλη, dans Galien lui-même et dans les autres auteurs grecs, sert aussi à désigner des tumeurs d'autres parties, par exemple celles de l'aine (bubonocèle), celles du cou (bronchocèle), ou des tumeurs gazeuses (pneumatocèles); mais dans ce cas κήλη est toujours uni à un autre mot qui en limite la signification; comme on l'a vu plus haut, quand il est employé seul, il semble s'appliquer exclusivement aux tumeurs de la région scrotale. — Après ces considérations, auxquelles il faut ajouter celle-ci, qu'à la fin du § 4 il est question, dans des circonstances analogues, d'*hydropisies du scrotum*, je crois qu'il est plus sûr de traduire κῆλαι par *tumeurs scrotales* que par *hernies*. Dans *Epid.*, II, I, 9, t. V, p. 80, les hernies sont appelées ἤτρων ῥήξιες (*déchirures du bas-ventre*).

31. Galien, dans le *Commentaire* sur le traité qui nous occupe (§ 10, 2ᵉ section, voy. *Introd.*, p. 343), regarde la formation de cette hydropisie comme due au changement en eau du sang destiné à la matrice. Quand cette accumulation a persisté pendant le laps de temps marqué pour la gestation, la matrice est sollicitée par une sorte d'instinct, et il se fait une espèce d'accouchement, *parce que les choses contre nature qui existent dans notre corps sont soumises aux facultés naturelles*. L'auteur du traité *De la nat. de la femme*

[1] Galien dit (*De tum. præt. nat.; loc. cit.*) qu'on a outre-passé ici le pouvoir d'accoupler les mots. Qu'eût-il donc pensé de certaines nomenclatures modernes?

(§ 2, t. VII, p. 342), donne les signes de l'hydropisie de la matrice : « Les menstrues, d'abord faibles et de mauvaise qualité, cessent bientôt tout à fait ; le ventre se gonfle, les mamelles se sèchent et la femme est souffrante et semble être enceinte. Au toucher, le col de la matrice paraît grêle (ἰσχνόν) ; la fièvre survient et en même temps l'hydropisie ; bientôt il se fait sentir des douleurs au bas-ventre, aux lombes, aux flancs. Cette maladie vient surtout d'avortement. » — Cf. aussi sur l'hydropisie de la matrice *Soranus, De arte obstetricia et De morb. mul.*, p. 276, éd. de Dietz. — Voy. encore sur les hydropisies en général, Adams, *Commentaires sur Paul d'Egine,* liv. III, sect. 48, t. I, p. 572-6.

32. « L'observation des siècles s'accorde à reconnaître que dans les contrées à marais sévissent des maladies différentes de celles qui appartiennent aux localités exemptes de cette source d'insalubrité; que ces maladies, malgré leur dissemblance symptomatique, malgré la diversité de leurs types et de leurs formes, accusent la même origine et cèdent au même traitement ; que leur apparition, leur aggravation et la durée de leur règne coïncident avec l'époque, l'abondance et la période du dégagement miasmatique des marais ; d'où l'on conclut avec raison, qu'entre la présence des eaux dormantes et l'état pathologique de la population, il existe une relation de causalité » (*Traité d'hygiène*, par M. Lévy, 2ᵉ éd., t. I, p. 457-458). — Après avoir rapproché de cette description pathologique celle qui se trouve au § 15, M. Lévy ajoute, p. 499 et suiv. : « Ce tableau a conservé sa vérité; seulement les localités en modifient quelques traits. Ce qui contribue le plus à nuancer la physionomie des populations établies sur les bords des marais, c'est le degré de chaleur inhérent aux climats; mais si elles représentent, suivant les lieux, des individualités distinctes dont les caractères ne peuvent se fondre dans une description générale, elles ont cela de commun, que partout l'ensemble des phénomènes propres à chacune d'elles se résume dans une détérioration profonde de l'économie, dans la décadence prématurée des facultés physiques, intellectuelles et morales. Les habitants de la basse Bresse sont de petite stature, souvent affectés de déformations, soit du tronc, soit des membres ; une peau fine et blafarde, des formes molles et sans reliefs musculaires; des tissus sans vigueur et sans élasticité, abreuvés de fluides aqueux, et qui gardent l'empreinte du doigt qui les presse, des cheveux plats et une teinte claire, une barbe rare, un œil terne et dont le regard tombe avec tristesse, une expression d'idiotisme et d'apathie, le cou maigre et allongé, la poitrine resserrée, le ventre gros et saillant, le pouls mou et petit, une peau toujours sèche ou couverte d'une transpiration habituelle qui débilite, une démarche lente et pénible, une voix gutturale et rauque, et dont les sons sont paresseusement articulés : tels se présentent à la fleur de l'âge les habitants d'une partie du département de l'Ain ; frappés au berceau par une cause d'insalubrité qu'ils endurent avec une résignation inerte, ils n'ont connu ni l'enjouement de l'enfance, ni l'alacrité de la jeunesse; valétudinaires jusqu'à la tombe, qui pour eux s'ouvre de bonne heure, ils restent étrangers aux passions généreuses, aux jouissances vives comme aux douleurs aiguës de l'âme ; également incapables de regrets et d'espérances, enfants déshérités de la nature qui ne leur a donné qu'un air dé-

létère et des aliments sans force, il faudrait les plaindre entre tous, s'ils avaient conscience de leur misère. Les habitants de la Sologne et de la plaine du Forez se rapprochent des Bressans : même retard dans le développement, même caducité avant l'âge, même indolence, même débilité radicale, même hébétude du cœur et de l'intelligence.... L'habitant de la Bresse apporte en naissant le stigmate de la cachexie de ses parents : « A peine a-t-il quitté le « sein de sa nourrice, qu'il languit et maigrit; une couleur jaune teint sa peau « et ses yeux, ses viscères s'engorgent; il meurt souvent avant d'avoir atteint « sa septième année. A-t-il franchi ce terme, il ne vit pas, il végète, et reste « cacochyme, boursouflé, hydropique, sujet à des fièvres putrides malignes, à « des fièvres d'automne interminables, à des hémorrhagies passives et à des « ulcères aux jambes qui guérissent fort difficilement » (*Montfalcon*, p. 119 [1]). Sa vie est une longue agonie; dès la vingtième ou trentième année, il penche vers le déclin; ses jambes se dégradent, et communément la mort vient fermer à cinquante ans cette carrière de souffrances. Au centre des *marais pontins*, le spectacle différait peu avant les travaux exécutés par ordre du pape Pie V, et depuis il s'est médiocrement amélioré. Dans nos possessions d'Afrique, l'action lente des miasmes conduit quelquefois les malades sans accident notable, et par une pente insensible, à la cachexie et au marasme qui, dans les circonstances ordinaires, clôturent une longue série de récidives pyrétiques. Cet état est caractérisé par l'affaiblissement général, la pâleur cutanée, l'infiltration et l'épanchement séreux dans les cavités des viscères et les lames du tissu cellulaire, et l'épanchement marqué du sang; la peau est terreuse, écailleuse; le moindre mouvement épuise les forces et détermine des suffocations; les facultés sont engourdies, les sens obtus, l'appétit seul persiste. La cachexie dite *africaine*, décrite par le docteur Craigie (*Gaz. méd.* 1836, p. 280) et qui décime la race noire dans les Indes occidentales, puis également dans l'Amérique du sud, a-t-elle quelque parenté avec celle que l'influence des marais occasionne dans les contrées extra-tropicales? L'analogie de causes, de symptômes et d'altérations anatomiques porte à croire que cette affection est aux nègres des régions équatoriales ce que la *traine* est aux riverains des marais de la Bresse et de la Sologne. »

33. Ἢ χαλκός... ἢ στυπτηρίη, ἢ ἄσφαλτον, ἢ νίτρον.—Longtemps on a cru que le νίτρον des anciens était le *nitre*, opinion déjà réfutée par Matthiole, commentateur de Dioscoride; on sait maintenant à peu près positivement que le νίτρον est le minéral alcalin naturel appelé *natrum nativum* (carbonate de soude impur). Cf. Dierbach (*Die Arzneimittel des Hippokrates, u. s. w.; Matière médicale d'Hippocrate*, etc.). Heidelberg, 1824, 8°, p. 240; cf. aussi *Hist. de la Chimie*, par M. Hœfer, t. I, p. 52 et 130, et surtout l'article de M. Harless sur le *nitrum* des anciens dans *Janus*, t. I, p. 454 et suiv. — Le στυπτηρίη est l'*alumen nativum* de Waller (Dierbach, p. 246); l'ἄσφαλτον est le *bitumen asphaltum* de Waller (Dierbach, p. 211). — Le θεῖον est le *sulfur nativum* que les anciens tiraient de Mélos et de Lipara, mais surtout de Mélos, où il était en si grande

[1] Ce tableau de Montfalcon semble une copie de celui d'Hippocrate.

abondance, que l'air était chargé de ses vapeurs, et qu'il colorait la terre en jaune (Dierbach, p. 239). — Voy. aussi sur les eaux minérales nos notes dans le second volume d'Oribase, et pour les divers mots dont je viens de donner la synonymie, Adams, *Appendix containing the names of all the minerals, plants, and animals, described by the Greek authors*; Edimb., in-4, sans date.

34. Καὶ τὸν οἶνον φέρειν ὀλίγον οἷά τέ ἐστι. — « *Il ne faut qu'une très-petite quantité de vin pour les altérer* (Coray, § 36); — *elles ne demandent que peu de vin* (Chailly, p. 23 et note 36, p. 127); — *elles peuvent porter un vin léger* (Littré, t. II, p. 31). » La traduction de M. Littré ne me paraît pas présenter un sens bien plausible; celle de Chailly est incomplète à force d'être laconique; celle de Coray, fondée sur l'interprétation de Casaubon (*in Ath. Deipnos.*, II, p. 58) et de Septalius (*Comm.*, III, p. 204), est assurément la plus satisfaisante; en effet, Hippocrate a voulu dire que les eaux dont il parle sont si excellentes, qu'il leur faut très-peu de vin pour perdre leurs qualités et pour prendre celles du vin par un exact et prompt mélange, de même qu'on dit qu'un vin est généreux, quand il peut supporter beaucoup d'eau sans perdre les siennes. Je trouve précisément dans Rufus (Oribase, *Collect. méd.*, V, III, t. I, p. 327) la contre-partie de cette phrase d'Hippocrate, et en même temps, si je ne me trompe, la confirmation de mon interprétation : « Les eaux d'automne et d'été, dit Rufus.... sont très-nitreuses..., en sorte qu'il faut une plus grande quantité de vin pour que ces qualités nitreuses soient vaincues (δεῖ δέ που καὶ οἶνον πλείω φέρειν τὰ τοιαῦτα, ἵνα τὸ νιτρῶδες ἐκνικηθῇ). » — Pour Hippocrate, la première marque de l'excellence des eaux, c'est de n'avoir besoin que d'une petite quantité de vin pour être altérées; la deuxième marque, c'est d'être très-propres à la cuisson des substances alimentaires, et en particulier des légumes; la troisième c'est de bouillir et de se réduire facilement en vapeur [1]. Comme Hippocrate regarde les eaux *réfractaires* (ἀτέραμνα, eaux impropres à cuire les légumes, voy. dans Oribase, t. I, p. 621-2, ma note sur ἀτέραμνα) et dures [2], c'est-à-dire les eaux chargées de substances terreuses, comme ayant les qualités contraires, il avait appris, par la voie expérimentale, ce que la chimie moderne a démontré scientifiquement; savoir, que la présence des sels rend les eaux peu propres à la cuisson et en retarde l'ébullition. Les anciens vantaient beaucoup les eaux qui coulent sur des terres argileuses (voy. dans Oribase,

[1] Comme on le voit, ce n'est pas Rufus qui, le premier, a parlé de ce moyen de reconnaître la bonté des eaux, ainsi que semble le croire M. Hœfer (*Op. cit.*, p. 75).

[2] Hippocrate nous apprend qu'il faut entendre par eaux réfractaires celles qui sont impropres à la cuisson, et c'est aussi la définition de Galien qui dit : « Dans la bonne eau, les fruits, la viande et les légumes cuisent très-vite; dans les mauvaises, et ce sont les eaux appelées par les anciens *ἀτέραμνα* ou *ἀτεράμονα*, les substances cuisent très-lentement. » Les caractères assignés par Hippocrate aux eaux réfractaires sont précisément ceux des eaux séléniteuses ou chargées de sulfate de chaux, qui sont en effet impropres à la cuisson des légumes et de la viande. — Cf. *Comm.* IV *in Epid.*, IV, t. 10, p. 157, et p. 339, t. XVII; cf. aussi son *Gloss.* au mot Ἀτέραμνα, qu'il explique par difficile à digérer et dur; et Érotien (*Gloss.*, p. 58), où il dit qu'*ἀτέραμνα* signifie : *qui est difficilement modifié.*

t. I, p. 622, la note de la p. 309, l. 1); c'est peut-être à ces eaux qu'Hippocrate fait allusion dans le passage qui nous occupe.

35. Rufus (dans Oribase, *Collect. méd.*, V, III, t. I, p. 328) parle aussi de la bonne odeur des eaux; mais il semble que Galien ne reconnaît pas cette qualité à l'eau, quand il dit (*Sanit. tuend.*, I, XI, t. VI, *b*, p. 456) que « l'eau pour être excellente, doit être exempte de toute qualité, non-seulement quant au goût, *mais aussi quant à l'odorat.* »

36. Il me semble que, pour être dans le vrai et dans les limites de l'expérience, il faudrait prendre précisément le contre-pied de ce que dit l'auteur. En effet, les eaux très-propres pour la cuisson ne sauraient relâcher le ventre, puisqu'elles ne contiennent point de matières salines, tandis que les eaux dures et réfractaires, que ce soient des eaux salines proprement dites ou des eaux calcaires, dérangent plus ou moins les entrailles. Ainsi les idées qu'Hippocrate émet ici sur les qualités des eaux sont purement théoriques, et rien ne les justifie.

37. Le texte vulgaire, auquel M. Littré s'est conformé, porte : « Non-seulement sur les eaux de marais, mais sur la mer et sur tout ce qui renferme quelque humidité. » Coray, d'après Calvus et un lieu parallèle du traité *De la maladie sacrée* (t. II, p. 339, éd. de Lind), a traduit : « C'est non-seulement dans les eaux stagnantes et de la mer que le soleil opère, il agit de même, etc. » J'ai suivi la correction très-naturelle d'Ideler (*Meteor. vet.*, p. 88). — Cf. Arist., *Probl.*, I, 53; II, 9, 15, 36, 37; V, 34; et Theoph. *De sud.*

38. Voir l'*Introduction* à ce traité, p. 306, lig. 16 suiv., et ajouter avec Coray (t. II, p. 125) : « Pour peu qu'on fasse attention à ce que dit Hippocrate plus bas, il est facile de voir qu'il n'avait en vue que les pluies d'orage, ordinairement plus fréquentes dans les pays chauds qu'ailleurs. »

39. C'est-à-dire parce qu'elle se compose de parties subtiles, lesquelles ont été altérées et adoucies par le soleil.

40. Ἀφέψεσθαι καὶ ἀποσήπεσθαι. — Tous les manuscrits et presque tous les imprimés ont ἀποσήπεσθαι, qui veut dire *se corrompre*, et qui ne peut convenir ici. La vieille traduction latine a *demutari*. Il faut donc admettre une correction quelconque. M. Littré (t. II, p. 36, et note 4) traduit, sans toucher au texte, mais en se conformant au sens général : « Il faut faire bouillir l'eau pour en prévenir la corruption. » Coray veut qu'on lise ἀποσήθεσθαι (*être filtrées*), correction adoptée par M. Adams, p. 199. Comme l'ébullition, et ensuite la déposition était un moyen très-usité dans l'antiquité pour purifier l'eau, j'ai pensé qu'il s'agissait de ce moyen, et j'ai traduit comme s'il y avait ὑφίστασθαι. On pourrait peut-être tirer le même sens d'ἀποτίθεσθαι (*mettre en réserve*), que Coray propose également (t. II, p. 120). Peut-être aussi faut-il lire ἀποδιήθεσθαι (*colari*, *passer*, *filtrer*). — Voy. dans Oribase, t. I, p. 633, ma note sur ὑλιστήρ. — L'ébullition et la déposition sont aussi

le seul procédé que Galien propose pour purifier les eaux limoneuses et celles qui ont une mauvaise odeur (*Comm.* III *in lib. De hum.*, t. 3, p. 36, t. XVI. *Comm.* IV *in Epid.*, VI, t. 10, p. 157 suiv., t. XVII[b]); toutefois, il mentionne celui que les Égyptiens mettaient en usage pour améliorer l'eau du Nil, et qui consistait à la faire refroidir après une ébullition préalable dans des vases d'argile appelés *stactes* (voy. Oribase, note 5, t. I, p. 632)[1]. On exposait ces vases à l'air libre pendant la nuit. Athénée (*l. l. infra cit.*), qui parle aussi de ce moyen, déclare que le filtrage, même à travers deux ou trois vases, ne suffit pas pour purifier toutes les eaux. Suivant le même auteur (dans Chartier, t. VI, p. 493) et suivant Rufus et Athénée (dans Oribase, *Collect. méd.*, V III, et V, p. 335-6), on purifiait les eaux soit par l'ébullition dans des vases de terre cuite, soit en grand au moyen de fosses tapissées d'argile, de pierres ou de bois, et communiquant avec la mer ou les marécages. Dioclès (dans Oribase, *l. l.*, chap. IV, p. 336-7) conseille de purifier les eaux avec des blancs d'œufs et de l'argile. — La distillation, assez bien indiquée par Aristote (*Meteor.*, passim, et surtout II, 2), plus explicitement décrite par son commentateur Alexandre d'Aphrodise, a été perfectionnée par les Arabes. (Cf. *Hist. de la Chimie*, par M. Hœfer, t. I, p. 91.)

41. Voy. *Introd.*, p. 307-9.

42. « Le mélange accidentel des eaux douces et des eaux salées (dit M. Lévy, *Traité d'hygiène*, 2e éd., t. I, p. 471-2) donne lieu au dégagement le plus énergique d'effluves. Ainsi, l'étang de la Valduc et celui d'Engrenier, près de Martigues, viennent-ils à mêler leurs eaux, les endémies les plus funestes ne tardent point à rayonner dans les localités environnantes. M. Gaetano Giorgini a publié, en 1825, plusieurs faits relatifs à des localités d'Italie, et qui montrent les maladies endémiques s'aggravant ou diminuant suivant que les marais d'eau douce communiquaient avec les eaux de la mer, ou en étaient séparés par des écluses. L'influence pernicieuse du mélange des eaux d'origine diverse n'avait point échappé à Hippocrate : Les unes sont douces, dit-il, les autres salées et alumineuses; d'autres proviennent de sources chaudes; dans le mélange, leurs propriétés sont en lutte.— Ce passage contient la mention d'un fait perdu de vue, et que Savy vient de restituer à l'histoire de l'impaludation, à savoir : l'influence nocive du mélange des eaux minérales (*sources chaudes*) avec les eaux marécageuses. »

43. « C'est aussi par la chaleur de la vessie et de tout le corps que, chez les enfants, se forment les calculs; mais les calculs ne se forment pas chez les hommes faits, parce que leur corps est froid. » *De la nat. de l'homme*, § 12, t. VI, p. 62-64. — Voy. Adams, *Comm.* sur Paul d'Égine (III, XLV), t. I, p. 648 et suiv.

[1] Ces vases ne sont pas des vases distillatoires, mais des vases argileux, laissant l'eau filtrer à travers les pores d'une pâte peu cuite. On emploie encore ces vases en Orient, et notamment en Égypte. En Espagne on les nomme *alcarazas*; ils servent à tenir l'eau fraîche. (Cf. Hœfer, *Hist. de la Chimie*, t. I, p. 175.)

44. C'est-à-dire que la pierre se forme par déposition.

45. Après avoir dit que la pierre s'engendre chez les enfants soit par l'usage d'un lait impur, quand ils sont encore à la mamelle, soit par l'usage d'une alimentation terreuse (γεωτραγίη), quand ils sont plus âgés, l'auteur du IVe livre *Des maladies*, qui est sans doute le même que celui du traité *Des maladies des femmes* (cf. M. Littré, t. I, p. 373 et t. VIII, p. 6), énumère les signes qui font reconnaître la présence de la pierre dans la vessie. Ils sont au nombre de cinq : « 1° avant d'uriner, on sent des douleurs ; 2° l'urine sort goutte à goutte, comme dans le cas de strangurie ; 3° elle est sanguinolente, parce que la pierre fait des déchirures dans la vessie ; 4° la vessie est enflammée. Cela ne se voit point, mais on le juge par le prépuce [1] ; 5° on rend quelquefois du gravier ; quelquefois il sort deux ou un plus grand nombre de pierres » (*De morb.*, IV, § 55, t. VII, p. 600). Il y a lieu de s'étonner que l'auteur du IVe livre *Des maladies* ne dise rien de l'emploi de la sonde pour s'assurer de la présence de la pierre ; car il est dit, dans le Ier livre *Des maladies* (si ce livre n'est pas du même auteur que le quatrième, il est au moins de la même époque), que le médecin doit savoir sonder et reconnaître la pierre dans la vessie (§ 6, p. 150). Celse (II, VII, p. 32, éd. de M. Des Étangs), comme le remarque M. Adams (*trad. angl. d'Hipp.*, p. 202), dit précisément le contraire : « Feminæ vero « oras naturalium suorum manibus admotis scabere crebro coguntur ; non- « nunquam si digitum admoverunt, ubi vesicæ cervicem is urget, calculum « sentiunt. » M. Adams se demande si Celse aurait eu un texte différent du nôtre ; mais il répond avec raison que, si on considère tout l'ensemble du passage de Celse sur les signes de la pierre, il paraîtra évident qu'il l'a tiré d'ailleurs que du traité *Des airs, des eaux et des lieux*.

46. Tout ce passage sur la pierre chez les femmes est fort obscur et altéré ; il présente, surtout pour la fin, une grande variété de leçons dans les manuscrits. Au dire de Galien, dans les fragments de son *Commentaire* (éd. de Chartier, t. VI, p. 200), il a beaucoup embarrassé les anciens interprètes. Coray en a fait une paraphrase plutôt qu'une traduction ; M. Littré en a donné une explication qui ne me semble ni tout à fait satisfaisante, ni parfaitement exacte. « Admettant, dit-il (p. 42, note 5), qu'Hippocrate ait voulu dire que la pierre ne se forme pas aussi facilement chez les filles que chez les garçons, j'ai considéré les trois γάρ (*en effet, car, attendu que*) qui se succèdent comme annonçant les raisons de cette différence. » — Voici, je crois, comme il faut concevoir ce passage : Hippocrate constatant que la pierre se forme moins fréquemment chez la femme que chez l'homme, assigne deux causes à cette diffé-

[1] Ἀκροποσθίῃ. Cf. sur ce mot, Foës, *OEcon.* Il s'agit sans doute ici de l'habitude qu'ont les calculeux de tirailler l'extrémité du pénis, habitude dont parle l'auteur du traité *Des airs, des eaux et des lieux*. On sait aussi que la présence d'un calcul dans la vessie détermine de la chaleur, de la démangeaison au gland et de la rougeur à l'entrée de l'urètre. Peut-être aussi faut-il, dans le passage qui nous occupe, voir une allusion à ces phénomènes, et prendre ἀκροποσθίῃ comme signifiant l'extrémité du pénis.

rence : 1° chez les femmes l'urètre est plus large que chez les hommes; l'urine en jaillit à flots, et empêche ainsi qu'il se fasse de dépôt dans la vessie; 2° les femmes boivent plus que les hommes, ce qui fait que les matières salines sont délayées et ne peuvent s'agglomérer (voy. sur les boissons abondantes comme préservatif des calculs, les notes de M. Adams sur notre traité, p. 202). Quant au membre de phrase placé entre l'énoncé de ces deux causes, qui commence par : *chez elles, en effet...*, et qui finit par : *du vagin*, il faut, soit qu'on le regarde comme une interpolation, soit qu'on l'accepte comme d'Hippocrate, il faut, dis-je, le considérer comme tout à fait indépendant de ce qui le suit ou de ce qui le précède, et n'y voir qu'une observation servant à établir une sorte de parallélisme entre ce que l'auteur a dit plus haut de la pierre chez les garçons (p. 354, ligne 4 suiv.), et ce qu'il dit ici de cette affection chez les filles. Cette observation est évidemment déplacée; elle devrait se lire après : *Ajoutez que les filles boivent plus que les garçons;* il est vrai qu'elle est liée à ce qui précède par un γάρ; mais on peut très-bien admettre que ce γάρ a été précisément introduit par suite du déplacement ou de l'interpolation de la phrase. Quant à la phrase entre parenthèses, phrase regardée comme interpolée par Galien (*l. l.*), et, suivant lui, par d'autres critiques, il me semble qu'on devrait la reporter également entre parenthèses après ces mots : *Chez elles, en effet, l'urètre est court et large.*

47. Le texte vulgaire porte τοῦ χειμῶνος ἐόντος νοτίου τοῦ θερμοῦ τοῦ σώματος μὴ ξυνίσταται, μηδὲ φλέβες (... *corpus non constringatur, neque venæ*, Foës); Coray a imprimé τ. χ. ἐόντ. νοτίου καὶ ἐπόμβρου, καὶ θερμοῦ, τὸ σῶμα μὴ ξ. μηδὲ αἱ φλέβες. M. Littré, en partie avec les manuscrits grecs, en partie avec la vieille traduction latine du manuscrit 7027, a restitué le texte de la manière suivante : τ. χ. ε. νοτίου, καὶ θερμοῦ τοῦ σώματος, μὴ ξ. αἷμα, μηδὲ φλ. Dans ma première édition j'avais suivi Coray; mais en comparant ce membre de phrase avec celui où il est question de la *raréfaction des vaisseaux*, *et de la colliquation du sang* (ἀραιότητα καὶ ἔκτηξιν τῶν φλεβῶν), j'ai pensé qu'il y avait une sorte de parallélisme entre ces deux membres de phrase. Dans le premier, φλέψ est pris à la fois pour le contenu et pour le contenant, et dans le second, αἷμα peut être entendu à la fois du sang et des vaisseaux qui le renferment.

48. Le morceau qui commence par *Les villes* (p. 349, l. 6) et finit par *ulcère phagédénique* (p. 356, l. 5) avait été déplacé dans tous les manuscrits et se trouvait après : *froides en hiver* (§ 3, p. 34, ligne 7). Dans cet endroit, il ne se lie ni avec ce qui précède, ni avec ce qui suit. Plusieurs éditeurs s'étaient aperçus de ce désordre; quelques-uns même, entre autres Gadaldinus, Passiénus, et surtout Coray, s'étaient efforcés d'y remédier; mais, procédant seulement par voies de conjectures, ils n'étaient arrivés, à l'aide de morcellements, qu'à des restitutions arbitraires et sans autorité. M. Littré a trouvé une restitution certaine, à l'aide du manuscrit 7027, qui présente ce morceau dans la place où l'a mis le savant éditeur d'Hippocrate. Je renvoie, pour de plus amples détails, à son IIe volume, p. 16, note 4, et p. 48, note 5. Je ferai seulement remarquer que cette restitution pouvait encore être assurée sans le

secours du manuscrit latin, par la seule considération d'un long morceau *Des airs, des eaux et des lieux*, interpolé, on ne sait comment, dans certains manuscrits, au milieu du traité *Des plaies de tête*, morceau qui, dans cette transposition, a été coupé de telle façon, que le texte en litige se trouve justement entre le passage après lequel M. Littré l'a transposé et celui qui commence par : « *Les habitants ont la tête humide*, » p. 196, ligne 15; en sorte qu'on pouvait le rattacher soit à l'un, soit à l'autre; et un peu de réflexion aurait décidé en faveur du premier.

49. « Il y a *mélancolie* quand les malades, étant sans fièvre, délirent, déraisonnent et désirent mourir. » (Leo, *Conspect med.*, II, 13, p. 119, publié par M. Ermerins dans ses *Anecdota*, Leyde, 1840, in-8.) Cf. pour les textes anciens sur la *Mélancolie*, Greenhill (*loc. cit.*), Nonnus (*lib. cit.*, cap. 33) Foës (*OEcon.*), et Gorris (*Def. med.*) à ce mot.

50. Tous les manuscrits, y compris le manuscrit latin 7027, ont cette phrase que j'ai mise entre crochets, parce qu'elle a été rejetée par la plupart des éditeurs. — Le manuscrit 2255 fait de tout le § 10 un traité à part qu'il intitule : Περὶ προγνώσεως ἐτῶν, et qu'il attribue à Hippocrate ou à quelque autre médecin ancien. — Le § 13 du traité *Des humeurs* contient sur les maladies dans les saisons anormales quelques considérations intéressantes, mais on verra aisément la différence des deux points de vue. Dans le § 10 du traité *Des airs, des eaux et des lieux*, les généralités dominent; dans le § 13 du traité *Des humeurs*, ce sont les détails; l'absence de méthode s'y fait aussi sentir; toutefois on remarquera la dernière proposition sur les *crises* des saisons : « Ce que seront dans une saison les maladies et les constitutions, on en jugera ainsi qu'il suit : si les saisons marchent avec opportunité et régularité, les maladies seront d'une solution facile (*Epid.*, II, 15; *Aph.*, III, 8). Les maladies familières aux saisons ont des caractères manifestes. Suivant les changements qu'éprouvera la saison, les maladies qui y naîtront seront semblables ou dissemblables; si la saison marche d'une manière égale, elles auront le même caractère ou elles y tendront; telle est l'ictère de l'automne, car le froid succède au chaud, et le chaud au froid (*Des humeurs*, 12). Si l'été est bilieux et que la bile, accrue, demeure dans le corps, la rate aussi sera affectée. Si le printemps même a cette constitution, les ictères viennent même au printemps; car ce mouvement morbide est le plus conforme à la saison ainsi disposée. Quand l'été ressemble au printemps, il se manifeste de la sueur dans les fièvres (*Aph.*, III, 6); elles sont sans malignité, sans acuité, et les langues ne s'y sèchent pas. Quand le printemps tient de l'hiver, et semble être un arrière-hiver (*Epid.*, I, 4, 111, p. 615), les maladies sont hibernales: toux, péripneumonies, angines; l'automne aussi, s'il offre hors de saison et soudainement un temps d'hiver (*Epid.*, I, *ib.*), n'engendre pas d'une façon continue des maladies conformes, parce que le commencement n'a pas été régulier et les affections sont anormales. Ainsi les saisons peuvent, comme les maladies, manquer de crise et de règle, quand elles font une irruption prématurée, anticipent sur la solution, ou laissent des reliquats; les saisons, en effet, sont sujettes aussi

à des retours et engendrent ainsi des maladies. Donc il faut considérer en quelle disposition sont les corps au moment où les saisons les reçoivent » (trad. de M. Littré). — J'ajoute enfin, pour compléter ce que contient le traité *Des humeurs* sur les constitutions saisonnières, la traduction des §§ 18 et 19; on y trouvera le germe ou, si l'on aime mieux, l'esquisse assez incorrecte et assez irrégulière du tableau qu'a tracé avec une méthode plus rigoureuse l'auteur du traité *Des airs, des eaux et des lieux.* — « Parmi les pluies, qu'elles viennent ou tous les trois jours, ou chaque jour, ou à d'autres intervalles, et qu'elles sont continues. Parmi les vents, les uns soufflent pendant plusieurs jours et soufflent de côtés opposés; les autres durent moins longtemps; eux aussi, ils ont des périodes, ce sont des ressemblances avec les constitutions, seulement cela est plus court. Si l'année étant longtemps telle, a fait telle la constitution, les maladies seront généralement telles aussi et auront plus d'intensité; et de cette manière sont nées des maladies très-graves, très-répandues et qui ont duré longtemps. Aux premières pluies, quand l'humidité succède à une longue sécheresse, on peut prédire des hydropisies; et, lorsque les autres petits signes auront paru au moment du calme des vents et des changements, il faut déterminer quelles maladies surgissent sous l'influence de telles eaux, de tels vents, et écouter celui qui saura d'après l'hiver quel sera le printemps ou l'été suivant. — Les couleurs ne sont pas les mêmes dans les différentes saisons, non plus que dans les vents du nord ou du midi; suivant les âges aussi, les individus ne se ressemblent pas à eux-mêmes, et l'un ne ressemble pas à l'autre. Il faut juger des couleurs d'après leur état actuel, d'après leur persistance, et savoir que les âges ont des rapports avec la saison tant pour la coloration que pour le mode d'être » (trad. de M. Littré).

51. Sur la foi du manuscrit latin 7027, M. Littré traduit : « Comme l'humidité y est entretenue par des pluies abondantes et par des neiges, » etc. Mais ce sens me paraît en contradiction avec tout ce qu'Hippocrate a dit jusqu'ici de l'Asie, et avec ce qu'il dit ailleurs des bonnes qualités d'un climat. J'aime mieux admettre la négation avec Coray. La correction est plus simple, la phrase moins torturée, et le sens plus logique.

52. M. Littré croyait d'abord qu'il y avait une lacune après : « *l'emporte nécessairement sur tout.* » M. Petersen soutient le contraire dans son édition du traité *Des airs, des eaux et des lieux.* M. Littré (t. II, *addenda*, p. LIV) paraît s'être rangé à son avis, et avec raison. En effet, Hippocrate ajoutant que la forme des animaux est très-variée, après avoir dit que l'attrait du plaisir l'emporte naturellement sur tout, fait allusion soit à la bestialité, qui selon les anciens était une des causes des monstruosités, soit aux accouplements d'animaux de diverses espèces, étendant jusque sur les brutes la mauvaise influence du climat. Le passage suivant d'Aristote (*Hist. anim.*, VIII, XXVIII, § 8) me paraît venir à l'appui de cette dernière interprétation : « Il naît aussi d'autres animaux du mélange d'espèces différentes (μὴ ὁμοφύλων) comme en Cyrénaïque, où les loups s'unissent aux chiens et engendrent. Les chiens de Laconie proviennent de l'union du renard avec le chien. On dit aussi que les chiens de

l'Inde naissent par le rapprochement du chien et du tigre, non pas au premier produit, mais au troisième, car le premier produit est un animal féroce. » Toutefois il existe nécessairement une autre lacune immédiatement avant : *Voilà donc, suivant moi*, *etc.* — « Hippocrate, dit M. Littré (t. II, p. 57, note 4), n'ayant pas encore parlé des Égyptiens et des Libyens, et disant : *Voilà les observations que j'ai faites sur ces peuples*, il est évident que tout un chapitre consacré aux Égyptiens et aux Libyens a été omis par la faute des copistes. Nulle trace de cette omission ne se trouve dans les citations des auteurs anciens, à moins qu'on ne considère comme relatif au chapitre perdu le passage suivant de Galien (t. XVI, p. 292, éd. de K.) : Nous devons entendre toutes les constitutions décrites par Hippocrate comme les constitutions des parties de la terre habitée qui jouissent d'un climat régulier... *A cette catégorie appartiennent les parties sèches et chaudes de l'Égypte et de la Libye*, excepté la plage maritime de ces contrées. » C'est peut-être une allusion au chapitre, aujourd'hui perdu, du livre d'Hippocrate sur les Égyptiens et les Libyens.

53. « Il est d'autant plus difficile aujourd'hui de déterminer la vraie position géographique de ce peuple, qui n'existe plus, que les anciens mêmes en parlent d'une manière très-vague. Pline le place près de la ville de *Cerasus*, et non loin d'un autre peuple appelé *Macrones*, et qui pourrait bien être le même que celui des *Macrocéphales*. Hippocrate semble leur donner la même position, puisqu'après avoir annoncé clairement qu'il va parler *des peuples situés à la droite du levant d'été*, *et qui s'étendent jusqu'au Palus Méotide*, il commence par les Macrocéphales, et finit par les habitants du Phase ou les Colchiens, comme plus voisins du Palus Méotide, et par conséquent plus septentrionaux que les premiers » (Coray, t. II, p. 223). — Quant à la coutume d'altérer la forme naturelle de la tête qu'Hippocrate attribue aux Macrocéphales, elle est très-répandue chez les nations sauvages ou à demi policées, comme l'ont observé tous les géographes et les voyageurs. — On remarquera que l'auteur du IIe livre des *Epid.*, sect. 1, § 8 (t. V, p. 80) dit qu'il faut considérer les têtes qui ont été allongées (μακροκέφαλα) par la manière de vivre (διὰ διαιτέων), et les cols allongés par suite de gibbosité. — Dans l'*Avertissement* du tome IV de son édition d'Hippocrate, p. XI, M. Littré a rapporté un curieux passage d'un *Mémoire* du docteur Rathke sur les crânes trouvés tout récemment en *Crimée*, et qui présentaient une forme extrêmement allongée. Cette précieuse découverte montre avec quelle précision Hippocrate nous avait renseignés sur le peuple des *Macrocéphales*, qui vivait précisément, d'après ce qu'il nous dit, dans le pays où les crânes décrits par le docteur Rathke ont été retrouvés.

54. Voir dans l'*Appendice* les extraits de la *Maladie sacrée*, et les notes qui accompagnent ces extraits.

55. Coray a ἀμελίην. Il a traduit : *par la négligence des hommes*. M. Littré a lu ὁμιλίην, *fréquentation*. Je préfère de beaucoup cette leçon appuyée sur une glose d'Erotien (*Gloss.*, p. 272).

56. Le Phase, rivière de la Colchide, naît dans l'Arménie, coule de l'est à

l'ouest, et tombe dans le Pont-Euxin. Cette dénomination répond au *Phasi* actuel et à la partie du *Rioni*, qui, grossie du Phase, se rend à la mer Noire. — Procope, et après lui Chardin, disent que le Phase est très-rapide; Agricola soutient, avec Hippocrate, qu'il est très-lent : le père Lambert concilie ces deux opinions, en assurant, comme témoin oculaire, que ce fleuve est, en effet, très-rapide à sa source en se précipitant des montagnes, et qu'il est très-lent en coulant dans les plaines (Coray, p. 232).

57. Χνοώδει. — Voy. la note 14 du premier livre des *Prorrhétiques*.

58. « Il est à présumer que les Colchidiens appelaient leur fâcheux vent d'un nom qui avait la même signification que le mot κέγχρων des Grecs, à cause de sa qualité *dessiccative* et mordante » (Coray, t. II, p. 243).

59. Les Sauromates ou Sarmates, les Γεωργοί d'Hérodote, habitaient une vaste contrée située au nord du Pont-Euxin (mer Noire), entre le Don ou Tanaïs et la Vistule. Les Sauromates sont des Slaves regardés par les anciens comme autochthones. Ils subirent dès les temps les plus reculés l'invasion des Scythes (qui appartiennent à la race tartare); c'est de ce mélange des Scythes conquérants et des esclaves Sauromates, devenus tributaires, que naquirent, dit-on, les *Amazones*. Entre 200 et 400 ans après J. C., les Sauromates, après avoir chassé les Tartares ou Scythes, formèrent un grand empire sous le nom de Slavonie, et c'est de la dispersion de ces mêmes Slaves que se formèrent, en 530 après J. C., la nation russe ou les Ruthéniens (ce qui veut dire *dispersés*); les Polonais (*Polonie*, habitants des champs); les Bohèmes (*Bojonie*, combattants). — Voy. Coray, p. 259 suiv.

60. M. Littré traduit : « *aussi ressemblants entre eux qu'ils diffèrent des autres peuples*. » Il m'a paru que ma traduction rendait plus exactement le texte et la pensée de l'auteur. Hérodote a dit aussi que les Égyptiens ne ressemblaient qu'à eux-mêmes. — Voy. le commencement du § 19, où l'on retrouve encore la même tournure. — Ce passage fournit une nouvelle preuve de l'existence de la lacune signalée dans la note 52 ; car nulle part il n'est question de cette explication qu'Hippocrate dit avoir donnée au sujet des Égyptiens.

61. *Le désert de la Scythie* paraît être les steppes de l'Ukraine, qui forment, en effet, un vaste plateau, arrosé par le Dniéper, le Don ou Tanaïs et le Bog ou Boug, ou encore Bug.

62. Ces chars sont encore en usage dans la Tartarie, chez les Cosaques, sous les noms de *kibitka* et de *britchka;* ils sont recouverts de peaux ou de toiles et fabriqués en planches ou en osier. Pour ce qui est des bœufs qui n'ont point de cornes, il paraît, d'après les notes qu'a bien voulu me communiquer M. le docteur Chotomski, qui a beaucoup fréquenté les Cosaques ou Scythes, que les bœufs ont en réalité de très-grandes cornes, mais que les Tartares les coupent presque toujours. Ainsi, l'auteur, ou ceux qui lui ont appris ces par-

ticularités, n'a jugé probablement que sur les apparences. Dans ce traité, on trouve ainsi plusieurs exemples d'observations incomplètes; l'auteur n'a vu qu'une partie du fait; de cette façon, les explications qu'il donne sont souvent erronées. — Du reste, Hérodote (IV, 28, 29) et Strabon (VII, p. 471) disent la même chose qu'Hippocrate, sans doute par la même raison.

63. Ἱππάκη. — C'est encore ce fromage desséché au soleil que les Tartares emportent avec eux dans leurs expéditions militaires.— « Les Scythes, dit l'auteur du quatrième livre *Des maladies*, § 51, t. VII, p. 584, après avoir versé le lait dans des vaisseaux de bois, le battent jusqu'à ce qu'il écume et se sépare en trois parties distinctes. La plus légère et la plus huileuse, qu'ils appellent le *beurre*, vient surnager à la surface. La partie la plus pesante gagne le fond, et c'est à cette partie qu'ils donnent le nom d'*hippace*, après l'avoir fait sécher. Ce qui reste au milieu de ces deux parties est le *petit-lait* [1]. » — Pline (*Hist. nat.*, XXV, 44) traduisant et ne comprenant sans doute pas bien Dioscoride (II, 80), prend ἱππάκη pour une plante qu'on donnait aux chevaux. Dans deux autres passages (XXVIII, 34 et 58), il donne cependant le nom d'*hippace* au fromage de cavale.

64. Je suis la leçon du manuscrit 2146 signalée par M. Littré, et au lieu de ὅτι du texte vulgaire, je lis, avec M. Dübner, ὅθι.

65. Faut-il entendre que tous les hommes se ressemblent entre eux, et qu'il en est de même des femmes? ou plutôt ne faut-il pas supposer une inversion, et lire que les hommes ressemblent aux femmes et par conséquent que les femmes ressemblent aux hommes? En effet, la surcharge de graisse rend les formes presque semblables chez les femmes et chez les hommes.

66. M. Adams (p. 215) remarque que c'est là une pratique fréquemment recommandée par les chirurgiens de l'antiquité, pour prévenir la tendance aux luxations. — Voy. aussi ses notes sur Paul d'Égine, VI, XLII.

67. Οὐ σπαργανοῦνται ὥσπερ ἐν Αἰγύπτῳ. — Hippocrate parle encore des maillots dans le traité *Des fractures*, § 22, p. 492, t. III, éd. de M. Littré; et il semble même, par ce passage, que les pièces de linge servant à emmailloter l'enfant étaient attachées d'une manière lâche, afin de ne pas empêcher toute espèce de mouvement. Platon (*De leg.*, VII, p. 782 E) recommande d'emmailloter les enfants jusqu'à deux ans. Aristote ne se prononce pas; il dit seulement : « Il importe de savoir jusqu'à quel point il convient de laisser aux enfants la liberté de leurs mouvements; pour éviter que leurs membres délicats se déforment, quelques nations se servent de machines qui assurent à ces petits corps un développement régulier. » (*De la politique*, IV, vulg. VII, 15, éd. de M. B. St-Hil.). M. Chotomski m'a assuré que les Tartares n'emmaillottent pas plus leurs enfants que ne le faisaient les Scythes, leurs ancêtres.

[1] Hérodote (IV, 2) ajoute cette particularité, que les Scythes employaient à ce travail des prisonniers de guerre, auxquels ils crevaient les yeux.

68. « Pour qu'une femme puisse concevoir, il faut, suivant Hippocrate, le concours de trois circonstances : la première est qu'elle soit d'un tempérament qui tienne le milieu entre une extrême humidité et la sécheresse, la froideur et la chaleur, l'obésité et la maigreur; la seconde, que la matrice soit bien conformée et dans un état moyen, analogue à celui du corps, et située d'ailleurs dans une direction qui favorise l'intromission de la liqueur séminale dans le temps de la copulation; la troisième enfin consiste dans le choix du temps de la copulation. Il voulait qu'elle eût lieu dans les premiers moments ou vers la fin de l'écoulement périodique des règles, parce qu'il supposait qu'à ces deux époques l'orifice n'était ni trop ouvert pour empêcher que la liqueur séminale ne fût entraînée par les menstrues (ce qui arriverait au milieu de cet écoulement), ni trop resserré pour la recevoir » (Coray, p. 324). — On trouvera dans l'*Appendice* divers extraits de la *Collection hippocratique* qui complètent cette note.

69. Εὐνουχίαι. — Ce mot signifie tout ensemble ceux qui ont subi l'opération de la castration avant la puberté, ceux qui sont venus au monde sans testicules (*Aphor.*, VI, 26) et les impuissants, comme dans ce passage (cf. Foës, *OEcon.*) . — Voy. à la fin du volume la *Dissertation sur l'effémination* (Hippocrate) ou *Maladie féminine* (Hérodote).

70. Κέδματα. — Érotien (p. 206) explique ce mot par diathèse chronique sur les articulations. Galien (*Gloss.*, p. 498 et *Comm.* V *in Epid.* VI, t. 22, p. 283, t. XVII) dit que les κέδματα sont des diathèses chroniques, sortes de flux qui siégent aux articulations en général, et surtout à celle de la hanche. Étienne (*Comm.* V *in Epid.*, VI, p. 143, éd. de Dietz) dit que le κέδμα est une diathèse *phlegmatique* ou rhumatismale (par fluxion) dans la région de l'os des iles (περὶ τὴν λαγόνα). Hésychius dit que quelques-uns regardent les κέδματα comme des affections qui siégent dans le voisinage des parties génitales. Suivant Prosper Martian, les κέδματα, qu'il faut bien distinguer de la *sciatique*, de l'*arthritis* et de la *podagre*, sont des douleurs chroniques, mais peu violentes, des articulations. Je partage entièrement l'opinion de Prosper Martian. — Il est évident, par le contexte même, qu'Hippocrate borne les κέδματα aux articulations, puisqu'il en fait une cause du raccourcissement de la jambe; et ce qui me confirme encore dans cette croyance, c'est que dans d'autres traités de la Collection (*De locis in hom.*, § 10, t. VI, p. 296; *De morbis*, lib. I, § 3, t. VI, p. 144), on voit les κέδματα précéder ou suivre la sciatique et la podagre; ce qui suppose que l'auteur regardait toutes ces affections comme ayant le même siége et comme analogues, quoique n'étant pas absolument les mêmes, mais non pas comme appartenant à des classes différentes, ainsi que le pense Van-Swieten. L'auteur du VIIe livre des *Épidémies* (§ 122, t. V, p. 466-8), semble distinguer les tumeurs aux aines et les κέδματα. Mais ce passage est trop altéré pour qu'on puisse en tirer une indication certaine. — Arétée (*Caus. anat.*, I, VIII, p. 46, l. II, éd. Ermerins) paraît s'écarter de l'acception médicale ordinaire de κέδμα, car il parle de κέδματα *autour de la veine cave*, et qui, en se rompant, tuent presque instantanément.

71. Ce n'est pas de leur impuissance qu'ils se traitent, ainsi que M. Littré l'a traduit, sans doute par inadvertance, mais des accidents qui viennent d'être énumérés; or c'est précisément ce traitement qui, au dire d'Hippocrate, les rend impuissants.

72. Hippocrate répète ailleurs cette même observation sur les effets de la saignée des veines des oreilles [1]. Elle est une suite des connaissances angéiologiques encore très-peu avancées de son temps. Dans le fragment *Sur les veines* [*Nat. de l'homme*, § 11, t. VI, p. 58], qu'on trouve parmi ses écrits, mais qui appartient vraisemblablement à son gendre Polybe, il est dit que : « *les veines jugulaires se portent de la tête en passant près des oreilles, au cou, qu'elles traversent; d'où elles continuent intérieurement le long de l'épine, et passent près des lombes pour se porter aux testicules*, etc. (Coray, p. 349). — Hérodote (V, 187) rapporte que les Libyens nomades avaient coutume de se brûler les veines du haut de la tête, et même les tempes, avec de la laine non dégraissée, dans la persuasion que leur bon état de santé tenait à cette pratique. » — Voy. dans la *Dissertation sur l'anatomie hippocratique*, la section qui regarde l'angéiologie.

73. J'ai suivi pour ce passage le texte de M. Littré (cf. p. 82, note 6, t. II); celui de Coray est inadmissible (cf. p. 365 et suiv.).

74. Le texte vulgaire porte : κρηναῖά τε καὶ στάσιμα πίνοιεν καὶ ἑλώδεα (*des eaux qui viennent de sources et qui sont stagnantes, etc.*, et non pas, ce me semble, comme traduit M. Littré, « *des eaux de source et des eaux stagnantes marécageuses* »). Il y a d'abord une sorte de contradiction entre *eaux de sources* et *eaux stagnantes*, comme M. Littré lui-même paraît l'avoir bien compris dans sa traduction; ensuite, des eaux de source ne sont pas de mauvaises eaux. L'examen du contexte me porte donc, pour deux raisons, à expulser κρηναῖα. Coray (p. 384) conjecture ἠρεμαῖα, mais ce mot a la même signification que στάσιμα, et ferait pléonasme; j'ai mieux aimé lire, avec Cornarius, φρεατιαῖα (*eaux de citerne, de réservoir*). — Voy., du reste, § 7, *initio*.

[1] Hippocrate, *De genit.*, § 2, t. VII, p. 472. Dans le traité *De locis in homin.* (§ 3, t. VI, p. 282), il est dit que la section des veines des malléoles rend l'éjaculation inactive et inféconde.

ÉPIDÉMIES.

LIVRE PREMIER ET TROISIEME.

INTRODUCTION.

La division des *Épidémies* en sept livres remonte à une très-haute antiquité; on la retrouve dès les premiers temps de l'école médicale d'Alexandrie, ainsi que cela ressort évidemment des témoignages fournis par Mnémon, par Bacchius, par Apollonius Biblas, par Héraclide, etc.[1].

Il résulte des recherches de M. Littré (t. V, p. 1 et suiv.) qu'on peut subdiviser les livres prétendus apocryphes des *Épidémies* en deux groupes très-distincts; ces deux groupes, entrevus déjà dans l'antiquité et surtout par Galien, sont établis par M. Littré, sur la concordance d'un bon nombre de passages, et sur la considération de la sphère d'activité médicale des hippocratistes. Le premier groupe comprend les livres II, IV et VI, et le second les livres V et VII; si ces deux groupes et celui qui est formé par les livres I et III n'appartiennent pas à la même main, ce qui me paraît cependant à la fois possible et probable, ils appartiennent tous du moins à la même école et à la même époque.

A cette première division on en pourrait ajouter une autre plus artificielle, il est vrai, mais non moins utile pour l'étude de ces précieux débris de la pratique et des voyages d'Hippocrate ou de ses élèves. Cette division, qui comprend les sept livres, consisterait à

[1] Cf. Galien. *Comm.* II, *in Epid.* III, texte 4, t. XVII, p. 605. (Toutes les citations empruntées aux commentaires de Galien sur les *Épidémies*, se rapportant au Ier volume du tome XVII, de l'éd. de Kuehn, je me suis contenté de renvoyer aux pages.) — Littré, t. Ier, chap. v, p. 324. — Ackermann, *Hist. litt. Hipp.* dans l'éd. de Kuehn, t. I, p. XXXIII.

mettre d'un côté toutes les descriptions achevées avec les observations de malades correspondantes ; d'un autre, les observations qui ne rentrent dans aucune des descriptions générales ; enfin de réunir toutes les notes qui n'ont pas reçu de rédaction définitive aux observations qui n'ont été aussi qu'esquissées. Puis on opérerait un second triage pour rapprocher les unes des autres descriptions et observations qui se rapportent à un même état morbide ou à une même constitution épidémique, en sorte qu'on aurait une suite des plus curieuses de descriptions pathologiques, pour plusieurs même on posséderait à la fois l'ébauche et le tableau achevé. Il arrive aussi, comme M. Littré l'a remarqué, après Galien, qu'il y a d'un livre à l'autre des répétitions textuelles; cette circonstance, jointe à cette autre fait que, dans *Épid.* I et III, les observations particulières ne correspondent pas, pour la plupart, aux constitutions épidémiques des mêmes livres, prouve que les *Épidémies* n'ont jamais reçu de la main de l'auteur ou des auteurs une entière et complète rédaction.

Ce double travail terminé, il resterait à rechercher les traces plus ou moins apparentes des mains diverses qui ont *peut-être* concouru à ramasser les matériaux, puisés dans une clientèle fort disséminée, dans des pays divers, pendant un espace de temps assez long, et dont la réunion constitue les *Épidémies*, matériaux entassés un peu pêle-mêle, eu égard aussi bien à l'ensemble de l'ouvrage qu'à chaque livre en particulier; matériaux enfin qui sont complétés par d'autres livres, et notamment par celui *Des humeurs*.

Quoi qu'il en soit de la division actuelle des *Épidémies*, les sept livres n'ont pas tous joui d'une égale fortune; le premier et le troisième, à cause de leur authenticité, et aussi le sixième, je ne sais à quel titre, ont plus particulièrement attiré l'attention des commentateurs. Le premier et le troisième livre, les seuls que j'aie admis dans ce recueil, ont entre eux des rapports intimes que tous les commentateurs anciens et modernes ont reconnus, et qui ne permettent guère de les séparer, bien qu'ils aient été désunis, on ignore comment et pour quel motif, par les premiers éditeurs de la Collection hippocratique.

Ces livres ont subi plus d'un genre d'altération ; je viens de signaler le fait inexpliqué de leur séparation ; j'aurai à revenir dans mes notes sur quelques additions, interpolations et déplacements partiels; je ne parlerai ici que du défaut de suite et de liaison des différentes parties qui les composent. Ainsi, le premier livre s'ouvre par la description de trois constitutions et se termine par une série de quatorze histoires de malades; le troisième débute par une autre série de douze histoires, présente ensuite la description d'une quatrième constitution et finit par une nouvelle série de seize histoires. Or, si l'on étudie comparativement les histoires et les constitutions, on est bientôt frappé d'une absence presque complète de rapports entre les unes et les autres. Ce fait étrange, que quelques éditeurs avaient entrevu, mais dont ils n'avaient tiré aucune conséquence, attira d'une manière toute spéciale l'attention de Desmars[1]. De l'examen auquel il s'est livré il résulte que la disposition primitive des *Épidémies* a été bouleversée par les premiers éditeurs; que les quatre constitutions doivent être groupées ensemble, que les histoires doivent être rangées de suite, enfin que presque toutes doivent être étudiées comme des faits individuels et interprétées indépendamment des constitutions.

« On pourrait objecter, dit Desmars, que ces histoires appartiennent aux constitutions après lesquelles elles sont rapportées, puisque *Philiscus*, qui est le sujet de la première (Ier livre), est dénommé expressément dans la troisième constitution. On peut citer d'ailleurs plusieurs autres histoires qui ont dû être observées dans quelqu'une des quatre constitutions[2]. Il faut convenir que l'auteur

[1] Dans ses *Épidémiques d'Hippocrate, traduites du grec;* Paris, in-12, 1767; p. 8 et suiv.

[2] Vallésius (*in lib. Hipp. De morb. pop. commentaria*) a établi que les histoires d'Hérophon (3e mal., 1re sér.), d'Érasinus (8e mal., 1re sér.), d'Hermippus le Clazoménien (10e mal., 1re sér.) (et l'on pourrait ajouter de Méthon, 7e mal., 1re sér.), se rapportent à la 3e constitution. M. Littré (t. II, p. 570) a démontré que Philiscus, nommé par Hippocrate dans la 3e constitution, était le 1er malade du Ier livre. Je crois aussi que Cléonactidès (6e mal., 1re sér.) est un de ceux qui, dans la 1re constitution, furent atteints des fièvres bénignes, lesquelles régnèrent pendant l'été et l'automne. Enfin plusieurs observations disséminées dans les deux livres se rapportent à la grande fièvre pseudo-continue et à ses diverses espèces, qui ont surtout régné dans la 3e constitution; mais on ne peut pas toutes les rapporter à cette constitution, puisque la plupart des malades ont été observés ailleurs qu'à Thasos où elle régna. Il faut remarquer en outre avec Desmars (p. 13) que les histoires du Ier livre qui peuvent appartenir à la 1re et à la 2e constitution sont confondues avec celles de la 3e, et que quelques-unes même se trouvent parmi les histoires du IIIe livre.

des constitutions est certainement l'auteur des quarante-deux histoires; que l'un et l'autre ouvrage ont pu être faits dans le même temps; au moins, que plusieurs observations de maladies particulières ont été faites durant les constitutions, qui fournissaient des occasions favorables d'observer les symptômes des maladies dans toute leur latitude. Rien n'empêche donc de placer les histoires à la suite des constitutions; mais sans confusion, sans interposition, sans en inférer que ces deux ouvrages ne soient qu'un seul et même ouvrage.

« Galien[1] a reconnu que les seize histoires qui terminent le troisième livre n'appartenaient pas toutes à la constitution qui les précède. Le docteur Freind a osé le reprendre, parce que, dit-il, toutes ces maladies sont des fièvres ardentes (*causus*). Galien n'a pas nié que ces fièvres fussent ardentes. Chaque constitution a des fièvres ardentes d'une nature particulière. Hippocrate prend soin d'établir les caractères généraux dans chaque constitution, et Galien a eu droit d'examiner s'ils se retrouvaient dans les seize histoires du troisième livre. Il a reconnu des caractères très-différents, et il en a conclu justement qu'elles ne pouvaient toutes appartenir à la constitution qui les précède. Il suffit de renvoyer à la description des fièvres ardentes qu'on y lit pour mettre le lecteur en état de juger de la disparité de ces fièvres, et combien est peu fondée la critique du docteur Freind à cet égard. Qu'on fasse attention seulement à la manière dont ces fièvres se jugeaient; aux flux de ventre qui les accompagnaient, à l'aversion insurmontable des malades pour toutes sortes d'aliments, et qu'on compare ces symptômes avec ceux des malades abdéritains. » — Desmars démontre ensuite par un calcul très-précis que le même médecin n'a pas pu observer dans la même constitution les seize malades dont il s'agit. La première raison, c'est que parmi eux les uns résidaient à Thasos, les autres à Larisse, à Abdère, à Cysique, à Melibée; la seconde, c'est que chez plusieurs la maladie dura fort longtemps. En sorte que le médecin qui a traité tous ces malades n'a pu séjourner moins de neuf mois dans toutes ces villes, sans y comprendre le temps nécessaire pour s'y transpor-

[1] Gal. *Comm.* III, *in Epid.* III, texte 71, p. 736. Il regarde même, et avec raison, plusieurs cas comme tout à fait sporadiques.

ter ; mais les fièvres ardentes, qui avaient commencé au printemps, finirent dans l'automne ; ce qui ne donne pas neuf mois, suivant la distribution des saisons dans Hippocrate.

« Si on demande, ajoute Desmars, quel était l'objet de l'auteur en proposant des observations faites à Thase, à Abdère, Larisse, Cyzique et Mélibée, je réponds que les quarante-deux histoires ont été probablement tirées dans des collections considérables d'observations faites dans les villes de la Grèce et de la partie de l'Asie habitée par les Grecs, et surtout dans l'île de Thase, où les trois premières constitutions ont été observées ; que ces histoires, ainsi que les constitutions, ont été choisies dans la vue de nous faire connaître, d'une part les influences des saisons ou les changements qu'elles peuvent causer dans les maladies des différentes années, et d'autre part, les lois fixes et stables que suivent ces mêmes maladies, quelque nom qu'on veuille leur donner, dans quelque année que ce soit, et dans tous les pays du monde. »

Les conclusions de Desmars ont été acceptées par M. Littré (t. II, p. 538 et 587), et si, comme ce dernier, je n'avais pas craint de trop m'écarter de la coutume des éditeurs d'Hippocrate, j'aurais présenté de suite et à part d'un côté les *constitutions* et de l'autre les *observations*, mais le lecteur pourra très-bien se conformer à cet ordre en lisant les *Épidémies*. C'est du reste celui que je suis pour le résumé des constitutions.

Avant d'aller plus loin dans l'analyse du traité qui nous occupe, il est bon de dire quelque chose du mot *Épidémies* qui lui sert de titre. Galien s'est en partie chargé de ce soin : « Hippocrate de Cos, dit-il[1], ne s'est pas proposé de traiter dans ce livre des maladies propres aux diverses contrées, comme il l'a fait ailleurs. Son travail porte sur les maladies épidémiques, c'est-à-dire sur celles qui règnent momentanément sur les populations. Les maladies épidémiques dif-

[1] *Comm.* I, *in Epid.* I, *in proœm.*, p. 1. Ce texte est certainement altéré ; je me suis guidé parfois plutôt sur le sens général que sur la lettre même. Il n'y a point de manuscrits à la Bibliothèque impériale qui renferme les premières lignes du préambule ; les deux seuls manuscrits qui contiennent ce commentaire, et qui semblent avoir été copiés l'un sur l'autre, sont mutilés au commencement. — Cf. aussi Palladius, *Schol.* in Hipp. *Epid.* VI, éd. de Dietz, t. II, p. 1 et suiv.

fèrent des maladies endémiques, en ce que les premières sont propres pendant un certain temps[1] à une certaine région, tandis que les secondes sont pour ainsi dire attachées par des liens de parenté aux habitants de certaines contrées. Dans le livre *Des airs, des eaux et des lieux*, Hippocrate s'est occupé des maladies endémiques, celles qui sont propres à chaque pays; dans celui-ci, il traite des maladies épidémiques, celles qui pendant un certain temps s'étendent sur les villes ou sur des nations tout entières. Il a l'habitude d'appeler ces deux espèces de maladies *communes à toutes* (πάγκοινα) et *populaires* (πάνδημα). Il nomme *sporadiques* (σποραδικά) toutes les maladies qui ne sont pas communes à plusieurs, mais qui n'attaquent que quelques individus en particulier. » Un peu plus loin (p. 11 et 13) Galien remarque qu'Hippocrate faisait rentrer les maladies *pestilentielles* (νοσήματα λοιμώδη) dans les maladies épidémiques proprement dites, et lui-même ne les en distingue que par leur caractère pernicieux[2]; les unes et les autres dépendent essentiellement des intempéries des saisons. Ailleurs encore[3] Galien dit : « Dans le Ier et le IIe livre Hippocrate décrit les constitutions de l'atmosphère, après quoi il énumère les maladies qui régnèrent épidémiquement (ἐπιδημήσαντα νοσήματα); car s'étant servi de ces mots pour désigner les maladies [qui dépendent des constitutions atmosphériques], il a pris cette inscription parce qu'il traite des maladies épidémiques (τῶν ἐπιδημίων νοσημάτων) et non à cause des voyages (ἐπιδημιῶν) que lui Hippocrate a faits dans ces villes [pour observer ces maladies][4]. » Galien ajoute,

[1] M. Andral, dans son *Cours*, appelle ces affections des *maladies saisonnières*. C'est dans cette influence des saisons que le même professeur voudrait trouver le *quid divinum* (τὸ θεῖον) d'Hippocrate. L'influence de l'atmosphère est certaine, dit-il, mais il n'est pas toujours facile de saisir la relation qui existe entre telle affection et telle modification de l'atmosphère, et c'est bien là, ce semble, ce qu'Hippocrate regardait comme *quelque chose de divin*. — Voy. *Pron.*, note 4, et p. 319, note 3. — M. Andral remarque encore, et avec grande raison, que, dans les écrits d'Hippocrate, il n'y a pas de trace positive de ces *grandes épidémies* meurtrières indépendantes des saisons, des éléments et des localités. Cette remarque est un argument indirect, mais bien fort, contre ceux qui voudraient encore soutenir qu'Hippocrate a vu la peste d'Athènes.

[2] Cf. Gal. *Comm.* III, *in Epid.* III, texte 19, p. 667.—Cf. aussi Foës, *OEconom.*, au mot Ἐπιδήμιος; Gorris, *Definit. med.*, éd. de 1622 au mot λοιμός, et le traité *Du régime dans les maladies aiguës* (§ 2).

[3] *Comm.* I, *in Epid.* VI, *in proœm.*, p. 796.

[4] Cette dernière origine ne paraît pas déraisonnable à Foës. (Cf. *De morb. vulg. præf.*) Palladius (*Schol. in Epid.* VI, p. 3) la rejette absolument.

si toutefois je comprends bien son texte, qui ne me semble ni intact ni régulier, que c'est par abus que ce titre s'est étendu aux autres livres réunis au premier et au troisième.

Les modernes ne sont pas encore bien fixés sur la classification et les dénominations à employer pour les maladies populaires; il n'est donc guère possible de déterminer à quel groupe il faut rapporter ce qu'Hippocrate et d'après lui les médecins grecs appellent maladies épidémiques. Si l'on considère qu'Hippocrate, dans le traité qui nous occupe, range exclusivement sous ce nom les maladies annuelles produites par l'intempérie des saisons, on sera porté à regarder le mot *Épidémie* comme synonyme de ce que nous entendons aujourd'hui par *constitution médicale saisonnière intempestive*, pendant laquelle règnent sur une foule d'individus des maladies ordinaires qui revêtent toutes un caractère général plus ou moins tranché, tandis que le nom d'*Épidémie* proprement dit est réservé à une époque pendant laquelle règne une maladie accidentelle, tenant à des causes générales indépendantes des localités, sévissant sur un grand nombre d'individus à la fois, qu'elle affecte de la même manière, fidèlement représentée par chaque malade en particulier dans sa marche générale, se montrant sous une forme presque toujours identique, ordinairement grave, souvent nouvelle, ou, si c'est une maladie ordinaire, présentant un caractère spécial dont le traitement est la meilleure pierre de touche. — La 4e constitution renferme la description de maladies qui, par quelques points, se rapprochent des épidémies, telles que nous les entendons aujourd'hui, toutefois ce ne sont pas là encore de vraies épidémies. J'arrive maintenant à l'analyse sommaire des quatre constitutions.

Livre I. § 1. Première année. Elle fut australe et sèche. Au commencement du printemps il régna pendant quelques jours une constitution opposée et boréale. Durant cette constitution intercurrente, il y eut quelques *causus* bénins, des parotides suivies d'orchites[1].

[1] M. Littré (t. II, p. 531) a retrouvé dans le *Journal de médecine* (t. LXIII, p. 188, année 1785) la description d'une épidémie d'oreillons suivis d'orchites, observée, en 1779, par Rossignoly, à Pegomas près Grasse, et tout à fait analogue à celle dont parle Hippocrate. — J'ai observé plusieurs fois des cas sporadiques de cette métastase.

§ 2. Pendant l'été et jusqu'à la fin de l'hiver de l'année suivante, il y eut beaucoup de phthisies mortelles et qui paraissent avoir emprunté leur gravité à leur complication avec une des espèces de la grande fièvre pseudo-continue des pays chauds, je veux dire avec la fièvre *hémitritée*.

§ 3. Parallèlement aux phthisies, pendant l'été et l'automne la même fièvre pseudo-continue régna généralement sous la forme *tritéophye* (voy. p. 416, lig. 29 suiv.) : chez les uns, elle se compliqua d'affections chroniques, et chez les autres elle se déclara d'emblée, mais ne fut pas dangereuse.

§ 4. La deuxième année fut humide et boréale. Cette année fut remarquable par la prédominance des humeurs qui se manifesta sous la forme d'ophthalmies coulantes, de dyssenteries, de lienteries, de diarrhées, de vomissements : ces maladies régnèrent depuis le printemps jusqu'à la fin de l'automne. Dans cette saison et durant l'hiver de l'année suivante, l'influence de la constitution se soutenant, il y eut des fièvres de toute nature, et surtout des quartes qui venaient d'emblée ou qui arrivaient comme dépôts d'autres maladies; les *causus* furent peu fréquents. Toutes ces fièvres étaient tenaces; elles se continuèrent jusqu'à la fin de l'année suivante. Il y avait beaucoup de malades. La grande fièvre pseudo-continue, qu'il faudrait regarder plutôt encore comme une maladie endémique, que comme une affection épidémique, revêtit la forme *tritéophye;* elle était accompagnée de dérangement du côté du ventre. Hippocrate fait observer que dans cette fièvre les phénomènes critiques manquaient ou étaient très-variés, que le dégoût fut très-prononcé; et qu'après de grandes souffrances et un long intervalle de temps, il survenait des dépôts, mais incomplets, insuffisants et de mauvaise nature; il ajoute que le mouvement le plus avantageux se faisait par les voies urinaires et se manifestait sous la forme de la strangurie. L'apparition de la strangurie suspendait ou amendait tout mauvais symptôme; mais elle durait très-longtemps et faisait beaucoup souffrir.

Le § 5 contient quelques considérations générales sur la coction et sur la médecine en général. Dans le § 6, on trouve l'énumération et l'interprétation de quelques signes dans le *phrénitis* et le *causus*. Ces deux §§ paraissent interpolés à Desmars (*l. c.*, p. 67).

§ 7. La troisième année fut boréale et sèche.

§ 8. Les seules maladies considérables pendant l'hiver furent des *paraplégies*; chez quelques-uns elles devinrent mortelles. Les *causus* commencèrent avec le printemps et régnèrent pendant toute l'année. Jusqu'en automne ils furent peu dangereux; mais à cette époque ils prirent un caractère très-grave; chez beaucoup de malades, il survint des épistaxis qui furent toujours une voie de salut quand elles étaient abondantes. Hippocrate remarque que l'*humeur* hémorragique était tellement prédominante, que, chez les personnes qui n'eurent pas d'hémorragie vers la crise, et chez qui elle se fit incomplétement et irrégulièrement, il survint des épistaxis le vingt-quatrième jour après. Il ajoute que chez les femmes les règles apparaissaient pendant le cours de ces fièvres, qu'elles venaient même chez les jeunes filles pour la première fois, et que ce fut un moyen de salut. Cette année fut fatale aux femmes en couche. Chez presque tous les malades les urines ne présentaient pas de signe de coction, et ils furent attaqués de dyssenteries, ce qui fut pour eux une sorte de compensation.

§ 9. Les *causus* continuèrent jusqu'à l'hiver de l'année suivante; mais parallèlement aux *causus*, il se développa des *phrénitis* dès le commencement de l'automne. Hippocrate, revenant aux *causus*, déclare que, dès le début de cette maladie, il se manifestait des signes qui permettaient de pronostiquer les cas où la terminaison serait funeste, et il énumère ces signes; les malades mouraient le sixième jour, baignés dans la sueur. La marche du *phrénitis* n'était pas la même : la crise arrivait le onzième jour chez la plupart et le vingtième chez quelques-uns. En somme, il y eut un très-grand nombre de malades; Hippocrate a soin de signaler les constitutions qui furent les plus exposées, et il note que les malades étaient surtout sauvés par quatre phénomènes : une épistaxis; des urines abondantes avec un sédiment abondant et favorable; des flux intestinaux; la dyssenterie, et chez les femmes, les menstrues. Hippocrate s'arrête ensuite spécialement sur les caractères, la marche et l'influence des crises, sur les intermissions et les rechutes dans ces maladies. La description de cette constitution est suivie, comme celle de la seconde, de réflexions générales sur les signes pronostiques (§ 10), sur la division des fièvres, sur la marche et sur la nature des diverses espèces (§ 11); enfin sur les mouvements critiques dans les mêmes fièvres considérées en général (§ 12).

Livre III, §§ 13 et 14. La quatrième année, australe et humide, fut remarquable par la diversité, l'étrangeté et la gravité des affections qui régnèrent pendant son cours, et c'est de là que quelques-uns l'ont appelée *constitution pestilentielle*. Hippocrate énumère d'abord les maladies dominantes : — érysipèles, maux de gorge, *phrénitis*, *causus*; aphthes dans la bouche, tumeurs aux parties génitales, ophthalmies, anthrax, dérangements du ventre, hydropisies, phthisies. Les symptômes dominants étaient le dégoût, qui fut général (§ 20); des accidents variés du côté du ventre, tous très-graves et le plus souvent mortels (§ 19); le coma avec alternatives d'insomnie (§ 22); des urines abondantes et de mauvaise nature (§ 21). Chez beaucoup de malades, il n'y avait point de crises, ou elles étaient difficiles (§ 24). Hippocrate décrit ensuite chaque maladie en particulier. Il s'arrête d'abord à l'érysipèle qui s'accompagna souvent de gangrènes, lesquelles étaient plutôt salutaires que dangereuses[1] (§ 15); il dit ensuite quelques mots des maladies de la bouche (§ 16) et décrit plus longuement les *causus* et les *phrénitis* (§ 17). Au § 18 il revient sur les ulcérations de la bouche, parle des tumeurs aux parties génitales et des affections des yeux; il remarque qu'il y eut aussi beaucoup d'autres fièvres, accompagnées de grand trouble, de phénomènes acritiques, et très-longues; quelques malades moururent d'hydropisies; d'autres avaient des œdèmes (§ 23). Les §§ 25 et 26 sont consacrés à la description de la phthisie, qui fut la maladie la plus mortelle de toute la constitution et qui s'accompagna de symptômes très-graves et très-variés; elle sévit particulièrement sur les

[1] M. Littré remarque (t. II, p. 535) que cette maladie a beaucoup de ressemblance avec celle connue sous le nom de *feu Saint-Antoine*, de *mal des Ardents*, qui ravagea tant de pays au moyen âge; mais il observe en même temps que la gangrène était salutaire dans la constitution d'Hippocrate, et qu'elle était excessivement funeste au moyen âge. Cette différence est capitale.

individus d'une faible complexion et sur les femmes. Le printemps fut la saison la plus funeste ; l'été fut la plus bénigne, et en automne la mortalité recommença (§ 26). — Le § 27 contient quelques réflexions sur la manière d'observer les constitutions médicales et sur le parti qu'on doit tirer de ces observations pour l'étude des jours critiques et pour le pronostic.

Les trois premières constitutions ont été observées à Thasos (île de la mer Égée, près de la Thrace) ; pour la quatrième, le nom du lieu n'a pas été indiqué ; mais Grimm (*traduction allemande* d'Hippocrate, t. I, p. 486) pense que cette troisième constitution a été également observée à Thasos.

Hippocrate comprend dans chaque constitution au moins quatre saisons, c'est-à-dire une année tout entière ; et conformément à l'usage des anciens, il commence l'année à l'automne ; mais il ne fait dater son année médicale que du moment où les intempéries sont le plus prononcées, comme Galien (*Comm.* I, *in Epid.* I, *in proœm.*) et, après lui, Desmars (*loc. cit.*, p. 8) l'ont très-bien fait remarquer. Ainsi, la première constitution, considérée au point de vue météorologique, s'étend de l'équinoxe d'automne à la fin de l'été ; mais il n'en est plus de même pour la constitution nosologique ; il ne la fait dater que du moment où les intempéries ont eu le temps d'exercer leur action sur le corps, et il ne la termine qu'à l'époque où cessent les maladies engendrées ou modifiées par ces intempéries. Ainsi, dans la première constitution, il ne parle point des maladies du premier automne, tandis qu'il décrit celles de l'automne et même celles de l'hiver de l'année suivante[1]. De même, toutes les fois qu'une maladie régnante ne peut être suffisamment expliquée par les saisons précédentes, Hippocrate remonte plus haut et examine même, s'il est nécessaire, les constitutions des années supérieures ; par exemple, dans la constitution du troisième livre, avant de décrire les quatre saisons de l'année, il déclare que les saisons antérieures avaient été sèches. De son côté, Galien, commentant les maladies

[1] Ces empiétements, sur lesquels Hippocrate ne revient pas expressément et dont on ne trouve point de trace dans la description de la constitution suivante, prouvent, pour le dire en passant et contre l'opinion de Grimm (*l. c.*, p. 449), que ces constitutions n'ont pas été observées à la suite l'une de l'autre.

de la troisième constitution, et ne trouvant pas de causes suffisantes dans les saisons décrites, suppose des intempéries antérieures, à l'aide desquelles il explique les faits rapportés par Hippocrate. Cette manière de procéder est très-conforme à la doctrine consignée dans la IIIe section des *Aphorismes* et dans le traité *Des airs*, *des eaux et des lieux*, comme je l'ai fait voir page 309 et 310 de ce volume. — Une observation qui n'est pas moins importante, c'est qu'après avoir résumé les traits les plus généraux des intempéries d'une année, Hippocrate signale les saisons qui s'écartent de ce type anormal pour revêtir un autre caractère, et il note les influences particulières que ces écarts exercent. Dans l'appréciation de l'influence pathogénique des intempéries, outre qu'il tient compte de chaque saison en particulier, Hippocrate considère encore les divers âges, les sexes, le naturel, la constitution et les circonstances accidentelles dans lesquelles se trouvent les individus soumis aux intempéries.

Quand on ne considérerait dans les constitutions que les éléments reconnus par Hippocrate, c'est-à-dire le froid et le chaud, le sec et l'humide, et de plus l'influence des vents réduits à deux, ceux du midi et ceux du nord, elles pourraient être multipliées à l'infini. Galien, par exemple, admet, dans son commentaire sur la troisième section des *Aphorismes*, quatre constitutions simples, quatre composées et une neuvième qui donne la température parfaite. Hippocrate s'est resserré dans de plus justes limites : il semble avoir réduit à quatre toutes les constitutions annuelles. La première sert d'exemple pour les constitutions chaudes et sèches ; la seconde est le type des constitutions froides et humides ; la troisième est remarquable par le froid et la sécheresse. Dans la quatrième dominent la chaleur et l'humidité. Toutefois, il ne paraît pas qu'Hippocrate, dans le livre des *Épidémies*, se soit proposé de mettre sous les yeux quatre modèles exacts des constitutions qu'on peut regarder comme types ; et il est à présumer avec Desmars (p. 78), qu'il a choisi, parmi toutes les constitutions observées par lui, celles qui se rapprochaient le plus de ces modèles ; aussi, comme je l'ai fait observer plus haut, il n'a pas oublié d'indiquer les traits disparates.

Dans la description des constitutions, Hippocrate se contente d'être un narrateur, un historien exact et précis ; il raconte, mais il n'explique pas; il signale la cause, mais ne recherche point la manière dont elle agit, et ne va pas, comme ailleurs, dans le traité *Des airs, des eaux et des lieux*, par exemple (je ne parle ici que des ouvrages légitimes), invoquer des théories humorales pour combler la lacune qui existe entre les causes et leurs effets. Dans les *Épidémies*, l'étiologie est à l'état d'observation pure et simple, et c'est précisément ce caractère qui fait le grand mérite de ce livre et qui le met à l'abri de toutes les attaques. Galien, dans ses commentaires, ne s'est pas contenté de cette sage réserve, et il s'est jeté dans toutes sortes d'explications humorales qui le font tomber dans la double faute qu'il reproche à Quintus[1], c'est-à-dire qui le font s'écarter souvent de l'esprit d'Hippocrate et qui le font souvent aussi omettre les choses utiles pour s'attacher à des considérations purement spéculatives et qui ne servent à rien pour la pratique.

Dans les livres attribués avec le plus de fondement à Hippocrate, on retrouve incessamment l'opinion d'une relation entre les maladies régnantes et les constitutions atmosphériques. Dans quelques-uns de ses écrits, cette opinion est évidemment fondée sur la théorie aussi bien que sur l'observation directe, je l'ai fait voir pour le traité *Des airs, des eaux et des lieux*; mais, dans le traité qui nous occupe, la théorie semble avoir entièrement disparu devant les faits, tandis que pour les successeurs d'Hippocrate la doctrine des constitutions médicales était bien plutôt le fruit d'idées arbitraires sur les quatre humeurs et sur les qualités élémentaires, le froid, le chaud, le sec et l'humide, que le résultat de l'observation. Quintus[2], combattant la théorie, prétendait que cette relation devait être établie sur la seule expérience et non sur la recherche raisonnée de la cause, et c'est dans ce sens qu'il interprétait les *Épidémies* et les *Aphorismes*. Il allait peut-être trop loin pour les *Aphorismes*, mais pour les *Épidémies* il se rapprochait, ce me semble, plus du véritable esprit de ce livre que Galien.

Le reproche le plus sérieux que pouvait encourir Quintus dans son

[1] *Comm.* I, *in Epid.* I, *in proœm.*, p. 6.

[2] Cf. la note précédente, et aussi *Comm.* III, *in Aph.*, *in proœm.*, t. XVII, 2e part., p. 562. — Et *Comm.* II, *in Epid.* I, t. 7, p. 99; Cf. encore Étienne, *Schol. in Aph.*, p. 344, note 2 et p. 356, note 1, éd. de Dietz.

mode d'interprétation, et Galien n'a pas manqué de le lui adresser, c'est qu'il sépare les *Épidémies* de certains livres de la Collection où domine la théorie des humeurs et des qualités élémentaires (le traité *Des airs, des eaux et des lieux*, celui *De la nature de l'homme*, et aussi la troisième section des *Aphorismes*); c'est qu'il enlève aux *Épidémies* leur caractère pronostique; c'est qu'il en fait un livre qui ne peut servir ni à prévenir les maladies populaires, ni à les traiter; car, dit Galien, on ne peut arriver à toutes ces choses si on ignore quelle diathèse les intempéries de l'atmosphère produisent dans le corps.

Galien avait encore très-bien compris que les principes généraux et les faits de détail consignés dans les *Épidémies* avaient une valeur intrinsèque positive et un rapport constant avec les principes et les faits consignés dans le *Pronostic.* Je le laisse parler lui-même : « Avant d'entrer dans le commentaire de chaque malade en particulier, il m'a semblé, dit-il, que la clarté et la brièveté de mon exposition réclamaient quelques réflexions générales. J'ai souvent démontré dans mes autres ouvrages, et en particulier dans mon traité de la *Méthode thérapeutique*, qu'il y avait deux modes d'investigation, l'un qui arrive par le raisonnement à la connaissance de ce qu'il y a de général et de commun dans chaque espèce, l'autre qui s'élève de la considération des parties à ce qu'il y a de général et de commun en elles.... C'est pourquoi, dans tous les ouvrages que j'ai faits, je ne me suis pas contenté de la généralisation; mais j'ai eu recours aux particularités, notant, d'après les écrits d'Hippocrate, et surtout d'après les *Épidémies*, les passages dans lesquels il rappelle les symptômes observés chez les malades depuis le commencement jusqu'à la fin. Ainsi, dans mon traité de la *Dyspnée*, j'ai rappelé tous ceux qui dans les *Épidémies* avaient été atteints de dyspnée; ainsi, dans mon traité des *Jours critiques*, j'ai parlé de ceux qui avaient eu des crises, et de même pour les autres. » Galien ajoute qu'il ne reviendra pas sur tous ces points dans ce commentaire; qu'il ne veut y expliquer que les passages obscurs, et il dit qu'il se contentera de rapporter des exemples particuliers des principes généraux formulés dans le *Pronostic*, renvoyant pour l'ensemble de la doctrine à ses autres ouvrages[1].

[1] Gal. *Comm.* III, *in Epid.* I, texte 17, p. 251.

Un peu plus loin, à propos des fièvres, Galien avait également signalé le rapport de doctrine qui existe entre le *Pronostic* et les *Épidémies*. Ailleurs encore[1], il dit qu'il faut juger des cas rapportés dans les *Épidémies* par les principes généraux énoncés dans le *Pronostic*[2].

M. Houdard (*Études sur Hipp.*, p. 340 et suiv.) n'a pas, ce me semble, assez étudié les textes, ou n'a pas complétement saisi la doctrine d'Hippocrate et de Galien quand il accuse le premier de s'être *exclusivement* borné au pronostic dans les *Épidémies*, bien que ce point de vue y domine; et qu'il reproche au second de n'avoir commenté les histoires des malades qu'en vue de la prognose, invoquant pour preuve le commentaire sur la première histoire du livre Ier. Ce médecin n'a étudié la doctrine d'Hippocrate que pour la sacrifier à celle de Broussais; il intente un procès en règle au vieillard de Cos; mais il lui arrive quelquefois de ne pas être au courant des pièces de la partie adverse, ou du moins d'en méconnaître la valeur, un peu égaré qu'il est par un esprit de système exagéré. Du reste, Hippocrate a eu de tout temps des détracteurs qui l'ont condamné sans l'entendre. Bien avant Galien et de son temps, ils étaient déjà nombreux; l'illustre médecin de Pergame se plaît à les écraser sous le poids de son éloquence et de ses raisonnements, et à épuiser contre eux tous les traits de sa mordante ironie. Nul ne s'est montré plus dévoué et plus éclairé que lui dans son admiration pour le divin vieillard.

L'accusation la plus grave qu'on ait élevée au sujet des *Épidémies*, c'est qu'Hippocrate n'y fait presque pas mention de remèdes et qu'il

[1] *Comm.* I, *in Epid.* III, texte 29, p. 574. Cf. aussi *Comm.* III (Foës, *in præf. De morb. vulg.*), où Galien dit qu'Hippocrate n'a pas écrit ces livres pour servir directement à la thérapeutique, mais surtout en vue du pronostic.

[2] Je dois faire remarquer ici que Galien, en établissant les rapports qui unissent les *Épidémies* au *Pronostic*, regarde le premier traité comme renfermant les éléments du second qu'il croit rédigé après les *Épidémies* (*De dieb. decretoriis*, I, 3, t. IX, p. 781). Au contraire M. Littré pense (t. II, p. 588) qu'Hippocrate avait été déterminé dans le choix de ses observations par le désir d'éclairer et de justifier au moyen d'exemples particuliers les leçons renfermées dans le *Pronostic*, et de rectifier ainsi par des particularités ce qu'il y a de vague, d'indécis, de dangereux même dans les généralités. Il est impossible de savoir lequel des deux critiques a raison sur le fait d'antériorité; il suffit qu'ils soient d'accord sur le fond de la question. — M. Ermerins, dans sa thèse inaugurale (p. 95 et suiv.), déjà souvent citée dans ce volume, n'a pas manqué non plus de saisir les rapports des *Épidémies* avec le *Pronostic*, et il s'est attaché à mettre en regard et à apprécier les principes généraux et les faits de détail consignés dans ces deux ouvrages.

s'est contenté d'observer la marche de la nature et de calculer les mouvements critiques. Cette accusation n'est pas tout à fait conforme à la vérité. Hippocrate parle de lavements, de suppositoires, d'affusions sur la tête, d'embrocations chaudes sur la poitrine, de saignées, enfin de médicaments qu'il ne désigne pas nominativement. Il est vrai que ces moyens sont peu nombreux, et surtout qu'ils sont mentionnés isolément et ne sont désignés que pour un petit nombre de malades. Galien avait bien senti cette difficulté, et il fait à ce propos des réflexions très-sensées que je traduis ici; il ne les fait que pour la saignée, elles conviennent également pour les autres moyens de traitement, ainsi qu'il le dit formellement lui-même en finissant : « Comme Pythion (1er malade du IIIe livre) n'est pas le seul malade qui paraisse avoir eu besoin d'une saignée, et que l'on ne voit pas qu'elle lui ait été prescrite, il faut supposer deux causes à cette omission : ou que la saignée a été réellement omise, ou qu'Hippocrate s'est abstenu de faire mention de son emploi; mais il n'est pas vraisemblable qu'il n'ait pas eu recours à la saignée pour les malades qui en réclamaient l'usage, puisqu'il parle de ce moyen dans ses autres ouvrages légitimes, dans les *Aphorismes*, dans le traité *Du régime dans les maladies aiguës*, dans celui *Des articulations*, et qu'il l'a mis en pratique sur un des malades du troisième livre des *Epidémies* (8e malade, 2e série). Si donc il a eu recours à la saignée au 8e jour, il est bien évident qu'il ne l'a pas négligée les autres jours; d'un autre côté, il est incroyable qu'il n'en ait pas fait mention pour chacun des malades qui en avaient besoin, puisqu'il parle de remèdes bien moins importants et même de suppositoires. Si donc ces deux opinions présentent beaucoup d'étrangeté, il faut prendre celle qui est la moins absurde : en conséquence, je pense qu'il a employé la saignée chez beaucoup de malades, mais qu'il a omis d'en faire mention pour le plus grand nombre, comme d'une chose évidente; et ce qui me fait pencher vers cette opinion, c'est qu'il parle spécialement d'une saignée faite au 8e jour; il n'en parle qu'à cause de la rareté du fait[1], et il laisse les autres de côté comme rentrant dans la règle

[1] Galien fait ici allusion à un principe qui domine toute la thérapeutique d'Hippocrate, savoir que dans les maladies aiguës il faut agir au début, mais ne rien faire dans la période d'état; on retrouve ce principe surtout dans les *Aphorismes* (II, 29-30) et

commune. Car si dans ses écrits légitimes il a recours à la saignée pour toutes les grandes maladies et ne prend en considération pour son emploi que l'âge et les forces du malade, et si dans celui-ci il ne parle que d'une saignée faite au 8e jour, on ne saurait admettre qu'il s'est abstenu de ce moyen, mais on doit penser qu'il s'est abstenu de le mentionner comme une chose ordinaire[1]. »

Ces réflexions sont très-sensées; elles ont une grande apparence de vérité et Galien me semble avoir pris le parti le plus sûr. Du reste, le traité *Du régime dans les maladies aiguës* et les notes que j'y ai jointes prouveront que la thérapeutique d'Hippocrate n'était pas si timide, et la pharmacologie si restreinte que certains critiques affectent de le proclamer.

Après avoir brièvement esquissé les points les plus généraux traités par Hippocrate dans la description des *constitutions*, j'ai cherché à faire ressortir ce qui domine dans chaque observation, et par conséquent à montrer comment Hippocrate les a conçues.

On remarquera d'abord quelles différences considérables existent entre la manière de recueillir une observation au temps d'Hippocrate et au nôtre. Ainsi dans Hippocrate on ne trouve rien ou presque rien sur les antécédents, sur les maladies antérieures, sur les causes éloignées ou prochaines, tout paraissant implicitement rapporté à l'influence des saisons. Dans l'énumération des symptômes il n'y a ni ordre apparent, ni indication qui mettent sur la voie de la nature et du siége du mal; bien entendu, il n'est question ni de diagnostic local, ni d'anatomie pathologique. Mais ce qui a lieu d'étonner davantage, c'est que la thé-

le traité *Du régime dans les maladies aiguës*. M. Littré (t. III, p. 22) confirme la doctrine d'Hippocrate par celle du docteur Twining, qui a reconnu que dans les fièvres rémittentes et pseudo-continues des pays chauds (celles auxquelles Hippocrate avait affaire), les saignées sont d'autant plus avantageuses qu'elles sont faites plus près du début de la maladie, et qu'elles nuisent ordinairement après le 8e jour. — Voy. Oribase, t. II, p. 747 et suiv., la note sur la saignée.

[1] *Comm.* I, *in Epid.* III, texte 3, p. 484. Ailleurs (*De venæ sectione adversus Erasistratum*, cap. 5, t. X, p. 163), il s'élève avec indignation contre Asclépiade, cet homme si vaniteux qui bouleversait tous les dogmes établis avant lui, qui n'épargnait aucun de ses devanciers, pas même Hippocrate, et qui ne rougissait pas d'appeler la médecine des anciens *une méditation sur la mort*. — Asclépiade comprenait vraisemblablement les *Épidémies* dans son accusation.

rapeutique n'y occupe presque aucune place, non pas qu'Hippocrate n'en ait pas fait, comme on le lui a reproché sans raison (voy. p. 404-406), mais parce que ces observations n'avaient pas pour but spécial de faire connaître par quels moyens on traite les maladies.

Le but principal de ces observations, et c'est là ce qui en détermine le vrai caractère, c'est d'enseigner la *marche* des maladies, de faire connaître avec précision les paroxysmes, les crises et leurs périodes, que ces crises procurent la guérison ou qu'elles entraînent la mort. Aussi, dans l'énumération des symptômes, Hippocrate ne procède pas *a capite ad calcem;* il ne les suit pas toujours depuis le commencement jusqu'à la terminaison; ou plutôt ce n'est pas des *symptômes* mais des *signes* qu'il s'occupe; c'est là une méthode qui ressort tout naturellement des principes posés dans le *Pronostic*, surtout vers la fin.

Les urines, les sueurs, les selles, l'état de la langue, les désordres du système nerveux, et en particulier le délire et les hallucinations, attirent surtout l'attention d'Hippocrate. On voit encore qu'il note volontiers l'état de la rate, ce qui suppose une certaine habitude de la palpation. Les hémorragies sont indiquées aussi avec soin; il est rarement question des crachats.

Voici quelques exemples à l'appui de ces considérations générales. Outre la fièvre, le causus et la phrénitis (qui sont aussi des espèces particulières de fièvre), on ne trouve comme nom de maladie que l'esquinancie (7e malade de la 2e catégorie) et l'iléus (8e malade de la même catégorie); car on ne peut guère compter l'avortement et l'état puerpéral comme une détermination spéciale. — Dans la 1re catégorie, le paroxysme est indiqué dix fois sur 14 malades; dans la 2e catégorie, neuf fois sur 12; enfin, dans la 3e, neuf fois sur 16. Dans les autres observations, il est quelquefois facile (par exemple dans la 13e de la 1re catégorie) de constater le paroxysme, bien qu'il ne soit pas positivement noté. — Si l'on compte les avortements et l'état puerpéral comme cause déterminante, on trouvera qu'Hippocrate a indiqué dans les trois catégories dix-huit fois les antécédents sur 42 malades (avortements et accouchements, huit fois; fatigues, excès de boisson, de nourriture ou de femmes, quatre fois; chagrins, deux fois; défaillances, une fois; mal de tête, trois fois). — Voy. aussi note 22, p. 463.

Il serait curieux de prendre chaque observation à part, d'en faire ressortir, en formant différents groupes, tout ce qu'elles présentent de saillant à divers points de vue. En second lieu, de comparer ces observations les unes aux autres; enfin de rechercher avec plus de détails que je n'ai pu le faire, en quoi elles correspondent et en quoi elles s'éloignent de la description des *constitutions;* ce serait un utile complément aux belles recherches qui ont conduit M. Littré à faire rentrer dans la grande classe des fièvres rémittentes ou pseudo-continues des pays chauds les descriptions générales et les descriptions particulières des livres I et III des *Épidémies.*

Pour remplir le cadre que je me suis tracé dans ces *Introductions,* il me reste à dire quelques mots de l'origine du premier et du troisième livre des *Épidémies.* Les témoignages sur cet ouvrage ne vont pas plus loin que Bacchius (vers l'an 250 avant J.-C.), qui avait donné une édition très-estimée du troisième livre des *Épidémies*, et qui avait fait un commentaire sur le sixième livre[1]; il explique dans le premier livre de son traité *Des dictions* (voir p. 74 de mon éd. un des mots obscurs du premier livre et un autre du troisième[2]. — Zeuxis avait commenté au moins le troisième et le sixième livre. Galien nous apprend que ses commentaires, peu estimés, étaient devenus rares de son temps. Toutefois il remarque que Zeuxis avait justement repris ceux qui interprétaient mal les histoires des malades, et qu'il s'était appliqué à relever les erreurs commises par ceux qui avaient expliqué les caractères placés à la fin de quelques-unes de ces histoires[3]. — Héraclide d'Érythrée et Héraclide de Tarente s'étaient également occupés du troisième et du sixième livre[4]. Zénon, l'Héro-

[1] Cf. Gal. *Comm.* I, *in Epid.* VI, *in procem*, 794; et *Comm.* II, *in Epid.* III, texte 5, p. 619.

[2] Cf. Érotien, *Gloss.*, éd. de Franz, p. 322 et 382. — Voy. aussi mes *Notices et extraits des mss. médicaux, etc.*, p. 223 et suiv.

[3] *Comm.* II, *in Epid.* III, texte 4, p. 605. — *Comm. in Epid.* VI, *in procem.*, p. 793 et texte 65, p. 992. — *Comm.* III, *in Epid.* III, texte 76, p. 766.

[4] Cf. Gal., *Comm.* II, *in Epid.* III, textes 4 et 5, p. 608 et 619, et *Comm.* I, *in Epid.* VI. (Foës, *præf. in Morb. pop.*)

philéen, homme supérieur, suivant Galien, et d'après Diogène de Laërte (VII, 35, p. 386, éd. de Ménage), habile penseur, mais écrivain faible, avait composé un commentaire sur le troisième livre, ou du moins sur les caractères qui se trouvent à la suite des histoires de malades[1]. — D'après deux citations d'Érotien (*Gloss.*, p. 144 et 358), M. Littré (t. I, p. 140) pense que Philonidès de Sicile avait travaillé sur le premier et le sixième livre des *Épidémies*; rien ne le prouve directement; les mots expliqués se trouvent dans plusieurs autres traités. — Sabinus et Métrodore son disciple avaient certainement commenté le troisième livre des *Épidémies*[2]. Galien dit qu'ils se sont montrés plus soigneux que les autres commentateurs d'Hippocrate. Toutefois il blâme Sabinus en plusieurs endroits, soit pour ses explications fausses ou obscures, soit pour ses oublis, soit pour ses subtilités[3]. — Quintus, qui s'était occupé du premier livre et aussi du troisième, est assez maltraité par Galien[4], comme on l'a déjà vu plus haut (p. 402). — Lycus le Macédonien, disciple de Quintus, est encore moins épargné que son maître; il avait écrit des commentaires sur le troisième livre[5]. — Galien[6] cite encore Satyrus et Phicianus, qui paraissent s'être occupés du premier et du troisième livre des *Épidémies*.

Érotien (*Gloss.*, p. 22) range les sept livres des *Épidémies*, avec les *Aphorismes*, sous ce titre : *Livres de mélanges* (ἐπιμικτά).

Galien a bien nettement séparé le premier et le troisième livre des autres livres des *Épidémies;* il dit[7] : « Il y a sept livres des *Épidémies*, mais le septième est regardé par tout le monde comme apocryphe, plus récent que les autres et interpolé; le cinquième

[1] Cf. Gal., *Comm.* II, *in Epid.* III, textes 4 et 5, p. 600 et 617.

[2] *Comm.* I, *in Epid.* III, texte 4, p. 507.

[3] *Comm.* I, *in Epid.* III, texte 4, p. 515 et 521; texte 8, p. 547, texte 14, p. 562. — *Comm.* II, *in Epid.* III, texte 4, p. 593. — *Comm.* III, *in Epid.* III, texte 72, p. 745, texte 73, p. 748, texte 76, p. 765.

[4] *Comm.* I, *in Epid.* I, *in proœm.*, p. 6. — *Comm.* I, *in Epid.* III, texte 4, p. 502. Cf. aussi *De ord. lib. prop.*, texte IX, p. 57 et 58.

[5] Cf. Gal., *Comm.* I, *in Epid.* III, texte 4, p. 502 et suiv.; texte 29, p. 575. — *Comm.* III, *in Epid.* III, texte 70, 726. Cf. aussi *De ord. lib. prop.*, t. IX, p. 57 et 58. — *Comm.* I, *in Hipp. De hum.*, texte 24, p. 197 et 198, t. XVI.

[6] *Comm.* I, *in Epid.* III, texte 29, p. 575.

[7] *De respir. difficult.*, II, 8, t. VII, p. 854. Cf. aussi *Comm.* III, *in Epid.* VI.

n'est pas du grand Hippocrate, fils d'Héraclide, mais d'un autre Hippocrate moins ancien et fils de Dracon; le deuxième, le quatrième et le sixième sont attribués par les uns au fils d'Hippocrate, par d'autres à Hippocrate lui-même; toutefois on ne les regarde pas comme ayant reçu une rédaction définitive pour être publiés en Grèce, mais comme de simples notes commémoratives. Quelques-uns, et ils me semblent posséder à fond la substance des *Épidémies*, pensent que ces cinq livres ont été rédigés par Thessalus et que les deux autres l'ont été par le grand Hippocrate, et que c'est pour cela qu'ils ont été inscrits sous le titre de *Livres de la petite table*[1]. Évidemment Thessalus avait réuni tout ce qu'il retrouva des écrits de son père, pour qu'ils ne périssent pas; mais des sept livres des *Épidémies* il n'y a que le premier et le troisième qui soient généralement reconnus comme étant du grand Hippocrate lui-même. » Ailleurs[2] il déclare que le premier et le troisième livre seulement ont été rédigés par Hippocrate pour être publiés (πρὸς ἔκδοσιν).

Galien avait également reconnu l'affinité que ces deux livres ont entre eux; il les réunit toujours dans ses explications, et il dit[3] : « De même que le premier et le troisième livre sont non-seulement attribués à Hippocrate par ceux qui en jugent sainement, mais sont regardés comme ayant entre eux une grande connexion, de même je pense qu'on peut rapprocher le second, le quatrième et le sixième qui sont regardés comme ayant été rédigés par Thessalus d'après des notes retrouvées sur les peaux (διφθέραις) ou sur les tablettes de son père, auxquels il a ajouté plusieurs observations de son propre fonds[4], tandis que le cinquième et le septième ne me paraissent pas du tout dignes de l'esprit d'Hippocrate. Je serais même porté à

[1] C'était ainsi que les bibliothécaires d'Alexandrie intitulaient les livres mis en réserve par eux comme étant authentiques et précieux.

[2] *Comm.* I, *in Epid.* II, texte 1, p. 313. — Il dit quelques lignes plus haut que le Ier et le IIIe livre sont dignes de la doctrine et de la gloire d'Hippocrate, et qu'ils renferment beaucoup de choses très-utiles, vraies, et servant à la recherche aussi bien qu'à la connaissance de la médecine. — Cf. aussi *Comm.* III, *in Epid.* III, texte 1, p. 648; *Comm.* I, *in Epid.* VI, *in prœm.*, p. 796; *Comm.* III, *in lib. de Articul.* (Foës, *in Morb. pop. præf.*); et *De comate*, p. 655, t. VII.

[3] *De respir. difficul.*, III, 1, t. VII, p. 890.

[4] D'autres après lui ont imité son exemple, dit Galien, *Comm.* I, *in Epid.* VI, *in prœm.*, p. 797.

avoir le même sentiment sur le quatrième, si quelques-uns ne le regardaient comme rédigé par Thessalus. »

Les auteurs modernes sont d'accord avec les anciens sur les éloges à donner au premier et au troisième livre des *Épidémies*; Gruner a résumé l'opinion de ses devanciers en disant (*Censura*, p. 62) que cet ouvrage, qui décèle un scrutateur habile et sagace de la nature, et qui est écrit à la manière des grands maîtres, a joui et jouira toujours d'une grande autorité.

Tous ces témoignages, ainsi que je l'ai déjà répété bien souvent, ne prouvent rien ou presque rien pour la question d'authenticité ; sur ce point on en est réduit aux conjectures comme pour tant d'autres ouvrages. Si le traité *Des airs, des eaux et des lieux* paraît avec beaucoup de vraisemblance devoir être attribué à Hippocrate (voy. mon *Introd.* à ce traité), il n'est guère possible de lui refuser celui-ci; ils ont entre eux des rapports intimes, et le premier ne semble en quelque sorte que la généralisation du second, au point de vue de l'étiologie du moins (voy. p. 319-320). Il y a plus, c'est que les autres livres des *Épidémies*, que les critiques regardent presque unanimement comme apocryphes, pourraient, tout aussi bien que les livres I et III, être attribués à Hippocrate. Ces derniers livres ont reçu une rédaction définitive; les autres sont restés à l'état de *notes*, de *papiers médicaux*. Si ni les uns ni les autres ne sont d'Hippocrate, ils ont été certainement écrits par des hippocratistes, ainsi que M. Littré l'a démontré en tête de son cinquième volume.

ÉPIDÉMIES [1].

LIVRE PREMIER.

SECTION PREMIÈRE.

PREMIÈRE CONSTITUTION (1).

1. Dans l'île de Thasos, aux environs de l'équinoxe d'automne, et sous les Pléiades (c'est-à-dire *cinquante jours environ après l'équinoxe d'automne*), il y eut avec les vents du midi des pluies abondantes et doucement continues ; l'hiver fut austral (2); il souffla par intervalles de petits vents du nord; il y eut de la sécheresse; en somme l'hiver fut tout entier semblable à un printemps. Le printemps fut austral, mais un peu froid ; il y eut de petites pluies. L'été fut presque toujours nébuleux, sans pluies; les vents étésiens (*nord-est*) soufflaient rarement, faiblement et irrégulièrement. Toute la constitution s'étant passée sous l'empire des vents du midi, et ayant été accompagnée de sécheresse, dans les premiers jours du printemps, à la suite d'une constitution opposée à celle-ci et boréale, quelques individus furent pris de *causus* modérés et ne présentant aucun danger; quelques-uns eurent des hémorragies [nasales], et personne ne mourut de ces affections. Il survint aussi des tumeurs aux oreilles d'un seul côté chez beaucoup d'individus, des deux côtés chez le plus grand nombre ; les malades étaient sans fièvre, et restaient levés. Il y en eut cependant quelques-uns qui ressentirent une légère chaleur [fébrile]; chez tous, ces tumeurs disparurent sans accident : aucune ne suppura comme il arrive pour les tumeurs produites par d'autres causes occasionnelles. Quant à leur nature,

[1] ΕΠΙΔΗΜΙΩΝ ΤΟ ΠΡΩΤΟΝ : ΤΟ ΤΡΙΤΟΝ. — DE MORBIS VULGARIBUS (Foës); DE MORBIS POPULARIBUS (Vallesius, Freind et alii); EPIDEMIORUM (Vassæus); EPIDEMICORUM libri I et III (Triller et Haller). — ÉPIDÉMIQUES (Desmars et Germain); ÉPIDÉMIES, livres I et III. (Vulg.)

elles étaient molles, volumineuses, diffuses, sans phlegmasie, indolentes; chez tous elles disparurent sans signes [critiques]. Elles se formèrent chez les adolescents, chez les gens à la fleur de l'âge, et, parmi ces derniers, chez presque tous ceux qui fréquentaient la palestre et les gymnases (3); elles se montrèrent rarement chez les femmes. Chez un grand nombre il y eut des toux sèches; les malades toussaient sans rien expectorer, et la voix devenait rauque. Chez les uns immédiatement, chez les autres après quelque temps, il survenait des phlegmasies douloureuses aux testicules, d'un côté seulement, ou des deux à la fois; ces accidents, qui se développèrent chez les uns avec de la fièvre, chez les autres sans fièvre, étaient chez presque tous très-douloureux; du reste, les malades n'avaient pas besoin de recourir aux soins que l'on reçoit dans l'officine (4).

2. Au commencement de l'été, durant son cours et pendant l'hiver, plusieurs individus, qui déjà dépérissaient insensiblement depuis longtemps, s'alitèrent phthisiques: chez un grand nombre, dont l'état était incertain, la phthisie prit un caractère décidé; il y en eut aussi qui en ressentirent seulement à cette époque les premières atteintes, et c'étaient ceux qui y étaient prédisposés par leur constitution. Un grand nombre et même le plus grand nombre de ces phthisiques mourut; et de ceux qui s'alitèrent, je ne sache pas qu'aucun ait atteint la durée moyenne de la maladie. Ils mouraient plus vite que ne meurent communément les phthisiques; tandis que d'autres maladies, même plus longues, et accompagnées de fièvre, maladies que je décrirai, étaient aisément supportées, et ne faisaient mourir personne. La phthisie fut de toutes les maladies régnantes la plus grave, et la seule qui enleva beaucoup de malades. Les symptômes qui se présentaient chez la plupart des malades furent les suivants: fièvre avec frisson, continue, aiguë, sans intermittence complète, mais affectant le type de l'*hémitritée*, ayant un jour une rémission, le lendemain une exacerbation, et en somme devenant de plus en plus aiguë: sueurs continuelles, mais non générales; grand froid aux extrémités, qu'il était difficile de réchauffer; perturbations du ventre avec déjections de matières bilieuses peu abondantes, sans mélange, ténues, mordicantes; les malades se levaient fréquemment [pour aller à la selle]. Les urines étaient ténues, incolores, crues, en petite quantité, ou épaisses, et déposant un petit sédiment qui n'était pas de bonne nature, mais qui était cru et ne venait point à propos. Les malades étaient pris d'une petite toux fréquente;

ils expectoraient à peine et peu à peu des matières cuites; chez ceux qui étaient le plus violemment atteints, les crachats n'arrivaient même pas à un peu de coction, et les malades continuaient jusqu'à la fin à cracher des matières crues. Chez la plupart, le pharynx était douloureux, depuis le début jusqu'à la terminaison de la maladie; il était rouge, avec phlegmasie; il en coulait des humeurs abondantes, ténues, âcres. L'émaciation était prompte, le mal faisait des progrès rapides, les malades eurent jusqu'à la fin du dégoût pour toute espèce d'aliments; ils n'étaient pas altérés; plusieurs déliraient aux approches de la mort. Voilà quelles étaient les phthisies (5).

3. Vers la fin de l'été et durant l'automne, il y eut beaucoup de fièvres continues qui n'étaient pas violentes. Elles survenaient chez les individus affectés de maladies chroniques, mais n'offraient du reste aucun mauvais symptôme. Chez la plupart, il y eut des perturbations du ventre tout à fait supportables, et qui n'amenaient aucun accident digne de remarque. Chez la plupart aussi, les urines étaient de belle couleur, limpides, mais ténues et arrivaient à coction aux approches de la crise. Il y eut peu de malades pris de toux; l'expectoration n'était point difficile; il n'y avait pas de dégoût pour les aliments, au contraire, il était tout à fait convenable d'en donner. [En un mot les phthisiques n'étaient pas affectés comme on l'est habituellement dans la phthisie.] (6) — Les fièvres étaient accompagnées de frissons et de petites sueurs; les redoublements étaient erratiques; la fièvre n'avait pas de rémittence complète; les paroxysmes affectaient le type *tritéophye*. Ces maladies se jugeaient, au plus tôt, le vingt-huitième jour, mais le plus ordinairement le quarante-huitième, assez souvent aussi le quatre-vingtième. Il y eut quelques individus chez qui la fièvre ne garda point cet ordre et se termina irrégulièrement et sans crise, mais la plupart de ceux-ci ne furent pas délivrés pour longtemps; la fièvre revint, et ces rechutes se jugèrent suivant les périodes indiquées; chez plusieurs, la maladie se prolongea tellement, qu'ils étaient encore souffrants pendant l'hiver. De tous les malades dont j'ai parlé dans cette constitution, il n'y eut que les phthisiques qui succombèrent; en effet, tout se passa bien chez le reste des malades, et il n'y eut rien de mortel dans les autres fièvres.

SECTION II.

SECONDE CONSTITUTION.

4. A Thasos il y eut, à l'entrée de l'automne, des tempêtes hors de saison; tout à coup des pluies tombèrent par torrents, avec de grands vents du nord et du midi ; cela dura jusqu'au coucher des Pléiades (*cinquante jours après l'équinoxe d'automne*), pendant tout le temps qu'elles restèrent à l'horizon. Hiver boréal; pluies fréquentes, [tantôt] impétueuses [et passagères], [tantôt] fortes [et continues]; neiges; fréquents intervalles de sérénité; avec tout cela le froid ne fut cependant pas extraordinaire pour la saison. Après le solstice d'hiver, quand le zéphire commence à souffler, froids très-vifs de l'arrière-saison ; vents du nord fréquents ; neige ; pluies continues et abondantes ; ciel orageux et nébuleux. Ce temps se prolongea et ne cessa qu'à l'équinoxe. Printemps froid, boréal, pluvieux, nébuleux. L'été ne fut pas trop brûlant ; les vents étésiens (*nord-est*) soufflèrent continuellement. Aussitôt après le lever d'Arcturus (*douze jours environ avant l'équinoxe d'automne*), retour des pluies abondantes, avec vent du nord. Toute l'année ayant été humide, froide et boréale, en hiver la santé générale fut bonne; mais au commencement du printemps, beaucoup de Thasiens, et même presque tous, devinrent malades. Il y eut d'abord des ophthalmies douloureuses, avec écoulement d'humeurs sans coction ; chez un grand nombre, il se forma un peu de chassie (cf. *Pron.* 2), qui se détachait (7) difficilement; ces ophthalmies étaient sujettes à récidive ; elles ne disparurent que très-tard en automne. Durant l'été et l'automne, dyssenteries, ténesmes, lienteries, diarrhées bilieuses, composées de matières ténues, crues, abondantes, mordicantes, quelquefois aqueuses; chez plusieurs, il y eut des *périrrhées* (8) douloureuses, composées de matières bilieuses, aqueuses, semblables à des raclures, purulentes, accompagnées de strangurie, sans maladies des reins, mais par substitution des symptômes d'une affection à une autre ; vomissements bilieux [ou] phlegmatiques ; rejet d'aliments non digérés, sueurs; chez tous, de tous côtés il y avait une humidité surabondante. Beaucoup restèrent debout et sans fièvre, mais chez plusieurs, il y eut de la fièvre; je parlerai de ces cas. Quelques-uns, chez qui tous ces accidents se réunirent en causant de grandes souffrances, furent pris de consomption. Vers la fin de l'automne, et pendant l'hiver [suivant],

fièvres continues ; *causus* chez quelques individus ; fièvres diurnes, nocturnes, *hémitritées*, tierces légitimes, quartes et erratiques. Chacune de ces espèces de fièvres survint chez un grand nombre ; mais les *causus* furent la maladie la moins fréquente ; ceux qui en étaient atteints n'étaient pas gravement malades ; en effet il n'y avait point d'hémorragie [nasale], ou, s'il y en avait, elles étaient très-peu abondantes et très-rares ; il n'y avait pas non plus le délire [propre au *causus*] ; tous les autres symptômes étaient légers, les crises arrivaient très-régulièrement, et la plupart du temps en dix-sept jours, y compris les jours d'intermission. Je ne sache pas que personne, durant ce temps, soit mort du *causus*, ni qu'il y ait eu de *phrénitis* (voy. § 1, *init.*). Les fièvres tierces étaient beaucoup plus nombreuses, bien plus pénibles que le *causus* ; cependant, à dater de leur invasion, elles passaient régulièrement par quatre périodes ; elles se jugeaient définitivement en sept, et ne récidivaient jamais. Chez plusieurs, les fièvres quartes se déclaraient d'emblée avec le type quarte ; mais chez un assez grand nombre d'individus le dépôt des autres fièvres et des autres maladies se faisait en fièvres quartes ; elles duraient alors aussi longtemps qu'à l'ordinaire et même plus longtemps. Les fièvres diurnes, les nocturnes et les erratiques étaient fort nombreuses, et persistaient longtemps, qu'on restât debout ou qu'on s'alitât (voy. III, 12) ; elles persistèrent chez plusieurs jusqu'au coucher des Pléiades, et même jusqu'à l'hiver. Chez un grand nombre et surtout chez les enfants, les spasmes survenaient dès le début, et les malades avaient de la fièvre ; il arrivait aussi que les spasmes survenaient à la fièvre (9) ; ces spasmes duraient longtemps chez un grand nombre d'individus, mais ils étaient sans dangers, à moins que l'ensemble de tous les autres symptômes ne fût pernicieux. Les fièvres continues en général, sans aucune intermittence, redoublant chez tous les malades suivant le type *tritéophye*, [c'est-à-dire] ayant un jour de faible rémission et un jour de redoublement, furent les plus fâcheuses de toutes, les plus longues, et s'accompagnèrent de très-grandes souffrances ; modérées au début, mais en général allant toujours en croissant, elles avaient des paroxysmes, tendaient à aggraver incessamment l'état du malade, se calmaient un peu pour redoubler bientôt après la rémission avec plus de force, et s'exaspéraient surtout aux jours critiques. Tous les malades [de cette constitution] furent pris de frissons irréguliers et vagues ; plus rares et peu sensibles dans cette espèce de fièvre, ils étaient plus prononcés dans les autres. Il y eut des sueurs abondantes [dans toutes les fièvres], mais dans celles-ci elles furent modiques, et loin de soulager, elles portèrent préjudice. Dans ces dernières les extrémités étaient très-froides, et se réchauffaient difficilement. En général, les malades furent pris d'insomnies, surtout ceux affectés [de fièvres *tritéophyes*]; ces derniers tombaient ensuite dans un état comateux; les perturbations du ventre étaient universelles et de mauvaise nature, elles étaient surtout très-mauvaises chez les malades en proie à la fièvre *tritéophye;* chez la plupart, les urines étaient ténues, crues, incolores, arrivant à la longue à un faible degré de coction critique, ou bien épaisses, mais troubles, et ne donnant point de sédiment par le repos, ou bien en donnant un peu abondant, de mauvaise nature et sans coction; cette espèce d'urines était la plus mauvaise de toutes. A cette fièvre se joignit de la toux, mais je ne saurais dire si cette toux fut dans ce cas utile ou préjudiciable. Ces divers accidents (10) obstinés, insupportables, tout à fait irréguliers, erratiques, non critiques, se soutenaient chez ceux qui étaient le plus malades, et chez ceux qui l'étaient le moins; car s'ils se calmaient un peu, ils reprenaient bientôt de nouveau. Il y eut un petit nombre d'individus chez qui la fièvre se jugea, mais ce fut au plus tôt le quatre-vingtième jour; quelques-uns même eurent des rechutes; en sorte que la plupart étaient encore malades pendant l'hiver. Chez plusieurs, les fièvres disparurent sans crise. Ces choses se passèrent également chez ceux qui réchappèrent et chez ceux qui succombèrent. A ce défaut de crise, à cette diversité des phénomènes, se joignit, chez presque tous les malades, un signe très-remarquable et très-mauvais, et qui persista jusqu'à la fin, je veux dire, du dégoût pour toute espèce de nourriture; il était surtout prononcé chez ceux où l'ensemble des symptômes était pernicieux. La soif n'était pas extraordinairement grande dans ces fièvres. Après une longue durée de la maladie, après beaucoup de douleurs, après une colliquation de mauvais caractère, il survenait des dépôts, ou trop considérables pour que les forces pussent y suffire, ou trop petits pour être de quelque utilité; aussi le mal revenait-il et s'aggravait encore. [Ces dépôts] étaient des dyssenteries, des ténesmes, des lienteries, des diarrhées; chez quelques-uns il survint des hydropisies, avec ou sans le cortége de ces affections; et quel que fût celui de ces accidents qui se manifestât, s'il arrivait violemment, il abattait promptement le malade, ou tout au moins il ne le soulageait en rien. Il survenait de petits exanthèmes, qui ne répondaient point à la grandeur du mal et qui disparaissaient promptement ; des tumeurs autour des oreilles qui n'arrivaient pas complétement à maturité, et qui ne constituaient pas un signe ; il y eut quelques malades chez qui les dépôts se fixèrent aux articulations, surtout à la hanche ; rarement ils cessaient d'une manière critique, [et s'ils cessaient], c'était pour revenir bientôt à leur état primitif. Toutes ces affections étaient mortelles, mais surtout celle qui nous occupe (c'est-à-dire la fièvre *tritéophye*), et plus particulièrement pour les enfants sevrés, pour les plus âgés, de huit ou de dix ans, enfin pour ceux qui étaient à l'époque de la puberté. Ces derniers accidents ne se présentaient pas sans être accompagnés de ceux que j'ai décrits les premiers ; mais souvent les premiers se manifestaient sans que les derniers suivissent. Le seul signe salutaire et important entre tous les autres, celui auquel beaucoup de malades, qui étaient dans le plus grand danger, durent leur conservation, fut que le mal se tourna vers la strangurie, et que ce fut dans ce sens que se formèrent les dépôts du côté des voies urinaires. La strangurie affecta principalement les âges que je viens de signaler, mais elle survint aussi chez un grand nombre d'individus non alités ou déjà malades. Un prompt et grand changement arrivait alors chez tous : le ventre, tout rempli qu'il était d'humidités de mauvaise nature, se resserrait tout à coup ; les malades prenaient goût pour toute espèce d'aliments, et avec cela la fièvre se calmait ; mais les accidents de la strangurie étaient longs et laborieux ; les urines étaient abondantes, épaisses, variées, rouges, mêlées de pus et douloureuses. Tous ceux-là réchappèrent, et je ne sache pas qu'un seul soit mort.

5. Dans tous les cas dangereux, il faut observer avec soin parmi les humeurs évacuées toutes celles qui sont arrivées à coction, de quelque partie qu'elles procèdent, et aussi les dépôts louables et critiques (11). Les humeurs cuites annoncent l'approche de la crise et le retour de la santé ; celles qui sont crues et sans coction, et qui se changent en dépôts de mauvaise nature, indiquent ou le défaut de crise, ou un travail interne, ou la longueur de la maladie, ou la mort, ou des rechutes. Pour juger laquelle de ces choses arrivera, il faut interroger les autres signes. Dire ce qui a été, connaître ce qui est, prévoir ce qui sera, voilà ce à quoi il faut s'attacher (12). Dans les maladies, il y a deux choses : soulager ou [du moins] ne pas nuire (13). L'art est constitué par trois choses : la maladie, le ma-

lade, le médecin. Le médecin est le ministre de l'art; il faut que le malade concoure avec le médecin à combattre la maladie. (Voy. *Aph.* 1, 1.)

6. Les douleurs à la tête et au cou, les pesanteurs douloureuses se montrent sans fièvre ou dans les fièvres. Chez les *phrénétiques*, il y a des convulsions, ils vomissent des matières couleur de rouille; chez quelques-uns la mort est très-prompte. Dans le *causus* ou dans les autres fièvres, quand il y a douleurs de cou, sentiment de pesanteur aux tempes, obscurcissement de la vue, tension des hypocondres sans douleur, il faut s'attendre à une hémorragie du nez (*Pronost.* 24, *med.*). Quand il existe un sentiment de pesanteur à toute la tête, et du *cardiogme* (douleurs mordicantes à l'estomac), des nausées, les malades vomissent des matières bilieuses et phlegmatiques. Les spasmes arrivent surtout chez les enfants qui sont dans ce cas. Ces accidents sont aussi familiers aux femmes, elles sont en outre sujettes à des maladies de matrice. Les vieillards et ceux chez qui la chaleur innée commence à s'éteindre, sont sujets à des *paraplégies*, à des *manies*, à la privation de la vue.

TROISIÈME CONSTITUTION.

7. A Thasos, un peu avant le lever d'Arcturus, et pendant qu'il était sur l'horizon, pluies fréquentes et abondantes avec vent du nord; mais à l'équinoxe [d'automne] jusqu'au coucher des Pléiades, petites pluies avec vents du midi. Hiver boréal; sécheresse; froids; grands vents; neiges. Vers l'équinoxe [du printemps], tempêtes violentes; printemps boréal; sécheresses; pluies peu abondantes; froids. Vers le solstice d'été, peu de pluies; froids intenses jusqu'à la Canicule. Après la Canicule, jusqu'au lever d'Arcturus, été chaud, chaleurs suffocantes qui ne vinrent point graduellement, mais qui s'établirent d'emblée, et restèrent accablantes; il ne tomba point d'eau: les vents étésiens soufflaient. Vers l'époque du lever d'Arcturus, jusqu'à l'équinoxe d'automne, vents du midi avec pluies.

8. Dans cette constitution, les *paraplégies* commencèrent vers l'hiver: elles attaquèrent un grand nombre d'individus dont quelques-uns moururent très-promptement; d'ailleurs cette maladie était épidémique. Du reste les Thasiens jouissaient d'une bonne santé. Dès les premiers jours du printemps commencèrent les *causus*, qui se continuèrent pendant l'été jusqu'à l'équinoxe. Ceux qui com-

mencèrent à être malades au printemps et en été, guérirent pour la plupart; il en mourut peu; mais durant les pluies d'automne les *causus* devinrent mortels, plusieurs en périrent. La manière dont les *causus* se comportèrent était telle que les individus qui furent pris d'une hémorragie nasale louable et abondante lui durent leur salut. Je ne sache pas qu'il soit mort dans cette constitution un seul malade qui ait eu une hémorragie louable. En effet, chez Philiscus (14) (c'est le 1er mal. du Ier liv.), Épaminon et Silénus (voy. 2e mal. du Ier liv.), l'hémorragie ne parut que le quatrième et le cinquième jour, et en petite quantité; aussi ils moururent. Presque tous les malades avaient des frissons au temps de la crise, surtout ceux qui n'avaient point eu d'hémorragie; mais ces derniers en avaient aussi, et de plus de la sueur. Il en est qui eurent un ictère le sixième jour, mais chez ceux-là il survenait quelque purgation par la vessie, ou bien des perturbations du ventre qui les soulageaient, ou une hémorragie abondante, comme il arriva à Héraclidès qui était couché chez Aristocydès. Il eut une hémorragie par le nez, des perturbations abdominales, une purgation par la vessie, et la maladie fut jugée le vingtième jour. Il n'en fut pas de même du serviteur de Phanagoras; il ne lui survint rien de tout cela et il mourut. Ainsi les hémorragies furent fréquentes, surtout chez les jeunes gens et les adultes. La plupart des sujets de cet âge mouraient quand ils n'avaient point d'hémorragie. Les vieillards avaient des ictères ou des perturbations du ventre, comme il arriva à Bion couché chez Silénus (2e mal. de la 1re catég.). Les dyssenteries régnèrent épidémiquement pendant l'été, et quelques-uns des malades qui avaient eu des hémorragies finirent par être pris de dyssenterie, comme il arriva au fils d'Ératon et à Myllus, qui, après une hémorragie abondante, furent attaqués de dyssenterie; ils guérirent. Ainsi donc, chez plusieurs prédominait cette humeur [source des hémorragies]; en effet, les malades qui, pendant la crise, n'eurent pas d'hémorragie, mais chez lesquels il se forma des parotides qui disparaissaient subitement, et qui, après cette disparition, ressentirent des pesanteurs au flanc gauche ainsi qu'au sommet de la hanche, et des douleurs après la crise, qui rendaient un peu d'urine ténue, furent pris d'une petite hémorragie le vingt-quatrième jour, et les dépôts se faisaient par une hémorragie. Chez Antiphon, fils de Critobule, cela amenda la maladie, qui fut définitivement jugée le quarantième jour. Il y eut plusieurs femmes malades, moins cependant que d'hommes, et il n'en mourait pas autant. Presque toutes accouchaient difficilement, et après leurs couches elles tombaient malades; ce furent surtout celles-là qui succombèrent; telle fut la fille de Thélébolus, qui mourut le sixième jour après son accouchement. Chez la plupart, les règles apparaissaient pendant le cours de ces fièvres, et, chez beaucoup de jeunes vierges, elles venaient alors pour la première fois. Quelques-unes eurent à la fois une épistaxis et leurs règles; telle fut la fille de Daïtharsès, jeune vierge, qui eut ses règles pour la première fois, et de plus une hémorragie abondante du nez. Je ne sache pas qu'aucune soit morte de celles chez qui ces accidents [critiques] arrivèrent régulièrement; mais toutes les femmes enceintes que j'ai connues avortaient quand elles tombaient malades. Chez presque tous les malades, les urines étaient de belle couleur, ténues et donnant un petit dépôt; chez presque tous il y eut des perturbations du ventre qui amenèrent des selles ténues et bilieuses; chez beaucoup d'autres, la maladie, après tous les phénomènes critiques, aboutissait à une dyssenterie, comme chez Xénophanès et chez Critias. Je vais rappeler les noms de ceux qui rendirent des urines abondantes, aqueuses, limpides, ténues, même après la crise, lorsque les urines antérieures avaient donné un sédiment louable, et après que tous les autres signes d'une crise salutaire s'étaient manifestés; ce sont Bion, couché chez Silénus (voy. *Epid.*, II, II, 23); Crateia, chez Xénophanès; le fils d'Aréton; la femme de Mnésistratus; à la suite de cela, tous furent attaqués de dyssenterie. Serait-ce parce qu'ils rendirent des urines aqueuses? c'est ce qu'il faudrait examiner. Vers le lever d'Arcturus, il y eut le onzième jour, chez plusieurs, des crises qui ne furent pas suivies de rechute, comme on pouvait rationnellement le craindre. Les malades tombaient alors dans un état comateux, surtout les enfants, et ce furent ces derniers qui moururent le moins.

9. Les *causus* régnèrent depuis l'équinoxe d'automne jusqu'au coucher des Pléiades, et durant l'hiver. Un grand nombre de malades devinrent alors *phrénétiques*, et ils moururent pour la plupart. Dans l'été, il y eut aussi quelques cas de *phrénitis*. Les *causus* qui devaient être funestes se reconnaissaient dès le commencement aux signes suivants : Dès le début, fièvre ardente, petits frissons, insomnie, agitation, soif, nausées, petites sueurs au front et aux clavicules, jamais de sueur générale, divagations notables, frayeurs, découragement, froid aux extrémités, aux pieds, mais surtout aux mains; paroxysmes aux jours pairs. Chez la plupart, au quatrième jour, il

survenait de très-grandes douleurs, des sueurs ordinairement froides; les extrémités ne pouvaient se réchauffer; elles étaient au contraire livides et froides; il n'y avait point de soif. A ces symptômes s'ajoutèrent des urines noires en petite quantité et ténues. Le ventre était resserré. Chez aucun de ceux qui étaient en proie à ces accidents il ne survint d'hémorragie du nez, il ne s'échappa que quelques gouttes de sang. Nul ne fut dans le cas d'avoir des rechutes; ils mouraient le sixième jour avec de la sueur. Mais chez les *phrénétiques*, tous les symptômes qui viennent d'être énumérés ne se montraient pas; le plus souvent la crise avait lieu le onzième jour; elle arrivait aussi le vingtième quand la *phrénitis* ne se déclarait pas dès le début, mais au troisième ou au quatrième jour de la maladie; ceux qui étaient assez bien pendant cette première phase de la maladie, arrivaient au septième jour, à la période la plus aiguë de la maladie. Il y eut donc beaucoup de maladies, et parmi les malades on vit surtout mourir les adolescents, les jeunes gens, les hommes d'un âge mûr, ceux qui avaient la peau glabre, ceux qui l'avaient un peu blanche, ceux qui avaient les cheveux roides, ceux qui les avaient noirs, ceux qui avaient les yeux noirs, ceux qui vivaient dans la mollesse et l'oisiveté, ceux qui avaient la voix grêle, ceux qui l'avaient rauque, les bègues, ceux qui étaient violents. La plupart des femmes qui présentaient ces conditions succombèrent. Dans cette constitution, les malades étaient surtout sauvés par quatre signes; [on guérissait] en effet, s'il survenait ou une hémorragie du nez, ou par la vessie un flux d'urines copieuses et déposant un sédiment abondant et louable, ou des perturbations du ventre avec des selles bilieuses apparaissant au temps convenable, ou des accidents dyssentériques. Chez le plus grand nombre, la crise ne se fit pas par un seul de ces signes, mais il fallut passer par tous les quatre à la fois, et paraître en très-grand danger; néanmoins, tous ceux qui passèrent par ces accidents réchappèrent. Tout ce que je viens de décrire arrivait aussi chez les vierges et chez les femmes; mais toutes celles chez qui un de ces phénomènes se montra convenablement, ou chez qui les règles coulèrent abondamment, guérirent, et la maladie se jugea; je ne sache pas qu'il en soit morte une seule de celles chez qui les choses se passèrent bien. La fille de Philon eut une hémorragie abondante; mais le septième jour, ayant pris intempestivement le repas du soir, elle mourut. — Chez ceux qui, dans les fièvres aiguës, surtout dans les *causus*, ont un écoulement involontaire de larmes, on peut s'attendre à une hémorragie par le nez, quand d'ailleurs les autres signes ne sont pas funestes; quand ils sont pernicieux, ce n'est pas une hémorragie, mais la mort que les larmes annoncent (15). Les parotides qui se formèrent dans ces fièvres, n'arrivèrent ni à résolution ni à suppuration chez quelques malades, bien que la fièvre eût cessé d'une manière critique ; dans ces cas une diarrhée bilieuse ou la dyssenterie, ou des urines épaisses avec sédiment, les dissipèrent, comme cela arriva à Hermippus le Clazoménien (*c'est le* 10e *malade du* 1er *livre.* — Voy. aussi *Coaq.* 207). Pour ce qui est des phénomènes critiques, à l'aide desquels nous reconnaissons les maladies, ils furent ou semblables ou dissemblables. Il en fut ainsi chez deux frères qui tombèrent malades à la même heure; c'étaient les frères d'Épigène ; ils étaient couchés près du théâtre ; le plus âgé eut une crise le sixième jour, le plus jeune, le septième. Le mal reprit chez tous les deux à la même heure, après il y eut une intermission [pendant six jours chez le premier], pendant cinq [chez le second]. Après la reprise du mal, une crise définitive arriva pour tous les deux le quatorzième jour ; en tout quatorze jours. Chez le plus grand nombre, une crise arrivait au sixième jour; il y avait une intermission pendant six jours, et le cinquième jour après la rechute, la maladie se jugeait [définitivement-17 *jours*]. Chez d'autres, la crise venait le septième; il y avait sept jours de relâche, et le troisième jour [après la reprise] la maladie était [définitivement] jugée (17 *jours*). Chez d'autres, la crise arrivait le septième jour, et il y avait trois jours de relâche; la crise définitive se faisait le septième [après la récidive-17 *jours*]. Chez d'autres, la [première] crise arrivait le sixième jour, la [première] rémission durait six jours, le mal reprenait pendant trois jours, puis il cessait un jour, reprenait un autre jour et se jugeait [définitivement-17 *jours*], comme il arriva chez Évagon, fils de Daïtharsès. Chez certains, il se faisait une crise le sixième jour; le mal s'arrêtait pendant sept jours, et le quatrième jour après la reprise, il était jugé [définitivement-17 *jours*], comme il arriva à la fille d'Aglaïdas (16). La plupart des maladies, dans cette constitution, suivirent cette marche ; je ne sache pas qu'aucun malade ait échappé sans avoir éprouvé des rechutes suivant cet ordre, et tous ceux que j'ai connus réchappaient quand les récidives arrivaient chez eux de cette manière. Je ne sache pas non plus qu'aucun de ceux chez qui les choses se passèrent ainsi ait eu de nouvelles rechutes. Dans ces maladies, ceux qui succombaient mouraient communément le sixième jour, comme Épaminondas, Silénus et Philiscus, fils d'Antagoras (17). Quand il se formait des parotides, la maladie se jugeait le vingtième jour; chez tous elles arrivaient à résolution sans suppurer, et le dépôt se portait vers la vessie. Chez Cratistonax, logé près du temple d'Hercule, et chez la servante de Scymnus le foulon, elles suppurèrent et ils périrent. Il y en eut qui eurent une crise le huitième jour, une intermission de neuf jours, une rechute et une crise définitive le quatrième jour après la rechute (21 jours), comme Pantaclès qui demeurait près du temple de Bacchus. Il y en eut qui eurent une crise le septième jour, une intermission de six jours, une rechute et une [dernière] crise sept jours après la rechute (20 jours), comme Phanocrite, couché chez Gnathon le peintre. Pendant l'hiver, vers le solstice d'hiver et jusqu'à l'équinoxe, régnèrent les *causus*, les *phrénitis*, et il mourut beaucoup de monde. Toutefois les crises se modifièrent. Chez la plupart, il en arrivait une première le cinquième jour, à dater de l'invasion; la maladie avait une rémission de quatre jours, puis elle reprenait; enfin, cinq jours après la reprise, arrivait une [dernière] crise; en tout quatorze jours; les crises furent ainsi réglées chez presque tous les enfants, et aussi chez les personnes plus âgées. Il y en eut cependant chez qui une [première] crise se fit le onzième jour, une reprise le quatorzième, et une crise décisive le vingtième. S'il y avait des frissons le vingtième jour, la crise était différée au quarantième. Presque tous les malades avaient des frissons lors de la première crise. La plupart de ceux qui avaient eu ces frissons lors de la première crise, les avaient aussi lors de la crise qui suivait la reprise du mal. Il y eut moins de frissons pendant le printemps, plus pendant l'été, plus encore durant l'automne, et beaucoup plus durant l'hiver; mais les hémorragies disparurent.

SECTION III.

10. Nous diagnostiquons (18) les maladies d'après la nature commune à toutes choses et d'après la nature particulière de chaque individu, d'après la maladie et le malade, d'après les choses qui lui sont administrées, d'après celui qui les administre, car tout cela contribue à rendre le diagnostic facile ou difficile; d'après la constitution générale de l'atmosphère, et d'après celle qui est propre à chaque division du ciel, à chaque contrée; d'après les habitudes, le régime, le genre d'occupations habituelles, l'âge, les discours, les mœurs, le

silence, les idées, le sommeil, les insomnies, la nature et le moment des rêves, les mouvements des mains, les démangeaisons, les larmes, les paroxysmes, les excréments, les urines, les crachats, les vomissements. [Il faut encore observer] les substitutions des maladies les unes aux autres; si les dépôts sont critiques ou pernicieux, [et considérer] la sueur, le froid, les frissons, la toux, l'éternument, le hoquet, la respiration, les éructations, les vents rendus avec ou sans bruit, les hémorragies, les hémorroïdes; il faut examiner ce qui résulte de ces signes et ce qu'ils comportent.

11. Il y a des fièvres continues (cf. III, 12), il y en a qui prennent pendant le jour et qui quittent dans la nuit; d'autres qui prennent pendant la nuit et qui quittent pendant le jour; il y en a d'*hémitritées*, de tierces, de quartes, de quintanes, de septimanes, de nonanes (19). Les maladies les plus aiguës, les plus fortes, les plus cruelles et les plus mortelles sont celles avec fièvre continue; la moins meurtrière de toutes, la plus supportable, mais la plus longue, c'est la fièvre quarte; non-seulement elle est bénigne en elle-même, mais encore elle met en fuite d'autres grandes maladies. Quant à celle qu'on appelle *hémitritée*, il s'y joint souvent des maladies aiguës; c'est aussi la plus mortelle; les phthisies et toutes les autres maladies chroniques se compliquent principalement de l'*hémitritée*. La fièvre nocturne n'est guère mortelle, mais elle est de longue durée; la diurne est encore de plus longue durée; il en est même chez qui elle dégénère en phthisie. La septimane est longue, elle n'est point mortelle; la nonane est plus longue, et non mortelle. La tierce légitime arrive vite à la crise, et elle n'est pas mortelle. La quintane est la plus mauvaise de toutes; en effet, qu'elle précède la phthisie ou qu'elle s'y joigne, elle tue. Chacune de ces fièvres a sa manière d'être, sa constitution et ses paroxysmes particuliers : par exemple, il en est chez qui la fièvre continue est très-vive, présente dès le début un haut degré d'intensité, fait tomber immédiatement dans l'état le plus grave, et diminue aux approches de la crise et pendant la crise. Il en est d'autres chez qui elle commence doucement et d'une manière lente, croît, s'exaspère de jour en jour et éclate avec violence au temps de la crise. Chez d'autres, elle débute modérément, s'irrite et s'accroît jusqu'à ce qu'elle soit à son apogée, puis se calme jusque vers le temps de la crise et pendant la crise. Cela arrive dans toutes les espèces de fièvres et dans toute maladie : c'est d'après cette considération qu'il faut régler le régime (voy. *Aph.* I, 7 et suiv.). Il est

encore beaucoup de signes importants et qui se rattachent directement à ceux-là ; j'ai déjà parlé des uns; je parlerai des autres. Il faut les apprécier par le raisonnement et s'en servir pour reconnaître chez qui la maladie sera aiguë et mortelle, ou guérissable, chez qui elle sera longue, mortelle ou guérissable ; dans quel cas il faut alimenter ou non, à quelle époque, en quelle quantité il faut le faire, et quelle substance on prescrira (voy. *Aph.* I, 12).

12. Les maladies qui redoublent aux jours pairs se jugent aux jours pairs, comme celles qui redoublent aux impairs se jugent aux impairs. La première période pour les maladies dont les crises arrivent aux jours pairs, est au 4e, au 6e, au 8e, au 10e, au 14e, au 30e, au 40e, au 60e, au 80e, au 120e jour; pour celles qui se jugent dans les jours impairs, la première période est au 3e, au 5e, au 7e, au 9e, au 11e, au 17e, au 21e, au 27e, au 31e jour. Il faut savoir que si la maladie se juge hors de ces époques, c'est un signe qu'elle récidivera et même qu'elle pourra devenir pernicieuse. On doit observer attentivement et savoir qu'à ces époques les crises décideront de la guérison ou de la mort, et qu'elles feront pencher la maladie d'une manière sensible vers le mieux ou vers le pire (voy. *Pron.* 20, *init.*). Il faut rechercher dans quelles périodes se fait la crise des fièvres erratiques, des tierces, des quartes, des quintanes, des septimanes, des nonanes.

OBSERVATIONS DE QUATORZE MALADES (1re CATÉG.).

13. *Premier malade.* — Philiscus habitait près de la Muraille; il s'alita. Dès le premier jour, fièvre aiguë; il sua ; nuit laborieuse. — Le deuxième jour, tout s'exaspéra ; le soir, un lavement lui procura une bonne selle; nuit tranquille. — Le troisième jour au matin, et jusqu'au milieu du jour, il parut être sans fièvre; mais le soir, fièvre aiguë avec sueur; soif; la langue se sécha; il rendit des urines noires; nuit agitée; il ne reposa point (20); il eut des hallucinations (21) sur toutes choses. — Le quatrième jour, paroxysme général; urines noires; nuit plus supportable ; urines de meilleure couleur. — Le cinquième jour, vers midi, un peu de sang pur s'échappa des narines; urines variées avec nuages filamenteux, séminiformes, suspendus irrégulièrement; ces urines ne déposèrent pas. Un suppositoire fit rendre quelques matières avec des vents. Nuit laborieuse ; sommeil léger, loquacité; délire; extrémités complétement froides et ne pou-

vant se réchauffer; le malade rendit des urines noires, il reposa un peu vers le matin, devint aphone, eut une sueur froide; extrémités livides. — Vers le milieu du sixième jour, il mourut. — La respiration fut constamment grande, rare comme chez quelqu'un qui ne respire que par souvenir. La rate se gonfla et se développa en tumeur arrondie. Les sueurs restèrent froides jusqu'à la fin; les paroxysmes [avaient eu lieu] aux jours pairs (22).

14. *Deuxième malade*. — Silénus habitait sur la plateforme qui longe le rivage, près la maison d'Evalcidas. A la suite de fatigues, d'excès de vin et d'exercices intempestifs, il fut pris d'une fièvre très-forte (23). Il commença par souffrir des lombes, puis il sentit de la pesanteur à la tête; il avait de la tension au cou. — Le premier jour, il rendit par en bas des matières bilieuses, sans mélange, écumeuses, fort colorées, abondantes; urines noires avec un dépôt noir; soif; langue sèche; la nuit il ne reposa pas du tout. — Le deuxième jour, fièvre aiguë; selles abondantes, plus ténues, écumeuses; urines noires; nuit pénible; il eut un peu d'hallucination. — Le troisième jour tout s'exaspéra. Tension des hypocondres s'étendant de chaque côté jusqu'au nombril, mais sans tumeur (24); selles ténues, noirâtres; urines troublées, noirâtres; la nuit il ne reposa pas du tout; grande loquacité; rire; chants; il ne pouvait demeurer tranquille. — Le quatrième jour, l'état fut le même. — Le cinquième jour, selles sans mélange, bilieuses, liées, grasses; urines claires, transparentes; la connaissance revint un peu. — Le sixième jour, le malade sua un peu à la tête; extrémités froides, livides; grande jactitation, il n'y eut point de selles; suppression d'urines; fièvre aiguë. — Le septième jour, aphonie; les extrémités ne s'étaient point encore réchauffées; les urines ne coulaient pas. — Le huitième jour, il y eut une sueur froide de tout le corps; exanthèmes rouges après la sueur, ronds, petits, comme sont les pustules d'acné (25); ils persistèrent sans s'affaisser. Le malade rendit avec douleur et un peu d'éréthisme beaucoup d'excréments ténus, comme sans coction; il urina avec douleur et cuisson; les extrémités se réchauffèrent un peu; sommeil léger, comateux; aphonie; urines ténues, transparentes. — Le neuvième jour, même état. — Le dixième jour le malade ne pouvait plus boire; état comateux; mais sommeil léger. Les selles étaient comme les précédentes; flux abondant d'urines épaisses, qui par le repos donnèrent un dépôt *crimnoïde* blanchâtre. Les extrémités redevinrent froides. — Le onzième jour, mort. — Du début à la terminaison de la mala-

die, respiration rare, grande; battement continuel à l'hypocondre. Silénus était âgé d'environ vingt ans.

15. *Troisième malade.* — Chez Hérophon, fièvre aiguë. Au début, il eut quelques évacuations alvines peu abondantes avec ténesme, puis il rendit assez fréquemment des matières bilieuses. Il n'y avait point de sommeil; urines noires ténues. — Le cinquième jour au matin, surdité; paroxysme général; la rate se gonfla; tension de l'hypocondre; selles peu abondantes, bilieuses, noires; délire. — Le sixième jour, divagation; sueur dans la nuit; froid; le délire persista. — Le septième jour, refroidissement de tout le corps; soif; hallucinations; pendant la nuit, la connaissance revint; le malade reposa: — Le huitième jour, fièvre; diminution du volume de la rate; retour complet de la connaissance. Hérophon ressentit de la douleur d'abord dans l'aine du côté de la rate, puis aux deux jambes; nuit tranquille; urines de meilleure couleur; elles avaient un peu de sédiment. — Le neuvième jour, sueur; la maladie fut jugée; il y eut une intermission. — Cinq jours après, la fièvre revint; aussitôt la rate se gonfla; fièvre aiguë; retour de la surdité. — Mais trois jours après la rechute, la rate s'affaissa, la surdité diminua; douleurs aux jambes; sueur dans la nuit. — Le quatrième jour, la maladie fut définitivement jugée. Il n'y eut pas de délire dans la rechute.

16. *Quatrième malade.* — A Thasos, la femme de Philinus, qui était accouchée d'une fille, fut prise de fièvre violente avec frisson, quatorze jours après ses couches, bien que la purgation [par les lochies] eût été naturelle, et que tout le reste se soit bien passé. Elle commença par avoir des douleurs au cardia, à l'hypocondre droit et aux parties génitales; les purgations se supprimèrent; l'introduction d'un pessaire soulagea ces douleurs; mais celles de la tête, du cou, des lombes persistèrent; il n'y avait point de sommeil; extrémités froides, soif; le ventre était brûlant; évacuations peu abondantes d'urines ténues, point colorées dans les commencements. — Le sixième jour, elle eut beaucoup d'hallucinations pendant la nuit, puis la connaissance revint. — Le septième jour, soif; selles bilieuses foncées en couleur. — Le huitième jour, la malade eut du frisson; fièvre aiguë; beaucoup de spasmes avec douleur; elle divagua beaucoup. Un suppositoire la fit aller du ventre; elle rendit beaucoup de matières avec une *perirrhée* bilieuse; il n'y avait point de sommeil. — Le neuvième jour, spasmes. — Le dixième jour, la connaissance revint un peu. — Le onzième jour, elle reposa; elle se souvint de tout; les hallu-

cinations revinrent bientôt. Au milieu des spasmes, elle rendait [spontanément] (mais quelquefois on était obligé de lui rappeler d'uriner) une urine qui s'échappait précipitamment, abondante, épaisse, blanche, comme elle est quand on l'agite après un long séjour dans le vase; cette urine ne déposait point; par la couleur et la consistance, elle ressemblait à l'urine des bêtes de somme. Telles étaient les urines que j'ai vues. — Vers le quatorzième jour, battements dans tout le corps; grande loquacité; la connaissance revint par intervalles, mais bientôt les hallucinations recommencèrent. — Vers le dix-septième jour, elle était aphone. — Le vingtième jour, elle mourut.

17. *Cinquième malade.*—La femme d'Épicratès, logée près du temple du [Dieu] Archègétès, étant sur le point d'accoucher, fut prise d'un frisson si violent qu'on ne put, disait-on, la réchauffer. — Le lendemain, même état. — Le troisième jour, elle accoucha d'une fille, et tout se passa comme il convient. — Le deuxième jour après l'accouchement, fièvre aiguë; douleurs au cardia et aux parties génitales. L'introduction d'un pessaire dissipa ces accidents, mais [il survint de la] douleur à la tête, au cou et aux lombes; il n'y avait point de sommeil. Elle rendit par les selles des matières en petite quantité, bilieuses, ténues, sans mélange; urines ténues, noirâtres. — La nuit du sixième jour, à compter du moment où elle fut prise d'une fièvre violente, elle eut des hallucinations. — Le septième jour, paroxysme général; insomnie; hallucinations; soif; selles bilieuses, foncées en couleur. — Le huitième jour, elle fut reprise de frisson; elle reposa davantage. — Le neuvième jour, même état. — Le dixième jour, elle eut les jambes très-douloureuses; les douleurs du cardia revinrent; pesanteur de tête; elle n'eut point d'hallucinations; elle reposa davantage; resserrement du ventre. — Le onzième jour, elle rendit des urines d'une bonne couleur, ayant un sédiment abondant; elle se trouvait mieux. — Le quatorzième jour, retour du frisson; fièvre aiguë. — Le quinzième jour, elle vomit des matières bilieuses, jaunes, assez abondantes; elle eut de la sueur; apyrexie; mais dans la nuit, fièvre aiguë, urines épaisses avec sédiment blanc. — Le seizième jour, le mal s'exaspéra; nuit agitée; point de sommeil; hallucinations. — Le dix-huitième jour, soif; la langue était brûlée; elle ne dormit pas, eut beaucoup d'hallucinations, et ressentit de fortes douleurs aux jambes. — Vers le vingtième jour au matin, elle eut quelques frissons; tomba dans le *coma*, et par inter-

valles dormit paisiblement; elle vomit des matières bilieuses, noires, en petite quantité; surdité dans la nuit. — Vers le vingt-unième jour, pesanteur douloureuse dans tout le côté droit; elle toussa un peu; urines épaisses, troubles, rougeâtres, ne déposant pas par le repos; du reste, tout alla mieux. Cependant elle n'eut point une nouvelle apyrexie. — Dès le début, pharynx douloureux et rouge; gonflement de la luette; flux d'humeur âcre, piquante, salée, qui persista jusqu'à la fin. — Vers le vingt-septième jour, apyrexie; dépôts dans les urines; douleurs au côté. — Vers le trente-unième jour, une fièvre violente la reprit; le ventre fut troublé par des matières bilieuses. Le quarantième jour, elle vomit un peu de matières bilieuses. — Le quatre-vingtième jour, la maladie fut [définitivement] jugée; apyrexie [complète].

18. *Sixième malade.* — Cléanactidès (voy. livre III, 3e *mal. de la* 2e *catég.*), logé au-dessus du temple d'Hercule, fut pris d'une fièvre très-forte, irrégulière; au début, il eut des maux de tête, des douleurs au côté gauche et dans le reste du corps, avec sentiment de brisure. La fièvre redoublait, tantôt d'une façon, tantôt d'une autre; tantôt il suait, tantôt il ne suait pas; les paroxysmes arrivaient avec violence, surtout aux jours critiques. — Vers le vingt-quatrième jour, il eut un refroidissement aux mains; il vomit des matières assez abondantes, [d'abord] bilieuses, jaunes, mais bientôt érugineuses. Il éprouva un soulagement général. — Vers le trentième jour, il eut pour la première fois une hémorragie par les deux narines; elle revint irrégulièrement de temps en temps, jusqu'à la crise. Pendant tout le temps il n'eut ni dégoût, ni soif, ni insomnie. Urines ténues, mais colorées. — Vers le quarantième jour, il rendit des urines un peu rouges, qui déposaient un sédiment rouge abondant. Il se trouva mieux; mais ensuite les urines varièrent; tantôt elles avaient un sédiment, et tantôt elles n'en avaient point. — Le soixantième jour, dans les urines, sédiment abondant, blanc, homogène. Tout se calma. La fièvre eut une rémission. Urines ténues, mais de bonne couleur. — Le soixante-dixième jour, apyrexie; la fièvre cessa pendant dix jours. — Le quatre-vingtième jour il fut repris de frisson; fièvre aiguë, il sua beaucoup. Sédiment rouge, homogène dans les urines. La maladie fut complétement jugée.

19. *Septième malade.* — Méthon fut pris d'une fièvre très-vive; pesanteur douloureuse aux lombes. — Le deuxième jour, ayant bu beaucoup d'eau, il alla convenablement du ventre. — Le troisième

jour, pesanteur de tête, excréments ténus, bilieux, rougeâtres. — Le quatrième jour, paroxysme général. A deux reprises, un peu de sang s'échappa de la narine droite; nuit pénible; selles comme au troisième jour; urines noirâtres avec un nuage noirâtre, éparpillé; il n'y avait point de dépôt. — Le cinquième jour; hémorragie abondante d'un sang pur par la narine gauche; sueurs. La maladie fut jugée. Mais après la crise, il eut de l'insomnie et de la divagation; urines ténues, noirâtres. On fit des affusions sur la tête. Il reposa et reprit connaissance. Il n'eut point de rechute, mais il fut pris de fréquentes hémorragies après la crise.

20. *Huitième malade.* — Érasinus, qui habitait près la fosse du Bouvier, fut pris d'une fièvre violente après le repas du soir. Nuit pleine de trouble. — Le premier jour fut calme, mais la nuit fut laborieuse. — Le deuxième jour, paroxysme général; pendant la nuit hallucinations. — Le troisième jour fut laborieux; il eut beaucoup d'hallucinations. — Le quatrième jour, le mal fut insupportable; aucun repos pendant toute la nuit; rêves et loquacité. Ensuite les symptômes devinrent pires, intenses et sinistres; frayeur; agitation. — Le cinquième jour, au matin, le calme se rétablit, et la connaissance revint entièrement. Mais avant le milieu du jour le malade tomba dans un délire furieux, il ne pouvait se contenir; extrémités froides, livides; les urines se supprimèrent. Il mourut vers le coucher du soleil. — Chez ce malade la fièvre s'accompagna de sueurs jusqu'à la fin; hypocondres météorisés, tendus, douloureux. Urines noires avec des nuages floconneux sans dépôts. Il eut des selles solides. Soif jusqu'à la fin, mais jamais intense. Beaucoup de spasmes avec sueurs aux approches de la mort.

21. *Neuvième malade.*—Criton, à Thasos, commença par ressentir une vive douleur au gros orteil, en se promenant. Il s'alita le jour même; frissons; nausées; un peu de chaleur [fébrile]. La nuit il délira. — Le deuxième jour, gonflement de tout le pied; rougeur autour des malléoles, avec tension; phlyctènes noires; fièvre aiguë; délire furieux; selles sans mélange, bilieuses, fréquentes. — Il mourut le deuxième jour de la maladie.

22. *Dixième malade.*—Le Clazoménien qui demeurait près le puits de Phrynichidès fut pris d'une fièvre très-vive. Au début, il ressentit de la douleur à la tête, au cou, aux lombes. Aussitôt la surdité se déclara; il n'avait point de sommeil; il fut pris d'une fièvre aiguë; l'hypocondre se gonfla avec tumeur; la tension était médiocre;

langue sèche. — Le quatrième jour, il délira dans la nuit. — Le cinquième jour fut laborieux. — Le sixième jour, paroxysme général. — Mais au onzième, il y eut quelque relâche. — Dès le début de la maladie jusqu'au quatorzième jour, il rendit par le bas des matières ténues, abondantes, aqueuses, de couleur de bile. Il supporta cette évacuation sans en être fatigué. Le ventre se resserra ensuite. Jusqu'à la fin, urines ténues, mais de bonne couleur, avec beaucoup de nuages suspendus irrégulièrement; elles ne déposaient pas. — Vers le seizième jour, il rendit des urines un peu plus épaisses, qui déposaient un peu; il se trouva mieux; la connaissance fut plus complète. — Le dix-septième jour, urines de nouveau ténues; il s'éleva des parotides douloureuses de chaque côté; délire; il n'y avait point de sommeil; douleurs aux jambes. — Le vingtième jour, apyrexie, la maladie fut jugée. Il n'y eut point de sueurs. La connaissance fut entière. — Le vingt-septième jour, violentes douleurs à la hanche droite; elles furent bientôt apaisées. Mais les parotides ne se résolvaient point, ni ne suppuraient; elles étaient toujours douloureuses. — Le trente-unième jour, diarrhée abondante, aqueuse et dyssentérique. Il rendit des urines épaisses; les parotides s'affaissèrent. — Vers le quarantième jour, il ressentit une douleur à l'œil droit; trouble de la vue qui se dissipa.

23. *Onzième malade.* — La femme de Droméadès qui était accouchée d'une fille depuis deux jours, et chez qui tout allait comme il convient, fut prise le deuxième jour de frisson. Fièvre aiguë. — Dès le premier jour elle ressentit des douleurs à l'hypocondre; fut prise de nausées, de petits frissons, d'agitation. Les jours suivants elle ne dormit pas; respiration grande, rare, et aussitôt entrecoupée par une inspiration. — Le deuxième jour, à compter de celui où elle eut du frisson, elle rendit par le bas des excréments solides, louables; urines épaisses, blanches, troubles, comme elles le sont quand on les agite après un long séjour dans le vase; elles ne déposaient point; la nuit, il n'y eut point de repos. — Le troisième jour, vers le milieu de la journée, elle fut reprise de frisson; fièvre aiguë; urines [toujours] de même; douleur à l'hypocondre; nausées; nuit pénible, elle ne reposa point; elle eut des sueurs froides sur tout le corps, mais elle se réchauffa bientôt. — Le quatrième jour, la douleur des hypocondres se calma un peu, mais la tête resta pesante et douloureuse; il y eut un peu de *carus;* légère épistaxis; langue sèche; soif; urines ténues, huileuses; il y eut un peu de repos. — Le

cinquième jour, soif; nausées; urines semblables [aux précédentes]; point de selles; vers le milieu du jour, elle eut beaucoup d'hallucinations, mais bientôt elle recouvra un peu la connaissance. S'étant levée, elle tomba dans le *carus;* froid; dans la nuit un peu de repos; elle eut des hallucinations. — Le sixième jour, au matin, elle fut reprise de frissons, mais elle se réchauffa bientôt; elle eut une sueur générale; extrémités froides; hallucinations; respiration grande, rare. Bientôt survinrent des spasmes qui commençaient à la tête. Elle mourut promptement.

24. *Douzième malade.* — Un homme qui avait [déjà] de la chaleur [fébrile], prit son repas du soir et but beaucoup. Dans la nuit, il rendit tout par le vomissement; fièvre aiguë; souffrance à l'hypocondre droit; phlegmasie de la partie intérieure, sans tumeur; nuit pénible; urine, dès le début, épaisse, rouge, ne donnant point de sédiment quand on la laissait reposer; langue très-sèche; soif peu vive. — Le quatrième jour, fièvre aiguë; douleur de tout le corps. — Le cinquième jour, urines homogènes, huileuses, abondantes; fièvre aiguë. — Le sixième jour au soir, beaucoup d'hallucinations; point de repos pendant toute la nuit. — Le septième jour, paroxysme général; même état des urines; grande loquacité. Il ne pouvait se contenir; il rendait par le bas, avec éréthisme, des matières aqueuses, troubles, contenant des vers. La nuit fut également laborieuse. Le matin il eut du frisson; fièvre aiguë; sueurs chaudes; alors il parut sans fièvre; il ne reposa pas longtemps. Après ce sommeil, frissons; ptyalisme; le soir beaucoup d'hallucinations; peu après, il vomit quelques matières noires, bilieuses. — Le neuvième jour, froid, délire très-prononcé; il ne reposa point. — Le dixième jour, douleurs aux jambes; paroxysme général, délire. — Le onzième jour, il mourut.

25. *Treizième malade.* — Une femme qui demeurait sur le rivage, et qui était grosse de trois mois, fut prise d'une fièvre très-vive. Elle commença par ressentir des douleurs aux lombes. — Le troisième jour, douleur au cou, à la tête, vers la clavicule, au bras droit. Bientôt la langue ne fit plus entendre de son. Le bras droit fut paralysé, avec spasmes, comme dans la *paraplégie.* Elle eut un délire complet; nuit pénible; elle ne reposa point; perturbation du ventre, avec déjections de matières bilieuses, peu abondantes, sans mélange. — Le quatrième jour, la langue était embarrassée, elle se délia. Les spasmes continuèrent où ils s'étaient déclarés; les douleurs générales

persistèrent; tuméfaction de l'hypocondre avec douleur; elle n'avait point de repos; hallucinations générales; perturbation du ventre; urines ténues, de mauvaise couleur. — Le cinquième jour, fièvre aiguë; douleur à l'hypocondre; hallucinations générales; selles bilieuses; sueurs dans la nuit; apyrexie. — Le sixième jour, la connaissance revint; tout s'améliora; mais la douleur persista du côté de la clavicule gauche; soif; urines ténues; elle n'eut point de repos. — Le septième jour, tremblement; elle eut un peu de *carus;* hallucinations peu prononcées; les douleurs du bras gauche persistèrent vers la clavicule (26). Les autres symptômes se calmèrent. La connaissance revint complétement. Elle resta sans fièvre pendant trois jours. — Le onzième jour, rechute; frissons; retour de la chaleur brûlante. — Mais vers le quatorzième jour, elle eut des vomissements assez abondants de matières bilieuses, jaunes; elle sua; apyrexie; la maladie fut jugée.

26. *Quatorzième malade.*—Mélidie (Mélèsie ou Mélitine?), logée près du temple de Junon, ressentit d'abord une violente douleur à la tête, au cou et à la poitrine; aussitôt elle fut prise d'une fièvre aiguë; ses règles parurent en petite quantité; douleurs générales, continues.— Le sixième jour, elle fut prise de *coma*, de nausées, de frissons; rougeurs des joues; un peu d'hallucination.—Le septième jour, elle sua; la fièvre la quitta; les douleurs persistèrent; la fièvre revint; sommeil léger; urines jusqu'à la fin d'une bonne couleur, mais ténues. Selles ténues, bilieuses, mordicantes, en fort petite quantité, noires, fétides. Sédiment blanc dans les urines; elle sua. — La maladie fut complétement jugée le onzième jour.

ÉPIDÉMIES.

LIVRE III.

SECTION PREMIÈRE.

OBSERVATIONS DE DOUZE MALADES (2e CATÉG.).

1. [1][1] *Premier malade.* — Pythion demeurait près le temple de la Terre. Le premier jour un tremblement qui commença par les mains (27); fièvre aiguë; délire. — Le second jour, paroxysme général. — Le troisième jour, même état. — Le quatrième jour il y eut quelques selles sans mélange, bilieuses. — Le cinquième jour, paroxysme général, le tremblement persistait; sommeil léger; le ventre se resserra. — Le sixième jour, crachats variés, sanguinolents. — Le septième jour, la bouche se tordit. — Le huitième jour, paroxysme général. Les tremblements persistèrent encore. Les urines, depuis le début jusqu'au huitième jour, [restèrent] ténues, avec énéorème nébuleux. — Le dixième jour, le malade sua, rendit des crachats un peu cuits. La maladie fut jugée. — Les urines furent un peu ténues au temps de la crise; mais quarante jours après la crise, il survint au fondement un abcès, et le dépôt de la maladie se fit par strangurie (28).

2. *Deuxième malade.* — Hermocratès, logé près de la muraille neuve, fut pris d'une fièvre vive. Il commença par avoir des douleurs à la tête et aux lombes; tension de l'hypocondre [droit] sans tuméfaction; langue ardente dès le début; la surdité arriva sur-le-champ; il n'y avait point de sommeil; soif médiocre; urines épaisses, rouges, ne donnant pas de sédiment quand on les laissait reposer; il y eut des selles brûlantes, assez copieuses. — Le cinquième jour, il rendit des urines claires, avec énéorème, elles ne déposaient pas; pendant

[1] Les numéros entre crochets sont ceux de M. Littré, qui a compris toutes les observations de malades sous un seul numéro. J'ai cru que les recherches seraient plus faciles, en donnant un numéro à chaque observation.

la nuit, il eut des hallucinations. — Le sixième jour, ictère; paroxysme général; perte de connaissance. — Le septième jour fut très-pénible : urines ténues, semblables [aux précédentes]. Les jours suivants, à peu près le même état. — Le onzième jour, tout semblait s'améliorer; le *coma* commença. Le malade rendit des urines plus épaisses, un peu rouges, avec de petits corpuscules au fond du vase (29); elles ne déposaient point. La connaissance revint peu à peu. — Le quatorzième jour, il fut sans fièvre, ne sua pas, reposa, reprit entièrement connaissance. Urines toujours de même apparence. — Mais vers le dix-septième jour, il eut une rechute, et fut pris de chaleur. Les jours suivants, fièvre aiguë; urines ténues; hallucinations. Au vingt-unième jour, il eut une nouvelle crise; apyrexie; il ne sua point; eut du dégoût pendant tout le temps; conserva une pleine connaissance; mais il ne pouvait discourir; langue sèche; point de soif; il reposa un peu, et tomba dans un état comateux. — Vers le vingt-quatrième jour, retour de la chaleur. Le ventre, relâché, rendait beaucoup de selles liquides; les jours suivants, fièvre aiguë; langue ardente. — Le vingt-septième jour, il mourut. — Il y eut de la surdité jusqu'à la fin. Les urines furent ou épaisses et rouges sans sédiment, ou ténues, incolores, avec énéorèmes. Le malade n'avait pu prendre aucun aliment (30).

3. *Troisième malade.*— Le malade logé dans le jardin de Déléarcès ressentait depuis longtemps de la pesanteur à la tête et de la douleur à la tempe droite. Par une cause occasionnelle, il fut pris d'une fièvre violente et s'alita. — Le deuxième jour, il s'échappa un peu de sang pur de la narine droite. Il rendit des excréments solides, louables. Urines ténues, variées, avec de petits énéorèmes semblables à de la grosse farine d'orge, séminiformes. — Le troisième jour, fièvre aiguë; selles noires, ténues, écumeuses, avec un dépôt livide; il avait un peu de *carus* et ne se levait qu'avec difficulté. Dans les urines sédiment livide, visqueux. — Le quatrième jour, il vomit des matières bilieuses, jaunes, en petite quantité, et après quelque temps d'intervalle, des matières verdâtres. Un peu de sang pur s'échappa de la narine gauche. Selles et urines semblables [aux précédentes]. Sueurs autour de la tête et des clavicules. La rate se tuméfia; douleur dans toute l'étendue de la cuisse; tension à l'hypocondre droit sans tumeur; dans la nuit il ne reposa point; il eut quelques hallucinations. — Le cinquième jour, selles plus abondantes, noires, écumeuses, avec un dépôt noir. La nuit il ne dormit pas; hallucinations.

— Le sixième jour, selles noires, graisseuses, gluantes, fétides ; il dormit ; il n'avait plus sa connaissance. — Le septième jour, langue très-sèche ; soif ; il ne reposa point ; il eut des hallucinations. Urines ténues, n'ayant pas une bonne couleur. — Le huitième jour, selles noires liées, en petite quantité ; il dormit, reprit connaissance ; soif médiocre. — Le neuvième jour, il eut des frissons ; fièvre aiguë ; sueurs ; froid ; hallucinations ; déviation de l'œil droit ; langue très-sèche ; soif ; insomnie. — Le dixième jour, même état. — Le onzième jour, intelligence parfaite ; apyrexie ; sommeil, urines ténues vers le temps de la crise. Il resta deux jours sans fièvre. — Le quatorzième jour, elle revint ; après cela, il ne reposa pas du tout pendant la nuit ; hallucinations générales. — Le quinzième jour, urine trouble comme sont les urines qu'on agite après qu'elles ont déposé ; fièvre aiguë ; hallucinations générales ; point de repos ; douleurs aux genoux et aux jambes. L'introduction d'un suppositoire fit rendre des excréments solides, noirs. — Le seizième jour, urines ténues avec énéorème nuageux ; hallucinations. — Le dix-septième jour au matin, extrémités froides, on couvrit le malade ; fièvre ; sueurs générales ; un peu d'amendement ; intelligence plus nette ; il n'y eut point d'apyrexie ; soif ; vomissement de matières bilieuses, jaunes, en petite quantité ; le ventre rendit des excréments solides, mais après quelque temps, les selles devinrent noires, en petite quantité, ténues ; urines ténues qui n'étaient pas d'une bonne couleur. — Le dix-huitième jour, le malade avait perdu connaissance ; il était tombé dans le *coma*. — Le dix-neuvième jour, persistance du même état. — Le vingtième jour, sommeil ; intelligence parfaite. Sueurs ; apyrexie ; point de soif ; mais les urines étaient ténues. — Le vingt-unième jour, il eut quelques hallucinations, un peu de soif ; douleur à l'hypocondre, et battements au nombril jusqu'à la fin. — Le vingt-quatrième jour, sédiment dans les urines ; intelligence parfaite. — Le vingt-septième jour, douleur à la hanche droite ; les urines, ténues, avaient un dépôt. Tout le reste allait très-bien. — Le vingt-neuvième jour, douleur de l'œil droit ; urines ténues. — Le quarantième jour, il rendit des selles pituiteuses, blanches, fréquentes. Il eut des sueurs abondantes, générales. La maladie fut définitivement jugée (31).

SECTION II.

4. *Quatrième malade.* — A Thasos, Philistès avait depuis longtemps mal à la tête, quelquefois même il tombait dans le *carus;* il s'alita. Par suite [d'excès] de boisson, une fièvre continue s'étant allumée, le mal de tête redoubla. D'abord il ressentit de la chaleur pendant la nuit. — Le premier jour il vomit des matières bilieuses, en petite quantité, d'abord jaunes, ensuite érugineuses, et en plus grande abondance. Il rendit ensuite des excréments solides. Nuit pénible. — Le deuxième jour, surdité, fièvre aiguë; hypocondre droit tendu et retiré en dedans. Urines ténues, diaphanes, avec des énéorèmes semblables à du sperme et en petite quantité; il eut un délire furieux vers le milieu du jour. — Le troisième jour fut pénible. — Le quatrième jour, spasme; paroxysme général. — Le cinquième jour au matin, il mourut (32).

5. *Cinquième malade.* — Chærion, qui était logé chez Démænetus, à la suite d'excès de boisson fut pris d'une chaleur brûlante. Il ressentit aussitôt une pesanteur douloureuse à la tête. Il n'avait point de repos; perturbations du ventre avec déjections de matières ténues, légèrement bilieuses. — Le troisième jour, fièvre aiguë; tremblement de la tête et notamment de la lèvre inférieure. Bientôt après, frissons et spasmes; hallucinations sur toutes choses; nuit pénible. — Le quatrième jour, il eut du calme et reposa un peu; il déraisonnait. — Le cinquième jour fut laborieux; paroxysme général; délire; nuit pénible; il ne reposa point. — Le sixième jour, même état. — Le septième jour, retour du frisson; fièvre aiguë; sueurs générales. La maladie fut jugée. Chez ce malade les selles furent jusqu'à la fin bilieuses, en petite quantité, sans mélange, et les urines ténues, de bonne couleur, avec un énéorème nuageux. — Vers le huitième jour, le malade rendit des urines de couleur plus belle encore et déposant un sédiment blanc peu abondant. La connaissance était parfaite; apyrexie; rémission. — Le neuvième jour la fièvre revint. — Vers le quatorzième jour, fièvre aiguë. — Le seizième jour il eut des vomissements assez fréquents de matières bilieuses, jaunes. — Le dix-septième jour, retour du frisson; fièvre aiguë; sueurs; apyrexie; la maladie fut [de nouveau] jugée. Après la rechute et la crise, les urines furent de bonne couleur, déposant un sédiment. Il n'eut point d'hallucinations pendant la rechute. — Le dix-huitième jour il eut un

peu de chaleur et de la soif; urines ténues avec énéorème nuageux; quelques hallucinations. — Vers le dix-neuvième jour, apyrexie; douleur au cou; sédiment dans les urines. — La maladie fut jugée complétement le vingtième jour (33).

6. *Sixième malade.* — La fille d'Euryanax, vierge, fut prise d'une chaleur brûlante. Elle resta sans soif durant toute sa maladie. Elle n'avait point de goût pour les aliments. Elle rendait par le bas des matières en petite quantité; urines ténues, peu abondantes et pas d'une bonne couleur. Au commencement de sa fièvre elle eut des douleurs au fondement. — Le sixième jour, apyrexie; point de sueurs; la maladie fut jugée; un abcès formé à la marge de l'anus suppura un peu, il s'ouvrit lors de la crise. — Le septième jour après la crise, elle fut reprise de frissons; elle ressentit un peu de chaleur et sua. — Le huitième jour après la crise, elle n'eut pas beaucoup de frisson, mais les extrémités restèrent toujours froides. — Vers le dixième jour, à des sueurs succédèrent des hallucinations, et bientôt la connaissance revint. On prétendait que ces accidents étaient occasionnés par du raisin qu'elle avait mangé. — Le douzième jour, après une intermission, elle eut de nouveau un délire très-prononcé; perturbations du ventre avec déjections peu considérables, bilieuses, sans mélange, ténues, cuisantes. Elle se levait fréquemment [pour aller à la selle]. — Le septième jour après le retour des hallucinations, elle mourut. — Dès le début de sa maladie elle se plaignit de douleurs au pharynx, qui resta toujours rouge; gonflement des amygdales; flux abondant d'humeurs ténues, âcres; toux grasse; expectoration nulle. Elle eut un dégoût général durant toute la maladie et n'avait envie de rien; elle ne fut pas altérée; elle ne but presque pas; silencieuse, elle n'articulait pas une parole; abattue, elle désespérait d'elle-même. Il y avait en elle une disposition congéniale à la phthisie.

7. *Septième malade.* — Chez la femme affectée d'esquinancie, qui demeurait dans la maison d'Aristion, le mal commença par la langue. Extinction de la voix; langue rouge, très-sèche. — Le premier jour, frissonnement, puis chaleur. — Le troisième jour, frisson; fièvre aiguë; tuméfaction rouge et dure des deux côtés du cou et de la poitrine; extrémités froides, livides; respiration élevée; la boisson était rendue par le nez; la malade ne pouvait avaler; suppression des urines et des selles. — Le quatrième jour, paroxysme général. — Le cinquième jour elle mourut d'esquinancie (34).

8. *Huitième malade.* — Le jeune homme qui demeurait sur la place

des Menteurs fut pris d'une fièvre vive à la suite de travaux, de fatigues et de courses auxquelles il n'était pas habitué. — Le premier jour, perturbation du ventre avec déjections de matières bilieuses, ténues, abondantes; urines ténues, noirâtres; point de sommeil; soif. — Le deuxième jour paroxysme général; les selles devinrent plus fréquentes et plus inopportunes; point de sommeil; trouble de l'esprit; il eut de petites sueurs. — Le troisième jour fut pénible; soif; nausées; jactitation continuelle; angoisses; hallucinations; extrémités livides et froides; tension aux deux hypocondres sans tumeur. — Le quatrième jour, point de sommeil, la maladie empira. — Le septième jour, il mourut. Il était âgé d'environ vingt ans (35). — Maladie aiguë (36).

9. *Neuvième malade.* — La femme qui couchait chez Tisamène fut subitement attaquée de symptômes très-pénibles d'*iléus*. Vomissements abondants: elle ne pouvait garder de boisson; douleurs aux hypocondres; douleurs dans les régions inférieures du ventre; tranchées continuelles; point de soif; élévation de la chaleur; extrémités froides jusqu'à la fin; nausées; insomnie; urines en petite quantité, ténues; selles sans coction, ténues, en petite quantité. Rien ne pouvait la soulager; elle mourut.

10. *Dixième malade.* — Une des femmes de service de Pantimidès, à la suite d'un avortement à un terme peu avancé, fut prise dès le premier jour d'une fièvre intense; langue très-sèche; soif; nausées; insomnie; troubles du ventre avec déjections de matières ténues, abondantes et sans coction. — Le deuxième jour elle eut du frisson; fièvre aiguë; selles abondantes; elle ne dormit pas. — Le troisième jour, les souffrances devinrent plus grandes. — Le quatrième jour elle eut des hallucinations. — Le septième jour elle mourut. — Durant toute la maladie, les déjections furent abondantes, ténues, sans coction; urines en petite quantité, ténues. — *Causus.*

11. *Onzième malade.* — Une autre femme, mariée à Œcétès, à la suite d'un avortement au terme de cinq mois, fut prise d'une fièvre intense. Au début elle tomba dans un état comateux, qui fut suivi d'insomnie; douleur aux lombes; pesanteur à la tête. — Le deuxième jour, troubles du ventre avec déjections de matières peu abondantes, ténues et d'abord sans mélange. — Le troisième jour, les déjections augmentèrent et devinrent de plus mauvaise nature; point de repos pendant la nuit. — Le quatrième jour, hallucinations; frayeurs; abattement; distorsion de l'œil droit; petites sueurs froides autour

de la tête; extrémités froides. — Le cinquième jour, paroxysme général; divagations sur plusieurs points; l'intelligence revint promptement; point de soif; insomnie; selles abondantes, inopportunes jusqu'à la fin; urines en petite quantité, ténues, noirâtres; extrémités froides, un peu livides. — Le sixième jour, même état. — Le septième jour elle mourut. — *Phrénitis.*

12. *Douzième malade.* — Une femme logée sur la place des Menteurs, à la suite d'un premier accouchement laborieux, qui amena un garçon, fut prise d'une fièvre violente. Dès le début, soif; nausées; un peu de douleur du cardia; langue sèche; troubles du ventre avec déjections de matières bilieuses, ténues, peu abondantes. Elle ne dormit point. — Le deuxième jour, elle eut un léger frisson; fièvre aiguë; petite sueur froide autour de la tête. — Le troisième jour fut laborieux : déjections abondantes, sans coction, ténues. — Le quatrième jour elle eut du frisson, paroxysme général; insomnie. — Le cinquième jour fut laborieux. — Le sixième jour, même état; selles liquides, abondantes. — Le septième jour, retour du frisson; fièvre aiguë; soif vive; grande jactitation; vers le soir, sueurs froides générales; froid; extrémités froides; on ne pouvait les réchauffer. Dans la nuit, nouveaux frissons; on ne put réchauffer les extrémités; elle ne dormit pas; elle eut quelques hallucinations, et bientôt elle reprit connaissance. — Le huitième jour, vers le milieu de la journée, elle se réchauffa; soif; état comateux; nausées; vomissements de matières bilieuses, peu abondantes, jaunâtres; nuit pénible; elle ne reposa point; elle rendit d'un seul coup d'abondantes urines, sans le sentir. — Le neuvième jour, tout se calma; état comateux; vers le soir elle fut reprise d'un léger frisson; vomit un peu de matières bilieuses. — Le dixième jour, frisson; redoublement de la fièvre; elle ne dormit pas un instant; le matin, émission d'urines abondantes avec dépôt; les extrémités se réchauffèrent. — Le onzième jour elle vomit des matières érugineuses, bilieuses; bientôt elle fut reprise de frisson; les extrémités redevinrent froides; vers le soir, frisson; sueurs froides; vomissements abondants; la nuit fut très-laborieuse. — Le douzième jour, vomissement copieux de matières noires, fétides; hoquet fréquent; soif fatigante. — Le treizième jour elle vomit des matières noires, fétides, abondantes; frissons; vers le milieu du jour elle devint aphone. — Le quatorzième jour, flux de sang par le nez; elle mourut. — La diarrhée et les frissonnements persistèrent jusqu'à la fin. Elle était âgée d'environ dix-sept ans. — *Causus.*

SECTION III.

[QUATRIÈME] CONSTITUTION.

13. [2] Année australe, pluvieuse; vents insensibles jusqu'à la fin. Comme il y avait eu de la sécheresse pendant l'année précédente, vers le lever d'Arcturus (c'est-à-dire *un peu avant l'équinoxe d'automne*), les pluies furent très-abondantes avec les vents du midi. Automne sombre, nébuleux, très-pluvieux. Hiver austral, pluvieux, doux. Mais longtemps après le solstice, vers l'équinoxe, froids de l'arrière-saison, et même vers l'équinoxe vents du nord et neiges qui ne durèrent pas longtemps. Au printemps, retour de la température australe; vents insensibles; pluies abondantes sans interruption jusqu'à la Canicule. Été serein, chaud; chaleurs étouffantes. Les vents étésiens soufflèrent peu et irrégulièrement. Vers le lever d'Arcturus, les pluies recommencèrent avec les vents du nord. L'année ayant donc été australe, humide et douce, la santé publique fut bonne durant l'hiver. J'en excepte les phthisiques, dont je parlerai ensuite.

14. [3] Aux approches du printemps, avec les froids qui régnèrent alors, il y eut beaucoup d'érysipèles, produits chez les uns par quelque cause apparente, chez les autres, sans cause; ils étaient de mauvaise nature, et enlevèrent beaucoup de monde. Bien des gens avaient des douleurs au pharynx. Changement dans le timbre de la voix; *causus*; *phrénitis*, aphthes à la bouche; tumeurs aux parties génitales; ophthalmies; anthrax (37); perturbations du ventre; dégoût; les uns étaient altérés, les autres ne l'étaient pas; urines troubles, abondantes, de mauvaise qualité. Le plus souvent les malades étaient dans un état comateux, avec alternatives d'insomnies; souvent absence de crises, ou crises difficiles; hydropisies; phthisies nombreuses. Telles furent les maladies qui régnèrent épidémiquement. Il y eut des individus atteints de chacune de ces espèces de maladies; beaucoup en moururent. Chacune de ces affections se comportait de la manière suivante.

15. [4] Chez un grand nombre, l'érysipèle était dû à une cause occasionnelle; il survenait à la suite des causes les plus ordinaires, et autour des plus petites plaies, sur toutes les parties du corps, mais principalement à la tête; et surtout chez les sexagénaires. Pour peu qu'on négligeât ces érysipèles, et pendant même qu'on les traitait, il se faisait chez plusieurs de grandes inflammations phlegmoneuses;

l'érysipèle croissait rapidement et s'étendait partout (38). Chez la plupart, le dépôt se faisait par suppuration; de très-grandes portions de chairs, de nerfs (c'est-à-dire *parties blanches, tendineuses et ligamenteuses*) et d'os se détachaient. L'humeur qui se ramassait ne ressemblait point à du pus; c'était une autre espèce de matière putride; le flux était abondant et varié. Quand l'érysipèle envahissait la tête, les cheveux et les poils du menton tombaient; les os mis à nu s'exfoliaient; il y avait un écoulement abondant d'humeurs. Cela arrivait sans fièvre et avec fièvre; mais ces accidents étaient plus effrayants que funestes. La plupart de ceux chez qui la coction fit aboutir la maladie à des suppurations, échappèrent. Ceux chez qui la phlegmasie et l'érysipèle disparaissaient sans qu'il se produisît quelque dépôt de cette nature, périrent en grand nombre. Les mêmes choses arrivaient sur quelque endroit du corps que l'érysipèle se portât dans sa marche vagabonde. Chez plusieurs individus, les bras et les avant-bras tombèrent en lambeaux. Quand il se portait sur les parois antérieures ou postérieures de la poitrine, ces parties étaient endommagées. Chez d'autres, ou la cuisse, ou la jambe, ou le pied tout entier furent entièrement dépouillés. De tous les érysipèles, le plus fâcheux était celui qui attaquait le pubis et les parties de la génération. Voilà ce qu'il en était des érysipèles développés autour des plaies, et engendrés par une cause manifeste. Mais ils se déclarèrent chez plusieurs dans les fièvres, avant et durant la fièvre. Dans ce cas, toutes les fois que le dépôt se faisait par suppuration, qu'il y avait des perturbations du ventre opportunes, ou une évacuation d'urines favorables, l'érysipèle était jugé; mais toutes les fois que rien de cela ne se manifestait, et que l'érysipèle disparaissait sans signes, la mort arrivait. Les érysipèles furent surtout très-fréquents pendant le printemps; ils régnèrent néanmoins durant l'été et l'automne.

16. [5] Chez quelques individus il se déclara un grand trouble; il survint des tumeurs au pharynx, des phlegmasies à la langue, et des abcès aux gencives. Chez plusieurs la voix fournit aussi des signes; elle était altérée et faussée (39) d'abord chez les phthisiques, au début de la maladie, ensuite chez ceux qui étaient attaqués ou de *causus* ou de *phrénitis*.

17. [6] Les *causus* et les affections *phrénétiques* commencèrent vers le printemps, après les froids. A cette époque un grand nombre d'individus tombèrent malades; les accidents étaient très-violents et souvent mortels. Voici quelle était la constitution des *causus* qui sur-

vinrent : au début, état comateux (40); nausées; frissonnements; fièvre non aiguë; soif modérée; le délire [particulier au *causus*] n'existait pas; quelques gouttes de sang s'échappaient des narines; les paroxysmes venaient communément aux jours pairs; dans les paroxysmes, perte de mémoire; résolution des membres; aphonie; les pieds et les mains étaient toujours plus froids [que le reste du corps]: ils étaient très-froids surtout au temps des paroxysmes; le retour de la chaleur était lent et incomplet; la connaissance revenait et les malades parlaient; ils étaient continuellement ou dans un état comateux sans [véritable] sommeil, ou bien dans l'insomnie avec douleurs. Chez la plupart, perturbations du ventre, avec déjections de matières crues, ténues, abondantes; urines abondantes, ténues, qui ne présentaient rien de critique ni de favorable. Dans cet état il n'apparaissait aucun autre phénomène critique; il n'y avait ni hémorragie favorable, ni quelqu'un des dépôts critiques ordinaires; chacun mourait pour ainsi dire fortuitement, d'une manière irrégulière; le plus souvent, au temps des crises : quelques-uns avaient perdu la voix depuis longtemps, beaucoup étaient couverts de sueur. Voilà ce qui se passait ordinairement quand l'issue devait être fatale. Les symptômes étaient à peu près semblables chez les *phrénétiques*. Ils n'étaient pas fort altérés; aucun ne fut pris de délire furieux comme dans les cas ordinaires de *phrénitis*. Ils périssaient accablés dans une sorte de *cataphora* avec engourdissement et de mauvais caractère.

18. [7] Il régnait encore d'autres espèces de fièvres, dont je parlerai. Chez plusieurs, aphthes, ulcérations à la bouche; fluxions abondantes vers les parties génitales; ulcérations; tumeurs internes ou externes aux aines; ophthalmies humides, tenaces, douloureuses; végétations sur les paupières, en dehors et en dedans; elles détruisirent la vue chez beaucoup de personnes; on les nomme *fics* (41). Il se formait aussi beaucoup de végétations tant sur les autres plaies que sur celles des parties génitales; durant l'été, il y eut beaucoup d'anthrax et d'autres maux qu'on appelle *pourriture*; de larges *ecthyma* (42), et souvent de larges *herpès*.

19. [8] Chez un grand nombre d'individus, il y eut des accidents nombreux et menaçants du côté du ventre; d'abord des ténesmes douloureux chez plusieurs et principalement chez les enfants, et chez ceux qui n'avaient pas encore atteint l'âge de puberté; la plupart y succombaient. Il y eut beaucoup de personnes affectées de lienterie, de dyssenterie qui n'était pas non plus très-douloureuse; déjections

bilieuses, grasses, ténues et aqueuses. Chez plusieurs, la maladie consistait dans ces seules déjections qui survenaient sans fièvre; chez d'autres il y avait de la fièvre ; tranchées douloureuses, mouvements abdominaux de mauvaise nature; évacuations, bien qu'une grande quantité de matières fussent retenues [dans les intestins]; ces évacuations ne dissipèrent pas les douleurs; il était mauvais de les solliciter par des remèdes, car les purgations nuisaient le plus souvent. Les choses étant ainsi, beaucoup de malades succombèrent rapidement; d'autres traînèrent plus longtemps. Enfin, pour le dire en résumé, tous les malades, et ceux dont l'affection était longue, et ceux dont l'affection était aiguë, succombèrent aux accidents du côté du ventre, car le ventre les fit tous périr (43).

20. [9] Tous les malades, outre les divers symptômes dont j'ai parlé, avaient du dégoût à un degré que je n'ai jamais rencontré; mais surtout ceux [dont je viens de parler en dernier lieu], et parmi les autres malades, ceux qui étaient dans un état pernicieux. Les uns étaient altérés, les autres ne l'étaient point. Ni ceux [qui avaient des déjections] avec fièvre, ni les autres malades ne le furent beaucoup; ils se laissaient conduire pour la boisson comme on voulait.

21. [10] Les urines, abondantes, n'étaient pas en rapport avec les boissons ingérées, mais elles les surpassaient de beaucoup en quantité. Après l'émission, il y avait quelque chose de mauvais dans leur apparence : elles n'avaient ni la densité convenable, ni les signes de coction, ni ceux d'une purgation avantageuse (or, en général, des purgations qui se font d'une manière avantageuse par la vessie, sont d'un bon augure). Elles donnaient, au contraire, chez la plupart, des signes de colliquation, de trouble, de souffrances et d'absence de crises.

22. [11] C'étaient surtout les *phrénétiques* et les individus affectés de *causus* qui tombaient dans un état comateux. On rencontrait aussi cet état chez tous ceux qui étaient atteints de quelque autre grande maladie accompagnée de fièvre. En général, chez la plupart des malades il y avait ou bien un *coma* profond, ou bien des sommeils courts et légers.

23. [12] Il régna aussi beaucoup d'autres espèces de fièvres (cf. II, 11) : des tierces, des quartes, des nocturnes, des continues, des chroniques, des erratiques, des asodes, des irrégulières dans leur marche (44). Toutes ces fièvres s'accompagnèrent d'un grand trouble : chez la plupart il y avait des perturbations du ventre, des frissonnements, des sueurs non critiques. Les urines étaient comme je les ai

déjà décrites. Ces maladies étaient le plus souvent de longue durée, car les dépôts qui survenaient ne jugeaient pas la maladie, comme il arrive d'ordinaire. Chez tous, toutes les maladies, mais surtout les fièvres, arrivaient difficilement à la crise ou n'y arrivaient pas du tout, et devenaient chroniques. Chez un petit nombre la maladie se jugea le quatre-vingtième jour. Chez la plupart la maladie se terminait à l'aventure. — Quelques-uns de ces malades moururent hydropiques sans garder le lit; beaucoup d'autres maladies se compliquèrent d'enflure œdémateuse, et cela arriva plus particulièrement chez les phthisiques.

24. [13] La phthisie était de toutes les maladies la plus considérable, la plus funeste, et celle qui enleva le plus grand nombre de malades. Plusieurs commencèrent à en être atteints dans l'hiver. Un grand nombre s'alitèrent, les autres pouvaient vaquer à leurs affaires. De ceux qui s'alitèrent, la plupart succombèrent à l'entrée du printemps; quant aux autres, la toux ne les quitta pas, elle se modéra seulement vers l'été; mais à l'automne tous s'alitèrent et un grand nombre moururent; quant aux autres, ils traînèrent pour la plupart longtemps. Chez le plus grand nombre le mal s'aggravait subitement au milieu des symptômes suivants : frissonnements répétés; le plus souvent fièvre continue, aiguë; sueurs inopportunes, abondantes, froides jusqu'à la fin; froid considérable; les malades ne se réchauffaient qu'imparfaitement. Le ventre se resserrait souvent et irrégulièrement, puis il se relâchait aussitôt, et vers la terminaison de la maladie, la diarrhée s'établissait chez tous les malades. L'humeur du poumon se portait tout entière vers le bas. Flux abondant d'urines non avantageuses; colliquation de mauvaise nature; la toux était violente, durait tout le temps, et amenait assez facilement et sans trop de douleurs des crachats cuits et liquides. Chez ceux même qui ressentaient quelque douleur, la purgation des humeurs du poumon se faisait très-aisément. Le pharynx était modérément irrité; aucune humeur acrimonieuse ne tourmentait le malade. Il découlait de la tête une humeur visqueuse, abondante, blanche, aqueuse, écumeuse. Mais le mal le plus grand auquel les phthisiques et les autres malades aient été en proie, fut le dégoût, comme il a été dit plus haut. La boisson avec les aliments ne leur faisait aucun plaisir; ils n'étaient altérés en aucune façon : pesanteur du corps, état comateux; il y avait de l'œdème chez la plupart; ils finissaient par l'hydropisie. ils avaient des frissonnements et du délire aux approches de la mort.

25. [14] L'apparence extérieure de ceux qui étaient prédisposés à la phthisie était celle-ci : peau glabre, blanchâtre, couleur de lentille, rosée; yeux fauves; *leucophlegmatie;* épaules en ailes, et il en est ainsi chez les femmes (45). Chez les individus d'une constitution *mélancolique* et sanguine survenaient le *causus*, le *phrénitis*, la dyssenterie; chez les jeunes gens phlegmatiques, le ténesme; chez les bilieux, des diarrhées chroniques, des déjections brûlantes et graisseuses.

26. [15] La saison la plus funeste pour tous les cas qui viennent d'être signalés, fut le printemps. Il fit périr le plus de malades. L'été fut plus favorable : pendant son cours, très-peu moururent; mais durant l'automne, et sous les Pléiades, il y eut de nouveau beaucoup de morts. — Telle fut la quatrième constitution (46). — Or il me semble très-conforme au raisonnement que l'été ait apporté une amélioration notable, car l'hiver arrivant dissipe les maladies de l'été, et l'été par sa présence met en fuite celles de l'hiver. Quoique l'été ne fût point d'abord suivant sa nature ordinaire, qu'il devînt subitement fort chaud, austral et sans vent, cependant il fut avantageux en substituant une autre constitution.

27. [16] J'estime que pouvoir juger sainement des choses dont nous venons de traiter est un point important de l'art. Quiconque les connaît et sait bien en user ne me paraît pas pouvoir se tromper grandement dans la pratique. Il faut s'appliquer à connaître exactement les constitutions de chaque saison et de chaque maladie ; les avantages communs dans les constitutions ou les maladies ; les désavantages communs dans les constitutions ou dans les maladies; si la maladie est chronique et mortelle, ou si elle est chronique, mais guérissable; si elle est aiguë et mortelle, ou si elle est aiguë, mais guérissable. D'après cela, on est parfaitement en mesure d'observer l'ordre des jours critiques, et de tirer de là son pronostic. A celui qui possède cette connaissance, il appartient de savoir quels malades il faut alimenter, quand et comment il faut le faire.

OBSERVATIONS DE SEIZE MALADES (3e CATÉG.).

28. [17] *Premier malade.* — A Thasos, l'individu de Parium, logé au-dessus du temple de Diane, fut pris d'une fièvre aiguë ; continue dès le début, *causale;* soif dès le début, état comateux, auquel succéda l'insomnie. Durant les premiers jours, perturbation du

ventre; urines ténues. — Le sixième jour, urines huileuses; hallucinations. — Le septième jour, paroxysme général; point de repos; urines de même apparence; trouble de l'esprit; selles bilieuses, grasses. — Le huitième jour, un peu de sang s'échappa du nez; vomissement de matières érugineuses en petite quantité; il y eut un peu de repos. — Le neuvième jour, même état. — Le dixième jour, tout s'améliora. — Le onzième jour, le malade eut des sueurs partielles, fut pris de froid, mais se réchauffa bientôt. — Le quatorzième jour, fièvre aiguë; selles bilieuses, ténues, abondantes; énéorèmes dans les urines; hallucinations. — Le dix-septième jour fut laborieux, car il n'y eut point de sommeil et la fièvre augmenta. — Le vingtième jour, sueurs générales; apyrexie; selles bilieuses; dégoût; assoupissement comateux. — Le vingt-quatrième jour, rechute. — Le trente-quatrième jour, [nouvelle] apyrexie; le ventre ne se resserra pas; retour de la chaleur. — Le quarantième jour, [nouvelle] apyrexie; le ventre se resserra, mais non pour longtemps; dégoût; petit retour de fièvre; mais tout cela était irrégulier, il y avait tantôt de l'apyrexie, tantôt de la fièvre; en effet, si elle cessait, et s'il y avait du soulagement, c'était pour revenir bientôt; le malade prenait en outre beaucoup d'aliments, et de mauvaise qualité; sommeil mauvais. Dans les reprises du mal il y avait des hallucinations; les urines étaient épaisses à la vérité, mais troubles et de mauvaise nature; tantôt le ventre se resserrait et tantôt il se relâchait; mouvement fébrile continuel; selles copieuses, ténues. — Le cent-vingtième jour, il mourut. — Depuis le premier jour, il eut continuellement des selles aqueuses, bilieuses, abondantes, et quand elles s'arrêtaient un moment, les matières [évacuées ensuite] étaient brûlées et sans coction. Urines mauvaises jusqu'à la fin. L'état comateux ne discontinua guère. Insomnie laborieuse; dégoût constant. — *Causus* (47).

29. *Deuxième malade.* — A Thasos, la femme qui demeurait auprès de la fontaine froide, étant accouchée d'une fille, et ses purgations n'allant point, elle fut prise d'une fièvre aiguë et de frissonnements trois jours [après sa délivrance]. Longtemps avant son accouchement, elle avait habituellement la fièvre, était alitée et avait du dégoût. Dès l'invasion du frisson, la fièvre fut continue, aiguë, avec frissonnements. — Le huitième jour et les suivants, hallucinations nombreuses, promptement suivies du retour de l'intelligence; perturbations du ventre, avec selles abondantes, ténues, aqueuses,

de couleur bilieuse; point de soif. — Le onzième jour, pleine connaissance, mais il y avait du *coma;* urines abondantes, ténues, noires; insomnie. — Le vingtième jour, quelques frissons, suivis bientôt du retour de la chaleur; un peu de divagation; insomnie; évacuations alvines de même apparence [que les précédentes]; urines aqueuses, abondantes. — Le vingt-septième jour, apyrexie; le ventre se resserra. Peu après, la malade ressentit à la hanche droite une douleur intense qui persista longtemps. La fièvre revint; urines aqueuses. — Le quarantième jour, la douleur de la hanche s'apaisa, mais il survint une toux fréquente, continue, humide; le ventre se resserra; dégoût; urines [toujours] de même apparence; la fièvre n'avait pas eu d'intermission complète; mais ses paroxysmes irréguliers, tantôt venaient, tantôt ne venaient pas. — Le soixantième jour, la toux cessa sans signes, car les crachats n'étaient pas arrivés au moindre degré de coction, et il ne s'était formé aucun des dépôts accoutumés; la joue droite fut prise de mouvements spasmodiques; état comateux; les divagations recommencèrent, mais la connaissance revint bientôt. La malade avait de l'aversion pour toute espèce de nourriture. Les spasmes de la joue se dissipèrent, le ventre évacua un peu de matières bilieuses; la fièvre fut très-aiguë; il y eut des frissonnements. — Les jours suivants, elle devint aphone; cependant, elle recouvra de nouveau la connaissance et la parole. — Le quatre-vingtième jour, elle mourut. — Les urines avaient été constamment noires, ténues et aqueuses; l'état comateux avait persisté; dégoût; découragement; insommie, emportements, agitation; les humeurs *mélancoliques* troublaient son esprit (48).

30. *Troisième malade.* — A Thasos, Pythion (*voy. I*[er] *liv.*, 6e *mal.*), logé au-dessus du temple d'Hercule, à la suite de travaux, de fatigues et d'un mauvais régime, fut pris d'un grand frisson et d'une fièvre aiguë. Langue très-sèche, bilieuse; soif; point de sommeil; urines noirâtres, avec énéorème suspendu et sans dépôt. — Le deuxième jour, vers le milieu de la journée, refroidissement des extrémités, surtout des mains et de la tête; perte de la parole; aphonie, respiration courte pendant longtemps; retour de la chaleur; soif; la nuit fut calme, il sua un peu de la tête. — Le troisième jour, calme pendant la journée; le soir, vers le coucher du soleil, un peu de froid; nausées, trouble; nuit laborieuse; il n'y eut pas un moment de sommeil; évacuation d'excréments solides, liés. — Le quatrième jour, calme vers le matin; mais vers le milieu de la

journée, paroxysme général; froid, perte de la parole, aphonie. Le mal était à son comble. La chaleur revint à la longue. Urines noires avec énéorèmes. La nuit fut calme, il y eut du repos. — Le cinquième jour, le malade parut soulagé; il sentait cependant un poids dans le ventre, avec des douleurs; soif; nuit laborieuse. — Le sixième jour, vers le matin, il y eut du calme; dans la soirée, les douleurs furent plus vives; il y eut un nouveau paroxysme. Le soir, un lavement procura une bonne selle. Dans la nuit, il y eut du repos. — Le septième jour, pendant la journée, nausées, un peu d'agitation; urines huileuses; pendant la nuit, grand trouble; divagation; pas un moment de repos. — Le huitième jour, le matin, un peu de repos; refroidissement rapide; aphonie, respiration courte et faible; le soir, le malade se réchauffa; il eut des hallucinations; à l'approche du jour, il fut un peu mieux; petites selles de bile pure. — Le neuvième jour, état comateux; nausées quand il se réveillait; peu de soif; vers le coucher du soleil, agitation; divagation; nuit mauvaise. — Le dixième jour, au matin, aphonie; grand froid; fièvre aiguë; sueurs abondantes; il mourut. — Chez ce malade les douleurs se montrèrent aux jours pairs (49).

31. *Quatrième malade.* — Le malade atteint de *phrénitis* s'étant alité dès le premier jour, vomit beaucoup de matières érugineuses et ténues; fièvre avec frissonnements; sueurs abondantes, continuelles et générales; pesanteur douloureuse à la tête et au cou; urines ténues avec un énéorème éparpillé, sans dépôt; il rendit beaucoup de matières par les selles; eut des hallucinations générales; ne dormit point. — Le deuxième jour, au matin, aphonie; fièvre aiguë; sueurs; battements dans tout le corps; spasmes pendant la nuit. — Le troisième jour, paroxysme général; il mourut (50).

32. *Cinquième malade.* — A Larisse, un homme chauve ressentit subitement une douleur à la cuisse droite; nul remède ne le soulageait. — Le premier jour, fièvre aiguë, *causale;* il fut calme, mais les douleurs persistèrent. — Le deuxième jour, les douleurs de la cuisse diminuèrent, mais la fièvre augmenta; un peu d'agitation; il n'y avait pas de repos; extrémités froides; abondance d'urines qui n'étaient pas de bonne nature. — Le troisième jour, les douleurs de la cuisse cessèrent, mais l'intelligence s'égara; trouble, grande jactitation. — Le quatrième jour, vers le milieu de la journée, il mourut. *Maladie aiguë.*

33. *Sixième malade.* — A Abdère, Périclès fut pris d'une fièvre

aiguë, continue, avec de la souffrance; soif vive; nausées, il ne pouvait garder la boisson, il avait la rate un peu gonflée, et la tête pesante. — Le premier jour, il eut une hémorragie par la narine gauche; cependant, la fièvre augmenta beaucoup; il rendit des urines abondantes, troubles, blanches, qui ne déposaient point par leur séjour dans le vase. — Le deuxième jour, paroxysme général; néanmoins, les urines étaient épaisses, mais elles déposaient davantage; les nausées diminuèrent; il y eut du repos. — Le troisième jour, la fièvre se modéra; abondance d'urines cuites qui déposaient beaucoup. La nuit fut calme. — Le quatrième jour, vers le milieu de la journée, sueurs abondantes, chaudes, générales, apyrexie; la maladie fut jugée. Il n'y eut point de rechute. — *Maladie aiguë.*

34. *Septième malade.* — A Abdère, la jeune vierge logée dans la voie Sacrée, fut prise d'une fièvre *causale.* Il y avait de la soif, de l'insomnie. Les règles apparurent pour la première fois. — Le sixième jour, beaucoup de nausées, rougeur, agitation, frissons. — Le septième jour, même état; urines ténues, mais de bonne couleur. Il n'y avait point de douleur au ventre. — Le huitième jour, surdité; fièvre aiguë; insomnie; nausées; frissonnements; intégrité de l'intelligence; urines [toujours] de même. — Le neuvième jour, même état, aussi bien que les jours suivants; la surdité persista. — Le quatorzième jour, trouble de l'esprit; la fièvre s'apaisa. — Le dix-septième jour, hémorragie nasale abondante; la surdité diminua un peu; nausées durant les jours suivants; persistance de la surdité et du délire. — Le vingtième jour, douleurs aux pieds; la surdité et le délire disparurent; un peu de sang s'écoula par le nez; sueurs; apyrexie. — Le vingt-quatrième jour, la fièvre revint; retour de la surdité; la douleur aux pieds persista. La connaissance se perdit. — Le vingt-septième jour, sueurs abondantes; apyrexie, la surdité disparut. La douleur aux pieds persista. Du reste, la maladie fut jugée complétement (51).

35. *Huitième malade.* — A Abdère, Anaxion qui logeait près de la porte de Thrace, fut pris d'une fièvre aiguë; douleurs continuelles au côté droit; toux sèche; point de crachats les premiers jours; soif; insomnie; urine de bonne couleur, abondante, ténue. — Le sixième jour, délire; les fomentations [sur le côté] ne servirent à rien. — Le septième jour fut laborieux, car la fièvre augmenta et les douleurs ne diminuèrent pas; la toux était fatigante; il y avait de la dyspnée. — Le huitième jour, j'ouvris la veine au pli du bras, le sang sortit en

abondance et comme il faut; les douleurs diminuèrent, mais la toux sèche persista néanmoins. — Le onzième jour, la fièvre diminua, il y eut de petites sueurs à la tête; toux et expectoration plus humide. — Le dix-septième jour, il commença à rendre quelques crachats cuits; il fut soulagé. — Le vingtième jour, il sua; il était sans fièvre; après la crise, il eut de la soif, et la purgation pulmonaire n'était pas bonne (52). — Le vingt-septième jour, la fièvre revint; le malade toussa et expectora beaucoup de crachats cuits; sédiments blancs abondants dans les urines; point de soif; respiration libre. — Le trente-quatrième jour, sueur générale; apyrexie. La maladie fut tout à fait jugée (53).

36. *Neuvième malade.* — A Abdère, Héropythus avait mal à la tête, mais vaquait à ses affaires; au bout de quelque temps, il fut obligé de s'aliter. Il habitait près de la Haute-Route; il fut pris d'une fièvre *causale* aiguë. Dès le début, vomissements de matières bilieuses, abondantes; soif; grande agitation; urines ténues, noires, tantôt surnagées par un énéorème, tantôt sans énéorème; nuit laborieuse; paroxysme de la fièvre, tantôt d'une façon, tantôt d'une autre, et le plus souvent irréguliers. — Vers le quatorzième jour, surdité; la fièvre redoubla; urines [toujours] de même. — Le vingtième jour et les jours suivants, beaucoup d'hallucinations. — Le quarantième jour, hémorragies nasales abondantes; l'intelligence était meilleure; la surdité persistait, mais moins prononcée; la fièvre diminua; l'hémorragie revint fréquemment les jours suivants et en petite quantité. — Vers le soixantième jour, les hémorragies s'arrêtèrent, mais il survint une forte douleur à la hanche droite, et la fièvre augmenta. Peu de temps après, il fut pris de douleurs à toutes les parties inférieures; il arrivait, ou que la fièvre augmentait, et que la surdité devenait très-grande, ou que [la fièvre] s'apaisait et que [la surdité] diminuait, mais que les douleurs des hanches et des parties inférieures augmentaient. — Vers le quatre-vingtième jour, tout s'amenda, mais rien ne cessa [entièrement]. Flux d'urines de bonne couleur qui déposaient un sédiment abondant; le délire était moindre. — Vers le centième jour, perturbation du ventre avec déjections bilieuses abondantes, qui continuèrent longtemps; il y eut même des selles dyssentériques avec douleur; le reste s'améliora. — En somme, la fièvre disparut, la surdité cessa, la maladie fut définitivement jugée le cent-vingtième jour. — *Causus* (54).

37. *Dixième malade.* — A Abdère, Nicodémus, à la suite d'excès

de femmes et de boisson, fut pris d'une fièvre violente. Au début, nausées et cardialgie; soif; langue brûlée; urines ténues, noires. — Le deuxième jour, la fièvre redoubla; frissonnements; nausées; point de repos; vomissement de matières bilieuses jaunes; urines [toujours] de même; durant la nuit, il y eut du calme, du sommeil. — Le troisième jour, tout s'apaisa, le malade se trouvait bien, vers le coucher du soleil il fut de nouveau agité; nuit laborieuse. — Le quatrième jour, frissons; grande fièvre; douleurs de tout le corps; urines ténues, avec énéorème. [Pendant la nuit, retour du calme. — Le cinquième jour les mêmes symptômes existaient, mais il y avait de l'amendement. — Le sixième jour, persistance des douleurs de tout le corps; énéorèmes dans les urines] (55); beaucoup d'hallucinations. — Le septième jour, amélioration. — Le huitième jour, tout s'améliora. — Le dixième jour et les jours suivants, il y avait encore des douleurs, mais elles étaient moins fortes; chez ce malade, les paroxysmes et les douleurs arrivèrent jusqu'à la fin, surtout aux jours pairs. — Le vingtième jour, il rendit des urines blanches, ne donnant point de sédiment par le repos; il sua beaucoup; il parut être sans fièvre; mais le soir la chaleur [fébrile] et les mêmes douleurs revinrent: frissons; soif; hallucinations. — Le vingt-quatrième jour, il rendit des urines copieuses, blanches, ayant un sédiment abondant; il eut une sueur chaude, abondante, de tout le corps; apyrexie; la maladie fut jugée (56).

38. *Onzième malade.* — A Thasos, une femme sujette à s'attrister (57), à la suite de chagrins motivés, fut prise d'insomnie, d'anorexie, de soif, de nausées; elle habitait près de Pylade, dans la Plaine. — Le premier jour, à l'entrée de la nuit, frayeur; grande loquacité; emportements; mouvements fébriles légers; le matin, beaucoup de spasmes; quand ces spasmes cessaient, elle divaguait et tenait des propos obscènes; souffrances nombreuses, grandes et continues. — Le deuxième jour, même état; point de repos; fièvre plus aiguë. — Le troisième jour, les spasmes cessèrent, elle fut prise de *coma* et de *cataphora* avec des alternatives de réveil en sursaut; elle se précipitait de son lit; elle ne pouvait se contenir; elle divaguait beaucoup; fièvre aiguë; la nuit elle eut une sueur chaude abondante de tout le corps; apyrexie; elle dormit, recouvra toute sa connaissance; la maladie fut jugée. — Vers le troisième jour, il y eut des urines noires, ténues, avec des énéorèmes généralement arrondis et ne déposant pas; vers la crise, les menstrues coulèrent abondamment.

39. *Douzième malade.* — A Larisse, une jeune vierge fut prise de fièvre *causale* aiguë ; insomnie ; soif ; langue fuligineuse, sèche ; urines de bonne couleur, mais ténues. — Le deuxième jour fut laborieux ; il n'y eut point de sommeil. — Le troisième jour, il y eut plusieurs évacuations alvines aqueuses de couleur d'herbe. Les jours suivants, ces évacuations continuèrent, elles étaient supportées aisément. — Le quatrième jour, la malade rendit des urines ténues en petite quantité, surnagées par un énéorème et ne déposant pas ; la nuit elle eut des hallucinations. — Le sixième jour, hémorrhagies abondantes du nez ; après des frissons, elle eut une sueur abondante, chaude, générale ; apyrexie ; la maladie fut jugée. Pendant la fièvre et même après la crise, les menstrues coulèrent ; elles [apparaissaient] alors pour la première fois, car cette jeune fille était encore vierge (58). — Durant toute la maladie, elle eut des nausées, des frissonnements, de la douleur aux yeux, de la pesanteur à la tête. Chez elle il n'y eut pas de rechutes ; la maladie fut définitivement jugée. Les souffrances avaient eu lieu aux jours pairs.

40. *Treizième malade.* — A Abdère, Apollonius dépérissait depuis longtemps sans s'aliter, il avait les viscères engorgés, et depuis longtemps il ressentait habituellement une douleur au foie ; enfin, il devint ictérique, il avait des flatuosités, la couleur de sa peau tirait sur le blanc ; ayant un peu trop bu et trop mangé de bœuf, il se sentit échauffé et s'alita pour la première fois (59). Usant abondamment de lait cru et cuit de chèvre et de brebis, ayant [du reste] un mauvais régime, il en fut gravement incommodé, car la fièvre redoubla, le ventre ne rendait presque rien en proportion des aliments ingérés. Les urines étaient ténues, en petite quantité ; il n'y avait point de sommeil. Météorisme du ventre, de mauvais caractère ; grande soif ; état comateux ; gonflement de l'hypocondre droit, avec douleur ; toutes les extrémités un peu froides ; il divaguait un peu ; il oubliait tout ce qu'il avait dit ; la connaissance n'y était plus. — Vers le quatorzième jour, à dater de celui où il s'était alité avec de la chaleur et des frissons, il eut un délire furieux ; cris ; trouble ; grande loquacité ; puis retour de l'intelligence, mais aussitôt il se déclara un état comateux. Perturbations du ventre avec déjections de matières abondantes, bilieuses, sans mélange, crues ; urines ténues, noires, en petite quantité ; grande agitation ; excréments variés ; en effet ils étaient noirs, en petite quantité et érugineux, ou gras, crus et mordicants ; parfois même, ils ressemblaient à du lait.

—Vers le vingt-quatrième jour, il y eut du soulagement; les autres symptômes restaient les mêmes, mais la connaissance revint un peu. Le malade ne se souvenait de rien depuis qu'il s'était mis au lit. Le délire revint bientôt. Tout alla en s'empirant. — Vers le trentième jour, fièvre aiguë; selles abondantes, ténues; délire; extrémités froides; aphonie. — Le trente-quatrième jour, il mourut. —Chez ce malade jusqu'à la fin, à compter du jour où je le vis, il y eut des perturbations du ventre, des urines ténues et noires, un état comateux, de l'insomnie, du froid aux extrémités; le délire persista jusqu'à la fin. — *Phrénitis*.

41. *Quatorzième malade*. — A Cyzique, une femme étant laborieusement accouchée de deux jumelles, et n'ayant pas eu de purgations suffisantes, fut prise tout d'abord d'une fièvre aiguë avec frissonnements; pesanteur à la tête et au cou avec douleur; dès le début, insomnie; elle était silencieuse, avait un air refrogné et n'obéissait à rien; urines ténues et sans couleur; soif; beaucoup de nausées; troubles irréguliers du ventre, suivis de resserrement. — Le sixième jour, dans la nuit, elle divagua beaucoup, et ne reposa point. — Vers le onzième jour, elle eut un délire violent et recouvra de nouveau connaissance; urines noires, ténues et huileuses par intervalles; évacuations alvines abondantes, ténues, avec trouble. — Le quatorzième jour, beaucoup de spasmes; extrémités froides; la connaissance était encore perdue; les urines se supprimèrent. — Le seizième jour, aphonie. — Le dix-septième jour, elle mourut.— *Phrénitis* (60).

42. *Quinzième malade*. — A Thasos, la femme de Déléarcès, logée dans la plaine, fut, à la suite de chagrins, prise de fièvre aiguë avec frissonnements. Dès le début, elle cherchait à s'envelopper [dans ses couvertures], et elle le fit jusqu'à la fin. Silencieuse, elle avait de la carphologie, effilait, grattait, ramassait des flocons, pleurait, puis riait; elle ne reposa point; éréthisme du ventre sans évacuations; elle buvait un peu quand on le lui rappelait; urines ténues, peu abondantes; au toucher la fièvre était légère; froid des extrémités. — Le neuvième jour, elle eut beaucoup de divagations, revint ensuite à elle; taciturnité. — Le quatorzième jour, respiration rare, grande, et par intervalle devenant courte. — Le dix-septième jour, perturbation du ventre avec éréthisme. Les boissons mêmes passèrent sans séjourner [dans les intestins]. Insensibilité générale, tension de la peau, avec aridité. — Le vingtième jour, grande loquacité; de

nouveau revenue à elle, elle perdit la parole et eut la respiration courte. — Le vingt et unième jour, elle mourut. — Chez elle, pendant toute la durée de la maladie, la respiration fut rare et grande; elle eut une insensibilité générale; elle cherchait toujours à s'envelopper; jusqu'à la fin il y eut ou une grande loquacité ou un silence [absolu]. — *Phrénitis.*

43. *Seizième malade.*— A Mélibée, un jeune homme, échauffé par de longs et nombreux excès de boissons et de femmes, s'alita. Il avait des frissonnements, des nausées, de l'insomnie et de la soif. — Le premier jour, il évacua beaucoup d'excréments solides, avec une *périrrhée* considérable; les jours suivants, il rendit beaucoup de matières aqueuses de couleur d'herbe; urines ténues, peu abondantes, sans couleur; respiration rare, grande par intervalles; tension d'un hypocondre à l'autre, sans tumeur; battement continu au cardia jusqu'à la fin. Il rendit des urines huileuses. — Le dixième jour, hallucinations modérées; il était de mœurs douces et paisibles; peau tendue et aride : déjections alvines abondantes et ténues, ou bilieuses et grasses. — Le quatorzième jour, paroxysme général; hallucinations; beaucoup de divagations. — Le vingtième jour, délire furieux; jactitation; point d'urines; il ne gardait qu'une petite quantité de boisson. — Le vingt-quatrième jour, il mourut. — *Phrénitis.*

NOTES DES ÉPIDÉMIES.

LIVRE PREMIER.

1. D'après le témoignage de Galien (*Comm.* III *in Epid.* III, t. 1, p. 647, t. XVII), les trois premières constitutions du premier livre n'étaient pas précédées, dans les manuscrits, du mot κατάστασις; mais dans la plupart des exemplaires il se trouvait en tête de la quatrième. L'édition de Dioscoride portait même θερμὴ καὶ ὑγρά (notre texte vulgaire porte κατάστασις λοιμώδης). D'où Galien conclut avec raison que le mot κατάστασις ne vient pas d'Hippocrate, mais de gens tels que ceux qui ont mis les *Caractères* à la suite des histoires des malades. J'ai néanmoins laissé subsister le mot *constitution*, non comme la reproduction d'un texte, mais comme un point de repère pour le lecteur.

2. C'est-à-dire qu'il y soufflait habituellement des vents du midi.—De même une saison *boréale* est celle pendant laquelle règnent les vents du nord.

3. Καὶ τουτέων τοῖσι περὶ παλαίστρην καὶ γυμνάσια. — M. Littré traduit : « Qui se livrait aux exercices gymnastiques de la palestre; » cette traduction ne me semble pas assez rigoureuse. Hippocrate et Galien (*Comm.* I, *in Epid.*, I, t. 12) paraissent distinguer les exercices de la palestre et ceux du gymnase, à l'aide de la particule καί. Γυμνάσιον désigne les exercices, de quelque espèce qu'ils soient (Gal., *De sanit. tuend.*, II, 2, t. VI, p. 85), ou le lieu dans lequel se font ces exercices; παλαίστρα veut dire plus particulièrement la lutte ou le lieu dans lequel on s'y exerce. Antyllus, extrait par Orib., *Collect. med.*, VI, 28, t. I, p. 524, a consacré un chapitre à la *palestre*. — Voy. aussi Hippocrate, *Du régime*, II, 64, t. VI, p. 580.

4. Il est difficile de conclure de ce passage s'il s'agit des petites opérations que pouvaient nécessiter soit les parotides, soit les orchites, ou du traitement médical de la maladie elle-même. La première supposition me paraît la plus vraisemblable. — Voy., du reste, l'Introduction au traité *Du médecin*, p. 55.

5. Ce tableau de la phthisie est d'une ressemblance frappante. Toutefois il n'est pas inutile de remarquer que cette maladie est décrite ici bien plus comme affection générale que comme affection de la poitrine, et que la description des symptômes généraux prime sur celle des symptômes locaux et par sa place et par l'importance que leur donne Hippocrate.

6. Cette phrase, que j'ai mise entre deux crochets pour la séparer nettement de celles qui l'entourent, est fort embarrassante. Les explications que Galien

a données de sa présence dans le lieu où elle se trouve, la manière dont M. Littré a voulu la rattacher à celle qui la précède, en la mettant entre deux parenthèses et en ajoutant au texte dans sa traduction, ne me satisfont pas. Je suis porté à la regarder comme une annotation marginale très-ancienne, ou comme une phrase déplacée qui se rapporte évidemment à la fin du § 2, et qui aura été insérée dans le texte, mais dans un endroit auquel elle ne paraît nullement destinée. La dernière phrase du § 3 me confirme encore dans mon opinion.

7. M. Littré met : *qui se rompait;* j'ai cru rendre plus exactement la pensée du commentaire de Galien, et aussi être plus conforme à la réalité, en adoptant : *qui se détachait*. « Dans ces ophthalmies, dit Galien (*Comm.* II *in Epid.*, I, t. 6, p. 35), c'est-à-dire dans celles qui sont produites par le froid, il se forme ordinairement de la chassie, qui se détache difficilement, à cause de la densité des tuniques de l'œil, densité produite par l'action du froid. »

8. Περίῤῥοιαι μετὰ πόνου χολώδεες. — Avec Desmars (*lib. cit.*, p. 64), j'ai rendu περίῤῥοιαι par *périrrhée* (*flux enveloppant*), comme on a fait de διάῤῥοια, *diarrhée*. Baillou (t. I, *Definit. med.*, p. 264, éd. de Genève), Foës et M. Littré, entendent qu'il s'agit ici d'un écoulement d'humeurs par la vessie. Il paraît même que Galien (*Comm.* II *in Epid.*, I, t. 8, p. 103) interprétait περιῤῥοαί dans le sens que Foës a adopté. Mais, comme le remarque Desmars, ce sentiment est difficile à concilier avec un certain nombre de passages de la *Collection*, où περίῤῥους ou περίῤῥοος est pris évidemment pour désigner les évacuations alvines (voy. p. 294, note 213 des *Coaques*, sent. 639). La fin même de la phrase me semble encore appuyer l'observation de Desmars. — Cette strangurie, dit l'auteur, qui accompagnait la périrrhée, pouvait faire croire à une affection des reins, mais il n'en était rien, c'était un symptôme d'une maladie qui apparaissait dans une autre.

9. Σπασμοὶ δὲ πουλλοῖσι, μᾶλλον δὲ παιδίοισι, ἐξ ἀρχῆς, καὶ ἐπύρεσσον, καὶ ἐπὶ πυρετοῖσι ἐγίνοντο σπασμοί. — Se fondant sur ce que Galien dit dans son commentaire : « Hippocrate remarque que les uns eurent les convulsions dès le début, et que chez les autres elles furent précédées de la fièvre, » M. Littré met un point en haut avant ἐπύρεσσον et traduit.... *il arrivait aussi que les malades avaient de la fièvre et que la fièvre était suivie de convulsions;* mais le texte se prête mal à une pareille interprétation que j'avais d'abord adoptée moi-même; tout en restant dans l'esprit du commentaire de Galien, il faut, je crois, mettre le point en haut après ἐπύρεσσον et traduire comme je l'ai fait.

10. Je me suis servi de ce mot et non de celui d'*affections*, comme M. Littré, parce qu'il me paraît résulter des phrases qui précèdent et de celles qui suivent, qu'Hippocrate ne parle pas ici des affections considérées en elles-mêmes, mais des *épiphénomènes* qu'il vient d'énumérer.

11. Voy. sur le texte de cette phrase la lumineuse discussion de M. Littré, t. II, p. 632, note 30.

12. Voy. le commencement du § 1er du *Pronostic* et l'*Introduction* à ce traité.

13. « Il y eut un temps, dit Galien (*Comm.* II *in Epid.*, I, t. 50, p. 148), où je regardais ce précepte comme de peu d'importance et comme indigne d'Hippocrate ; il me semblait d'une évidence générale que le devoir du médecin est de travailler à soulager le malade, ou du moins de ne pas lui nuire. Mais, après avoir vu plusieurs médecins célèbres blâmés avec raison pour la conduite qu'ils avaient tenue, soit en saignant, soit en prescrivant des bains, des purgatifs, du vin ou de l'eau froide [qui devinrent nuisibles], je compris bientôt qu'Hippocrate, comme beaucoup d'autres praticiens de son temps, avait éprouvé de pareils mécomptes, et que je devais désormais prendre toutes mes mesures, s'il m'arrivait de prescrire un remède [important], pour calculer d'avance, non-seulement quel soulagement le malade pourrait en retirer si ce remède atteignait son but, mais quel dommage il pourrait en souffrir s'il le manquait ; je n'ai donc jamais rien administré sans avoir pris garde à ne pas nuire au malade, dans le cas où je manquerais mon but. Quelques médecins, semblables à ceux qui lancent les dés, prescrivent des traitements qui sont très-funestes aux malades s'ils manquent leur but. Ceux qui commencent l'étude de notre art, croiront, je le sais, comme je l'avais cru aussi, que ce précepte, *soulager ou du moins ne pas nuire*, n'est pas digne d'Hippocrate ; mais les praticiens, j'en suis parfaitement sûr, en comprendront toute la portée ; et, si jamais il leur arrive de nuire à leurs malades par l'administration intempestive de quelque remède énergique, ce sera surtout alors qu'ils concevront la portée du conseil qu'Hippocrate leur a laissé. » — Le précepte d'Hippocrate et les réflexions de Galien trouveraient plus d'une application de nos jours ; il est malheureusement beaucoup de médecins pour qui le malade n'est qu'un sujet d'expériences, dont la science est le prétexte, mais dont le vrai but n'est que trop souvent l'intérêt personnel. — On remarquera aussi avec Galien (*loc. cit.*, t. 48) les analogies d'une partie de ce passage des *Épidémies* avec le début du *Pronostic*.

14. M. Meineke a inséré dans le *Compte rendu des séances* de l'Académie des sciences de Berlin (classe philosophico-hist.), octobre 1852, 19 pages in-8, un très-curieux et très-savant travail sur les noms propres qui se trouvent dans les *Épidémies*, travail que j'ai mis à profit. Outre l'intérêt philologique de cette dissertation, il en ressort encore cette conclusion, que c'est bien au temps même d'Hippocrate que les *Épidémies* ont été rédigées (voy. Littré, t. VIII, p. VIII et suiv.). Si, à ces précieuses recherches, on ajoute celles que M. Littré lui-même a faites dans l'argum. général des *Épidémies* (t. V, p. 74 et suiv.), sur la clientèle des hippocratistes, on verra que ces médecins étaient très-répandus, qu'ils étaient appelés auprès des familles les plus illustres, comme auprès des malades de la plus humble condition.

15. Ce signe pronostique, énoncé d'une manière tout à fait générale et jeté sans liens au milieu de la description du *causus* et du *phrénitis*, me semble

une interpolation. — La même idée est reproduite dans les *Aphorismes*, IV, 52; VIII, 2, et dans d'autres livres de la *Collection*.

16. Galien fait remarquer dans son *Commentaire* que toutes ces solutions diverses par la combinaison des nombres, se ressemblent néanmoins toutes en ce qu'elles se firent en dix-sept jours. C'est même cette considération qui a guidé M. Littré dans le choix des variantes pour la constitution du texte. — Au lieu de la seconde combinaison de jours, Galien, un manuscrit de Foës, et la marge de l'exemplaire des *Aldes*, sur lequel Cornarius a noté des variantes, exemplaire qui se trouve à la bibliothèque de Gœttingue et que j'ai eu à ma disposition, grâce à l'intervention de M. Sichel, portent la combinaison suivante : *Invasion de cinq jours*, *intermission de sept*, *reprise de trois*, *intermission d'un*, *et solution définitive* (17 jours).

17. Si je ne me trompe, ces trois malades sont ceux dont il est dit au commencement du § 8, qu'ils moururent le sixième jour, parce qu'ils n'eurent pas d'hémorragie louable. Si on admet cette manière de voir, il faut lire dans les deux cas, ou *Épaminon*, ou *Épaminondas*. L'altération d'*Épaminon* en *Épaminondas* est plus vraisemblable que l'opposée, à cause de la célébrité du nom d'Épaminondas.

18. Il en est quelques-uns, dit Galien (*Comm.* III *in Epid.* I, t. 1, p. 204), qui pensent que ce passage (le § 10) a été interpolé, parce qu'il est semblable, par la forme et par la pensée, à ce qui se trouve disséminé dans le livre *Des humeurs*, et que j'ai commenté ailleurs (voy. *Comm.* I *in lib. De hum.*). — Tout le commentaire de Galien est important à lire : on y trouve une interprétation détaillée et satisfaisante des moyens pronostiques et diagnostiques que l'auteur énumère. — Il explique de la manière suivante le mot τρόπος, que j'ai traduit par *mœurs* (ligne 8 du § 10). « Les anciens emploient le mot τρόπος dans deux acceptions, soit pour signifier le moral, soit pour signifier les variétés, les espèces, comme les diverses formes de régime, les diverses espèces de fièvres. Ici donc, il signifie ou le moral du malade, ou les différentes espèces de discours qu'il tient, puisqu'il a été question de discours immédiatement auparavant. » — « La succession (ou plutôt, la substitution des maladies, ἐξ οἵων εἰς οἷα διαδοχαὶ νουσημάτων), dit Galien (p. 216), est pernicieuse ou critique, suivant la nature de la maladie elle-même, ou suivant les lieux qu'elle occupe, car si la substitution se fait en une maladie plus bénigne et sur un lieu moins important, elle est salutaire ; si elle se fait en une maladie plus mauvaise et sur des lieux plus nobles, elle est pernicieuse. » — Galien s'arrête dans son explication aux *hémorragies* et aux *hémorroïdes ;* il semble ne pas avoir eu sous les yeux le dernier membre de phrase : *il faut examiner*, etc., qui est peut-être une interpolation plus récente encore que celle de tout le paragraphe.

19. « Quelques médecins, dit Galien, assurent n'avoir jamais vu aucune période dépasser le quatrième jour (c'est-à-dire aucun type périodique au delà du type quarte) ; d'autres prétendent, comme Hippocrate, en avoir vu. Quant

à moi, qui depuis ma jeunesse ai dirigé mon attention sur ce point, je n'ai jamais vu de fièvre septimane, de nonane, ni manifeste, ni douteuse; j'ai vu quelques fièvres quintanes douteuses, mais jamais de légitimes et de manifestes, comme des quotidiennes, des tierces et des quartes. — Je ne crois pas que le fait ait besoin d'une démonstration logique; il est du domaine de l'expérience et doit être jugé par elle. En effet, si on a vu manifestement des paroxysmes arriver régulièrement le septième ou le neuvième jour, non une fois, mais deux ou trois fois, ce sera assez; on aura la persuasion que cela est en effet; mais si quelqu'un, depuis son enfance jusqu'à sa vieillesse, n'a vu aucun des nombreux malades qu'il a traités présenter les paroxysmes suivant ce type, il sera constant pour lui qu'il n'y en a point de cette espèce. Peut-être aussi, comme Dioclès, pourrait-on démontrer rationnellement que le sentiment d'Hippocrate n'est pas fondé; car vous ne trouverez ni signes ni humeurs sur lesquels vous puissiez asseoir l'existence des fièvres quintanes, septimanes, nonanes. Du reste, Hippocrate n'a pas cité de fait particulier de malade à l'appui de ces assertions générales, comme il convenait de le faire ici, et comme il l'a fait dans beaucoup de circonstances (*Comm.*, III, t. 2, p. 222 et suiv.). » — Dans mon édition de Rufus, on trouvera parmi les *fragments* un curieux passage de cet auteur, sur la *fièvre quintane*, tiré d'un manuscrit grec de la bibliothèque impériale. J. Frank, dans ses *Praxeos medicæ præcepta* (traduct. de l'*Encyclopédie des sciences médicales*, t. I, p. 124), dit avoir vu quelquefois la fièvre quintane, et il cite divers auteurs qui l'ont aussi observée; il ne dit rien de positif sur la fièvre septimane : quant aux fièvres mensuelles, il pense qu'on doit les rapporter aux règles, aux hémorroïdes, aux vers, et ne pas les regarder comme des intermittentes vraies. Borsieri (*Instit. med. pract. De feb. int.*, § 64, p. 92 et suiv., éd. de Leo, Berlin, 1843) cite également un grand nombre d'auteurs qui disent avoir vu quelques-unes de ces fièvres dont Galien nie l'existence. Voici, sur ce point, l'opinion de M. Chomel (*Pathol. génér.*, 3e éd., p. 357) : « On a admis aussi des types *quintanes*, *sextanes*, mais on ne les a que très-rarement observés, et plusieurs médecins ont pensé qu'on devait considérer comme accidentelle la réapparition de quelques fièvres suivant ces types insolites. Quant aux fièvres intermittentes, mensuelles, annuelles, il n'est personne aujourd'hui qui en admette l'existence. »

20. Ἐκοιμήθη. — M. Littré traduit ce mot par *dormir*, et le fait synonyme d'ὑπνεῖν avec Foës. Il m'avait semblé que cette interprétation n'était pas exacte, car autre chose est de *dormir*, autre chose est de *reposer*. On dit d'un malade qu'il *repose*, lorsque son agitation et ses douleurs sont calmées; un malade peut reposer et ne pas dormir; et même on peut dire qu'un malade *dort* et ne *repose* pas. J'ai trouvé mon opinion confirmée par Desmars, critique judicieux et qu'on peut suivre ordinairement avec sûreté. Cf. ouvrage déjà cité, p. 287.

21. Παρακρούω *seu* παρακρούομαι est employé quarante-neuf fois dans les quarante-deux histoires de malades. Lorsque la présence des objets n'excite pas

dans l'âme des idées conformes à ces mêmes objets, si le malade voit des objets qui n'existent pas, entend des sons différents de ceux qui frappent les oreilles des assistants, etc., il y a παράκρουσις, erreur, imposture des sens, en un mot, *hallucination,* c'est-à-dire : erreur des sens par laquelle un individu croit voir, entendre, toucher des objets qui n'existent réellement pas. — Παρακρούειν exprime l'erreur de l'imagination, qui peut s'étendre sur peu ou beaucoup d'objets; ou sur tous les objets; d'où Hippocrate dit : παρακρούειν σμικρά, πολλά, πάντα; et, comme le remarque très-bien Desmars (*loc. cit.*, p. 280), nous trouvons souvent dans les histoires πάντα παρέκρουσε, mais non πάντα παρέλεγε, seulement σμικρά ou πολλὰ παρέλεγε.

Je réunis ici l'interprétation des principales expressions servant à caractériser dans les *Épidémies* les espèces de délire; j'emprunte une partie de ces remarques à Desmars, critique éclairé et érudit. — Λῆρος, que j'ai rendu par le mot *délire*, παράληρος, ληρεῖν, παραληρεῖν, sont employés douze fois dans les histoires. Παράληρος se trouve encore quatre fois dans les *Constitutions*, savoir : une fois dans la première, une fois dans la deuxième, et deux fois dans la quatrième. Il est employé négativement dans les descriptions des *causus* de la deuxième et quatrième constitution, dans lesquelles Hippocrate dit que les malades n'étaient point παράληροι; et deux fois positivement dans la description des phthisies de la première et quatrième constitution; d'où il suit que παράληρος exprime le délire propre des *causus,* autrement il n'eût pas été convenable de faire entrer dans leur description la négative de ce symptôme. Aétius (Tetrab. II, serm. II, cap. 22) dit que λῆρος diffère de μώρωσις, en ce que dans la μώρωσις les discours du malade ont une suite; mais dans le délire, les propos n'ont aucune connexion. — Παραφρονεῖν exprime le délire commun des fièvres, tant du *causus* que du *phrénitis.* Hippocrate, dans le *Pronostic* et dans le *Régime*, n'emploie pas d'autre terme pour exprimer le délire en général; ainsi παραφρονεῖν emporte la dépravation de l'imagination et du raisonnement, avec passion ou affection de l'âme. — Παραφέρεσθαι marque spécialement un transport, un mouvement corporel. — Παρακόψαι est, suivant Galien, une espèce de délire supérieure aux précédentes. — Ἐκμανῆναι exprime le délire furieux. (Voy. note 25 du traité *Des airs, des eaux et des lieux.*) — Παραλέγειν est employé treize fois dans les histoires des malades, et une fois seulement dans les constitutions. Galien ne nous laisse pas ignorer sa signification; au chapitre x, liv. II du traité *De la dyspnée,* il dit que παραλέγειν n'exprime pas un véritable délire, mais un état semblable à celui de l'ivresse, qui est causé par la plénitude du cerveau ; et à la fin du XIe chapitre du IIIe livre, il dit qu'Hippocrate a coutume de se servir de ce terme pour exprimer la plus petite espèce de délire. Il signifie une dépravation du jugement ou du raisonnement, et par conséquent l'espèce de délire la plus légère. Cette dépravation se manifeste par les discours d'un malade qui dit une chose pour une autre, qui parle sans bien comprendre ce qu'il dit, et souvent ne dit pas ce qu'il voudrait dire.

« Hippocrate, dit Galien (*Comm.* I *in Prorrh.*, p. 492), semble appeler φρενῖτις un délire (παραφροσύνη) continu dans une fièvre aiguë. Il dit *continu,* car le délire ordinaire arrive quelquefois dans la période d'état des fièvres violentes, mais disparaît dans la période de déclin. On dit qu'un homme est pris de *manie* (μαίνεσθαι), quand il a du délire sans fièvre, mais qu'il a le φρενῖτις quand il y a de la fièvre; quand le délire n'arrive que dans la période d'état, on se sert des termes παρακόψαι, παραχθῆναι, παραληρῆσαι ou παραφρονῆσαι; mais pour qu'on se serve du mot *phrénitis*, il faut deux conditions : la fièvre et la continuité du délire. » Cf. aussi Galien, *Comm.* I *in Epid.*, III, t. 2, p. 481. Le mot *phrénitis* sert encore à désigner l'espèce de fièvre dans laquelle le délire se montre de cette manière. C'est donc un terme servant à la fois à nommer un symptôme et une véritable maladie (cf. note addit. aux *Épid.*)

22. Galien (*Comm.* III *in Epid.*, III, t. 84, p. 784) fait remarquer qu'Hippocrate récapitule, à la fin de plusieurs histoires, les symptômes les plus importants et qui ont eu le plus d'influence pour amener la mort du malade. Cette remarque n'est pas entièrement juste, et il faut y ajouter quelque chose pour la compléter. Il est vrai que sur quinze observations, dont onze cas de mort, on trouve une sorte de résumé, et l'on peut en conclure qu'Hippocrate voulait attirer ainsi l'attention sur les maladies dont l'issue avait été funeste. Toutefois dans plusieurs observations, on trouve, non pas une récapitulation proprement dite, mais soit l'indication de symptômes dont il n'a pas encore été question et qui durèrent tout le temps ou presque tout le temps de la maladie, soit une caractéristique des symptômes qui se présentèrent habituellement ou continuellement, et qui ont été ordinairement énoncés sans épithète dans le cours de l'observation; tantôt cette indication et cette caractéristique des symptômes sont réunies dans un résumé, tantôt il n'y a que l'une ou l'autre; d'autres fois il y a une véritable récapitulation, ou seule ou unie tantôt à l'indication de symptômes nouveaux, tantôt à la caractéristique. Il faut ajouter aussi que ce ne sont pas toujours les symptômes les plus graves qui figurent dans ces résumés. Enfin, ces résumés se trouvent deux fois (1re catég., 10e mal.; 2e catég., 5e mal.) au milieu et non à la fin de l'observation. Voici des exemples à l'appui de ces observations : Caractéristique; indication de symptômes nouveaux : 1re catég., 1er mal., 10e mal.; 2e catég., 2e mal., 10e mal.; 3e catég., 2e mal. — Récapitulation avec ou sans caractéristique : 2e catég., 5e mal., 10e mal., 12e mal.; 3e catég., 1er mal., 13 et 14e mal. — Indications de symptômes nouveaux : 1re catég., 2e mal. (il est évident que dans cette observation l'auteur ne tient pas compte dans son résumé des symptômes les plus graves), 8e mal., 14e mal.; 3e catég., 12e mal. — On trouve aussi, à la suite de quelques observations, des réflexions sur les jours où eurent lieu les douleurs (voy. 3e et 12e mal de la 3e catég.) ou sur les humeurs prédominantes (voy. même catég., 2e mal.). — Voy. aussi mon *Introd.* à ce traité, p. 407.

23. Πῦρ ἔλαβεν. — « Hippocrate a coutume d'appeler Πῦρ une fièvre très-violente » (Gal., *Comm.* III *in Epid.*, I, p. 265, 2e mal.; 4e mal., p. 272).

24. Ὑποχονδρίου ξύντασις... ὑπολάπαρος, une tension molle de l'hypocondre. — Ὑπολάπαρος, dit Galien, signifie *vide*, *sans tumeurs*; ou peut-être *sans*

tuméfaction, comme il en survient dans les hypocondres enflammés. En effet, quand l'hypocondre est tiré par le diaphragme enflammé, il ne présente pas de tumeur. » (*Comm.* III *in Epid.*, I, t. 2, p. 263.) — En traduisant : *sans rémittence*, avec M. Littré, on ne rend peut-être pas toute la pensée d'Hippocrate, du moins comme l'interprète Galien. — Cf. aussi Érotien, *Gloss.*, p. 264.

25. Ἴονθοι, *vari* chez les Latins. « Ἴονθος est une petite tumeur dure qui se développe sur la peau du visage, et qui est remplie d'une humeur épaisse. » (Gal., *De remed. parab.*, I, VI, t. XIV, p. 352. — *De comp. med. secund. loc.* V, III, t. XII, p. 822. — Cf. aussi Celse, VI, v.) — Cælius Aurélianus (*Acut. morb.*, II, x, p. 102), définit les ἴονθοι des taches (*maculæ*) semblables à des gouttes de sueur (*scatebræ*). L'ἴονθος me semble comprendre à la fois l'*acne simplex* et l'*acne indurata*. — L'acné des modernes est une phlegmasie pustuleuse des follicules sébacés. Quant à l'éruption elle-même qu'Hippocrate compare à l'*acne*, M. Cazenave, à qui j'ai soumis ce passage, comme tous ceux qui regardent les maladies de la peau, la regarde comme une miliaire dont les vésicules ont en effet une certaine dureté, et persévèrent longtemps; cette miliaire se forme souvent à la suite de la sueur.

26. L'auteur dit, au commencement de l'observation, que le malade souffrait du bras droit vers la clavicule; puis, au sixième jour et enfin au septième, il dit : « La douleur de la clavicule gauche persista ; » évidemment il y a ou une lacune, ou une altération de texte; ou bien encore il faut lire soit partout *à gauche*, soit partout *à droite*, à moins cependant qu'on ne suppose que dans le premier passage il s'agit de la clavicule gauche et du bras droit; mais le contexte ne me paraît guère permettre une pareille interprétation. Ni Galien ni M. Littré n'avertissent de cette contradiction. — Tous les manuscrits de M. Littré ont le texte vulgaire, que j'ai cru devoir adopter, en signalant cette difficulté avec Vallésius (p. 120).

LIVRE III.

27. C. J. Weigel (*Dissert. de delirii trementis pathologia*, *Lipsiæ*, 1836, in-4°, *Introd.*, p. 3 et 4) est à ma connaissance le premier qui ait rapporté la maladie de Pythion au *delirium tremens ;* il l'a fait également pour le cinquième malade de ce même livre. — Il rapporte aussi à cette maladie le cas de Timocratès, Ve livre *des Épid.*, § 2, t. V, p. 204. — M. Littré (t. II, p. 382) note également un passage de l'*Appendice* au traité *du Régime*, t. II, p. 451, qui se rapporte évidemment au *delirium tremens*.

28. Dans le troisième livre, à la suite d'un certain nombre d'histoires de malades, se trouvent des *Caractères* qui résument, sous une forme énigmatique, la raison de l'issue heureuse ou malheureuse de la maladie à tel ou tel jour. Ces caractères ont grandement embarrassé les commentateurs, et ont donné lieu, dans l'antiquité, à beaucoup d'ouvrages dont les auteurs (Zeuxis,

Zénon, Héraclide d'Erythrée, Héraclide de Tarente, Apollonius l'empirique, Apoll. Biblas, enfin Galien) se combattaient les uns les autres, sans qu'aucun pût prouver directement qu'il avait raison et que son adversaire avait tort. L'origine de ces caractères, dont Zeuxis avait fait l'histoire, est fort incertaine; toutefois les critiques anciens, sauf Zénon, s'accordent à les regarder comme apocryphes, et les rapportent à Mnémon de Sida; mais les uns pensaient que lui-même en était l'auteur, et qu'il les avait interpolés sur l'exemplaire de la bibliothèque d'Alexandrie, soit qu'il voulût se faire plus tard un mérite de leur explication auprès de ses disciples, soit qu'il ne l'ait fait que pour son usage particulier et comme un moyen mnémotechnique; d'autres croyaient que Mnémon avait seulement apporté de Pamphylie à la bibliothèque d'Alexandrie un exemplaire déjà muni de ces caractères; M. Littré pencherait pour cette dernière opinion (voy. en tête du volume mon *Introduction générale* ou *Notice sur la vie et les écrits d'Hippocrate*). D'après le témoignage de Galien, ces caractères n'existaient dans les très-anciens manuscrits qu'à partir de la septième histoire de malades du IIIe liv. D'un autre côté, ces caractères variaient beaucoup suivant les exemplaires, et Galien en conclut avec assez de raison qu'ils sont apocryphes. Cette divergence existe aussi dans nos manuscrits; les interprétations sont loin d'être unanimes; certaines séries n'ont pas même pu recevoir d'explication plausible. Je me suis donc décidé à rejeter en note ces caractères, et à ne donner, avec Foës et M. Littré, que l'explication de ceux sur lesquels on a le moins varié. Cette histoire des caractéres a été disséminée par Galien dans son commentaire sur le IIIe livre des *Épidémies*. M. Littré a rassemblé avec soin tous les passages qui y sont relatifs; il en a même éclairci quelques-uns assez obscurs. J'ai extrait cette note de la longue et érudite discussion à laquelle il s'est livré, tom. III, p. 28 et suiv.— Voy. aussi *Anecdotum romanum De notis veterum criticis, imprimis Aristarchi homericis*, etc., ed. Fr. Osann; Gissæ, 1851, in-8, p. 52 suiv., et p. 194 suiv. L'auteur de cet important mémoire pense que les caractères des épidémies ont fourni à Aristarque l'idée de son édition d'Homère avec des signes. — M. Osann, qui a publié sa dissertation dix ans après le troisième volume d'Hippocrate, n'a pas même cité M. Littré; ce n'est pas la première fois que les Allemands se montrent oublieux de nos plus beaux travaux.

Voici du reste, d'après Galien (*Comm*. II *in Epid.*, III, t. 4, p. 611), la clef générale de ces *Caractères* : Le **πι** (πιθανόν, *il est probable*) commençait toutes les séries de caractères, et le υ (ὑγιεία, *santé*) ou le θ (θάνατος, *mort*) indiquant la terminaison par la santé ou par la mort, les fermait toutes; immédiatement avant le υ ou le θ se trouvent une ou plusieurs lettres qui indiquent le nombre de jours que la maladie a duré, ou celui dans lequel le malade est mort. Les caractères placés entre ceux-ci et le **πι** étaient figurés par les lettres qui indiquent les éléments de la voix, à part le δ avec iota souscrit. Ils signifiaient : α, *avortement*, ἀποφθορά ou *perte*, ἀπώλεια; γ, *urine semblable à de la semence*, γονοειδὲς οὖρον; le δ, avec iota souscrit (ᾳ), *sueur*, ἱδρώς, ou *diarrhée*, διάῤῥοια, ou *diaphorèse*, διαφόρησις, ou διαχώρησις, comme le conjecture M. Littré, en un mot, on veut qu'il signifie une *évacuation quelconque*; ε, *rétention*, ἐποχή, ou *siége*, ἕδρα; ζ, *recherche* (c'est-à-dire qu'il faut rechercher), ζήτημα; θ, *mort*, θάνατος, comme il a été dit plus haut; ι, *sueur*, ἱδρώς; κ, *crise*, κρίσις, ou *affection cœliaque*, κοιλιακὴ διάθεσις; μ, *manie*, μανία, ou *matrice*, μήτρα; ν, *jeunesse*, νεότης, ou *mortification*, νέκρωσις; ξ, *bile jaune*, ξανθὴ χολή, et aussi *quelque phénomène extraordinaire et rare*, ξένον τι καὶ σπάνιον, ou *irritation*, *démangeaison*, ξυσμός, ou *sécheresse*, ξηρότης; ο, *douleur*, ὀδύνη, ou *urine*, οὖρον; quelques-uns disent que l'ο, lorsqu'il a l'υ placé en haut (ȣ), comme on a coutume d'écrire ȣτος[1], signifie *urine*; π, *abondance*, πλῆθος, ou crachat, πτύελον, ou chaleur brûlante, πυρόν (πῦρ?) ou fièvre, πυρετός, ou affection du poumon, πνεύμονος πάθος; ϖ, *probable*, πιθανόν; ρ, *flux*, ῥύσις, ou *frisson*, ῥῖγος; φ, *phrénitis*, φρενῖτις, ou *phthisie*, φθίσις; σ, *spasme*, σπασμός, ou *maladie de l'œsophage ou de la bouche*, στομάχου ἢ στόματος κάκωσις; τ, *accouchement*, τόκος; υ, *santé*, ὑγιεία, ou *hypocondre*, ὑποχόνδριον; χ, *bile*, χολή, ou *bilieux*, χολῶδες; ψ, *froid*, ψύξις; ω, *crudité*, ὠμότης.

1er *malade*. ϖ. π. ȣ. μ. υ. — *Interprétation* : Il est probable que c'est par la quantité d'urines évacuées que le malade guérit au 40e jour.

29. « Hippocrate a pu fort bien dire, sans contradiction, que l'urine présenta quelques petites choses en bas et qu'elle ne forma pas de dépôt; il y eut commencement de dépôt, mais non dépôt; et cette distinction est tout à fait conforme à la remarque de Galien, qui dit que ces urines *plus épaisses*, *un peu rouges et avec de petites choses en bas*, étaient intermédiaires entre les urines favorables et les urines funestes. » (M. Littré, p. 36.)

30. — 2e *mal*. ϖ. ε. ῥ. κζ. θ. — *Interp.* : Il est probable que, à cause de la suppression des selles, la mort arriva le 27e jour.

31. — 3e *mal*. ϖ. κ. ῥ. ο. ῥ. μ. υ. — *Interp.* Galien ne dit rien de ces caractères, qui sont donnés par M. Littré d'après les manuscrits, et on peut les expliquer de la manière suivante, en se conformant aux règles tracées plus haut: Il est probable que c'est à la crise opérée par les selles, les urines et les sueurs, que le malade a dû sa guérison au 40e jour.

32. — 4e *mal*. ϖ. φ. ῥ. ε.θ. — *Interp.* Galien ne fait encore aucune mention de ces caractères; je suis l'interprétation de M. Littré : Il est probable que le *phrénitis* et les évacuations causèrent la mort le 5e jour.

33. — 5e *mal*. ϖ. χ. π. ῥ. ȣ. κ. υ. — *Interp.* Galien n'a pas non plus ces caractères, on peut les interpréter : Il est probable que la guérison arriva au 20e jour, par suite de l'abondance des évacuations bilieuses et des urines.

34. — 7e *mal*. ϖ. ῥ. ε. ε. θ. — *Interp.* : Il est probable que la suppression des selles fut cause de la mort au 5e jour.

35. — 8e *mal*. ϖ. ξ. ζ. θ. — *Interp.* : Il est probable que quelque phénomène étrange fut cause de la mort au 7e jour. D'autres interprètes, suivant Ga-

[1] Ce qui prouve, comme le remarque M. Littré, l'ancienneté de la ligature ȣ.

lien, lisant ζ au lieu de ξ, disaient que ce caractère signifiait : Il faut chercher quelle fut la cause de la mort; mais aucun n'était d'accord sur l'objet de cette recherche.

36. Galien dit : « Entre ce malade et le suivant se trouve le mot ὀξύ; on peut le rattacher à l'un ou à l'autre, mais, comme à la fin de l'observation précédente se trouve le mot *esquinancie*, on aura mis à la fin de celle-ci comme à la fin de certaines autres [ainsi qu'on peut le voir en parcourant les histoires du troisième livre], un mot pour mémoire et pour faire ressortir ce qu'il y a d'utile dans l'observation. Je pense donc qu'il vaut mieux rattacher ὀξύ à l'histoire précédente qu'à la suivante. Ces mots ont été sans doute interpolés par ceux qui ont ajouté les caractères. » (*Comm.* II *in Epid.*, III, texte 5, p. 617; voir aussi t. 7, p. 653.)

37. Ἄνθραξ. — L'auteur des *Définitions médicales* (*défin.* 384) définit l'anthrax : « un ulcère escharrotique avec grande inflammation des parties environnantes » ; ou (*défin.* 337) « un ulcère escharrotique et rongeant avec un flux abondant, et quelquefois accompagné de bubons et de fièvre. » — Les mêmes définitions se retrouvent dans les divers ouvrages de Galien (cf. Foës au mot ἄνθραξ). L'anthrax d'Hippocrate paraît se rapporter à notre *charbon malin* ou *pestilentiel*.

38. Ce passage est fort incertain. M. Littré traduit, en se conformant au commentaire de Galien : « L'érysipèle se développait pour une cause occasionnelle quelconque, sur les lésions les plus vulgaires, sur de toutes petites plaies, en quelque point du corps qu'elles siégeassent, mais surtout chez les personnes d'environ soixante ans, et à la tête; chez beaucoup, pour peu qu'on négligeât le traitement de ces lésions, chez beaucoup aussi, même pendant qu'on les soignait; de grandes inflammations survenaient, et rapidement l'érysipèle étendait ses ravages dans tous les sens. » La traduction que j'ai adoptée n'est pas rigoureusement conforme au *Commentaire* de Galien, mais elle m'a paru présenter une suite d'idées plus logique que celle qui ressort de ce *Commentaire*. J'ai soumis mes doutes et mon interprétation au meilleur juge en pareille matière, à M. Littré lui-même. Il a trouvé mes doutes légitimes et mon interprétation plausible et conforme au texte.

39. Κακούμεναι καὶ καθθλλουσαι. — Je renvoie pour l'histoire de ce dernier mot à la longue et très-savante note (la 21ᵉ) de M. Littré, t. III, p. 76 et suiv.

40. Galien dit « que quelques-uns écrivaient καυματώδεες, *brûlants*, au lieu de κωματώδεες, *comateux*, à tort, attendu qu'Hippocrate, énumérant ici des symptômes qui ne sont pas des symptômes ordinaires du *causus*, a dû énoncer le *coma*, symptôme rare, et non la *chaleur brûlante*, symptôme tellement habituel qu'il est pour ainsi dire pathognomonique. » (M. Littré, p. 181.) — Voy. aussi § 41.

41. Σῦκον. — Ce terme est très-embarrassant; il se présente chez les Grecs avec des significations différentes (cf. Lorry, *De morb. cutaneis*, p. 422 et suiv.; 433 et suiv.), et cela ne doit point étonner; les maladies de la peau, comme,

du reste, presque toutes les autres maladies, ont été dénommées d'après les apparences les plus grossières et d'après leur ressemblance avec des objets vulgaires. Ainsi, σῦκον désigne toute espèce de tumeur arrondie, molle et ressemblant à une figue (qui est appelée σῦκον). Galien, dans son *Glossaire*, p. 570, faisant certainement allusion au passage des *Épidémies* qui nous occupe, dit que ces fics sont des élévations charnues qui se forment sur les paupières; ailleurs (*De med. comp. secund. loc.*, V, 3, t. XII, p. 823), il regarde les fics comme une maladie propre au menton, maladie connue aujourd'hui sous le nom de *mentagre* ou *sycosis*. Galien compare aussi les ἴονθοι (voir note 25 ci-dessus) aux σῦκα, et il assigne à ces derniers comme caractère différentiel d'être composés à la fois de l'humeur épaisse contenue dans les ἴονθοι, et d'une autre humeur ichoreuse qui fait que les *fics* s'ulcèrent promptement. On sait, en effet, que les pustules de la *mentagre* se rompent quelque temps après leur apparition, laissent suinter une humeur ténue et se recouvrent de croûtes. Quant aux fics dans le sens où les prend Hippocrate, M. Cazenave les rapporterait volontiers à l'*acne sebacea*, qui se développe, en effet, très-souvent dans l'épaisseur des paupières et donne lieu à des suintements.

42. Ἐκθύματα. — « Il paraît évident que ἔκθυμα vient de ἐκθύειν, qui veut dire ἐξορμᾶν (*sortir impétueusement*). Ces éruptions naissent spontanément sur la peau; elles tirent leur origine des humeurs superflues, mais dont la qualité n'est point mauvaise. Les humeurs ténues produisent plutôt des ulcérations que des tumeurs; les humeurs épaisses élèvent la peau en tumeur. » (Gal., *Comm.* III *in Epid.*, III, t. 51; *Comm.* II *in Epid.*, II, t. 18; p. 354. — Cf. aussi Érotien, *Gloss.*, au mot ἐκθύει; et Foës, *OEcon.*, au mot ἔκθυμα.) M. Cazenave pense que ce mot représente exactement l'éruption pustuleuse un peu élevée, connue depuis Willan sous le nom d'*ecthyma;* mais il croit, avec grande apparence de raison, qu'il en est du mot *herpes* chez les Grecs, comme il en était du mot *dartre* il y a quarante ans, c'est-à-dire que l'*herpes* désigne toute espèce d'éruption chronique rampant sur la peau, ordinairement vésiculeuse et souvent ulcéreuse. (Cf. aussi Lorry, *De morb. cut.*, 310 et suiv.)

43. « La très-longue peste (*peste Antonine*) qui sévit de notre temps enlevait aussi presque tous les malades par les évacuations alvines. Les matières évacuées étaient colliquatives, et ce symptôme paraît être constant dans la fièvre vulgairement appelée pestilentielle, mais on le voit aussi survenir sans qu'il y ait peste. » (Galien, *Comm.* III, *in Epid.*, III, t. 57, p. 709.) Galien dit aussi (t. 58) que le dégoût (dont parle Hippocrate, immédiatement après le passage auquel cette note appartient) était un des symptômes constants dans la peste, et qu'il fit mourir beaucoup de monde; presque tous ceux qui purent triompher de cette répugnance et prendre la nourriture qu'on leur donnait réchappaient; le plus grand nombre préférait mourir que de prendre quelque chose, et ce symptôme était surtout très-prononcé chez ceux qui avaient le ventre très-malade.

44. « Hippocrate, dit Galien (*Comm.* III, t. 64, p. 715), a désigné nominativement les fièvres tierces et quartes, et implicitement la fièvre quotidienne,

en disant *fièvres nocturnes;* car il y a deux espèces de fièvre quotidienne : dans l'une le paroxysme arrive pendant le jour, dans l'autre pendant la nuit; de là vient qu'elles ont reçu deux noms pour les désigner. Hippocrate a énoncé que les fièvres qui régnèrent alors étaient des fièvres à paroxysmes nocturnes ; mais rappelons-nous encore que, dans le Ier et le IIe livre des *Épidémies*, Hippocrate, rapportant l'histoire particulière de plusieurs malades et retraçant des constitutions tout entières, n'a jamais décrit ni de fièvre quintane, ni de septimane, ni aucune autre de plus longues périodes ; qu'il ne l'a pas fait dans le IIIe livre, ni avant ni après ce passage. Je soupçonne donc que le passage du premier livre, où il est question des fièvres dont les périodes sont plus longues que celles de la fièvre quarte, a été interpolé. » *Voir* aussi note 19 ci-dessus.

45. Pour tout ce passage, j'ai suivi les interprétations de Galien, t. 70, p. 722. — J'omets ses explications et ses discussions théoriques sur la valeur des mots employés par Hippocrate, pour n'en présenter que le sens d'après son commentaire. — Λεῖον veut dire chez les Grecs sans poils, c'est-à-dire *glabre*. — « Pour savoir ce que sont les yeux fauves (χαροποί), ajoute-t-il, il faut se rappeler ce vers d'Homère (*Od.*, XI, 610) :

« Les ours sauvages et les porcs et les lions aux yeux fauves. »

« Les *leucophlegmatiques* sont ceux dont la peau est molle et boursouflée comme celle des individus pris de l'espèce d'hydropisie appelée *leucophlegmasie.* » — « Quant à ce qu'Hippocrate dit : « Les femmes aussi (γυναῖκες οὕτως) ; » on peut l'interpréter de deux manières, ou que les femmes furent comme les hommes atteintes de phthisie quand elles présentaient les mêmes conditions, ou que cette maladie, qui attaqua beaucoup d'hommes en raison de leur idiosyncrasie, attaqua beaucoup plus de femmes à cause de la nature générale de leur constitution, laquelle est plus humide et plus froide. » Galien ajoute que les femmes furent sans doute plus sujettes à la phthisie que les hommes, et parmi elles, les femmes qui avaient les constitutions signalées plus haut.

46. Ce que j'ai traduit ainsi n'était représenté dans le plus ancien manuscrit de Galien que par un Δ ; d'autres portaient τετάρτη, d'autres τεταρταῖοι, d'autres n'avaient rien. *Voyez* sur les diverses interprétations de ce signe ou de ces mots Galien, *Comm.* III *in Epid.*, III, t. 71, p. 730, ou dans le IIIe vol. de M. Littré, p. 99. — « Après la *constitution* pestilentielle, dit Galien (*Comm.* III, t. 71, p. 722), se trouve l'exposition de seize malades jusqu'à la fin du livre, puis vient un morceau dont Dioscoride me paraît avoir exactement jugé en pensant qu'il devait être placé immédiatement après la *constitution.* C'est cette place qu'il lui a assignée dans son édition, et c'est là aussi que nous en présenterons l'explication ; nous dirons seulement qu'il nous semble que ce passage a été ajouté non par Hippocrate lui-même, mais par quelque autre. » — « Tous nos manuscrits, dit M. Littré, t. II, p. 100, ont ce paragraphe à l'ancienne place, c'est-à-dire après les seize malades ; ce qui prouve qu'aucun ne provient de l'édition de Dioscoride, et qu'ils dérivent tous directement des anciens exemplaires. Cette disposition a été suivie par les éditions

d'Alde, de Froben et de Mercuriali. La transposition effectuée par Dioscoride et approuvée par Galien a été adoptée par Foës et par Van der Linden. Je l'ai adoptée à mon tour ; le contexte me paraît l'exiger impérieusement. »

47. — 1er *mal.* *ϖι*. π. φ. α. υ. ρ κ θ. — *Interp.* : Il est probable que l'affaiblissement produit par la fièvre, la *phrénitis* et l'affection de l'hypocondre causèrent la mort le 120e jour. — Cette interprétation, proposée par M. Littré pour rester fidèle à la clef de Galien, est tout à fait arbitraire, car il n'est question dans l'observation, ni de *phrénitis*, ni de l'état de l'hypocondre ; d'ailleurs les mss. sont en désaccord et Galien ne parle pas des caractères de cette seconde catégorie. Si donc je rapporte et les *caractères* et leur interprétation, c'est pour donner au lecteur une idée de signes souvent hiéroglyphiques qui ont tant et si vainement exercé la patience et la sagacité des éditeurs et commentateurs.

48. — 2e *mal.* *ϖι*. δ̣. λ. ε. π. θ. — *Interp.*: Il est probable que la suppression des évacuations lochiales causa la mort au 80e jour.

49. — 3e *mal.* *ϖι*. ι. π. ι. θ. — *Interp.*: Il est probable que l'abondance des sueurs causa la mort le 10e jour.

50. — 4e *mal.* *ϖι*. ι. σ. θ. — *Interp.* : Il est probable que les sueurs et les spasmes causèrent la mort. (L'indication de la date manque.)

51. — 7e *mal.* *ϖι*. 8. κζ. υ. — *Interp.*: Il est probable que [la nature] des urines amena la guérison au 27e jour. Pour ma part j'aimerais mieux voir dans les *épistaxis* ou dans les *sueurs* que dans les *urines* la cause de la guérison. — Aussi, s'il était permis de faire des conjectures en pareille matière, je changerais 8 en α (αἱμοῤῥαγία) ou en ι (ἱδρώς). Seulement il faut remarquer que le mot αἱμοῤῥ. ne se trouve pas dans la *clef* de Galien.

52. Pour cette phrase j'ai suivi le texte habilement restitué par M. Littré.

53. — 8e *mal.* *ϖι*. π. λδ. υ. — *Interp.* : Il est probable que l'évacuation des crachats procura la guérison au 34e jour.

54. — 9e *mal.* *ϖι*. χ. δ̣. ρ κ. υ. — *Interp.*: Il est probable que les évacuations bilieuses amenèrent la guérison le 120e jour.

55. Les mots entre crochets ont été restitués par M. Littré d'après deux manuscrits, d'après le *Cod. med.* de Foës et d'après Galien (*De diff. resp.*, II, 13, t. VII, p. 885).

56. — 10e *mal.* *ϖι*. χ. δ̣. ι. κ δ. υ. — *Interp.*: Il est probable que les évacuations bilieuses et les sueurs amèneront la guérison au 24e jour.

57. — 10e α Δυσάνιος est expliqué par Critias, dans son livre *sur la nature de l'Amour ou des Vertus*, par « celui qui s'afflige des petites choses, et qui pour « les grandes s'afflige plus que les autres hommes et reste plus longtemps cha- « grin et morose. » (Gal., *Comm.* III *in Epid.* III, t. 82, p. 778, et *Gloss.*, p. 358 ; cf. aussi Érotien, *Gloss.*, p. 116.)

58. Παρθένος. — M. Littré, avec Grimm, veut que ce mot signifie : *qui n'était pas nubile*, puisqu'on peut être vierge et avoir ses règles. Je ne puis souscrire à cette interprétation. Il me semble qu'il y a au fond de cette expression une idée morale et physiologique qu'il ne faut pas perdre de vue. Une jeune fille était dite vierge, παρθένος, tant qu'elle n'avait pas eu ses règles, parce qu'on supposait qu'elle n'avait pu avoir, avant cette époque, de rapports sexuels. C'est comme si l'auteur avait dit : « Elle n'avait pas ses règles, donc elle était vierge. »

59. Ἐθερμάνθη σμικρὰ τὸ πρῶτον, κατεκλίθη. — Avec cette ponctuation, M. Littré traduit : « il ressentit d'abord un peu de chaleur, et se mit au lit. » Mais il me semble plus naturel de penser qu'Hippocrate a voulu dire qu'Apollonius était languissant, mais non assez malade pour se mettre au lit, et que ce fut seulement après des excès qu'il fut réduit à cette extrémité ; d'ailleurs, τὸ πρῶτον se prête très-bien à cette interprétation.

60. — 14° *mal. ΠΙ.* μ. τ. ιζ. θ. — *Interp.*: Il est probable que l'affection maniaque, suite de l'accouchement, causa la mort le 17ᵉ jour.

Note additionnelle. — Dans son introduction aux Iᵉʳ et IIIᵉ livres des *Épidémies*, M. Littré, grâce à de très-laborieuses et très-sagaces recherches, présentées avec un rare talent d'analyse, est parvenu à déterminer d'abord d'une manière générale dans quelles parties de nos cadres nosologiques devaient être rangées les maladies dont il est parlé dans cet ouvrage et à préciser ensuite ce que l'on devait entendre par les diverses espèces de fièvres qu'Hippocrate désigne par des noms propres. Je vais présenter ici les conclusions de cet important travail ; elles me paraissent de plus en plus inattaquables, je me servirai volontiers des propres paroles de l'auteur.

« 1° Les fièvres rémittentes et pseudo-continues des pays chauds diffèrent des fièvres continues des pays tempérés, et en particulier de celles de Paris ; 2° les fièvres décrites dans les *Épidémies* d'Hippocrate diffèrent également de nos fièvres continues ; 3° les fièvres décrites dans les *Épidémies* ont, dans leur apparence générale, une similitude très-grande avec celles des pays chauds ; 4° la similitude n'est pas moins grande dans les détails que dans l'ensemble ; 5° dans les unes comme dans les autres, les hypocondres sont, pour un tiers des cas, le siége d'une manifestation toute spéciale ; 6° dans les unes comme dans les autres, la langue peut se sécher dès les trois premiers jours ; 7° dans les unes comme dans les autres, il y a des apyrexies plus ou moins complètes ; 8° dans les unes comme dans les autres, la marche peut être extrêmement rapide, et la maladie se terminer en trois ou quatre jours, soit par la santé, soit par la mort ; 9° dans les unes comme dans les autres, le cou est le siége d'une sensation douloureuse ; 10° dans les unes comme dans les autres, il y a une forte tendance au refroidissement du corps, à la sueur froide et à la lividité des extrémités (t. II, p. 566, 567).

« Sous le nom de fièvres *continues*, πυρετοὶ ξυνεχέες, Hippocrate a compris toutes les fièvres qui n'ont pas d'intermissions régulièrement caractérisées. Il nous a donné lui-même la définition de la fièvre hémitritée [ou *tritéophie*] :

« C'est, dit-il, une fièvre se relâchant un jour, s'exaspérant un autre » [*Épid.*, I, p. 240]. — Cette définition rentre dans celle des fièvres continues (p. 568). — Le *causus* est une variété des fièvres rémittentes et continues dont Hippocrate a rapporté des exemples dans ses *Épidémies*. La définition du *causus* est, suivant les anciens : *fièvre accompagnée d'une grande ardeur, n'accordant aucun repos au corps, desséchant et noircissant la langue, et faisant naître le désir du froid* (p. 571). — Le *phrénitis* est une variété de ces fièvres. Galien confirme lui-même cette communauté entre le *causus* et le *phrénitis*, en disant dans son commentaire : « La pléthore bilieuse, se portant sur le foie et l'es« tomac, engendra les *causus*; se portant sur la tête, engendra les *phrénitis*. » Galien fait du *causus* et du *phrénitis* deux maladies de même nature (t. II, p. 571). — Hippocrate place le *léthargus* entre le *phrénitis* et le *causus*, qui sont des fièvres rémittentes : Galien dit que le « *phrénitis* peut se changer en « *léthargus*; » enfin Cælius Aurélianus y signale des paroxysmes et des rémissions. Tout cela autorise pleinement à conclure que le *léthargus* des anciens est, comme le *phrénitis* et le *causus*, une variété des fièvres rémittentes et continues des pays chauds. Soranus le définit : *une somnolence aiguë avec des fièvres aiguës, un pouls grand, lent et vide* (t. II, p. 573, 574). — Si l'on s'était tenu rigoureusement dans la détermination d'Hippocrate, qui, par *continues*, entendait à la fois les fièvres rémittentes et continues, on aurait reconnu que cette désignation appartenait à une autre maladie que nos fièvres continues, qui ne sont pas susceptibles d'être indifféremment rémittentes ou continues. C'est là, je le répète encore, le caractère essentiel qui distingue de nos fièvres continues, les fièvres des pays chauds et toutes celles qui doivent à des conditions locales d'être comparables à celles des pays chauds (t. II, p. 576). »

DU RÉGIME
DANS LES MALADIES AIGUËS.

INTRODUCTION.

Jusqu'ici le lecteur ne connaît que la partie théorique et descriptive de la médecine hippocratique. Il a trouvé dans le *Pronostic* les bases de la pathologie générale, dans le traité *Des airs, des eaux et des lieux* l'application de cette pathologie générale, je veux dire de la prognose à l'étude de l'étiologie des maladies qui dépendent des localités et des saisons; enfin dans les *Épidémies* l'application de cette même prognose à l'étude des constitutions médicales, à l'observation et à la description des maladies. Toutes ces notions générales ont un but pratique que l'auteur n'a pas manqué d'indiquer, et qui ressort du reste avec évidence de presque toutes les pages de ces divers traités; mais, pour faire connaître dans son ensemble et dans ses parties les plus importantes la médecine d'Hippocrate, il me reste à donner le traité *Du régime dans les maladies aiguës*, seul ouvrage de thérapeutique sorti des mains de ce grand maître qui soit arrivé jusqu'à nous.

Le traité *Du régime dans les maladies aiguës*, tel que nous le possédons aujourd'hui, et tel qu'il était connu des plus anciens critiques de l'école d'Alexandrie, d'Érasistrate, par exemple, ainsi que Galien le témoigne[1], est composé de deux parties, distinctes il est vrai, mais qui ont entre elles plusieurs points de contact et qui se prêtent une mutuelle lumière. La première est consacrée à l'exposi-

[1] *Comm.* IV, *in Hipp. de Vict. rat. in morb. acut.;* texte 5, t. XV, p. 744. Voy. aussi *Comm.* I, t. 24, p. 478. — Tout le commentaire de Galien étant contenu dans ce quinzième volume, je me contenterai d'indiquer les pages.

tion des principes qui servent de base pour régler le régime dans les maladies aiguës ; elle contient aussi quelques aperçus généraux sur le traitement de ces mêmes maladies. Hippocrate n'entre pas ici dans les détails particuliers ; il se proposait d'y revenir dans d'autres écrits, et il a même eu soin de donner l'indication de chacun des points dont il comptait s'occuper, nous laissant ainsi une idée très-sommaire, il est vrai, mais très-précieuse de ses études sur les maladies aiguës. Si l'on compare les indications éparses dans cette première partie avec les sujets traités dans la seconde (*Appendice au Régime*), on y retrouvera quelques points du programme qu'Hippocrate s'était tracé, notamment le traitement propre à chaque espèce de maladies ; et l'on sera porté à croire avec Galien[1] que cette seconde partie renferme des notes ébauchées, quelquefois même des passages complétement élaborés par Hippocrate lui-même et confusément rassemblés par un de ses disciples, qui a profité de l'occasion pour mêler aux doctrines et aux paroles du maître plusieurs choses de son propre fonds.

La seconde partie présente trop d'incohérences et d'incorrections, trop de passages incertains ou même complétement inextricables, pour que je la donne tout entière, je me suis borné à placer à la fin du volume quelques fragments que j'ai crus capables d'éclairer ou de compléter la partie authentique du traité. Je ne m'arrêterai pas longtemps sur cette dernière partie. Les doctrines qui y sont contenues, pour avoir une origine fort ancienne, n'en sont pas moins accessibles à tous et compréhensibles par elles-mêmes. Je me contenterai d'indiquer le plan général et de faire ressortir les idées dominantes.

La polémique est le premier but et le fond même du traité du *Régime*. Hippocrate semble moins vouloir y établir ses propres doctrines qu'y combattre celles de ses confrères. — § Ier. L'auteur débute par une vive attaque contre les auteurs des *Sentences cnidiennes*, et le débat roule sur une des plus grandes et des plus importantes

[1] *Comm.* IV, *in proœm.*, p. 732. Mais cf. aussi *Comm.* III, texte 39, p. 705, où Galien dit : « Évidemment, les livres qu'Hippocrate se proposait d'écrire sur le traitement de chaque maladie aiguë, n'ont pas été conservés, ou n'ont jamais été composés. »

questions de pathologie générale, aussi bien au point de vue de la science antique qu'à celui de la science moderne. On a vu dans l'argument du *Pronostic*, qu'Hippocrate s'occupait surtout de l'issue et de la marche générale de la maladie, qu'il négligeait la distinction et la dénomination des unités morbides ou espèces particulières, et qu'il ne s'enquérait pas des symptômes spéciaux que pouvait offrir telle ou telle espèce : tout cela lui paraissait d'une très-mince utilité pour la connaissance et le traitement des maladies. Au contraire, les médecins cnidiens s'attachaient à décrire exactement et dans leurs plus petits détails les symptômes que chaque malade présentait dans chaque cas particulier, et multipliaient les espèces de maladies en imposant un nom différent à tout état morbide qui n'était point identique avec un autre. Pour se prononcer avec entière connaissance de cause dans cette grave question, il faudrait avoir sous les yeux les pièces des deux parties : malheureusement la plus grande partie des écrits de l'école de Cnide ont été la proie du temps[1], et nous ne connaissons le livre des *Sentences cnidiennes* que par quelques citations de Galien, qui certainement avait lu et médité cet ouvrage. Je réunis dans la première note, p. 508, les divers passages qui, dans les écrits du médecin de Pergame et aussi dans ceux de Rufus d'Éphèse, se rapportent de loin ou de près aux *Sentences cnidiennes*. Ainsi, d'une part, le lecteur parcourant le *Pronostic*, et de l'autre, ces fragments épars, il est vrai, mais jusqu'à un certain point suffisants pour juger de la nature et de l'importance de la question, pourra se faire une idée assez nette d'une polémique engagée, il y a plus de deux mille ans, entre deux écoles rivales, et continuée de nos jours sous d'autres noms et sous d'autres formes.

Le second point sur lequel Hippocrate combat les médecins cnidiens, c'est qu'ils n'avaient qu'un très-petit nombre de médicaments, excepté pour les maladies aiguës; ce qui veut dire, suivant la remarque de Galien, qu'ils en employaient beaucoup pour ces dernières, comme cela se voit en effet dans le livre des *Sentences cnidiennes*, tandis que pour le traitement des maladies chroniques ils se bor-

[1] Ce n'est que par des conjectures, il est vrai, mais par des conjectures très-fondées (voy. mon *Introd. générale*) qu'on attribue à l'école de Cnide quelques traités qui, par une singulière circonstance, figurent dans la *Collection hippocratique*.

naient aux purgatifs, au petit-lait et au lait, suivant les circonstances[1]. Il devait en être ainsi pour les maladies aiguës, qui paraissent surtout avoir attiré l'attention des Cnidiens; il semble en effet tout naturel que les agents thérapeutiques se multiplient avec les espèces de maladies contre lesquelles on les dirige.

Après les médecins cnidiens, Hippocrate attaque les *anciens* en général, qui, suivant lui, étaient tout à fait ignorants des règles à suivre dans le régime des maladies aiguës, sur le traitement desquelles le vulgaire se trompe complétement, parce qu'il ne sait pas reconnaître les nuances délicates qui distinguent, dans ce cas, le bon du mauvais praticien.

Le régime des maladies présente à résoudre une foule de problèmes qui touchent à la plupart des points de l'art médical et aux plus importants. Ces problèmes, dit Hippocrate, les médecins ne sont pas dans l'habitude de se les poser, et quand même ils le feraient, ils n'en trouveraient peut-être pas la solution[2].

La discordance qui régnait entre les médecins dans le traitement des maladies aiguës, discordance que l'auteur compare avec une spirituelle ironie à celle des aruspices quand il s'agit d'interpréter le vol des oiseaux ou les signes fournis par l'inspection des entrailles des victimes, était déjà de son temps la source d'un grand discrédit pour l'art médical et pour ceux qui l'exerçaient.

§§ 2, 3, et 8 à 13. Ces préliminaires établis, Hippocrate arrive à l'étude du régime dans les maladies aiguës. Il s'arrête tout d'abord à la *ptisane* (voir p. 510, note 5 sur la *ptisane*), qu'il regarde comme le meilleur aliment qu'on puisse trouver pour ces sortes de maladies : il en énumère les qualités et trace les règles à suivre dans son administration.

[1] *Comm.* I, t. 3, p. 423. On peut voir aussi dans Galien (*Traité du mélange et de la vertu des drogues simples*, liv. VI, *init.*, t. XI, p. 795), qu'Euryphon, regardé comme l'auteur des *Sentences cnidiennes*, avait écrit sur l'usage des médicaments, et qu'il avait également composé un traité sur les médicaments succédanés. (Gal., *De succed.; init.*, t. XIX, p. 721.) — Cette attaque d'Hippocrate contre la thérapeutique des Cnidiens, confirme, pour le dire en passant, ce que nous avons prouvé ailleurs, qu'Hippocrate ne méritait pas les reproches qu'on lui a faits (voy. p. 404 suiv.) de négliger l'emploi actif des remèdes.

[2] Ce passage, et bien d'autres qu'on pourrait relever dans les écrits d'Hippocrate, prouve que l'esprit des chefs d'école, des fondateurs de secte, a toujours été le même, peu bienveillant et peu modeste.

Pour bien saisir l'ensemble de la discussion et pouvoir suivre le raisonnement dans tous ses détails, il suffit de rappeler ici un principe nettement exposé dans la première section des *Aphorismes*, mais qu'il n'est pas toujours facile de retrouver ici au milieu des nombreuses considérations dont l'auteur l'a enveloppé. Ce principe, c'est la loi de l'habitude, qui a une très-grande puissance aussi bien dans l'état de santé que dans celui de maladie, et qu'il ne faut jamais perdre de vue, quoi qu'on fasse pour se conserver dans le premier état ou pour sortir du second [1] : la première conséquence de ce principe, c'est que tout changement brusque, en un sens ou en un autre, est essentiellement nuisible, et qu'il l'est d'autant plus que les autres circonstances sont plus défavorables ; la seconde, c'est qu'il ne faut produire aucun changement sans en contre-balancer l'effet par un autre changement qui devient alors une sorte de compensation [2].

Or, c'était précisément sur ce point capital que la pratique des confrères d'Hippocrate différait absolument de la sienne. Les médecins de son temps avaient pour habitude de mettre à une diète absolue dès le début de la maladie, et d'administrer la *ptisane* et les boissons au fort de la maladie. En passant ainsi de l'alimentation à la diète absolue, et surtout de la diète absolue à une alimentation plus ou moins substantielle, ils opéraient à deux reprises un brusque changement qui ne pouvait manquer de nuire gravement au malade. Hippocrate, pour démontrer tout ce que cette manière de procéder avait de vicieux, apporte deux preuves principales : la première est fondée sur l'analogie ; il s'agit des dommages qu'un homme ressent en changeant la quantité ou la qualité de son alimentation ordinaire,

[1] Cf sur l'influence de l'habitude, Galien, *De consuetudine*. — La traduction latine de N. Rheginus se trouve dans le t. VI de l'édit. de Chartier. Le texte grec a été donné pour la première fois par Dietz à la suite du livre *De dissectione musculorum* (1 vol. in-12, Leipzig, 1832). Je l'ai traduit en français dans le 1er vol. des *OEuvres médicales et philosophiques de Galien* (p. 92), publiées par M. J. B. Baillière. — Dans cet écrit, Galien s'appuie principalement sur l'autorité du traité *Du régime*, dont il rapporte un fragment, et du traité *De la paralysie*, d'Érasistrate, dont il cite également un long passage.

[2] M. Littré (t. IV, p. 73) a signalé les mêmes doctrines dans le traité *Des articulations*, § 87, p. 327.

même pour une seule fois et d'une manière peu notable ; la seconde est tirée de l'état même de maladie, et Hippocrate remarque ici avec une grande justesse que cette comparaison a une valeur décisive, puisque les deux termes sont identiques. Il établit par voie expérimentale que chez un malade les écarts de régime sont d'autant plus préjudiciables qu'ils arrivent plus loin du début de la maladie, et il en conclut avec pleine raison qu'il en est de même pour le passage de la diète à l'usage de la *ptisane* au fort de la maladie. Outre ces exemples empruntés aux organes digestifs, il en prend de divers ordres, des exercices, du coucher, du traitement des plaies.

De leur côté les confrères d'Hippocrate autorisaient leur pratique sur cet autre principe, que le passage de la santé à la maladie étant le résultat d'un grand changement, il fallait que le passage de la maladie à la santé fût opéré sur un autre grand changement.

Hippocrate ne nie pas que dans certaines circonstances il ne convienne de mettre tout d'abord les malades à une diète absolue ; mais on ne le fera que dans le cas où ils pourront supporter cette diète jusqu'à ce que la maladie ait dépassé le *summum* de son intensité, autrement on lui fournirait des armes au lieu de la combattre. Il faut consulter l'acuité du mal, l'âge, la force et les habitudes du malade ; car, en principe général, on doit dans la maladie régler le régime sur celui que le malade suivait dans l'état de santé. — En résumé, on doit, d'un côté, commencer par alimenter les malades dès le début de la maladie quand ils doivent être mis plus tard à l'usage de la *ptisane* passée ou non passée ; de cette manière les changements se feront peu à peu et seront tout à fait inoffensifs. D'un autre côté, on ne prescrira dès le début une diète rigoureuse que dans le cas où on pourra, sans danger pour le malade, la continuer jusqu'à ce que la maladie ait dépassé sa période d'extrême acuité.

Il faut que les commentateurs anciens aient mal étudié le traité *Du régime*, ou qu'ils aient apporté beaucoup de mauvaise foi dans son interprétation, ou enfin reconnaître que les doctrines d'Hippocrate y sont obscurément exposées ; car les uns, et en particulier Érasistrate, au dire de Galien, l'ont accusé de faire périr ses malades d'inanition ; les autres, et parmi eux Thessalus, lui ont reproché de les gorger d'aliments, et des deux côtés les arguments étaient tirés des textes mêmes du traité qui nous occupe [1].

Hippocrate reproche encore aux médecins de son temps une erreur très-grave, c'est de ne pas savoir distinguer les différentes espèces de faiblesses et de régler ainsi le régime sur des apparences trompeuses. Il est, dit-il, deux sortes de faiblesses, l'une qui provient de la vacuité des vaisseaux et à laquelle il faut opposer une alimentation capable de rétablir l'équilibre, l'autre qui provient de quelque irritation, de quelque souffrance interne ou de l'acuité du mal, et qu'il faut bien se garder de combattre par les aliments : confondre ces deux espèces de faiblesses est une grande preuve d'ignorance ; toutefois la faute n'est pas la même dans les deux cas : dans le premier, c'est-à-dire ne pas reconnaître qu'un malade est faible par inanition, c'est ridicule ; et dans le second, c'est-à-dire alimenter un malade quand la débilité provient de la nature ou de l'intensité du mal, c'est dangereux.

J'arrive maintenant à l'indication sommaire des divers points qu'Hippocrate passe successivement en revue, en me conformant à l'ordre qu'il a suivi.

§§ 4, 5 et 6. Quand l'intensité de la maladie permet de donner la *ptisane* entière, il faut, comme il a été déjà dit, avoir égard aux habitudes du malade, et en second lieu considérer si la maladie a un caractère de sécheresse ou d'humidité : dans le premier cas, on sera très-sobre de *ptisane* et on commencera par humecter le malade avec de l'oxymel ou une autre boisson ; dans le second cas, on peut augmenter progressivement la quantité de *ptisane*. Plus les évacuations sont abondantes, plus on doit augmenter la dose, mais il faut la diminuer aux approches des crises et deux jours après.

Si au début d'une maladie les intestins sont encore remplis du résidu des aliments, il ne faut pas prescrire la *ptisane* entière ou passée, avant qu'il y ait eu une évacuation spontanée ou artificielle. Autre précaution : dans le cas de douleur au côté, on suspendra la *ptisane*

[1] Cf. Gal. *Comm.* I, textes 20, 25 et 44, p. 470, 478 et 501. — *Comm.* III, t. 38, p. 702. — Cf. aussi Littré, t. I, p. 328 et suiv.

jusqu'à ce que la douleur ait cédé aux moyens thérapeutiques ; autrement on fait tomber le malade dans le plus grand danger. Autre précaution : il ne faut jamais donner la *ptisane* quand les pieds sont froids : ce symptôme indique que la chaleur est refoulée à l'intérieur et qu'un paroxysme est imminent.

§ 7. Après ces considérations générales, Hippocrate se livrant à une digression, entre dans l'examen des moyens propres à combattre la pleurésie avec douleur sus ou sous-diaphragmatique; il donne ainsi un spécimen de la manière dont il se proposait d'envisager la thérapeutique de chaque maladie en particulier ; vient ensuite (§ 8 à 13 inclusivement) cette longue discussion que j'ai résumée plus haut et dans laquelle il combat la méthode de ses confrères par les différents ordres de preuves que j'ai indiqués ; je n'y reviendrai pas.

L'usage de la *ptisane* étant réglé par voie expérimentale et par voie de raisonnement, Hippocrate passe successivement en revue le vin (§ 14), le mélicrat (§ 15), l'oxymel (§ 16) et l'eau (§ 17), considérés comme constituant une partie essentielle du régime et du traitement dans les maladies aiguës.

Il admet plusieurs espèces de vin et règle l'usage de quelques-unes d'après leur action sur le cerveau, les viscères abdominaux, l'appareil urinaire, et précise quelques cas où on doit employer ces diverses espèces ; il déclare en finissant qu'avant lui on n'avait rien dit sur les caractères relatifs à l'utilité ou aux inconvénients du vin. Toutefois Galien ne porte pas un jugement très-favorable de ce chapitre, et il dit (*Comm.* III, t. 1, p. 626) que non-seulement il est en désordre, mais incomplet.

Le mélicrat convient moins dans les maladies aiguës bilieuses et dans celles avec engorgement inflammatoire que dans les autres. Ses propriétés expectorantes, diurétiques, laxatives, sont modérées; quand le miel est étendu il facilite davantage l'expectoration. Quand la décoction est très-chargée elle provoque plutôt des selles de mauvais caractère. On se trouve quelquefois très-bien et rarement mal d'employer exclusivement le mélicrat dans les maladies aiguës où il convient, car il a une vertu nutritive si réelle que, bu avant la *ptisane*, il produit une très-grande plénitude. Le mélicrat cuit n'a pas d'autres propriétés que le mélicrat cru.

Quand l'oxymel n'est pas trop acide, il est souverain dans les affections de poitrine; quand il est trop acide, il peut rendre les crachats très-visqueux au lieu de les atténuer et de les diviser, et met ainsi le malade en danger de suffocation. Dans l'oxymel l'acide corrige ce que le miel a de bilieux; mais l'oxymel provoque quelquefois des déjections semblables à des raclures et qui deviennent funestes : il peut encore empêcher la sortie des gaz, causer de la faiblesse et produire le froid aux extrémités. En somme il ne faut pas l'administrer seul dans les maladies aiguës; il irriterait les intestins; et quand on croit devoir en continuer l'usage durant tout le cours de la maladie, il faut que la proportion d'acide soit peu considérable.

L'eau n'a par elle-même aucune vertu spéciale : bue entre le mélicrat et l'oxymel elle rend, il est vrai, l'expectoration plus facile, mais c'est par le seul fait du changement de boisson : elle cause une espèce d'inondation dans le corps, augmente la soif plutôt qu'elle ne la diminue, nuit aux hypocondres, abat les forces, gonfle la rate et le foie. Hippocrate promet aussi de parler des différentes eaux médicamenteuses (tisanes et infusions); mais ce travail est encore au nombre des autres *desiderata* de la Collection.

La partie authentique finit par un chapitre étendu et très-intéressant sur l'utilité des bains dans les affections de poitrine et sur la manière dont il faut les prendre pour qu'ils procurent de l'avantage (§ 18). Ici encore la grande loi de l'habitude est invoquée, et le médecin doit s'enquérir si le malade prend souvent ou non des bains dans l'état de santé, et s'il s'en trouve bien ou mal.

Si l'on veut se faire une idée exacte du traité *Du régime dans les maladies aiguës*, et bien juger de la valeur des témoignages que les anciens nous ont laissés sur ce livre, il faut le regarder comme le *spécimen* d'un grand travail, comprenant non-seulement la diététique, mais la pharmaceutique générale et spéciale des maladies aiguës. De ce grand travail plusieurs parties annoncées dans celle qui nous reste, n'ont pas été faites ou sont perdues pour nous; et dans cette portion même que le temps n'a pas détruite, il ne faut voir qu'une ébauche et non un traité ayant reçu une complète élaboration. Pour arriver à une conception plus exacte encore du livre que nous possédons sous le titre de *Régime dans les maladies aiguës*, il convient d'établir une autre distinction : la première partie de cet écrit, celle que j'ai traduite, offre un commencement de rédaction et de coordination; déjà l'auteur avait essayé de séparer les principes généraux des faits de détails, et d'en faire un tout. Il y a plus, c'est que la seconde partie présente des passages parallèles qui se correspondent exactement, non-seulement pour le fond des idées, mais encore pour les expressions. Seulement, dans la première partie, beaucoup de détails inutiles ou redondants ont été élagués; le style est devenu plus laconique et plus soigné. Ainsi nous avons tout ensemble le premier jet et la révision. Toutefois cette révision n'est pas encore satisfaisante, sinon pour le style, du moins pour l'arrangement des matières; nous ne possédons donc dans cette première partie qu'un travail inachevé où les idées ne se suivent pas toujours, et où on trouve çà et là des digressions qui ne sont commandées par rien. Ce travail a été publié sans doute après la mort d'Hippocrate, comme le remarque Galien[1].

Enfin n'oublions pas que si le traité *Du régime dans les maladies aiguës* est avant tout un traité de thérapeutique générale, on y trouve aussi incidemment des notions importantes (voy. particul. § 9 et 10) sur un côté de l'étiologie hippocratique, je veux parler de l'influence qu'exercent les *ingesta* (les boissons et surtout les aliments) pour la production des maladies. Si d'un côté l'on rapproche ces passages des passages parallèles qui se trouvent dans le traité *De l'ancienne médecine*, et qui paraissent avoir été ou tirés du *Régime dans les maladies aiguës*, ou empruntés à une source commune, et si d'un autre on se rappelle les considérations que l'auteur du traité *Des airs*, *des eaux et des lieux* et des *Épidémies* a présentées sur l'action morbifique des saisons et des localités, on possédera tout l'ensemble de l'étiologie hippocratique partagée en deux grandes catégories : les *ingesta* et les *circumfusa*.

Quant à la seconde partie, il faut la considérer comme composée de notes trouvées dans les papiers d'Hippocrate, notes dont quelques-unes avaient été déjà classées et retouchées, et dont quelques autres n'avaient pas encore reçu de destination. Peut-être

[1] *Comm.* II, texte 55, p. 624.

aussi, quelques morceaux, surtout vers la fin, y ont été interpolés par les disciples d'Hippocrate.

Cette division fort ancienne en deux parties, dont l'une a reçu un commencement de rédaction, dont l'autre n'est qu'un recueil de notes, écrites sans doute par Hippocrate, mais interpolées, a été acceptée par les uns et rejetée par les autres. Et c'est là précisément ce qui explique le désaccord qui existe entre les nombreux témoignages qui nous sont parvenus sur ce livre ; mais on peut dire jusqu'à un certain point que ces témoignages sont aussi fondés et aussi acceptables les uns que les autres suivant le point de vue auquel on se place et la règle de critique que l'on adopte. Quoi qu'il en soit, dans une histoire générale de la science ou seulement des doctrines d'Hippocrate, il me semble très-permis de confondre les deux parties en une seule et de n'élaguer comme apocryphes que certains passages qui évidemment s'écartent de l'esprit du maître.

Les témoignages sur le traité *Du régime* remontent aux premiers temps de l'école d'Alexandrie. On a déjà vu qu'Érasistrate le connaissait tel que nous le possédons aujourd'hui, et qu'il le regarde comme appartenant à Hippocrate, contre lequel il dirige même une attaque dans la personne d'Apollonius et de Dexippe ses disciples. Bacchius a expliqué un mot qui se lit dans ce traité[1], mais qui se retrouve également dans d'autres. Érotien range ce livre parmi ceux qui concernent la diète ; il l'intitule *De la ptisane*, Περὶ πτισάνης, et ne fait aucune distinction entre les deux parties. Athénée (éd. de Casaub., p. 57) nous apprend que quelques critiques regardaient la seconde moitié comme illégitime, et que quelques-uns même rejetaient tout le traité comme apocryphe.

On connaît déjà, en partie, l'opinion de Galien sur ce livre. Il pense, comme je l'ai dit plus haut, que la partie reconnue généralement comme authentique n'a été publiée qu'après la mort d'Hippocrate ; quant à la partie regardée comme apocryphe, voici textuellement ce qu'il en dit : « Dans le livre *Du régime*, beaucoup de médecins ont conjecturé avec vraisemblance que la partie qui vient après le chapitre *Des bains* n'était pas d'Hippocrate ; car, par la forme de l'expo-

[1] Cf. Érot. *Gloss.*, p. 310, au mot Ποταίνια.

sition et par l'exactitude des préceptes, elle est de beaucoup inférieure à l'autre ; toutefois, ils n'ont pas une opinion déraisonnable, ceux qui ont été déterminés à attribuer cette partie à Hippocrate lui-même, car la pensée y est conforme à sa doctrine, de sorte qu'on peut soupçonner qu'elle a été écrite par quelqu'un de ses disciples ; souvent même dans cette partie la rédaction et la pensée sont tellement irréprochables, qu'on revient à la croire composée par Hippocrate lui-même, qui se préparait à rédiger un livre où, comme il l'a promis dans le traité même *Du régime dans les maladies*, il devait enseigner le traitement de chaque maladie en particulier. Toutefois, dans cette partie on trouve des passages qui, évidemment, ne sont pas dignes d'Hippocrate, et il faut penser qu'ils ont été ajoutés à la fin des morceaux légitimes, comme cela est arrivé pour les dernières parties des *Aphorismes* : car, les premières parties des écrits [d'Hippocrate] étant dans la mémoire de beaucoup d'hommes, ceux qui ont fait des additions les ont faites à la fin ; c'est ce qui paraît être arrivé pour le traité *Des plaies de tête*, pour le second livre des *Épidémies* ; de même dans le traité qui nous occupe on trouve des interpolations, surtout à la fin ; on y distinguerait donc pour ainsi dire quatre parties, l'une digne d'Hippocrate pour la pensée et pour l'expression ; deux autres, dont l'une est digne de sa pensée seulement, et l'autre de sa diction ; enfin une quatrième qui n'est digne ni de l'une ni de l'autre. Dans l'exposition de chaque passage nous avons soin de distinguer chacune de ces parties [1]. »

Un peu plus loin [2] on lit : Si ce livre n'est pas écrit par Hippocrate, il est tout au moins fort ancien. Galien dit encore [3] en parlant du chapitre relatif aux bains : Si ce qui suit n'est pas entièrement digne d'Hippocrate, beaucoup de choses néanmoins sont écrites tout à fait dans son esprit ; il en est de même pour ce qui vient après le morceau sur les bains. Ailleurs [4], il place ce traité au nombre de ceux qui ont été accordés avec raison à Hippocrate.

Enfin selon le même critique [5] le traité *Du régime dans les mala-*

[1] *Comm.* IV, *in procem.*, p. 732.
[2] *Comm.* IV, t. 5, p. 744.
[3] *Comm.* III, t. 39, p. 705.
[4] *De diff. resp.*, III, 1, p. 891, t. VII.
[5] *Comm.* I, *in Progn.*, texte 4, p. 18, t. XVIII, IIe partie.

dies aiguës (la première partie sans doute) est regardé par tout le monde comme authentique.

Cœlius Aurélianus[1] nous a laissé sur le traité *Du régime* un témoignage fort important. « Hippocrate, dit-il, dans un livre qui sert de règle (*in libro regulari*) et qu'il intitule *Du régime* (*Diæteticus*), propose contre la péripneumonie un remède composé de *coccus* et de *galbanum* infusés dans du miel attique, ou bien de l'*abrotanum* dans de l'oxymel et mêlé à du poivre et à de l'ellébore noir; il dit encore que de l'opoponax (*panacem* — *pastinaca opoponax*, Lin.) bouilli dans de l'oxymel et coulé est également souverain. » C. Aurélianus ajoute : Soranus traite tout cela de songes et dit que l'oxymel a une propriété astringente nuisible. L'éditeur de Cœlius assure dans une note que ce passage ne se rencontre dans aucun des écrits d'Hippocrate, et que le livre cité est perdu. Gruner (*Censura*, p. 67) et Sprengel partagent la même opinion; mais Ackermann (*Hist. litt. Hipp.* dans Kuehn, p. XCVIII) a montré que le passage en question se retrouve presque textuellement dans la partie regardée comme apocryphe; en effet on lit (texte de M. Littré, t. II, p. 464.) « Éclegme pour la péripneumonie : *galbanum* et grains de pomme de pin (κόκκαλος — *pinus picæa*, Lin.) dans du miel attique. Autre médicament : aurone (ἀβρότονον — *artemisia abrotanum*, Lin.), dans de l'oxymel et du poivre. Faites bouillir de l'ellébore noir (*helleborus orientalis*, Lin.) et donnez-le à boire aux pleurétiques dès le début quand la douleur est étendue ; l'opoponax bouilli dans l'oxymel et coulé, est très-bon à prendre pour les douleurs étendues du foie et des régions diaphragmatiques. »

Cette citation est précieuse puisqu'elle prouve que Cœlius n'admettait aucune division dans le traité *Du régime* et l'accordait tout entier à Hippocrate; elle nous montre en même temps que les préceptes du divin vieillard n'ont pas toujours reçu une aveugle sanction[2].

[1] *Morb. acut.*, II, 29, p. 142, éd. d'Alm.

[2] Cœlius cite encore plusieurs fois le traité qui nous occupe, sous les titres divers mentionnés note 1, p. 487. Dans le liv. IV, chap. III, p. 521, des *Maladies chroniques*, il attaque Hippocrate (en sa qualité de chef du *méthodisme*, Cœlius est plus porté à reprendre qu'à approuver Hippocrate, qui passait pour le père du *dogmatisme*) sur la manière dont il ordonne, dans son livre *Contre les Sentences cnidiennes*, de traiter les *cœliaci* (ceux qui sont affectés des maladies des intestins ou de l'estomac). Il lui

Palladius[1] pense qu'il faut lire le *Pronostic* avant le traité *Du régime dans les maladies aiguës* (qu'il attribue à Hippocrate sans distinction); et en cela il a grandement raison : les doctrines qui sont contenues dans le premier ouvrage rendent admirablement compte des doctrines qu'Hippocrate cherche à établir dans le second sur la ruine de celles de ses confrères.

Tous ces témoignages sont assurément très-satisfaisants; mais la considération même du livre emporte avec elle une plus grande preuve de légitimité que toutes les assertions plus ou moins discordantes des anciens[2]; et pour se convaincre que ce livre est bien d'Hippocrate, il n'y a qu'à se rappeler qu'il confirme en tout point les doctrines du *Pronostic*, et qu'il n'a été rédigé en quelque sorte que pour les défendre contre celles des autres médecins, et en particulier des Cnidiens. Cette polémique contre l'école de Cnide ne pouvait guère être faite que par le chef de l'école de Cos, et c'est pour moi le caractère le plus décisif d'authenticité, en l'absence de témoignages contemporains ou de preuves intrinsèques directes.

reproche de commencer par leur administrer l'ellébore, de leur faire manger du pain façonné de telle manière, qu'il serait à peine digéré par ceux qui se portent bien, enfin de leur donner de la bouillie (*pulentum*) et des semences de *fenugrec* (*fœnugræci semina*).—L'éditeur de Cœlius déclare qu'il n'a retrouvé nulle trace de ce passage dans le livre cité. Mais c'est pour n'avoir été faites que dans la partie regardée comme authentique, que les recherches d'Almeloveen ont été mises en défaut. Je crois avoir rencontré dans la partie prétendue apocryphe un passage qui n'est pas sans analogie avec celui incriminé par Cœlius; en effet on lit : § 21. « Chez les malades qui ont le ventre inférieur chaud, et des selles âcres et irrégulières par un effet de colliquation, il faut, « s'ils sont en état de supporter l'*hellébore blanc*, procurer des évacuations par le « haut avec ce médicament; sinon il faut leur donner, froide et épaisse, une décoction « de blé de l'année; de la *bouillie de lentille; du pain cuit sous la cendre* ». (Trad. de M. Littré, t. II, p. 501.) Comme on le voit, ce passage concorde en beaucoup de points avec celui que cite C. Aurélianus; seulement il n'y est point fait mention du *fenugrec*, qui, dans Hippocrate, est appelé τῆλις (*Épid.*, V, p. 1157) ou βουκέρας (*De morb. mul.*, I, p. 617. — Cf. encore Dioscoride *De mat. med.*, II, 224, et Dierbach, *Matière médicale d'Hippocrate*, p. 68). Peut-être Cœlius a mal cité, ce qui lui arrive fréquemment; peut-être aussi notre texte est-il altéré.

[1] *Comm. in lib. De fracturis*, p. 918, dans Foës, éd. de Chouet.

[2] On se fera une juste idée de la critique des anciens quand on se rappellera que ce traité, dirigé tout entier contre l'école de Cnide, a été attribué à Euryphon, qui était précisément un des chefs les plus illustres de cette école. Voy. Gal., Comm. I, t. 17, p. 455.

DU RÉGIME DANS LES MALADIES AIGUËS [1].

1. Ceux qui ont composé les sentences qu'on appelle *Cnidiennes* (1) ont décrit convenablement quels symptômes éprouvent les malades dans chaque maladie, et aussi la manière dont certaines se terminent; on pourrait en faire autant sans être médecin, pour peu qu'on s'informe avec soin auprès de chaque malade de ce qu'il souffre; mais les notions que le médecin doit acquérir sans que le malade lui dise rien (2), sont presque toutes omises, bien qu'elles varient suivant les cas, et que plusieurs soient essentielles pour arriver à la connaissance rationnelle des signes positifs. Mais quand il s'agit de s'élever de cette connaissance aux traitements particuliers, je pense, en beaucoup de points, tout différemment de ce qui a été soutenu par les auteurs des *Sentences*. Je ne les approuve pas, non-seulement à cause de cela, mais encore parce qu'ils ne prescrivent qu'un petit nombre de remèdes, car leur traitement se réduit, pour l'ordinaire, sauf dans les maladies aiguës, à donner des médicaments purgatifs, du petit-lait et du lait, suivant la saison. Si ces remèdes étaient bons et suffisants pour les maladies contre lesquelles ils les conseillent, ils seraient assurément très-dignes d'éloges, en ce qu'étant peu nombreux, ils rempliraient néanmoins les vues du médecin; mais il n'en est pas ainsi. Ceux qui ont soumis les *Sentences* à une nouvelle révision ont traité plus médicalement des remèdes qu'il convient d'administrer dans chaque maladie; mais les anciens n'ont rien écrit sur le régime, rien du moins qui soit digne de remarque; en

[1] ΠΕΡΙ ΔΙΑΙΤΗΣ ΟΞΕΩΝ; DE VICTUS RATIONE IN MORBIS ACUTIS (Foës, Vallesius, Heurnius et Vulg.); DE DIÆTA IN ACUTIS (*nonnulli*). Cet ouvrage a été cité très-différemment par les anciens. Athénée (*Deipnos.*, II, p. 45) a rappelé toutes ces inscriptions diverses. Les uns, dit-il, l'intitulent : Περὶ [διαίτης?] ὀξέων νοσημάτων (comme fait Galien en quelques passages); d'autres : Περὶ πτισάνης (comme font le manuscrit 2253, Pline, *Hist. nat.*, XVIII, 15, Érotien, p. 22 et 262); d'autres : Πρὸς τὰς Κνιδίας [γνώμας? avec Galien, Cœlius Aurélianus et le manuscrit 2254, ou δόξας? avec Pollux, *Onomast.*, X, 23]. — Galien (*Comm.* I, t. 17; p. 452), dit que ces diverses inscriptions résultent de ce qu'un point de ce livre a plus vivement frappé que les autres les yeux ou l'esprit des commentateurs. Le titre qu'il préfère, et qu'il reproduit le plus ordinairement, est placé en tête de cette note. Étienne l'adopte également dans ses commentaires sur les *Aphorismes* (éd. de Dietz, p. 255).

cela ils ont négligé une partie très-essentielle. Cependant ils n'ignoraient ni les formes diverses que revêt chaque maladie, ni la multiplicité de leurs espèces. Quelques-uns même voulant donner un dénombrement bien exact des maladies, ne l'ont pas fait convenablement, car un dénombrement n'est point facile si on établit pour chaque malade une espèce particulière de maladie sur la seule différence d'un cas avec un autre, et si à chaque état pathologique qui ne paraît pas identique avec un autre, on impose un nom différent.

2. Pour moi, j'aime qu'on applique son intelligence dans l'exercice de toutes les parties de l'art. Toute œuvre qui doit être faite bien et convenablement, il faut la faire bien et convenablement. Toute œuvre qui doit être faite rapidement, il faut la faire rapidement. Toute œuvre qui doit être faite proprement, il faut la faire proprement. Toute opération qui doit s'exécuter sans douleur, il faut la rendre la moins douloureuse possible ; et ainsi pour toute autre espèce de choses, on doit, se distinguant de ses confrères, tendre vers le mieux. J'estimerais surtout un médecin qui, dans les maladies aiguës, lesquelles sont les plus meurtrières, se distinguerait des autres par sa supériorité [à les traiter.] Les maladies aiguës sont celles que les anciens ont appelées *pleurésie*, *péripneumonie*, *phrénitis*, *léthargus*, *causus*, et aussi toutes les autres maladies qui tiennent de celles-ci, et dans lesquelles la fièvre est le plus souvent continue. En effet, quand il ne règne pas épidémiquement, et sous une forme commune, une maladie pestilentielle, mais qu'il y a des maladies sporadiques qui ne (3) se ressemblent pas entre elles, ces maladies tuent plus de monde que toutes les autres ensemble. Le vulgaire ne discerne pas les médecins qui se distinguent de leurs confrères dans le traitement de ces maladies ; il se fait surtout le censeur ou l'apologiste des cures extraordinaires (4). Voici maintenant une grande preuve que les gens du peuple sont tout à fait hors d'état d'apprécier le traitement qui convient dans les maladies aiguës ; en effet ceux qui ne sont pas médecins paraissent surtout l'être dans ces sortes d'affections ; car il est facile d'apprendre les noms des substances que l'on doit administrer dans ce cas ; et pourvu qu'on nomme la *ptisane* (5), telle ou telle espèce de vin, et le mélicrat (6), les gens du monde s'imaginent que les médecins, bons ou mauvais, disent tous les mêmes choses ; mais il n'en est pas ainsi ; c'est précisément pour ces affections qu'il existe une grande différence entre les divers médecins.

3. Je crois donc qu'il convient de consigner, surtout par écrit, d'abord toutes les choses que les médecins ignorent et qui sont importantes à connaître, ensuite toutes celles qui peuvent produire un grand bien ou un grand mal. Les choses ignorées des médecins, les voici : Pourquoi, dans les maladies aiguës, certains médecins donnent-ils la *ptisane* non passée durant tout le cours de la maladie et pensent bien faire? Pourquoi d'autres médecins ne permettent-ils pas au malade de prendre la plus petite parcelle d'orge (car ils regardent cela comme un grand mal), mais donnent le *suc de ptisane* passé à travers un linge ? Pourquoi d'autres prescrivent-ils également et la *ptisane* épaisse, et le *suc*, ceux-ci jusqu'à ce que la maladie soit arrivée au septième jour, ceux-là jusqu'à ce qu'elle soit complétement jugée ? Les médecins n'ont donc pas coutume de se poser de pareils problèmes (7) ; peut-être en se les posant ne les résoudraient-ils pas. Cependant l'art tout entier est compromis aux yeux du vulgaire, à tel point, qu'il croit que la médecine n'existe absolument pas (voy. le traité *De l'art*). — Les médecins tiennent, dans les maladies aiguës, une conduite si différente les uns des autres, que celui-ci prescrit comme très-bon ce que celui-là rejette comme très-mauvais. Aussi, ceux qui jugent la médecine à ce point de vue, la comparent-ils à l'art de la divination. En effet, certains aruspices prétendent que le même oiseau, s'il vole à droite est favorable, et de mauvais augure s'il vole à gauche; on sait aussi que l'inspection des victimes sacrées fournit des oracles différents suivant les cas. Eh bien, il y a d'autres devins qui soutiennent, sur les mêmes choses, précisément le contraire de ceux-là (8). Je maintiens donc que ces sortes de recherches sont tout à fait belles, et qu'elles se rattachent à presque tous les points de la médecine, et aux plus intéressants : elles peuvent beaucoup et pour le rétablissement de la santé des malades, et pour la conservation de celle des gens qui se portent bien, et pour l'accroissement des forces de ceux qui se livrent aux exercices ; enfin, elles s'appliquent à tout ce qu'on voudra.

4. Or, il me semble que la *ptisane* a été justement préférée à tous les autres aliments tirés des céréales, dans les maladies aiguës, et j'approuve fort ceux qui ont fait ce choix. Sa partie mucilagineuse est douce, liée, agréable, lubrifiante, légèrement humectante, et n'est pas altérante ; elle lâche le ventre quand il en est besoin, elle n'a rien d'astringent, rien qui cause de trouble fâcheux, et ne se gonfle pas dans le ventre : car, pendant la cuisson, l'orge se gonfle

autant que sa nature le lui permet. Ceux qui font usage de la *ptisane* dans les maladies aiguës, ne doivent point en laisser, pour ainsi dire, un seul jour manquer leurs vaisseaux, mais la continuer [régulièrement], ne pas la suspendre, à moins qu'ils n'aient à prendre un purgatif ou un lavement. A ceux qui ont l'habitude de faire deux repas par jour, on en donnera deux fois ; à ceux qui ne font qu'un repas par jour on n'en donnera qu'une fois le premier jour ; puis, allant progressivement, s'il est possible, on arrivera à en donner aussi deux fois par jour [en quantités égales], s'il semble qu'on doive augmenter le régime. Quant à la quantité, il convient, dans les premiers jours, de ne donner la *ptisane*, ni trop abondante ni trop épaisse, mais en proportion de la nourriture habituelle, pour ne pas laisser les vaisseaux trop vides. Pour ce qui est de l'augmentation de la dose de la décoction, il ne faut pas en donner plus qu'à l'ordinaire si la maladie présente plus de sécheresse qu'on ne pensait, mais faire boire avant [la décoction], ou du mélicrat, ou du vin, suivant que l'un ou l'autre convient, et je dirai quel est celui qui convient dans chaque état (voy. §§ 14 et 15). Si la bouche s'humecte, si l'expectoration pulmonaire est telle qu'elle doit être, il faut, pour le dire en résumé, augmenter la dose de décoction. L'humectation prompte et abondante annonce que la crise arrivera promptement ; au contraire, l'humectation lente et en petite quantité annonce que la crise sera tardive. Toutes ces choses se comportent en général de cette manière ; mais il reste encore beaucoup d'autres observations [particulières] très-importantes sur lesquelles il faut s'appuyer pour le pronostic ; il va en être question dans la suite. Plus la purgation est abondante, plus il faut augmenter la dose de *ptisane* jusqu'à la crise, [et l'on observera] surtout [un régime très-exact] pendant les deux jours qui suivent la crise, dans les maladies où elle paraît s'opérer soit le cinquième, soit le septième, soit le neuvième jour, afin de se prémunir également contre le jour pair et le jour impair (9) ; après ce temps, on donnera le matin la décoction non passée, et le soir, on passera aux aliments solides. Ce régime convient surtout à ceux qui, dès le début, ont pris la *ptisane* entière. [En se conformant à ce précepte] les douleurs dans la pleurésie cessent d'elles-mêmes, quand les malades commencent à expectorer en quantité notable, et à être purgés [de leurs crachats] ; les purgations sont plus complètes, et il se forme moins d'empyèmes qu'en suivant un autre régime ; les crises sont plus simples, plus décisives, et la maladie est moins sujette à retour.

5. La *ptisane* doit être faite avec la plus belle orge, et extrêmement cuite, à moins que le malade ne doive user que du *suc de ptisane*. Car, outre ses autres qualités, l'onctuosité de la *ptisane* fait que l'orge en boisson ne cause aucun dommage; elle ne s'attache nulle part et ne séjourne pas en descendant en droite ligne à travers le thorax (10). Bien cuite, la *ptisane* est très-mucilagineuse, n'est pas du tout altérante, subit facilement la coction, et ne résiste pas à la digestion, toutes conditions qui sont indispensables. Si donc on n'apporte pas toutes les précautions nécessaires pour que l'administration de la *ptisane* soit bien réglée, le malade en souffrira de beaucoup de manières. Et d'abord (11), si aux individus dont les excréments restent dans les intestins, on donne la décoction avant de les avoir évacués, on exaspère les douleurs, s'il en existe, ou on en fera naître immédiatement, s'il n'y en a pas, et la respiration deviendra plus fréquente, ce qui est un mal, car [cette fréquence] dessèche le poumon et fatigue les hypocondres, le bas-ventre et le diaphragme. Autre exemple: s'il existe une douleur de côté, continue, qui ne cède pas aux fomentations émollientes, dans laquelle les crachats ne sont pas expulsés, mais sont devenus très-gluants faute de coction, si on ne peut calmer cette douleur en relâchant le ventre ou en ouvrant la veine, suivant qu'on juge l'un ou l'autre de ces moyens convenable, et si on donne dans un pareil état la *ptisane*, la mort suivra de près son administration. C'est encore pour ces causes, et pour d'autres plus puissantes, que ceux qui prennent la *ptisane* entière périssent le septième jour ou plus tôt, les uns tombant dans le délire, les autres étant suffoqués par l'orthopnée et par le râle. Les anciens regardaient ces individus comme *frappés* (12), surtout à cause de cela, et aussi parce qu'après leur mort on trouve leurs côtes livides, comme s'ils avaient été meurtris. La vraie cause de cela, c'est qu'ils périssent avant que la douleur soit dissipée, car ils deviennent bientôt haletants; en effet, la respiration fréquente et brusque rend, comme je l'ai déjà dit, les crachats visqueux faute de coction, les empêche de sortir, et ces crachats, arrêtés dans les bronches, produisent le râle. Quand on en arrive là, la mort est ordinairement imminente; car, d'une part, le crachat retenu empêche l'air extérieur d'entrer, et de l'autre, il le force à sortir promptement, de manière que le crachat et l'air se nuisent réciproquement : le crachat retenu rend la respiration fréquente, et la respiration fréquente rend le crachat plus visqueux, et l'empêche de sortir. Ces accidents surviennent si on ne

fait qu'user intempestivement de la *ptisane*, mais surtout si l'on mange ou si l'on boit des choses moins convenables que la *ptisane*.

6. En général, les précautions à prendre sont à peu près les mêmes et pour ceux qui sont à l'usage de la *ptisane* entière, et pour ceux qui prennent seulement le *suc de ptisane*. Quant à ceux qui ne prennent ni l'un ni l'autre, mais seulement des boissons, il est d'autres précautions. Il faut, en général, se conduire de la manière suivante : quand la fièvre prend peu de temps après le repas, avant que le ventre se soit débarrassé des excréments, et qu'il existe simultanément de la douleur ou qu'il n'en existe pas, on s'abstiendra de donner la décoction, jusqu'à ce que le résidu des aliments soit descendu dans la partie inférieure de l'intestin. On prescrira des boissons si le malade éprouve quelque douleur, de l'oxymel chaud en hiver, froid en été; et s'il y a beaucoup de soif, du mélicrat et de l'eau; mais s'il survient dans la suite quelque souffrance, ou s'il apparaît quelque signe de danger, on administrera la décoction en petite quantité et peu épaisse, encore ne sera-ce qu'après le septième jour, si le malade est fort. Dans le cas où, après un nouveau repas, le résidu d'un repas précédent ne serait pas évacué, si l'individu est fort et dans la vigueur de l'âge, donnez-lui un lavement; s'il est trop faible, mettez-lui un suppositoire, à moins que le ventre ne se relâche de lui-même et convenablement. Quant au temps opportun pour donner la décoction, on observera surtout les circonstances suivantes : au début et dans tout le cours de la maladie, lorsque les pieds sont froids, suspendez l'administration de la décoction, et surtout abstenez-vous de prescrire des boissons. Quand la chaleur sera redescendue aux pieds (13), vous pouvez alors donner quelque chose; il faut se persuader que le choix du moment opportun est d'une très-grande importance dans toutes les maladies, notamment dans les maladies aiguës, et plus spécialement dans celles qui sont accompagnées d'une fièvre intense et qui présentent beaucoup de danger. C'est dans ce cas surtout qu'il convient de débuter par le *suc de ptisane* et de passer ensuite à la *ptisane* en observant avec attention les signes exposés plus haut.

7. Quand une douleur de côté survient d'emblée ou après quelques jours [de prodromes], il n'est pas hors de propos d'essayer de la dissiper d'abord avec des fomentations chaudes (14). La meilleure est l'eau chaude dans une outre ou dans une vessie, et même dans un vase de cuivre ou de terre cuite (15). Dans ce dernier cas, il faut

mettre préalablement quelque chose de mollet sur le côté pour rendre le contact plus supportable. Ce qui est encore d'un bon usage, c'est une éponge grande, molle, imbibée d'eau chaude et exprimée; mais il faut recouvrir la fomentation d'un linge (16) pour qu'elle serve plus longtemps et qu'elle reste en place, et aussi pour que la vapeur ne se mêle pas au souffle du malade, si toutefois il n'est pas utile que ce mélange ait lieu, et cela est quelquefois utile. De l'orge et de l'ers (17) [broyés], délayés dans du vinaigre coupé, mais plus acide qu'on ne pourrait le boire, bouillis et renfermés dans des sachets cousus, constituent aussi une bonne fomentation. On emploie le son de la même manière. S'il s'agit d'une fomentation sèche, le sel et le sorgho, torréfiés, mis ensuite dans des sachets de laine, sont très-convenables, car le sorgho est léger et adoucissant. Ces sortes de fomentations dissipent aussi les douleurs qui s'étendent vers la clavicule, tandis que la saignée ne dissipe pas aussi sûrement une douleur [de côté], si cette douleur ne s'étend pas jusqu'à la clavicule. Si la douleur ne cède pas aux fomentations, il ne faut pas persister dans leur emploi, car elles dessèchent le poumon et le font tourner à la suppuration. Mais si la douleur se porte vers la clavicule, ou si une pesanteur se fait sentir soit au bras, soit vers la mamelle, soit au-dessus du diaphragme, il faut ouvrir, au pli du bras, la veine du dedans et ne point hésiter à tirer une grande quantité de sang, jusqu'à ce qu'il coule beaucoup plus rouge qu'il n'était, ou qu'il devienne livide de vermeil, de rouge qu'il était, car ces deux choses peuvent arriver. Quand la douleur est sous-diaphragmatique, et ne se fait pas sentir vers la clavicule, il faut lâcher le ventre avec l'ellébore noir ou avec l'euphorbe, mêlant à l'ellébore, ou le daucus de Crète, ou le séséli de Crète, ou le cumin, ou l'anis, ou quelque autre plante d'une odeur agréable, et à l'euphorbe le suc d'assa fœtida. Ainsi mélangées, ces substances ont une conformité d'action. L'ellébore évacue davantage et purge plus de matières critiques; mais l'euphorbe entraîne mieux les vents; l'un et l'autre dissipent les douleurs : beaucoup d'autres purgatifs les dissipent aussi, mais ceux-ci sont les meilleurs que je connaisse. Il est très-bon d'administrer les purgatifs dans la décoction, ceux surtout qui ne sont pas trop désagréables, soit par leur amertume, soit par quelque autre qualité repoussante, soit par leur volume, soit par leur couleur, soit enfin par toute autre qualité suspecte au malade. Immédiatement après l'administration du purgatif, on donnera de la *ptisane* en quantité à peu de chose près égale à celle que l'on prend habituellement, puisqu'il est convenable d'en suspendre l'usage durant l'effet du purgatif. Quand cet effet sera passé, on fera prendre la *ptisane* en quantité moindre que d'ordinaire, et l'on arrivera ensuite à une dose de plus en plus grande si la douleur est dissipée et si rien autre ne s'y oppose. Ce que je dis s'applique également aux cas où il est convenable de prescrire seulement le *suc de ptisane*. [Je prétends, en effet, qu'il vaut mieux, en général, commencer dès le début à donner [un peu] de décoction que, tenant tout d'abord les vaisseaux vides, de commencer l'usage de cette décoction le troisième, le quatrième, le cinquième, le sixième, ou le septième jour, à moins que la maladie ne soit jugée dans cet espace de temps.] Des précautions préliminaires analogues à celles dont j'ai parlé, doivent être également prises dans ces cas (18).

8. Voilà ce que je sais sur l'administration de la décoction. Quant aux boissons, quelle que soit celle dont j'ai parlé qu'on veuille mettre en usage, mon sentiment est le même [que pour la *ptisane*]. Je sais bien que les médecins font tout le contraire de ce qu'il faut faire; ils veulent, en effet, au début des maladies, exténuer les malades pendant deux ou trois jours ou même plus, pour leur donner ensuite des décoctions et des boissons. Peut-être il leur semble qu'un grand changement étant survenu dans le corps, il est convenable de lui en opposer un autre très-grand aussi. Changer n'offre pas, il est vrai, un mince avantage; mais le changement doit s'effectuer convenablement et avec sûreté; et certes, après le changement (*c'est-à-dire après la diète absolue pendant les premiers jours*), il faut apporter encore plus de précaution dans l'administration des aliments [que si on alimentait un peu les malades dès le début]. Les malades qui seraient le plus incommodés par un changement mal ordonné, seraient ceux qu'on mettrait [immédiatement après la diète absolue] à l'usage de la *ptisane* entière; ils le seraient aussi, ceux qui ne prendraient que le *suc de ptisane;* ils le seraient encore, mais moins que les précédents, ceux qui ne prendraient que des boissons.

9. Il faut aussi puiser des renseignements [pour le régime des maladies en observant] ce qui est utile dans celui des hommes en bonne santé; en effet, si chez les gens bien portants il résulte des différences très-tranchées de telle ou telle alimentation, dans toute circonstance, et particulièrement dans les changements, comment ces différences ne seraient-elles pas encore plus prononcées dans les

maladies, et surtout dans les maladies très-aiguës? Or, il est facile de constater qu'un régime mauvais pour le boire et pour le manger, mais toujours le même, est ordinairement plus salutaire à la santé que s'il était tout à coup et notablement changé en un autre. Car, soit chez les personnes qui font deux repas par jour, soit chez celles qui n'en font qu'un, les changements subits sont nuisibles et occasionnent des maladies. Ainsi, ceux qui n'ont pas l'habitude de faire un repas au milieu du jour, s'ils en font un, s'en trouvent bientôt incommodés, tout leur corps s'appesantit, ils se sentent faibles et paresseux. Si malgré cela ils font leur repas du soir, ils ont des éructations aigres, quelques-uns même sont pris d'une diarrhée liquide, attendu que l'estomac, accoutumé à avoir sa surface nettoyée par intervalles, à n'être pas rempli deux fois, et à n'avoir pas à cuire (*digérer*) des aliments deux fois par jour, reçoit une surcharge à laquelle il n'était pas habitué. Il est bon chez ces individus de rétablir l'équilibre par un autre changement. En conséquence, ils s'établiront dans un lit, comme on le fait après le repas du soir, pour passer la nuit, mais en se préservant du froid en hiver, de la chaleur en été : s'ils ne peuvent dormir, ils doivent marcher lentement, faire de suite et sans s'arrêter plusieurs tours de promenade, ne pas manger le soir, ou du moins très-peu et des choses légères, ne guère boire, surtout ne pas boire de vin trempé. L'individu dont nous parlons serait encore bien plus incommodé si trois fois par jour il mangeait jusqu'à satiété; il le serait bien plus encore s'il mangeait plus souvent. On voit à la vérité beaucoup de gens qui supportent très-bien trois repas copieux, mais c'est qu'ils y sont habitués. — D'un autre côté, si les individus qui ont l'habitude de faire deux repas, suppriment celui du milieu du jour, ils se sentent faibles, languissants, inhabiles à toute espèce de travail, et sont pris de cardialgie; il leur semble que leurs entrailles pendent; leurs urines sont chaudes et d'un jaune pâle, leurs déjections sont brûlantes; chez quelques-uns, la bouche est amère, les yeux sont enfoncés dans les orbites, les tempes battent et les extrémités se refroidissent. La plupart de ceux qui ont omis le repas du milieu du jour sont hors d'état de prendre celui du soir; s'ils mangent [même moins que de coutume], ils sentent un poids dans le ventre, et ils dorment beaucoup plus péniblement que s'ils avaient pris leur repas du milieu du jour. Puisque les gens en santé éprouvent de si grands effets d'un changement d'habitude dans le régime pour une demi-journée seulement, il est clair qu'il n'est pas avantageux [dans les maladies] d'augmenter ou de diminuer [inconsidérément] l'alimentation. — Si (19) donc le même individu qui n'avait fait, contre son habitude, qu'un seul repas, mange le soir autant que les autres jours, après avoir laissé pendant toute une journée ses vaisseaux vides, cet individu, qui avait été pris de souffrance, d'indisposition, et après le dîner de pesanteur pour avoir omis son déjeuner [tout en mangeant à son dîner moins que d'habitude], sera naturellement beaucoup plus lourd [que dans le premier cas]; enfin, si son abstinence a duré encore plus longtemps et s'il commence tout d'abord par faire un bon dîner, il sera encore plus pesant [que dans les deux cas précédents]. Quand on a laissé pendant un jour les vaisseaux vides, on contrebalance utilement ce changement en se tenant à l'abri du froid et du chaud, en évitant toute fatigue (car on supporterait tout cela difficilement), en faisant le repas du soir plus léger que d'habitude, en ne mangeant pas de choses sèches, mais des substances humectantes, en ne prenant pas de boissons aqueuses, ni en moindre quantité que ne l'exige la proportion des aliments. Le lendemain, il faut que le repas du milieu du jour soit encore peu copieux, afin de revenir progressivement à ses habitudes. Ceux qui ont de la bile amère dans les voies supérieures supportent plus difficilement que les autres les écarts de régime. En général, ceux dont les voies supérieures sont surchargées de *phlegme*, supportent mieux l'abstinence; aussi peuvent-ils, avec moins d'inconvénients, ne faire qu'un repas contre leur habitude. Ce que je viens de dire est une preuve certaine que les grands changements contraires à notre nature et à la structure de nos organes (20), sont les causes principales des maladies qui nous arrivent. Il n'est donc pas indifférent ni de produire à contre-temps de fortes déplétions vasculaires, ni de donner des aliments au fort de la maladie, surtout quand elle est à la période de phlegmasie, ni de faire tout à coup dans l'ensemble [du traitement] quelque changement, que ce soit dans un sens ou dans un autre.

10. On pourrait, relativement aux organes digestifs, ajouter encore bien des choses analogues; par exemple, on supporte très-facilement les aliments solides auxquels on est habitué, lors même qu'ils ne sont pas bons par nature; il en est de même pour les boissons; mais on digère difficilement les aliments solides auxquels on n'est pas habitué, lors même qu'ils ne sont pas mauvais; il en est de même pour les boissons. On s'étonnera peu de tous les effets que

produisent, quand on en mange contre son habitude, ou la chair en grande quantité, ou l'ail, ou la tige, ou le suc de sylphium, ou toute autre substance douée de qualités particulières énergiques, s'il arrive que de telles substances fatiguent plus fortement que d'autres les organes digestifs; mais [on sera plus surpris] (21) de voir quel trouble, quel gonflement, que de vents et que de tranchées produit la *maza* (22) chez un individu qui est habitué à manger du pain; quelle pesanteur, quelle tension du ventre produit le pain chez celui qui est habitué à la *maza* (23); quelle soif et quelle plénitude subite cause le pain chaud à cause de sa nature desséchante et de sa lenteur à parcourir les intestins; combien d'effets différents produisent, quand on n'y est pas habitué, les pains fabriqués avec de la farine pure, ou avec de la farine mêlée [au son], et aussi la *maza* sèche, ou humide ou gluante; quels effets produit la farine d'orge fraîche chez les individus qui n'y sont pas accoutumés, et quels effets produit la farine ancienne chez ceux qui sont habitués à la farine récente; [enfin quels inconvénients on éprouve] quand on passe brusquement, contre son habitude, de l'usage du vin à celui de l'eau [et réciproquement], ou seulement quand on substitue brusquement au vin trempé d'eau, du vin pur [et réciproquement]. En effet, le vin trempé produit une surabondance d'humidité dans les voies inférieures, et des vents dans les voies supérieures; le vin pur amène des battements vasculaires, de la pesanteur à la tête, et de la soif. Comme le vin blanc et le vin rouge substitués l'un à l'autre contre la coutume, quand même tous les deux seraient également généreux, produisent dans le corps des effets intenses différents, il sera moins étonnant de ne pouvoir substituer [impunément l'un à l'autre] du vin fort et du vin faible.

11. Toutefois, on pourrait en partie défendre le raisonnement contraire, [en disant que] dans ces exemples, le changement de régime survient quand le corps n'est arrivé par suite d'aucun changement, ni à un degré de force qui nécessite l'augmentation des aliments, ni à un degré de faiblesse qui oblige d'en diminuer la quantité. Cela est juste; aussi faut-il toujours prendre en considération la force des malades et le caractère de chaque maladie, la nature et les habitudes du malade, non-seulement pour les aliments solides, mais encore pour les boissons. Il faut se laisser beaucoup moins entraîner à augmenter les aliments [qu'à les diminuer]; car il est des cas où il est très-avantageux de retrancher complétement la nourriture

32

quand le malade peut résister, jusqu'à ce que la maladie, ayant atteint son *summum*, soit arrivée à coction. Je désignerai les cas où il faut agir ainsi. On pourrait encore ajouter beaucoup d'autres choses analogues à celles que je viens de dire. Mais voici une meilleure preuve, car il ne s'agit plus seulement d'une analogie avec le fait sur lequel j'ai disserté longuement, mais du fait lui-même, [ce qui] est l'enseignement le plus solide. En effet, il arrive qu'au début des maladies aiguës, les uns prennent des aliments solides le jour même de l'invasion du mal, les autres le lendemain ; ceux-ci mangent indistinctement quoi que ce soit, ceux-là prennent du *cycéon* (24). Certes, toutes ces choses leur ont été plus nuisibles que s'ils s'étaient tenus à un autre régime. Cependant, les fautes qu'ils ont commises dans cette première phase de la maladie, leur ont été moins funestes que si, après avoir gardé une abstinence absolue pendant les deux ou trois premiers jours, ils se fussent mis le quatrième ou le cinquième à un pareil régime. Ce serait encore bien pis si, après avoir laissé les vaisseaux vides pendant tous ces jours (c'est-à-dire *du premier au cinquième*), on se mettait à un semblable régime dans les jours qui suivent, avant que la maladie fût arrivée à coction. Une telle manière d'ordonner le régime entraînerait inévitablement la mort de presque tous les malades, à moins que la maladie n'eût un caractère tout à fait benin. Les fautes commises au début des maladies ne sont pas aussi irrémédiables [que celles commises plus tard]; elles se réparent aussi avec beaucoup moins de peine. Je regarde donc comme un excellent précepte de ne pas interdire dans les premiers jours la décoction quelle qu'elle soit à ceux qui doivent dans peu de jours en prendre d'une espèce ou d'une autre. Les médecins qui emploient la *ptisane* d'orge, ignorent donc absolument que les malades s'en trouvent mal lorsqu'ils commencent par user de cette alimentation quand les vaisseaux ont été laissés vides pendant deux ou trois jours et même plus. De même ceux qui ne prescrivent que le *suc de ptisane*, ne savent pas non plus que les malades sont incommodés lorsqu'on commence inconsidérément à leur donner de la décoction non passée. Cependant, ils connaissent et aussi ils évitent les graves accidents qui sont produits lorsque avant la coction de la maladie, on fait passer à la *ptisane* d'orge le malade qui était à l'usage du *suc de ptisane*. — Toutes ces choses sont de grandes preuves de la mauvaise direction que les médecins donnent au régime des malades. Ainsi, dans les maladies où il ne faut pas tenir les vaisseaux vides chez ceux qui doivent user plus tard de décoction, ils tiennent les vaisseaux vides; dans celles où il ne faut pas passer de la déplétion des vaisseaux à l'usage de la décoction, ils y passent, et le plus souvent ils passent précisément de la déplétion des vaisseaux à l'usage de la décoction, alors même que dans les maladies il conviendrait de passer de la décoction à la déplétion des vaisseaux, par exemple, quand la maladie arrive à son paroxysme. Quelquefois, par suite de ce mauvais régime, des humeurs crues s'échappent de la tête, et des humeurs bilieuses des régions thoraciques; il y a aussi des insomnies qui mettent obstacle à la coction de la maladie. Les malades sont tristes et irritables; ils tombent dans le délire, ils ont les yeux brillants, les oreilles remplies de bourdonnements, les extrémités froides, les urines crues; les crachats sont ténus, salés et colorés d'une teinte légère sans mélange [d'autre teinte]; il y a des sueurs au cou et de l'anxiété. La respiration, comme heurtée dans le moment de l'expiration, est fréquente ou très-grande; les sourcils se froncent d'une manière farouche; il y a des défaillances funestes; le malade rejette les couvertures de dessus sa poitrine, ses mains tremblent. Quelquefois la lèvre inférieure est agitée. Ces symptômes, quand ils se montrent pendant la période d'augment, annoncent un violent délire; ils entraînent le plus souvent la mort; ceux qui échappent ne doivent leur salut qu'à quelques dépôts, ou à une hémorragie nasale, ou à des crachats de pus épais; autrement ils ne réchappent pas. — Je ne vois pas que les médecins se montrent très-habiles, soit à reconnaître dans les maladies les différentes espèces de faiblesses : celles qui viennent de la vacuité des vaisseaux; celles qui sont causées par quelque éréthisme, par quelque travail morbide intense ou par l'acuité de la maladie, soit à diagnostiquer toutes les affections qui revêtent des formes si diverses, suivant la nature et la constitution de chacun de nous; cependant, le salut ou la mort est attaché à la connaissance ou à l'ignorance de ces choses. Certes, le mal est très-grand, si à un malade débilité, soit par un travail interne, soit par l'acuité de la maladie, on prescrit ou des boissons, ou de la décoction en abondance, ou des aliments solides, le croyant affaibli par suite de vacuité des vaisseaux. Mais il est honteux de méconnaître le cas où la faiblesse vient de la vacuité des vaisseaux, et d'opprimer encore les forces par une diète sévère. Cette dernière faute entraîne bien un certain danger, moins cependant que la première, mais elle est beaucoup plus ridicule; car s'il arrive un médecin ou un homme du monde, qui, voyant ce qui se passe, donne au malade à manger ou à boire, ce que le médecin ordinaire avait formellement défendu, il sera évident qu'il l'aura soulagé. Ce sont de pareilles choses qui couvrent de mépris les praticiens aux yeux du vulgaire. Il lui semble que le médecin ou le particulier entré par hasard, a en quelque sorte ressuscité un mort. — Je décrirai ailleurs les divers signes propres à faire distinguer chacun des cas dont il est ici question.

12. Voici encore quelques observations analogues à celles qui viennent d'être faites sur l'appareil digestif. Quand tout le corps a été tenu longtemps dans un repos inaccoutumé, il n'a pas acquis plus de force [qu'il n'en avait auparavant], et si, après une longue oisiveté, on passe subitement au travail, on en éprouvera évidemment quelque effet nuisible. Il en est de même de chacune des parties du corps; ainsi, les pieds et les autres articulations éprouveraient ces effets si on les faisait sortir par intervalles et tout à coup d'un repos habituel, pour les exercer violemment. Il en serait de même pour les dents, les yeux et généralement pour tous les organes. Un lit plus mou ou plus dur que de coutume nous incommode, et s'il est en plein air contre l'habitude, il dessèche le corps. — Il convient néanmoins que je rapporte des exemples de tous ces cas : Prenons un individu qui reçoive à la jambe une blessure ni très-grave, ni tout à fait simple, et dont la chair ne soit ni très-facile, ni très-difficile à cicatriser. S'il se couche dès le premier jour, s'il prend soin de sa jambe et ne se lève jamais, assurément il n'y aura pas de phlegmasie, et la cicatrisation s'opérera bien plus vite que s'il avait été traité de son mal tout en marchant. Mais que cet individu, au cinquième ou au sixième jour et même plus tard, se lève pour marcher, il souffrira beaucoup plus que s'il avait dès le principe traité sa plaie en marchant un peu. Enfin, que ce même individu prenne tout à coup une grande fatigue, il souffrira bien plus que si, se traitant de cette manière (*c'est-à-dire tout en marchant un peu*), il avait essuyé les mêmes fatigues pendant ces jours (*c'est-à-dire pendant le cinquième ou le sixième jour*). Pour en finir, tout cela concourt à prouver que les changements subits et extrêmes en quoi que ce soit, sont nuisibles. Il résulte de bien plus graves incommodités, pour les organes digestifs, de passer subitement d'une abstinence rigoureuse à une nourriture extraordinairement abondante, que de changer une alimentation copieuse en abstinence. Au reste, tout le corps souffre

également bien plus, de passer subitement d'un repos complet à un travail forcé. Chez ceux-ci (*c'est-à-dire chez ceux qui font abstinence*), il faut tenir le corps en repos (*Aph.* II, 16); de même, si on tombe tout à coup d'une grande fatigue dans l'inaction et l'indolence, il faut aussi faire reposer les organes digestifs, en diminuant la quantité d'aliments; sinon, tout le corps est fatigué et devient pesant (25).

13. Je me suis étendu longuement sur les changements qui s'opèrent, soit dans un sens, soit dans un autre. Ces considérations sont utiles pour toutes choses, mais surtout pour l'objet de ce traité, savoir : le passage de la déplétion vasculaire à l'alimentation par les décoctions non passées dans les maladies aiguës; car il faut changer ainsi que je le prescris. En second lieu, on ne doit pas donner de décoctions avant que la maladie soit arrivée à coction, ou qu'il ait paru quelques-uns des signes que je décrirai, soit de vacuité, soit d'éréthisme du côté des intestins ou des hypocondres. L'insomnie prolongée empêche la coction des aliments et des boissons; le changement contraire (*c'est-à-dire trop de sommeil*) relâche le corps, abat les forces et appesantit la tête.

14. Quant à l'administration du vin d'un goût sucré, du vin généreux, du vin blanc, du vin noir (*rouge foncé*), du mélicrat, de l'oxymel, de l'eau, on doit, dans les maladies aiguës, la régler sur les observations suivantes : Le vin faible appesantit moins la tête que le vin généreux; il attaque moins le centre phrénique; il passe plus facilement à travers les intestins; mais il grossit les viscères, tels que la rate et le foie. Il ne convient pas à ceux qui sont surchargés de bile amère; car il les altère, il engendre des vents dans l'intestin supérieur; il n'est cependant pas si ennemi de l'intestin inférieur qu'on pourrait le croire d'après les vents qu'il y développe. Les vents que le vin d'un goût sucré produit ne voyagent pas [à travers le ventre], mais ils séjournent dans les hypocondres. Il est, en général, moins diurétique que le vin blanc généreux, mais il facilite mieux que celui-ci l'expectoration; chez ceux qu'il altère, il convient moins que d'autre vin pour amener l'expectoration; chez ceux qu'il n'altère pas, il convient mieux. Le vin blanc généreux se trouve déjà connu en très-grande partie pour ses qualités bonnes ou mauvaises, d'après ce que j'ai dit du vin d'un goût sucré. Comme il se porte plus à la vessie que l'autre, il est diurétique et apéritif, et en cette qualité il convient dans les maladies aiguës. Si à d'autres

égards il est moins utile que le vin faible, néanmoins la purgation qu'il provoque par la vessie, est avantageuse, s'il expulse les matières convenables. Tous ces caractères sont très-bons pour faire apprécier les qualités nuisibles ou avantageuses des diverses espèces de vins; ils étaient ignorés de mes devanciers. Vous emploierez le vin paillet et le vin noir, astringent dans les maladies aiguës, s'il n'y a ni pesanteur de tête, ni trouble du centre phrénique, si l'expectoration et les urines ne sont pas suspendues, si les selles sont humides et ressemblent à des lavures de chairs; dans ces circonstances il faut abandonner le vin blanc et tous ceux qui ont de l'analogie avec lui, pour prendre celui dont il est question. On doit savoir que plus le vin sera étendu d'eau, moins il nuira à tous les organes supérieurs, à la vessie et à ses dépendances, et que plus il est pur, plus il sera favorable aux intestins.

15. Le mélicrat bu durant tout le cours d'une maladie, quand elle est aiguë, convient moins en général à ceux qui sont chargés de bile amère et qui ont des engorgements inflammatoires aux viscères, qu'à ceux qui ne sont pas dans cet état. Il n'altère pas autant que le vin d'un goût sucré; il adoucit le poumon; il procure une expectoration modérée, et calme la toux; car il a quelque chose de détersif qui rend les crachats plus coulants que ne le fait le vin paillet (26). Le mélicrat est en outre suffisamment diurétique, si l'état des viscères ne contrarie pas cet effet. Il fait aussi couler les humeurs bilieuses, tantôt louables, tantôt plus foncées qu'il ne convient et trop écumeuses; ces effets se produisent surtout chez les sujets bilieux dont les viscères sont engorgés. Le mélicrat facilite davantage l'expectoration, il adoucit mieux le poumon quand il est aqueux; au contraire, quand il est bien chargé de miel, il provoque davantage les selles écumeuses, plus foncées en couleur par la bile et plus échauffées qu'il ne convient. Ces déjections entraînent de graves inconvénients, car elles n'éteignent point le feu des hypocondres, mais elles l'entretiennent, et produisent de l'anxiété, et la jactitation des membres; elles ulcèrent les intestins et l'anus, accidents auxquels on remédie de la manière que j'indiquerai ailleurs. Si dans les maladies [aiguës] on suspendait les décoctions pour faire prendre le mélicrat à la place de toute autre boisson, le plus souvent on s'en trouverait bien, et presque jamais on ne s'en trouverait mal. J'ai suffisamment précisé le cas où il faut le donner, ceux où il faut s'en abstenir, et les raisons pour lesquelles on doit le donner. — Le vul-

gaire le condamne sous prétexte qu'il affaiblit ceux qui en boivent, et l'on a pensé, à cause de cela, qu'il précipitait la mort. Cette opinion a été émise à cause de ceux qui se laissent mourir de faim; car quelques individus ne prennent que du mélicrat, s'imaginant qu'il a cette vertu [d'affaiblir]. Mais il n'en est rien du tout. Bu seul il soutient les forces mieux que ne ferait l'eau pure, à moins qu'il ne porte le trouble dans les entrailles. Quelquefois il est plus fortifiant, quelquefois il l'est moins, que du petit vin blanc sans parfum, et auquel il ne faut pas beaucoup d'eau pour être altéré. — Le vin, le miel et le mélicrat purs, diffèrent beaucoup quant à leur force respective; si, par exemple, on prend comparativement une quantité de vin pur deux fois plus considérable qu'une quantité quelconque de miel, on serait bien plus fortifié par le miel, pourvu toutefois qu'il ne cause pas de perturbations du ventre, car le miel laisse dans les intestins un résidu beaucoup plus abondant. Si, prenant d'abord la décoction d'orge, on boit du mélicrat par-dessus, il gonfle, il donne des vents, il fatigue les viscères de l'hypocondre; si on le boit avant la décoction, il n'incommode pas comme quand on le prend après; il est au contraire fort utile. Le mélicrat cuit est beaucoup plus agréable à la vue que le cru; il est blanc, transparent, ténu; mais je ne lui connais point de vertu qui le distingue du cru. Il n'est pas plus doux, pourvu que ce soit du beau miel; il est, à la vérité, moins nourrissant, et il laisse moins d'excréments que le cru; mais l'efficacité du mélicrat n'est attachée à aucun de ces effets. On emploie surtout le mélicrat cuit, si le miel n'est pas beau, s'il n'est pas pur, ou s'il est beau et peu parfumé; car la coction le débarrasse de la plupart des impuretés qui lui donnaient un aspect repoussant.

16. Vous reconnaîtrez que ce qu'on appelle l'oxymel est une boisson d'un excellent usage dans la plupart des maladies aiguës. Il facilite l'expectoration et rend la respiration aisée. Voici les circonstances qui rendent son emploi opportun : s'il est très-acide, il n'exerce pas une médiocre influence sur les crachats qui sont difficilement expectorés, il pousse les crachats arrêtés; il rend plus glissante la surface de la trachée, il la dilate en quelque sorte, et soulage beaucoup le poumon, car tous ces effets adoucissent cet organe, et s'il les produit, il procure un grand soulagement. Mais il arrive quelquefois, lorsqu'il est trop acide, qu'au lieu de pousser les crachats au dehors, il les épaissit et devient nuisible. Il en est surtout ainsi chez les individus gravement malades qui ne peuvent ni tousser, ni expec-

torer les crachats qui obstruent les poumons. Il faut donc interroger les forces du malade pour régler l'administration de l'oxymel, et le prescrire si on espère [sauver le malade]; il faut, si on le prescrit, le faire prendre tiède, peu à peu, et pas en grande quantité à la fois. Peu acide, il humecte la bouche, le pharynx, il fait expectorer et calme la soif; il est bon pour les hypocondres et pour les viscères qu'il renferme. Le vinaigre empêche les mauvais effets du miel, il enlève au miel ce qu'il a de bilieux; il fait sortir les vents, pousse aux urines, humecte en même temps la partie inférieure des intestins, évacue des matières semblables à des raclures. Il devient quelquefois nuisible dans les maladies aiguës, surtout parce qu'il empêche les vents de s'échapper et qu'il les fait remonter; et aussi parce qu'il affaiblit un peu et qu'il refroidit les extrémités. Je ne reconnais à l'oxymel que ce seul inconvénient qui mérite d'être signalé. Il est utile de donner un peu de cette boisson la nuit, à jeun, avant de prendre la décoction; mais quand il s'est écoulé un temps assez long après l'ingestion de la décoction, rien n'empêche d'en faire boire. Quant à ceux qui sont à l'usage exclusif des boissons, sans prendre de décoctions, il ne convient pas de leur faire prendre l'oxymel incessamment et pendant tout le cours de la maladie, d'abord parce qu'il crisperait et irriterait la surface des intestins (car il agit, dans ce sens, avec plus d'intensité sur un intestin vide de tout excrément et aussi quand les vaisseaux sont vides), ensuite parce qu'il enlèverait au mélicrat sa vertu nutritive. Lors donc qu'on jugera convenable de donner l'oxymel copieusement et pendant tout le cours de la maladie, il ne faut mettre de vinaigre que juste la quantité nécessaire pour qu'on s'aperçoive de sa présence. De cette manière il ne produira aucun des mauvais effets qu'on pourrait en redouter, et on en retirera tous les avantages qu'on peut en attendre. Pour le dire en un mot, l'acidité du vinaigre réussit mieux à ceux qui ont une surabondance de bile amère qu'à ceux chez qui domine la bile noire. Ce qu'il y a d'amer, cette acidité le dissout, le convertit en *phlegme* en le mettant en mouvement; mais ce qu'il y a de noir, elle le fait fermenter, le met en mouvement et le divise à l'infini, car l'acide fait sortir les matières noires. En général, il est plus contraire aux femmes qu'aux hommes, car il produit des hystéralgies.

17. Relativement à l'usage de l'eau dans les maladies, je ne vois guère quelles vertus je pourrais attribuer à cette boisson; elle n'a la propriété ni de calmer la toux chez les péripneumoniques, ni de faci-

liter l'expectoration. Elle est inférieure à toutes les autres boissons, si on la prend seule; toutefois, l'eau bue entre l'oxymel et le mélicrat peut faciliter l'expectoration, et cela, à cause du changement opéré dans la qualité des boissons; car elle produit dans le corps une sorte d'inondation. Loin d'apaiser la soif, elle rend la bouche amère, car elle est bilieuse pour les natures bilieuses, et mauvaise pour les hypocondres; mais elle est surtout détestable, très-bilieuse et très-affaiblissante quand elle arrive dans des organes vides; elle gonfle la rate et le foie quand ces viscères sont échauffés; elle cause des gargouillements; elle flotte dans les intestins, car elle passe difficilement à cause de sa qualité un peu froide et crue; elle ne sollicite ni les selles ni les urines; elle nuit encore en ce que, par nature, elle ne laisse aucun résidu excrémentitiel; et si on en boit quand on a les pieds froids, elle produit chacun de ces effets avec plus d'intensité, quel que soit celui qu'elle provoque. — Dans les maladies [aiguës?], quand on soupçonne une forte pesanteur de tête ou un trouble des centres phréniques, il faut s'abstenir entièrement de vin et faire boire de l'eau, ou bien du vin léger, paillet, bien trempé, peu odorant, et après ce vin on fera prendre de l'eau par-dessus. Ainsi seraient atténués les fâcheux effets que le vin pourrait avoir sur la tête et sur l'intelligence. — Pour ce qui est des cas où il faut avoir de préférence recours à l'eau, de ceux où il faut en donner beaucoup, de ceux où il faut en faire boire modérément, enfin, de ceux où il faut la donner chaude ou froide, je viens de les indiquer en partie précédemment; je signalerai les autres dans l'occasion. Quant à l'opportunité de l'administration des autres boissons, telles que l'eau d'orge, le jus d'herbes, la décoction de raisins secs, de marc d'olives, de froment, de carthame (*carthamus tinctorius*), de baies de myrthe, de grains de grenade et autres, il en sera question à propos de chaque maladie en particulier; [je parlerai] également des autres remèdes qu'on emploie.

18. Les bains conviennent dans beaucoup de maladies; pour les unes quand ils sont fréquents, pour les autres quand ils sont rares. Il arrive souvent qu'on les emploie peu, faute des ustensiles nécessaires chez les particuliers. En effet, peu de maisons sont fournies de tout ce qu'il faut, et des serviteurs dont il est besoin (27). Or, si on ne prend pas les bains convenablement, ils nuisent beaucoup. On doit avoir une pièce qui ne fume point, beaucoup d'eau qui se renouvelle incessamment et qui ne vienne point à flots, à moins que cela ne

soit nécessaire. Habituellement, on ne fait point de frictions détersives, et, si on en fait, il faut se servir d'une substance plus chaude et plus étendue [d'eau ou d'huile] que d'habitude (28); avant et immédiatement après, on pratiquera une affusion assez abondante. Il faut que le trajet pour arriver à la baignoire soit court, et qu'on puisse y entrer et en sortir commodément (29). Celui qui prend le bain doit être à son aise, ne point parler, n'avoir rien à faire par lui-même. C'est aux autres à pratiquer les affusions et les onctions, à avoir ensuite toute préparée de l'eau tiède à divers degrés [pour la sortie du bain] (30), à faire les affusions rapides et rapprochées. On doit se servir d'éponges au lieu de brosses, ne pas laisser le corps trop se sécher avant de l'oindre; il convient de sécher la tête le plus possible en l'essuyant avec des éponges (31), et de ne pas laisser refroidir ni les extrémités, ni la tête, ni le reste du corps. Le malade ne doit pas entrer au bain [immédiatement] après avoir pris quelque bouillie ou quelque boisson; il ne doit pas non plus en prendre immédiatement après en être sorti. Dans la maladie, on prendra en grande considération, si en bonne santé on aimait les bains, et si on était habitué à en prendre; les individus qui sont dans ce cas désirent les bains plus que d'autres, ils en retirent du profit et souffrent d'en être privés. — Le bain vaut en général mieux dans la péripneumonie que dans les *causus;* il calme les douleurs de côté, celles de la poitrine, celles du dos; il cuit les crachats; en facilite l'expectoration. Il rend la respiration plus aisée, enlève les lassitudes, car il assouplit les articulations et amollit la peau. Il est diurétique, il dissipe la pesanteur de tête; il rend coulant le *phlegme* qui doit sortir par le nez. Tels sont les avantages attachés au bain pris avec toutes les précautions convenables; mais si on omet une ou plusieurs de ces précautions, il est à craindre que le bain ne nuise plus qu'il ne serve, car chaque omission faite par les serviteurs peut occasionner un grand mal. — Le bain ne convient dans les maladies, ni à ceux qui ont le ventre extraordinairement humide, ni à ceux qui l'ont extraordinairement resserré et qui ne peuvent pas évacuer; ni aux malades affaiblis, ni à ceux qui ont des nausées, ni à ceux qui ont des vomissements, ni à ceux qui regorgent de bile, ni à ceux qui ont des hémorragies du nez, à moins qu'elles ne soient pas aussi abondantes qu'il le faudrait, et l'on en connaît la mesure; si donc l'hémorragie n'est pas suffisante, on fera bien de donner le bain soit à tout le corps, soit à la tête seulement, suivant qu'on le juge convenable. Quand toutes les commodités sont réunies, et que le malade paraît se devoir bien trouver du bain, il faut l'y mettre chaque jour, et même ce ne serait pas une chose nuisible que d'en donner deux fois par jour à ceux qui les aiment. Le bain paraît, en général, mieux convenir aux malades qui prennent la *ptisane* entière, qu'à ceux qui usent seulement du *suc* de *ptisane*; cependant il convient aussi quelquefois à ces derniers, mais il convient moins encore à ceux qui ne prennent que des boissons; néanmoins, il en est aussi quelques-uns de cette dernière catégorie à qui les bains sont utiles. D'après ce que j'ai dit, il sera facile de déterminer si les bains sont utiles ou non, concurremment avec ces diverses espèces de régime. Ceux qui ont besoin de quelques-uns des avantages que le bain procure, et qui présentent les symptômes qu'il soulage, doivent être baignés; ceux, au contraire, qui n'en ont aucun besoin, et qui offrent les symptômes que le bain n'améliore pas, ne doivent pas être baignés (32).

NOTES DU RÉGIME DANS LES MALADIES AIGUËS.

1. Suivant Galien (*Comm.* I *in Epid.*, VI, t. 29, p. 886, t. XVII), Euryphon passait pour l'auteur des *Sentences cnidiennes.* Mais Hippocrate, dont le témoignage a une valeur décisive dans cette question, puisque Euryphon était son contemporain, dit positivement : *ceux qui ont rédigé*, *ceux qui ont revu*, et non pas *celui*. Les *Sentences* paraissent donc être une œuvre collective représentant l'ensemble des découvertes et des doctrines de l'école de Cnide.

Cette question d'origine établie, je vais maintenant, comme je l'ai annoncé, p. 475, réunir ici tout ce qui regarde les *Sentences cnidiennes*, en traduisant d'abord les quelques fragments qui nous en restent ; et ensuite les passages où Galien nous fait connaître ce livre indirectement. Les fragments sont au nombre de deux certainement, et peut-être de trois ; ils ont été signalés pour la première fois, je crois, par M. Ermerins, dans son édition du *Régime* (p. 99 et suiv.).

Le premier est tiré du Commentaire cité plus haut. Galien expliquant un passage très-obscur de ce livre, où l'auteur parle de fièvres πεμφιγώδεες ἰδεῖν δεινοί, dit : Dans le livre des *Sentences cnidiennes*, on lit : « On urine peu chaque fois, on éprouve un sentiment de brûlure ; l'urine est surnagée d'un πέμφιξ comme une toile d'araignée et semblable à de l'huile verte. » L'autre fragment est tiré du même Commentaire (p. 888). Galien, à propos des πυρετοὶ πελιοί (*fièvres livides*) de l'auteur hippocratique, dit : Euryphon appelle ces fièvres πελιάς, et il a écrit ce qui suit : « On est pris d'une fièvre livide ; de temps en temps il y a des grincements de dents, des douleurs de tête, des maux d'entrailles, des vomissements de bile. Dans les accès de douleurs, on ne peut regarder en haut parce que la tête est pesante ; le ventre devient sec ; tout le corps prend une couleur livide ; les lèvres sont comme celles d'un individu qui aurait mangé des mûres ; le blanc des yeux devient livide ; le regard est égaré comme celui d'un homme qui suffoque. Il arrive quelquefois que les symptômes sont moins intenses, et qu'il y a de fréquents changements [1]. » Enfin, le troisième fragment se retrouve dans Rufus (*De Appell. corp. hum.*, p. 30, l. 9, éd. de Goupil), où on lit : Ce qui suit est écrit dans les *Sentences cnidiennes :* « S'il y a une *néphrite*, les signes suivants se manifestent : on rend des urines épaisses, purulentes ; on ressent des douleurs dans les flancs, dans les lombes, dans les aines, dans le bas-ventre et quelquefois dans les muscles psoas-iliaques [2]. »

[1] Ce passage est d'autant plus remarquable qu'il se trouve presque textuellement dans le IIe livre des *Maladies* (§ 68, p. 104, t. VII). Quelques critiques de l'antiquité, et M. Littré est pleinement de cet avis (voy. t. VII, p. 304 suiv.), regardaient ce deuxième livre tout entier comme sorti de l'école de Cnide. Cette opinion n'est pas sans fondement, car les espèces de maladies y sont multipliées et décrites à la manière des Cnidiens.

[2] L'auteur appelle ces muscles ἀλώπεκες (renards). Il dit qu'on nomme ainsi les muscles

J'arrive aux témoignages indirects sur les *Sentences*.

« Les médecins de Cnide, dès le début, décrivent sept maladies de la bile ; un peu plus loin, ils ont distingué douze maladies de la vessie ; plus loin encore, quatre maladies des reins. Indépendamment des maladies de la vessie, ils ont signalé quatre stranguries, puis trois tétanos, quatre ictères, trois phthisies. Ils considéraient uniquement les variétés des corps, que beaucoup de causes modifient, et laissaient de côté la similitude des diathèses qu'observe Hippocrate, se servant, pour déterminer ces diathèses, de la méthode qui, seule, peut faire trouver le nombre des maladies. » [Galien, t. XV, t. 7, p. 427.] (Trad. de M. Littré, t. II, p. 199.) Galien renvoie, pour de plus amples éclaircissements, à son traité *De la méthode thérapeutique*, à son livre *Des éléments d'après Hippocrate*, à son traité *De la différence des maladies*. « Non-seulement, dit encore Galien (*Ibid.*, t. 1, p. 419), les médecins qui ont écrit les *Sentences cnidiennes* n'ont rien omis des accidents que les malades éprouvent, mais encore ils en ont décrit quelques-uns d'une manière beaucoup plus étendue qu'il ne convenait, comme je le montrerai. Ce n'est pas l'objet de l'art de ne rien omettre des choses qui peuvent être connues, même du vulgaire. Ce n'est pas là le but du médecin, qui doit décrire tout ce qui est utile pour le traitement, de sorte qu'il lui faudra souvent ajouter certaines choses que le vulgaire ignore complétement, et en retrancher beaucoup que le vulgaire connaît, si elles ne paraissent pas devoir concourir à la fin que l'art se propose. » *Voir* aussi note 2 ci-après. — Galien (*Ibid.*, t. 4, p. 424) nous apprend que la seconde édition des *Sentences cnidiennes* avait beaucoup de choses semblables à la première, mais qu'elle en différait par des suppressions, des additions et des modifications, et il ajoute que c'est cette seconde édition qu'Hippocrate regardait comme plus médicale que la première.

2. « Ceux, dit Galien (*Comm.* III, *in fine*, p. 278), qui regardent Hippocrate comme *dogmatique*, pensent qu'il faut entendre par *les choses que le malade ne dit pas* les lieux affectés, les diathèses dont ils sont le siége et les causes ; ceux qui le jugent *empirique* croient qu'il s'agit des saisons, des régions, des âges, des mœurs et de la constitution de l'atmosphère. Quant à moi, je regarde toutes ces indications comme très-utiles, aussi bien celles des dogmatiques que celles des empiriques ; mais Hippocrate, parlant dans ce traité de plusieurs indications propres à régler le régime, ne mentionne aucune de celles-là, si ce n'est les habitudes. » — Galien énumère ensuite les diverses indications signalées par Hippocrate comme devant servir à régler l'administration de la *ptisane*. Je crois inutile de rapporter tous les passages relevés par Galien ; j'aurais pu moi-même en ajouter plusieurs autres, mais le lecteur les remarquera facilement à une simple lecture, une fois son attention éveillée sur ce point. — « Telles sont, ajoute Galien en finissant, toutes les choses que le malade ne dit point, et qui sont ignorées des Cnidiens. »

placés au-devant des lombes, et non les muscles postérieurs du rachis, comme le veut à tort Clitarque.

3. M. Littré ne juge pas la négation nécessaire, et il la supprime, s'appuyant du commentaire de Galien (*Comm.* I, t. 8) : il est vrai que cette négation manquait dans les exemplaires que le médecin de Pergame avait sous les yeux; mais il est vrai aussi que ce critique s'étonne de son absence, et qu'il voudrait la rétablir comme la meilleure leçon. En effet, avec la leçon contraire le sens est évidemment torturé. J'ai donc admis la négation avec M. Ermerins. M. Littré, que j'ai consulté sur cette restitution, est d'avis maintenant qu'elle cadre très-bien avec le contexte. Le mot *sporadiques* semble, en effet, impliquer l'idée de dissemblance des maladies, sans quoi ce serait ou de maladies endémiques ou de maladies épidémiques qu'il s'agirait; or c'est le contraire, puisque les affections sporadiques sont opposées aux maladies pestilentielles qui règnent épidémiquement, affections qui, pour Hippocrate, ne sont qu'une espèce particulière des maladies épidémiques proprement dites. (Voy. Introd. des *Épid.*, p. 394-95.)

4. Ce passage est fort obscur; je me suis conformé au texte et à l'interprétation de M. Littré, la seule qui soit admissible. (Voy. t. II, note 10, p. 235 et suiv.)

5. Hippocrate appelle πτισάνη (de πτίσσω, *j'écorce*, *je monde.* — Sur les divers sens de πτισάνη, voy. Oribase, t. I, p. 554, note de la p. 4, l. 6) une décoction d'orge non passée, c'est-à-dire contenant le grain; c'est ce que nous appellerions une crème ou une bouillie d'orge. Tantôt il appelle cette préparation πτισάνη, tantôt πτισάνη ὅλη (*ptisane entière*), tantôt πτ. κριθώδης (*ptisane d'orge;* Galien, *Comm.* I, t. 25, p. 478), tantôt πτ. παχεῖη (*pt.* épaisse), tantôt enfin πτ. ἀδιήθητος (*ptisane* non passée). Il appelle χυλός ou πτισάνης χυλός, la décoction d'orge passée et ne contenant plus que la partie mucilagineuse tenue en suspension par suite de la coction. Il oppose souvent le χυλός à la πτισάνη (§ 5, *init.*, et § 6, *in fine*), ou aux boissons qui ne sont chargées d'aucun principe nutritif, et que nous appelons *infusions* ou *tisanes*. Galien (*Comm.* III, t. 31, p. 690) dit que le ῥόφημα, que j'ai traduit par *décoction*, et le χυλός sont une même chose; mais je me crois fondé à ne pas partager cette manière de voir, et à regarder le mot ῥόφημα comme un terme générique servant à désigner toute espèce de bouillie, et plus particulièrement la bouillie d'orge : en effet, Hippocrate oppose souvent le *suc* à la *ptisane*, mais jamais la *ptisane* au ῥόφημα, tandis qu'il oppose ce dernier mot à χυλός. Il dit ῥοφεῖν en parlant de l'administration de la *ptisane;* ailleurs il se sert de ῥόφημα πτισάνης pour désigner la *ptisane;* ailleurs encore il dit que le ῥόφημα ne doit pas être trop épaissi; enfin il parle souvent des ῥοφήματα en général comme pouvant servir à alimenter, et il les oppose aux aliments solides. Cette interprétation du mot ῥόφημα semble être aussi celle de Dierbach (*lib. cit.*, p. 12). — Galien a consacré un traité à la préparation de la *ptisane* (Περὶ πτισάνης βιβλίον, t. VI, p. 816 et suiv, dans l'éd. de Kuehn. — Voy. aussi Orib. IV, I et II, et la note précitée); il dit l'avoir composé pour qu'il serve de guide aux médecins de son temps inexperts dans l'administration de la *ptisane* et du *suc* de *ptisane*. Je vais en extraire les points les plus intéressants : Il faut d'abord choisir la

meilleure eau (Galien énumère toutes les qualités que doit avoir cette eau) soit par sa nature, soit par son goût, soit par sa couleur. Après le choix de l'eau vient celui de l'orge, qui ne doit être ni trop récente, ni trop vieille; trop récente, elle est gonflée par une humidité superflue et par des gaz; trop vieille, elle a perdu ses qualités: elle doit être soigneusement séparée de toute substance étrangère; mais avant que de s'en servir définitivement, il faut encore l'essayer; et si elle se gonfle bien par la coction, elle convient pour la *ptisane*[1]. Pour faire cette préparation, il y en a qui écrasent préalablement l'orge dans un mortier, la font ensuite bouillir rapidement, et jettent dans la décoction, soit de l'amidon, soit du cumin, soit du miel; mais c'est le plus mauvais procédé. Le meilleur, le voici, suivant Galien : on fait d'abord macérer l'orge dans l'eau froide, ensuite on la tourne dans les mains jusqu'à ce que la petite pellicule (la glume) soit détachée; après quoi on broie l'orge plus fortement dans les mains jusqu'à ce que tout ce qui est paille soit enlevé, à moins qu'on ne veuille faire la *ptisane* plus détersive. On doit d'abord faire bouillir l'orge à grand feu, et ensuite conduire la décoction à feu doux jusqu'à consistance de suc[2]. C'est quand la *ptisane* est faite de cette manière qu'elle possède véritablement toutes les qualités qu'Hippocrate lui attribue. Galien renchérit encore sur ces excellentes propriétés, qu'il énumère fort au long; après quoi il récapitule les principales circonstances qui doivent régler l'emploi de la *ptisane* ou du *suc*. — Paul d'Égine (I, 78, p. 11 *rect.*, éd. grecque, et p. 370, édit. d'Est. — Voy. aussi les notes de M. Adams), préparait la *ptisane* avec 1 partie d'orge, 15 part. d'eau, et une quantité suffisante d'huile[3], avec addition de vinaigre quand l'orge était gonflée, et d'un peu de sel quand la coction était parfaitement achevée. Quelquefois il ajoutait un peu de poireau ou d'aneth. La préparation décrite par Oribase (*Collect. med.*, IV, 1, t. I, p. 256 et suiv.) est empruntée à Galien. M. Milligan, dans ses notes sur Celse (p. 68), regarde la *ptisane* comme un extrait assez consistant pour être façonné en tablettes; quand ces tablettes étaient de nouveau dissoutes dans l'eau, elles prenaient le nom de *crème* [ῥόφημα] ou suc [χυλός] de *ptisane*. Je n'ai pas retrouvé dans mes lectures de trace d'une pareille manière de considérer la *ptisane*. — Cette préparation était regardée tantôt comme médicament, tantôt comme aliment, ainsi qu'on peut le voir dans Pline (XVIII, 15), et dans Athénée, X, p. 455 (cf. Ermerins, p. 126). Comme condiment de

[1] Dioscoride (*Mat. méd.*, II, 108, 235, éd. de Sprengel) conseille de préparer de la manière suivante l'orge qu'on veut conserver pour la *ptisane* : la monder, la faire sécher au soleil, la monder de nouveau et la faire sécher une seconde fois, enfin la saupoudrer avec les petites parcelles qui en tombent lorsqu'on la monde, et la mettre ensuite en réserve. — Hippocrate lui-même, § 5, dit que la *ptisane* doit être préparée avec l'orge la meilleure et très-cuite, à moins qu'on ne veuille faire que de l'eau d'orge.

[2] Les anciens se sont accordés sur la nécessité de bien faire cuire l'orge pour la *ptisane*. — Cf. entre autres Arétée, *Ther. morb. acut.*, I, 10; *Ther. morb. chron.*, I, 4; Alex. de Tralles, VI, 1, p. 209, éd. d'Est.

[3] Arétée (*Ther. morb. acut.*, I, 10) conseille aussi l'addition de l'huile, mais en petite quantité.

la *ptisane*, Arétée (*Ther. acut.*, I, 10) conseille l'aneth, le sel, le poivre, un peu de pouliot, d'oignon ou de poireau. — Les anciens avaient d'autres préparations faites comme la *ptisane*, et dont quelques-unes même portaient ce nom, bien qu'il fût surtout réservé à la décoction d'orge : ainsi, ils mentionnent la *ptisane* de froment criblé que les anciens, et entre autres Dioclès et Philotinus, au dire de Galien (*De aliment. facult.*, I, 6, tome VI, p. 496), appelaient πτ. πυρίνη; l'auteur hippocratique du traité *Des maladies* et Aristote (*Prob.*, I, 27 et 36) parlent aussi de cette *ptisane*, qu'ils nomment également πυρίνη. Il y avait encore des *ptisanes* de fèves, nourriture des gladiateurs, suivant Galien (*lib. cit.*, cap. 19, p. 529 et suiv); de riz (Celse, III, 7, 2, p. 80, éd. de M. de Renzi ; — Pline, XVIII, 15?); Horace, sat. II, 3, v. 155. Cf. Ermerins, p. 127); de lentilles (Gal., *loc. cit.*, cap. 18 ; — Celse, VI, 3); d'avoine (Paul d'Égine, *loc. cit.*; — Alex. de Tralles, I, 13).

6. Μελίκρατον. — Dans un article sur la nouvelle et très-bonne traduction de Celse par le docteur Des Étangs (*Journal général de l'instruction publique*; 3 mars 1847, p. 146-147) j'ai montré que μελίκρατον et ὑδρόμελι n'étaient pas réciproquement synonymes, que μελίκρατον désignait bien génériquement toute espèce d'eau miellée, mais plus particulièrement l'*eau miellée récente*, avec ou sans coction, tandis que ὑδρόμελι est le nom de l'*eau miellée vieillie et fermentée*; de telle sorte que si μελίκρατον contient en quelque sorte la signification d'ὑδρόμελι, il n'y a pas réciprocité pour ὑδρόμελι. Il est donc important, quand on rencontre le mot μελίκρατον, de s'assurer par le contexte s'il signifie, soit *mélicrat* ou *eau miellée*, soit *hydromel*; or je crois avoir prouvé dans l'article précité que c'est bien du *mélicrat* et non de l'*hydromel* qu'il s'agit dans le traité *Du régime dans les maladies aiguës*.

7. Suivant Galien, ces problèmes ne se rapportent pas seulement à la manière d'administrer la *ptisane*, ni à l'ensemble du régime dans les maladies aiguës, ni au régime en général, ni à la thérapeutique en général (ce qui n'est cependant pas une trop mauvaise interprétation), mais à tout l'ensemble de l'art. Il se fonde sur la fin même du paragraphe (*Comm.* I, t. 15, p. 445).

8. Galien (*Comm.* I, t. 15, p. 441) s'est longuement arrêté sur la divination et sur les différents noms donnés aux diverses espèces de divinations et à ceux qui en font métier. On consultera ce *Commentaire* avec intérêt.

9. « Hippocrate, dit Galien (*Comm.* I, texte 24, p. 476), appelle ici *crise* la solution complète de la maladie, ou un changement assez notable pour que le malade paraisse hors de danger; il conseille d'ajouter à la crise deux jours, afin qu'on se garde du retour des paroxysmes, soit dans les jours pairs, soit dans les jours impairs. En effet, il arrive quelquefois que les malades, se fiant sur l'apparente solution de la maladie, n'observent pas de régime, et fournissent ainsi au paroxysme, qui se fait par périodes, une occasion de retour. »

10. Κατὰ τὴν τοῦ θώρακος ἴξιν. — « Ἴξις, dit Galien (*Comm.* I, t. 28, p. 482), signifie ordinairement *en droite ligne, dans la même direction* (εὐθυωρία),

quelquefois *le mouvement* lui-même. Hippocrate veut dire ici que la *ptisane* descend en droite ligne, c'est-à-dire sans s'arrêter à travers le thorax par l'œsophage, jusqu'à l'estomac. » M. Littré traduit : « Nulle part elle n'adhère ni ne s'arrête, passant par les conduits qui traversent la poitrine; » ce qui me semble faire perdre de vue la physionomie originale du texte. Cf. aussi Foës, *OEcon.*, à l'expression καθ'ἴξιν, et Oribase, t. II, p. 819 (note).

11. Le texte vulgaire porte ὁκόσοισι γὰρ σῖτος αὐτίκα; mais d'après le commentaire de Galien, il faut lire : αὐτίκα ὁκόσοισι, κ. τ. λ. J'ai fait ressortir ce texte en mettant *et d'abord*.

12. Οἱ ἀρχαῖοι βλητοὺς ἐνόμιζον εἶναι. — « Cette opinion, dit Galien (*Comm.* I, t. 34, p. 491), s'est formée chez les anciens, à cause de la rapidité de la mort chez ces malades [ce qu'Hippocrate exprime par ces mots : *surtout à cause de cela*], et parce que chez quelques-uns le côté paraît livide après la mort, ce qui provient de ce que cette partie (la poitrine) est le siége (ῥίζα, *la racine*) de l'inflammation[1]. » On voit également dans la 400e sentence des *Coaques*, que les anciens se servaient du mot βλητός pour désigner les individus affectés de maladies graves du poumon et présentant des lividités sur les parois de la poitrine. Ainsi, βλητός est pris tantôt dans son sens propre, et tantôt dans son sens figuré, pour désigner ceux qui sont frappés de mort subite à la suite de maladies aiguës, comme l'interprète Hésychius. C'est ainsi que l'auteur du traité *Des maladies* (II, 8 et 25, t. VII, p. 16 et 38; cf. aussi *Des malad.*, III, 3) se sert de βλητός en parlant d'un individu en apoplexie, ou en proie à une affection grave du cerveau.

13. Καταβῇ ἐς τοὺς πόδας. — Galien (*Comm.* I, t. 45, p. 512) fait remarquer que καταβῇ est tout à fait essentiel dans la pensée de l'auteur; car autre chose est que la chaleur redescende aux pieds, c'est-à-dire quitte les parties profondes où elle s'était concentrée; autre chose est que les pieds deviennent chauds, c'est-à-dire qu'ils s'échauffent sans que la chaleur abandonne les parties profondes, comme cela arrive au plus haut point du paroxysme; car, au commencement, la chaleur se concentre à l'intérieur; dans la période d'augment, elle gagne les extrémités; au *summum* du paroxysme, elle se répand uniformément; dans le déclin, elle quitte les parties profondes pour redescendre aux pieds. — *Voir* du reste, note 33 du *Pronostic*, et dans l'*Appendice* les extraits de la partie apocryphe du traité *Du régime dans les maladies aiguës*, § 7.

14. « Hippocrate, dit Galien (*Comm.* II, t. 2, p. 518), appelle θερμάσματα

[1] Jusqu'à présent mon attention n'avait pas été éveillée sur la relation qui peut exister entre certaines affections graves du poumon et les lividités cadavériques des parois de la poitrine; je n'ai que de vagues souvenirs d'avoir observé ces lividités peu de temps après la mort dans les cas de gangrène du poumon. On sait, du reste, que l'abdomen devient promptement verdâtre chez les individus morts de maladies graves des viscères qui y sont contenus. J'espère que mes propres observations et celles que je pourrai trouver dans les auteurs me fourniront des renseignements précis sur ce point intéressant.

(*fomenta*, — ce mot est aussi employé §§ 5 et 7) tout ce qui sert à réchauffer le corps de quelque manière que ce soit. Il y a des fomentations tout à fait humides; il y en a de sèches; il y en a qui sont un mélange de ces deux qualités : les unes sont irritantes, les autres ne le sont pas, d'autres enfin sont un mélange de substances irritantes et de substances qui ne le sont pas. La première espèce de fomentation dont parle Hippocrate est humide et non irritante; la seconde est à la fois humide et sèche, irritante et non irritante; la troisième est ou irritante ou non irritante. » — Voy. sur les fomentations, Oribase, t. II, p. 862, note de la p. 323, et le texte même d'Oribase, IX, xxi.

15. Celse (II, 17) dit qu'on se sert pour fomentations d'outres remplies d'huile, ou de vases d'argile remplis d'eau : on les appelle *lenticulæ* à cause de leur forme [analogue à celle des lentilles]. Soranus (*De arte obst.*, p. 222) les appelle φακωτούς (*lenticulaires*).

16. Le texte vulgaire porte περιστέγειν τε ἱματίῳ τὴν θάλψιν χρή. M. Littré, suivi par M. Ermerins, change, sur l'autorité du manuscrit 2253, ἱματίῳ en ἄνω; mais dans sa traduction il a suivi le texte vulgaire. Toutefois, il défend, dans la note 6, p. 270, la leçon qu'il a imprimée : il pense que par ἄνω l'auteur a entendu qu'il faut recouvrir la partie supérieure de la fomentation, afin d'empêcher que la vapeur ne monte vers la bouche du malade. Mais Hippocrate ne veut pas seulement empêcher cet effet, en conseillant l'emploi d'un linge, il veut aussi maintenir la fomentation en place et lui conserver sa chaleur; or il me semble que le linge, entourant toute la fomentation (d'ailleurs, c'est le sens de περιστέγειν), remplirait beaucoup mieux ce dernier but que placé seulement à la partie supérieure; et d'un autre côté, le premier but que M. Littré veut seul exprimer dans son texte n'en serait pas moins bien atteint; il le serait même mieux encore. — Cælius Aurélianus, qui cite ce passage, avait lu ἱματίῳ (*supposito stramine molli — De morb. acut.*, II, 19, p. 123). — Voy. aussi le § 14 de l'*Appendice au Régime dans les maladies aiguës.*

17. L'ers (ὄροβος) est l'*ervum ervilia* de L., le *vicia ervilia* de Wild.; le sorgho (κέγχρος) est l'*holcus sorgho* de L.; l'ellébore noir dont il est parlé un peu plus bas est l'*helleb. orientalis* de L., *officinalis* de Salisb.; l'euphorbe (πεπλίος) est l'*euphorbia peplus* de L.; le daucus de Crète (δαῦκος) est l'*athamanta cretensis* de L.; le séséli de Crète (σέσελι) est le *tordylium officinale* de L.; le cumin (κύμινον) est le *cuminum cyminum* de L.; enfin l'anis (ἄνησσον) est le *pimpinella anisum* de L. (Cf. Dierbach, *op. cit.*, et Dioscoride, *Mat. med.*, à ces divers mots. Cf. aussi Ermerins, p. 153 et suiv.)

18. Cette dernière phrase, suivant Galien (*Comm.* II, t. 16, p. 545), signifie que dans le cas où il convient de commencer par le *suc de ptisane*, il faut préalablement recourir à la saignée, aux lavements ou aux suppositoires, comme Hippocrate l'a ordonné pour les malades que l'on met tout d'abord à l'usage de la *ptisane* entière; d'où il suit que cette phrase devrait se trouver immédiatement avant le passage que j'ai mis entre crochets, et non pas après ce passage, qui me semble déplacé, et qu'il est difficile de rattacher à ce qui pré-

cède.— Pour peu qu'on lise avec attention le traité *Du régime*, on trouvera que la suite du raisonnement est assez souvent interrompue par des réflexions, par des narrations incidentes, dont il n'est même pas toujours possible d'expliquer logiquement la présence ; d'où il résulte que si, à l'aide d'une réflexion soutenue, on peut saisir l'ensemble de ce raisonnement, il n'est cependant pas toujours facile d'en rattacher les diverses parties les unes aux autres. C'est sans doute ce qui a fait plusieurs fois avouer à Galien qu'Hippocrate exprime ses idées avec désordre. Toutefois, il cherche à atténuer ce reproche en disant : « Il n'est pas possible qu'Hippocrate, dans ce seul livre, ait dit toutes choses convenablement, et ait enseigné une doctrine parfaitement ordonnée, d'autant plus qu'il en était l'inventeur. Mais à celui qui a étudié ces choses exposées de travers et en désordre (διεστραμμένως τε καὶ ἀτάκτως), et qui a consacré toute sa vie à l'étude de l'enseignement qui ressort des faits, il ne sera pas impossible d'introduire la clarté et l'ordre dans celui d'Hippocrate. » (*Comm.* II, t. 36, p. 583.) Galien termine cette dernière réflexion, qui s'applique évidemment à lui, en renvoyant à son traité *De la méthode thérapeutique*, où il a traité avec soin et d'une manière lucide tous les points particuliers qui n'ont été qu'indiqués avec peu d'ordre par Hippocrate.

19. Εἰ τοίνυν οὗτος ὁ παρὰ τὸ ἔθος μονοσιτήσας, ὅλην τὴν ἡμέρην κενεαγγήσας, δειπνήσειεν ὁκόσον εἴθιστο εἰκὸς αὐτόν, εἰ τότε ἀνάριστος ἐὼν ἐπόνεε καὶ ἠῤῥώστει, δειπνήσας δὲ τότε βαρὺς ἦν πουλὺ μᾶλλον βαρύνεσθαι· εἰ δέ γε ἐπὶ πλείω χρόνον κενεαγγήσας ἐξαπίνης μεταδειπνήσειεν, ἔτι μᾶλλον ἂν βαρύνοιτο. — Tel est pour ce passage, qui a beaucoup embarrassé les traducteurs, le texte fourni par les manuscrits, et par Galien dans son *Commentaire* et dans son traité *Des habitudes* (voy. *Œuvres médicales et philosophiques de Galien*, t. II, p. 97, note 1). M. Littré (t. II, p. 290, note 24 ; p. 291, notes 32, 38 ; p. 292, note 1), ne trouvant point de sens au texte vulgaire et croyant pouvoir s'autoriser du *Commentaire* même de Galien, a introduit des changements considérables ; d'abord il déplace δειπνήσας δὲ τότε βαρὺς ἦν, qu'il met entre εἴθιστο et εἰκὸς αὐτόν, puis il change εἰ τότε en εἰ ὅτι, enfin il ajoute tout un membre de phrase (δειπνήσειε πλείω ἢ ὁκόσον εἴθιστο entre ἠῤῥώστει et πουλὺ μᾶλλον), lequel tient ainsi la place de δ. δε τότε β. ἦν, transporté plus haut. Il traduit : « Puisque ceux qui ont omis leur déjeuner ordinaire, et ainsi, passé toute une journée sans manger, éprouvent, s'ils dînent autant que de coutume, de la pesanteur après avoir dîné, naturellement ils éprouveront bien plus de pesanteur, si se sentant mal à l'aise et faibles à cause de l'omission de leur déjeuner, ils dînent plus que de coutume, etc. » Mais après les avoir adoptés dans ma première édition, je crois maintenant que ces changements considérables, qui ont, du reste, été défendus avec une grande habileté par M. Littré, ne sont pas nécessaires, et qu'on peut très-bien se rendre compte du texte vulgaire en le traduisant à peu près littéralement comme j'ai essayé de le faire.— Voyons d'abord quelle est la suite du raisonnement d'Hippocrate : En premier lieu, quand on est habitué à deux repas et qu'on en omet un, celui du milieu du jour, il y a d'abord toutes sortes d'accidents qui tiennent à la vacuité des vaisseaux ; puis si on s'avise de manger le soir, même en petite quantité, on éprouve une autre série d'accidents;

en second lieu, et à plus forte raison, si après avoir omis son repas du milieu du jour on s'avise de manger autant qu'à l'ordinaire, les accidents qui suivent l'ingestion des aliments seront encore plus intenses. — Or c'est là précisément ce que dit, sans aucun changement, le texte en litige; c'est aussi ce que dit le *Commentaire* de Galien, quoiqu'il change un peu les termes mêmes de l'exemple : « Voici, dit Galien, ce qu'Hippocrate entend : Si celui qui, ayant omis son repas habituel du matin, puis ayant fait son repas du soir moins copieux que d'habitude, éprouve des pesanteurs pendant la nuit, celui qui fera son repas du soir plus copieux que d'habitude éprouvera bien plus de pesanteur. » Ce changement par Galien des termes dont se sert Hippocrate, n'implique pas un autre texte que celui que nous avons; il montre seulement que le commentateur a voulu rendre l'exemple plus concluant en le faisant trancher davantage sur le premier. Il est vrai qu'il faut un peu prêter à la lettre, et pour ainsi dire interpréter en traduisant; c'est donc dans la traduction qu'il faut introduire certains membres de phrase, comme je l'ai fait entre deux crochets; quant au texte il n'y faut, suivant moi, rien changer; il est réellement très-suffisant; tous les manuscrits sont d'accord, le *Commentaire* de Galien ne commande aucun changement nécessaire; or, l'une des règles les plus importantes de la critique c'est de respecter un texte toutes les fois qu'on peut s'en rendre compte, lors même qu'il présente certaines obscurités. — Voy. aussi le § 18 de l'*Appendice au Régime dans les maladies aiguës.*

20. Περὶ τὰς φύσιας ἡμῶν καὶ τὰς ἕξιας. — « Dans Hippocrate, le mot *nature* (φύσις) signifie beaucoup de choses : ici il marque évidemment la *crase* (κρᾶσιν, mélange des humeurs, tempérament); ἕξις veut dire la constitution (κατασκευή) des parties, constitution qui fait que la bile se porte abondamment vers les voies supérieures ou vers les inférieures, et qui fait que les viscères sont en équilibre ou pendants. En effet, quand l'estomac est grand par nature, il établit l'équilibre des autres viscères, lors même que le ventre est vide; quand il est petit, s'il est plein, il affermit les viscères; s'il est vide, il les laisse s'affaisser : d'où il semble aux malades que leurs entrailles pendent; de même pour la bile, quand elle flotte dans les parties supérieures, cela tient à la structure particulière du conduit qui la verse du foie dans le duodénum : il arrive, en effet, que chez certains individus une ramification de ce conduit se porte à l'estomac; chez le plus grand nombre la bile se porte tout entière par en bas. » (Gal., *Comm.* II, t. 31, p. 570.)

21. M. Littré traduit : « Mais considérez combien, etc. » Ma traduction, commandée par le contexte, me semble marquer l'opposition qui existe dans la pensée de l'auteur entre cette phrase et la précédente, opposition qui me semble disparaître dans la version de M. Littré. — J'ai, du reste, suivi le *Comm.* de Galien (t. 34, p. 576).

22. Μάζα. — Le sens de ce mot varie un peu suivant les auteurs. Toutefois, il paraît désigner plus particulièrement une espèce de gâteau fait avec de la farine d'orge délayée, soit dans de l'oxymel, soit dans de l'oxycrat, soit dans du mélicrat, soit dans de l'eau, suivant Érotien (*Gloss.*, au mot μάζα, p. 248);

soit avec du lait, soit avec une autre liqueur, suivant Athénée (lib. XIV, p. 663[b]); soit enfin avec de l'eau et de l'huile (Hesychius, *voce*). — Cf. Hipp. *Du rég. en trois livres*, II, 40, t. VI, p. 536 et 538; Ermerins, p. 169 et suiv.; Foës, *OEcon.*, aux mots μάζα, μάζα ἄτριπτος et μάζιον. — Voy. aussi Oribase, I, XII, et note, p. 565.

23. Ce membre de phrase, qui commence par : « Quelle pesanteur, » manque dans le texte vulgaire. M. Littré l'a restitué d'après trois manuscrits de la bibliothèque impériale et deux autres collationnés par Dietz. Il existe dans le texte qui accompagne le Commentaire de Galien (t. 34, p. 574), ce que M. Littré n'a pas noté. — Il me serait difficile de trouver dans ce commentaire une allusion positive à ce passage, qui manquait peut-être dans les exemplaires que Galien avait sous les yeux.

24. Le cycéon (κυκεών) était une préparation faite ordinairement avec du vin, de la farine d'orge grillée, du miel, de l'eau et du fromage (cf. Littré, t. II, p. 305; Ermerins, p. 176, et Foës, *OEcon.*, au mot κυκεών). Suivant Érotien (*Gloss.*, p. 206), le cycéon est une boisson dans laquelle on délaye de la farine d'orge.—Du reste, on peut voir, en recourant à l'*Economie* de Foës, que le mot cycéon désigne chez les auteurs hippocratiques et chez les médecins grecs et latins, des préparations très-variables, mais dont la farine d'orge paraît toujours faire la base. — Voy. Oribase, IV, I, t. I, p. 616, note de la p. 261, l. 5.

25. Tout ce passage, qui commence par : *Au reste* (p. 500, ligne dern.), a été très-heureusement restitué par M. Littré (t. II, note 21, p. 324; et note 14, p. 326). J'ai suivi son interprétation, tout en m'écartant un peu de la succession des phrases dans son texte.

26. Ce passage est fort embarrassant. M. Littré a discuté avec beaucoup de sagacité les divers sens qu'il présente, soit en admettant le texte vulgaire, soit en se conformant à celui du manuscrit 2253, dont la supériorité est déjà connue du lecteur, et par le *Cod. med.* de Foës. J'ai adopté ce dernier texte comme donnant la leçon la plus simple, le plus en rapport avec la comparaison qu'Hippocrate a commencée entre le vin et le mélicrat. Du reste, elle souriait à M. Littré, qui, conservant néanmoins le texte vulgaire, traduit de la manière suivante d'après l'interprétation de Galien : « Il (le mélicrat) calme la toux, possédant une vertu détersive, il est vrai, mais qui, étant peu active, laisse le crachat s'épaissir plus qu'il ne convient. »

27. « Il semble que du temps d'Hippocrate les bains n'étaient pas encore disposés dans les maisons particulières; car il dit que dans peu de maisons on trouvait les ustensiles nécessaires et le nombre de serviteurs convenable; quand il ajoute qu'il faut une chambre à l'abri de la fumée, une grande quantité d'eau et le reste, cela prouve que l'on chauffait encore, dans les maisons particulières, l'eau dans des bassines, et qu'on la versait dans les baignoires. » (Gal., *Comm.* III, t. 40, p. 706.) Cette dernière observation de Galien porte à croire, comme le remarque M. Littré (t. II, p. 212), que de son temps, à

Rome, on ne faisait pas chauffer l'eau pour les bains dans les maisons, mais qu'on la portait toute chaude des établissements publics.

28. « On ne doit pas faire de frictions détersives à un malade, à moins qu'il n'en ait besoin pour motif de propreté ou pour cause de *prurit*, car le malade doit être baigné sans fatigue et sans éprouver aucune incommodité. Les frictions détersives se font soit avec des médicaments irritants, soit avec des substances desséchantes, dont l'action est précisément contraire à la vertu ou à l'usage du bain. Si donc le malade doit y être soumis pour les raisons indiquées plus haut, il faut que l'action de la substance servant à la friction soit tempérée par de l'eau ou de l'huile. » (Gal., *Comm.* III, t. 41, p. 707.)

29. « Ceci, dit Galien, est également applicable aux bains qu'on prend dans les établissements publics et à ceux qu'on prend dans sa maison; c'est ce que l'on met aussi maintenant en pratique dans les camps quand on veut baigner quelqu'un et que la localité ne renferme pas de bains publics. La baignoire ne doit être ni trop élevée ni trop étroite. » Gal., *Comm.* III, t. 42, p. 709.)

30. Galien nous apprend (p. 711) que les médecins de son temps avaient l'habitude de prescrire des ablutions après le bain, pour que le malade ne passât pas subitement d'une température chaude à une température froide en l'exposant à l'air immédiatement après un bain chaud. « En effet, ajoute-t-il, les pores étant ouverts et les fibres relâchées par le bain chaud, il convient de resserrer les uns et de raffermir les autres par le repos et les affusions d'eau tiède, pour fortifier le corps et empêcher qu'il ne lui arrive quelque dommage par l'impression de l'air froid. C'est dans cette intention que ceux qui se portent bien se jettent dans l'eau froide après un bain chaud, transition trop brusque pour les malades. Pour régler la température et la quantité de cette eau, il faut prendre en considération d'abord la diathèse du corps, ensuite la nature particulière du malade, son âge, la saison, le pays, enfin l'état atmosphérique. Ceux qui font préparer de l'eau tiède à trois degrés de température ont grandement raison : ainsi, le malade est successivement soumis à des affusions d'une eau d'abord tout à fait tiède, puis d'une autre qui l'est moins, puis enfin d'une eau presque froide. Hippocrate en se servant du mot πολὺ κέρασμα a voulu marquer et la quantité d'eau tiède, et peut-être les diverses espèces de cette eau, car πολύ signifie aussi beaucoup d'espèces (πολυειδές). »

31. « Les médecins de notre époque, dit Galien (*Comm.* III, t. 46, p. 703), ne se servent ni d'éponges, ni de brosses pour essuyer les malades après le bain ; mais ils les enveloppent dans un linge. Quelques-uns même les mettent dans des couvertures épaisses pour les faire suer, mais il n'est pas toujours nécessaire de faire suer abondamment les malades ; car souvent ce n'est pas pour produire une évacuation dans le corps, mais, au contraire, pour le remplir d'humidité, parce qu'il est trop sec, qu'on fait baigner un malade. Ces

derniers ne doivent pas suer avant que d'entrer au bain, et ils doivent être promptement essuyés quand ils en sortent. » Galien (t. 48, p. 716) préfère le linge aux éponges pour essuyer la tête, à moins qu'on ne s'en serve immédiatement après les affusions d'eau tiède. — Si, du reste, on veut avoir de plus longs renseignements sur l'histoire médicale et archéologique des bains chez les anciens, on les trouvera dans Oribase (*Collect. med.*, X, I à VII; XXXVII à XL et les notes correspond., t. II, p. 856, 865 suiv. et 898). Ces divers chapitres sont empruntés à Galien, à Antyllus, à Hérodote, à Agathinus (Pour le texte voy. t. II, p. 369 à 403, 461 à 470). On pourra consulter aussi Aëtius (*Tetr.* I, *serm.* 3, p. 146 et suiv.); Paul d'Égine (I, 61 et suiv., éd. d'Est., p. 359 et p. 7 *recto*, éd. grecque de 1528). Galien, dans ses divers ouvrages sur l'hygiène et les médicaments, a beaucoup écrit sur les bains, et a fourni de nombreux passages aux auteurs que je viens de mentionner. Choulant, dans sa *Bibl. med. hist.*, p. 158, et Rosenbaum, dans ses *Additamenta*, p. 53, ont donné la liste des ouvrages relatifs à l'histoire des bains chez les anciens et les modernes. On pourra recourir aussi à la *Collectio de Balneis*, publiée à Venise, en 1553, in-fol.

32. Cette dernière phrase est altérée soit dans les textes vulgaires, soit dans les manuscrits. Elle est restée incomprise jusqu'à M. Littré, qui l'a très-heureusement restituée (cf. t. II, p. 373 et suiv.). J'ai suivi son texte et son interprétation.

APHORISMES.

INTRODUCTION.

C'est, sans contredit, aux *Aphorismes* qu'Hippocrate doit sa grande popularité ; ce livre est entre toutes les mains ; il est dans toutes les bibliothèques, non-seulement des médecins, mais encore des gens du monde ; beaucoup de personnes ne connaissent même le chef de l'école de Cos que par les *Aphorismes*, et réduisent toutes ses productions à cet ouvrage. Du reste, comme le remarque très-bien Gruner (*Censura*, p. 43), Hippocrate s'est acquis tant de gloire par la rédaction de ce livre, qu'il suffirait, en l'absence de tous les autres, pour assurer à son auteur une immortelle renommée. Toutes les formules d'éloges ont été épuisées pour les *Aphorismes*, et nul écrit de l'antiquité n'a peut-être été autant exalté ; nul n'a plus occupé les savants, et n'a donné lieu, toute proportion gardée, à des travaux plus nombreux et plus variés, à de plus laborieuses recherches, à des commentaires plus étendus, à des éditions et traductions plus multipliées [1].

C'est en commentant un aphorisme qu'un auteur ancien (Cf. Dietz, *Schol. in Aph.*, p. 465, note 2), disait : *Nous savons qu'Hippocrate ne s'est jamais trompé !* Étienne d'Athènes, dans la préface de ses *Scholies* sur les *Aphorismes* (éd. de Dietz, p. 238), dit : « Cet ouvrage est très-utile à ceux dont les études sont perfectionnées et à ceux dont elles ne le sont pas encore ; à ceux qui ont commencé tard à apprendre la médecine ; à ceux qui fréquentent les écoles ; à ceux qui

[1] On peut voir dans Ackermann, dans Pierer et dans Haller (*Hist. lit.*, p. LXIV à XCIV ; — *De scriptis Hipp.*, p. CLIII à CLXXXI ; — *Bibl. med.*, t. I, p. 40 à 59) la liste effrayante des manuscrits, éditions, traductions anciennes et modernes en toutes langues, en prose et en vers, des commentaires généraux ou partiels, enfin des dissertations de toute nature.

sont obligés de voyager et de parcourir les villes ; à ceux qui ont des dispositions naturelles et à ceux qui n'en ont pas ; à ceux qui ont la conception facile, et à ceux qui l'ont plus lente. Il est utile à ceux qui sont perfectionnés dans la médecine et à ceux qui ont des dispositions naturelles, parce qu'il leur rappelle ce qu'il y a de principal dans ce qu'ils ont appris avec plus de détails ; il l'est également à ceux qui ne sont pas perfectionnés et à ceux qui sont obligés de voyager, parce qu'il leur présente en résumé ce qui est dit plus longuement dans d'autres ouvrages. » Galien avant Étienne avait fait les mêmes éloges du genre aphoristique en général, et des *Aphorismes* en particulier, qui sont un modèle de ce genre (*Comm.* I, *in Prorrh.*, t. 4). Commentant le texte suivant de l'*Appendice* au traité du *Régime* : « Vous saignerez dans les maladies aiguës, si le mal vous paraît intense, si les malades sont dans la vigueur de l'âge, et s'ils ont de la force, » Galien dit : « Ce texte est digne d'Hippocrate, et je suis étonné qu'il ne l'ait pas reproduit dans les *Aphorismes*, car dans cette courte sentence il y a une grande portée comme dans chaque aphorisme. » Suidas (*Lexicon in voc.* Ἱπποκράτης) a renchéri sur tous ces éloges, en disant *que les Aphorismes dépassent l'étendue de l'esprit humain !*

A côté de ces jugements anciens je place celui d'un homme dont le goût littéraire, dont l'érudition variée et facile sont connus et appréciés de tout le monde, de M. Pariset enfin. « Quelle autre main, dit-il (*Dédicace* de sa trad. des *Aph.*), que celle d'Hippocrate eût été digne d'écrire le livre des *Aphorismes?* Non que ce livre soit absolument parfait, l'ordre y manque dans quelques parties ; on y rencontre des répétitions inutiles et des propositions erronées; mais, pris dans son ensemble, est-il en médecine un ouvrage où brille plus d'originalité, de finesse, de vérité, de profondeur? Quel autre livre ouvre d'un mot à la pensée un horizon plus vaste et plus éclairé? Le propre de ce grand homme est de féconder l'entendement de ses lecteurs; il leur communique quelque chose de sa force; il semble leur attacher des ailes pour les élever jusqu'à lui. Mille écrivains, du reste, ont été frappés dans Hippocrate de ce style nerveux, concis, pittoresque, qui donne la vie aux objets les plus inanimés. »

On sait d'ailleurs que les *Aphorismes* ont longtemps servi de textes aux leçons des professeurs, que les étudiants d'autrefois les apprenaient avec soin, et que ceux de nos jours ont encore, pour la plupart, conservé la louable coutume d'en placer quelques-uns à la suite de leur thèse pour le doctorat.

Suivant Étienne (éd. de Dietz, p. 239), Soranus avait divisé les *Aphorismes* en trois sections, Rufus en quatre, et Galien en sept; je dirai plus loin ce que sont la septième et la huitième sections. Ackermann (*Hist. liter. Hipp.*, p. LXI, éd. de K.) remarque avec raison que Galien a bien adopté ce partage en sept sections, mais qu'il ne paraît pas en être le premier auteur, car il n'eût pas manqué de le dire et de s'en faire honneur[1]; lorsqu'il cite d'anciens textes des *Aphorismes*, il le fait comme si cette division était admise depuis longtemps. Ackermann regarde en conséquence la division de Soranus et de Rufus non comme antérieure, mais comme parallèle à celle que Galien a suivie. M. Littré (t. I, p. 105) a aussi remarqué que : « malgré les divisions et les coupures différentes, les *Aphorismes* se sont toujours suivis dans le même ordre : Marinus, ajoute-t-il, en fournit une preuve. Dans la septième section, au lieu de : *dans les brûlures considérables les convulsions ou le tétanos est fâcheux*, Marinus lisait : *dans les blessures considérables*, ajoutant que l'aphorisme suivant justifiait cette leçon [Gal. *Comm. in Aph.*, VII, 13]. En effet, l'aphorisme suivant est relatif aux blessures, et il a conservé la place qu'il avait du temps de Marinus et de Galien. Or, Marinus est antérieur d'une cinquantaine d'années au médecin de Pergame, qui a laissé les *Aphorismes* dans l'ordre où ils étaient avant lui. »

Ces réflexions sur les diverses coupures qu'on a fait subir aux *Aphorismes* m'amènent tout naturellement à dire quelques mots des nombreuses tentatives qui ont été faites pour les ranger suivant un ordre systématique. Ces tentatives doivent être jugées en elles-mêmes et appréciées dans leur exécution. Considérées en elles-mêmes, elles

[1] Je remarque aussi que dans son ouvrage *De libris propriis* (cap. VI, p. 35, t. XIX) Galien se contente de dire qu'il a encore fait sept Commentaires sur les *Aphorismes.* Il est également évident, d'après les Commentaires de Galien, que la distinction de chaque aphorisme est fort ancienne.

n'ont d'autre résultat que de faire disparaître entièrement cette antique physionomie, ce caractère original qui donnent aux *Aphorismes* une grande partie de leur valeur, et qui en font un monument précieux pour l'histoire de l'école de Cos; elles n'aboutissent qu'à faire perdre de vue le système prognostique qui a présidé à la rédaction de cette espèce de *compendium* de la médecine et de la chirurgie des Asclépiades. D'ailleurs ces tentatives ne paraissent pas s'appuyer sur un principe solide. En effet, quel but peut-on se proposer avec ces éditions prétendues méthodiques? Je ne suppose pas que l'on veuille, de nos jours surtout, faire, avec les *Aphorismes* classés d'après les règles de la nosologie actuelle, un livre pratique devant servir à former les étudiants et à guider les praticiens, en leur fournissant des notions précises sur tel ou tel point d'étiologie, de diététique ou de pathologie médico-chirurgicale. D'ailleurs, que de lacunes dans ce prétendu *Vade-mecum!* Combien de nos divisions modernes auxquelles rien ne répond dans les *Aphorismes!* Et dès lors quel mauvais service rendre à Hippocrate que de le montrer si incomplet! Assurément il vaut beaucoup mieux, dans l'intérêt de l'histoire, laisser à l'ouvrage qui passe pour un chef-d'œuvre cet ensemble imposant qui captive l'esprit et qui donne une grande idée de l'auteur. On pourra peut être trouver quelques motifs spécieux dans le désir de présenter la somme des connaissances d'Hippocrate sur un point donné, et de faciliter ainsi les recherches faites dans cette direction; mais il me semble qu'on pourrait obtenir à moins de frais et avec moins d'inconvénients ce résultat, à l'aide d'une bonne table analytique par ordre de matières; on aurait ainsi l'ouvrage original et une classification plus ou moins en harmonie avec les connaissances de notre époque. Du reste, ces éditions ne dispensent point des éditions vulgaires, car, malgré le soin que les auteurs prennent ordinairement de marquer la section et le rang de l'aphorisme, malgré les tables de concordance que quelques-uns ont placées à la fin de leur volume, il est très-difficile et très-long d'y retrouver une citation faite d'après les éditions ordinaires. — Il est encore une considération qui fortifie mon opinion sur les éditions systématiques, c'est que, dans le livre des *Aphorismes*, beaucoup de sentences se tiennent, se prêtent un mutuel appui, s'expliquent l'une par l'autre, sentences que l'on est souvent obligé de séparer pour les faire rentrer dans les divisions qu'on a tracées d'avance, et qui, ainsi isolées, se comprennent à peine, ou perdent toute la valeur et l'importance qu'elles ont dans leur ordre primitif. Ceci est surtout très-évident si, dans ces classements, on essaye de substituer le texte grec aux traductions. Galien et les autres commentateurs anciens ont, du reste, très-bien compris la relation qui existe entre un grand nombre de sentences, et ils n'ont pas manqué de s'en servir pour leur interprétation.

Après avoir apprécié en elle-même l'idée d'un classement des *Aphorismes*, j'ai voulu juger par les tentatives déjà faites et par ma propre expérience les résultats auxquels on pouvait arriver à l'aide de ce classement; j'ai donc étudié avec un soin particulier quelques-unes de ces éditions systématiques, mais surtout les deux dernières, celles de MM. Dezeimeris, Quénot et Wahu, comme représentant le mieux notre nosologie actuelle; frappé bientôt des irrégularités qu'elles présentent, du vague des divisions qui y sont admises, je me suis moi-même mis à l'œuvre, et après de nombreux essais, après avoir exploré les *Aphorismes* dans tous les sens, après avoir tenté vingt classifications, je me suis convaincu, ce dont j'étais à peu près persuadé d'avance, que la faute n'était pas du côté des éditeurs, mais tenait à la nature même du livre. En effet, dans les *Aphorismes*, véritable résumé de la médecine prognostique de l'école de Cos, la pathologie est envisagée d'une manière toute synthétique, qui diffère absolument de notre méthode descriptive, née de la prépondérance que le diagnostic local a pris de nos jours, et qui consiste, d'une part, à isoler les unités morbides, et de l'autre à étudier pour chacune d'elles les causes, les symptômes, la marche, la terminaison, le diagnostic, les variétés, la thérapeutique, enfin l'anatomie pathologique. Dans les *Aphorismes*, aû contraire, on ne rencontre (à part les sentences relatives à la diététique et à la thérapeutique générale), on ne rencontre, dis-je, que des propositions prognostiques. Dans les unes on trouve l'interprétation des signes qui se montrent dans un état pathologique déterminé; dans les autres les signes sont étudiés en eux-mêmes, et indépendamment des maladies. Souvent aussi dans un même aphorisme sont réunis plusieurs maladies et plusieurs signes, en sorte qu'il faut séparer ce qui est uni, comme il faut aussi souvent réunir ce qui est séparé. Je remarque encore qu'un certain nombre d'aphorismes ne trouvent point de place régulière dans aucune des divisions que l'on peut admettre et que d'autres doivent être à la fois classés dans plusieurs catégories. Enfin, et c'est à mon avis la plus grande preuve de l'inutilité de ces classements, on ne peut raisonnablement admettre que des divisions très-vagues, dans lesquelles on fait figurer une foule de sentences disparates, et dont quelques-unes rentrent à peine sous le titre auquel on les rapporte; en sorte qu'on n'apprend véritablement rien de plus au lecteur que ce qu'il peut apprendre lui-même en parcourant les sentences, telles qu'il les trouve dans leur ordre primitif. Il y a plus, c'est qu'on ne peut même pas, dans ce cas, se passer d'une table analytique, comme l'a bien senti M. Dezeimeris lui-même. Si l'on voulait éviter cette banalité des divisions, on tomberait infailliblement dans l'excès opposé, et il faudrait admettre presque autant de cases qu'il y a d'aphorismes. Je n'ai pas besoin de rapporter ici des exemples particuliers de tous ces inconvénients, que je signale d'une manière générale; j'en pourrais fournir un grand nombre, car j'ai assez appris par moi-même à les connaître[1].

En résumé, la tentative d'une édition systématique des *Aphorismes* me paraît une idée malheureuse, et son exécution me semble très-difficile, pour ne pas dire impossible; toutefois, la donnée étant admise et appliquée, s'il fallait me prononcer sur le mérite relatif de l'une ou de l'autre de ces nombreuses éditions[2], je n'hésiterais pas à me décider en faveur de celle que M. Dezeimeris a publiée en 1841. L'auteur a su échapper, autant qu'il était en son pouvoir,

[1] Voici du reste le sentiment de M. Lallemand sur ce point : « Il y aurait un avantage incontestable à grouper les aphorismes par ordre de matière, mais on peut obtenir les mêmes résultats à l'aide d'une table alphabétique; et le plus important est d'être sûr de s'entendre, de pouvoir trouver promptement le texte indiqué dans une citation. Or, cela serait impossible aujourd'hui, si chaque traducteur ou commentateur avait adopté une classification particulière. » (Trad. des *Aph.*, p. VIII.)

[2] J'en compte plus de trente dans Ackermann; j'ajoute : Dezeimeris, *Résumé de la médecine hippocratique*, ou *Aphorismes d'Hippocrate, classés dans un ordre systématique*, Paris, 1841, in-32; Quénot et Wahu, avec ce titre singulier, ambitieux et inexact : *Aphorismes d'Hippocrate*, comprenant *le Serment*, *les Maximes d'hygiène et de pathologie*, *les Pronostics*, *la Diététique*, *la Thérapeutique et la Gynécologie;* tirés des documents de la Bibliothèque du Roi (!); in-18. Paris, 1843.

et dans la nature de son sujet, aux difficultés que je signalais tout à l'heure.

Ire Section. Je me suis longuement arrêté, dans la première note, sur le premier aphorisme, qui est dans toutes les mémoires et sur toutes les lèvres, qui devrait être gravé en lettres d'or sur le fronton des écoles, et mis en tête de tous les traités de médecine. — Dans le deuxième, Hippocrate établit d'abord que, dans les maladies, les évacuations artificielles doivent être réglées sur les évacuations naturelles. Les médecins anciens perdent rarement de vue ce point capital que les œuvres de la médecine doivent se régler sur les opérations de la nature, et que les procédés curatifs de la première doivent être souvent une imitation des procédés curatifs de la seconde. Cette considération est féconde en applications pratiques, et elle est malheureusement trop négligée de nos jours. —Le troisième aphorisme est en quelque sorte le point de départ, le principe de tous ceux qui suivent sur le régime des malades. — L'aphorisme douzième est remarquable : il résume les indications générales qui doivent servir à régler le régime ; il se lie intimement à ceux qui le précèdent, et l'en séparer comme on le fait dans les éditions systématiques, c'est assurément lui faire perdre toute sa valeur et laisser les autres propositions incomplètes. —Cette première section se termine par quelques propositions sur la thérapeutique. On devra la lire en même temps que le traité *Du régime dans les maladies aiguës*, dont elle semble un résumé ; elle se distingue des autres par l'enchaînement rigoureux qu'un certain nombre de propositions ont entre elles, et par la clarté, la précision et la beauté du style. On peut la regarder comme un travail achevé.

La IIe section est surtout consacrée au prognostic; toutes les propositions y ont une grande généralité, et sont pour la plupart indépendantes les unes des autres. On y remarque aussi un certain nombre de sentences sur la thérapeutique générale et spéciale, sur la diététique, sur les crises; enfin, dans le trente-huitième aphorisme on retrouve cette grande loi de l'habitude, si fortement établie dans le traité *Du régime dans les maladies aiguës.*

La IIIe section est tout entière consacrée à l'appréciation des saisons et des différents âges, considérés comme causes déterminantes ou modificatrices des maladies. Une grande partie de cette section doit, pour être bien comprise, être lue comparativement avec le traité *Des airs, des eaux et des lieux*, dont elle paraît extraite en grande partie.

On peut partager la IVe section en deux séries bien distinctes : la première, qui s'étend jusqu'à la vingtième sentence inclusivement, comprend une suite de propositions sur l'emploi des évacuations artificielles par le haut ou par le bas[1]. — La seconde partie est consacrée à l'exposition et à l'interprétation des signes dans un certain nombre de maladies déterminées et notamment dans les fièvres. M. Littré (t. IV, p. 400-401) fait remarquer une identité de doctrine et d'observation entre l'aphorisme 27 et les livres chirurgicaux d'Hippocrate. Comme il est rare de trouver des traces de diagnostic dans les écrits hippocratiques, on remarquera les sentences trente-huitième et la trente-neuvième, toutes vagues qu'elles sont. Les derniers aphorismes de cette section traitent de la valeur prognostique des urines en général, et en particulier dans leurs rapports avec les maladies des voies urinaires. Cette section se rattache plus directement que les autres au *Pronostic*.

Ve Section. Elle peut être divisée en trois séries. La première doit être regardée comme la continuation de la seconde partie de la IVe section; ainsi que cette dernière, elle roule sur les signes prognostiques propres à chaque maladie en particulier. — Dans la seconde série, l'auteur étudie les effets du froid et du chaud sur l'organisme en général, et comme moyen thérapeutique dans diverses maladies, notamment dans les affections chirurgicales, et plus particulièrement dans les plaies. M. Magendie, dans ses leçons au Collége de France, a entrepris une suite de curieuses expériences sur les effets physiologiques de la chaleur et du froid, effets jusqu'alors peu connus ou mal étudiés. Malheureusement ces expériences, qui ont conduit à des résultats tout à fait inattendus et en désaccord avec certaines lois physiologiques admises généralement, mais *a priori*, n'ont

[1] On consultera avec fruit sur la médecine purgative et sur les médicaments purgatifs dans la Collection hippocratique, la dissertation suivante : *De Hippocratis methodo alvum purgandi;* par C. O. Seidenschnur ; Lipsiæ, 1843, in-4, 58 pp.

pas été poussées jusqu'au bout, et les leçons elles-mêmes n'ont pas été publiées[1].

La troisième partie est, à quelques aphorismes près, consacrée tout entière à la gynécologie, ou étude des maladies propres aux femmes à l'état de vacuité ou de gestation.

Pour peu qu'on ait fait attention aux divisions que j'ai signalées, et aux divers groupes que présente chaque section, on demeurera convaincu qu'un plan a été primitivement suivi pour la coordination des *Aphorismes*, plan assurément très-imparfait et qui n'a aucune analogie avec celui que nous nous tracerions aujourd'hui, mais qui représente fidèlement un antique système médical et qui, par conséquent, doit être respecté.

VIe Section. Les sentences renfermées dans cette section sont très-variées : elles ont toutes rapport à l'interprétation des signes particuliers dans un très-grand nombre de maladies. La chirurgie y domine plus que dans les autres sections.

Le début de la VIIe section est tout à fait remarquable. Les vingt-quatre premières sentences contiennent l'exposition et l'appréciation des épiphénomènes, des complications dans les maladies et de la succession des maladies elles-mêmes les unes aux autres. Il en est de même des dernières sentences. Les aphorismes intermédiaires sont encore consacrés au prognostic. Cette section présente un très-grand nombre de répétitions des aphorismes appartenant aux autres sections, surtout à la IVe et à la VIe. — Dans son commentaire sur la quatre-vingt-unième (vulg. 83e) sentence, Galien dit : « Cet aphorisme est le dernier dans la plupart des exemplaires ; dans certains, il s'en trouve encore quelques-uns. Parmi ces aphorismes, les uns sont la reproduction d'aphorismes légitimes, les autres sont plus courts, les autres un peu plus développés, d'où j'ai conclu qu'il n'était pas nécessaire de les admettre. »

Ce sont précisément ces aphorismes, au nombre de six, qui forment le commencement de notre VIIIe section, que beaucoup d'éditeurs ont omise en totalité ou en partie comme fausse et tout à fait apocryphe. Mais personne, avant M. Littré, n'a eu des données certai-

[1] Les hydropathes ont aussi présenté sur ce point quelques considérations utiles.

nes sur cette VIIIe section. Ce critique a établi d'une manière positive qu'elle est composée de deux parties : l'une contenant les aphorismes que Galien signale, mais qu'il n'a pas voulu commenter, et qui sont, comme je l'ai dit, les aphorismes 82 à 88[1] ; l'autre est constituée par des fragments empruntés au traité *Des semaines*, traité sur lequel il y a eu plusieurs témoignages anciens, mais dont on ne connaissait plus que le nom avant que M. Littré l'ait exhumé d'une vieille traduction latine[2] où il était enfoui. Cette précieuse découverte a jeté un jour tout nouveau sur la VIIIe section des *Aphorismes* et sur l'opuscule des *Jours critiques*, qui est aussi tout entier formé aux dépens du traité *Des semaines*. D'un autre côté, c'est grâce à l'existence de ces deux morceaux qu'on doit de posséder un spécimen assez étendu du texte grec original de ce traité *Des semaines*, dont il ne reste plus qu'une traduction latine barbare. Suivant M. Littré, « Le livre *Des semaines* est un traité des fièvres fondé sur deux opinions qui ont la prétention de tout expliquer, à savoir que les choses naturelles sont réglées par le nombre sept, et que le principe vital est composé du chaud et du froid élémentaires, dont les variations constituent les affections fébriles. Ce traité est du même auteur que le livre des *Chairs*, et probablement aussi que le livre du *Cœur*. » (*Introd.*, t. I, p. 409.) Nous apprenons par Galien (voir plus loin, p. 533, l. 6, et *Aph.* II, 34, note 19, p, 580-1), et par le huitième aphorisme de la VIIIe section (reproduit en partie dans l'opuscule *Des jours critiques*), que l'auteur professait sur la conformité des maladies avec les saisons une doctrine contraire à celle d'Hippocrate. (Voy., pour le traité *Des semaines*, ma *Notice sur la vie et les écrits d'Hippocrate.*)

La démonstration de l'origine de la VIIIe section est un fait mis

[1] Bosquillon, dans son édition grecque-latine de 1784, t. II, p. 131, et dans la traduction française, p. 201, remarque que la VIIIe section manque dans les manuscrits les plus anciens, et qu'il ne l'a retrouvée que dans ceux du XVe siècle ; en second lieu, qu'à partir du n° 7 (*Aph.* 88), les derniers aphorismes de cette section ne sont donnés que dans un manuscrit (le ms. 2146 du XVIe siècle. Ils se trouvent aussi dans 446 supplém.). Aussi M. Littré pense avec raison que les aphorismes tirés du traité *Des semaines* ont été ajoutés à une époque très-récente. — Foës dit également dans ses *notes* que les derniers aphorismes ne se trouvaient pas dans les bons manuscrits.

[2] J'ai découvert à la bibliothèque ambroisienne de Milan un autre texte de cette traduction, texte infiniment préférable à celui du manuscrit de Paris. M. Littré compte le reproduire dans son IXe volume.

désormais par M. Littré à l'abri de toute contestation; il n'en est pas de même pour la VIIe : M. Littré (*Introduction aux Aphorismes*, t. IV, p. 438 et suiv.) a touché ce point difficile; mais j'ai quelque peine à admettre ses conclusions : d'abord il semble croire qu'outre les répétitions littérales qui se trouvent dans la VIIe section, il y en a aussi un assez grand nombre dans les autres sections; mais déjà, sur ce premier fait, je ne puis partager son avis. Je n'ai pas trouvé de répétitions littérales d'une section à une autre dans les six premières[1]; encore ces répétitions sont-elles commandées par l'ordre des matières; c'est ainsi que l'aph. 20 de la Ire section se retrouve, et tout naturellement, dans la IIe, où il forme l'aph. 29; mais il y a dans la rédaction quelques différences commandées par les deux places qu'occupe ce même aphorisme; autres exemples: les aph. IV, 3, et V, 29, sont identiques avec I, 25 et IV, 1 ; mais ce ne sont pas là, à proprement parler, des répétitions, puisqu'elles sont nécessitées, en quelque sorte, par le sujet même : ainsi, dans la IVe section, l'aph. 1 figure à un titre, et dans la Ve (aph. 29) à un autre; car c'est comme se rattachant, dans le premier cas, à la théorie des purgatifs, et, dans le second, à l'exposition des maladies des femmes. — Notez aussi que c'est surtout dans la IVe et la VIe sect. que se retrouvent les aph. de la VIIe.

De ces répétitions, qu'il semble regarder comme plus nombreuses qu'elles ne sont en réalité, M. Littré conclut : 1° qu'elles ne peuvent être le fait d'un interpolateur étranger, dont on aurait reconnu trop facilement la maladresse ; 2° qu'elles sont du fait même d'Hippocrate, qui aura transporté d'un lieu à un autre certaines sentences qu'il aura oublié d'effacer dans la place qu'elles occupaient primitivement; 3° que le livre a été publié après sa mort, car il ne l'eût pas livré lui-même avec de telles négligences ; 4° enfin, et comme conséquence nécessaire, que les *Aphorismes* sont postérieurs à tous les autres écrits d'Hippocrate; qu'ils l'ont occupé toute sa vie, et qu'il est mort avant d'y avoir mis la dernière main. Prises chacune en elle-même,

[1] On remarquera trois répétitions, mais non pas littérales, dans l'intérieur même des sections: I, 2 = I, 25 ; II, 8 = II, 31 et 32 ; IV, 28 = VI, 60 ; répétitions assez mal justifiées, et qui accusent ou un travail inachevé, ou une rédaction négligée.—Il faut noter encore deux propositions générales de la IIe sect. (*Aph.* 9 et 37), qui deviennent des propositions particulières dans la IVe (*Aph.* 13 et 16).

ces diverses propositions me paraissent fort problématiques ; mais si on cherche à les faire prévaloir en se fondant sur l'existence de nombreuses répétitions d'une section à une autre, elles perdent presque tout appui, ainsi que je crois l'avoir établi plus haut. En réalité, il n'y a qu'un certain nombre de sentences de la seconde moitié de la VIIe section qui se retrouvent textuellement dans les autres sections. A ce fait singulier et inexplicable, ce me semble, dans le système de M. Littré, vient s'en ajouter un autre non moins considérable : la VIIe section se distingue notablement des six autres. D'abord elle est presque tout entière consacrée à l'étude des *Épiphénomènes;* en second lieu, les propositions étrangères à ce sujet, et autres que celles qui ont été reproduites dans les six premières sections, sont plutôt relatives à des faits particuliers ou à des faits exceptionnels, qu'à des considérations prognostiques générales.

Ces deux circonstances me portent à penser que nous avons dans la VIIe section, non pas une partie intégrante des *Aphorismes*, mais bien un recueil de notes dans lequel Hippocrate a puisé pour la rédaction des *Aphorismes;* ou bien ce recueil aura été annexé au livre lui-même par les premiers éditeurs des écrits hippocratiques, ou peut-être se trouvait-il déjà à cette place même dans les *papiers* d'Hippocrate. Peut-être aussi n'est-ce qu'un fragment de notes plus étendues, comme la VIIIe section n'est, en grande partie, qu'un extrait du traité *Des semaines*. Toutefois, la VIIe section, en tant que faisant partie des *Aphorismes*, date d'une époque beaucoup plus reculée que la VIIIe, dont une petite portion seulement existait déjà du temps de Galien, et dont la fin paraît avoir été ajoutée depuis lui.

En résumé, la VIIe section ne me paraît pas avoir, avec le livre des *Aphorismes*, des relations autres que celles qu'on peut trouver entre ce même livre et le traité *Des humeurs* ou certaines parties des *Épidémies*, et en particulier des livres réputés apocryphes. C'est, je l'avoue, la seule explication plausible que je puisse trouver à l'existence de la VIIe section ; on ne peut guère, en effet, supposer que toutes les sentences répétées dans cette VIIe section sont autant d'interpolations ; car elles ne sont ni justifiées, ni expliquées par l'ensemble même des sujets traités dans cette section, dont elles troublent souvent l'ordre général ; or, il est naturellement plus facile d'expliquer le désordre dans un recueil de notes que dans un travail fait à dessein.

Voici donc comment je comprends la composition des *Aphorismes :* on doit d'abord les diviser en deux grands groupes, dont l'un contient les six premières sections, et l'autre les deux dernières. Le premier groupe est un travail original, un résumé systématique, et quelquefois un extrait des ouvrages suivants : *Pronostic*, *Épidémies*, *Régime dans les maladies aiguës*, *Airs, eaux et lieux* ; *Livres chirurgicaux*, mais en moins forte proportion. A cette liste il faut encore ajouter le traité *Des humeurs*, les *Coaques*, les traités *Des maladies*, *Des lieux dans l'homme*, *Des affections*, etc. ; il ne me paraît guère douteux que les sentences qui se trouvent à la fois dans les *Humeurs* et dans les *Aphorismes* n'aient passé du premier traité dans le second ; mais c'est, à mon avis, par le procédé contraire que des passages parallèles se trouvent à la fois dans les *Coaques* et dans les *Aphorismes*. C'est ce qui ressort, je crois, de ma *Dissertation sur les livres hippocratiques, rédigés sous forme de sentence*. Dans les *Aphorismes*, l'idée systématique se retrouve à la fois dans l'expression de la doctrine et dans l'ordre des matières ; dans les *Coaques*, elle n'apparaît que dans l'ordre des matières ; en un mot, les *Aphorismes* sont un *résumé*, et les *Coaques* une *compilation* assez bien ordonnée.

Le second groupe doit être à son tour subdivisé ; on mettra d'un côté la VIIe section tout entière, sur l'origine de laquelle je viens de m'expliquer, et, d'une autre, les sentences qui forment la VIIIe section, c'est-à-dire la section certainement apocryphe, et que M. Littré a démontré appartenir au traité *Des semaines*. Ce sont, pour ainsi parler, deux annexes des *Aphorismes :* le premier a servi à la rédaction primitive, et s'y trouve, depuis une haute antiquité, réuni par suite de circonstances inconnues ; le second est un démembrement d'un traité que nous possédons, démembrement dont il est tout à fait impossible d'expliquer la présence parmi les *Aphorismes*.

Les témoignages sur les *Aphorismes* remontent à une époque très-reculée, jusqu'à Dioclès de Caryste, médecin fameux, que l'on a appelé le *second Hippocrate*, et qui paraît avoir vécu peu de temps après le chef de l'école de Cos. Voici ce que dit M. Littré sur le témoignage de Dioclès au sujet des *Aphorismes :* « Par sa date et par ses connaissances spéciales, Dioclès est un des témoins les plus essentiels pour l'histoire des livres hippocratiques ; il a vécu à une époque où il a pu connaître parfaitement les hommes et les choses. Or, Dioclès, combattant un aphorisme [II, 34] dans lequel Hippocrate dit qu'une maladie est d'autant moins grave que la saison y est plus conforme, nomme le médecin de Cos par son nom. » Ce passage nous a été conservé par Étienne (éd. de Dietz, p. 326), et la citation de ce commentateur est confirmée par une autre de Galien, qui, dans son Commentaire sur le même aphorisme, dit : « La doctrine contraire est soutenue par Dioclès et par l'auteur du traité *Des semaines.* » Nous sommes donc assurés, par un témoin presque contemporain, que les *Aphorismes* sont bien d'Hippocrate, ou du moins qu'ils lui ont été attribués dès la plus haute antiquité.

Bacchius, contemporain de Philinus qui avait été *auditeur* d'Hérophile, Héraclide de Tarente et Zeuxis, tous deux empiriques, furent, au dire de Galien[1], les premiers qui commentèrent les *Aphorismes.* Le même critique nous apprend aussi[2], que Glaucias regardait le traité *Des humeurs* comme appartenant à un Hippocrate autre que le grand Hippocrate auteur des *Aphorismes.*

Après les critiques de l'école d'Alexandrie, nous trouvons Asclépiade qui vivait à Rome vers l'an 60 avant J.-C., sous Crassus et Pompée, et qui avait composé sur les *Aphorismes* un commentaire, dont Érotien (*Gloss.*, p. 300) et Cœlius Aurélianus (*Morb. acut.*, III, 2) citent le second livre. Thessalus de Tralles fournit un témoignage d'un autre genre ; il avait composé un ouvrage pour réfuter les *Aphorismes.* Galien traite fort mal Thessalus, et il prétend qu'il aurait dû apprendre avant de critiquer[3].

Érotien, que l'on peut, en quelque sorte, regarder comme l'anneau qui rattache la chaîne des témoignages anciens à celle des témoignages comparativement plus modernes, place les *Aphorismes* à côté des *Épidémies* dans les *Mélanges* (*Gloss.*, p. 22). Après Érotien vient

[1] *Comm. in Aph.* VII, texte 70, p. 186, t. XVIII.
[2] *Comm.* I, in lib. de *Hum. in proœm.*, p. 1, t. XVI. Cf. aussi Littré, t. I, p. 89.
[3] *Gal. adv. Julianum*, § 1, p. 247 et suiv., t. XVIII.

Sabinus qui avait commenté les *Aphorismes*, ainsi que cela ressort indirectement d'un passage où Galien dit[1] que Julien, au commencement de son commentaire, s'était beaucoup plus occupé des explications de Sabinus que du texte de son auteur. D'ailleurs, Étienne, p. 239, dit que Sabinus reconnaissait les *Aphorismes* comme légitimes. Si Soranus (d'Éphèse?) et Rufus n'ont pas commenté cet ouvrage, ils s'en sont du moins occupés, car on a vu plus haut qu'ils l'avaient divisé d'une manière particulière. Il est encore vraisemblable, d'après *deux* passages de Galien[2], que Marinus avait travaillé sur les *Aphorismes*. Quintus avait aussi fait un commentaire qui a été rédigé par son disciple Lycus de Macédoine[3]. Ce Lycus avait également composé pour son propre compte un commentaire contre les *Aphorismes*. Galien, comme on doit bien le penser, juge Lycus très-défavorablement (voy. note de l'*Aph.* I, 14). Dans son premier commentaire sur le traité *Des humeurs* (texte 24, p. 198, t. XVI), il dit: « Qui pourrait supporter l'impudence de Lycus, l'ignorance d'Artemidore, le bavardage et les discours insensés de beaucoup d'autres! »

Galien cite encore Numésianus et Dionysius comme ayant commenté les *Aphorismes;* il estime particulièrement Numésianus[4].

Le Pseudo-Oribase (p. 8, éd. de 1535) nous apprend aussi que Pélops, disciple de Numésianus, et maître de Galien, avait donné une traduction très-littérale des *Aphorismes*. Enfin, le dernier commentateur qui soit connu avant Galien, c'est Julien qui avait écrit un ouvrage en quarante-huit livres contre les *Aphorismes*. Le médecin de Pergame a écrit une réfutation du deuxième livre.

Paul Manuel, en tête de son édition grecque des *Aphorismes* (Venise, 1542), Ackermann (*Lib. cit.*, p. LX et suiv.), et Gruner (*Cens.*, p. 44 et suiv.), ont recueilli avec soin les divers textes où Galien exprime son sentiment sur les *Aphorismes;* il me suffira d'en rapporter quelques-uns.

[1] *Adv. Julianum*, § 3, p. 255, t. XVIII. Cf. aussi Littré, t. I, p. 103.

[2] *Comm in Aph.* VI, texte 13 et 54, p. 113 et 163.

[3] *Comm. in Aph.* III, *in proœm.*, t. XVII, p. 562. Cf. aussi Littré, t. I, p. 105 et 106.

[4] *Comm. in Aph.* IV, texte 69, p. 751 et V, 44, p. 837, t. XVII; *Comm. I, in lib De hum.*, t. 24, p. 197, t. XVI.

Dans son traité *De la dyspnée* (III, 1), Galien dit que les *Aphorismes* sont accordés avec raison à *Hippocrate*. Dans son traité *Des crises*, il regarde les *Aphorismes* comme un véritable *Compendium*, ou abrégé des matières traitées plus au long dans les autres traités du médecin de Cos[1]; il pense qu'ils ont été rédigés après les *Épidémies;* il les regarde comme l'œuvre de la vieillesse d'Hippocrate, comme le dernier legs d'une expérience consommée. Ce livre contient, en effet, sur la nature, les signes, l'issue et les causes des maladies, sur le régime et sur la thérapeutique des propositions qui sont dictées par un grand praticien; on y retrouve de nombreux passages qui sont évidemment l'abrégé d'autres passages des traités du *Pronostic*, *du Régime dans les maladies aiguës*, *des Airs*, *des Eaux et des Lieux*, *des Épidémies*, et des livres chirurgicaux.

Galien reproduit souvent cette idée que les *Aphorismes* sont un *Compendium* de la médecine d'Hippocrate. Ainsi, il dit (*Comm.* I, *in Progn.*, t. 4) qu'ils contiennent en abrégé les signes prognostiques de ce qui arrive en nous par suite de l'influence de l'air, qu'ils présentent les notions principales sur les maladies épidémiques (*Comm.* III, *in Progn.*); qu'Hippocrate y donne un *epitome* des âges, des saisons dans leurs rapports avec les maladies; des constitutions épidémiques, des signes à tirer des urines et des prognostics à porter dans les maladies des femmes.

Toutefois, Galien avait bien reconnu que plusieurs sentences avaient été interpolées, que ce traité avait beaucoup souffert, surtout vers la fin; il le dit positivement dans la préface de son Commentaire sur l'*Appendice* du traité *Du régime dans les maladies aiguës*. (Voir mon *Introduction* à ce traité, p. 483-4.) Ailleurs (*Comm. in Aph.* VI, 24), il déclare qu'il aurait mieux valu effacer les aphorismes apocryphes que de les laisser subsister. J'ai, du reste, eu soin dans mes notes de signaler tous les aphorismes qu'il regarde comme suspects, déplacés ou inutilement répétés, surtout pour la VIIe section.

Je ne m'arrêterai pas longtemps maintenant sur les critiques qui

[1] C'était aussi le sentiment d'Étienne (p. 239) qui compare les *Aphorismes* au traité de Galien, intitulé *l'Art médical* (Ἡ τέχνη ἰατρική), ouvrage qui a joui dans le moyen âge d'une immense réputation.

sont venus après Galien. Domnus et Attalion, personnages tout à fait inconnus, sont mentionnés comme commentateurs des *Aphorismes* par le Pseudo-Oribase (p. 8); Théophile (p. 457 et 501), rapporte deux passages sur les *Aphorismes*, de Philagrius, qu'il appelle médecin *périodente* (voir note 5 de la *Loi*). Après Philagrius vient Gésius (*Schol. in Hipp.*, p. 343); après Gésius, Asclépius (p. 458), qui s'était imposé la tâche d'expliquer Hippocrate par lui-même, et qui est sans doute le même personnage qu'Etienne appelle *le nouveau commentateur*. Enfin, Damascius, Théophile et Étienne eux-mêmes ont fait des Commentaires, dont le texte grec a été publié pour la première fois par Dietz. Ces commentaires ne sont en général qu'un abrégé clair et précis de ceux de Galien. Celui d'Étienne est plus original, il contient des explications utiles et des renseignements précieux. Je termine cette Introduction en traduisant un passage de sa préface :

« Rufus, Sabinus, Soranus, Pélops et Galien témoignent de l'authenticité des *Aphorismes;* et cet écrit est regardé comme si légitime, que les commentateurs s'en servent comme d'une règle pour déterminer si les autres livres sont authentiques ou apocryphes. Du reste, la forme de l'exposition, la profondeur des choses qui y sont contenues, l'élégance de la phrase, prouvent assez que cet ouvrage est digne du grand génie d'Hippocrate. »

APHORISMES [1].

SECTION PREMIERE.

1. La vie est courte, l'art est long, l'occasion est prompte à s'échapper, l'empirisme est dangereux, le raisonnement est difficile. Il faut non-seulement faire soi-même ce qui convient, mais encore être secondé par le malade, par ceux qui l'assistent et par les choses extérieures (1). (*Epid.* I, 5, *fine*; VI, 2, 24; *Lieux dans l'homme*, 44.)

2. Dans les perturbations du ventre et dans les vomissements qui arrivent spontanément, si les matières qui doivent être purgées sont purgées, c'est avantageux et les malades les supportent facilement; sinon, c'est le contraire (*Aph.* I, 25; *Epid.* VI, 4, 10). De même pour une déplétion vasculaire [artificielle], si elle est telle qu'elle doit être, elle est avantageuse et les malades la supportent facilement; sinon, c'est le contraire. Considérez le pays, la saison, l'âge et les maladies dans lesquelles il faut ou non [recourir à] une déplétion (2).

3. Chez les athlètes, un état de santé porté à l'extrême est dangereux (3); car il ne peut demeurer au même point; et, puisqu'il ne peut ni rester stationnaire, ni arriver encore à une amélioration, il ne lui reste plus qu'à se détériorer. C'est donc pour cela qu'il faut se hâter de faire tomber cette exubérance de santé, afin que le corps puisse recommencer à se nourrir; il ne faut cependant pas pousser l'affaissement à l'extrême, car ce serait dangereux, mais le porter à un degré tel que la nature de l'individu puisse y résister. De même [et d'une manière générale], les déplétions poussées à l'excès sont dangereuses, et à leur tour les réplétions poussées à l'extrême sont dangereuses (4) (*Rég. salut.*, 7, *med.*).

4. Le régime exigu et rigoureusement observé est dangereux toujours dans les maladies de long cours, et parmi les maladies aiguës, dans celles où il ne convient pas; en effet, le régime poussé à la dernière exiguïté est fâcheux; et à son tour la réplétion poussée à l'extrême, est fâcheuse (5).

[1] ΑΦΟΡΙΣΜΟΙ. — APHORISMI. (*Vulg.*) SENTENTIÆ DEFINITÆ. (*nonnulli.*)

5. Les malades soumis à un régime exigu, y font [nécessairement] des infractions ; par conséquent, ils en éprouvent plus de dommage ; car toute infraction est alors plus grave que si elle était commise dans un régime un peu plus substantiel. Par la même raison, un régime très-exigu, parfaitement réglé et rigoureusement observé, est dangereux même pour les personnes en santé, attendu qu'on supporte les écarts plus difficilement. Ainsi donc, un régime exigu et sévère est en général plus dangereux qu'un régime un peu plus abondant (6) ;

6. mais dans les maladies extrêmes, les moyens thérapeutiques employés avec une extrême exactitude, sont très-puissants (7).

7. Quand la maladie est très-aiguë, et que les phénomènes morbides (8) arrivent immédiatement à un point extrême, il est nécessaire de prescrire [dès le début] un régime extrêmement exigu ; mais quand il n'en est pas ainsi, et qu'en conséquence il est permis de donner des aliments plus abondants, on s'écartera d'autant plus [de la sévérité du régime] que la maladie sera plus éloignée, par la modération de ses symptômes, de l'extrême acuité (9).

8. Quand la maladie est à sa période d'état, il est nécessaire de prescrire un régime très-sévère.

9. Mais il faut savoir calculer si [les forces] du malade suffiront avec ce régime pour [passer] la période d'état de la maladie, et prévoir si le malade cédera le premier ne pouvant suffire avec ce régime, ou si la maladie cédera la première et s'affaiblira.

10. Dans les maladies qui arrivent promptement à leur période d'état, il faut, dès le début, prescrire un régime exigu ; dans celles qui y arrivent plus tard, il faut, à cette époque et un peu auparavant, diminuer le régime ; mais antérieurement, on nourrira plus abondamment, afin que les forces du malade puissent suffire ;

11. mais dans les paroxysmes il faut supprimer les aliments, car en donner alors serait nuisible. Dans toutes les maladies où les paroxysmes reviennent au milieu d'une période, il faut supprimer les aliments pendant les paroxysmes (Cf. I, 19).

12. Les maladies elles-mêmes, les saisons de l'année, la comparaison réciproque des périodes dans les maladies, soit qu'elles arrivent tous les jours, tous les deux jours, ou à de plus longs intervalles, font connaître la marche des paroxysmes et la constitution [de la maladie]. Il faut encore avoir égard aux *épiphénomènes* (10) : par exemple, chez les pleurétiques, si les crachats arrivent dès le début,

ils abrégent le cours de la maladie; mais s'ils se font longtemps attendre, ils la prolongent (*Coaq.* 385). Les urines, les selles et les sueurs indiquent aussi, en tant qu'épiphénomènes, si les maladies se jugeront facilement ou difficilement; si elles seront longues ou de courte durée. (Voy. *Épid.* II, I, 6.)

13. Ce sont les vieillards qui supportent le mieux l'abstinence; viennent ensuite les personnes dans l'âge mûr; les jeunes gens la supportent très-mal; les enfants moins que tous les autres, surtout ceux d'entre eux qui sont très-vifs (11).

14. C'est dans l'âge de croissance qu'on a le plus de chaleur innée; c'est donc à cet âge que la nourriture doit être le plus abondante; autrement le corps se consume; chez les vieillards, au contraire, il y a peu de chaleur innée, voilà pourquoi ils n'ont besoin que de peu de combustible (12), car une trop grande quantité l'éteindrait; c'est aussi pour cela que les fièvres ne sont pas aussi aiguës chez les vieillards que chez les jeunes gens], car leur corps est froid (13) (*Nat. de l'homme*, 12).

15. En hiver et au printemps les cavités sont naturellement très-chaudes, et le sommeil est très-prolongé; il faut donc, pendant ces deux saisons, donner une nourriture plus abondante, car la chaleur innée est alors plus abondante, il faut donc donner une plus grande quantité de nourriture; les enfants et les athlètes en sont la preuve (14).

16. Le régime humide convient à tous les fébricitants, mais surtout aux enfants et à ceux qui sont habitués à user d'un semblable régime.

17. Il faut savoir aussi quels sont ceux à qui il convient de donner des aliments en une seule ou en deux fois, en plus ou moins grande quantité et par fractions. On doit avoir quelque égard pour les habitudes, la saison, le pays et l'âge.

18. C'est en été et en automne que les aliments sont supportés le plus difficilement; en hiver ils le sont facilement; vient ensuite l'été (15).

19. Quand les paroxysmes arrivent au milieu de périodes, il ne faut ni accorder d'aliments si le malade en demande, ni le forcer [systématiquement] à en prendre [au moment du paroxysme], mais retirer ceux qu'on a permis avant la crise (16). (Cf. I, 11; *Humeurs*, 6, *init.*)

20. Quand les maladies se jugent, ou qu'elles sont complétement

jugées, ne mettez rien en mouvement, ne sollicitez rien de nouveau à l'aide de purgatifs ou d'autres irritants, mais laissez en repos. (*Aph.* II, 29; *Humeurs*, 6, *init.*)

21. Les matières qui doivent être poussées, poussez-les là où elles se portent le plus, [si toutefois] elles suivent une voie convenable. (*Humeurs*, 6, *init.*) (17).

22. Purgez, mettez en mouvement les matières cuites, mais non celles qui sont crues; [ne purgez pas] non plus au début des maladies, à moins qu'il n'y ait orgasme (18); mais le plus souvent il n'y a pas orgasme. (*Humeurs*, 6, *init.*)

23. N'appréciez pas les matières évacuées par leur quantité; mais considérez si celles qui doivent être évacuées [l'ont été] et si le malade supporte facilement [ces évacuations]. Lorsqu'il faut les pousser jusqu'à *lipothymie*, faites-le, si les forces du malade y suffisent (19). (*Humeurs*, 6, *init.*)

24. Dans les maladies aiguës, il faut rarement purger au début, et ne le faire [si cela est nécessaire] qu'après avoir bien jugé de toutes les circonstances. (Voy. *Humeurs*, 6, *fine*).

25. Si les matières qui doivent être purgées sont purgées, cela est avantageux, et les malades le supportent bien, sinon c'est le contraire (20). (*Aph.* I, 2; IV, 3.)

SECTION II.

1. La maladie dans laquelle le sommeil cause quelque dommage (1) est mortelle; mais si le sommeil procure de l'amélioration, elle n'est pas mortelle. (Cf. *Epid.* VI, 8, 5.)

2. Quand le sommeil apaise le délire, c'est un bon signe (2).

3. Le sommeil et l'insomnie prolongés l'un et l'autre outre mesure, sont de mauvais signes. (*Aph.* VII, 73.)

4. Ni la satiété, ni la faim, ni quelque autre chose que ce soit ne sont bonnes, si elles dépassent les limites naturelles.

5. Les lassitudes (3) spontanées présagent les maladies.

6. Chez ceux qui ont quelque partie du corps attaquée d'une maladie douloureuse, et qui le plus habituellement ne ressentent pas leurs douleurs, l'esprit est malade (4).

7. Il faut réparer lentement les corps qui ont mis longtemps à dépérir, et vite ceux qui ont dépéri en peu de temps.

8. Au sortir d'une maladie, manger [avec appétit] sans prendre

le forces, est une preuve qu'on use de trop de nourriture; mais si la même chose arrive (c'est-à-dire, *si on ne prend point de forces*), parce qu'on ne mange pas, [faute d'appétit], sachez qu'une évacuation est nécessaire (5). (*Aph.* II, 31, 32; IV, 41.)

9. Quand on veut purger les corps, il faut rendre les voies faciles et les humeurs coulantes (6). (Voy. *Aph.* VII, 72; cf. IV, 13.)

10. Plus vous nourrirez un corps rempli d'impuretés, plus vous lui nuirez.

11. Il est plus facile de réparer [les forces] avec des boissons [alimentaires] qu'avec des aliments solides.

12. Dans les maladies, ce qui reste [des humeurs nuisibles] est une source habituelle de récidive (7). (*Épid.* II, 1, 11 et 3, 8; IV, 38; VI, 2, 7 et 3, 21.)

13. Quand la crise arrive, la nuit qui précède le paroxysme est laborieuse; celle qui suit est ordinairement plus calme (8). (*Épid.* VI, 2, 10.)

14. Dans les flux de ventre, les changements dans les excréments sont avantageux, à moins qu'ils ne se fassent en mal.

15. Quand le pharynx est malade et quand des boutons apparaissent sur le corps, il faut examiner les excrétions, car si elles sont bilieuses, le corps participe à la maladie [et il ne faut pas donner d'aliments]. Si elles ressemblent à celles des gens en santé, [le corps n'est pas malade et] on peut en sûreté nourrir le corps (9).

16. Quand il y a privation d'aliments (10), il ne faut pas de fatigues. (Voy. *Rég. dans les malad. aiguës*, § 12, *fine.*)

17. Quand on a ingéré plus d'aliments qu'il ne convient naturellement, cela cause une maladie ; la guérison le prouve.

18. Quand les aliments sont assimilés tout à la fois et en peu de temps, le résidu en est aussi promptement éliminé (11).

19. Dans les maladies aiguës, les pronostics de guérison ou de mort ne sont pas toujours (12) infaillibles.

20. Ceux qui ont les cavités humides quand ils sont jeunes, les ont sèches quand ils vieillissent. Ceux, au contraire, dont les cavités sont sèches quand ils sont jeunes, les ont humides quand ils vieillissent (13).

21. Le vin pur apaise la faim [canine] (14).

22. Toute maladie qui vient de réplétion, la déplétion la guérit; toute maladie qui vient de déplétion, la réplétion la guérit; et pour les autres, leurs contraires. (Cf. *Epid.* VI, 5, 4; *Lieux dans l'homme*, 42; *Vents*, 2; *Nature de l'homme*, 9.)

23. Les maladies aiguës se jugent en quatorze jours. (*Coaq.* 145.)

24. Le quatrième jour est indicateur du septième ; le huitième est le commencement d'un second septénaire ; le onzième est *théorète* (c'est-à-dire *à considérer*), car il est le quatrième du second septenaire ; le dix-septième est également *théorète*, car il est le quatrième après le quatorzième, et le septième après le onzième (15).

25. Les fièvres quartes d'été sont ordinairement de peu de durée ; celles d'automne sont longues, surtout celles qui se déclarent aux approches de l'hiver.

26. Il vaut mieux que la fièvre vienne à la suite d'un spasme que le spasme à la suite de la fièvre. (*Coaq.* 156, 157, 354 et 356.)

27. Il ne faut pas se fier aux améliorations qui ne sont pas rationnelles, et ne pas non plus trop redouter les accidents fâcheux qui arrivent contre l'ordre naturel ; car le plus souvent ces phénomènes ne sont pas stables [et n'ont pas coutume ni de persister, ni de durer longtemps] (16).

28. Dans les fièvres qui ne sont pas tout à fait légères, il est fâcheux que le corps reste dans son état ordinaire et ne perde rien, ou qu'il maigrisse plus qu'il n'est dans l'ordre naturel. Le premier cas présage la longueur de la maladie, le second indique la débilité.

29. Quand les maladies débutent, si on juge à propos de mettre quelque chose en mouvement, qu'on le fasse ; mais quand elles sont à leur apogée, il vaut mieux laisser en repos. (Voy. *Aph.* I, 20.) ;

30. [car] au commencement et à la fin [des maladies], tout est très-faible ; mais à leur apogée tout est très-fort (17).

31. Au sortir d'une maladie, bien manger sans que le corps profite, est un signe fâcheux. (*Aph.* II, 8 ; *Coaq.* 127.)

32. Ceux qui, entrant dans une convalescence incomplète, commencent par manger avec appétit sans profiter, finissent le plus souvent par perdre l'appétit. Mais ceux qui ont d'abord un défaut très-prononcé d'appétit et le recouvrent ensuite, se tirent mieux d'affaire (18). (Voy. *Aph.* II, 8.)

33. Dans toute maladie, conserver l'intelligence saine et prendre volontiers les aliments qui sont offerts, est un bon signe ; le contraire est mauvais.

34. Dans les maladies, il y a moins de danger pour ceux dont l'affection est surtout conforme à leur nature, à leur âge, à leur constitution, et à la saison, que pour ceux dont la maladie n'est pas en rapport avec quelqu'une de ces choses (19).

35. Dans toutes les maladies, il est avantageux que [les parois de] la région ombilicale et du bas-ventre conservent de l'épaisseur. Il est fâcheux qu'elles soient affaissées et émaciées; ce dernier cas n'est pas favorable pour purger par en bas.

36. Ceux qui ont le corps sain, et ceux qui usent d'une mauvaise nourriture, s'ils sont purgés, perdent bientôt leurs forces sous l'influence des évacuations (20). (Voy. IV, 16.)

37. Il est mauvais de donner des médicaments purgatifs à ceux qui se portent bien (21).

38. La boisson et la nourriture un peu inférieures en qualité, mais plus agréables, doivent être préférées à celles de meilleure qualité, mais qui sont moins agréables.

39. Les vieillards sont en général moins sujets aux maladies que les jeunes gens; mais les maladies chroniques qui leur surviennent ne finissent le plus souvent qu'avec eux.

40. Les enrouements (*bronchites*) et les coryzas n'arrivent pas à coction chez les personnes très-âgées.

41. Ceux qui éprouvent de fréquentes et complètes défaillances, sans cause apparente, meurent subitement.

42. Résoudre une *apoplexie*, quand elle est forte, est impossible; quand elle est faible, ce n'est pas facile.

43. Les pendus, détachés de la potence quand ils ne sont pas encore morts, ne reviennent pas à la vie s'ils ont de l'écume à la bouche (22).

44. Ceux qui sont naturellement très-gros sont plus exposés à mourir subitement que ceux qui sont maigres.

45. Les changements, surtout ceux d'âge, de lieux, d'habitudes de vie, opèrent la guérison des épileptiques quand ils sont jeunes.

46. Deux souffrances survenant en même temps, mais sur des points différents, la plus forte fait taire la plus faible (23).

47. Au moment où le pus va se former, la douleur et la fièvre sont plus intenses qu'après sa formation.

48. Dans tout mouvement du corps, quand on commence à se fatiguer, se reposer immédiatement dissipe la fatigue.

49. Ceux qui sont habitués à supporter des travaux qui leur sont familiers, les supportent plus facilement, quoique débiles ou vieux, que ceux qui n'y sont pas habitués, quoique forts et jeunes.

50. Les habitudes de longue date, quoique mauvaises, sont ordinairement moins nuisibles que les choses inaccoutumées; il faut

donc changer quelquefois [ses habitudes] en des choses inaccoutumées (24).

51. Evacuer ou remplir, échauffer ou refroidir beaucoup et subitement, ou mettre le corps en mouvement de quelque autre manière que ce soit, est dangereux; car tout ce qui est excessif est contraire à la nature; mais ce qui se fait peu à peu n'offre aucun danger [dans les choses accoutumées], et surtout quand on change une chose en une autre.

52. Quand on agit d'une manière rationnelle, et que les résultats ne sont pas ce qu'on avait droit d'attendre, il ne faut pas passer à autre chose, si le motif (c'est-à-dire, l'*indication*) qui faisait agir dans le commencement subsiste.

53. Ceux qui ont les cavités humides quand ils sont jeunes se rétablissent plus facilement d'une maladie que ceux qui les ont sèches; mais dans la vieillesse ils se rétablissent plus difficilement, car le plus souvent leur ventre se sèche en vieillissant.

54. Une taille élevée et noble n'est pas disgracieuse dans la jeunesse, mais dans la vieillesse, elle est incommode et plus désavantageuse qu'une petite (25).

SECTION III.

1. Ce sont surtout les changements de saisons qui engendrent les maladies, et dans les saisons les grandes variations de froid, de chaud, et aussi, par la même raison, des autres qualités (1). (*Des hum.*, 15, *init.*)

2. Parmi les divers naturels, les uns se trouvent bien ou mal de l'été, les autres de l'hiver. (*Humeurs*, 16, *init.*)

3. Les maladies, les unes comparativement aux autres, et aussi les âges, se trouvent bien ou mal de certaines saisons, de certaines régions, de certains régimes (2). (*Des humeurs*, 16, *init.*)

4. Dans les saisons, lorsque pendant la même journée il survient [habituellement] tantôt du froid, tantôt du chaud, il faut s'attendre aux maladies automnales (3). (*Des hum.*, 12, *med.*)

5. Le *notus* (vent du midi) rend l'ouïe obtuse, la vue trouble, la tête pesante, le corps lourd et faible; quand ce vent domine, on éprouve les mêmes accidents dans les maladies (*Hum.*, 14, *init.*) Si le vent est du nord, il y a des toux, des maux de gorge (4), de la sécheresse du ventre, de la dysurie, de l'horripilation (5), des douleurs

de côté et de poitrine; lorsque ce [vent] domine, on doit s'attendre aux mêmes accidents dans les maladies (6). (*Des hum.*, 14, *init.*)

6. Quand l'été est semblable au printemps, attendez-vous à des sueurs abondantes dans les fièvres (7). (*Des hum.*, 13, *med.*)

7. Dans les temps de sécheresse, il survient des fièvres aiguës; et si cette sécheresse persiste pendant une grande partie de l'année, elle produit une constitution telle qu'il faut s'attendre à voir régner de semblables maladies.

8. Dans les saisons bien constituées, où chaque chose arrive en son temps, les maladies marchent régulièrement et se jugent très-bien (*Des hum.*, 13, *init.*); mais dans les saisons mal constituées, les maladies marchent irrégulièrement et se jugent difficilement. (*Epid.* II, 1, 5.)

9. C'est en automne que les maladies sont le plus aiguës et en général le plus meurtrières. (*Épid.* II, 1, 4.) Mais le printemps est la saison la plus salubre et celle où la mortalité est le moins considérable. (*Épid.* II, 1, 5.) (8).

10. L'automne est mauvais pour les *phthisiques*. (*Épid.* VI, 7, 9.)

11. Pour ce qui est des saisons, si l'hiver est sec et boréal, et le printemps pluvieux et austral, il surviendra nécessairement en été des fièvres aiguës, des ophthalmies et des dyssenteries, surtout chez les femmes, et aussi chez les hommes dont la constitution est humide. (*Airs, eaux et lieux*, 10, *init.*)

12. Mais si l'hiver est austral, pluvieux et calme, si au contraire le printemps est sec et boréal, les femmes qui doivent accoucher au printemps, *avortent* pour la moindre cause; celles qui arrivent à terme, mettent au monde des enfants faibles et infirmes qui meurent bientôt ou qui traînent une vie chétive et valétudinaire. Chez les autres individus, il survient des ophthalmies sèches (9) et des dyssenteries; chez les vieillards, des catarrhes qui les enlèvent promptement. (*Airs, eaux et lieux*, 10, *in med.*)

13. Si l'été est sec et boréal et l'automne pluvieux et austral, en hiver il survient des céphalalgies, des toux, des enrouements, des coryzas, et chez quelques-uns des *phthisies*. (*Airs, eaux et lieux*, 10, *in fine.*)

14. [Si l'automne] est boréal et sans pluie, c'est avantageux pour ceux dont la constitution est humide et pour les femmes; mais les autres individus auront des ophthalmies, des fièvres aiguës, des co-

ryzas (10) ; quelques-uns même des *mélancolies*. (*Airs, eaux et lieux*, § 10, *in fine*.)

15. Quant aux constitutions de l'année, en somme les sèches sont plus saines et moins meurtrières que les pluvieuses.

16. Les maladies qui sévissent habituellement dans les constitutions pluvieuses, sont : les fièvres de long cours, les flux de ventre, les pourritures, les épilepsies, les *apoplexies* et les esquinancies. Dans les constitutions sèches, ce sont les phthisies, les ophthalmies (11), les arthrites, les stranguries et les dyssenteries.

17. Quant aux constitutions journalières, les boréales donnent au corps de la densité, du ton, de l'agilité et une bonne couleur ; elles rendent l'ouïe fine et dessèchent le ventre ; mais elles irritent les yeux et augmentent les douleurs de côté s'il en existait préalablement. Les constitutions australes relâchent et humectent le corps, rendent la tête pesante et l'ouïe dure, causent des vertiges, produisent de la faiblesse dans les mouvements des yeux (12) et de tout le corps, et humectent le ventre.

18. Quant aux saisons, c'est au printemps et au commencement de l'été que les enfants et ceux qui se rapprochent de cet âge se trouvent le mieux et jouissent de la meilleure santé ; pendant l'été et le commencement de l'automne, ce sont les vieillards ; pendant le reste de l'automne et pendant l'hiver, ce sont les personnes d'un âge moyen.

19. Toutes les maladies surviennent dans toutes les saisons ; néanmoins certaines maladies naissent ou s'exaspèrent plutôt dans certaines saisons (13).

20. En effet, au printemps : les *manies*, les *mélancolies*, les épilepsies, les flux de sang, les esquinancies, les coryzas, les enrouements, les toux, les lèpres, les lichens, les dartres farineuses, les exanthèmes ulcéreux en grand nombre, les *abcès* et les arthrites.

21. En été, quelques-unes de ces maladies, et de plus : les fièvres continues, les *causus*, les fièvres tierces en grand nombre (14), les vomissements, les diarrhées, les ophthalmies, les douleurs d'oreille, les ulcérations à la bouche, les ulcérations des parties génitales, les *idroa* (15). (*Humeurs*, 14, *init.*)

22. En automne, la plupart des maladies de l'été, et de plus : les fièvres quartes, les fièvres erratiques, les maladies de la rate, les hydropisies; les *phthisies*, les stranguries, les lienteries, les dyssenteries,

les coxalgies, les esquinancies, les asthmes, les *iléus*, les épilepsies, les *manies*, les *mélancolies*.

23. En hiver : les pleurésies, les péripneumonies (16), les coryzas, les enrouements, les toux, les douleurs de poitrine, les douleurs de côté, les maux de reins, les céphalalgies, les vertiges, les *apoplexies*.

24. Voici les maladies particulières aux divers âges : chez les petits enfants et les nouveau-nés, les aphthes, les vomissements, les toux, les insomnies, les frayeurs [pendant le sommeil], les phlegmasies du nombril, les suintements d'oreilles.

25. Chez ceux qui arrivent à l'époque de la dentition : la démangeaison douloureuse des gencives, les fièvres, les spasmes, les diarrhées, surtout chez les enfants qui poussent leurs dents canines, chez ceux qui sont gros et chez ceux qui ont le ventre sec.

26. Chez les individus plus âgés : les maladies des amygdales, les luxations en dedans (c'est-à-dire *en avant*) de la vertèbre du cou (17), les asthmes, les calculs, les vers lombriques, les ascarides, les tumeurs pédiculées, le satyriasis, les abcès scrofuleux et les autres tumeurs, mais surtout celles qui viennent d'être mentionnées.

27. Chez ceux qui sont encore plus âgés et qui approchent de la puberté : la plupart de ces maladies, mais surtout les fièvres chroniques et les flux de sang par le nez.

28. Chez les enfants, la plupart des maladies [de longue durée] se jugent en quarante jours; mais il en est qui se jugent en sept mois, d'autres en sept ans, d'autres enfin qui se prolongent jusqu'à la puberté. Celles qui persistent pendant l'enfance et qui ne se dissipent pas [chez les garçons] à l'époque de la puberté, et chez les filles à la première apparition des menstrues, deviennent habituellement chroniques.

29. Chez les jeunes gens, règnent les crachements de sang, les phthisies, les fièvres aiguës, les épilepsies et les autres maladies (18), mais surtout celles qui viennent d'être mentionnées.

30. Chez ceux qui ont dépassé cet âge : les asthmes, les pleurésies, les péripneumonies, les *léthargus*, les *phrénitis*, les *causus*, les diarrhées chroniques, les *choléra*, les dyssenteries, les lienteries et les hémorroïdes.

31. Chez les vieillards : les dyspnées, les catarrhes avec toux, les stranguries, les dysuries, les douleurs des articulations, les maladies

des reins, les vertiges, les *apoplexies*, les cachexies, les démangeaisons de tout le corps, les insomnies, les flux de ventre, les écoulements des yeux et du nez, les amblyopies, les *glaucoses* (19), les duretés de l'ouïe.

SECTION IV.

1. Administrez un médicament purgatif aux femmes enceintes, s'il y a orgasme, du quatrième au septième mois; faites-le rarement chez celles qui ont dépassé ce terme. Il faut prendre des précautions pour les petits fœtus et pour ceux âgés [de plus de sept mois] (1). (*Aph.* V, 29.)

2. Évacuez avec les médicaments purgatifs les matières dont l'issue spontanée soulage [en pareille circonstance]; mais faites cesser les évacuations qui ont un caractère opposé.

3. Si les matières qui doivent être purgées sont purgées, c'est avantageux et on supporte bien [cette évacuation]; sinon, on la supporte mal (2) (I, 25).

4. En été, il faut surtout purger par en haut, en hiver par en bas (3).

5. Pendant et avant la canicule, les purgatifs sont nuisibles.

6. Purgez par en haut ceux qui sont maigres et qui vomissent facilement, en évitant [de le faire] pendant l'hiver.

7. Purgez par en bas ceux qui vomissent difficilement et qui ont n embonpoint moyen, en évitant [de le faire] en été.

8. Il faut éviter de purger les phthisiques par le haut (4).

9. Purgez largement par en bas les *mélancoliques*. [Dans les autres circonstances], d'après le même raisonnement, faites le contraire [quand le cas l'exige] (5).

10. Dans les maladies très-aiguës, s'il y a orgasme, administrez sur-le-champ un médicament purgatif; car temporiser dans ces circonstances est mauvais.

11. Ceux qui ont des tranchées, des souffrances à la région ombilicale et des douleurs aux lombes qui ne cèdent ni aux médicaments purgatifs, ni à d'autres remèdes, tombent dans l'hydropisie sèche. (*Coaq.* 304).

12. Il est mauvais de purger par en haut en hiver ceux dont les intestins sont affectés de lienterie.

13. Quand on veut donner l'ellébore à ceux qui sont difficilement

purgés par en haut, il faut, avant de l'administrer, humecter (6) le corps par une nourriture plus abondante et par le repos. (*Aph.* II, 9; *Épid.* VI, 5, 15.)

14. Quand on a pris l'ellébore, on doit se livrer plus au mouvement et se laisser aller moins au sommeil et au repos; la navigation (7) prouve en effet que le mouvement trouble le corps.

15. Si vous voulez que l'ellébore agisse davantage, donnez du mouvement au corps; si vous voulez au contraire arrêter son action, laissez dormir et faites éviter les mouvements.

16. L'ellébore est dangereux pour les personnes dont les chairs sont saines, car il provoque des spasmes. (Voy. II, 37.)

17. Chez un sujet qui n'a pas de fièvre (8), du dégoût, du *cardiogme*, de la *scotodinie* (vertiges ténébreux) et de l'amertume à la bouche, indiquent qu'il faut purger par en haut. (*Affect.*, 15.)

18. Les douleurs [qui réclament une purgation], si elles siégent au-dessus du diaphragme, indiquent qu'il faut purger par en haut; si elles siégent au-dessous, qu'il faut purger par en bas (9). (*Affect.*, 16.)

19. Ceux qui pendant l'action des médicaments purgatifs ne sont point altérés, ne cessent pas d'être purgés avant que la soif arrive.

20. Chez ceux qui sont sans fièvre, s'il survient des tranchées, de la pesanteur aux genoux, des douleurs aux lombes, c'est un signe qu'il faut évacuer par en bas. (*Des malad.* II, 40, *med.*)

21. Les déjections noires, semblables à du sang noir, qui viennent [depuis longtemps] spontanément, avec ou sans fièvre, sont très-mauvaises. Plus les couleurs sont mauvaises, plus les selles sont pernicieuses. Quand il en est ainsi par l'effet d'un purgatif, c'est meilleur. Alors, quelque variété de couleurs qu'elles présentent, elles ne sont pas funestes.

22. Toutes les maladies dans lesquelles il y a au début un flux de bile noire par en haut ou par en bas, c'est un signe mortel. (*Coaq.* 68).

23. Ceux qui, épuisés par une maladie aiguë ou chronique, par une plaie, ou par toute autre cause, ont un flux de bile noire ou de matières semblables à du sang noir, meurent le lendemain.

24. Si la dyssenterie tire son origine de la bile noire, c'est un cas mortel.

25. Rendre du sang par en haut, quelque apparence qu'il ait, c'est mauvais; mais par en bas, c'est bon (10).

26. Quand on est pris de dyssenterie, rendre des matières semblables à des lambeaux de chair (11), est un signe de mort.

27. Chez ceux qui dans les fièvres ont d'abondantes hémorragies, de quelque partie que ce soit, le ventre se relâche pendant la convalescence. (*Prorrh.* 133 ; *Coaq.* 153, 332.)

28. La surdité survenant chez ceux qui ont des déjections bilieuses les fait cesser ; et chez ceux qui ont de la surdité, s'il survient des déjections bilieuses, elle la font cesser. (*Aph.* IV, 60 ; *Coaq.* 210, 627.)

29. Dans les fièvres, quand des frissons se manifestent au sixième jour, la crise est difficile. (*Coaq.* 15.)

30. Chez ceux qui ont des paroxysmes, quelle que soit l'heure à laquelle ils ont cessé, si ces paroxysmes reviennent le lendemain à la même heure, la crise est difficile (12).

31. Chez ceux qui éprouvent un sentiment de lassitude dans les fièvres, il se forme des dépôts (13), principalement sur les articulations et près des mâchoires. (*Épid.* VI, 7, 7 ; *Hum.* 7, *init.*)

32. Mais chez ceux qui relèvent d'une maladie, s'il y a quelque partie souffrante (14), c'est là que se forment les dépôts. (*Hum.* 7, *in fine.*)

33. Également, si quelque partie est le siége de souffrances avant la maladie, c'est là que se fixe le mal (15). (*Hum.* 7, *in fine.*)

34. Chez un individu pris de fièvre, s'il survient de la suffocation sans qu'il y ait de tumeur au pharynx, le cas est mortel. (*Coaq.* 277.)

35. Chez un individu pris de fièvre, si le cou se tourne subitement et si la déglutition est très-difficile, sans qu'il y ait de tumeur [au cou] (16), le cas est mortel. (*Aph.* VII, 61 ; *Coaq.* 278.)

36. Chez les fébricitants, les sueurs sont bonnes si elles commencent au troisième, au cinquième, au septième, au neuvième, au onzième, au quatorzième, au dix-septième, au vingt et unième, au vingt-septième, au trente et unième, au trente-quatrième jour, car ces sueurs jugent les maladies. Celles qui n'arrivent pas ainsi présagent des souffrances, la longueur de la maladie et des rechutes (17).

37. Des sueurs froides présagent, dans une fièvre aiguë, la mort ; mais dans une fièvre moins intense, la longueur de la maladie. (*Coaq.*, 562 ; *Des malad.* II, 40.)

38. Le siége de la sueur indique celui de la maladie.

39. Là où se fait sentir la chaleur ou le froid, là est le siége de la maladie.

40. Quand il survient dans tout le corps des changements, soit

qu'il se refroidisse et redevienne ensuite chaud, soit qu'il présente tantôt une couleur, tantôt une autre, c'est une preuve que la maladie sera longue. (*Aph.* VII, 62; *Coaq.* 125.)

41. Des sueurs abondantes arrivant pendant le sommeil, sans quelque cause apparente, indiquent que le corps a usé de trop d'aliments. Mais si cela arrive quand on n'a pas pris de nourriture, c'est une preuve qu'on a besoin d'être évacué (18). (*Aph.* II, 8.)

42. Des sueurs abondantes, froides ou chaudes et continuelles, annoncent, si elles sont froides, une longue maladie; si elles sont chaudes, une maladie de moindre durée. (*Des malad.*, I, 25.)

43. Les fièvres sans intermission (19) et qui redoublent d'intensité de trois en trois jours, sont très-dangereuses; mais si elles ont des intermissions, de quelque façon que ce soit, elles ne présentent point de danger. (*Aph.* VII, 64; *Coaq.* 116, 117.)

44. Chez ceux qui ont des fièvres de long cours, il survient des tumeurs ou des abcès aux articulations (20). (*Aph.* VII, 65; *Coaq.* 118.)

45. Ceux qui, à la suite des fièvres, ont des tumeurs ou des douleurs aux articulations, prennent trop d'aliments. (*Aph.* VII, 66.)

46. Si un frisson revient plusieurs fois dans une fièvre qui n'a pas d'intermissions, chez un malade déjà affaibli, c'est mortel. (*Coaq.* 9.)

47. Dans les fièvres qui n'ont pas d'intermissions, les crachats livides, les sanguinolents, les fétides et les bilieux sont tous mauvais; mais, quand ils sortent bien, c'est avantageux; il en est de même des déjections alvines et des urines. S'il ne se fait par ces voies aucune évacuation convenable, c'est un mauvais signe (21). (*Aph.* VII, 71; *Coaq.* 242.)

48. Dans les fièvres qui n'ont pas d'intermissions, si l'extérieur est froid, l'intérieur brûlant, et s'il y a de la soif, le cas est mortel. (*Aph.* VII, 74; *Coaq.* 115.)

49. Dans une fièvre qui n'a pas d'intermission, si la lèvre, le sourcil, l'œil, la narine se dévient; si le malade, déjà affaibli, ne voit plus, n'entend plus, quel que soit celui de ces signes qui apparaisse, la mort est proche (22). (*Aph.* VII, 75; *Coaq.* 72.)

50. Lorsque, dans une fièvre qui n'a pas d'intermissions, il survient de la dyspnée et du délire, c'est mortel.

51. Dans les fièvres, les *aposthèmes* qui ne se dissipent pas aux premières crises, annoncent la longueur de la maladie.

52. Dans les fièvres ou dans les autres maladies, quand on pleure

avec motif, cela n'a rien d'inquiétant; mais quand on pleure sans motif, c'estun signe plus inquiétant (23). (*Épid.* IV, 46; VI, 1, 13; 8,8.)

53. Lorsque dans une fièvre il se dépose sur les dents une matière gluante, la fièvre devient plus intense. (Cf. *Épid.* IV, 46, *fine.*)

54. Quand une toux sèche [intermittente] et peu irritante se prolonge dans les fièvres *causales*, les malades n'ont pas beaucoup de soif. (*Épid.* VI, 2, 11.)

55. Les fièvres qui viennent à la suite des bubons, sont toutes mauvaises, excepté les fièvres éphémères (24). (*Épid.* II, 3, 5; voy. *Coaq.*, 73.)

56. Chez un fébricitant, quand il survient de la sueur sans que la fièvre s'apaise, c'est mauvais; car la maladie se prolonge, et c'est un signe d'humidité surabondante (25).

57. La fièvre survenant chez un individu en proie à un spasme ou au tétanos, résout la maladie (26). (*Coaq.* 354; *Lieux dans l'hom.* 39.)

58. Chez un individu pris de *causus*, l'invasion d'un frisson en est la solution. (*Coaq.* 135.) (Cf. *Épid.* VI, 2, 9.)

59. La fièvre tierce régulière se juge en sept périodes au plus tard. (*Coaq.* 148.)

60. Chez les fébricitants qui ont de la surdité, une hémorragie du nez ou des perturbations du ventre résolvent la maladie. (*Aph.* IV, 28; *Coaq.* 210; voy. aussi *Coaq.* 627.)

61. Chez un fébricitant, si ce n'est pas dans les jours critiques (27) que la fièvre s'en va, elle a coutume de récidiver. (*Coaq.* 148.)

62. Lorsque dans une fièvre on devient ictérique avant le septième jour, c'est mauvais (*Coaq.* 121, *init.*), [à moins qu'il n'y ait des déjections alvines liquides] (28).

63. Quand le frisson vient chaque jour dans les fièvres, chaque jour aussi elles se résolvent.

64. Lorsque dans les fièvres on devient ictérique le septième, le neuvième, [le onzième], ou le quatorzième jour, c'est un bon signe, quand l'hypocondre droit n'est pas dur; sinon, cela est mauvais (29). (*Coaq.* 118.)

65. Dans les fièvres [aiguës], une chaleur brûlante au ventre et du *cardiogme* sont mauvais.

66. Dans les fièvres aiguës, les spasmes et les fortes douleurs aux viscères [abdominaux] sont mauvais.

67. Dans les fièvres, les frayeurs (30) ou les spasmes pendant le sommeil sont mauvais.

68. Dans les fièvres, la respiration qui s'arrête et se brise, est mauvaise, car elle indique un spasme.

69. Chez les individus qui ne sont pas sans fièvre, des urines d'abord épaisses, grumeuses (31), peu copieuses, devenant ensuite abondantes et plus ténues, soulagent. Cela arrive surtout quand elles déposent dès le commencement de la maladie, ou bientôt après. (*Coaq.* 597.)

70. Chez les fébricitants, des urines troubles et semblables à celle des bêtes de somme (*jumenteuses*) indiquent qu'il y a ou qu'il y aura céphalalgie (32). (*Coaq.* 583, *init.*)

71. Chez ceux dont la maladie doit se juger [pour leur guérison] le septième jour, l'urine présente, au quatrième, un nuage rouge ; et les autres [excrétions critiques] sont comme il convient (33). (*Coaq.* 575, *in fine;* voy. aussi *Coaq.* 149.)

72. Chez tous les malades, les urines à la fois transparentes et blanches (*incolores*) sont funestes : elles s'observent surtout chez les *phrénétiques* (34). (*Coaq.* 579, *in med.*)

73. Chez tous ceux dont les hypocondres météorisés sont parcourus par des borborygmes, s'il survient une douleur aux lombes, le ventre s'humecte, à moins qu'il ne se fasse une éruption de vents ou une abondante évacuation d'urines. Ces choses arrivent dans les fièvres (35). (*Coaq.* 291.)

74. Quand il y a lieu d'attendre un dépôt sur les articulations, un flux d'urines abondantes, très-épaisses et blanches, telles qu'on commence à les rendre le quatrième jour dans certaines fièvres, avec sentiment de lassitude, détourne ce dépôt. Si de plus il survient une hémorragie du nez, la solution arrive aussi très-promptement (36) (*Humeurs*, 20, *in fine; Épid.* VI, 4, 2. Voy. aussi *Aph.* IV, 31.)

75. Rendre avec les urines du sang et du pus, indique l'ulcération des reins ou de la vessie (37).

76. Chez ceux qui rendent avec des urines épaisses de petits morceaux de chair comme des cheveux (38), ces matières sont fournis par les reins. (*De la nat. de l'homme*, 14.)

77. Chez ceux qui rendent avec des urines épaisses des matières furfuracées, il existe une affection psorique de la vessie (39). (*De la nat. de l'homme*, 14.)

78. L'apparition spontanée (40) du sang dans les urines indique

la rupture de quelque petit vaisseau des reins. (*De la nat. de l'homme*, 14).

79. Chez ceux dont les urines déposent des matières sablonneuses, la vessie contient des pierres (41). (*Aff. int.* , 14.)

80. Si les urines contiennent du sang et des grumeaux, s'il y a de la strangurie, et s'il survient des douleurs au périnée, à l'hypogastre et au pubis, c'est un signe que la vessie et ses dépendances (42) sont malades. (VII, 39.)

81. Si on rend avec les urines du sang, du pus, et (43) des matières furfuracées, et si elles ont une odeur fétide, c'est une preuve que la vessie est ulcérée.

82. Quand des abcès se forment dans l'urètre, s'ils suppurent et se rompent, c'est la solution [de l'ischurie] (44). (*Aph.* VII, 57 ; *Coaq.* 473.)

83. D'abondantes évacuations d'urine pendant la nuit annoncent une selle petite.

SECTION V.

1. Un spasme après l'ellébore est mortel. (*Coaq.* 567.)

2. Un spasme survenant à la suite d'une blessure (1) est mortel. (*Coaq.* 355, 506.)

3. A la suite d'un flux de sang (2) abondant, un spasme ou le hoquet sont mauvais. (*Coaq.* 338.)

4. A la suite d'une superpurgation, un spasme ou le hoquet sont mauvais. (*Coaq.* 565.)

5. Si un homme ivre est pris subitement d'aphonie et de spasmes, il meurt, à moins qu'il ne survienne un accès de fièvre ou qu'il ne recouvre la parole en arrivant à l'époque à laquelle les vapeurs du vin se dissipent (3). (*Des mal.* III, 8.)

6. Ceux qui sont pris de tétanos, meurent en quatre jours; s'ils passent ce terme, ils guérissent.

6 *bis*. Une fièvre aiguë survenant chez un individu pris de spasme et de tétanos, résout la maladie (4). (Voy. IV, 57.)

7. Quand l'épilepsie se manifeste avant la puberté, on peut en être délivré; quand elle vient à vingt-cinq ans [et au delà], elle dure [ordinairement] (5) jusqu'à la mort.

8. Les pleurétiques qui ne sont pas purgés (6) en quatorze jours, deviennent empyématiques. (*Coaq.* 396.)

9. La phthisie se déclare surtout depuis l'âge de dix-huit jusqu'à celui de trente-cinq ans. (VII, 88 ; *Coaq.* 439.)

10. Quand l'esquinancie disparaît, elle se porte sur le poumon, et les malades meurent en sept jours ; s'ils passent ce terme, ils deviennent empyématiques (7).

11. Chez ceux qui sont en proie à la phthisie, si les crachats qu'ils rejettent en toussant (8) répandent une odeur fétide quand on les met sur des charbons ardents, et si les cheveux tombent, c'est mortel. (*Coaq.* 434.)

12. Les phthisiques chez lesquels les cheveux tombent, meurent la diarrhée survenant (9). (*Coaq.* 436.)

13. Ceux qui rejettent en crachant (10) du sang écumeux, le rejettent du poumon. (*Coaq.* 433, *init.*)

14. Quand la diarrhée survient chez un individu pris de phthisie, c'est mortel. (*Coaq.* 436.)

15. Si ceux qui deviennent empyématiques à la suite d'une pleurésie, sont purgés en quarante jours à dater de celui où la rupture de l'empyème a eu lieu, ils sont délivrés; sinon, ils tombent dans la phthisie. (*Coaq.* 389, 404.)

16. Le chaud produit les effets suivants sur ceux qui en usent trop souvent: il relâche les chairs, affaiblit les *nerfs*, engourdit l'esprit, provoque des hémorragies et des *lipothymies*; ces accidents vont jusqu'à la mort. (11).

17. Le froid [cause] des spasmes, le tétanos, des lividités (*gangrène?*), des frissons fébriles.

18. Le froid est l'ennemi des os, des dents, des *nerfs*, de l'encéphale, de la moelle épinière; le chaud leur est favorable.

19. Réchauffez les parties refroidies, excepté celles qui sont le siége d'une hémorragie, ou qui vont le devenir (12).

20. Le froid est mordant pour les plaies ; il durcit la peau environnante, produit des douleurs qui arrêtent la suppuration ; cause des taches noires (*gangrène?*), des frissons fébriles, des spasmes et le tétanos.

21. Il arrive cependant quelquefois que dans le tétanos survenu sans plaie chez un jeune homme robuste, au milieu de l'été, une abondante affusion d'eau froide rappelle la chaleur ; or, la chaleur combat le tétanos. (Cf. *Des malad.* III, 13.)

22. Le chaud favorise la suppuration, mais non dans toutes les plaies ; [quand il produit cet effet] c'est un grand signe de salut. Il ramollit et amincit la peau, calme la douleur, les frissons, les spasmes et le tétanos ; il dissipe les accidents du côté de la tête et la pe-

santeur de cette partie (13); il est très-utile dans les fractures des os, il l'est surtout pour les os qui sont mis à nu, notamment pour les os de la tête qui présentent des plaies; [il convient] pour toutes les parties que le froid mortifie ou fait ulcérer et pour les herpès rongeants; il est bon pour les maladies de l'anus, des organes génitaux, de la matrice, de la vessie. Dans tous ces cas, le chaud est favorable et facilite la crise; au contraire, le froid est nuisible et éteint la vie.

23. Il faut appliquer le froid dans les circonstances suivantes : quand une hémorragie [a lieu, ou] va avoir lieu (14), non sur le siége même de l'hémorragie, mais au voisinage; sur les phlegmons ou sur les inflammations dont la couleur tourne au rouge par le récent afflux du sang, attendu que le froid noircit les inflammations anciennes; sur les érysipèles non ulcérés, car il est nuisible à ceux qui le sont. (Pour les *aph.* 19, 22 et 23, cf. *Usage des liq.*, 6.)

24. Les choses froides, telles que la neige et la glace, sont ennemies de la poitrine; elles provoquent la toux, les hémorragies et les catarrhes. (*Épid.* VI, 3, 6.)

25. Une abondante affusion d'eau froide amende et diminue le plus ordinairement les tumeurs et les douleurs sans plaie aux articulations, la goutte, les ruptures; elle dissipe aussi la douleur, car un léger engourdissement dissipe la douleur. (*Usage des liq.*, 6.)

26. L'eau qui s'échauffe rapidement et qui se refroidit de même est très-légère. (*Épid.* II, 2, 11.)

27. Quand on a envie de boire pendant la nuit, et que cela tient à une grande soif, si on s'endort [après avoir bu], c'est un bon signe. (*Épid.* VI, 4, 18.)

28. Les fumigations aromatiques font apparaître les menstrues. Elles seraient très-souvent utiles dans d'autres circonstances si elles ne produisaient pas des pesanteurs de tête.

29. Administrez un médicament purgatif aux femmes enceintes, s'il y a orgasme, du quatrième au septième mois; mais soyez plus réservé après ce terme. Il faut ménager les petits fœtus et ceux qui sont âgés de plus de sept mois (15). (*Aph.* IV, 1.)

30. Il est mortel pour une femme enceinte d'être prise de quelque maladie aiguë. (Cf. *Des mal.* I, 3.)

31. Saigner une femme enceinte la fait avorter, surtout si le fœtus est très-développé.

32. Chez une femme qui vomit du sang, l'éruption des menstrues fait cesser ce vomissement.

33. Une hémorragie du nez, chez une femme dont les menstrues ne viennent pas, est une bonne circonstance.

34. Une femme enceinte, dont le ventre se relâche abondamment, court risque d'avorter.

35. Chez une femme en proie à des accès hystériques (16), ou au milieu d'un accouchement laborieux, un éternument est avantageux.

36. Chez une femme, les menstrues qui n'ont pas de couleur déterminée (17), et qui ne reviennent pas toujours à la même époque et avec la même apparence [que dans l'état de santé], indiquent qu'il faut purger.

37. Une femme enceinte dont les seins s'affaissent subitement, avorte. (*Épid.* II, 1, 6, *fine. Mal. des femmes*, I, 27.)

38. Chez une femme enceinte de deux jumeaux, si l'une des deux mamelles s'affaisse, elle avorte de l'un ou l'autre fœtus, du garçon si c'est la droite, de la fille si c'est la gauche.

39. Quand une femme qui n'est ni enceinte ni nouvellement accouchée, a du lait, ses règles se sont supprimées.

40. Chez une femme, un afflux de sang vers les mamelles présage la *manie* (18). (*Épid.* II, 6, 32.)

41. Voulez-vous savoir si une femme a conçu? lorsqu'elle est sur le point d'aller dormir, faites-lui boire de l'hydromel, pourvu qu'elle n'ait pas pris le repas du soir (19); si elle ressent des tranchées, elle est enceinte; si elle n'en éprouve pas, elle n'a point conçu. (Voy. *Des femmes stériles*, 214.)

42. Une femme a bonne couleur si elle est enceinte d'un garçon; si c'est d'une fille, elle a mauvaise couleur.

43. Si un érysipèle (*inflammation*) survient à la matrice chez une femme enceinte, le cas est mortel. (Cf. *Des mal.*, 3 ; *Nat. de la f.* 12.)

44. Les femmes extraordinairement maigres qui deviennent enceintes avortent [avant deux mois] jusqu'à ce qu'elles aient engraissé (20). (*Des femmes stér.*, 238 ; *Nat. de la femme*, 19.)

45. Chez les femmes qui, ayant un embonpoint modéré, avortent à deux ou trois mois sans cause apparente, les cotylédons (21) de la matrice sont pleins de mucosités ; ils ne peuvent résister au poids du fœtus et se rompent. (*Nat. de la femme*, 17.)

46. Chez les femmes extraordinairement grasses, qui ne conçoivent pas, l'épiploon (22) comprime l'orifice [interne] de la matrice, et elles n'enfantent point avant d'avoir maigri. (*Des femmes stér.*, 229 ; *Nat. de la femme*, 20).

47. Si la matrice inclinée sur l'ischion suppure, elle a nécessairement besoin d'être pansée avec des mèches de charpie (23).

48. Les fœtus mâles sont surtout à droite, les femelles à gauche.

49. Pour faire sortir l'arrière-faix, donnez un sternutatoire et comprimez la bouche et les narines.

50. Si vous voulez arrêter les règles d'une femme, appliquez sur les seins une ventouse aussi grande que possible (24). (*Epid.* II, 6, 16.)

51. Chez les femmes enceintes, l'orifice de l'utérus est fermé.

52. Chez une femme enceinte, si beaucoup de lait coule par les mamelles, c'est une preuve que le fœtus est faible; mais si les mamelles sont fermes, c'est une preuve que le fœtus est bien portant. (*Épid.* II, 6, 18.)

53. Quand une femme est sur le point d'avorter, ses mamelles s'affaissent. Mais si elles reprennent leur fermeté, il y aura de la douleur soit aux mamelles, soit aux ischions, soit aux yeux, soit aux genoux, et l'avortement n'aura pas lieu (25).

54. Chez les femmes dont l'orifice de la matrice est dur, cet orifice est nécessairement fermé (26).

55. Les femmes enceintes qui sont prises de fièvre et qui deviennent brûlantes (27), sans cause apparente, ont un accouchement laborieux et dangereux, ou elles courent risque d'avorter.

56. A la suite d'une *perte*, un spasme ou (28) la *lipothymie*, sont des mauvais signes.

57. Quand les règles sont trop abondantes, il en résulte des maladies; si elles ne coulent pas, les maladies [qui sont la suite de cette suppression] proviennent de l'utérus (29).

58. A la suite de l'inflammation du rectum ou de l'utérus et de la suppuration des reins, arrive la strangurie (30).—A la suite de l'inflammation du foie, arrive le hoquet. (*Aph.* VII, 17.)

59. Quand une femme n'a pas conçu, et que vous voulez savoir si elle peut devenir féconde, enveloppez-la d'un manteau et faites-lui des fumigations par en bas. Si l'odeur vous paraît arriver à travers son corps jusqu'à ses narines et à sa bouche, sachez que ce n'est pas d'elle que dépend la stérilité (31). (*F. stér.*, 214; *Nat. de la f.*, 96, 99.)

60. Si les menstrues apparaissent [en abondance] (32) chez une femme enceinte, il est impossible que le fœtus se porte bien.

61. Chez une femme, si les menstrues manquent sans qu'il survienne ni frisson ni fièvre, et si elle éprouve des nausées, jugez qu'elle est enceinte.

62. Les femmes qui ont la matrice froide et dense n'engendrent pas ; celles qui ont la matrice très-humide n'engendrent pas non plus, car la semence s'y éteint ; il en est de même de celles qui l'ont sèche et ardente, parce que la semence y dépérit faute d'aliment. Les femmes dont la matrice offre un mélange exact de ces qualités sont aptes à concevoir (33). (Cf. *Mal. des femm.*, II, 181.)

63. On observe quelque chose d'analogue chez les hommes : en effet, ou le *pneuma* à cause de la trop grande raréfaction du corps s'échappe au dehors au lieu de projeter la semence ; ou ce liquide ne peut sortir à cause de la trop grande densité [du corps] ; ou la semence ne peut, à cause de la trop grande froideur [du corps], s'échauffer de manière à s'amasser dans ses réservoirs ; ou la même chose arrive (c.-à-d. *le sperme ne s'amasse pas*) à cause de la trop grande chaleur [du corps].

64. Donner du lait à ceux qui ont de la céphalalgie, c'est mauvais. Il est également mauvais [d'en donner] aux fébricitants, à ceux dont les hypocondres météorisés sont parcourus par des borborygmes, à ceux qui sont altérés, à ceux qui dans une fièvre aiguë ont des évacuations alvines bilieuses, et à ceux qui rendent beaucoup de sang par les selles. Il convient au contraire aux phthisiques quand ils n'ont pas une fièvre trop violente ; il est également bon d'en donner dans les fièvres lentes et de longue durée, pourvu qu'il n'y ait aucun des signes qui viennent d'être mentionnés, et quand la consomption est extraordinaire (34). Cf. *Mal. des femmes*, I, 63.

65. Ceux dont les plaies sont accompagnées de gonflement, n'ont ordinairement ni spasmes ni délire violent. Mais si la tuméfaction disparaît brusquement, les spasmes et le tétanos arrivent, quand la plaie est par derrière ; quand elle est par devant, il survient un délire violent, ou des douleurs aiguës au côté, ou des empyèmes, ou la dyssenterie, si le gonflement était très-rouge (35). (*Épid.* II, 3, 18.)

66. Si dans les blessures étendues et graves il ne survient point de tuméfaction, c'est un très-mauvais signe (36). (*Épid.* II, 3, 18.)

67. Les tumeurs molles (c'est-à-dire *arrivées à coction*) sont avantageuses ; les crues (c-à-d. *rénittentes*) sont mauvaises. (*Épid.* II, 3, 18.)

68. Chez un individu qui a des douleurs à l'occiput, l'ouverture de la veine droite qui est au front (veine *préparate*) procure du soulagement. (*Épid.* VI, 2, 13.)

69. Chez les femmes, les frissons commencent ordinairement par les lombes, et montent le long du dos jusqu'à la tête. Chez les

hommes, ils commencent aussi plutôt par la partie postérieure que par la partie antérieure du corps, par exemple, par les coudes et les cuisses. Les hommes ont aussi la peau rare, les poils en sont la preuve (37). (*Épid.* II, 3, 16; VI, 3,11; cf. *Lieux d. l'homme*, 10.)

70. Ceux qui sont pris de fièvre quarte ne sont pas ordinairement en proie aux spasmes; et si on est d'abord en proie à des spasmes, et que la fièvre quarte survienne ensuite, elle les fait cesser. (*Épid.* VI, 6, 5.)

71. Ceux qui ont la peau tendue, sèche et dure, meurent sans suer. Ceux qui l'ont lâche et rare, meurent avec des sueurs. (*Épid.* VI, 6, 5.)

72. Les ictériques n'ont pas ordinairement de flatuosités.

SECTION VI.

1. Dans les lienteries chroniques, des éructations acides, quand il n'en existait pas au début, sont un bon signe. (*Épid.* II, 2, 21.)

2. Ceux dont les narines sont naturellement très-humides et le sperme fort aqueux, traînent une vie maladive; ceux qui se trouvent dans le cas contraire se portent mieux (1). (*Épid.* VI, 6, 8.)

3. Dans les dyssenteries de long cours, du dégoût est un mauvais signe; quand il est accompagné de fièvre, c'est un plus mauvais signe. (*Épid.* VI, 8, 1.)

4. Les ulcères autour desquels le poil tombe (2) sont de mauvaise nature. (*Épid.* VI, 8, 2.)

5. Dans les douleurs de côté, de poitrine ou de toute autre partie, il importe de noter si elles diffèrent beaucoup [suivant les heures] (3). (Voy. *Épid.* VI, 7, 11.)

6. Les affections des reins et celles de la vessie se guérissent difficilement, [surtout] chez les vieillards. (Cf. *Épid.* VI, 8, 4.)

7. Les douleurs [et les tumeurs] qui surviennent au ventre sont légères quand elles sont superficielles; mais plus intenses quand elles sont profondes (4).

8. Des ulcères survenant sur le corps chez les hydropiques, ne se guérissent pas facilement.

9. Les larges exanthèmes ne causent pas beaucoup de prurit (5). (*Épid.* VI, 2, 15.)

10. Chez celui qui a une douleur à la tête, et même une douleur intense, un écoulement d'eau ou de sang par les narines, ou par la bouche, ou par les oreilles, résout la maladie (6). (Voy. *Coaq.* 172.)

11. Chez les *mélancoliques* et chez les néphrétiques, quand il survient des hémorroïdes, c'est un bon signe.

12. Quand on guérit des hémorroïdes anciennes, si l'on n'en conserve pas une (7), il est à craindre qu'il ne survienne une hydropisie ou une phthisie.

13. L'éternument survenant chez un individu pris de hoquet le fait cesser.

14. Chez un individu attaqué d'hydropisie, quand l'eau qui est dans les vaisseaux se répand dans le ventre, c'est la solution (8). (*Coaq.* 461.)

15. Chez un individu attaqué de diarrhée ancienne, un vomissement spontané arrête la diarrhée.

16. La diarrhée survenant chez un individu attaqué de pleurésie ou de péripneumonie, est un mauvais signe.

17. Il est bon, quand on a une ophthalmie, d'être pris de diarrhée. (*Coaq.* 224.)

18. Les plaies pénétrantes de la vessie, de l'encéphale, du cœur, du diaphragme, des intestins grêles, de l'estomac ou du foie, sont [le plus souvent] mortelles (9). (Voy. *Coaq.* 509.)

19. Lorsqu'un os, ou un cartilage, ou un nerf, ou la partie mince de la joue, ou le prépuce, ont été divisés, ils ne peuvent ni repousser ni se réunir (10). (*Aph.* VII, 29; *Coaq.* 505.)

20. Si du sang est épanché anormalement dans une cavité qui n'est pas naturelle, il se transforme nécessairement en pus (11).

21. Des varices et des hémorroïdes survenant chez les *maniaques*, résolvent la *manie*.

22. Les douleurs (12) qui se font sentir du dos aux coudes, la saignée les guérit. (Voy. *Des malad.*, I, 20.)

23. Si la crainte ou la tristesse persévère longtemps, cela est un état *mélancolique*.

24. Si une partie des intestins grêles est divisée, elle ne se réunit plus (13).

25. Il n'est pas bon qu'un érysipèle situé à l'extérieur se porte au dedans; s'il passe de l'intérieur à l'extérieur, c'est bon. (*Coaq.* 366, *init.*)

26. Quand il survient des tremblements dans le *causus*, le délire les dissipe (14). (*Coaq.* 132.)

27. Les empyématiques ou les hydropiques opérés par le fer ou par le feu, succombent infailliblement si le pus ou l'eau est évacué tout d'un coup (15).

28. Les eunuques ne deviennent ni goutteux ni chauves (16).

29. Les femmes ne sont pas sujettes à la *podagre* avant la cessation de leurs règles (17).

30. Les enfants ne sont pas sujets à la *podagre* avant d'avoir usé des plaisirs vénériens.

31. L'usage du vin pur, ou les bains, ou les fomentations, ou la saignée, ou une potion purgative, guérissent les douleurs des yeux.

32. Les bègues sont surtout attaqués de diarrhées de long cours.

33. Les personnes qui ont des éructations acides ne sont guère sujettes aux pleurésies.

34. Chez les chauves (18) il ne survient pas [ordinairement] de varices volumineuses; mais s'il survient des varices volumineuses chez ceux qui sont chauves, leurs cheveux repoussent.

35. La toux survenant chez les hydropiques est un mauvais signe.

36. La saignée résout la dysurie ; mais il faut ouvrir les veines internes (19).

37. Chez un individu pris d'esquinancie, il est bon qu'il survienne un gonflement au cou (20). (*Aph.* VII, 49 ; *Des malad.* II, 26, *fine.*)

38. Il vaut mieux ne pas traiter ceux qui ont des cancers occultes. Les malades meurent bientôt s'ils font des remèdes ; s'ils n'en font pas, ils vivent plus longtemps (21).

39. Les spasmes viennent de plénitude ou de vacuité ; il en est de même du hoquet.

40. Chez ceux qui ont des douleurs à l'hypocondre sans inflammation, s'il survient de la fièvre, elle résout la douleur. (*Aph.* VII, 52 ; voy. *Coaq.* 448.)

41. Quand une collection purulente existe dans quelque partie du corps et ne se manifeste pas au dehors, c'est à cause de l'épaisseur du pus ou des parties (22) qu'elle ne se manifeste pas. (*Coaq.* 281, *in fine.*)

42. Chez les ictériques, il est funeste que le foie devienne dur.

43. Chez ceux qui ont la rate gonflée et dure, s'il survient une dysenterie de long cours, l'hydropisie ou la lienterie vient la compliquer et les malades sont perdus. (*Aph.* VII, 78 ; *Coaq.* 466.)

44. (23) Ceux chez qui un *iléus* survient à la suite de la strangurie, meurent en sept jours, à moins qu'avec l'invasion de la fièvre il n'arrive un flux abondant d'urines (24). (*Coaq.* 475.)

45. Quand une plaie dure un an ou plus longtemps, l'os s'exfolie nécessairement, et il en résulte des cicatrices profondes.

46. Ceux qui, avant la puberté, sont atteints de gibbosité par suite d'un asthme ou de toux, sont perdus (25).

47. Ceux à qui la saignée ou les purgatifs [de précaution] conviennent, doivent être saignés ou purgés au printemps.

48. Une dyssenterie [de courte durée] survenant chez ceux qui ont la rate gonflée et dure, est avantageuse. (*Coaq.* 466.)

49. Les affections goutteuses, quand la phlegmasie a cessé, disparaissent en quarante jours.

50. Chez ceux dont l'encéphale est profondément divisé, il survient nécessairement de la fièvre et un vomissement bilieux (26). (*Coaq.* 500.)

51. Ceux qui, en pleine santé, sont pris tout à coup de maux de tête, deviennent subitement aphones, et dont la respiration est stertoreuse, meurent en sept jours, à moins que la fièvre ne survienne. (*Des malad.* II, 6 et 21.)

52. Il faut aussi faire attention à ce que l'on entrevoit du globe de l'œil pendant le sommeil; car si à travers les paupières entr'ouvertes, une partie du blanc de l'œil apparaît, sans qu'il y ait eu diarrhée ou administration de purgatifs, c'est un signe suspect et tout à fait mortel. (*Pronost.*, 2, *in fine.*)

53. Les délires gais sont moins dangereux; les délires sérieux sont plus dangereux.

54. Dans les maladies aiguës avec fièvre, la respiration gémissante est mauvaise.

55. Les affections goutteuses [et les affections *maniaques*] se déclarent principalement au printemps et à l'automne (27).

56. Dans les maladies *mélancoliques*, les déplacements [de la matière peccante] sont dangereux, attendu qu'ils annoncent ou l'*apoplexie* du corps, ou des spasmes, ou la *manie*, ou la cécité.

57. On est surtout exposé à l'*apoplexie* depuis l'âge de quarante jusqu'à celui de soixante ans.

58. Si l'épiploon est sorti, il doit nécessairement se putréfier. (*Coaq.* 502.)

59. Chez ceux qui sont attaqués d'une coxalgie, quand l'*ischion* (la tête du fémur) sort de sa cavité et y rentre de nouveau, il se forme des mucosités (28).

60. Chez ceux qui sont attaqués d'une coxalgie chronique, quand

l'*ischion* sort de sa cavité, le membre s'atrophie et la claudication s'ensuit si l'on ne cautérise pas.

SECTION VII.

1. Dans les maladies aiguës, le refroidissement des extrémités est mauvais.

2. Sur un os malade, de la chair livide est un mauvais signe.

3. Au milieu d'un vomissement, le hoquet et la rougeur des yeux sont de mauvais signes.

4. Du frisson avec de la sueur, ce n'est pas avantageux.

5. Avec la *manie*, la dyssenterie, l'hydropisie ou l'extase, sont de bons signes.

6. Dans une maladie chronique, du dégoût et des évacuations alvines sans mélange (1) sont de mauvais signes.

7. A la suite d'un excès de boisson, le frisson et le délire sont mauvais.

8. A la suite de la rupture interne d'une collection purulente, surviennent la résolution des membres, le vomissement et la défaillance.

9. Au milieu d'une hémorragie, le délire ou un spasme sont mauvais.

10. Dans l'*iléus*, un vomissement ou le hoquet, ou un spasme, ou du délire sont mauvais. (*Coaq*. 471.)

11. A la suite d'une pleurésie, la péripneumonie; le cas est mauvais (2). (Voy. *Coaq*. 397.)

12. Quand le *phrénitis* survient dans une péripneumonie, c'est mauvais.

13. A la suite de fortes brûlures (3), les convulsions ou le tétanos sont mauvais.

14. A la suite d'un coup sur la tête, la stupeur ou le délire sont mauvais (4). (Voy. *Coaq*. 499.)

15. A la suite d'un crachement de sang [arrive] un crachement de pus (5).

16. Quand la phthisie et un flux de ventre (6) surviennent à la suite d'un crachement de pus, c'est mauvais. Quand les crachats se suppriment, le malade meurt.

17. A la suite d'une phlegmasie du foie [arrive] le hoquet (7). (*Aph*. V, 58.)

18. A la suite d'une insomnie, un spasme ou du délire sont mauvais (8).

18 *bis*. A la suite du *léthargus*, le tremblement est mauvais (9).

19. Un érysipèle autour d'un os dénudé, [c'est mauvais] (10).

20. A la suite d'un érysipèle [de mauvaise nature] [arrive] la gangrène ou la suppuration (11).

21. A la suite de fortes pulsations dans les plaies [arrive] une hémorragie (12).

22. A la suite de longues douleurs du ventre [arrive] la suppuration.

23. A la suite de selles sans mélange [arrive] la dyssenterie. (VII, 77.)

24. A la suite d'une division des os [de la tête arrive] le délire, si elle pénètre dans l'intérieur [du crâne] (13).

25. A la suite d'une potion purgative, un spasme est mortel.

26. A la suite de violentes douleurs dans la région du ventre, le refroidissement des extrémités est mauvais.

27. Le ténesme survenant chez une femme enceinte la fait avorter.

28. Quand un os ou un cartilage, ou un nerf quelconque du corps est *divisé*, il ne pousse plus et ne se réunit plus. (*Coaq*. 505, *Aph*. VI, 19.)

29. Chez un individu attaqué de *leucophlegmasie*, s'il survient une forte diarrhée, elle résout la maladie. (*Coaq*. 482, *init*.; *Malad*. II, 71.)

30. Chez ceux qui dans une diarrhée rendent des selles écumeuses, le *phlegme* vient de la tête.

31. Chez les fébricitants, des dépôts *crimnoïdes* (c'est-à-dire *semblables à de la farine grossière*) dans les urines, annoncent que la maladie sera longue.

32. Lorsqu'il y a dans l'urine des hypostases bilieuses, et que cette urine est ténue à sa partie supérieure, c'est un signe que la maladie sera aiguë (14).

33. Chez ceux dont les urines ne sont pas homogènes, il y a un grand trouble dans le corps.

34. Quand des bulles apparaissent à la surface des urines, elles indiquent qu'il y a une maladie des reins et que cette maladie sera de longue durée (15).

35. Quand il y a sur les urines une épistase (16) grasse et agglomérée, elle indique qu'il y a une maladie des reins, et que cette maladie est aiguë.

36. Lorsque les signes précédents se montrent chez les néphréti-

ques, et qu'il s'y joint des douleurs aux muscles du rachis, si ces douleurs siégent dans les régions superficielles, attendez-vous à un abcès externe; mais si elles siégent surtout dans les régions profondes, attendez-vous plutôt à un abcès interne.

37. Vomir du sang si on est sans fièvre est un cas susceptible de guérison; mais si on a de la fièvre, c'est dangereux : on doit recourir aux rafraîchissants et aux styptiques.

38. Les *catarrhes* qui se font dans le ventre supérieur (la poitrine), suppurent en vingt jours.

39. Si on urine du sang et des grumeaux, si on a de la strangurie, et si on est pris de douleurs au périnée et à la région pubienne, c'est un indice que la vessie et ses dépendances sont malades (17). (*Aph.* IV, 80.)

40. Si tout à coup la langue perd la faculté d'articuler (18), ou si quelque autre partie est *apoplectique* (paralysée), cela tient à la *mélancolie*.

41. Si le hoquet survient chez les personnes âgées à la suite d'une superpurgation, ce n'est pas bon.

42. Quand une fièvre ne vient pas de la bile, si on fait sur la tête des affusions abondantes d'eau chaude, il y a solution de la fièvre. (*Epid.* II, 6, 31.)

43. La femme ne devient pas ambidextre (19).

44. Les empyématiques opérés par le fer ou par le feu, réchappent si le pus coule pur et blanc; mais ils sont perdus s'il est sanguinolent, bourbeux, fétide (20). (Cf. *Des malad.* II, 47, *fine.*)

45. Ceux qui ont une collection purulente au foie et qui sont opérés par le feu, réchappent si le pus coule pur et blanc, car dans ce cas le pus est dans une poche; mais s'il ressemble à du marc d'olives, ils sont perdus. (*Coaq.* 451).

46. Dans les douleurs d'yeux, saignez après avoir fait boire du vin pur et après des bains généraux d'eau chaude (21). (VI, 31.)

47. Si un hydropique est pris de toux, il est désespéré (*Aph.* VI, 35.)

48. Le vin pur et la saignée guérissent la strangurie et la dysurie; mais il faut ouvrir les veines internes. (*Aph.* VI, 36.)

49. Chez un individu pris d'esquinancie, s'il se manifeste de la tuméfaction et de la rougeur sur la poitrine, c'est un bon signe, car le mal se porte au dehors (22). (*Aph.* VI, 37.)

50. Ceux dont le cerveau est *sphacélé* (23) meurent en trois jours; s'ils passent ce terme, ils guérissent. (*Coaq*. 107, *init*.)

51. L'éternument vient de la tête, le cerveau étant échauffé et le vide qui est dans la tête (24) devenant humide. Alors l'air qui y est renfermé s'échappe au dehors; il fait du bruit à cause de l'étroitesse de son issue.

52. Chez ceux qui ont des douleurs à la région du foie, s'il survient de la fièvre, elle dissipe la douleur. (*Aph*. VI, 40; *Coaq*. 449.)

53. Ceux à qui il convient de tirer du sang des veines, doivent être saignés au printemps (25). (VI, 47.)

54. Quand du *phlegme* est renfermé entre le diaphragme et l'estomac (26) et y cause de la douleur, ne pouvant s'ouvrir une issue ni dans l'une ni dans l'autre cavité (la poitrine ou l'estomac), s'il est transporté par les veines dans la vessie, il y a solution de la maladie.

55. Quand le foie plein d'eau se rompt dans (*sur?*) l'épiploon (27), le ventre se remplit d'eau et les malades meurent.

56. Le vin mêlé avec partie égale d'eau, dissipe l'anxiété (28), le bâillement et le frisson. (*Épid*. II, 6, 23.)

57. Quand des abcès se forment dans l'urètre, s'ils suppurent et se rompent, il y a solution de la douleur. (*Aph*. IV, 82.)

58. Ceux dont le cerveau a éprouvé une commotion par une cause quelconque, deviennent nécessairement aphones sur-le-champ (29). (*Coaq*. 499.)

59. Il faut faire souffrir la faim à ceux dont les chairs sont humides, car la faim dessèche le corps (30).

60. (31). Chez un individu en proie à la fièvre, et qui ne présente pas de tuméfaction au pharynx, s'il survient tout à coup de la suffocation, et si la déglutition ne peut se faire qu'avec peine, le cas est mortel. (*Aph*. IV. 34.)

61. Chez un individu pris de fièvre, si le cou se tourne subitement, et si la déglutition est impossible, sans qu'il existe de tumeur au cou, le cas est mortel. (*Aph*. IV, 35.)

62. Quand il survient dans tout le corps des changements, soit qu'il se refroidisse et redevienne chaud, soit qu'il présente tantôt une couleur, tantôt une autre, c'est une preuve que la maladie sera longue. (*Aph*. IV, 40).

63. Des sueurs abondantes et continuelles, chaudes ou froides, indiquent un excès d'humidité; il faut donc en provoquer la sortie,

par le haut, chez les individus forts, par le bas chez les faibles (32).

64. Les fièvres qui n'ont pas d'intermittences et qui redoublent tous les trois jours, sont très-dangereuses; mais si elles ont des intermittences, de quelque façon que ce soit, c'est un signe qu'elles sont sans danger. (*Aph.* IV, 43.)

65. Chez ceux qui ont des fièvres de long cours, il survient des tumeurs ou des douleurs aux articulations. (*Aph.* IV, 44).

66. Ceux qui, à la suite des fièvres, ont des tumeurs ou des douleurs aux articulations, prennent trop d'aliments (*Aph.* IV, 45.)

67. Si vous faites prendre à un fébricitant et à un homme sain la même nourriture, vous donnerez de la force à l'homme sain et vous rendrez plus malade celui qui l'est déjà (33).

68. Il faut examiner [dans une maladie] si les matières qui sortent par la vessie ressemblent à celles qui en sortent dans l'état de santé; quand elles ne leur ressemblent pas du tout, elles sont mauvaises. Quand elles ressemblent aux excrétions des personnes saines, elles ne sont point mauvaises.

69. Lorsque les déjections, si vous les laissez reposer et si vous ne les agitez pas, donnent un dépôt semblable à des raclures, [la maladie est peu de chose, si ce dépôt est en petite quantité ; s'il est considérable, elle est grave :] il faut alors purger. Si, avant de le faire, vous prescrivez des bouillies (*décoction d'orge non passée?*), plus vous en donnerez, plus vous ferez de mal (34).

70. Quand les déjections alvines sont crues, elles proviennent de la bile noire; si cette bile est abondante, la maladie est plus forte; si elle est peu abondante, la maladie est plus faible (35).

71. Dans les fièvres qui n'ont point d'intermission, les crachats livides, les sanguinolents, les bilieux ou les fétides, sont tous mauvais. Cependant s'ils sortent bien ils sont bons. Quand les évacuations qui se font par la vessie ou par les intestins, ou par quelque autre partie que ce soit, s'arrêtent avant que tout soit purgé, c'est mauvais. (*Aph.* IV, 47 ; *Coaq.* 242.)

72. Il faut rendre les voies faciles quand on veut purger. Si on veut rendre faciles les voies supérieures, il faut resserrer le ventre. Si on veut rendre faciles les voies inférieures, il faut l'humecter (36). (*Aph.* II, 9.)

73. Quand le sommeil et l'insomnie sont prolongés l'un et l'autre outre mesure, il y a maladie (37). (*Aph.* II, 3.)

74. Dans les fièvres qui n'ont pas d'intermission, si l'extérieur est froid, et l'intérieur brûlant, et s'il y a de la fièvre, le cas est mortel (38). (*Aph.* IV, 48.)

75. Dans une fièvre qui n'a pas d'intermission, si la lèvre, ou la narine, ou l'œil, ou le sourcil est dévié ; si le malade, affaibli, ne voit plus, n'entend plus ; quel que soit celui de ces signes qui apparaisse, la mort est proche. (*Aph.* IV, 49.)

76. A la suite de la leucophlegmasie arrive l'hydropisie (39).

77. A la suite de la diarrhée, la dyssenterie (40). (VII, 23.)

78. A la suite de la dyssenterie, la lienterie (41).

79. A la suite du sphacèle (*nécrose*) de l'os, il y a séparation (42).

80. A la suite du vomissement de sang, il y a corruption et expectoration purulente; à la suite de la consomption, un flux qui vient de la tête; à la suite de ce flux, la diarrhée; à la suite de la diarrhée, la suppression des crachats; à la suite de cette suppression, la mort (43). (*Aph.* VII, 15, 16.)

81. [Il faut examiner] les qualités des évacuations qui se font par la vessie, par les intestins, et [les excrétions] qui se font par les chairs, et si le corps s'éloigne en quelque chose de l'état naturel ; moins il s'en éloigne, plus la maladie est bénigne; plus il s'en écarte, plus elle est mortelle.

82. Ceux qui deviennent *phrénétiques* après quarante ans, ne guérissent ordinairement pas; en effet, il y a moins de danger pour ceux dont la maladie est conforme à leur nature et à leur âge. (Voy. *Aph.* II, 34; III, 30.)

83. Dans les maladies, quand on pleure avec motif, cela est bon; quand on pleure sans motif, c'est un mauvais signe. (*Aph.* IV, 52.)

84. Chez ceux qui ont des fièvres quartes, un flux de sang par les narines est funeste.

85. Les sueurs dangereuses sont celles qui arrivent dans les jours critiques, fortes, rapides, tombant du front comme goutte à goutte ou en ruisselant, très-froides et abondantes, car de telles sueurs se font nécessairement jour avec une très-grande force, un très-grand travail et une pression prolongée.

86. Dans une maladie chronique, un flux de ventre, c'est mauvais.

87. Ce que les remèdes ne guérissent pas, le fer le guérit; ce que

le fer ne guérit pas, le feu le guérit; ce que le feu ne guérit pas, il faut le regarder comme incurable.

88. Les phthisies arrivent surtout depuis dix-huit jusqu'à trente ans (44). (V, 9.)

NOTES DES APHORISMES.

SECTION PREMIÈRE.

Aph. 1. — 1. *L'empirisme est dangereux*, etc. En adoptant cette interprétation, j'ai suivi les commentateurs anciens, Galien (*Comm. in Aph.*, t XVII, p. 347; *Comm.* I *in lib. De hum.*, t. 6 et 7, p. 79 et 80, t. XVI), Théophile (éd. de Dietz, t. II, p. 247), et Étienne (p. 249). Il me semble, du reste, que, dans la Collection, πεῖρα et ses dérivés sont toujours pris dans le sens d'*essai*, d'*expérimentation*, et ne rappellent pas l'idée toute métaphysique que nous rattachons au mot *expérience* (cf. *De humoribus*, *initio*, et Foës, au mot πειρᾶσθαι, dans son *OEconom.*). Πεῖρα signifie donc *expérimentation*, ou plutôt *empirisme*, expression plus générale et qui correspond mieux au mot *raisonnement*, par lequel Galien interprète κρίσις. D'ailleurs cette appréciation laconique des deux grands systèmes qui partagent la médecine, ou plutôt des deux méthodes qui conduisent à cette science, me semble très en rapport avec les idées d'Hippocrate, et très-satisfaisante pour l'esprit. — Si on préfère le mot *expérience*, il faut comprendre que l'expérience est *dangereuse* ou *trompeuse* si l'on ne sait pas s'en servir ou si on s'y fie aveuglément, et que le κρίσις (*discernement*), qui sert précisément à discerner les cas et à permettre l'application de l'expérience, est difficile[1]. J'avoue que ce sens, suivi par presque tous les traducteurs, a peut-être plus de généralité que celui que j'ai suivi; Hippocrate a très-bien pu dire que l'*expérience*, à laquelle il aimait tant à se confier, était un instrument, sinon absolument dangereux, du moins trompeur, fallacieux, qui peut aisément induire en erreur, et faire faire de faux pas dans la pratique et même dans la théorie (car tous ces sens sont contenus dans le mot σφαλερή); que le *jugement*, que le *discernement* des cas divers qui se présentent à l'observation est difficile; mais l'autre sens étant adopté unanimement par les interprètes anciens, j'ai cru devoir m'y conformer; ainsi, par *sentiment*, j'incline vers un sens, mais, par *raison*, je me décide pour un autre. — « Presque

[1] M. Littré traduit : *l'expérience est trompeuse, le jugement est difficile.* « L'expérience est trompeuse, dit-il (t. IV, p. 442) car elle ne peut jamais être répétée dans les mêmes conditions.... la variabilité infinie du sujet malade et l'impossibilité de recommencer sur la même personne un traitement qui s'est mal terminé donnant une caractère tout particulier à l'expérience médicale.— Si partout aussi, continue-t-il, l'occasion s'échappe sans retour, elle n'est nulle part plus fugitive que dans les corps vivants livrés au mouvement rapide de la fièvre et de la maladie, et nulle part plus irréparable que dans la pratique médicale où la mort peut être le résultat de tergiversations intempestives ». — Quelle que soit du reste l'interprétation qu'on adopte, cet aphorisme est une preuve irrécusable que la médecine d'Hippocrate n'était pas seulement, comme l'appelait Asclépiade, une *contemplation de la mort.*

tous les commentateurs, continue Galien, s'accordent à penser que ce discours, qu'il constitue ou non deux aphorismes, est le commencement de tout le livre. Il s'agit de savoir maintenant ce qu'Hippocrate a prétendu en entrant ainsi en matière : *La vie est courte*, non pas absolument parlant, mais par rapport à l'étendue de l'art, qui tient à la rapidité du moment opportun, aux dangers de l'empirisme et aux difficultés du dogmatisme. — L'art, qui consiste à formuler en principes généraux les faits particuliers, ne peut aisément parvenir à ce résultat à cause de la mobilité de la matière sur laquelle il s'exerce. Il y a deux manières de parvenir à la connaissance : l'*empirisme*, dangereux à cause de la dignité de l'homme, sur lequel il n'est pas permis de faire des essais comme sur les corps inanimés; le κρίσις difficile, soit que ce mot signifie, comme je le pense, le *raisonnement*, soit, comme le veulent à tort les empiriques, qu'il veuille dire le *discernement*, lequel juge de la valeur des nombreux moyens employés empiriquement. En effet, dans le premier cas, ce qu'Hippocrate soutient n'est-il pas prouvé jusqu'à l'évidence par les éternelles disputes des médecins, par les mille systèmes qui prennent naissance tous les jours? Dans le second, n'est-il pas impossible de déterminer au juste quel remède a été bon ou nuisible, quand on en a employé un grand nombre à la fois? L'art est donc immense si on le mesure sur la vie d'un homme; et rien n'est plus précieux pour la postérité que de rédiger la science médicale sous la forme aphoristique, également utile à ceux qui commencent à l'apprendre et à ceux qui veulent se la rappeler quand ils l'ont oubliée. — Mais enfin que veut dire Hippocrate en commençant ainsi : *La vie est courte si on la compare à l'étendue de l'art?* Les uns pensent que c'est pour encourager ceux qui étudient dignement la médecine, les autres pour les détourner de cette étude; ceux-ci veulent que ce soit une sorte d'épreuve pour discerner ceux qui étudient avec ardeur de ceux qui apprennent nonchalamment la science. Ceux-là soutiennent que c'est pour inviter à faire des commentaires aphoristiques; d'autres croient qu'Hippocrate a voulu montrer que la médecine est toute conjecturale; enfin, les derniers assurent que c'est pour apprendre aux médecins par combien de causes ils sont trompés dans leurs prévisions. — Tous ces commentateurs ne me semblent avoir rien dit de raisonnable pour l'interprétation de cette sentence. Serait-il sage et digne de la doctrine pronostique d'Hippocrate de dire en commençant que l'art est conjectural et que nous sommes perpétuellement trompés? Aurait-il ajouté ces paroles : « Il faut que non-seulement le médecin, » etc.? Elles sont d'un homme qui croit parler au nom de la vérité et non discourir sur des illusions. Aux seconds, je demanderai s'il ne serait pas de la dernière absurdité de présenter des préceptes comme devant être utiles à la postérité, et de détourner de les apprendre? Ceux qui prétendent qu'Hippocrate veut engager à étudier avec persévérance, se rapprochent du vrai; mais leur explication n'est pas entièrement digne de ce grand homme, ni complétement en rapport avec le reste du livre. J'en dirai de même de ceux qui pensent que ces paroles sont une sorte d'épreuve. — Il semble plus raisonnable de croire qu'Hippocrate a commencé ainsi son livre pour justifier le genre aphoristique qu'il a choisi, et qui présente la substance des choses dans le moins de mots possible. Cette manière est la seule qui permette d'étudier complétement un art aussi étendu, et d'ajouter peu à peu et méthodiquement les connaissances qui nous sont propres à celles de nos ancêtres ; car il n'est personne qui puisse tout seul inventer en quelque sorte un art et le mener à perfection. » (Galien).

Aph. 2. — 2. « Hippocrate, dit Galien (p. 357), prouve, contre l'opinion de certains interprètes, qu'il entend non la *quantité*, mais la *qualité* des matières évacuées, puisqu'il se sert de καθαίρεσθαι (*purger*) [1], mot consacré qui signifie *évacuer les humeurs nuisibles par leurs qualités*, et non κενοῦσθαι, qui veut dire simplement *évacuer* [2]. — Ceux qui pensent qu'Hippocrate entendait par le mot κενεαγγείη, l'*abstinence*, se trompent grossièrement. Il appelle ainsi toute déplétion, de quelque nature qu'elle soit, parce que dans toutes les évacuations les vaisseaux sont désemplis. » J'ai donc traduit κενεαγγείη par *déplétion vasculaire*, et non par *déplétion sanguine*, comme le fait M. Lallemand. J'ai ajouté [artificielle] pour me conformer à la très-juste interprétation de Théophile (p. 254). Galien indique à quels signes on reconnaît la prédominance de telle ou telle humeur. En première ligne il place la couleur de la peau, sorte de reflet extérieur de cette prédominance [3] ; ce caractère ne manque jamais, à moins que l'humeur n'ait reflué vers les parties profondes. Si cet indice fait défaut, ajoute Galien, il faut considérer la saison, le pays, les maladies ; c'est ainsi que la bile prédomine, ou dans une saison chaude, ou dans un climat élevé, ou dans la vigueur de l'âge, et qu'une maladie à type tierce est entretenue par la bile jaune, à type quarte par la bile noire. Il faudra donc tantôt évacuer la bile, tantôt la pituite, tantôt le sang ou le phlegme (*la sérosité*).

[1] Φαρμακεύω, dit Galien (*Comm.* I, 1 et IV, 1) signifie *purger* avec un médicament. Φαρμακεύειν, dit-il ailleurs (*in lib. Hipp. De alim.*, III, 19, t. XV, p. 334), n'est pas employé par Hippocrate pour toute espèce de médicaments, mais seulement pour des médicaments purgatifs. Le φάρμακον, purgatif dans le sens de la médecine antique, et non dans le nôtre, est le remède par excellence ; et cela devait être dans une pathologie tout humorale. — Dans *Épid.* I, III, 2 ; t. V, p. 105, on lit : « Nous connaissons la nature variée des médicaments évacuants, par laquelle ils produisent tels ou tels effets ; car tous ne conviennent pas semblablement, et les uns conviennent dans un cas, les autres dans un autre. Il y a encore les différences qui résultent de l'administration anticipée ou tardive ; il y a les manipulations, telles que dessécher, piler, cuire. J'omets beaucoup d'autres remarques du même genre : ainsi quelles doses pour chacun, dans quelle maladie, à quelle époque de la maladie, l'âge, l'habitude du corps, le régime, la saison de l'année, quel en est le caractère, quelle elle est, comment elle marche, et autres choses semblables. » Traduction de M. Littré. — Voy. sur ce passage, Galien, *De theriaca ad Pisonem*, t. XIV, cap. IV, p. 228-29.

[2] Dans le traité *Des humeurs* (§ 1, t. V, p. 476), on lit κάθαρσις καὶ κένωσις, ἄκη (*purgation et évacuation, remèdes*). Ici κένωσις me paraît signifier une évacuation naturelle ou spontanée, opposée à une évacuation artificielle ; et toutes deux sont des remèdes.

[3] C'est là une doctrine vraiment hippocratique, car au début du traité *Des humeurs* (§ 1, t. V, p. 476), on lit : « La couleur des humeurs, à moins qu'il n'y ait reflux, brille à l'extérieur comme celle des fleurs. »

Aph. 3. — 3. Le texte vulgaire porte Αἱ ἐπ' ἄκρον εὐεξίαι σφαλεραὶ, ἢν ἐν τῷ ἐσχάτῳ ἔωσιν. Il me semble que ἢν, κ. τ. λ., est une glose de ἐπ' ἄκρον et doit être expulsé du texte. Je me crois, du reste, autorisé à cette correction par Théoph. (p. 258) et Damascius (p. 260). — M. Littré paraît être du même avis, si l'on en juge par sa traduction, car il n'a fait aucune note sur ce passage. — Voy. aussi sur la *santé athlétique* Gal., *Comm. in lib. Hipp. De alim.*, IV, 11, t. XV, p. 397.

Aph. 3. — 4. Le commentaire de Galien porte sur quatre points : 1° établir qu'il s'agit ici non plus de la qualité, mais de la quantité des évacuations; 2° montrer les dangers de l'extrême plénitude, qui sont la rupture des vaisseaux et l'extinction de la chaleur innée; 3° prouver par la coction, la distribution des aliments, par la formation du sang, par la juxtaposition, l'assimilation, la transsubstantiation des éléments, que le corps étant soumis à des changements perpétuels, la parfaite santé ne peut pas toujours rester au même point; 4° enfin, montrer le rapport qu'il y a entre les deux parties de cet aphorisme. Galien nous apprend, en effet, que ce qui est dit de l'exubérance de santé des athlètes est un terme de comparaison, un exemple physiologique qui sert à établir une doctrine pathologique plus générale sur la quantité des déplétions et des réplétions. Le dernier membre de phrase de cet aphorisme présente quelque difficulté. Il y avait dans l'antiquité deux interprétations différentes : l'une, qui est celle de Galien, de Théophile, du pseudo-Oribase et de Foës, et que j'ai suivie comme la plus logique et la plus rigoureusement conforme au texte; l'autre, signalée par Galien, adoptée par Damascius, et qui me paraît être à peu près celle de M. Lallemand. Suivant Damascius (p. 261), Hippocrate veut dire que les déplétions sont dangereuses, parce que les aliments que l'on donne ensuite pour reconstituer le corps sont nuisibles, attendu que, la nature étant devenue faible, ils ne peuvent plus être digérés.

Aph. 4. — 5. Le texte vulgaire pour cette dernière phrase est irrégulier. Je l'ai restitué en partie sur le texte du manuscrit 1884, en partie sur celui de Dietz (*Schol.*, p. 262).

Aph. 5. — 6. J'ai suivi pour cet aphorisme le Commentaire de Galien (cf. p. 371 et suiv.). — A la fin de la seconde phrase il faut sous-entendre après les mots *plus difficilement* ceux-ci : *que si on suivait un régime moins bien réglé.*

Aph. 6. — 7. Ce texte a divisé les commentateurs. Théophile, Damascius et Étienne (p. 264 et 265) interprètent comme s'il ne s'agissait que du régime et de la diète absolue; mais Galien, et je me conforme à son sentiment, pense qu'il s'agit des moyens thérapeutiques, en général, au nombre desquels il place le régime (Voy. *Affections*, 13). C'est aussi l'interprétation qu'il reproduit dans son traité *De la méthode thérapeut.* (V, 15, t. X, p. 376), lorsqu'il accuse Érasistrate d'agir avec lenteur au commencement des maladies très-aiguës, et de recourir à un traitement actif quand l'occasion est échappée. On remarquera aussi que cet aphorisme est dans une connexion étroite avec le précédent; les traducteurs ne paraissent pas avoir fait attention à cette particularité.

Aph. 7. — 8. « Hippocrate, dit Galien (p. 373), appelle πόνους, soit les paroxysmes, soit, d'une manière générale, toute espèce de symptômes. — Par *immédiatement* (αὐτίκα), il faut entendre les quatre premiers jours, ou même un espace de temps un peu plus long. »

Aph. 7. — 9. Pour Galien, la fin de cet aphorisme signifie qu'il faut alimenter le malade pendant tout le temps que la maladie n'a pas encore atteint son *summum*. La liaison de l'aphorisme 8 avec celui-ci pourrait lui donner raison. Toutefois il semble par le contexte qu'Hippocrate a entendu établir une proportion entre la quantité d'aliments et l'intensité de la maladie, car il s'agit moins de la détermination d'une période que de celle de l'acuité des symptômes; en sorte qu'il prescrit de diminuer le régime à mesure que le mal augmente, précepte moins absolu et peut-être plus pratique que celui qui ressort du commentaire de Galien. Alors l'aphorisme 7, malgré son rapport grammatical (comme cela est si fréquent dans ce livre et dans ceux qui lui ressemblent) avec l'aphorisme 8, doit être regardé comme une proposition indépendante. Les interprètes qui étaient de l'avis de Galien avaient réuni ces deux sentences.

Aph. 12. — 10. « Une triple base sert à régler convenablement le régime : les forces du malade qu'on peut calculer positivement à l'aide du pouls et des autres signes indiqués dans le *Pronostic*, la constitution de la maladie, enfin la marche des paroxysmes qu'on peut déterminer, quoique certains médecins prétendent le contraire. On ne peut pas, il est vrai, toujours y arriver de science certaine, mais on peut en approcher de très-près. On sait, par exemple, que la fièvre tierce se juge très-promptement, que la quotidienne persiste plus longtemps, et que la quarte se termine encore plus tard. Parmi les fièvres continues, les *causus* se jugent très-vite; le *typhus* un peu moins, et les *hémitritées* tiennent le milieu. Quant aux paroxysmes, on sait qu'ils reviennent tous les trois jours dans les fièvres tierces et aussi dans les pleurésies, et tous les jours dans les phthisies. Les maladies elles-mêmes servent donc à faire connaître leur propre marche et la suite de leurs paroxysmes, non-seulement quand elles ont déjà duré un certain temps et qu'une période s'est écoulée, mais encore à leur début, car il est souvent permis de reconnaître une maladie dès son début, et, par suite, de prévoir quelle sera sa marche, et de régler en conséquence le régime. Les saisons influent sur la marche des maladies : ainsi, les fièvres quartes estivales durent moins longtemps que les automnales et surtout que les hibernales. Mais le retour des paroxysmes n'est jamais essentiellement modifié par elles. Ce qui est dit des saisons s'applique aussi au tempérament et à l'âge des malades. — Par l'expression : *la comparaison réciproque des périodes des maladies*, Hippocrate entend la comparaison de la marche des paroxysmes dans les diverses périodes, comparaison à l'aide de laquelle on peut déterminer les limites de la croissance et le point du plus haut degré d'intensité de la maladie. En effet, si le paroxysme qui revenait à des intervalles donnés, devance son heure, augmente de durée et d'intensité, il est clair que la maladie marche vers son point culminant, arrivera bientôt à la crise, et que les paroxysmes se succéderont rapidement. » (Galien, p. 381 et suiv.)

Aph. 13. — 11. Galien (p. 401), et après lui Damascius (p. 277), pensent que cet aphorisme est incomplet. Galien proposerait de lire : « Les vieillards supportent très-facilement l'abstinence, excepté ceux qui sont très-vieux, » ou bien de changer νηστείην (*abstinence*) en ὀλιγοσιτίην (*petite quantité d'aliments*).

Aph. 14. — 12. « Les anciens nommaient ὑπεκκαύματα les branches de bois qui servaient à faire le feu. Hippocrate appelle de ce nom la nourriture, comme étant la matière qui entretient la chaleur innée. » (Étienne, p. 278).

Aph. 14. — 13. A propos de cet aphorisme, Galien s'est livré contre Lycus à une longue discussion sur la *chaleur innée*, discussion que M. Littré a très-habilement résumée dans son *Introduction* aux *Aphorismes*, t. IV, p. 427; j'y renvoie le lecteur.

Aph. 15. — 14. Suivant Damascius (p. 279) et Galien (p. 417), les enfants sont la preuve que, plus il y a de chaleur, plus il faut de nourriture. Par conséquent, en hiver, où il y a plus de chaleur, il faut plus de nourriture, puisque la chaleur est concentrée à l'intérieur.— Cf. aussi Étienne, p. 279, sur la manière dont il explique que pendant l'hiver la chaleur est concentrée à l'intérieur.

Aph. 18. — 15. Galien (p. 433) rapporte cet aphorisme aussi bien aux gens en bonne santé qu'aux malades.

Aph. 19. — 16. Suivant Galien κρίσις peut signifier *redoublement* (c'est le sens de Théophile et de Damascius), *summum de la maladie*, ou *crise* proprement dite. Si on se reporte aux aphorismes 7-11 de la même section, on reconnaîtra avec Galien que ces trois sens sont également admissibles, quoique le premier semble le plus naturel. En effet, on réglait le régime en vue du *summum* et de la *crise;* on se réglait à la fois sur les paroxysmes et sur la marche générale de la maladie; on se dirigeait aussi en vue de chaque période en particulier. — Les aphorismes 19-23 se lisent dans le traité *Des humeurs* à peu près textuellement, ils y sont rangés suivant le même ordre que dans le traité des *Aphorismes*, à cette exception près que l'aph. 21 est après le 22 dans les *Humeurs*.

Aph. 21. — 17. Ἃ δεῖ ἄγειν, ὅκου ἂν μάλιστα ῥέπῃ, ταύτῃ ἄγειν, διὰ τῶν ξυμφερόντων χωρίων, vulg. et M. Littré. — Ἃ δεῖ ἀγ. ὅπῃ ἂν μαλ. ῥ. διὰ τῶν ξυμφ. χ., ταύτῃ ἄγειν, traité *Des humeurs*, § 6, t. V, p. 484. Dans les manuscrits collationnés par M. Littré, ταύτῃ ἄγειν précèdent ὅκου ἂν μάλ. — Avec ce texte, mais surtout avec celui du traité *Des humeurs*, διὰ τῶν ξυμφ. peut se rapporter soit à ῥέπῃ, soit à ταύτῃ ἄγειν. — Il y a entre ces deux manières de voir une nuance de sens assez délicate à saisir et difficile à exposer. En rapportant διὰ τῶν ξυμφ. χ. à ῥέπῃ, l'auteur a voulu dire, si je ne me trompe : Poussez les matières où elles tendent, *si toutefois elles suivent une voie convenable;* sinon, combattez leurs tendances. C'est le sens adopté par Galien (p. 439-440). Au contraire, avec le texte de l'aph. 21, le sens plus absolu et théoriquement moins vrai est le suivant : Poussez toujours les matières où elles tendent; seulement choisissez le lieu le plus convenable parmi ceux vers lesquels elles se dirigent. L'auteur du traité *Des humeurs*, qui revient à plusieurs reprises sur ce précepte, dit au début (voy. aussi § 1, *init.*) : *Dirigez [les matières] là où elles tendent, par les voies convenables, excepté celles dont la coction se fera en temps réglé* (ἐκ τῶν χρόνων). Ce rapprochement entre διὰ τῶν ξυμφ. et ῥέπῃ, qu'on retrouve d'une part dans les manuscrits pour l'aph. 21, d'une autre part dans le traité *Des humeurs*, le sens très-rationnel qui en résulte, et de plus l'interprétation de Galien, qui est toute en ma faveur, me portent à suivre pour l'aph. 21 les manuscrits, au lieu du texte imprimé par M. Littré, et, par conséquent, à conserver le fond de ma première traduction. Ajoutez encore que dans le traité *Des humeurs*, § 1, *in medio*, on lit : *Dérivation soit sur la tête, soit sur les côtés, là où les humeurs tendent le plus; ou bien révulsion vers le bas dans les affections des parties supérieures, et vers le haut dans celles des parties inférieures.* De ce dernier texte, il résulte assez clairement pour moi qu'en principe général il faut évacuer les humeurs nuisibles par les voies où elles tendent le plus énergiquement, si ces voies sont convenables; mais si elles ne le sont pas, qu'il faut au contraire opérer une révulsion, c'est-à-dire combattre la direction des matières. Les passages parallèles du traité *Des humeurs* sont donc à la fois un commentaire de l'aph. 21 et un terme de comparaison pour en fixer le texte.

Aph. 22. — 18. Ἢν μὴ ὀργᾷ. — Ce dernier mot signifie *être agité par un désir vénérien*, comme il arrive chez les animaux en chaleur; c'est donc par comparaison qu'on l'emploie pour désigner les humeurs en mouvement et qui se portent d'un lieu à un autre, phénomène qui n'arrive pas ordinairement au commencement des maladies (Gal., p. 441).

Aph. 23. — 19. La fin de cette sent. n'est pas semblable dans le traité *Des humeurs* et dans le texte des *Aphorismes* : καὶ ὅκου δεῖ, μέχρι λειποθυμίης ἄγειν, καὶ τοῦτο ποιέειν, ἢν ἐξαρκέῃ ὁ νοσέων, texte des *Aph.* Cette proposition est de tout point rationnelle; mais le texte des *Humeurs* donne d'abord un précepte faux, tant il est absolu et sans restriction : ὅκου δὲ δεῖ, γυιῶσαι ἢ λειποθυμῆσαι, ἕως ἂν τοῦτο ποιηθῇ οὕνεκα ποιέεται. — *S'il le faut, faites du mal et produisez de la lipothymie, jusqu'à ce que vous ayez obtenu le résultat que vous voulez atteindre.* — Puis, renforçant encore cette proposition, l'auteur ajoute : *S'il faut encore quelque chose, se tourner d'un autre côté, dessécher, humecter;* enfin le souci de la vie du malade lui revient, et il termine en disant : *opérer la révulsion, si les forces du malade y suffisent.* Du reste toute cette phrase est embarrassée; elle contient plutôt les éléments d'une proposition qu'une véritable proposition, et le vrai précepte a été dégagé habilement par l'auteur des *Aphorismes*. — A la suite de cet aphorisme se trouve, dans le même traité *Des humeurs*, une suite de propositions extrêmement subtiles sur les évacuations aux jours pairs et impairs; ces propositions n'ont passé ni dans les *Aphorismes*, ni ailleurs, si ma mémoire est fidèle. — Les voici telles que les a traduites M. Littré : « On jugera aux signes suivants si le malade [peut suffire au traitement] : Ce qui est sec deviendra chaud, ce qui est humide deviendra froid; les purgatifs produisent un effet contraire; c'est là ce qui arrive généralement. Dans les jours impairs les évacuations se font par le haut, si les périodes et la disposition de la maladie amènent aux jours impairs les redoublements. Dans les jours pairs, c'est en général par le bas; et, de cette façon, il y a soulagement, même quand le mouvement est spontané, si les périodes amènent les redoublements aux jours pairs. Mais, dans un ordre inverse, les évacuations se font par le haut aux jours pairs, par le bas aux jours impairs; toutefois cela est rare, et cette constitution est d'une solution plus difficile. » — Après cela on lit à la fin du paragraphe deux propositions, dont la seconde n'est pas sans quelque rapport avec *Aph.* I, 24 : « Purgez abondamment non aux approches de la crise, mais quand elle est éloignée; il faut rarement purger abondamment dans les maladies aiguës. »

Aph. 25. — 20. Galien (p. 450), Théophile (p. 293), Damascius (p. 294) et Étienne (p. 293) s'accordent à penser que cet aphorisme se rapporte aux évacuations artificielles, tandis que dans le 2e aphorisme de la même section, qui comprend presque textuellement celui-ci, il est question des évacuations naturelles.

SECTION II.

Aph. 1er. — 1. Ὕπνος πόνον ποιέει. — Galien (p. 451), Étienne, Damascius et Théophile (p. 294 à 296) expliquent ici πόνος par βλάβη; Étienne et Théophile disent que πόνος signifie tantôt *exercice*, *fatigue* (γυμνάσια), tantôt *douleur* (ὀδύνη), tantôt *symptôme*. Voyez aussi *Aph.* I, 7, note 8; II, 5, note 3; II, 6, note 4, et II, 46, note 23.

Aph. 2. — 2. Galien (p. 456) et Théophile (p. 296) croient que le *délire* n'est pris ici que comme un exemple particulier, mais que cette sentence s'applique à toute espèce de symptôme; Galien rattache cet aphorisme à la fin du 1er.

Aph. 5. — 3. Κόπος n'est pas la fatigue ordinaire, mais une diathèse de l'organisme; et comme cette diathèse survient sans mouvement, Hippocrate lui donne l'épithète d'αὐτόματος. Cf. sur les diverses espèces de κόποι, Galien (*De sanitate tuenda*, III, 5 et suiv., t. VI, p. 189 et suiv.) et Théophile (p. 298).

Aph. 6. — 4. Galien (p. 460), Théophile (p. 299), disent qu'Hippocrate appelle ici *douleurs*, des maladies douloureuses, telles que l'érysipèle, les fractures, etc. Suivant Galien, γνώμη (*esprit*) est pris ici pour διάνοια (*intelligence*);

mais Théophile va plus loin, et il dit : « Dans ce cas le cerveau est nécessairement malade. » « Il n'est pas rare, dit M. Lallemand (p. 22), de voir dans le délire traumatique les malades agiter leurs membres fracturés, marcher sur leur moignon, sans témoigner la moindre douleur. » On sait aussi que dans le cas de lésion grave de l'encéphale il survient des maladies aiguës dont le malade n'a pas conscience.

Aph. 8. — 5. J'ai suivi pour cet aphorisme l'interprétation de Galien (p. 462), de Théophile (p. 300), de Damascius (p. 301).

Aph. 9. — 6. Εὔροα ποιέειν, c'est-à-dire atténuer les humeurs et relâcher les conduits par où les purgatifs font sortir les matières. Galien (p. 465), Théophile (p. 301 et 302).

Aph. 12. — 7. Le texte vulgaire porte : ὑποστροφὰς ποιέειν εἴωθεν, leçon donnée aussi par Théophile et par plusieurs manuscrits ; Dietz et Galien ont ὑποστροφώδεα, qui se lit dans le passage parallele des *Épid.*, II, 3, 8, et dans *Épid.*, VI, 2, 7. — Je crois que c'est là la vraie leçon, dont l'autre est une glose fort ancienne. — Galien (p. 459), Damascius et Théophile (p. 303) disent que ces *reliquats* en se putréfiant rallument la fièvre.

Aph. 13. — 8. Au dire de Galien (p. 450), cette dernière phrase manque dans plusieurs exemplaires. — Elle est commentée par Théophile et Damascius (p. 304-5).

Aph. 15. — 9. Pour rétablir le parallélisme, ou plutôt l'opposition qu'Hippocrate a voulu marquer entre les diverses parties de cette sentence, j'ai ajouté, avec Galien (p. 471), les mots entre crochets qui ne sont pas dans le texte.

Aph. 16. — 10. Ὅκου λιμός, οὐ δεῖ πονέειν. — J'ai suivi Galien (p. 473), qui interprète λιμός non par *faim* proprement dite, mais par privation absolue, volontaire ou involontaire, d'aliments. Par πονέειν il entend toutes les grandes secousses thérapeutiques ou autres. Cet aphorisme est en effet, si je ne me trompe, une proposition très-générale dans toutes ses parties, et qui s'applique aussi bien à l'état de santé qu'à celui de maladie. Traduire λιμός par *faim* et πονέειν par *travailler*, ne me paraît pas rendre l'étendue et la valeur de cette sentence.

Aph. 18. — 11. M. Lallemand traduit : « Ceux qui avalent vite de gros morceaux vont promptement à la selle. » Il blâme ceux qui ont traduit : « Les aliments qui nourrissent vite et beaucoup font des selles rapides ; » « car, dit-il, les substances les plus nutritives sont celles qui parcourent le plus lentement les organes digestifs. » Cette interprétation est vraie à notre point de vue ; mais elle est en opposition avec le texte des manuscrits et du Commentaire de Galien, et aussi avec les interprétations anciennes.

Aph. 19. — 12. Οὐ πάμπαν ἀσφαλέες. — En mettant *toujours*, j'ai suivi Galien

(p. 491), qui dit : « οὐ πάμπαν est ici pour οὐχ ἁπάντων (c'est-à dire : *Les pronostics... ne sont pas certains dans toutes les maladies aiguës*), et qu'il ne signifie pas οὐ παντελῶς (*ne sont pas absolument, ou tout à fait infaillibles*, interprétation suivie par Théophile). Il me semble que l'interprétation de Galien rend parfaitement la pensée de l'auteur, qui n'a certainement pas voulu dire d'une manière générale et absolue que les pronostics ne sont pas tout à fait certains dans les maladies aiguës, car il serait en contradiction avec sa doctrine sur le pronostic ; il a seulement entendu qu'il est possible de se tromper quelquefois par suite de certains changements dans la crise, ou dans la marche des humeurs. Il n'est pas besoin d'insister sur la différence de ces deux sens, c'est celle du général au particulier, et *vice versa*. — Galien dit à ce propos : « Il y a des maladies aiguës de deux espèces : les unes ont leur siége dans les humeurs chaudes, sans qu'il y ait de lieu affecté, et sont répandues dans toute l'économie ; les anciens leur donnaient le nom de *fièvres* (*Comm.* IV, aph. 73, p. 763) ; les autres ont un siége local, comme la pleurésie, la péripneumonie, l'esquinancie ; la fièvre est le plus ordinairement continue dans les maladies aiguës, car il est rare que ces maladies soient sans fièvre comme est l'apoplexie. »

Aph. 20. — 13. *Si toutefois*, dit Galien (I. 20, p. 492), *les conditions du régime restent les mêmes.* Damascius (p. 316) donne ici l'aphorisme 53, que Galien cite aussi dans son Comm., mais en le rapportant à sa place ordinaire.

Aph. 21. — 14. J'ai suivi l'interprétation de Galien (p. 499). Elle est adoptée par Étienne, Damascius et Théophile (p. 316). — Cet aphorisme manque dans le faux Oribase.

Aph. 24. — 15. Hippocrate, dit Galien (p. 510), a coutume d'appeler ἐπιδήλους (*indicateurs*), et θεωρητάς (*théorètes*) les jours dans lesquels apparaît quelque signe annonçant la crise pour un des jours critiques.

Aph. 27. — 16. L. de Villebrune pense que les derniers mots de cet aphorisme, mots que j'ai mis entre crochets, sont une glose marginale de ἀβέβαια (*qui ne sont pas stables*) ; en effet, Galien (p. 516), Théophile et Damascius (p. 321) ne paraissent avoir lu que ἀβέβαια.

Aph. 29 et 30. — 17. Dans son Commentaire, Damascius (p. 324) réunit avec raison l'aphor. 29 au 30e. Galien avait aussi proposé cette réunion à l'aide de γάρ.

Aph. 32. — 18. Cet aphorisme est obscur. J'ai suivi l'interprétation de Galien (p. 526), et de Théophile (p. 325). Suivant ces commentateurs, il s'agit des convalescents qui ont conservé dans le corps quelque reste des humeurs nuisibles.

Aph. 34. — 19. Cf. mon Introd. aux *Aphorismes*, p. 532 et 533 ; Étienne, p. 326 ; Galien, p. 519, et M. Littré, t. Ier, p. 321. — Dans le traité *Des humeurs*, § 8, on lit aussi qu'il faut considérer vers quelle maladie la constitution individuelle tend le plus. — L'auteur du traité *Des semaines* professe précisément une doctrine en partie contraire : « Les choses, dit-il, qui arrivent contre la nature [du corps], dans un *causus*, sont toutes intenses; quelques-unes même sont mortelles. D'un autre côté, si on est malade dans la saison [conforme à la maladie], la saison combat avec la maladie, comme l'été avec le *causus*, et l'hiver avec l'hydropisie; car la nature triomphe; cela est encore plus à craindre pour les maladies de la rate. — Ce passage fait partie du § 50 du traité *Des semaines* (t. VIII, p. 666, éd. de M. Littré; voy. aussi § 46, p. 663), et formait une des propositions de la VIIIe section des *Aphorismes*, selon ceux qui, à l'exemple de Foës, arrêtent la VIIe section là où finit le Commentaire de Galien (*Aph.* 81 inclus.), de la VIIe selon ceux qui commencent la VIIIe section avec l'aph. 88e.

Aph. 36. — 20. J'ai suivi, pour la seconde partie de cet aphorisme, l'interprétation de Galien (p. 535) et de Théophile (p. 329). MM. Pariset et Lallemand traduisent comme si Hippocrate avait dit : « Ceux qui usent d'une mauvaise alimentation sont affaiblis comme ceux qui se purgent en bonne santé. » Le texte, il est vrai, est amphibologique, mais la suite des idées me semble commander l'interprétation de Galien.

Aph. 37. — 21. Ici encore je suis Galien (p. 536) et Théophile (p. 330). MM. Pariset et Lallemand traduisent : *Sont difficiles à purger*, et M. Littré : *Ne sont évacués que laborieusement*. En général, j'aime à m'en tenir aux interprétations anciennes, surtout à celle de Galien, qui était beaucoup plus près que nous des idées d'Hippocrate, et qui pouvait mieux juger de la valeur des textes.

Aph. 43. — 22. Celse (II, 8, p. 39, éd. de M. Des Étangs) traduit ainsi cet aph.: *Neque is ad vitam redit, qui ex suspenso spumante ore detractus est.* Ce sens est confirmé par Galien (p. 543) et par Théophile. Cet aphorisme est sans doute une sorte d'exemple donné par Hippocrate pour montrer les dangers de l'asphyxie par quelque cause résidant dans les voies pulmonaires. M. Lallemand traduit : « Les pendus et les noyés, » lisant avec quelques éditeurs καταδυωμένων, au lieu de καταλυομένων ; mais, ni les interprètes anciens ni les manuscrits n'autorisent ce changement de texte. M. Littré est entièrement de cet avis.

Aph. 46. — 23. M. Lallemand traduit : « Quand un *travail* s'opère, » etc. Il pense qu'Hippocrate attache ordinairement à πόνος l'idée de *labor*, *travail;* et il ajoute : « ce qui est vrai de la douleur, ne l'est pas moins de tout acte laborieux de l'économie, tant à l'état pathologique qu'à l'état physiologique. C'est ainsi que, de deux maladies, la plus grave entrave la marche de l'autre; c'est ainsi qu'agissent tous les dérivatifs; que le travail physiologique de la grossesse suspend la marche de la phthisie; qu'une digestion laborieuse nuit aux fonctions cérébrales, et réciproquement; qu'un besoin, qu'une passion très-énergiques en font oublier d'autres qui le sont moins [1]. » Ces réflexions

[1] Galien (p. 550) dit également que dans les chagrins, véritables maladies de l'âme, les plus forts obscurcissent les plus faibles, surtout quand ils n'ont pas la même origine; autrement ils se prêtent un mutuel appui. — On trouvera dans l'ouvrage éminemment

sont justes en elles-mêmes, mais on ne saurait les appliquer rigoureusement au texte d'Hippocrate, et les interprètes anciens entendent ici formellement πόνος dans le sens d'ὀδύνη. Voy. Aph. I, 4, note 1.

Aph. 50. — 24. Δεῖ οὖν καὶ ἐς τὰ ἀξυνήθεα μεταβάλλειν. — Galien dit que par la fin de cet aphorisme Hippocrate entend que, si on ne veut pas être incommodé des changements qui peuvent arriver à l'improviste, il ne faut pas rester toujours dans ses habitudes, mais se livrer de temps en temps à des choses inaccoutumées. — Pour se rendre compte du rapport qui existe entre les deux parties de cet aphorisme, il faut, je crois, admettre le raisonnement elliptique suivant : puisque les choses inaccoutumées, même lorsqu'elles sont bonnes en soi, entraînent des inconvénients, il convient de temps à autre de rompre ses habitudes, de se familiariser avec ce à quoi on n'était pas accoutumé, et, par conséquent, de se fortifier contre le dommage que cause tout changement. En interprétant ainsi cet aphorisme, on n'a plus besoin ni de changer le *donc* (οὖν) du texte vulgaire en *cependant* (ὅμως), avec Théophile, ou en δέ, avec Magnol et M. Littré, ni de chercher à réintroduire la leçon συνήθεα du texte vulgaire, condamnée par presque tous les manuscrits et par le Commentaire de Galien.

Aph. 54. — 25. — « Le très-heureux sophiste Gésius, commentant cet aphorisme, disait à ses disciples : « Si vous voulez vous convaincre de la vérité « des paroles d'Hippocrate, vous n'avez qu'à me considérer. » En effet, dans sa jeunesse, il avait une taille élevée et élégante; mais dans sa vieillesse il était devenu tout courbé. » (Étienne, p. 343.)

SECTION III.

Aph. 1. — 1. Suivant Galien (p. 563-564), il y avait plusieurs manières d'écrire cet aphorisme, mais il ne cite qu'un de ces textes différents de notre texte vulgaire; en voici la traduction : « Les vicissitudes des saisons engendrent de grandes maladies, et surtout dans les saisons les grandes vicissitudes. » — Suivant le même Galien, quelques interprètes, au lieu d'entendre μεταβολαί dans le sens de vicissitudes (altération dans leur constitution, ἀλλοίωσις κατὰ τὴν κρᾶσιν αὐτῶν, comme dit Théophile, p. 344), pensaient qu'il s'agissait de la succession des diverses saisons; il blâme avec raison cette interprétation. Pour lui, Hippocrate, après avoir dit d'une manière générale que les altérations dans le cours normal des saisons sont la principale cause des maladies, ajoute que ce sont les *grands* changements de l'une ou l'autre qualité des saisons qui les engendrent. Mais ici la manière de voir de Galien (fondée peut-être sur la doctrine du traité *Des airs, des eaux et des lieux*, voy. *In-*

pratique de M. le docteur Descuret, intitulé : *la Médecine des Passions* (2e éd. Paris, Labbé, 1843) des considérations étendues et des faits, aussi curieux qu'attachants, sur l'antagonisme des passions et des besoins.

trod., p. 309 suiv.), me paraît en opposition avec le contexte. S'il ne s'agit pas de la succession des saisons, que signifiera alors la seconde partie de l'aph., car elle a précisément trait aux altérations intérieures des saisons. Par quoi, en effet, sont-elles caractérisées, si ce n'est par le froid, par le chaud et par les autres qualités? Cela paraît être aussi l'avis de M. Adams, t. II, p. 715. — Dans le passage parallèle des *Humeurs*, la proposition est beaucoup plus générale et ne s'applique pas seulement aux saisons; et pour les saisons, on y trouve quelques développements de plus : « Les changements produisent surtout les maladies, et les plus grands, tant pour les saisons que pour le reste. Mais les saisons qui procèdent par degrés sont les plus sûres, comme aussi les gradations offrent le plus de sûreté pour le régime, le froid, le chaud, et pour les âges encore lorsqu'ils suivent cette marche dans leur transformation. » (Trad. de M. Littré.) — Par les *âges* (ἡλικίαι), il faut entendre, non les âges considérés en eux-mêmes, mais les modifications constitutionnelles qui les accompagnent, car les âges en eux-mêmes procèdent toujours par degrés. — Par les *autres qualités*, il faut entendre la sécheresse et l'humidité, la nature et l'intensité des vents.

Aph. 3. — 2. Cet aphorisme est très-irrégulièrement construit. J'ai suivi Galien (p. 566) et Théophile (p. 346). Il faut entendre avec Galien que parmi les maladies ou les âges, les uns se trouvent bien d'une saison, les autres d'une autre, etc. — Cette proposition, ainsi isolée, pourrait aussi signifier que parmi les maladies, les unes se comportent bien ou mal par rapport aux autres, et que les âges se trouvent bien ou mal de certaines saisons, de certains pays, etc. — Mais si on rapproche les aph. 2 et 3 du § 16 des *Humeurs*, d'où ils ont été tirés, on verra que l'obscurité du sens et l'irrégularité du texte de l'aph. 3 vient de ce que cet aphorisme a été mal coupé dans l'ensemble du fragment des *Humeurs*, ainsi qu'Opsopæus et, après lui, M. Littré l'ont établi. Et c'est bien là une preuve évidente qu'une partie des Aphorismes a été empruntée au traité *Des humeurs*. On surprend le compilateur ou du moins le rédacteur des Aphorismes au milieu de son travail. — Voici, du reste, le § 16 tout entier; on y trouve, après le passage en litige, quelques considérations intéressantes : « Quant au rapport des natures individuelles avec les saisons, les unes sont bien ou mal disposées pour l'été, les autres pour l'hiver. Telles sont bien ou mal disposées pour un pays, un âge, un genre de vie, et les diverses constitutions des maladies, et telle pour telle autre; les âges aussi le sont bien ou mal pour une saison, un pays, un genre de vie et les constitutions des maladies. Suivant les saisons encore varient le genre de vie, les aliments, les boissons : dans l'hiver, on ne travaille pas, on use d'aliments mûrs et simples, et cela est un point important; dans les saisons à fruit, on travaille, on s'expose au soleil, on boit beaucoup, on a des aliments irréguliers; vins, fruits. » (Trad. de M. Littré.)

Aph. 4. — 3. Dans le traité *Des humeurs*, § 12, cette proposition est plus développée. « Les pays mal situés, par rapport aux saisons (c'est-à-dire où les saisons sont anormales), engendrent des maladies telles qu'en produirait la saison que représentent les anomalies; par exemple, les irrégularités du froid et du chaud pendant la même journée produisent dans le pays des maladies automnales; il en est de même pour les autres saisons. »

Aph. 5. — 4. Le texte porte φάρυγγες, κοιλίαι σκληραί. Galien (p. 571), pense qu'on peut sous-entendre πάσχουσι après φάρυγγες, ou rapporter ce mot avec κοιλίαι à σκληραί. Mais Étienne (p. 350) dit avec raison qu'Hippocrate a coutume de nommer la partie elle-même pour désigner l'état de souffrance de cette partie; ainsi, il dit *la rate* pour signifier une affection de la rate.

Aph. 5. — 5. Δυσουρίαι φρικώδεες. — J'ai suivi Galien (p. 571); Théophile (p. 350) lit : de la dysurie avec horripilation.

Aph. 5. — 6. Dans le traité *Des humeurs* (§ 14, *init.*), les deux parties de cet aphorisme sont séparées par cette proposition, qui fait partie de l'aphorisme III, 21 : « [Pendant les vents du midi], il survient des ulcères humides, surtout à la bouche et aux parties génitales. » Puis, après ce qui constitue dans le traité *Des humeurs* l'aph. 5, on lit les réflexions suivantes : « Si ces vents (ceux du midi) prennent une prédominance encore plus grande, les fièvres suivent les sécheresses et les pluies, selon ce qui a précédé cette prédominance, selon les modifications qu'aura imprimées au corps la saison antécédente, et selon la prépondérance de telle ou telle humeur. Il y a des sécheresses avec le vent du nord et avec celui du midi ; ce sont encore des différences, et elles ont de l'importance; car telle humeur prédomine dans une saison et un pays, et telle dans d'autres; l'été engendre la bile; le printemps, le sang, et ainsi des autres. » (Trad. de M. Littré.)

Aph. 6. — 7. On lit de plus dans le traité *Des humeurs*, que les fièvres ne sont pas dangereuses, et qu'elles ne sont pas accompagnées de sécheresse de la langue.

Aph. 9. — 8. Celse (II, 1, *init.*) a dit aussi : « Igitur saluberrimum ver est; « proxime deinde ab hoc, hiems; periculosior æstas, autumnus longe periculo- « sissimus. »

Aph. 12. — 9. Je transcris ici une note que M. Sichel a bien voulu me communiquer sur l'ophthalmie sèche. « Ὀφθαλμία ξηρά (*Aph.* III, 12, 14); [*Des eaux, des airs*, etc., § 4, p. 347-8; § 10, p. 355-356] me paraît être cette conjonctivite palpébro-oculaire si fréquente, désignée sous le nom d'ophthalmie catarrhale. Une sensation de roideur et de sécheresse accompagne cette ophthalmie, surtout à son premier degré, où il n'y a presque pas de sécrétion. Cette sensation devient plus forte pendant les exaspérations qui ont lieu vers le soir (cf. mon traité *De l'ophth.*, etc., p. 197 et suiv.). Les constitutions atmosphériques, décrites par Hippocrate dans les passages cités, sont des constitutions catarrhales; aussi y trouve-t-on l'ophthalmie sèche associée aux coryzas, à la toux, etc., et à d'autres affections catarrhales des membranes muqueuses auxquelles la conjonctive palpébrale appartient également. — L'*ophthalmie humide* [*Des airs*, etc., § 3, p. 347; *Epid.* I, 4, p. 415; III, 18, p. 444], au contraire, me présente les symptômes de la sclérotite ou *sclérite* qui, le plus souvent, est de nature rhumatismale » (cf. traité de l'*Ophth.*, p. 54, 254 et suiv.).

Aph. 14. — 10. Au lieu de : « Des fièvres aiguës, des coryzas, » le texte de Dietz porte : « Des fièvres aiguës et des fièvres de longue durée. » Le texte vulgaire est consacré par le Commentaire même de Théophile, et reproduit par les manuscrits. On ne sait donc pas où Bosquillon a vu que les meilleurs manuscrits portent πολυχρόνιοι au lieu de κόρυζαι. M. Littré a lu aussi κόρυζαι.

Aph. 16. — 11. Suivant Galien (p. 603), quelques interprètes réunissent φθινώδεες à ὀφθαλμίαι ; et il faudrait traduire des ophthalmies avec phthisie, c'est-à-dire avec fonte de l'œil. Si l'on sépare ces deux mots, il propose d'ajouter ξηραί, *sèches*, conformément sans doute à l'aphorisme 12. — Galien voudrait que l'aphorisme suivant fût le premier de ceux qui traitent des constitutions atmosphériques, que l'aphorisme 15 fût le second, que le troisième fût l'aphorisme 5, et le reste comme dans le texte vulg.

Aph. 17. — 12. M. Lallemand traduit, avec presque tous ses devanciers : « donnent des vertiges dans les yeux, et produisent de la faiblesse dans les mouvements du corps ; » mais, outre qu'il ne me semble pas permis de dire qu'il y a des vertiges dans les yeux, le texte et les commentateurs anciens commandent l'interprétation que j'ai suivie, et qui depuis a été adoptée aussi par M. Littré.

Aph. 19. — 13. L'auteur du traité *Des humeurs* exprime cette idée d'après une doctrine plus humorale ; en effet, il dit, § 8, *init.* : « Sachez dans quelles saisons les humeurs font efflorescence, quelles maladies elles engendrent dans chaque saison, et quels symptômes elles produisent dans chaque maladie. »

Aph. 21. — 14. Τριταῖοι πυρετοὶ, καὶ τεταρταῖοι vulg., τριταῖοι καὶ πλεῖστοι mss. — Avec M. Littré, j'ai adopté cette dernière leçon. En effet, Galien dit qu'il s'agit dans cet aphorisme des maladies produites par la bile jaune, tandis que la fièvre quarte (dont il ne parle pas d'ailleurs) dépend, suivant les anciens, de la bile noire.

Aph. 21. — 15. D'après Kraus (*lib. cit.*, note 18 des *Coaques*), ἵδρωα signifie ou l'*ecthyma* ou les *sudamina*. Galien dit (p. 620) : « Les ἵδρωα sont des ulcérations superficielles qui rendent la peau rugueuse, et qui proviennent de l'abondance des sueurs. »

Aph. 23. — 16. Le texte vulg. porte : des péripneumonies, des *léthargies*, des coryzas ; mais ni Galien, ni les mss n'ont des *lethargies*. J'ai donc supprimé la mention de cette maladie. — Pour les mêmes motifs, et également à l'exemple de M. Littré, dans l'aph. 26, j'ai retranché *la strangurie*, qui se trouvait mentionnée dans vulg. avant les abcès scrofuleux. On conçoit, du reste, combien les interpolations se glissent facilement dans de pareilles énumérations. Cette dernière interpolation tient peut-être au sens donné par certains commentateurs ou éditeurs qui lisaient σατυριάσεις au lieu de σατυριασμοί.

Aph. 26. — 17. On retrouve encore dans le Ier livre du *Prorrhétique* (sent. 87), dans le traité des *Articulations* (§ 41, éd de M. Littré, t. IV, p. 179), dans les *Épidémies* (II, 2, 24, t V, p. 94. — Voy dans l'*Appendice* la traduction de ce passage), et aussi dans Celse (II, 1, *in fine*) la mention de cette luxation de la vertèbre du cou. Ces divers passages ont beaucoup arrêté les commentateurs anciens et modernes ; mais il est manifeste qu'il s'agit de la maladie désignée de nos jours sous le nom de *luxation spontanée des articulations atloïdo occipitale et axoïdienne*. Cette luxation, qui n'est pas très-rare, mais qui n'avait, jusqu'à ces derniers temps, donné lieu qu'à des observations isolées, a été particulièrement étudiée par M. Bérard dans sa *Thèse pour le doctorat ;* par M. Olivier, dans son traité *Des maladies de la moelle*, et dans le *Dictionnaire de médecine*, t. IV, p. 305, art. *Atlas*.

Aph. 29. — 18. Par *les autres maladies*, Galien (I, 29, p. 641) paraît entendre les autres fièvres aiguës, c'est-à-dire les *causus* et les fièvres tierces. Théophile, au contraire, pense (p. 380) qu'il s'agit de la pleurésie, du *phrénitis ;* par les maladies *qui viennent d'être mentionnées*, il comprend les maladies énumérées au commencement de l'aphorisme.

Aph. 31. — 19. Dans un savant mémoire sur le *glaucome* (*Annales d'oculistique*, Bruxelles, 1842 ; voir aussi le compte rendu que j'ai fait de cet ouvrage dans *Arch. de méd.*, juin 1843), M. Sichel a établi d'une part que le mot γλαυκός n'a pas dans les auteurs anciens la signification de *vert* ou *verdâtre* que lui ont donnée les lexicographes et les médecins modernes, mais que ce mot sert à désigner le *bleu clair ;* et d'une autre part il démontre que le γλαύκωμα ou γλαύκωσις des médecins grecs et de leurs successeurs au moyen âge est ce que nous appelons la *cataracte lenticulaire*, et non la maladie désignée par Brisseau (1705) sous le nom de *glaucôme*.

SECTION IV.

Aph. 1. — 1. Τὰ δὲ νήπια καὶ πρεσβύτερα, κ. τ. λ. — Théophile (p. 385) dit : « Il faut savoir qu'Hippocrate appelle νήπια les fœtus du 1er mois au 4e, μέσα (moyens) du 4e au 7e, et πρεσβύτερα (plus âgés) du 7e au 9e.

Aph. 3. — 2. Galien (p. 662) dit que quelques-uns ont transporté ici cet aphorisme du lieu où il se trouvait primitivement (c'est-à-dire de la 1re *section*, *Aph.* 25 ; cette sentence est encore répétée *Aph.* 2, *init.*, de la même section).

Aph. 4. — 3. Le texte vulg. porte φαρμακεύειν τὰς ἄνω. Le texte de Dietz et du manuscrit 1884 ajoute κοιλίας ; ce mot manquait dans les exemplaires que Galien avait sous les yeux, car il dit qu'il faut le sous-entendre.

Aph. 8. — 4. Le texte vulg. porte Τοὺς δὲ φθινώδεας ὑποστελλομένους τὰς ἄνω. Le texte de Théophile et d'Étienne (p. 388-389) n'ont pas ces deux derniers mots. Étienne dit que cet aphorisme est mutilé, et qu'il faut sous-entendre καθαίρειν. Van der Lind. lit : τὰς ἄνω φαρμακείας : ce dernier mot vient du commentaire de Galien, p. 666 (voy. aussi Damascius, p. 390, et le pseudo-Oribase, p. 136); mais c'est une explication et non un mot qui figurait d'abord dans le texte d'Hippocrate.

Aph. 9. — 5. Il ne me semble pas, comme à M. Lallemand, qu'il faille expliquer la fin de cette sentence par l'aphorisme II, 22, et entendre qu'Hippocrate a conseillé les purgations dans la *mélancolie* pour remédier à la constipation habituelle dans cette affection, traitant ainsi les contraires par les contraires. Le principe énoncé dans notre aphorisme 9 est le même que celui de l'aphorisme I, 21, comme Galien (p. 667) l'a très-bien compris. En effet, Hippocrate appelle *atrabilaires* ou *mélancoliques* ceux qui ont dans les voies inférieures une prédominance de bile noire, et il veut qu'on fasse sortir cette bile par les voies où elle se porte davantage, c'est-à-dire par en bas, ajoutant d'une manière générale que, dans le cas où les humeurs se portent vers les voies supérieures, il faut, d'après le même raisonnement que pour les *mélancoliques*, faire le contraire de ce qu'on fait pour eux, c'est-à-dire purger par le haut. C'est aussi l'avis de M. Littré.

Aph. 13. — 6. Le texte vulg., celui de Dietz et les manuscrits portent προϋγραίνειν; mais il ressort du commentaire de Galien que προ n'existait pas dans les manuscrits qu'il avait sous les yeux, puisqu'il dit qu'il serait bon de l'ajouter.

Aph. 14. — 7. Au lieu de ναυτιλίη (*navigation*) que porte le texte vulgaire, quelques-uns, suivant Galien (p. 674), écrivent ναυτίη (*mal de mer*), ce qui a la même signification.

Aph. 17. — 8. M. Lallemand (p. 82) dit : « Il est remarquable que, dans l'aphorisme 17 et dans le 20ᵉ, Hippocrate a bien soin d'insister sur l'absence de la fièvre. En effet, si la fièvre était jointe aux symptômes qu'il énumère, elle indiquerait une inflammation de l'estomac dans le premier cas, des intestins dans le second; et l'on conçoit que les émétiques et les purgatifs seraient alors éminemment dangereux. » Cette remarque est juste au point de vue de la science moderne, mais je ne la crois pas applicable à Hippocrate, qui ne craignait pas de purger dans le cas d'inflammation des organes digestifs, et qui du reste paraît faire allusion ici à une surabondance d'humeurs dans les voies intestinales (*état saburral*).

Aph. 18. — 9. J'ai ajouté les mots entre crochets pour me conformer à l'interprétation de Galien (378) et de Théoph. (p. 396).

Aph. 25. — 10. Galien (p. 689 dit : *Quelque apparence qu'ait le sang* signifie qu'il soit écumeux, rouge, jaune, noir, aqueux ou épais. — La fin de cet aphorisme présente une grande variété de leçons; j'ai suivi Galien (p. 689).

Aph. 26. — 11. Après des « lambeaux de chair, » le texte de Dietz porte : « ou des excréments noirs, » mots qui se trouvent dans Oribase (p. 148), mais qui manquent dans Galien (p. 691), dans Théophile et Damascius (p. 400, 401).

Aph. 30. — 12. Suivant Galien (p. 695), cet aphorisme est susceptible de deux interprétations : il signifie ou que l'accès recommence régulièrement à la même heure et ne finit pas à la même heure (c'est le sens qu'il préfère), ou que l'accès recommence le lendemain à l'heure à laquelle il a fini la veille.

Aph. 31. — 13. Cette proposition est moins absolue dans le passage parallèle des *Humeurs*. On y lit : *En général, chez ceux*, etc. ; puis elle est suivie de quelques autres que je n'ai pas retrouvées ailleurs, et dont l'exactitude n'avait peut-être pas été vérifiée : « Les dépôts se font dans chaque cas près des lieux affectés, mais en général surtout vers les parties supérieures. Toutefois, si la maladie est lente et a de la tendance vers le bas, c'est en bas que se font les dépôts : les pieds chauds les annoncent pour le bas, les pieds froids pour le haut. » Voy. aussi note 33 du *Pronostic*. — M. Littré (t. I, p. 450) a parfaitement déterminé le sens du mot *dépôt* (ἀπόστασις) dans Hippocrate. Je lui emprunte le passage suivant : « La théorie du dépôt est étroitement liée à celle des autres crises et n'en est qu'une extension. Quand la matière morbifique n'a pas trouvé une issue convenable, la nature la porte et la fixe sur un point particulier. Le dépôt n'est pas un abcès ; c'est tantôt une inflammation extérieure, telle qu'un érysipèle, tantôt la tuméfaction d'une articulation, tantôt la gangrène d'une partie. De là cette distinction, obscure au premier coup d'œil, mais réelle, des maladies qui sont un vrai dépôt et qui amènent une amélioration, et de celles qui ne sont un dépôt qu'en apparence et qui ne jouent aucun rôle dans la solution de la maladie. » Cf. aussi Foës, *OEcon.*, et Kraus, *lib. cit.*

Aph. 32. — 14. Dans le traité *Des humeurs*, la proposition, moins généralisée, est ainsi conçue : « Chez ceux qui relèvent de maladie et qui fatiguent aussitôt les mains et les pieds, les dépôts se forment dans cette partie. » Dans le traité *Des humeurs* comme dans les *Aphorismes*, la proposition suivante est unie à celle-ci par ἀτὰρ καί. Ces propositions se retrouvent aussi dans *Epid.*, IV, 58, et VI, 3, 23, avec cette addition remarquable que les toux font des dépôts comme les fièvres. — Je relève encore dans le traité *Des humeurs*, § 20, un passage curieux sur les dépôts : « Tous les autres dépôts, tels que les fistules, sont remède d'autres maladies ; et les états qui, survenant avant, préviennent les affections que, survenant après, ils enlèvent ; les lieux suspects, recevant en vertu de la souffrance, ou de la pesanteur, ou de toute autre cause, servent de moyen de libration ; dans d'autres cas ce sont les communautés d'organes (*sympathies*). » (Trad. de M. Littré).

Aph. 33. — 15. C'est-à-dire, suivant Théophile (p. 405), quand les articulations étaient souffrantes avant la maladie, c'est là que se fera le dépôt, si on a lieu de croire que la crise se fera par un dépôt. Galien (p. 701) dit que ces trois aphorismes, qui ont chacun un sens particulier, ont aussi un sens commun, à savoir, que le dépôt se fait sur les parties qui, avant ou pendant la maladie, sont le siége de quelque travail interne.

Aph. 35. — 16. Galien (p. 708) dit positivement qu'Hippocrate ne désigne pas ici le lieu où il n'apparaît pas de tumeur; *au cou*, ἐν τῷ τραχήλῳ, donné par les textes vulgaires et par Dietz est donc une glose que Van der Linden et M. Littré ont omise avec raison dans le texte, mais qu'on peut conserver comme interprétation, ainsi que je l'avais déjà fait dans ma première édition.

Aph. 36. — 17. Il ressort du *Comm.* de Galien (p. 713) que, dans les mss à lui connus, il n'y avait que *trente et unième* ou *trente-quatrième*, mais que ces deux mots ne coexistaient pas (Voy. IV, 67, note 30; VI, 22, note 12, p. 591 et 603). Comme moi, M. Littré a conservé la mention de ces deux jours ; il est impossible, en effet, de déterminer lequel il faut exclure. — Cf. sur cet aph. le *Comm.* de Galien et aussi Étienne (p. 407).

Aph. 41. — 18. Il faudrait ajouter à la fin de cet aphorisme : *car c'est un indice qu'antécédemment on a trop mangé.* — D'après Galien (p. 719), le mot *abondante* (πολύς), après *sueur*, n'existait pas dans le texte primitif, et il a été ajouté avec raison, suivant lui, par quelques éditeurs; en effet, si la sueur n'était pas copieuse, elle pourrait venir soit de la débilité des forces, soit de la raréfaction du corps. D'après le même Galien, quelques-uns effaçaient *sans quelque cause apparente.*

Aph. 43.— 19. Ici comme dans *Aph.* VII, 64 (63, voy. note de M. Littré sur cet aph.), il est question des fièvres rémittentes des pays chauds qui *naturellement* n'ont pas d'intermissions franches, qui redoublent suivant le type tierce, et qui, par conséquent, n'ont que des rémissions dans l'intervalle. — Πυρετοὶ διαλ. est donc synonyme de *fièvres continues* (c'est l'expression employée dans la *coaque* 116) d'une espèce particulière. Quand il survient une intermission franche, c'est un signe de salut. Voy. aussi *Aph.* VII, 71.

Aph. 44. — 20. Voy. la note 44 de la 118ᵉ sentence des *Coaques.*

Aph. 47. — 21. Galien (p. 727) dit que, dans les manuscrits, la dernière phrase de cet aphorisme était écrite de deux manières : 1° comme il l'a donnée en tête de son *Commentaire*, c'est-à-dire avec la négation et telle que je l'ai traduite; 2° sans la négation. La première leçon est préférable.—Au lieu de : *par ces voies*, Théophile lisait : *ou par la bouche*, *ou par les urines*, *ou par les selles.* Galien ne paraît avoir eu ni l'une ni l'autre leçon, qui sont peut-être des gloses. — La première partie de cet aphorisme signifie, je crois, qu'en elles-mêmes les matières excrétables de mauvaise apparence sont funestes, mais que, toutefois, si l'économie s'en débarrasse, il en résulte un avantage. Dans la seconde partie, ou bien l'auteur, revenant sur l'idée qu'il vient d'exprimer, répète : « Il est mauvais que le corps ne soit pas débarrassé des matières qui doivent être évacuées (c'est le sens de l'*Aph.* VII, 71); » ou bien il dit, d'une manière plus générale encore, que par les voies qu'il vient d'énumérer, s'il ne se fait pas d'évacuation convenable, c'est mauvais. Des deux explications que j'ai trouvées plus tard dans les notes de M. Littré, l'une me paraît en contradiction avec la première partie de l'aphorisme, l'autre m'a paru forcée et peu explicitement contenue dans le texte.

Aph. 49. — 22. Galien (p. 729) et Théophile (p. 414) attribuent cette déviation d'une partie de la face à une affection profonde des nerfs ou de l'encéphale; ils justifient ainsi la gravité du pronostic que porte Hippocrate.

Aph. 52. — 23. Galien (p. 732) voudrait que, conformément à la doctrine du *Pronostic*, § 2, p. 67, on lût : *inquiétant* au lieu de *plus inquiétant* que porte le texte vulgaire, et qu'il regarde comme une faute venant du copiste et non d'Hippocrate.

Aph. 55. — 24. Cet aphorisme se retrouve avec quelques développements dans le IIe livre des *Épidémies*, avec cette addition : « Et les bubons qui surviennent aux fièvres sont plus mauvais, cessant de se développer, quand c'est dans une maladie aiguë. » L'auteur du IIIe livre des *Épidémies* (§ 18, p. 444) parle aussi de l'apparition de tumeurs aux aines. En rapprochant ces passages, on sera tenté de croire qu'Hippocrate et les hippocratistes avaient quelques connaissances de la peste à bubons. — Du reste d'après un texte de Rufus (qui vivait de l'an 97 à l'an 117 après J.-C.), publié pour la première fois par Mgr le cardinal A. Mai (*Classici auct.*, t. IV, p. 11), il demeure établi que la peste à bubons était connue bien avant le VIe siècle, époque à laquelle tous les épidémiographes en rapportaient la première apparition. — Voy. M. Littré, t. II, p. 584; t. III, p. 1 et suiv. ; t. V, p. 48 suiv., et dans *Rapport à l'Acad. de médecine sur la peste et les quarant.*, par M. Prus, *accompagné de pièces et de docum.;* Paris, 1846, p. 233.

Aph. 56. — 25. Galien (p. 734) dit qu'il aurait fallu réunir cet aphorisme au 42e. — Cf. aussi Étienne, p. 419.

Aph. 57.—26. Suivant Étienne (p. 420), Hippocrate aurait dû dire le *symptôme* et non la *maladie*, car le tétanos est un symptôme et non une maladie; cette réflexion marque un progrès considérable sur la médecine d'Hippocrate.

Aph. 61. — 27. Le texte vulgaire et le manuscrit 1884 portent : ἐν περισσῇσιν ἡμέρῃσι; Théophile avait lu ainsi tout en disant que ἐ. π. ἡ. était pour ἐν κρισίμοις ἡ.; mais Galien, qui avait aussi la première leçon sous les yeux, la blâme par la comparaison des doctrines du *Pronostic*, des *Épidémies* et du livre même des *Aphorismes;* il veut qu'on lise *critiques* (notez que cette leçon se trouve dans la *Coaque* correspondante), au lieu de *impairs*, bien que cette dernière leçon soit donnée par le plus grand nombre des manuscrits. Du reste, il dit, en commençant, que cet aphorisme pourrait bien avoir été introduit furtivement parmi ceux d'Hippocrate. — Étienne, voulant justifier la leçon vulgaire, dit : « On pourra objecter que le quatrième et le quatorzième jour sont critiques quoique pairs; mais le quatrième juge rarement, et le quatorzième ne juge pas comme nombre pair, mais comme impair; car si le huitième jour est le commencement de la deuxième semaine, le quatorzième est le septième de cette deuxième semaine. » — Après cet aphorisme, Théophile et beaucoup de manuscrits en donnent un autre ainsi conçu : « Dans les jours pairs, les crises sont difficiles et la maladie est sujette à retour. » Cet aphorisme, que Galien a omis, parce qu'il le croyait interpolé, à ce que dit Étienne (je ne trouve rien de tout cela dans le Commentaire de Galien), est la contre-partie du précédent, et justifierait la leçon vulgaire ; mais il me semble plus rationnel de regarder cet aphorisme comme interpolé, et de suivre Galien.

Aph. 62. — 28. J'ai suivi Van der Linden et Dietz, qui mettent entre crochets les mots grecs correspondant au membre de phrase : *à moins qu'il n'y ait*, etc. Galien (p. 744) remarque, en effet, que cette restriction a été ajoutée dans quelques exemplaires.

Aph. 64. — 29. Galien voudrait qu'on réunît cet aphorisme au 62e dont il est la suite naturelle. — Le 11e *jour* est ajouté au texte vulgaire par le texte de Dietz. — Depuis, j'ai vu par la collation de M. Littré, que beaucoup de manuscrits ont aussi la mention de ce jour.

Aph. 67. — 30. Galien (p. 748) dit qu'on trouve dans quelques exemplaires πόνοι (*souffrances*), au lieu de φόβοι (*frayeurs*). Un mss de M. Littré a ces deux mots ; c'est là une des voies par où arrivent les altérations de textes. (Voy. IV, 36, n. 17, p. 589.)

Aph. 69. — 31. Suivant Galien (p. 751), Numésianus et Dionysius écrivaient, au lieu de θρομβώδεα (*grumeleuses* ou *floconneuses*), βορβορώδεα (*bourbeuses*), en rattachant a ce mot un sens de fétidité ; mais cette interprétation est en désaccord avec le contexte, où il y a une opposition entre le mot θρομβώδεα et λεπτόν (*ténue*). — Θρομβώδες est pris pour marquer l'épaisseur des urines, ou pour indiquer l'inégalité et la dispersion du sédiment qui semble réuni en grumeaux.

Aph. 70. — 32. Cf. sur cet aphorisme Galien (p. 753).

Aph. 71. — 33. Ce dernier membre de phrase, suivant Galien (p. 755), se rapporte aux déjections et aux crachats, et non à la veille, au sommeil, à la respiration, au *décubitus*, etc., comme le veulent certains interprètes qui se mêlent d'expliquer Hippocrate avant d'en connaître toute la doctrine, et qui montrent ici leur ignorance comme en beaucoup d'autres endroits de leurs commentaires sur le livre des *Aphorismes*.

Aph. 72. — 34. Il y avait un autre texte de cet aphorisme auquel Celse (II, 4) s'est conformé, et que Galien paraît préférer aux autres comme plus médical ; il porte (p. 760) : « Les urines transparentes et incolores sont funestes surtout chez les *phrénétiques*. — En conservant : *elles apparaissent surtout chez les phrénétiques*, Galien voudrait qu'on ajoutât : *qui sont dans un état pernicieux*. — Pour διαφανέα λευκά j'ai suivi l'interprétation de Galien.

Aph. 73. — 35. Cf. pour la fin de cet aph. Galien, p. 762-763.

Aph. 74. — 36. La proposition est un peu différente dans *De hum.*, 20, *in fine*, et dans *Epid.*, VI, 4, 2, où les deux textes sont semblables : « Une urine épaisse, blanche, *comme chez l'homme d'Antigone*, est rendue parfois dans les fièvres avec lassitude, et préserve du dépôt (d'où l'on voit que le *dépôt* était habituel dans les fièvres et qu'il se portait surtout sur les articulations et sur la mâchoire; voy. *Aph.* IV, 31); cela est surtout assuré s'il survient une épistaxis abondante » (trad. de M. Littré). — L'épistaxis est présentée ici comme agissant directement sur le dépôt, dans l'aph. sur l'ensemble de la maladie; dans le premier cas, l'action sur la maladie est sous-entendue; dans le second, c'est l'action sur le dépôt; au fond, le sens est le même.

Aph. 75. — 37. Le texte vulgaire et plusieurs manuscrits ont : Ἢν αἷμα ἢ πῦον, leçon adoptée par Celse (II, 7); καί est la leçon préférée par Galien, avec la plupart des interprètes (p. 766), et suivie par Théophile dans son commentaire (p. 432); elle est la plus vraie au point de vue médical : on sait, en effet, que le simple pissement de sang dépend de beaucoup de causes autres qu'une ulcération du rein. Quant à la sortie du pus mêlé ou non avec les urines, elle se rattache nécessairement à une ulcération de quelque partie de l'appareil urinaire. — Pour conserver le texte vulgaire, M. Littré a mis : Uriner (*habituellement*) du sang ou du pus Mais comme la confusion de ἢ et de καί est très-fréquente, et que d'ailleurs plusieurs manuscrits donnent καί, j'ai conservé ma première traduction.

Aph. 76. — 38. Le texte vulgaire porte : Σαρκία μικρὰ ὥσπερ τρίχες. Suivant Galien (p. 768-771), la disjonctive ἢ (*ou*) manque dans tous les exemplaires avant ὥσπερ, ce qui est, dit-il, une leçon très-vicieuse; car autre chose sont les morceaux de chair qui viennent de la substance même du rein, autre chose sont les matières piliformes déposées dans le rein par suite d'une affection du système veineux. Il rapporte même la guérison d'un homme affecté de cette dernière maladie, que les médecins appellent τριχίασις, et qui rendait de ces corps piliformes longs d'une demi-coudée. Ce malade fut guéri à l'aide d'un régime atténuant. — Ces corps piliformes ne sont autre chose, ce me semble, que des caillots fibrineux provenant d'une hémorragie du rein, et qui se sont moulés sur la forme des uretères. — Toutefois, en acceptant l'interprétation de Galien, il me paraît difficile d'admettre que des morceaux de chair puissent descendre du rein; il faudrait pour cela supposer une désorganisation telle, que la mort arriverait certainement avant que rien de semblable se fût manifesté. Peut-être Hippocrate et Galien ont pris pour des morceaux de la substance même du rein, les fausses membranes qui se forment quelquefois dans le cas de cystite profonde, qui se détachent par lambeaux et qui sortent par l'urètre. Peut-être s'agit-il aussi de fongosités de la vessie, détachées également par petites portions et expulsées par le canal de l'urètre. — M. Littré a conservé le texte vulgaire, appuyé, au dire de Galien lui-même, sur l'autorité de tous les manuscrits. Si ἢ se trouve dans nos manuscrits, cela vient sans doute du commentaire de Galien. Entraîné par ces considérations, j'ai réformé ma première traduction (*de petits morceaux de chair, ou des corps piliformes*). J'ajoute encore une autre considération, c'est que dans le passage parallèle du traité *De la nature de l'homme*, § 14, t. VI, p. 68, on lit aussi : *Des filaments de chair comme des cheveux*. D'où l'on voit manifestement (et je rapporterai ailleurs plusieurs autres exemples de cette particularité) que les commentaires de Galien ont servi à corriger, ou du moins à changer le texte primitif des *Aphorismes*, beaucoup plus que le texte même des autres livres de la Collection, auxquels les *Aphorismes* paraissent avoir été empruntés.

Aph. 77. — 39. Rufus (*De morb. vesicæ*, p. 125, éd. de De Matthæi), après avoir énoncé ces symptômes fournis par les urines, ajoute que les malades éprouvent des douleurs poignantes à l'épigastre et au bas-ventre ; ces douleurs vont en augmentant à mesure que la maladie fait des progrès. Elles deviennent très-vives quand la vessie a fini par s'ulcérer. — La psoriase vésicale d'Hippocrate et de Rufus me semble devoir être rapportée à la cystite chronique, simple d'abord, puis profonde, et accompagnée de catarrhe vésical.

Aph. 78. — 40. Suivant Galien (p. 774), par le mot *spontané*, Hippocrate entend : ou sans cause externe, ou sans qu'il y ait eu de symptôme précurseur.

Aph. 79. — 41. Le texte vulgaire porte : « Chez ceux dont les urines, etc., la vessie contient des pierres. » Galien (p. 775) pense, mais à tort, qu'Hippocrate a sous-entendu ou que le copiste a omis : *ou les reins*, de sorte qu'il faudrait traduire : *la vessie ou les reins sont calculeux* ; car, dit-il, soit qu'il y ait des pierres dans la vessie, soit qu'il y en ait dans les reins, les urines sont sablonneuses. Ainsi, pour Galien, la présence du sable dans les urines serait un signe de la présence de calculs dans les reins ou dans la vessie. L'auteur du IVe livre des *Maladies* (§ 53, t. VII, p. 604 ; voir p. 381, note 45) dit, avec celui des *Aph.* que les calculeux rendent parfois une urine sablonneuse ; Hippocrate, au contraire, dans le traité *Des airs*, etc. (§ 9, *med.*), assure que leur urine est très-claire, et en cela il est d'accord avec l'auteur du traité *Des affections internes* (§ 14, t. VII, p. 202), lequel, après avoir énuméré les symptômes d'une maladie qui est, à mon avis, la néphrite calculeuse, blâme les médecins de son temps de ce qu'ils regardaient les urines sablonneuses comme indiquant la présence d'un calcul dans la vessie, tandis que, dans ce cas, c'est le rein qui est calculeux. Cet auteur est dans le vrai au point de vue de la science moderne. D'un autre côté, Rufus (p. 88 et 94, éd. de De Matthæi) et Soranus (p. 152, éd. de Dietz) regardent les urines sablonneuses comme indiquant que le rein est calculeux. — Cet aphorisme ne nous intéresse pas seulement au point de vue médical ; on voit encore qu'il est en contradiction d'une part avec le traité *Des affections internes* (ce que M. Littré avait déjà remarqué, t. IV, p. 424), et, d'une autre, avec celui *Des airs, des eaux et des lieux* ; il n'y a rien d'étonnant pour le premier cas, puisque les *Aphorismes* appartiennent à l'école de Cos, et les *Affections internes* à celle de Cnide ; mais il est plus difficile de se rendre compte de la contradiction qui existe avec le traité *Des airs*, etc., qui paraît être d'Hippocrate, comme les *Aphorismes*. La seule explication qui semble plausible, c'est que les *Aphorismes* ayant été puisés à diverses sources, il n'est pas étonnant que tout n'y soit pas d'accord avec le reste des écrits légitimes de la Collection. — On constate aussi que l'aphorisme en question est beaucoup plus absolu que le passage parallèle du IVe livre *des Maladies;* mais ce livre n'est certainement pas d'Hippocrate.

Aph. 80. — 42. Τὰ περὶ τὴν κύστιν. — J'ai suivi l'interprétation de Galien (p. 776).

Aph. 81. — 43. Καί est la leçon la plus ordinaire; certains exemplaires ont ἢ (Gal., p. 777). Mais, au dire de M. Littré, cette variante ne se trouve pas dans nos manuscrits. Du reste, καί ne signifie pas ici que le pus sort avec les écailles, c'est un καί énumératif ou même disjonctif, comme serait ἢ (*ou*).

Aph. 82. — 44. « Galien pense qu'Hippocrate n'a pas seulement voulu parler de la disparition de ces tumeurs, mais encore de la guérison de l'*ischurie* qu'elles occasionnent. En effet, l'obstacle qui s'oppose au libre cours des urines consiste, quelquefois, dans une induration développée à l'extérieur de l'urètre. Lorsqu'une sonde, ou toute autre cause, y provoque une inflammation et que le pus se fait jour au dehors, la tumeur se fond, la cicatrice s'étend jusqu'à la peau et le canal reste libre. » (M. Lallemand.) Cette interprétation est appuyée encore (M. Lallemand ne s'en est pas aperçu) sur la *Coaque* correspondante.

SECTION V.

Aph. 2. — 1. Quelques exemplaires, au dire de Théophile (p. 439), portent: Ἐπὶ τραύματι, au lieu de τρώματι du texte vulgaire. Ces deux expressions veulent bien dire une solution de continuité; mais τραῦμα se rapporte aux chairs, τρῶμα ou νύγμα aux nerfs. M. Littré fait remarquer que ces deux orthographes ne sont qu'une forme dialectique; cette remarque détruit l'explication de Théophile. « Hippocrate et les anciens médecins, dit Étienne (p. 439), beaucoup plus sensé que Théophile, appelaient du nom de τραῦμα toute solution de continuité; les médecins modernes donnent un nom à chaque espèce de blessures, suivant les parties divisées. Ils disent ἕλκος pour les chairs, κάταγμα pour les os, νύγμα pour les nerfs. »

Aph. 3. — 2. *Un flux de sang par le nez ou par le siége.* (Théophile, p. 439); ce qui prouve que le texte de ce commentateur ne portait pas : Un flux de sang *par en bas* (ῥυέντος κάτω), comme cela se lit dans vulg. — M. Littré, après Van-der-Linden, a retranché ce dernier mot; il fait remarquer qu'il manque dans les manuscrits où le texte est accompagné du Commentaire de Galien ou de celui de Théophile, mais qu'il se trouve dans les manuscrits qui ont le texte seul; c'est là une particularité dont il est difficile de se rendre compte. Toutefois, la *Coaque* correspondante omettant aussi κάτω, je maintiens ma première traduction et je crois que κάτω ne doit pas figurer dans le texte.

Aph. 5. — 3. Ici, et en plusieurs autres endroits de ses *Scholies*, Étienne attribue à Galien des interprétations et des corrections de textes dont je n'ai retrouvé aucune trace dans ses commentaires tels que nous les possédons aujourd'hui. Galien nous apprend (*Comm.* I, 14, *in Aph.*) qu'il avait fait deux éditions de ses commentaires; Étienne aurait-il eu sous les yeux la première édition que nous avons perdue, ou une troisième faite après celle que nous possédons, et qui ne serait pas arrivée jusqu'à nous? ou bien ce scholiaste aurait-il été infidèle dans ses citations? Voilà deux questions pour la solution desquelles je n'ai aucune donnée positive. — L'aphonie est attribuée par Théophile à une affection du larynx, par Galien (p. 787) à un état apoplectique; je crois, avec M. Littré, que cette dernière explication est la seule acceptable, la seule vraiment médicale.

Aph. 6 *bis*. — 4. Suivant Étienne et Oribase, cet aphorisme a été omis à tort par ceux qui le confondent avec l'aphorisme 57, de la IVe sect.

Aph. 7. — 5. Τὰ πολλά, que j'ai traduit par *ordinairement*, est une addition signalée par Galien (p. 792), et qui n'était pas la leçon la plus ordinaire. — *Et au delà* est aussi une interprétation de Galien.

Aph. 8. — 6. C'est-à-dire s'ils ne sont pas débarrassés par les crachats des humeurs qui obstruent le poumon (Théophile et Damascius, p. 444). Cette explication se rapporte aussi à l'aphorisme 15 ci-dessous, et à la 396e sent. des *Coaques*.

Aph. 10. — 7. Théophile (p. 445) veut qu'on donne à cet aphorisme une forme conditionnelle et qu'on interprète : Si l'esquinancie disparaît et qu'elle se porte sur le poumon, les malades, etc. Quelques manuscrits donnent cette forme conditionnelle. M. Littré l'a adoptée, mais je n'ai pas cru qu'on pût ici faire une correction avec quelque sûreté, ni changer la forme générale de la proposition, bien qu'elle soit médicalement et peut-être hippocratiquement inexacte.

Aph. 11. — 8. Le texte vulg. porte ἀποθήσσουσι. Galien, selon Étienne (car rien de cela ne se trouve dans son commentaire, voy. plus haut, note 3), aurait lu sur certains exemplaires ἀνεμέουσιν (mauvaise leçon), ἀναβήττουσιν et ἀναπτύουσιν. Cette dernière leçon paraît être celle que Galien avait sous les yeux. (Voy. *Aph.* 13, note 10, p. 596.)

Aph. 12. — 9. Les aph. 12 et 14 sont réunis en une seule sentence par la *Coaque* 436. Si on se réfère à cette *Coaque* 436, et si on prend le texte de l'aph. 12 en lui-même, il faut, je crois, l'interpréter ainsi : Chez les phthisiques, quand les cheveux tombent, la diarrhée survient nécessairement et ils meurent; car, ainsi qu'il est dit dans l'aph. 14, la diarrhée, considérée indépendamment de son signe précurseur, est un signe mortel par elle-même. Ainsi la *calvitie* n'annonce rien, si ce n'est l'approche de la diarrhée, qui peut arriver sans que la calvitie la précède. De cette façon, les deux aphorismes se tiennent réciproquement, surtout s'ils sont rapprochés de la *coaque* parallèle. Du reste, si la première proposition était mise après la seconde, l'ordre des idées serait peut-être plus logique.—Si je ne me trompe, M. Littré a suivi la même interprétation que moi, mais sa note n'est pas très-explicite.

Aph. 13. — 10. Le texte vulgaire porte ἀναπτύουσι. Galien (p. 797), beaucoup de manuscrits et beaucoup d'interprètes avaient ἐμέουσι, prétendant qu'Hippocrate s'était servi métaphoriquement de cette expression pour marquer l'abondance du sang. Galien blâme cette interprétation, rejette ἐμέουσι et va jusqu'à dire qu'Hippocrate aurait fait un abus de langage s'il était vrai qu'il se fût servi de ce mot ; il lit ἀνυπτύουσι ou ἀναβήττουσι. On dit encore aujourd'hui dans le monde *vomir le sang*, quand on parle d'un crachement de sang abondant ; et il est possible, quoi qu'en pense Galien, que cette locution eût son équivalent du temps d'Hippocrate et qu'il s'en soit servi au lieu de l'expression technique ; du reste, elle se retrouve dans le Ier livre des *Maladies*, § 21, t. VI, p. 182. Voy. aussi note 151e des *Coaques*, *in fine*.

Aph. 16. — 11. Ce dernier membre de phrase présente une grande variété de leçons (Galien, p. 802). J'ai suivi l'interprétation qui m'a paru la plus rationnelle. C'est aussi celle que M. Littré a adoptée.

Aph. 19. — 12. J'ai suivi pour la fin de cet aphorisme le texte qui m'a paru avoir le plus d'autorités en sa faveur. C'est, du reste, celui qui est commenté par Théophile et par Damascius (p. 451, 452). Le texte de Bâle, conservé par Foës, qui suit néanmoins dans sa traduction le texte auquel je me suis conformé, porte : « excepté celles (les parties) qui vont devenir le siége d'une hémorragie. » M. Littré a fortifié encore le texte que j'ai adopté par la collation de quinze manuscrits.

Aph. 22. — 13. Τὰ δὲ (*pro* τὸ δὲ) ἐν τῇ κεφαλῇ, καὶ καρηβαρίην λύει.— Tout en acceptant le nouveau texte établi par M. Littré, sur l'autorité des mss., je m'écarte un peu de sa traduction, et par conséquent de l'interprétation de Galien, suivant qui il faudrait traduire : *le chaud agit de même sur la tête.*

Aph. 23. — 14. J'ai fait ici une restitution analogue à celle de l'aph. 19 ; j'ai ajouté [*a lieu ou*] au texte vulgaire, sur l'autorité de Galien (p. 812), de Théophile et de Damascius (p. 456). M. Littré a encore confirmé cette restitution par 6 manuscrits.

Aph. 29. — 15. Cet aphorisme manque dans Dietz et les autres scholiastes. Galien remarque que c'est une répétition de l'aph. IV, 1, et que quelques éditeurs l'ont effacé.

Aph. 35. — 16. Le mot ὑστερικῶν est obscur, dit Galien (p. 824) : les uns l'entendent de toutes espèces d'affections de la matrice, d'autres de l'hystérie seulement, d'autres enfin de l'arrière-faix ; mais il ne serait pas vrai de dire que l'éternument est bon dans les ulcérations ou autres maladies profondes de l'utérus. Rien ne prouve qu'il s'agit ici de l'expulsion de l'arrière-faix. Il faut donc admettre qu'il s'agit de l'hystérie avec suffocation. — L'éternument produit alors une détente.

Aph. 36. — 17. Ἄχροα. — J'ai suivi Théoph. et Damasc. (p. 463, 464). d'après Galien, beaucoup d'exemplaires avaient χρόνια (c.-à.-d. *quand les règles retardent*). J'avais rejeté cette leçon avec raison, car j'ai vu plus tard, par la collation de M. Littré, qu'aucun de nos mss. ne la donne.

Aph. 40. — 18. Galien doute de la vérité de cet aphorisme, du moins dans la pratique ordinaire. — Étienne, p. 465, dit que Galien déclare cet aphorisme faux; mais il ajoute : *Comme Hippocrate n'a pu se tromper, il faut admettre que nous n'avons pas vu ce qu'Hippocrate a vu quelquefois !* Voy. p. 520.

Aph. 41. — 19. Cette restriction négative paraît avoir été sous les yeux de Théoph.; il n'en reste que d'obscurs vestiges dans le *Comm.* de Galien, dont le texte est altéré, car si on s'en rapportait à la lettre de nos imprimés, il faudrait lire, au contraire, *pourvu qu'elle ait fait son repas du soir.*

Aph. 44. — 20. Je m'en suis rigoureusement tenu, pour cet aphorisme, à la lettre du texte. J'emprunte la note suivante à M. Littré, t. IV, p. 547 (note 11). « D'après Galien, p. 836, les anciens commentateurs avaient donné trois explications de cet aph. Les uns pensaient que la femme avortait dans tous les cas, soit qu'elle restât maigre, soit qu'elle prît de l'embonpoint. Galien regarde cette dernière explication comme la moins probable; cependant elle avait été adoptée par Numésianus; d'après ce commentateur, il s'agissait des femmes qui, devenues très-maigres, et ayant besoin de se refaire, concevaient auparavant, et qui ne pouvaient reprendre de l'embonpoint sans que le sang destiné à la nutrition du fœtus ne fût détourné de sa destination, ce qui causait l'avortement. Je ne suis aucune de ces interprétations; ce qui a fait difficulté pour les interprètes, c'est qu'ils ont considéré une femme très-maigre dans une grossesse actuelle, au lieu de la considérer par rapport à des grossesses futures et à la possibilité de ne plus avorter. Dans cet aph., Hippocrate déclare simplement : que les femmes extraordinairement maigres sont sujettes à avorter, et qu'elles ne cessent de l'être qu'en prenant de l'embonpoint. Le sens de cet aph. me paraît déterminé par la comparaison avec l'aph. 46. Les mots παρὰ φύσιν λεπταί avaient été aussi interprétés diversement : les uns, comme Humesianus, entendaient que la femme enceinte avait perdu de son embonpoint, c'est-à-dire qu'il s'agissait d'un amaigrissement relatif; les autres entendaient qu'il s'agissait d'un amaigrissement excessif, pris absolument. Les deux explications de Galien sont plausibles. »

Aph. 45. — 21. Suivant Théophile (*Schol.*, p. 467), les *cotylédons* sont des membranes qui affermissent les anastomoses des vaisseaux de la matrice. Dans son traité *De fab. corp. hum.* (p. 215, éd. Greenhill), il dit que ce sont les bouches mêmes des vaisseaux de la matrice; définition donnée aussi par Praxagoras (Ier liv. *Des choses naturelles*). Si l'on en croit Galien (p. 838), Hippocrate appelle *cotylédons* les orifices (c'est-à-dire les *anastomoses*, dans le sens littéral et anatomique pour les anciens) des vaisseaux (artères et veines), à l'aide desquels le chorion est uni à la matrice, et non, comme le pensent quelques-uns, les glandes charnues qui se développent [pendant la grossesse] [1]; car il est dit, dans le premier livre des *Maladies des femmes* : « Si les cotylédons se remplissent de *phlegme*, les menstrues sont peu abondantes. »

Aph. 46. — 22. Voy., pour l'épiploon, la *Dissertation sur les termes anatomiques.*—Voy. aussi pour tous les aphorismes gynécologiques, dans l'*Appendice*, quelques extraits des livres sur les maladies des femmes.

Aph. 47. — 23. Galien dit (p. 840) : Hippocrate appelle μήτραν ἔμμοτον la matrice qui a besoin d'être pansée avec de la charpie.—Je crois qu'il s'agit ici, non d'une descente de matrice, mais d'une de ces inclinaisons latérales décrites dans le livre IIe des *Maladies des femmes*, et dans le traité de la *Nature de la femme*. C'est, du reste, le sens de Théophile (p. 469).

Aph. 50. — 24. Le texte vulgaire porte : ὡς μεγίστην, Galien (p. 842) dit que ὡς a été ajouté, par quelques éditeurs, pour marquer qu'il fallait produire une grande révulsion. Damascius paraît aussi n'avoir pas lu ce mot. — Au lieu de πρός (*sur*), Galien veut ὑπό (*sous*), parce que, sous les mamelles, les veines qui viennent d'en bas sont plus abondantes.

Aph. 53. — 25. Ἢν δὲ πάλιν σκληροὶ γένωνται. — Suivant Galien, on pourrait aussi interpréter, en isolant les deux propositions : Si les mamelles s'affaissent, c'est un signe d'avortement ; si, au contraire, au lieu de s'affaisser elles durcissent plus qu'il ne convient, cela annonce, non un avortement, mais une lésion de quelque partie éloignée. — Il paraît approuver plus cette seconde interprétation que la première, que j'ai néanmoins suivie comme ressortant plus directement du texte.

Aph. 54. — 26. Galien (p. 850) dit qu'il faudrait placer cet aphorisme après le 51e.

Aph. 55. — 27. J'ai suivi le texte de Dietz et de Théophile (p. 473), qui est peut-être aussi celui de Galien (p. 851), au lieu du texte vulgaire qui porte : « *deviennent très-maigres*. » M. Littré conserve cette dernière leçon pour des motifs qui ne m'ont pas convaincu. Toutefois, on pourrait donner des raisons médicales en faveur des deux leçons. Je ne puis surtout pas admettre, ni avec M. Littré, ni avec Théophile, qu'il faille rattacher *sans cause apparente*, à ce qui suit et non à ce qui précède. — D'ailleurs, avec cette interprétation, M. Littré a été contraint de traduire : *Sans* [*autre*] *cause apparente*.

Aph. 56. — 28. « Certains manuscrits portent la disjonctive ἤ, d'autres la copul. καί ; la première leçon est la meilleure. » (Étienne, p. 474.) — J'ai

[1] Galien fait allusion ici à ce qui se passe chez les animaux où le placenta est en effet partagé en lobes (*glandes charnues*), que les vétérinaires appellent *cotylédons* ; il jugeait par une fausse analogie qu'il devait en être de même chez la femme. — Cf. pour ce qui regarde les cotylédons chez les anciens, Soranus, *De arte obst.* (p. 72), Greenhill, *ad Theoph.* (p. 333) et ma traduction des *Œuvres de Galien*.

en conséquence lu ἤ ; mais, ainsi que l'a fait M. Littré, on peut conserver καί avec tous les manuscrits et l'entendre dans le sens de ἤ. — Je n'ai donc pas à modifier ma traduction.

Aph. 57. — 29. Malgré l'opinion contraire de Galien, cet aphorisme n'est pas exact, car quelles que soient les anomalies dans les menstrues, excès ou défaut, les maladies dont elles sont la suite ou qu'elles produisent ont leur siége ou leur point de départ tantôt dans l'utérus, tantôt dans une autre partie du corps. Il me semble encore (et cela est aussi en opposition avec Galien) que dans la première partie de l'aph., Hippocrate, si on en juge par le contexte, a entendu des maladies en général, tandis que dans la seconde il dit que les maladies ont leur point de départ dans l'utérus, que cette partie soit affectée ou qu'elle en produise ailleurs sympathiquement.

Aph. 58. — 30. Dans le texte de Dietz, *la strangurie* est placée après : *l'inflammation du rectum et de l'utérus.* Ce n'est pas une faute de typographie, car le pseudo-Oribase paraît avoir eu cette leçon sous les yeux ; Bosquillon la reproduit ; Galien a le texte vulgaire.

Aph. 59. — 31. Chez les anciens ces épreuves étaient employées juridiquement pour savoir si une femme était stérile ou non. (Voy. Adams, t. II, p. 748.)

Aph. 60. — 32. Le texte de Dietz ajoute ici : πολλαί [*en abondance*]. Ce mot se trouve aussi dans quelques manuscrits. Galien dit bien que le pluriel suppose l'abondance et la fréquence, mais il ne dit pas que ces deux choses soient explicitement exprimées. Cette addition provient sans doute de ce que, voyant la fausseté de la sentence d'Hippocrate, on a voulu la justifier, comme le font du reste Théophile et Galien, en disant qu'il s'agit de menstrues abondantes, mais que, chez une femme pléthorique, un peu de sang qui s'écoule ne nuit pas à l'enfant. On voit d'ailleurs par le § 245 du traité *Des femmes stériles* (t. VIII, p. 458), que l'écoulement des règles chez une femme grosse n'est pas regardé comme une cause inévitable d'avortement. — Du reste, je dois dire ici, une fois pour toutes, que tous les mots *interprétatifs* que j'ai admis entre crochets dans ma traduction, ne sont reçus par moi qu'à titre de *commentaire* ou d'explication, et que je les expulserais soigneusement du texte quand ils ne se trouvent pas dans les manuscrits ou qu'ils ne sont pas justifiés par des motifs plausibles.

Aph. 62. — 33. Cet aphorisme se retrouve presque textuellement à la fin du deuxième livre des *Prorrhétiques*. Galien (p. 859, 860) pense, avec la plupart des commentateurs, que l'aphorisme suivant est interpolé ; il ne lui trouve aucun sens. C'est aussi l'opinion de Théophile et de Damascius (p. 479).

Aph. 64. — 34. Cet aphorisme se présente avec une grande variété de leçons dans les manuscrits, dans Dietz et dans Galien. J'ai suivi le texte le plus ordinaire. On remarquera, avec M. Littré (t. I, p. 52), que dans les Ve (§ 56) et VIIe (§ 75) livres des *Épidémies*, Pytoclès donnait à ses malades du lait étendu de beaucoup d'eau.

Aph. 65. — 35. Il paraît que Galien lisait : « *ou des douleurs aiguës et des empyèmes,* » et non simplement « *ou des empyèmes.* » — Cet aphorisme se retrouve, ainsi que les quatre suivants, dans le livre II des *Épidémies*. Voy. aussi la note 16 de M. Littré, t. IV, p. 559.

Aph. 66. — 36. Galien (p. 880) donne plusieurs manières d'écrire cet aphorisme. J'ai suivi les leçons qu'il préfère. Le texte que M. Lallemand imprime comme étant celui de Galien, n'est que le texte placé en tête du commentaire de ce dernier, et non celui qu'il admet. M. Lallemand imprime ἰσχυρῶν καὶ πονηρῶν τραυμάτων ; dans les variantes que donne Galien il n'est pas question d'ἰσχυρῶν. — M. Littré a conservé aussi ἰσχυρῶν avec la plupart des manuscrits; mais je crois qu'il faut s'en tenir, en pareille matière, à l'autorité de Galien.

Aph. 69. — 37. Au lieu de : « Les hommes ont la peau rare, les poils en sont la preuve, » on lit dans le passage parallèle du IIe livre des *Épidémies :* « La peau est rare, les poils des animaux en sont la preuve. » Comme M. Littré l'a fait, j'avais considéré cette phrase comme tout à fait indépendante de ce qui la précède, et j'avais regardé comme puériles les explications théoriques données par Théophile pour rattacher ces deux parties.

SECTION VI.

Aph. 2. — 1. Je complète cet aphorisme en plaçant sous les yeux du lecteur l'admirable tableau qu'a tracé de la *consomption dorsale*, par suite du libertinage, l'auteur du traité des *Maladies*. J'emprunte la traduction à M. Lallemand. (*Voir* t. II, p. 320 de son traité *sur les Pertes séminales involontaires.* « *Consomption dorsale.* La consomption dorsale vient de la moelle. Elle affecte principalement les nouveaux mariés et les libertins. Ils sont sans fièvre, ils mangent bien ; cependant ils dépérissent. Si vous les interrogez, ils vous diront qu'il leur semble sentir des fourmis descendre de la tête le long du dos. Lorsqu'ils urinent ou qu'ils vont à la selle, ils rendent beaucoup de sperme liquide, et la génération n'a pas lieu. Ils ont des évacuations [pollutions] pendant leurs songes, qu'ils couchent avec une femme ou non. Lorsqu'ils marchent ou qu'ils courent, surtout en montant, ils éprouvent de l'essoufflement, de la faiblesse, de la pesanteur et des sifflements dans les oreilles. Si, plus tard, ils sont pris de fièvre ardente, ils meurent de lipyrie » (*Des maladies*, II, § 51, t. VII, p. 78).

Aph. 4. — 2. Περιμάδαρα ἕλκεα. — Suivant Galien, περιμ. signifie la chute, soit de poils, soit d'écailles superficielles autour de l'ulcère.

Aph. 5. — 3. J'ai suivi pour cet aph. la très-judicieuse interprétation de M. Littré, t. IV, p. 564, note 6.

Aph. 7. — 4. Les mots entre crochets sont donnés par Théophile et par beaucoup de manuscrits. — M. Littré les a omis parce que Galien ne paraît pas les avoir eus dans son texte. — Suivant Galien, le péritoine est la ligne de démarcation entre les douleurs profondes et les douleurs superficielles.

Aph. 9. —5. D'après Alde, Dietz et le pseudo-Oribase, il faudrait traduire : « les larges exanthèmes et qui ne causent point de démangeaison, sont difficiles à guérir. » Galien (t. XVIII, p. 19) et Théophile (p. 490) ont suivi le texte vulgaire.

Aph. 10.—6. Κεφαλὴν πονέοντι καὶ περιωδυνέοντι.— Suivant Théophile, πον. signifie une *douleur locale* et πριωδ. une *douleur générale;* mais περιωδ., comme le remarque M. Littré, signifie une *douleur intense*, et non une *douleur générale ;* j'ai donc abandonné ma première interprétation.

Aph. 12. — 7. Le texte vulgaire conservé par Foës, qui traduit néanmoins comme je l'ai fait, porte : ἣν μὲν μὴ φυλαχθῇ (*si on en conserve une*); mais Galien (p. 22), Damascius et Théophile (p. 492) ont : ἣν μή. Cette leçon est d'une part appuyée sur l'expérience journalière; et d'une autre part sur plusieurs autres passages de la collection hippocratique. Ainsi, à la fin du liv. IV des *Épid.*, § 58, t. V, p. 196, il est dit qu'Alcippe eut une folie aiguë momentanée pour avoir été radicalement guéri de ses hémorroïdes; et dans le VIe liv. des *Épid.*, sect. 3, sent. 23, *ibid.*, p. 304, l'auteur appelle ἰητρευθέντες ἀκαίρως ceux qui guérissent à contre-temps toutes les hémorroïdes. Enfin, on lit dans l'appendice au traité dans les *Maladies aiguës*, § 29, t. II, p. 517, éd. de M. Littré : « Pour les hémorroïdes, vous les traverserez avec l'aiguille, et vous les lierez avec un brin de laine non lavée, aussi épais et aussi long que possible; car cela rend l'opération plus sûre. Après avoir serré la ligature, servez-vous d'un médicament corrosif, n'employez pas de fomentations humides avant la chute des hémorroïdes. Ayez soin d'en laisser toujours une. » —Il est vrai que dans le traité des *Hémorroïdes* (§2 et 3, t. VI, p. 436 suiv.) il est expressément recommandé de cautériser toutes les hémorroïdes et de n'en laisser subsister aucune. Cette opposition n'a rien qui doive étonner, puisque les écrits qui composent la Collection viennent de divers écrivains qui se combattent souvent l'un l'autre; et c'est peut-être à l'auteur du traité des *Hémorr.* que l'auteur du VIe livre des *Épid.* s'adresse indirectement par cette épithète d'ἀκαίρως, donnée aux chirurgiens qui guérissaient toutes les hémorroïdes. L'auteur du traité des *Hémorroïdes* usait de quatre procédés pour la cure de cette maladie : 1° la cautérisation transcurrente, qui desséchait les tumeurs hémorroïdales sans les brûler; 2° l'excision ou plutôt la rescision; et après l'opération, l'emploi des hémostatiques; 3° la cautérisation avec les escharrotiques; 4° l'arrachement des bourrelets hémorroïdaux externes ou internes, dont le pédicule est bien prononcé. Pour les hémorroïdes internes, l'auteur portait le cautère dans l'intérieur du rectum à l'aide d'un *speculum ani*.

Aph. 14. — 8. Je suppose qu'il s'agit ici de l'anasarque, maladie dans laquelle Hippocrate croyait les vaisseaux remplis d'eau, et qui se guérit quelquefois, comme on le sait, par d'abondantes évacuations alvines liquides. — Cet aphorisme est reproduit par la 461e sentence des *Coaques;* c'est à tort que j'ai vu dans cette 461e sentence (cf. p. 182) la mention de l'hydropisie ascite; quel que soit du reste le sens que je donne à cette sentence, je me suis également trompé quand j'ai cru y trouver une doctrine opposée à celle professée aujourd'hui sur la solution des hydropisies par l'absorption de l'eau épanchée dans l'abdomen et transportée ensuite par les veines dans les intestins et la vessie. En effet, si on admet qu'Hippocrate a parlé de l'hydropisie ascite, on trouvera qu'il y a plutôt un rapprochement à faire qu'une opposition à marquer entre sa doctrine et la nôtre.

Aph. 18. — 9. « Comme θανατώδες, dit Galien, p. 27 et suiv., signifie dans Hippocrate tantôt *nécessairement*, tantôt *probablement mortel*, il est difficile de savoir s'il a prétendu que, dans tous ces cas, la mort est inévitable ou seulement que la guérison est très-difficile et très-rare. Les uns pensent que toute plaie du cœur est nécessairement mortelle; mais d'autres soutiennent qu'il faut que la blessure pénètre dans les ventricules, et qu'Hippocrate a voulu marquer cette condition en se servant du verbe διακόπτειν (diviser de part en part). On croit également que les plaies de la vessie, de la partie *nerveuse* (centre) du diaphragme et des petits intestins ne peuvent se réunir. Quant aux plaies de l'estomac, on rapporte des cas de guérison; on dit même que non-seulement des plaies profondes du foie se sont guéries, mais qu'on a pu enlever impunément un lobe tout entier; et l'on sait que l'auteur du traité des *Plaies dangereuses* (que ce soit Hippocrate ou un autre) a entrepris la guérison de semblables blessures. » Après avoir rapporté l'opinion des autres chirurgiens, Galien énonce la sienne de la manière suivante : « On peut accorder que les plaies du cœur et du diaphragme ne se réunissent point à cause de la mobilité de ces parties, et qu'il en est de même pour les plaies du corps de la vessie, parce qu'il est *nerveux* (fibreux) et exsangue; mais on sait, par l'opération de la taille, que les plaies faites au col de cet organe sont susceptibles de réunion. Quant aux plaies du foie, elles causent de grandes hémorragies, et les malades meurent avant qu'elles se soient guéries. Ainsi, ils s'écartent de la vérité, ceux qui disent avoir vu se guérir des plaies même superficielles du foie; ils s'en écartent surtout, ceux qui prétendent avoir vu enlever impunément des lobes tout entiers. Quand mon précepteur Pélops vivait encore, j'ai observé, à Smyrne, en Ionie, un homme qui guérit d'une grande plaie du cerveau; mais on sait que les plaies qui pénètrent dans les ventricules sont de nécessité mortelles. Les plaies superficielles de l'estomac et des petits intestins se guérissent quelquefois; celles qui sont pénétrantes se réunissent rarement. Je ne crois pas que ce soit à cause de la nature de leur substance, mais parce qu'on ne peut pas y porter de médicaments comme sur les plaies externes. Aussi l'auteur du traité *Des plaies dangereuses* [ouvrage hippocratique perdu] traitait les plaies du canal intestinal par des médicaments pris à l'intérieur. » — Je tenais à rapporter ce commentaire en entier pour fixer l'état de la science ancienne sur la question chirurgicale soulevée par Hippocrate. Si l'on compare ces données avec les résultats de l'observation moderne, on trouvera que les propositions d'Hippocrate et de Galien sont vagues, que certaines sont inexactes et d'autres fausses. Je ne veux point abuser de l'espace qui m'est donné pour établir des rapprochements que chacun pourra faire, en consultant le premier ouvrage de chirurgie qui lui tombera sous la main, de La Motte, Boyer, Cooper, Dupuytren, Chélius, Bétard, Néladon, par exemple.

Aph. 19. — 10. Galien pense que les chairs peuvent se régénérer, mais que ni les cartilages ni les os ne peuvent se reproduire. « Pour ce qui est des fractures, dit Galien (p. 30), on se trompe en pensant que les fragments des os peuvent se rejoindre. Il est facile de se convaincre du contraire à l'inspection du *cal* qui se forme dans les fractures chez certains animaux. Qu'on les examine morts ou vivants, on verra par la dissection que les parties divisées ont été réunies par une espèce de *lien circulaire;* et si l'on détache le *cal* en le grattant, on s'apercevra que les parties *profondes* de la fracture sont encore séparées. » (Trad. de M. Lallemand.) — Le savant chirurgien que je viens de citer remarque que Galien n'a probablement examiné le cal que dans les premiers mois qui suivent la fracture, c'est-à-dire dans la première période, *cal provisoire* de Dupuytren; car, plus tard, il aurait vu que la matière gélatineuse qui séparait les deux fragments, finit par s'incruster de phosphate de chaux et par acquérir même une dureté *plus grande* que celle de l'os ordinaire. J'ajouterai que cela est surtout constant dans les fractures qui intéressent l'extrémité des os. — « On sait, du reste, aujourd'hui que la nature reproduit certaines parties des tissus vivants dans certaines circonstances.... Chez l'homme, on ne voit pas d'organe complexe se régénérer...; toutefois, on ne peut nier qu'il y ait reproduction nouvelle à la surface des plaies. Il est également certain qu'il se forme de toute pièce et par l'organisation ultérieure de la matière plastique des tissus plus composés, tels que les tissus osseux, fibreux, celluleux, séreux, et que des muqueuses accidentelles se développent dans certaines conditions données. » (*Compend. de chirurgie*, t. I, p. 311; *Dict. de médecine*, t. XXIV, p. 547; articles de M. A. Bérard.) La vérité n'est donc exclusivement ni du côté d'Hippocrate, ni du côté de Galien.

Aph. 20. — 11. Le sens que j'ai adopté est celui de la plupart des interprètes (Gal., p. 32); il est, du reste, le plus naturel. Suivant quelques-uns, il s'agirait soit de l'estomac, soit du ventre en général. Quoi qu'il en soit, pour que cet aphorisme fût vrai, il faudrait entendre ἐκπυηθῆναι, non pas dans le sens de *corruption*, mais dans celui d'*altération*. Celse (II, 7) traduit: *Si in ventrem sanguis confluxit, ibi in pus vertitur.*

Aph. 22. — 12. Le texte vulgaire et plusieurs interprètes ont ῥήγματα. J'ai suivi Galien, qui dit: « Quelques manuscrits ont une meilleure leçon, qui est ἀλγήματα. Le texte de Dietz porte ῥ. καὶ ἀλ., et Théophile (p. 497) avait lu ῥήγ. ἢ ἀλγ. On voit aisément l'origine de ces deux leçons (Voy. *Aph.* IV, 36, note 17, p. 589): M. Littré s'en est tenu au texte vulgaire.

Aph. 24. — 13. Galien voudrait qu'on rejetât cet aphorisme, répétition inutile d'une partie de l'aph. 18.

Aph. 26. — 14. Galien doute de la légitimité de cet aphorisme. Il se retrouve dans les *Coaques*.

Aph. 27. — 15. Cf. p. 423 et p. 460, notes 25 et 143. — Érasistrate, qui avait écrit longuement et habilement sur les hydropisies, était du même avis qu'Hippocrate (Gal., p. 39).

Aph. 28. — 16. Celse (IV, 24), traduit : « Sont rarement (*raro*) attaqués de la podagre. » Galien nous apprend que de son temps les eunuques étaient sujets à la goutte à cause des excès de table auxquels ils se livraient; il fait la même réflexion pour les femmes (*Aph.* 29).

Aph. 29. — 17. Après « la femme n'est pas attaquée de la podagre, » un manuscrit de Dietz porte : « avant de s'être livrée aux plaisirs de Vénus, etc. » Celse (IV, 24) a traduit le texte vulgaire.

Aph. 34. — 18. Suivant Galien, quelques interprètes, pour rendre cet aphorisme moins faux, avaient pensé que la calvitie (φάλακρωσις) était pour μάδαρωσις, qui signifie *ophiase*, *alopécie*, maladies auxquelles l'apparition de varices pouvait apporter quelque amélioration, tandis que la calvitie est incurable.

Aph. 36. — 19. Galien (p. 57) veut : « La saignée guérit *quelquefois* (καί); (Étienne, p. 505, dit que quelques manuscrits ont ce καί) la dysurie qui vient de réplétion sanguine, » cherchant ainsi à modifier le sens absolu de cet aphorisme qu'il regarde, du reste, comme apocryphe, car Hippocrate dit qu'il faut saigner le creux poplité ou les malléoles dans les maladies des organes sous-diaphragmatiques, et ici on ne peut entendre que les veines du bras.

Aph. 37. — 20. M. Lallemand ajoute : *car la maladie se porte au dehors*, prétendant qu'il suit le texte de Galien; mais cela est inexact, car Galien (t. XVIII[a], p. 155), à propos de l'aph. VII, 49, répétition du 37, VI, donne positivement le texte que j'ai suivi, et il dit que cet aph. 49 n'a été reproduit que par quelques-uns qui voulaient ajouter : *car la maladie*, etc.

Aph. 38. — 21. Dioscoride et Artémidore n'écrivaient que la première phrase de cet aphorisme (Gal., p. 61). Cf. aussi Foës, *OEcon.*, aux mots Καρκῖνοι κρυπτοί, qu'il faut entendre dans le sens de cancers non ulcérés, ou de cancers situés profondément.

Aph. 41. — 22. Le texte vulgaire porte πύου ἢ τόπου. Galien (p. 65) nous apprend qu'il y avait τόπου ou πύου, suivant les exemplaires; mais il ne dit pas qu'il y avait à la fois τόπου et πύου (Voy. *Aph.* 22, note 12). Si je supprimais un des deux mots, ce serait τόπου, car πύου se trouve dans la *Coaque* correspondante, et, suivant moi, les *Coaques* ont été faites aux dépens des *Aphorismes*, et non les *Aphorismes* aux dépens des *Coaques;* en sorte qu'on peut supposer que le texte primitif de l'aph. portait πύου, car la leçon des *Coaques* ne paraît pas venir du commentaire de Galien. — M. Littré a retranché πύου en se fondant sur ce que, dans le traité *Des articulations*, t. IV, p. 174, la difficulté du diagnostic est fondée sur l'épaisseur des parties. Mais notre aphorisme ne me paraît pas venir du traité *Des articulations*, où la proposition n'a qu'une analogie fort éloignée avec celle qui est exprimée ici.

Aph. 44. — 23. Galien (p. 67) aurait voulu qu'on mît le 48e aphorisme avant celui-ci. Pour faire disparaître la contradiction apparente qui existe entre cet aph. et le 48e, j'ai ajouté, d'après le sentiment de Galien, *de courte durée* dans l'aph. 48. Du reste ce sens résulte directement de la comparaison des aph. 44 et 48 avec la 466e *coaque*, qui les réunit tous deux dans l'ordre souhaité par Galien.

Aph 44. — 24. Au lieu de ὕδωρ donné par le texte vulgaire, je lis οὖρον avec Lind., Dietz et Galien qui regarde cet aphorisme comme suspect. Depuis cette leçon a été encore confirmée par les manuscrits de M. Littré.

Aph. 46. — 25. J'ai suivi Galien, ce que M. Littré a fait aussi. Foës traduit : *Qui gibbosi ex anhelatione et tussi fiunt, ante pubertatem, moriuntur*, échappant ainsi, à l'aide de deux virgules, à une difficulté. Ces équivoques se rencontrent très-souvent dans les traductions latines.

Aph. 50. — 26. On sait que l'ancienne Académie de chirurgie s'est beaucoup occupée de la corrélation des affections du foie et des vomissements bilieux avec les plaies de tête. Cette grande question n'était donc pas nouvelle dans la science.

Aph. 55. — 27. Les mots entre crochets sont donnés par le texte de Dietz qui, d'un autre côté, omet : *principalement*. Beaucoup de manuscrits collationnés par M. Littré donnent aussi ces mots, qu'il a néanmoins retranchés de son texte, parce que Galien n'en dit rien dans son *Commentaire*. Cette raison m'avait déjà paru trop négative pour prévaloir absolument.

Aph. 59. — 28. Cet aphorisme paraît se rapporter à l'allongement et au raccourcissement successifs du membre qui ont été expliqués de diverses manières sans que la question soit encore résolue. Hippocrate attribue ce double phénomène à la sortie et à la rentrée de la tête de l'os par suite d'hydarthrose ; il est au moins démontré par l'autopsie que cette théorie est légitime pour un certain nombre de cas.

SECTION VII.

Aph. 6. — 1. Le texte de Dietz porte : « Du dégoût, des vomissements sans mélange. » Galien (p. 106), Théophile et Damascius (p. 521, 522) ont aussi *sans mélange ;* mais ils rapportent ces mots aux évacuations alvines.

Aph. 11. — 2. Galien (p. 111) dit que plusieurs écrivent cet aphorisme sans κακόν. Cela veut dire qu'à la suite de la pleurésie vient la péripneumonie.

Aph. 13. — 3. Galien (p. 113). Marinus (voir Introd. aux *Aph.*, p. 534) mettait τρώμασι, leçon fortifiée par l'aph. suivant ; mais les plus anciens manuscrits ont καύμασι. Théophile dit : « Parmi ceux qui ont lu καύμ., les uns entendent la chaleur de l'atmosphère, les autres les cautères et les escharres. » Ces leçons et ces interprétations sont également acceptables.

Aph. 14. — 4. Galien (p. 414) fait pour cet aphorisme la même remarque que pour l'aph. 11. Dans cette section, il s'agit tantôt des complications ou *épiphénomènes* considérés en eux-mêmes, tantôt de leur valeur comme signes, distinction à laquelle les copistes n'ont pas songé. Je conserve κακόν quand Galien ne le rejette pas formellement.

Aph. 15. — 5. Galien (p. 415) nous apprend à propos de cet aphor. que Praxagoras avait fait un gros livre sur les *Épiphénomènes*. — Ici κακόν rendrait la proposition plus vraie. M. Littré ne l'a pas admis non plus, car la plupart des manuscrits ne l'ont pas. Son omission est fortifiée aussi par le *Commentaire* de Galien.

Aph. 16. — 6. Ῥύσις. — Suivant Galien (p. 416), ce mot peut s'entendre soit de la chute des cheveux, soit d'un flux intestinal.

Aph. 17. — 7. Galien (p. 417), suivi par Damascius (p. 525), interprète cet aphorisme sans κακόν ; ce mot est admis par Théoph. (p. 525).

Aph. 18. — 8. Suivant Galien (p. 418), certains manuscrits très-bons donnent ainsi cet aphorisme : « A la suite de l'insomnie, spasme ; » mais comme il ne dit pas si ces manuscrits avaient ou non κακόν, on ne sait s'il faut traduire cette leçon par *A la suite de l'insomnie arrive un spasme*, ou s'il faut simplement supprimer ἢ παραφροσύνη (*ou le délire*) du texte vulg.

Aph. 18 *bis*. — 9. Cet aphorisme, qui manque dans Galien et dans les textes vulg., est ajouté par Théoph. et Damasc. (p. 526). M. Littré l'a également reçu sur l'autorité d'un grand nombre de manuscrits.

Aph. 19. — 10. Galien (p. 419) dit que κακόν est ici indispensable, et précisément les textes vulgaires l'omettent. Lind l'a justement rétabli ; il se trouve aussi dans le texte de Dietz ; Foës ne l'a ni dans son texte, ni dans sa traduction. M. Littré ne l'a pas admis non plus.

Aph. 20. — 11. Galien (p. 420) ne paraît pas admettre κακόν. C'est pourquoi j'ai ajouté *de mauvaise nature ;* autrement l'aphorisme serait absolument faux ; avec le texte ordinaire κακόν serait très-raisonnable.

Aph. 21. — 12. Avec Galien (p. 420), j'ai rejeté κακόν. M. Littré a fait de même.

Aph. 24. — 13. Le texte vulgaire porte : Ἐπὶ ὀστέου διακοπῇ παραφροσύνη, ἢν κενεὸν λάβῃ. Marinus achevait cet aphorisme à παραφ., et unissait ἢν κ. λαβ. au 25e aphorisme ainsi conçu : Ἐκ φαρμακοποσίης σπασμὸς, θανατῶδες, ce qu'il faudrait sans doute traduire : « Un spasme à la suite d'une potion purgative qui a amené une [grande] déplétion, est mortel. » Galien (p. 423) accorde à Marinus que son second aphorisme est vrai, car Hippocrate regarde comme dangereux tout spasme qui vient de déplétion ; mais le premier est faux, car l'aliénation mentale ne suit pas nécessairement la division d'un os, même de ceux du crâne.

Aph. 32. — 15. Certains interprètes, suivant Galien (p. 132), ne pouvant admettre que l'urine ait des hypostases bilieuses et qu'elle soit ténue à sa partie supérieure, pensaient que ἄνωθεν λεπταί devait s'entendre non du lieu, mais du temps, et interprétaient : « Quand les urines, d'abord ténues au début, deviennent ensuite bilieuses. » Galien approuve cette manière de voir, qui me paraît en désaccord avec le contexte.

Aph. 34. — 15. Ce qu'Hippocrate donne ici comme un pronostic général, s'appliquant à toute espèce de maladies, et à aucune en particulier, a été, dans ces derniers temps, reconnu comme le signe spécial d'une affection grave du rein, je veux dire de la maladie de Bright ou néphrite albumineuse. La formation de ces bulles tient à la présence d'une grande quantité d'albumine, qui donne aux urines une apparence savonneuse. La maladie de Bright est très-longue et très-difficile à guérir.

Aph. 35. — 16. Les textes vulgaires ont ὑπόστασις. Galien a lu ἐπίστασις, car, dit-il, ce qui est gras surnage (p. 137). M. Littré a suivi aussi cette leçon ; il traduit ἀθρόη, *qui est excrétée coup sur coup;* les explications de Galien, sur lesquelles M. Littré fonde cette traduction, ne me satisfaisant pas, j'ai conservé ma première interprétation qui rend le sens primitif du mot et qui, par conséquent, ne préjuge rien.

Aph. 39.—17. On devrait, dit Galien (p. 142), effacer cet aphorisme, qui se trouve dans presque tous les exemplaires, puisqu'il est la répétition du 80e, IVe section. Plusieurs de nos manuscrits, comme on le voit par la collation de M. Littré, l'ont effacé, sans doute sur la foi du *Commentaire* de Galien. Beaucoup de manuscrits ont *au périnée, à l'hypogastre et au pubis*, mais il est douteux que le mot hypogastre ait existé dans le texte primitif.—Ὑπογάστριον et κτεῖς sont sans doute l'un pour l'autre dans les deux aphorismes et se servent mutuellement de commentaire. Peut-être même ὑπογάστρ. est-il dans l'aph. IV, 80 la glose de κτεῖς, et des éditeurs inintelligents l'auront introduit dans l'aph. VII, 39. — Voy. aussi note de l'aph. IV, 80.

Aph. 40. — 18. Ἀκρατής· — Soit parce que la langue tremble, soit parce qu'elle est immobile (Galien, p. 142).

Aph. 43. — 19. Suivant quelques interprètes anciens cet aphorisme signifie que le fœtus femelle n'est jamais logé à droite dans la matrice ; d'autres pensaient qu'Hippocrate voulait parler des hermaphrodites, dont les mâles peuvent avoir des parties sexuelles femelles, mais dont les femelles ne peuvent pas porter des parties sexuelles mâles. Mais d'une part l'aphorisme pris littéralement est faux, et les explications détournées que je viens de rapporter sont ridicules.

Aph. 44. — 20. J'ai suivi le texte de Chart., de Lind. et de Dietz.

Aph. 46. — 21. Dietz a le texte de l'aph. 31, VIe sect., sauf le mot φαρμακοποσίη (*potion purgative*). Galien avait le texte vulgaire, puisqu'il dit que cet aph. ne concorde pas avec l'aph. 31.

Aph. 49. — 22. Voir section VI, aph. 37, note 16.

Aph. 50. — 23. Voyez note 76 des *Coaques*, p. 268.

Aph. 51. — 24. Galien entend les *ventricules* et l'espace compris entre le cerveau et les os.

Aph. 53. — 25. Cet aphorisme est une partie du 47e, VIe sect. Il est omis dans certains exemplaires. Galien (p. 161) s'étend ici en reproches contre les commentateurs qui n'ont pas signalé ces répétitions (lui, les indique pour la plupart), qui ont commenté deux fois le même aphorisme, et qui même se sont contredits dans leurs explications. Il déclare ne rien savoir sur l'origine de ces répétitions, qu'elles soient du fait d'Hippocrate ou de ses successeurs. (Voy. mon *Introd.*, p. 530.)

Aph. 54. — 26. Cet aphorisme me paraît exprimer plutôt une idée théorique qu'un fait d'observation; il avait embarrassé les commentateurs anciens, entre autres Marinus et Galien (cf. p. 163 et suiv.). Il me semble difficile, pour ne pas dire impossible, d'établir un rapprochement entre la proposition d'Hippocrate et nos connaissances actuelles sur les épanchements abdominaux. On ne peut guère, en effet, admettre de collection entre l'estomac et le diaphragme (Marinus lui-même avait déjà fait cette remarque), si ce n'est dans l'arrière-cavité des épiploons, où il se fait quelquefois des hydropisies enkystées, mais il n'y a pas lieu de croire que les connaissances d'Hippocrate en anatomie pathologique allaient jusque-là. Marinus interprétait qu'Hippocrate désignait les épanchements formés entre la substance propre du diaphragme et l'extrémité supérieure du péritoine. Galien pensait qu'il s'agit de l'espace compris entre le diaphragme et le péritoine épigastrique.

Aph. 55. — 27. Il s'agit vraisemblablement de la rupture d'un kyste hydatique du foie, dans la cavité péritonéale, rupture que j'ai observée une fois à l'hôpital de Dijon, et qui a entraîné une mort rapide. — M. Littré a compris cet aph. comme moi.

Aph. 56. — 28. Ἀλύκη signifie pour Érotien (*Gloss.*, p. 48) *agitation avec bâillement ;* pour Galien (*Gloss.*, p. 424) *jactitation.*

Aph. 58. — 29. Cet aphorisme et la 499e sent. des *Coaques*, qui en est la reproduction, sont à ma connaissance les seuls passages où il soit parlé de la commotion du cerveau ; car il n'est pas dit un mot de cette grave complication dans le traité *Des plaies de tête.*

Aph. 59. — 30. Après cet aphorisme, dit Galien (p. 173), la plupart des exemplaires en donnent deux autres (60, 61) qui ne sont, à de très-légères modifications près, que la reproduction des aphorismes 34 et 35, IVe section. — J'ai suivi le texte donné par Galien. L'aphorisme 60 est omis dans le texte vulgaire.

Aph. 60. — 31. Cet aphorisme porte dans l'édition de M. Littré le n° 59 *bis*, en sorte que si l'on veut concorder avec lui il faut pour les aph. suivants diminuer d'une unité le n° d'ordre, jusqu'à l'aph. 80, qu'il divise en deux (79-80).

Aph. 63. — 32. Cet aphorisme, qui semble une imitation de l'aph. 37, IV, est regardé comme apocryphe par Galien (p. 177). Après cet aphorisme, dit-il, il s'en trouve trois autres peu différents des aph. 43, 44, 45, IVe sect. — A l'aph. 63 se termine le comment de Théophile et de Damascius. Ces commentateurs méritent le reproche que Galien adresse aux interprètes des *Aphorismes* (*Proœm.*, VIIe sect.), de s'être beaucoup trop étendus sur les premières sections des *Aphorismes*, et d'avoir passé très-légèrement sur les dernières ; il compare ces commentateurs aux individus qui, fatigués d'une longue dispute, finissent par tout accorder à leurs adversaires pour se débarrasser d'eux. Quant à lui, il dit avoir mis un soin égal à expliquer toutes les parties de ce livre ; et on lui doit en effet cette justice que son *Commentaire* est aussi utile et aussi intéressant à la fin qu'au commencement.

Aph. 67. — 33. J'ai suivi pour cet aphorisme obscur le texte mis en tête du *Commentaire* de Galien (p. 179).

Aph. 69. — 34. Cet aphorisme est très-embarrassant, et ceux qui l'ont rédigé semblent avoir pris à tâche, comme le remarque Galien (p. 182), d'employer des expressions qui peuvent tour à tour se rapporter aux urines et aux selles. Les mots entre crochets ne paraissent pas avoir figuré dans le texte que Galien avait sous les yeux ; ils se trouvent dans tous les manuscrits, excepté dans l'ancien manuscrit 446 suppl. — M. Littré s'est cru, en raison de ces deux circonstances, autorisé à les supprimer ; il les regarde comme une interpolation venue de l'aph. suivant.

Aph. 70. — 35. D'après Galien (p. 187), les premiers interprètes des *Aphorismes*, et parmi eux Hérophile, Bacchius, Héraclide et Zeuxis lisaient ainsi cette sentence : « Chez ceux qui ont des déjections crues, elles viennent de la bile noire ; plus copieuses si la bile est plus abondante, moins copieuses si elle est moins abondante. » — Quelques-uns rapportaient aussi cet aphorisme aux urines.

Aph. 72. — 36. Amplification de l'aph. 9, II (Gal., p. 189).

Aph. 73. — 37. Répétition de l'aph. 3, II. Là il y a κακόν ; ici il y a νοῦσος, ce qui est une mauvaise leçon (Gal., p. 189).

Aph. 74. — 38. Reproduction fautive et absurde de l'aph. 48, IV (Gal., p. 190).

Aph. 76. — 39. C'est-à-dire ceux dont les vaisseaux et dont le corps surabondent de *phlegme* tombent dans l'hydropisie *leuco-phlegmatique* (Gal., p. 191).

Aph. 77. — 40. Imitation inexacte de l'aph. 23, VII (Gal., p. 192).

Aph. 78. — 41. Reproduction partielle de l'aph. 43, VI (Gal., p. 192).

Aph. 79. — 42. Il s'agit de la séparation de portions d'os, par suite de nécrose, ou de la désunion de l'os d'avec la chair (Gal., p. 193).

Aph. 80. — 43. Dans Chartier et dans Kuehn, une partie de cet aph. est confondue avec le *Commentaire* de Galien. Au lieu de ἐπὶ αἵματος ἐμετῷ, φθόη, la plupart des exemplaires, dit Galien (p. 193), portent ἐ. αἵ. ἐ., φθορά; j'ai suivi cette leçon. — Après cet aphorisme, quelques éditeurs donnent : « A la suite d'un crachement de sang, [arrivent] le crachement de pus et un flux ; lorsque les crachats s'arrêtent, on meurt » (répétition de l'aph. 16, VII). Cette répétition vient sans doute de ce que Galien cite cet aph. à la fin de son *Commentaire*, pour montrer que le 80ᵉ a été fait en partie à ses dépens.

Aph. 88. — 44. J'ai arrêté la VIIᵉ section là où commencent dans les éditions et dans quelques manuscrits les emprunts faits au traité *Des semaines*, emprunts qui avec les aph. 82-88 constituent la VIIIᵉ section des éditeurs modernes. — Le *Commentaire* de Galien s'arrête avec l'aph. 81 (voy. *Introd. aux Aphorismes*, p. 528); mais les 7 suivants paraissent avoir figuré anciennement dans les manuscrits, du moins dans plusieurs; c'est ce qui m'a déterminé à les comprendre dans la VIIᵉ section. Ce qui m'a d'un autre côté déterminé à supprimer la VIIIᵉ section, c'est d'une part que les anciens, et en particulier Galien, ne reconnaissent que sept sections, et en second lieu que tous les aphorismes qui suivent le 88ᵉ ont été tirés, à une date comparativement récente, du traité *Des semaines*.

APPENDICE[1].

I.

EXTRAITS ET ANALYSE DU TRAITÉ DE L'ANCIENNE MÉDECINE.

1. Tous ceux qui ont entrepris de discourir ou d'écrire sur la médecine, prenant comme base de leurs propres raisonnements l'hypothèse du chaud, du froid, de l'humide, du sec, ou de tout autre agent qu'ils imaginent, abrégent l'étude en attribuant le principe, toujours le même, de la cause des maladies et de la mort à un seul ou à deux de ces agents; mais ils se trompent manifestement dans plusieurs des propositions qu'ils avancent; or, en cela ils sont d'autant plus blâmables, que leurs erreurs portent sur un art qui a sa réalité (voy. le traité *De l'art*), auquel on a recours dans les circonstances les plus importantes, et qu'on honore surtout dans la personne des artistes habiles et des bons praticiens. Il y a de mauvais praticiens; mais il en est aussi qui excellent particulièrement; distinction impossible, si la médecine n'avait absolument aucune réalité, si elle n'avait rien observé en elle-même, ni rien trouvé, et si, au contraire, tous les praticiens étaient également inexpérimentés et ignorants; et si le hasard seul réglait tout ce qui concerne le soin des malades. Mais il n'en est point ainsi; de même, en effet, que dans tous les autres arts, les artistes diffèrent beaucoup entre eux et par la main et par l'intelligence, de même aussi dans la médecine les praticiens diffèrent [sous ce double rapport]....

2. Depuis longtemps la médecine possède toute chose : un principe et une méthode qu'elle a trouvés[2], à l'aide desquels elle a fait depuis un long espace de temps de nombreuses et belles découvertes, à l'aide desquels aussi le reste se découvrira, s'il se rencontre un homme capable qui, au cou-

[1] J'ai suivi, comme toujours, dans cet *Appendice* les divisions adoptées par M. Littré, sauf pour le IIe livre des *Prorrhétiques* que le savant éditeur n'a pas encore publié. — J'ai mis en *italiques* les paragraphes que je me suis contenté d'analyser. — On comprendra, sans qu'il soit besoin que j'y insiste, que, pour ces extraits, je n'ai pas pu, faute d'espace, me livrer à un travail critique comme pour les traités que j'ai publiés en entier.

[2] Voilà, entre mille, un des passages qui prouvent combien est mal appliquée à Hippocrate l'épithète de *Père de la médecine*. Du reste, tout le traité *De l'ancienne médecine* est la meilleure réfutation de cette erreur; il en est de même encore des traités *Des fractures* et *Des luxations*. — Voy. aussi p. 23, note 2.

rant des découvertes déjà faites, les prenne pour point de départ de ses propres recherches. Mais le médecin qui, rejetant et dédaignant toutes les acquisitions déjà faites, poursuit ses investigations par une autre méthode et sous une autre forme, et prétend avoir trouvé quelque chose, ce médecin a été trompé et trompe les autres, car l'entreprise est impossible. Que cette impossibilité soit absolue, je veux essayer de le prouver en exposant et en démontrant ce qu'est l'art médical. De cette démonstration résultera manifestement la preuve que rien ne saurait être découvert par une voie autre que celle que j'indique. Suivant moi, et c'est un point capital, celui qui veut discourir sur l'art médical, doit dire des choses connues du vulgaire ; car le médecin ne doit pas se proposer d'autre but, dans ses discours et dans ses recherches, que les affections dont chacun est attaqué et souffre. Par cela même que les malades font partie du vulgaire, il ne leur est donc pas aisé de connaître leurs maladies mêmes, de savoir ni comment elles naissent et finissent, ni par quelles causes évidentes elles augmentent et diminuent d'intensité ; du moins il leur est facile de comprendre ce qui a été trouvé et exposé par d'autres ; car pour chacun d'eux il ne s'agit pas d'autre chose que de se rappeler, en écoutant [le médecin], les accidents qu'ils ont éprouvés. Le praticien qui s'écarte de l'intelligence du vulgaire et qui ne met pas ceux qui l'écoutent dans cette disposition d'esprit, s'écartera en même temps de la réalité. Pour ces raisons, donc, la médecine n'a pas besoin d'hypothèses.

3. Dans l'origine, l'art médical n'aurait pas été trouvé, n'aurait même pas été cherché (car on n'en aurait pas eu besoin), si, dans l'alimentation et le reste du régime, les mêmes choses dont usent impunément les gens bien portants dans le boire, le manger, ou les autres parties du régime, eussent également convenu aux individus en proie à la maladie, et s'il n'y avait eu quelque chose de mieux à faire en leur faveur. Mais la nécessité elle-même contraignit les hommes à chercher et à trouver la médecine ; car autrefois on s'aperçut que l'alimentation des personnes en santé ne convenait pas aux malades, pas plus qu'elle ne convient aujourd'hui. Bien plus, si on remonte plus haut, je pense que le régime et l'alimentation dont les gens bien portants usent de nos jours, n'auraient pas été découverts si l'homme avait pu se contenter, pour boire et pour manger, de ce qui suffit au bœuf, au cheval et à tout animal qui n'est pas un homme : par exemple, des productions de la terre, telles que fruits, herbes et foin. Les animaux usent, sans être incommodés, de ces aliments qui les font croître, ils n'ont en aucune façon besoin d'une autre nourriture ; à mon avis, l'homme, à l'origine, n'en avait pas d'autre non plus [1] ; et il me semble que le régime actuel a été trouvé dans le cours des siècles par une longue application de l'art, puisqu'à la suite d'une alimentation forte et agreste, on éprouvait des maux nombreux et terribles, pour avoir ingéré des substances crues, intempérées et douées d'une action énergique, souffrances telles qu'on les éprouverait encore maintenant sous l'influence du même régime,

[1] Cette proposition prouve une ignorance complète des principes de zoologie générale, et des conditions essentielles du régime suivant les différentes classes d'animaux.

lequel entraînait des douleurs intenses, des maladies et une prompte mort. Les hommes d'alors en souffraient vraisemblablement moins, à cause de l'habitude ; cependant, même à cette époque, le mal était grand ; et naturellement le plus grand nombre, et particulièrement ceux qui étaient d'une constitution faible, périssaient; ceux qui étaient plus vigoureux résistaient plus longtemps. De même actuellement, les uns triomphent facilement des aliments d'une grande résistance, tandis que les autres n'y arrivent qu'avec beaucoup de peine et de douleur. Telle fut, ce me semble, la cause qui engagea les hommes à chercher une nourriture conforme à notre nature, et qui fit trouver celle dont nous usons aujourd'hui. En effet, en macérant, en mondant, en criblant, en broyant, en pétrissant, ils ont fabriqué du pain avec le blé, et avec l'orge, de la *maza;* travaillant à son tour cette maza de mille manières, ils l'ont fait bouillir ou rôtir ; ils ont composé des mélanges et ont tempéré, par des substances plus faibles, ce qui était fort et intempéré, prenant pour règle en toute chose la nature et la force de l'homme ; ils pensèrent, en effet, que les substances qui seraient trop résistantes pour que la nature pût en triompher, produiraient, si elles étaient ingérées, des souffrances, des maladies et la mort; et qu'au contraire on retirerait aliment, accroissement et santé de tout ce qu'elle pourrait surmonter. Quel nom plus convenable que celui de *médecine* peut-on imposer à de telles recherches et à de telles découvertes, puisqu'à ce régime, qui enfantait des souffrances, des maladies et la mort, s'est substitué, par ces découvertes, un art qui procure à l'homme santé, aliment et salut ?

4. Si l'on soutient que ce n'est pas là un art, je ne m'y oppose pas. En effet, quand il n'y a pas d'ignorant, et que tous sont habiles à cause de l'usage habituel et de la nécessité, on ne saurait appliquer à personne le nom d'artiste, bien que cela constitue une invention considérable pleine d'art et d'observation. Encore aujourd'hui, ceux qui s'occupent de la gymnastique et de l'éducation du corps, ajoutent chaque jour quelque découverte aux anciennes en cherchant, d'après la même méthode, quelles boissons et quels aliments seront mieux digérés et rendront plus fort qu'on n'était.

5. Examinons donc si la médecine proprement dite, celle qui a été inventée pour les malades, celle qui a un nom et des artistes, a le même objet en vue, et voyons d'où elle a pu prendre son origine. Selon moi, en effet, ainsi que je l'ai déjà dit au début, nul n'aurait cherché la médecine si le même régime eût convenu aux malades et aux gens bien portants. De nos jours même, ceux qui ne recourent pas à la médecine [1], par exemple les barbares, ceux

[1] *Οἵτε βάρβαροι καὶ τῶν Ἑλλήνων ἔνιοι*, Littré, avec le manuscrit 2253. *Οἵ τε βάρβ. καὶ τῶν Ἑλλ. ὅμοροι*, manuscrit de Venise, n° 269, vulg., et presque tous les autres manuscrits; encore ceux qui font exception ont *ὅμοιοι*. L'autorité du manuscrit de Venise (elle n'est guère moins grande que celle de notre manuscrit 2253. Voy. la Notice bibliogr. en tête du vol.), confirmée par tous les autres manuscrits, le peu de vraisemblance qu'au temps d'Hippocrate il y ait eu des peuplades grecques si peu avancées en civilisation, enfin la facilité avec laquelle un mot peu familier a pu être changé en un autre d'un emploi fréquent, m'ont décidé à rejeter la leçon de 2253.

mêmes qui sont voisins des Grecs, vivent, quand ils sont malades, de la même manière que s'ils se portaient bien; ne consultant que leur plaisir, ils ne se refusent rien de ce qui leur est agréable, et ne s'imposent aucune privation. Ceux, au contraire, qui ont trouvé la médecine après l'avoir cherchée, ayant les mêmes idées que ceux dont j'ai parlé plus haut, ont d'abord, je pense, retranché quelque chose des aliments habituels, et, au lieu d'une grande quantité, ils n'en ont donné qu'une petite. Comme ce régime pouvait suffire, il est vrai, pour quelques-uns des malades, il arriva que ces malades en retirèrent un soulagement manifeste, mais il n'en fut pas ainsi pour tous; quelques-uns, en effet, étaient dans un tel état, qu'ils ne pouvaient triompher même d'une petite quantité d'aliments, et qu'ils parurent avoir besoin d'une nourriture plus faible; on inventa donc les bouillies préparées en mêlant peu d'aliments résistants à beaucoup d'eau, et en enlevant ce qu'il y a de résistant par le mélange et la cuisson. Enfin, à ceux qui ne pouvaient même pas digérer les bouillies, on les supprima, et l'on en vint aux boissons; encore eut-on soin d'en régler exactement le mélange et la quantité, et de n'en donner ni plus ni moins, ni de plus intempérées qu'il ne convenait.

6. *Les malades qui ne peuvent supporter que des bouillies, seront gravement incommodés s'ils prennent des aliments substantiels, et plus encore s'ils mangent beaucoup de ces aliments.*

7. Vous paraissent-ils donc avoir une direction d'idées différente, celui qui, de l'aveu de tous, est appelé médecin et artiste, pour avoir découvert le régime et le mode d'alimentation des malades, et celui qui, dès l'origine, a substitué la nourriture dont nous usons maintenant à la vie agreste et sauvage de tous les hommes primitifs? A mon avis, la méthode est la même, la découverte est semblable. L'un a cherché à retrancher tout ce dont la nature humaine dans l'état de santé ne pouvait pas triompher, à cause des qualités agrestes et intempérées; l'autre, de son côté, a également cherché à faire disparaître tout ce qui était au-dessus des forces de la constitution (διάθεσις), dans quelque état accidentel où chacun pouvait sans cesse se trouver. Où est la différence entre ces deux découvertes, si ce n'est que la médecine a plus de faces, est plus diversifiée et réclame plus d'industrie, tandis que la première (*c.-à-d. l'hygiène*) a été le point de départ, puisqu'elle a précédé la médecine.

8. *Donner aux malades l'alimentation des gens bien portants, est aussi nuisible que donner celle des animaux aux gens en bonne santé. Exemples à l'appui.*

9. Si toute nourriture forte incommodait, si au contraire toute nourriture faible accommodait et sustentait l'homme malade et l'homme sain, la chose serait facile; car on agirait avec beaucoup de sûreté en inclinant vers une alimentation faible. Mais on ne commettrait pas une moindre faute, on ne nuirait pas moins à l'homme, si on lui donnait une nourriture insuffisante et moins copieuse qu'il ne convient; car l'abstinence agit énergiquement dans la nature humaine, pour rendre malade, pour affaiblir et pour tuer. Des maux nombreux et variés sont engendrés par la vacuité, différents, il est vrai, de ceux qui viennent de la réplétion, mais non moins terribles.

Pour ces raisons, la médecine a des faces très-variées et exige beaucoup de précision. Il faut donc se faire une mesure ; mais ce n'est ni dans un poids, ni dans un nombre, ni dans rien autre chose que vous trouverez cette mesure, à laquelle vous puissiez rapporter la parfaite exactitude ; elle réside dans la sensation qu'éprouve le corps. C'est un travail que d'acquérir ainsi une précision telle qu'on ne se trompe que peu en deçà ou au delà ; pour ma part, j'admire beaucoup le médecin qui commet seulement de légères erreurs. Mais il est rare de voir une telle précision ; la plupart des médecins me paraissent, en effet, ressembler aux mauvais pilotes : s'ils font de fausses manœuvres quand le calme règne, elles ne sont pas apparentes ; mais viennent un violent orage et un vent impétueux, il n'est personne qui ne reconnaisse, au milieu du désastre, que c'est par maladresse et par ignorance qu'ils ont laissé périr le bâtiment. Il en est de même des mauvais médecins, et ce sont les plus nombreux : tant qu'ils traitent des personnes affectées de maladies peu graves, où les fautes les plus grossières ne produisent pas d'accidents redoutables (or ces maladies sont beaucoup plus fréquentes que les maladies dangereuses), leurs erreurs passent inaperçues du vulgaire ; mais s'ils tombent sur une affection considérable, violente, dangereuse, alors leurs bévues et leur inhabileté se manifestent aux yeux de tous, car la punition du mauvais pilote et du mauvais médecin ne se fait pas attendre ; elle arrive promptement.

10-11. *Influence de l'habitude sur le changement de régime. Démonstration de cette proposition, qu'on ne peut pas impunément passer d'une alimentation à une autre ; conséquences pour le régime des malades ; ces deux paragraphes se retrouvent en grande partie dans le traité* Du régime dans les maladies aiguës (§ 9).

12. Quant à moi, je soutiens que les constitutions qui se ressentent promptement et fortement des écarts de régime, sont plus faibles que les autres ; l'individu faible est celui qui se rapproche le plus de celui qui est malade ; et le malade est encore plus faible ; aussi doit-il souffrir davantage s'il lui arrive quelque chose d'intempestif. Il est difficile, puisque l'art ne possède pas une mesure exacte, d'arriver toujours à ce qu'il y a de plus précis ; cependant, en médecine, beaucoup de cas, dont je parlerai ailleurs, réclament justement ce degré d'exactitude. Certes je ne prétends pas pour cela qu'il faille condamner l'art ancien comme n'ayant pas de réalité et comme ayant été trouvé par une mauvaise méthode, parce qu'il n'a pas une certitude absolue sur toute chose ; je maintiens, au contraire, qu'il faut bien plutôt le louer d'être en mesure (c'est du moins mon avis) d'arriver, par le raisonnement, près de l'extrême exactitude, et admirer les conquêtes faites sur une ignorance presque complète par de belles et savantes recherches, et non par le hasard.

13 à 19. 21 à 24. *Comment après cela chercher l'art d'après une hypothèse ? Guérit-on par le froid ou le chaud un homme épuisé par un mauvais régime ? Non ; on le guérit par un bon régime, sans pouvoir dire quelle qualité domine dans telle ou telle substance. D'ailleurs, n'y a-t-il dans les aliments qu'une ou*

plusieurs des quatre qualités élémentaires? — Substituant à l'hypothèse du froid ou du chaud, etc., celle du mélange exact ou de l'intempérie des humeurs et de leurs qualités, Hippocrate y trouve la cause des maladies; seulement il croit appuyer ce système sur des faits incontestables et bien observés. A la théorie des humeurs, il ajoute celle des figures des organes, figures auxquelles il attribue une grande puissance pour la production et la guérison des maladies (une partie du § 22 se trouve dans la note 19 Du médecin, *p.* 68). *Le § 14 se retrouve en partie dans le § 10 du traité* Du régime dans les maladies aiguës.

20. Quelques-uns disent, sophistes et médecins, qu'il n'est possible à qui que ce soit de savoir la médecine s'il ne sait ce qu'est l'homme; aussi, prétendent-ils, celui qui veut traiter les hommes avec habileté, doit acquérir cette connaissance. Mais leurs discours tendent à la philosophie, comme font les livres d'Empédocle[1] et des autres qui ont écrit sur la nature et exposé ce qu'est l'homme dès le principe, comment il a été formé d'abord, et d'où provient sa force plastique : quant à moi, je pense que tout ce qui a été dit ou écrit par les sophistes ou les médecins sur la nature, appartient moins à la médecine qu'à la littérature. Je suis encore d'avis que ce n'est pas par d'autres voies que par la médecine qu'on arrivera à connaître la nature humaine; encore est-ce à la condition d'embrasser convenablement la médecine, même dans toute sa généralité. Il me semble que sans cette condition on est bien loin de posséder cette connaissance, c'est-à-dire de savoir exactement ce qu'est l'homme, par quelles causes il a été formé, et le reste. Ainsi, je suis d'avis que tout médecin doit nécessairement étudier la nature humaine, et rechercher soigneusement, s'il veut être au niveau de sa tâche, quels sont les rapports de l'homme avec ses aliments, avec ses boissons, avec tout l'ensemble du régime, et quelles influences chaque chose exerce sur chacun....

Il ne suffit pas de savoir qu'un aliment est nuisible; il importe de déterminer comment il nuit, à quelle humeur il est contraire, et quelles constitutions peuvent ou ne peuvent pas le supporter. Exemples tirés du vin et du fromage.

II.

EXTRAITS ET ANALYSE DU TRAITÉ DES VENTS OU DES AIRS[2].

1. Parmi les arts, il en est certains qui sont pénibles à ceux qui en possèdent les secrets, mais avantageux pour ceux qui en usent; qui sont une source

[1] La mention d'Empédocle, et une partie de ce passage, manquaient dans tous les manuscrits de Paris, sauf dans le manuscrit 2253. J'ai confirmé par la collation du manuscrit 269 de Venise cette précieuse restitution faite par M. Littré. Du reste le manuscrit de Venise concorde le plus souvent avec notre manuscrit 2253. — L'attaque directe d'Hippocrate contre la *philosophie naturelle* des Ioniens est fort remarquable et ajoute un fait nouveau à l'histoire de cette philosophie.

[2] Voy. Introd. au traité *De l'art*, p. 21-22.

commune de bien-être pour le vulgaire, mais une source de peines et de maux pour ceux qui l'exercent. Au nombre de ces arts est celui que les Grecs nomment *Médecine*. Le médecin voit des choses pénibles, touche des objets repoussants, et, dans les malheurs d'autrui, il recueille des chagrins personnels; les patients, au contraire, par l'entremise de l'art, échappent aux maux les plus terribles, maladies, souffrances, peines, et mort; car c'est contre tous ces maux que la médecine se montre efficace. Mais s'il est difficile de connaître les mauvais côtés de cet art, il est facile d'en connaître les côtés intéressants. C'est aux médecins seuls qu'il appartient de connaître les mauvais côtés, et non aux gens du monde; car il s'agit d'œuvres, non du corps, mais de l'esprit. — Quand on veut pratiquer des opérations chirurgicales, il faut s'y habituer, car l'habitude est, pour la main, le meilleur maître; mais quand on en vient aux prises avec les maladies les plus cachées et les plus difficiles, on juge plutôt par l'opinion que par l'art (voy. *De l'art*, § 11); or, c'est surtout dans ce cas que l'expérience l'emporte sur l'inexpérience. Un de ces points les plus importants est de savoir quelle peut être la cause des maladies, et quels sont le principe et la source des maux qui affligent le corps. En effet, celui qui connaîtrait la cause de la maladie serait en état de prescrire ce qui est utile, en tirant *des contraires* les moyens thérapeutiques; car c'est là la médecine la plus naturelle; et, pour prendre immédiatement un exemple, la faim est une maladie; en effet, tout ce qui afflige l'homme on l'appelle maladie. Or quel est le remède de la faim? ce qui calme la faim. Ce remède, c'est l'aliment; c'est donc par l'aliment qu'il faut guérir. Autre exemple: La boisson apaise la soif; et encore l'évacuation guérit la plénitude; la plénitude guérit l'évacuation; la fatigue est guérie par le repos, le repos par l'exercice. Pour tout dire, en un mot, les contraires sont les remèdes des contraires, car la médecine est addition et retranchement: retranchement de ce qui est en excès, addition de ce qui est en défaut (voy. les extraits du traité *De la nat. de l'homme*, § 8 et 9, et p. 40, note 11 du traité *De l'art*). Celui qui remplit le mieux ces indications est le meilleur médecin; celui qui s'égare le plus dans cette route s'écarte aussi le plus de l'art; ceci soit dit avant de passer à l'objet du *discours* suivant (voy. *Introd.* au traité *De l'art*, p. 25).

2. La manière d'être de toutes les maladies est la même; mais elles diffèrent par le siége. Il semble [au premier abord] qu'elles n'ont entre elles aucune ressemblance, à cause de la diversité et de la dissemblance de leur siége. Toutefois, il n'y a pour toutes qu'une forme, et la cause est la même. Ce qu'est cette cause, j'essayerai de le dire dans ce qui suit:

3. Le corps de l'homme et des autres animaux est nourri par trois espèces d'aliments; les noms de ces aliments sont: *vivres*, *boissons*, et *pneuma*. Le πνεῦμα s'appelle *souffle* (φῦσαι) dans les corps, *air* (ἀήρ) hors du corps. L'air est l'agent le plus puissant de tout en toutes choses; aussi importe-t-il d'en considérer la force. Le *vent* est un flux et un courant d'*air;* lors donc que l'air abondant produit un courant violent, les arbres, déracinés, sont renversés par l'impétuosité du souffle, la mer bouillonne, et des vaisseaux d'une gros-

seur inouïe sont lancés en haut. Telle est la puissance que possède l'air dans ces circonstances. A la vérité, il est invisible pour l'œil, mais il est visible à la raison ; car, sans lui, quel effet se produirait? D'où est-il absent, ou dans quoi n'est-il pas présent? Tout l'espace qui sépare la terre du ciel est rempli de *pneuma*. Il est la cause de l'hiver et de l'été : il est en hiver dense et froid, en été doux et tranquille. La marche même du soleil, de la lune et des astres, est produite par le *pneuma ;* car il est l'aliment du feu, et le feu ne saurait vivre privé du *pneuma*, de telle sorte, que la course éternelle du soleil résulte de l'air, qui est léger et lui aussi éternel. Il est manifeste encore que la mer participe au *pneuma ;* car les animaux nageurs ne pourraient pas vivre, s'ils étaient privés de *pneuma* (voy. ma traduct. des *OEuvres de Galien*, t. I, p. 405, note 1), et comment l'auraient-ils autrement qu'en tirant l'air par l'eau et de l'eau? La terre est la base sur laquelle l'air repose, l'air est le véhicule de la terre, et il n'est rien qui en soit dépourvu.

4. Je viens de dire pourquoi le *pneuma* est puissant dans les êtres inanimés; quant aux êtres mortels, il est la cause de la vie, et des maladies chez les malades; le besoin du *pneuma* est si grand pour tous les corps, que l'homme, privé de tout, d'aliments solides et de boissons, pourrait vivre deux ou trois jours ou même davantage; mais il périrait, si l'on interceptait les voies qui conduisent le *pneuma* dans le corps, pendant une petite partie du jour, tant est grande l'utilité du souffle. Ajoutez encore que chez l'homme, tous les actes sont soumis à des intermissions, car la vie est pleine de changements; mais seul, le courant du *pneuma* ne s'interrompant jamais chez les animaux mortels, toujours ils inspirent l'air et l'expirent.

5. Ainsi donc, il est établi que tous les animaux participent grandement à l'air. Après cela, il faut dire immédiatement que, selon toute vraisemblance, les maladies ne proviennent pas d'une autre cause que de celle-ci, à savoir que le *pneuma* entre dans le corps, soit en excès, soit en défaut, ou trop à la fois, ou infecté de miasmes morbifiques[1]. Ces remarques suffisent pour l'ensemble du sujet; maintenant, arrivant aux faits mêmes dans la suite de ce discours, je montrerai que les maladies, quelles qu'elles soient, naissent et procèdent du *pneuma*.

L'auteur établit ensuite que la fièvre, la maladie la plus commune, est due au pneuma ; *cela est si évident pour les* pestes *ou maladies épidémiques, qu'il n'insiste pas sur sa démonstration. Quant aux fièvres sporadiques, qui paraissent dépendre du régime, elles proviennent aussi effectivement de l'air, puisque l'air pénètre avec les aliments, et qu'il cause des désordres s'il entre dans le corps en*

[1] Au contraire, l'auteur du Ier livre *Des maladies* (§ 2, t. VI, p. 142) est d'avis que toutes les maladies proviennent, quant aux choses du dedans, de la bile et de la pituite, et, quant aux choses du dehors, des fatigues, des blessures, et du chaud ou du froid trop intenses. La bile et la pituite qui se forment avec l'être, qui coexistent avec le corps, agissent par l'intermédiaire soit des boissons ou des aliments, soit du chaud ou du froid. — Voy. aussi pour les miasmes, Introd. au traité *Des airs, des eaux et des lieux*, p. 305, et le IIe livre *Du régime*, § 12, p. 680, note 1.

trop grande quantité quand on ingère trop d'aliments. L'air est la cause directe des phénomènes qui accompagnent les fièvres (frissons, sueurs, etc.). Pour établir encore plus solidement sa thèse, l'auteur montre que l'air est la cause de l'iléus, des tranchées, des fluxions, des hémoptysies, des ruptures, de l'hydropisie, de l'apoplexie, de l'épilepsie. En un mot l'air est cause première, le reste est cause concomitante ou accessoire.

III.

EXTRAITS ET ANALYSE DU PREMIER LIVRE DU TRAITÉ DES MALADIES.

5. Les opportunités en médecine sont, pour le dire en une fois, nombreuses et variées, comme les maladies, les affections et les méthodes de traitement. Les opportunités qu'il est le plus difficile de saisir, sont, quand il s'agit, soit de secourir un patient qui perd le souffle (*qui tombe en défaillance*), qui ne peut pas uriner ou aller à la selle, qui suffoque, soit de délivrer une femme qui accouche ou qui se *blesse* (avorte), et tous les autres cas semblables. De fait ces opportunités sont fugitives; intervenir un peu après ne sert de rien, car un peu après la plupart ont succombé. L'opportunité existe donc quand le patient éprouve quelqu'un des accidents énumérés : tout ce qui porte secours à un homme avant qu'il rende l'âme, est un secours qui soulage dans le temps opportun. Cette opportunité existe aussi, pour ainsi dire, dans les autres maladies : quand un remède soulage, c'est un secours donné avec opportunité; mais toutes les maladies ou blessures, quelles qu'elles soient, qui ne sont pas mortelles, qui présentent seulement de la gravité, et à la suite desquelles se développent des douleurs, peuvent guérir si elles sont convenablement traitées; dans ces cas, les secours donnés par le médecin suffisent, quand ils sont donnés (c.-à-d. *sans qu'il y ait opportunité pressante*, voy. le texte et la note de M. Littré, p. 148); car, même quand le médecin n'interviendrait pas, le mal cesserait. Dans d'autres maladies, l'opportunité consiste à les traiter le matin, mais il est indifférent que ce soit tout à fait le matin ou un peu après; dans d'autres, elle consiste à les traiter une fois par jour, mais n'importe à quel moment; dans d'autres, c'est tous les trois ou quatre jours; dans d'autres, une seule fois par mois; dans d'autres, enfin, c'est tous les trois mois, et peu importe que ce soit quand le troisième mois commence ou finit. Telles sont les opportunités pour certains cas, et elles n'exigent pas un autre degré d'exactitude. — Quant à l'inopportunité, la voici : ce qui doit être traité le matin, si on le traite à midi, c'est traiter inopportunément; inopportunément en ce sens que les cas qui ont une pente rapide vers une aggravation, parce qu'il leur a manqué un traitement opportun, s'ils sont traités à midi, le soir ou dans la nuit, sont traités à contre-temps. Il en est de même si l'on traite en hiver ce qui doit être traité au printemps, et en été ce qui doit l'être en

hiver; si l'on diffère ce qui doit être traité immédiatement, et si l'on traite immédiatement ce qui doit être différé. Tels sont les exemples de traitements inopportuns.

6. Voici ce qui se fait bien ou de travers en médecine : de travers, c'est, quand la maladie est d'une façon, dire qu'elle est d'une autre; quand elle est grande, dire qu'elle est petite; quand elle est petite, dire qu'elle est grande; c'est, quand un malade doit guérir, ne pas dire qu'il guérira; quand il doit succomber, ne pas dire qu'il succombera; c'est ne pas reconnaître un empyème qui existe; c'est lorsqu'une maladie grave se nourrit dans le corps, ne pas la reconnaître, c'est ne pas savoir quand il est besoin d'un remède quelconque, c'est ne pas guérir le possible et se vanter de guérir l'impossible. Ces erreurs sont des erreurs de l'intelligence. Voïci des fautes qui tiennent à l'emploi de la main : ne pas reconnaître du pus formé dans une plaie ou dans une tumeur, ne pas reconnaître les fractures et les luxations, ne pas reconnaître, en ruginant le crâne, si l'os est fracturé, ne pouvoir pas, en sondant un malade, pénétrer dans la vessie, ne pas reconnaître une pierre qui existe dans la vessie, ne pas diagnostiquer l'existence d'un empyème à l'aide de la succussion, dans l'incision ou la cautérisation, rester en défaut pour ce qui regarde la profondeur ou la longueur, ou bien cautériser et brûler ce à quoi il ne faut pas toucher. Tout cela est fait de travers. Mais voici qui est bien fait : reconnaître les maladies telles qu'elles sont, savoir d'où elles proviennent, discerner celles qui seront longues, courtes, mortelles ou non mortelles, sujettes à substitution, à s'augmenter, à décroître, grandes, petites; dans le traitement, faire réussir ce qui peut réussir, discerner ce qui n'est pas faisable, et pourquoi on ne peut pas réussir[1]; dans ces cas, du moins, procurer aux malades le soulagement compatible avec leur affection. Quant aux moyens de traitement administrés aux malades, on distinguera ainsi ce qui est bien et ce qui est de travers : humecter ce qu'on devrait dessécher, dessécher ce qu'on devrait humecter; quand il faut donner de l'embonpoint, ne pas prescrire ce qui donne de l'embonpoint, ne pas amaigrir ce qui doit être amaigri, ne pas refroidir ce qui doit être refroidi, ne pas échauffer ce qui doit être échauffé, ne pas mûrir ce qui doit être mûri, et ainsi du reste.

Après avoir parlé des biens et des maux qui surviennent par hasard dans les maladies (les mêmes exemples se retrouvent : Aph. IV, 57 ; V, 32 ; VI, 15, 16, 25; VII, 19), *ou que le médecin fait par hasard (ex. de biens : provoquer les règles ou la rupture d'un empyème par un vomitif, sans avoir ce résultat en vue. — Ex. de maux : entraîner, provoquer la rupture d'un vaisseau dans la poitrine, ou l'avortement, par un vomitif intempestif), l'auteur continue :*

[1] « Un médecin, dit notre auteur (§ 8), visite un fébricitant ou un blessé, il fait une prescription, et cependant le malade va plus mal le lendemain, on accuse le médecin; au contraire, il y a du soulagement; cela paraît tout naturel, et le médecin ne recueille point d'éloges. » C'est là une considération qui revient bien souvent dans la Collection hippocratique, et qui prouve que l'injustice et l'ingratitude des malades ont toujours été les mêmes. — Voy. *De l'art*, § 4 à 7.

10. Il y a dextérité dans les circonstances suivantes : si on incise ou si on cautérise, n'inciser ou ne brûler ni nerf (*partie tendineuse*), ni veine ; si, en opérant un empyème, soit par cautérisation, soit par incision, on arrive jusqu'au pus ; réduire régulièrement les fractures ; remettre dans sa place naturelle quelque partie du corps qui en est sortie, saisir vigoureusement ce qui doit être saisi avec vigueur, et presser quand on tient ; saisir doucement ce qui doit être faiblement saisi, et ne pas comprimer quand on tient ; appliquer un bandage sans rendre tortu ce qui est droit, et sans comprimer ce qu'il ne faut pas comprimer ; palper en quelque lieu que ce soit, sans causer inutilement de la douleur. Tout cela constitue la dextérité ; quant à saisir gracieusement avec les doigts, ou bien ou mal, en les tenant allongés ou raccourcis (*Officine*, § 4) ; quant à faire des bandages élégants, et à en exécuter de toute espèce, cela n'est pas jugé du ressort de la dextérité en médecine, mais en est indépendant.

Après cela, l'auteur étudie les maladies en particulier, et plus spécialement les maladies de poitrine. — On trouvera le § 21, *p.* 284-5, *note* 151 *des* Coaques.

IV.

EXTRAITS DU TRAITÉ DES AFFECTIONS [1].

1. Tout individu sensé voit, s'il réfléchit, que pour les hommes la santé est du plus haut prix, savoir, par son propre jugement, se porter secours dans les maladies, savoir même discerner ce que les médecins lui disent et lui administrent en vue de la santé de son corps, et savoir tout cela autant qu'il est convenable à un simple particulier. On arrivera à cette connaissance en apprenant et en approfondissant les points suivants : les maladies proviennent toutes, chez les hommes, de la bile et du phlegme [2]. La bile et le phlegme engendrent les maladies quand, dans les corps, l'une ou l'autre de ces humeurs est ou trop sèche ou trop humide, ou trop chaude ou trop froide ; or le phlegme et la bile se trouvent dans de tels états par les aliments, par les boissons, par les fatigues, par les blessures, par l'odorat, par l'ouïe, par la vue, par le coït, et aussi par le chaud et par le froid ; ces états de la bile et du phlegme sont déterminés quand chacune des influences susdites est en rapport avec le corps, soit comme il ne convient pas, soit contre l'habitude, soit en plus et trop forte proportion, soit en moins et trop faible proportion. Ainsi, c'est par cette voie que toutes les maladies arrivent aux hommes. Il importe que sur

[1] Ce traité est, pour ainsi dire, un ouvrage de médecine populaire, à peu près complet pour le temps. — On trouvera d'autres fragments de ce traité dans les notes des Extraits du traité *De la maladie sacrée* et du IIe livre *Du régime*.

[2] Voy. p. 618, note 1 des Extraits du traité *Des vents*.

ces points l'homme du monde sache ce qu'il convient à l'homme du monde de connaître; quant aux prescriptions thérapeutiques et aux opérations manuelles, qui sont du domaine des hommes de l'art, il importe aussi que l'homme du monde puisse concourir par son propre jugement à ce que dit le médecin et à ce qu'il fait (voy. *Aph.* I, 1).

13. Parmi les maladies, les aiguës sont, à vrai dire, celles qui tuent le plus de monde, et qui sont le plus douloureuses; elles réclament le plus de précaution et le traitement le plus rigoureux (cf. *Aph.* I, 6); celui qui les traite ne doit ajouter de son fait aucun mal à celui que cause la maladie (voy. p. 459, note 13); car ce mal-là est déjà bien assez grand; le médecin doit, au contraire, y apporter tout le bien qu'il peut faire. Si le médecin traite bien, mais si le malade est vaincu par la gravité de la maladie, la faute n'en est certes pas au médecin; si le médecin ne traite pas bien et s'il méconnaît le mal, et que le patient soit vaincu par la maladie, ce sera la faute du médecin.

V.

EXTRAITS DU TRAITÉ DES LIEUX DANS L'HOMME[1].

41. Il n'est pas possible d'apprendre vite la médecine, pour la raison suivante : aucune doctrine ne peut y acquérir de la fixité ; par exemple, quelqu'un qui apprend à écrire par la méthode qu'on enseigne, sait tout; ceux qui savent, savent tous de la même manière, et cela, attendu que la même chose faite semblablement aujourd'hui et autrefois, ne devient pas contraire à ce qu'elle était, mais elle est constamment semblable à elle-même et n'a pas besoin d'opportunité. Mais la médecine ne fait pas la même chose maintenant et l'instant d'après; chez le même individu, elle fait des choses opposées, et ces actions sont elles-mêmes opposées l'une à l'autre. Et d'abord les purgatifs n'amènent pas toujours l'évacuation intestinale ; de plus les purgatifs ont une double action, et même ils ne se comportent pas toujours comme contraires des astringents. Le ventre se resserrant, le corps s'échauffe (φλεγμῆναν, *se remplit de phlegme?*) par suite de ce resserrement excessif, et du phlegme arrive dans le ventre, d'où il résulte que le resserrement produit l'évacuation. En effet, comme le phlegme arrive dans le ventre, il survient une évacuation. Ici les substances naturellement purgatives procurent le resserrement : si vous administrez des purgatifs, et que ce qui fait la maladie se résolve et s'humecte, la santé, après ce lavage, se rétablit[2]; de telle

[1] On trouvera le § 46, p. 23-4 dans l'*Introd.* au traité *De l'art.*

[2] Pour cette phrase, dont le texte est extrêmement obscur, j'ai suivi les corrections et la traduction de M. Littré.

sorte que les resserrants produisent le même effet que les évacuants, et les évacuants que les resserrants [1]. Il en est de même pour les personnes dont la coloration est rouge, et pour celles qui sont jaunes; les substances *phlegmatiques* (*c'est-à-dire fournissant des sucs* [2]), rendent jaune et donnent un mauvais teint, tandis que les substances atténuantes donnent un bon teint. Dans chacun de ces cas, le remède est le contraire combattant le contraire [3]. En voici un exemple : lorsqu'il y a phlegmasie (*abondance de sucs*) chez un sujet jaune, on dissipe cet état si on administre quelque remède qui ait la vertu d'atténuer. Ici l'atténuant a combattu le phlegmatique; mais, à son tour, le secouru secourt le secourant si le sujet est devenu jaune, et a pris un mauvais teint par atténuation; car si on administre dans ce cas un médicament phlegmatique, il fait disparaître la coloration jaune.

44. La médecine est un art où la mesure est difficile à saisir (voy. *Aph.* I, 1); celui qui le sait a un point fixe, il comprend en même temps les réalités et les non-réalités [4] dont la connaissance constitue la mesure en médecine, c'est-à-dire que les purgatifs deviennent non purgatifs.... La mesure est telle : donner une quantité telle d'aliments que le corps puisse la surmonter; s'il en triomphe, nécessairement l'aliment qui doit relâcher, relâche, et l'aliment phlegmatique est phlegmatique. Si donc le corps triomphe des aliments, il ne survient ni maladie, ni action contraire des choses ingérées; telle est la mesure que le médecin doit connaître; mais si on dépasse la mesure, le contraire arrive....

45. Tout ce qui modifie l'état présent est remède; toute substance un peu forte modifie. On peut, si l'on veut, modifier par un remède (φαρμάκῳ); mais si on ne veut pas, par l'aliment. Tout ce qui change l'état présent convient au malade; car si on ne modifie pas, le mal augmentera.... En diminuant la dose des remèdes on amoindrit leur force. Pour les maladies faibles donnez des remèdes naturellement faibles, et le contraire pour les maladies fortes. Chassez les maladies par la partie qui est la plus voisine de leur siége et expulsez-les par la voie la plus proche....

[1] Notez en passant que l'auteur paraît avoir très-bien observé l'action secondaire que produisent presque tous les purgatifs.

[2] Voy. M. Littré, t. VI, p. 290, note 15, sur le sens du mot *phlegmatique* dans ce traité.

[3] Voy. les extraits du traité *Des vents.* — Dans le § 42 du traité *Des lieux dans l'homme,* l'auteur déclare que les maladies se guérissent par les semblables, comme elles naissent aussi par les semblables; proposition à laquelle les homœopathes ont donné une portée qu'elle n'a certainement pas dans l'auteur hippocratique.

[4] Voy. le traité *De l'art,* § 2; j'ai oublié de noter ce rapprochement dans l'Introd. à ce traité, p. 23,24.

VI.

EXTRAITS DU TRAITÉ DE LA NATURE DE L'HOMME.

8..... Le médecin traitera les maladies en se souvenant que chacune d'elles domine dans le corps suivant la saison dont la nature est le plus conforme à la sienne.

9. Il doit encore savoir que l'évacuation guérit toute maladie due à la plénitude, que la plénitude guérit toute maladie due à l'évacuation, que le repos guérit toute maladie due à l'exercice; enfin que l'exercice guérit toute maladie due à l'oisiveté. En somme, il faut savoir que le médecin doit agir en sens contraire des maladies qui prévalent, des natures individuelles, des saisons, des âges, relâcher ce qui est resserré, et resserrer ce qui est relâché; de cette façon, la partie malade sera le plus en repos; or, c'est en cela, suivant moi, que consiste surtout le traitement. Les maladies proviennent, les unes du régime [1], les autres de l'air, à l'inspiration duquel nous devons la vie. On doit reconnaître de la façon suivante ces deux catégories d'affections : quand un grand nombre d'hommes sont en proie en même temps à une même maladie, il faut en attribuer la cause à ce qui est le plus commun, et particulièrement à ce dont tous font usage; or cela, c'est l'air que nous respirons [2]. Il est évident, en effet, qu'on ne saurait mettre sur le compte du régime suivi par chacun de nous une maladie qui attaque tout le monde d'une façon continue, les jeunes et les vieux, les hommes et les femmes, ceux qui boivent du vin et ceux qui boivent de l'eau, ceux qui mangent de la *maza* (pâte d'orge), et ceux qui mangent du pain, ceux qui se fatiguent beaucoup et ceux qui se fatiguent peu. Certes, le régime n'en est pas la cause [3], puisque les individus soumis aux régimes les plus divers sont pris de la même maladie. Mais quand des maladies de toute nature règnent dans le même temps, il est évident que

[1] Quelquefois, dit Galien (*Comm.* II, *in lib. De nat. hom.*, § 2, t. XV, p. 117), on appelle *régime* (διαιτήματα) seulement les aliments solides et liquides, mais souvent aussi tout ce qui regarde la manière de vivre, et c'est dans ce sens que ce mot est pris ici par Hippocrate. Galien comprend aussi les affections de l'âme sous cette dénomination.

[2] Galien (*l. l.*, p. 118-119), en donnant des exemples à l'appui, remarque que ce ne sont pas seulement les maladies qui proviennent de l'air qui sont générales; les aliments ou les boissons de mauvaise nature peuvent causer aussi des maladies générales. Toutefois, ce sont plutôt des maladies *endémiques* que des maladies *épidémiques* proprement dites, et c'est vraisemblablement de cette dernière catégorie de maladies que veut parler l'auteur hippocratique. — On voit que la théorie de l'auteur sur l'action de l'air pour la production des maladies est fort différente de celle qui est exposée dans le traité *Des vents*.

[3] Dans ce cas-là, il est vrai; mais il peut se présenter telles circonstances, dans le régime (comme l'usage du seigle ergoté, des eaux de mauvaise nature), d'où il résulte qu'indépendamment de l'air, une même maladie attaque tous les sexes, tous les âges, quel que soit d'ailleurs le reste du régime.

chaque espèce de régime est respectivement cause de chaque espèce de maladie; il faut alors faire un traitement contraire à la cause évidente, comme je l'ai dit aussi ailleurs, et changer le régime; car évidemment le régime dont on use habituellement est mauvais, ou absolument ou en grande partie, ou, du moins, en un point. Après avoir ainsi déterminé ce qu'il faut changer, et tenu compte de la nature du malade, de son âge, de sa complexion, de la saison de l'année, et du caractère de la maladie, on dirigera le traitement, tantôt retranchant, tantôt ajoutant, comme je l'ai déjà dit depuis longtemps; on opposera aussi les contraires à chacune des conditions de l'âge, de la saison, de la complexion, de la maladie, tant par les remèdes que par le régime. — Mais quand règne une épidémie, évidemment le régime n'en est pas la cause, c'est l'air que nous respirons; évidemment aussi cet air laisse échapper quelque exhalaison morbifique contenue en lui. Tels sont alors les conseils qu'il faut donner : ne pas changer le régime, puisqu'il n'est pas la cause de la maladie; s'appliquer au contraire à réduire, autant que possible, l'embonpoint et la force du corps, en diminuant la quantité habituelle des aliments et des boissons, mais peu à peu, car si on changeait subitement ce régime, il y aurait danger que, par suite de ce changement, il ne survînt quelque chose de nouveau (*quelque perturbation*) dans le corps; il convient, au contraire, d'user de cette façon (c.-à-d. *en l'atténuant*) du régime ordinaire lorsqu'il ne paraît faire aucun mal; quant à l'air, on fera en sorte que l'inspiration par la bouche en soit aussi petite et que sa qualité soit aussi étrangère [à celle des localités affectées] que possible, c'est-à-dire d'une part, pour cela, on s'éloignera autant qu'on peut des localités où règne la maladie, et on atténuera le corps, car cette atténuation diminue chez les hommes le besoin d'une abondante et fréquente respiration.

VII.

EXTRAITS ET ANALYSE DU TRAITÉ DE LA MALADIE SACRÉE [1].

1. Quant à la maladie qu'on appelle *sacrée*, voici ce qu'il en est : Elle ne me semble ni plus divine, ni plus sacrée que les autres; elle a la même nature que le reste des maladies, et pour origine les mêmes causes que chacune d'elles. Les hommes lui ont attribué une nature et une origine divines, par igno-

[1] Περὶ ἱερῆς νούσου. — Cf. sur les noms que cette maladie a reçus dans l'antiquité et sur les raisons de ces diverses dénominations, Dietz, éd. de ce traité; Lips., 1827, in-8, p. 93 et suiv.; Étienne, p. 336, éd. de Dietz, et Greenhill, *Adnot. in Theoph.*, p. 340. On remarquera dans *Mal. des femmes*, II, 151, t. VIII, p. 326, l'expression οἱ ὑπὸ ἱερῆς νούσου ἐπίληπτοι. Ainsi *épilepsie* ne signifie que la *soudaineté des attaques*, et le mot grec n'a pas été primitivement par lui-même un nom propre de maladie.

rance, et à cause de l'étonnement qu'elle leur inspire; car elle ne ressemble en rien aux autres maladies. Mais, d'un côté, à cause de la difficulté de la bien connaître, on continue d'y rattacher quelque chose de divin, et de l'autre, elle perd ce caractère, à cause de la facilité de la méthode thérapeutique dirigée contre elle, car on la traite à l'aide de purifications et d'enchantements (cf. Dietz, p. 108). S'il suffit qu'une chose soit surprenante pour être réputée divine, il n'y aura pas qu'une seule maladie sacrée, mais un très-grand nombre. J'en citerai qui ne sont ni moins étonnantes, ni moins effrayantes, et que cependant personne ne songe à regarder comme sacrées. Exemple : les fièvres quotidiennes, tierces et quartes ne me paraissent pas moins sacrées, ne me semblent pas avoir une origine moins divine que cette maladie, quoiqu'elles n'excitent pas l'étonnement. Autre exemple : je vois des gens devenir, sans cause occasionnelle manifeste, *maniaques* et aliénés, et faire beaucoup de choses étranges. Il y en a, je le sais, qui dans le sommeil crient et gémissent; certains se sentent pris de suffocation, d'autres sortent de leur lit, s'échappent de la maison et délirent jusqu'à ce qu'ils soient éveillés (*somnambulisme?*); après quoi ils se trouvent aussi bien portants, aussi sensés qu'avant; seulement ils sont un peu pâles et affaiblis. Ces faits n'arrivent pas seulement une fois, mais très-souvent. Il en est beaucoup d'autres, et de très-divers, sur chacun desquels il serait trop long de discourir.

Ceux qui les premiers ont attribué à cette maladie un caractère sacré, je les compare aux magiciens d'aujourd'hui, aux mages, aux purificateurs, aux jongleurs, aux charlatans, tous gens qui se font passer pour très-pieux et pour en savoir plus [que le reste des humains]. Mettant donc en avant la Divinité pour voiler leur impuissance à prescrire un remède efficace contre l'épilepsie, et afin de ne pas rendre leur ignorance évidente pour tout le monde, ils ont prétendu que cette maladie était sacrée; débitant les discours les plus propres à étayer cette opinion, ils ont constitué le traitement de manière à se mettre à couvert contre tout événement, en prescrivant des purifications et des expiations, en interdisant les bains et un très-grand nombre de substances alimentaires qui ne conviennent pas aux malades : parmi les poissons de mer, le mulet, le mélanure, le muge et l'anguille, car ces espèces sont les plus mauvaises; parmi les viandes, la chair de chèvre, de cerf, de cochon et de chien, car ces viandes produisent le plus souvent des perturbations abdominales; parmi les oiseaux, le coq, la tourterelle, l'outarde, et généralement tous ceux qui passent pour offrir une très-grande résistance à la digestion; parmi les végétaux, la menthe, l'ail, l'oignon, car les choses âcres ne conviennent pas aux malades. Ils proscrivent les habillements noirs, car le noir est un signe de mort; ils ne veulent pas que les malades couchent sur des peaux de chèvre, qu'ils en portent pour vêtement, qu'ils croisent les mains et les pieds, car tout cela met obstacle à la guérison. Toutes ces prescriptions, ils les font [soi-disant] pour apaiser la Divinité, laissant entendre qu'ils savent bien d'autres choses; ils se ménagent par avance des moyens d'excuse, de manière à conserver pour eux, si le malade réchappe, l'honneur de la guérison et la réputation d'habileté; et s'il succombe, à trouver la sûreté dans leur apologie; et à faire valoir un prétexte plausible pour persuader qu'ils ne sont pas les auteurs de la mort, mais bien les Dieux. Car eux n'ont donné rien à manger, ni rien à boire; ils n'ont fait prendre aucun bain chaud qui puisse en rien les rendre responsables. — Il me semble que [d'après leurs idées], on ne devrait trouver personne en bonne santé parmi les Libyens, qui habitent dans l'intérieur des terres, puisqu'ils couchent sur des peaux de chèvre, qu'ils en mangent la chair, qu'ils n'ont point de lits, point de vêtements, point de chaussures, qui ne soient faits de peaux de chèvre; car ils n'ont pour troupeaux que des chèvres et des bœufs (cf. Dietz, p. 135 et *Malad.*, IV, 56). Si faire usage de peaux de chèvre, si se nourrir de leur chair fortifie la maladie, et si, au contraire, s'abstenir de cette alimentation la guérit, certes un Dieu n'en est en rien l'auteur, et les expiations ne sont d'aucune utilité; dès lors que les aliments nuisent ou sont utiles, la puissance du Dieu est annihilée. Ceux donc qui suivent pour ces maladies ce mode de traitement, ne me paraissent les regarder ni comme sacrées ni comme divines, car si elles cèdent à ce mélange de cérémonies expiatoires et de prescriptions médicales, pourquoi ne pourrait-on pas, avec d'autres moyens analogues, en appeler sur les hommes ou les y faire tomber, en sorte qu'il n'y aurait plus aucune possibilité d'admettre une cause divine, mais seulement une cause tout humaine? Car celui qui est capable de conjurer ce mal (l'épilepsie) par des purifications et des opérations magiques, pourrait certainement aussi la chasser par l'emploi d'autres moyens; et par cette raison même toute intervention divine est complétement anéantie. Par de tels discours et de telles machinations, on se pose comme plus instruit que le vulgaire, qu'on abuse en mettant sans cesse en avant les expiations et les purifications; car presque tout ce que ces gens disent a trait à la Divinité et aux Génies (voy. Adams, t. II, p. 845). Quant à moi, leurs discours ne me paraissent pas favoriser la piété, mais bien plutôt l'impiété; ils sont dictés comme s'il n'y avait point de Dieux, et, ainsi que je le montrerai, leur piété et leur invocation du *divin* ne sont que de l'impiété et du sacrilége. Ceux qui prétendent pouvoir faire descendre la lune, obscurcir le soleil, donner le beau et le mauvais temps, faire tomber la pluie ou amener la sécheresse, rendre la terre et la mer stériles, et mille autres choses semblables dont ils assurent avoir trouvé le pouvoir, soit par l'initiation, soit par quelque autre moyen, soit par l'étude; ceux-là, dis-je, qui entreprennent de pareilles choses, je les regarde comme des impies, comme croyant qu'il n'y a pas de Dieux, ou que s'il y en a, ils sont sans puissance et ne sauraient arrêter ceux qui se vantent de produire de si grandes merveilles. Comment avec une telle puissance ne se feraient-ils pas craindre des Dieux mêmes? Car, si par la magie ou par des sacrifices on purifiait la lune, on obscurcissait le soleil, on donnait le bon ou le mauvais temps, je ne croirais pas qu'il y eût là quelque chose de divin, mais seulement une action tout humaine, puisque la puissance de la Divinité serait vaincue par la volonté des hommes et lui serait asservie....

L'épileptique imite-t-il la chèvre, rugit-il, a-t-il des convulsions du côté droit, on dit que la mère des Dieux (*Cybèle*) est l'auteur du mal. Ses cris sont-ils plus forts et plus aigus, on les assimile aux hennissements des chevaux, et on dit que c'est Neptune. Les excréments sortent-ils involontairement, ce qui arrive quelquefois, par la violence du mal, on fait dériver le surnom de cette maladie d'Énodie (*Mercure*, — voy. Dietz, p. 146). Ses cris sont-ils perçants comme ceux des oiseaux, c'est Apollon le berger qui a produit le mal (voy. Dietz, p. 147); s'il écume et frappe du pied, c'est Mars. La nuit, quand il y a des terreurs, des alarmes, du délire, et que le malade, effrayé, se précipite de son lit et s'enfuit, on attribue ces phénomènes aux artifices d'Hécate ou à la visite des ombres des héros. Alors on a recours aux purifications et aux enchantements, et on rend, ce me semble, la Divinité bien perverse et bien injuste. On purifie ceux qui sont en proie à cette maladie avec du sang, ou d'autres choses semblables, comme s'il s'agissait d'individus qui ont été infectés par quelques souillures, ou dont la conscience est chargée de crimes, ou qui ont pris quelque breuvage magique, ou enfin qui ont commis quelque sacrilége; tandis qu'il faudrait agir tout autrement à leur égard, c'est-à-dire sacrifier, prier, les exposer dans les temples et adresser des supplications aux Dieux. Mais on ne fait rien de tout cela, on veut purifier, et les objets qui servent à ces purifications, on les enfonce dans la terre, on les plonge dans la mer, on les transporte sur de hautes montagnes, où personne ne peut les toucher ni marcher dessus; tandis qu'il faudrait porter ces objets dans les temples et les consacrer au Dieu, si le Dieu est véritablement l'auteur de leur mal. Mais je ne pense pas que le corps de l'homme, ce qu'il y a de plus prompt à devenir impur, puisse être souillé par un Dieu, c'est-à-dire par ce qu'il y a de plus pur. Il me semble qu'un homme pourrait plutôt être purifié et sanctifié par un Dieu, s'il avait reçu quelque souillure étrangère ou quelque dommage, qu'il ne pourrait être souillé par lui. En effet, la Divinité purifie et efface les crimes les plus grands et les plus sacriléges; elle est notre protectrice. Nous-mêmes, autour des temples, nous plantons des bois consacrés aux Dieux, et nous traçons des limites qu'il n'est pas permis de franchir, à moins d'être purifié; et quand nous sommes entrés, on nous soumet à des aspersions, non parce que nous venons de nous souiller, mais pour effacer les taches que nous aurions pu contracter avant. Voilà, ce me semble, ce qu'il en est des purifications.

2. Cette maladie n'a donc, à mon avis, rien de plus divin que les autres; elle a la même nature que le reste des maladies; elle a pour origine la même cause occasionnelle que chacune d'elles; ce qu'elle a de divin dans sa nature et dans ses causes, elle le tire des mêmes circonstances que toutes les autres choses. Elle n'est pas moins curable que les autres maladies, pourvu qu'elle ne soit pas tellement fortifiée par le temps qu'elle résiste aux remèdes qu'on lui oppose. Elle a son principe dans l'hérédité comme toutes les autres maladies (voy. Adams, *l. l.*, p. 847), car si des parents *phlegmatiques* mettent au monde des enfants *phlegmatiques;* les bilieux, des enfants bilieux; les phthisiques, des enfants phthisiques; si ceux dont la rate est engorgée et dure, ont des enfants dont la rate est engorgée et dure, rien n'empêche que les parents qui sont atteints de l'épilepsie aient des enfants qui en soient également at-

teints, puisque la semence émane de toutes les parties du corps, viciée si elle émane des parties viciées, saine si elle émane des parties saines (*Eaux, airs et lieux*, § 14). Voici encore une grande preuve que cette maladie n'a rien de plus divin que les autres, c'est qu'elle attaque les constitutions *phlegmatiques*, et nullement les bilieuses. Si elle était plus divine que les autres, on la verrait s'attaquer indistinctement à toutes les constitutions; elle n'aurait pas plus de préférence pour les *phlegmatiques* que pour les bilieuses.

3. Le cerveau est en réalité la cause de cette maladie, comme de toutes les autres maladies très-graves. — *Suivent des considérations sur la forme du cerveau et sur les vaisseaux qui y aboutissent. Les vaisseaux attirent l'air, lequel entretient la sensibilité* (voy. *Des vents*, § 14[1]). *La santé des enfants dépend de ce que, soit dans l'utérus, soit après la naissance, le cerveau se purge bien ou mal* (voy. *Des lieux dans l'homme*, § 10 suiv.). — *Explication naturelle par la théorie des fluxions de tous les accidents de l'épilepsie, accidents que les imposteurs attribuent à telle ou telle Divinité.*

8. Les petits enfants qui sont attaqués de cette maladie, meurent pour la plupart si le *phlegme* est très-abondant et si le vent est du midi, car les veines ne peuvent, à cause de l'étroitesse de leur canal, recevoir un flux épais et abondant; le sang est refroidi et coagulé, ce qui cause la mort. Si le flux est petit, et qu'il se jette sur les deux vaisseaux (*que l'auteur fait partir de la rate et du foie pour se rendre au cerveau*), ou sur un seul, l'enfant survit, mais en conservant quelques marques de la maladie : ou sa bouche, ou ses yeux sont déviés, ou son cou est distordu, ou ses mains sont contractées. — *L'auteur établit ensuite que ces accidents secondaires préservent des retours de l'épilepsie.*

Si, au contraire, le flux est petit, s'il se fait à droite et pendant les vents du nord, les malades réchappent sans en porter les marques; mais il est à craindre que la maladie ne s'alimente et ne s'aggrave si on n'a pas recours aux médicaments convenables. Voilà, ou à peu près, ce qui en est pour l'enfance.

9. Quant aux adultes, cette maladie, quand elle les attaque, ni ne les tue, ni ne les estropie. Lorsque cette maladie attaque les vieillards, elle les tue ou

[1] L'auteur établit de la manière suivante que l'épilepsie vient de l'*air :* Le sang est la source de l'intelligence, donc l'intelligence change en même temps que le sang se modifie; or quand beaucoup d'air est mêlé au sang dans tout le corps, le sang s'arrête ici, se ralentit là, et ailleurs va plus vite. Ces irrégularités expliquent la singularité des phénomènes qui caractérisent l'épilepsie, et en particulier l'écume qui provient du mélange de l'air avec la partie la plus ténue du sang. Mais voici qui est encore plus étrange et qui prouve que notre auteur ne recule devant l'explication d'aucun fait : par l'exercice que lui donnent les souffrances le corps s'échauffe, et avec lui le sang et l'air; l'air échauffé se dissout (se dilate) et met fin de cette façon à la coagulation du sang; il s'échappe en partie avec la respiration, en partie avec le phlegme; la tempête s'apaise, tout rentre dans l'ordre, et l'accès est passé ! — L'auteur du IIe livre des *Prorrhétiques* (t. I, p. 499, éd. de Van der Linden) étudie les chances de salut ou de mort suivant les âges, suivant le point du corps où l'accès prend naissance, suivant les constitutions, enfin suivant la nature des accidents essentiels à la maladie ou des épiphénomènes.

les rend *paraplectiques*. — *L'auteur donne la raison théorique de ces faits; il indique ensuite quelles sont les causes prédisposantes et déterminantes de l'épilepsie.*

10. Après l'âge de vingt ans, cette maladie n'attaque plus personne, ou du moins en très-petit nombre, à moins qu'on n'y soit sujet depuis l'enfance....

Pour montrer que l'épilepsie vient d'une réplétion du cerveau par le phlegme, l'auteur dit :

11. On peut reconnaître la vérité de ceci sur les animaux qui sont sujets à être attaqués de cette maladie, et surtout sur les chèvres, chez qui elle est très-fréquente. Si on ouvre la tête d'une chèvre, on trouve le cerveau humide, plein d'une eau qui exhale une mauvaise odeur[1]. D'où il ressort évidemment que ce n'est pas un Dieu qui afflige ici le corps, mais bien la maladie. Il en est de même pour l'homme. Quand l'épilepsie date de longtemps, il n'y a plus de guérison possible, parce que le cerveau, dissous par le *phlegme*, se liquéfie....

12. Ceux qui sont familiarisés avec cette maladie pressentent les attaques : ils fuient les hommes et se retirent dans leur maison si elle est proche, sinon ils se réfugient dans quelque endroit solitaire, afin de n'être vus que du plus petit nombre de personnes possible ; ils se voilent aussitôt dans leur chute : ils agissent par un motif de honte que leur inspire leur maladie, mais non par crainte du génie qui les persécute, ainsi que plusieurs le croient. Les petits enfants, dans leur inexpérience [de ce qui va leur arriver], tombent partout où ils se trouvent ; mais, après plusieurs attaques, et quand ils ont appris à les pressentir, ils se jettent dans les bras de leur mère, ou des personnes qu'ils connaissent le plus, par la crainte et la peur que leur cause la maladie; car, certes, les enfants ne connaissent pas le sentiment de la honte.

§ 13. *Suit un long paragraphe sur l'influence des vents, et particulièrement des vents du midi et du nord (comme étant les vents les plus forts), pour la production de l'épilepsie. L'auteur en conclut encore que cette maladie n'a rien de plus embarrassant, ni rien de plus divin, que les autres.*

14. Il faut qu'on sache qu'il ne nous vient ni plaisir, ni gaieté, ni joie, ni amusement, si ce n'est du cerveau (voy. Dietz, p. 181). Par lui aussi nous viennent la tristesse, le chagrin, l'abattement et les pleurs. Par lui nous sentons, nous pensons, nous voyons, nous discernons ce qui est honteux de ce qui est beau, ce qui est mal de ce qui est bien, ce qui est désagréable de ce qui ne l'est pas, basant notre jugement pour certaines choses sur la coutume, pour d'autres sur l'avantage qui peut nous en revenir, appréciant, suivant le temps, ce qui est agréable et ce qui ne l'est pas ; car les mêmes choses ne nous plaisent pas constamment. C'est encore par le cerveau que nous tombons dans le délire, dans la *manie ;* c'est par lui que nous viennent la crainte et les ter-

[1] On remarquera ces premiers essais d'anatomie pathologique faits sur des animaux, comme il était naturel à une époque où on ne disséquait pas de corps humains. L'auteur cnidien du traité *Des affections internes* (§ 23, t. VII, p. 224) a aussi étudié les hydatides du poumon chez le bœuf, le chien et le porc.

reurs, aussi bien pendant le jour que pendant la nuit; les rêves, les erreurs, les soucis, l'oubli des choses présentes, l'inertie et l'imprudence. Nous recevons ces fâcheuses influences du cerveau toutes les fois qu'il est malade, qu'il est plus chaud, plus froid, plus humide, plus sec qu'il ne l'est naturellement, ou qu'il est extraordinairement affecté. Nous délirons à cause de l'humidité du cerveau, et, comme il est plus mou, nécessairement il est agité; or, l'agitation du cerveau fait que la vue et l'ouïe ne sont pas assurées. On voit, on entend une chose pour une autre; et la langue articule toujours dans le sens des impressions de la vue et de l'ouïe; toutes les fois que le cerveau demeure en repos, l'homme conserve la connaissance.

§ 15. *Des différences de folie suivant que c'est la bile ou le phlegme qui agit sur le cerveau.*

16. D'après cela, je suis fondé à croire que le cerveau exerce dans l'homme le plus grand empire. Quand il est sain, il est pour nous l'interprète des changements qui surviennent dans l'air. L'air lui donne la faculté de sentir. Les yeux, les oreilles, la langue, les pieds et les mains exécutent tout ce que le cerveau a pensé; et tant qu'il est en contact avec l'air, il communique la sensibilité au corps. Le cerveau est le messager de l'intelligence, car le *pneuma*, aussitôt que l'homme l'aspire, se rend d'abord au cerveau, d'où il se distribue dans tout le reste du corps, après avoir laissé dans l'encéphale ce qu'il y a de plus subtil, d'où naissent le sentiment et l'intelligence. En effet, s'il se répandait d'abord dans le corps pour se rendre ensuite au cerveau, il laisserait l'intelligence dans les chairs et dans les vaisseaux, et arriverait à l'encéphale échauffé, impur, chargé de la vapeur humide des sueurs et du sang, en sorte qu'il ne serait plus parfait.

17. Je soutiens donc que le cerveau est l'interprète de l'intelligence. Quant au *centre phrénique* (diaphragme, φρένες, de φρήν, esprit, sentiment; cf. sur ce mot Greenhill, p. 286, et Dietz, p. 183); c'est par l'effet du hasard qu'il a reçu le nom [de *phrénétique*], et il l'a conservé bien plus par habitude que pour l'avoir mérité réellement[1] par nature et par essence; car je ne sais en vérité quelle puissance de sentir ou de penser possède le *centre phrénique*, si ce n'est que quand on est frappé par quelque mouvement inopiné de joie ou de douleur, il reçoit une commotion et tressaille, à cause de son peu d'épaisseur, et parce qu'il est de toutes les parties du corps la plus mince et la plus tendue; il n'a pas de cavité pour y recevoir les impressions bonnes ou mauvaises, et il est également ébranlé par ces deux sortes d'impressions, à cause de la faiblesse de sa nature. Le *centre phrénique* n'est pas plus sen-

[1] *Αἱ δὲ φρένες ἄλλως οὔνομα ἔχουσι τῇ τύχῃ κεκτημένον καὶ τῷ νόμῳ, τῷ δὲ ἐόντι οὐκ, οὐδὲ τῇ φύσει.* Ce passage me semble avoir une analogie frappante avec un autre passage du traité *De l'art* (§ 2, fine. — Voy. ma note 9, p. 39), sur l'origine des noms des choses. C'est donc encore un lien de plus pour ce traité *De l'art*, dans la Collection hippocratique. D'un autre côté, la forme dialectique du langage, la vivacité de la polémique, une argumentation qui sent l'École, permettraient peut-être de considérer le traité *De la maladie sacrée* comme appartenant, sinon à la même main, du moins au même groupe que le traité *De l'art*.

sible que les autres parties du corps, et son nom est aussi vain que la raison qui le lui a fait donner. De même, pour le cœur, on a nommé *oreillettes* des parties qui n'ont aucune puissance acoustique [1]. Il y a des gens qui prétendent que nous sentons par le cœur, et qu'il est le siége des chagrins. Mais il n'en est pas ainsi. Le cœur tressaille comme le diaphragme et même davantage, mais pour les causes suivantes : Des veines qui viennent de tout le corps se rendent au cœur, et en les fermant il peut ressentir toute souffrance, toute tension qui survient dans l'homme ; car dans le chagrin comme dans la joie, le corps frissonne et se resserre. Le diaphragme et le cœur en sont le plus impressionnés ; mais le cœur et le diaphragme ne sont pour rien dans l'exercice de la sensibilité intelligente ; le cerveau en est seul chargé. Comme le cerveau est de toutes les parties la première en contact avec l'air et le premier aboutissant de la sensation, de même, s'il se fait dans l'air un changement notable sous l'influence des saisons, le cerveau devient différent de lui-même. Aussi le cerveau sent le premier ; et je déclare que c'est lui qui est le siége des maladies les plus grandes, les plus mortelles et les plus difficiles à reconnaître pour ceux qui manquent d'expérience.

Hippocrate conclut que cette maladie est naturelle comme toutes les autres, et qu'elle se guérit aussi comme les autres par les contraires.

VIII.

EXTRAITS DE L'APPENDICE AU TRAITÉ DU RÉGIME DANS LES MALADIES AIGUËS [2].

1. Causus. — Le *causus* naît quand les petites veines, desséchées pendant l'été, attirent à elles les humeurs âcres et bilieuses ; une fièvre intense se développe ; le corps, comme accablé de lassitude, éprouve un sentiment de déchirure; il est en proie à la douleur. Cette maladie vient, pour l'ordinaire, à la suite de longues marches ou d'une soif prolongée, alors que les veines, se desséchant, se remplissent d'humeurs âcres et chaudes. La langue est rude, sèche et très-noire ; le malade ressent au ventre des douleurs mordicantes ; ses selles sont liquides, jaunâtres ; il est fortement altéré : il y a de l'insomnie et des troubles intermittents du *centre phrénique*. Donnez dans ce cas de l'eau, de l'oxymel cuit et étendu d'eau, autant que le malade en veut. Si la bouche est amère, il faut faire vomir et lâcher le ventre par des lavements. Si le mal ne cède point, purgez avec du lait d'ânesse cuit. Rien de salé ni d'amer n'est bon dans ce cas ; le malade s'en trouverait mal. Ne permettez point la *ptisane* avant que le temps des crises soit passé. S'il survient une hémorragie du nez,

[1] Voy. ma traduction des *OEuvres de Galien*, t. I, p. 433, note 2.

[2] Le § 20 fait partie de la note 30 du *Pronostic*, p. 164-5.

la maladie est jugée, comme aussi s'il arrive des sueurs critiques et des urines épaisses et blanches présentant un sédiment cuit, ou s'il se fait quelque dépôt. Si la maladie se termine en dehors de ces conditions, il y aura quelque rechute ou bien il surviendra des douleurs à l'ischion ou aux jambes, et le malade rendra des crachats épais s'il doit recouvrer la santé. — *Autre espèce de causus.* Flux de ventre, soif ardente, langue rude, sèche, avec goût salé dans la bouche; suppression d'urines, insomnie, refroidissement des extrémités. Dans ce cas, s'il ne survient pas ou une épistaxis, ou quelque dépôt autour du cou, ou des douleurs aux jambes, ou s'il n'y a pas une expectoration de crachats épais (toutes choses qui arrivent quand le ventre est resserré), si la hanche ne devient pas douloureuse, si les parties génitales ne prennent pas une couleur livide, la maladie ne se juge pas. Le gonflement du testicule est encore un phénomène critique. Donnez des aliments attractifs.

3. Les phlegmasies et les douleurs dans les parties sus-diaphragmatiques, et une foule d'autres maladies, ne peuvent arriver à bonne fin si on commence leur traitement par des purgatifs. La saignée est dans ce cas le remède souverain; on passe ensuite aux purgatifs, à moins que le mal ne soit intense; s'il n'en est pas ainsi, on purge vers la fin; on doit user de précautions et de ménagements quand on purge après la saignée. Toutes les fois qu'on entreprendra, au début des maladies, de traiter les phlegmasies par les purgatifs, on n'enlève rien de ce qui produit la tension et la phlegmasie : en effet, le mal ne le permet pas quand il est à l'état de crudité; les purgatifs n'entraînent rien, mais les parties saines et qui résistent au mal tombent en liquéfaction; le corps étant débilité, le mal prend le dessus, et quand le mal l'emporte sur l'organisme, il devient incurable.

4. La perte subite de la parole provient de l'obstruction des veines, quand cet accident arrive chez un homme qui se porte bien, sans cause manifeste ou sans quelque cause violente. Il faut, dans ce cas, saigner du bras droit à la veine interne, et tirer plus ou moins de sang en se guidant sur la constitution et sur l'âge du malade. Voici les symptômes qui se montrent chez la plupart des individus ainsi frappés : rougeur de la face, fixité des yeux, extension des mains, contraction des mâchoires, grincement des dents, pulsations, refroidissement des extrémités, obstruction de l'air dans les veines.

7. Tant que les pieds sont froids, ne donnez ni *ptisane* ni boisson, ni rien de pareil; il faut scrupuleusement s'en abstenir jusqu'à ce que les pieds soient bien réchauffés, après quoi vous donnerez la nourriture convenable. Le froid aux pieds est le plus souvent un signe précurseur d'un paroxysme. Si vous faites prendre quelque chose à cette époque, vous produirez toutes sortes de maux et de très-grands, et la maladie en sera considérablement augmentée. Quand la fièvre baisse, les pieds deviennent plus chauds que le reste du corps; car à mesure que la fièvre s'accroît, elle refroidit les pieds et envoie vers la tête la flamme qui s'est allumée dans le thorax. Toute la chaleur se concentrant dans les parties supérieures et s'exhalant comme une vapeur vers la tête, il est naturel que les pieds se refroidissent, étant par nature dépourvus de chair et *nerveux*. Ils se refroidissent encore à cause de leur distance des

lieux les plus chauds, car la chaleur est concentrée dans le thorax comme en un foyer. Et, par analogie, quand la fièvre se dissipe, la chaleur redescend aux pieds, et en même temps qu'ils se réchauffent, la tête et le thorax se refroidissent. Quand les pieds sont froids, le ventre est nécessairement chaud ; il y a beaucoup de nausées ; l'hypocondre est distendu, le corps est agité à cause du trouble intérieur, l'intelligence s'égare, il y a des douleurs. Le malade éprouve des angoisses ; il veut vomir, et si les matières de vomissements sont mauvaises, il souffre ; mais quand la chaleur redescend aux pieds, que les urines coulent, quand même il n'y a pas de sueurs, tous les symptômes s'améliorent. Dans ce second cas, il convient de faire prendre la *ptisane;* dans le premier, elle serait funeste. — Voy. note 33 du *Pronostic*, p. 166.

9. Les maladies se présentent sous des aspects variés ; il faut donc que le médecin soit sur ses gardes, afin qu'il ne méconnaisse aucune des causes, ni celles qui sont manifestes, ni celles dont la connaissance est acquise par le raisonnement, et qu'il sache ce qui doit arriver dans les jours pairs ou impairs. Il faut surtout se défier des jours impairs, c'est dans ces jours-là que surviennent les changements dans les maladies. Le médecin dirigera son attention sur le premier jour où l'individu est tombé malade, recherchant d'abord quand et pourquoi a commencé la maladie, car c'est la première chose à savoir. Après avoir interrogé le patient et examiné toutes choses, il s'assurera immédiatement de l'état de la tête, s'informera si elle n'est ni douloureuse, ni pesante; il passera ensuite aux hypocondres et à la poitrine, il demandera si ces parties sont sans douleurs, examinera si l'hypocondre est sensible, élevé, inégal, rempli de matière ; s'il y a quelque douleur à la poitrine, si à cette douleur il se joint de la toux, si le malade a des tranchées, des douleurs de ventre. Lorsque ces symptômes apparaissent, surtout ceux qui concernent les hypocondres, il faut lâcher le ventre avec des lavements, et faire boire de l'hydromel cuit et chaud. On doit, dans les convalescences, s'informer s'il y a des défaillances, si la respiration est facile; examiner les selles, voir si elles sont très-noires ou si elles sont louables comme celles d'une personne en bonne santé, savoir si les redoublements de la fièvre sont en tierce. Après avoir parfaitement observé dans ces maladies ce qui se passe pendant les trois premiers jours, il y a encore d'autres choses à considérer. Si le quatrième jour ressemble en quelque chose au neuvième, le malade est en danger. Voici encore d'autres signes : les déjections noires annoncent la mort; semblables à celles d'un homme en santé, et arrivant tous les jours, elles sont un signe de salut. Lorsque le ventre ne se relâche point par un suppositoire bien que la respiration reste libre, si le malade, en se levant sur son siége ou en restant dans son lit, a des défaillances; et si ces accidents se montrent dès le début chez un homme ou une femme, croyez qu'il y aura du délire. Faites attention à l'état des mains ; si elles sont tremblantes, attendez-vous à une hémorragie du nez. Examinez les narines pour voir si la respiration se fait également de chaque côté. Quand le malade respire beaucoup par le nez, il survient ordinairement des spasmes ; s'ils arrivent, la mort s'ensuit ; il est beau de la prédire.

10. [Dans les fièvres] les signes funestes se manifestent plutôt suivant le nombre impair que suivant le nombre pair; mais quel que soit le nombre suivant lequel ils se manifestent, ils sont toujours pernicieux.

15. Toutes les maladies se terminent ou par la bouche, ou par l'anus, ou par la vessie, ou par quelque autre partie. La solution par la sueur est commune à toutes les maladies.

18. (Voy. *Régime dans les maladies aiguës*, § 9, p. 496, et p. 545, note 19.) Dans le régime alimentaire, ce sont particulièrement tous les changements qu'on apporte dans sa manière habituelle de vivre qui se font sentir ; ceux, en effet, qui n'ont pas l'habitude de déjeuner, s'ils déjeunent, éprouvent un grand poids dans l'estomac, de la somnolence et de la pléthore ; s'ils dînent néanmoins, le ventre se trouble ; il convient, dans ce cas, de dormir après avoir pris un bain, puis, au réveil, de faire lentement une longue promenade ; s'il y a une selle, on dînera, et on boira du vin en moindre quantité et moins trempé que de coutume ; s'il n'y a pas d'évacuation alvine, on oindra le corps avec une substance chaude ; s'il y a soif, on boira un vin aqueux blanc, ou d'un goût sucré, puis on se reposera ; si l'on ne peut dormir, on se reposera plus longtemps. Du reste, on s'en tiendra au régime qu'on fait suivre après une débauche de vin. — Pour ce qui est des boissons, les vins aqueux passent plus lentement ; ils tournoient et flottent dans les hypocondres, et ne poussent pas aux urines ; quand on aura beaucoup bu de cette espèce de vin, on ne doit faire aucun travail avec activité, ni se livrer à aucun exercice du corps qui exige de la force ou de la vitesse ; au contraire, on gardera le repos, autant que possible, jusqu'à ce que le vin ait été digéré avec les aliments. Les boissons plus trempées ou plus astringentes produisent des battements (παλμόν) dans le corps, et des pulsations (σφυγμόν) dans la tête ; dans ce cas, il convient de dormir et de prendre quelque bouillie chaude, celles qui seront le plus agréables. L'abstinence est mauvaise dans le cas de mal de tête et d'ivresse. Les individus qui [contrairement à leur habitude] ne font qu'un repas, se sentent vides et faibles ; ils rendent une urine chaude, attendu qu'ils se sont soumis à une abstinence inaccoutumée ; la bouche devient salée et amère ; ils tremblent au moindre travail ; ils éprouvent de la tension dans les tempes, et ils ne peuvent pas cuire (*digérer*) leur dîner comme s'ils avaient déjeuné. On doit, dans ce cas, manger moins que de coutume ; on choisira de préférence la pâte d'orge humide (*maza*), au lieu de pain, et, en fait de légumes, de la patience, de la mauve, de la ptisane (orge bouillie) et des bettes ; pendant le repas, on boira du vin en quantité modérée et coupé d'eau : après le dîner, on fera une courte promenade, jusqu'à ce que l'urine soit descendue et qu'on l'ait rendue ; on mangera aussi des poissons cuits. Ce sont particulièrement les aliments suivants dont les propriétés se font sentir : l'ail produit des flatuosités, de la chaleur dans la poitrine, de la pesanteur de tête, du dégoût, et, s'il existait déjà quelque ancienne douleur, il l'augmenterait ; l'ail est aussi diurétique et c'est là une bonne qualité ; le mieux est de le manger quand on va faire quelque excès de boisson ou lorsqu'on est ivre. — Le fromage produit des flatuosités, res-

serre le ventre et rend les autres aliments échauffants; il engendre les humeurs crues et indigestes; le plus mauvais moment pour en manger, c'est en buvant quand on est complétement repu. Tous les légumes à gousse, crus, bouillis ou frits, sont flatulents; ils le sont moins quand ils ont macéré dans l'eau ou qu'ils sont verts; on n'en usera donc qu'avec d'autres mets; chaque espèce de légumes a ses inconvénients particuliers : les pois chiches, crus ou rôtis, sont flatulents et causent de la souffrance; les lentilles sont astringentes et causent des battements si on les mange avec la gousse; le lupin est de tous ces légumes celui qui cause le moins de mal. Il est des personnes chez qui la racine et le suc d'assa fœtida passent très-bien; mais chez ceux qui n'y sont pas habitués, ils ne passent pas, et il en résulte ce qu'on appelle le *choléra sec* [1]. Cet accident se montre surtout si on mange le sylphium avec beaucoup de fromage ou avec de la chair de bœuf; en effet, les affections atrabilaires sont augmentées par cette espèce de viande, car elle est, par nature, difficile à digérer, et tout estomac n'est pas capable d'en triompher; on la digérera d'autant mieux qu'elle sera plus cuite et plus faite. Tous les inconvénients qu'a la viande de bœuf, celle de chèvre les possède également; elle est difficile à digérer; de plus elle produit des flatuosités, des éructations et le *choléra* [*sec*]; celle qui a une bonne odeur, qui est ferme et d'un goût agréable, est la meilleure, pourvu qu'on la mange très-cuite et froide; celle qui est très-désagréable au goût, de mauvaise odeur et dure, est la plus mauvaise, surtout si elle est fraîche; la meilleure saison pour manger ces viandes est l'été, la plus mauvaise est l'automne. La viande de cochon de lait est mauvaise quand elle est trop ou trop peu cuite, car elle augmente la proportion de bile et dérange le ventre. De toutes les viandes, celle de porc est la meilleure; celle qui fournit le plus d'aliments est la viande qui n'est ni très-grasse ni très-maigre non plus, et qui provient d'un animal qui n'a pas l'âge d'une vieille victime; on doit la manger sans la couenne, et un peu froide.

22. Pour ce qui est de la diététique dans les maladies de long cours, il est très-important de prévoir et de surveiller les redoublements et les rémissions des fièvres, afin de se garder des moments où il ne faut pas faire prendre de nourriture, et de savoir quel est celui où il est possible d'en prescrire avec sûreté. Or, ce moment est celui qui est le plus éloigné du redoublement.

[1] Dans le § 19 on lit : « Le choléra sec est caractérisé par les symptômes suivants : le ventre est distendu par l'air; il s'y fait entendre du bruit; il y a de la douleur aux côtés et aux lombes; le malade, resserré, ne rend rien par le bas. On doit, tout en prévenant le vomissement, chercher à relâcher le ventre. » — Voy. aussi dans Oribase, t. II, p. 836, la note de la p. 236, l. 8. — M. Littré pense (t. II, p. 387-8) qu'il s'agit soit d'une *colique venteuse*, soit plutôt de l'espèce de colique commune dans les pays chauds, et que les Anglais nomment *dry belly-ache*. — Dans *Epid.*, V, 79, et VII, 6., t. V, p. 248 et 430, on trouve plus d'un trait qui se rapporte sinon au *choléra asiatique*, au moins au *cholera nostras;* vomissements et déjections alvines, extrême faiblesse, suppression d'urines, laquelle paraît, du reste, avoir coïncidé avec une suppression des selles; enfin accidents tétaniques aux jambes (*crampes?*), mort.

IX.

EXTRAIT DU DEUXIÈME LIVRE DES ÉPIDÉMIES, IIe SECTION, § 24.

1. *Luxation spontanée des vertèbres cervicales* (cf. *Aph.* III, 26 ; IV, 35 ; *Prorrh.* 87, *Coaque* 261). — Les accidents éprouvés par les individus affectés de *cynanche* furent les suivants (1re *catég.*, *déplacement en avant*) : Les vertèbres du cou se tournaient en dedans (*en avant*), chez les uns plus, chez les autres moins. En dehors (*en arrière*), le cou présentait manifestement une dépression, et le malade éprouvait de la douleur quand on touchait cette région. Le mal siégeait un peu plus bas que l'os appelé *dent* (*apophyse odontoïde* de la 2e vertèbre), d'où il résulte que l'affection était moins aiguë. Chez quelques malades, la tumeur était tout à fait arrondie, avec une circonférence plus étendue. Si l'apophyse odontoïde n'était pas déplacée, le pharynx était sans inflammation et non tuméfié, le gonflement de la région sous-maxillaire ne ressemblait pas à la tuméfaction inflammatoire. Chez personne les glandes ne se gonflèrent, elles étaient plutôt dans l'état naturel ; les malades ne remuaient pas facilement la langue, mais elle leur semblait plus volumineuse et plus pendante. Les veines sublinguales (*ranines*) étaient apparentes ; la déglutition des liquides était impossible ou du moins très-difficile, et la boisson remontait dans le nez, si les malades se forçaient ; ils parlaient du nez ; la respiration n'était pas très-élevée. Il y en eut quelques-uns chez qui les vaisseaux (*artères*) des tempes, de la tête et du col battaient. Dans les cas qui devenaient très-graves, les tempes étaient chaudes, quand, du reste, il n'y avait pas de fièvre. La plupart n'éprouvaient aucune suffocation, à moins qu'ils n'entreprissent d'avaler soit leur salive, soit toute autre chose. Les yeux n'étaient pas enfoncés non plus. Quand le déplacement des vertèbres était direct et sans inclinaison latérale, il n'y avait pas de paraplégie. Si j'apprends que quelques malades aient succombé, je le rappellerai ; mais ceux que je connais maintenant ont réchappé ; les uns guérissaient très-promptement, mais le plus grand nombre allait jusqu'à quarante jours ; néanmoins, ils étaient pour la plupart sans fièvre ; beaucoup aussi conservaient pendant longtemps une partie du gonflement morbide ; la déglutition et la voix conservaient encore les traces de la maladie ; la luette se fendait, présentait une certaine atrophie désagréable, sans qu'elle eût l'apparence malade. — (2e *catégorie* : *déplacement latéral*). Quant aux malades qui étaient affectés d'un déplacement latéral, de quelque côté que se portassent les vertèbres, ils devenaient tous paraplégiques de ce côté et éprouvaient des contractions de l'autre. La paralysie était surtout apparente à la face, à la bouche et au voile, qui est de chaque côté de la luette (*voile du palais*) ; de plus, la mâchoire inférieure était déviée en proportion ; mais la paralysie ne s'étendait pas, comme ordinairement, à tout le corps ; la paralysie dépendant de l'angine ne dépassait pas le bras. Ces malades expectoraient des matières cuites et s'essoufflaient prompte-

ment (ceux chez qui la vertèbre faisait saillie en avant expectoraient aussi). Les malades qui avaient en même temps de la fièvre, avaient beaucoup plus de dyspnée, rendaient de la salive en parlant, et avaient les veines très-gonflées. Tous avaient les pieds très-froids, mais surtout ces derniers, et ceux-là pouvaient aussi se tenir moins facilement debout, même ceux qui ne mouraient pas très-rapidement. Tous ceux que j'ai observés sont morts.

X.

EXTRAITS DU DEUXIÈME LIVRE DES PRORRHÉTIQUES [1].

A qui veut prévoir les terminaisons de chaque espèce de plaies, il importe de scruter d'abord la complexion des malades, pour savoir laquelle est plus favorable ou moins favorable à la guérison de ces affections. Il faut savoir ensuite qu'il est pour chaque âge des plaies d'une guérison très-difficile; et qu'enfin il est, entre les lieux où siégent les plaies, des différences très-considérables. Connaissez aussi les autres circonstances qui, survenant dans chaque cas, sont favorables ou contraires; car celui qui possédera toutes ces notions sera en mesure de prévoir, pour chaque cas aussi, quelle sera l'issue du mal; tandis que, faute de pareilles notions, vous ignorerez comment se comporteront les plaies. — Voici quels sont les signes d'une bonne complexion : Des membres agiles et bien proportionnés, des viscères en bon état, un embonpoint modéré, des chairs souples, un teint blanc, ou brun, ou vermeil; car toutes ces nuances sont bonnes quand elles sont sans mélange; il est mauvais, en effet, que la couleur soit un mélange de jaune verdâtre, qu'elle soit pâle ou livide. Toute complexion opposée à celle que je viens de décrire est, sachez-le, une mauvaise complexion.

Voici pour ce qui est des âges : Les petits enfants sont surtout sujets aux tumeurs purulentes, et particulièrement aux tumeurs scrofuleuses, mais ils en sont facilement délivrés; chez les enfants plus âgés et chez les adolescents, on observe moins souvent ces tumeurs; quand elles existent, elles sont plus opiniâtres; chez les adultes, elles sont beaucoup plus rares; mais à cet âge, jusqu'à ce qu'on ait de beaucoup dépassé soixante ans, on est exposé à des ulcères faveux redoutables, aux cancers occultes et profonds, et à l'*herpès* qui

[1] Pour la traduction de ces fragments, j'ai eu sous les yeux le texte de Mack, les notes d'Opsopœus, et de plus la collation de deux manuscrits, celui de Munich, n° 71, fol. 300, et celui de Milan, Ambr. B., 108, fol. 12-18, dont j'ai recueilli les variantes pendant ma dernière mission. Ces variantes améliorent quelquefois le texte, mais ne fournissent guère de lumières pour les endroits difficiles ou manifestement altérés; j'ai essayé moi-même quelques corrections. — On trouvera d'autres extraits de ce livre, note 2 du *Pronostic*, p. 153-4; note 69 des *Coaques*, p. 266.

vient des pustules nocturnes. Chez les vieillards, il ne survient pas des tumeurs de ce genre, mais des cancers occultes et des cancers qui occupent les extrémités, affections qui entraînent la mort.

Les régions les plus difficiles à traiter sont les aisselles, les flancs et les cuisses (*aines?*), car il s'y forme des stases (*fusées?*) d'humeurs sujettes à récidives [quand elles n'ont pas été évacuées]. Les articulations les plus dangereuses sont les articulations des grands doigts et particulièrement de ceux des pieds (*pouce et gros orteil?*). — Quand un ulcère siége depuis longtemps sur les côtés de la langue, il faut rechercher s'il n'est pas entretenu par quelque dent pointue.

Les blessures les plus mortelles sont celles des vaisseaux du cou et des aines; ensuite celles de l'encéphale et du foie; puis celles des intestins et de la vessie. Toutes ces blessures sont, à la vérité, très-dangereuses; mais il n'est pourtant pas aussi impossible d'en réchapper qu'on le croit. Car les régions qui viennent d'être dénommées diffèrent beaucoup entre elles; les manières d'être elles-mêmes diffèrent aussi[1]; enfin la disposition du corps diffère beaucoup encore dans le même homme. Aussi arrive-t-il quelquefois qu'un individu blessé n'a ni fièvre, ni inflammation; comme il arrive aussi que, sans cause connue, la fièvre s'allume et qu'une partie s'enflamme tout à fait. Si un individu blessé a du délire, tout en paraissant supporter facilement sa blessure, il faut la traiter comme si son issue dépendait du traitement médical et en vue des accidents qui peuvent survenir; car on meurt par toute espèce de blessures. Il est beaucoup de vaisseaux, petits et gros, qui tuent par l'hémorragie s'ils se trouvent dans un état d'orgasme, tandis qu'ouverts dans d'autres circonstances, ils soulagent notablement.

Il est beaucoup de plaies qui, faites dans des lieux presque indifférents[2] et ne présentant rien de redoutable, deviennent si douloureuses que le malade ne peut respirer, ni rester en repos. Certaines personnes, par la douleur d'une blessure qui ne paraissait pas redoutable, quoique respirant avec liberté, ont été prises de délire et de fièvre, et sont mortes; tous ceux en effet dont le corps a naturellement de l'aptitude à la fièvre, et dont l'esprit est facile à se troubler, éprouvent ces accidents; mais ne vous étonnez pas de ces accidents et ne redoutez pas trop les premiers (*difficulté de la respiration*), sachant que l'esprit et le corps diffèrent beaucoup chez les hommes, et que tous deux ont une grande puissance. Toutes les fois donc qu'une blessure survient et que le lieu[3], le corps et l'esprit sont comme je viens de le dire, ou que le sang est

[1] Les imprimés et les manuscrits que j'ai consultés portent *καὶ οἱ αὐτοὶ τρόποι*· si on conserve *τρόποι* il faut lire *οἱ τρόποι αὐτοί*, et entendre : la manière dont se comportent les plaies, ou dont elles sont faites. Mais je préférerais lire *τόποι*, et interpréter *que dans les régions les différentes parties elles-mêmes diffèrent eu égard au pronostic des plaies.*

[2] Le texte porte : *Πολλὰ δὲ τῶν τραυμάτων ἐν χωρίοισί* (*ἐγχωρίοσι codd.*) *τε εἶναι εὐηθέσι*· mais je pense qu'il faut lire *ἐόντα*, ou mieux peut-être pour la paléographie, *ἐστί*, au lieu de *εἶναι*.

[3] Le texte porte : *καιροῦ ἔτυχεν*· mais je pense qu'il faut lire *χωρίου*, attendu que *καιρός*

dans l'orgasme, ou que la grandeur de la plaie est telle que le malade ne peut pas guérir en conservant la liberté de ses sens, abstenez-vous de traiter ces affections quelles qu'elles soient; ne vous occupez que des plaies avec lipothymies passagères. Les autres plaies récentes, traitez-les, afin d'éviter aux malades qui réchappent les fièvres, les hémorragies et les ulcères rongeants. — Un point capital est de faire surveiller avec soin et fort longtemps tous les accidents fâcheux, car voilà tout ce qui est juste.

Les ulcères rongeants, dont la pourriture est très-profonde, très-noire et très-sèche, sont les plus mortels; ceux d'où suinte un *ichor* noir sont également funestes et dangereux. Les pourritures blanches et baveuses sont moins mortelles, mais elles récidivent et deviennent chroniques. Parmi les ulcères rongeants, les *herpès* sont les moins dangereux de tous; mais, comme (*après?*) les cancers occultes, ils sont surtout difficiles à guérir [1]. Il est bon, dans tous ces cas, que la fièvre survienne pendant un jour, et que le pus soit très-blanc et très-épais; le sphacèle du nerf (*tendon*) ou de l'os, ou de tous les deux à la fois, est aussi avantageux dans les pourritures profondes et noires, car il résulte du sphacèle une suppuration abondante qui détruit la pourriture.

Les plaies de la tête les plus mortelles sont celles qui pénètrent dans l'encéphale, comme je l'ai dit plus haut. Les seuls accidents suivants sont aussi très-redoutables : dénudation considérable, enfoncement ou fracture de l'os [2]. Si la plaie extérieure a peu d'étendue, et que la fracture en ait beaucoup, il y a plus de danger; tout cela est encore plus redoutable, si l'accident a lieu près d'une suture, et particulièrement dans les régions supérieures de la tête [3]. (Voy. *extraits* du traité *Des plaies de tête*, § 12, p. 648.)

Dans toutes les plaies de tête un peu considérables, il faut s'informer si la blessure est récente, si elle est le résultat d'une arme de jet ou d'une chute, si le malade a été pris d'assoupissement; car, dans l'un ou l'autre cas, il faut se tenir sur ses gardes, attendu que la blessure peut avoir intéressé l'encéphale; si la plaie n'est pas récente, il faut recourir aux autres signes et les peser avec attention. Il est donc très-avantageux que celui qui a une plaie à la tête ne soit pris ni de fièvre, ni d'hémorragie, ni d'inflammation, ni, en même temps, de douleur quelconque. Si quelqu'un de ces accidents survient, il est

n'est pas pris ordinairement en mauvaise part, et que l'allitération est fréquente. Du reste les Mss de Calvus ont *καιροῦ καὶ χωρίου ἐπικινδύνου.*

[1] *Ἕρπητες... δυσαπάλλακτοι δὲ μάλιστα, κατά (μετά?) γε τοὺς κρυπτοὺς καρκίνους.* — Peut-être, en conservant le texte ordinaire et en changeant la ponctuation, pourrait-on traduire : *les herpès*, etc., *mais surtout ceux qui se développent sur les cancers occultes, sont difficiles à guérir.*

[2] Hippocrate, dans le traité *Des plaies de tête*, divise les lésions du crâne en : 1° fractures simples; 2° contusions simples; 3° fractures avec enfoncement; 4° hédra ou eccopé (c'est-à-dire simple entamure de l'os); 5° fracture par contre-coup. — Il reconnaissait l'état de l'os, soit par la vue, soit avec la sonde, soit à l'aide de la rugine.

[3] Hippocrate trépanait dans les trois premiers jours pour les fractures et les contusions; l'enfoncement de l'os lui paraissait remplacer le trépan; l'eccopé était une lésion trop légère pour réclamer cette opération Comme M. Littré l'a très-bien démontré dans son *Argu-*

moins dangereux qu'il se montre dès le début et qu'il dure peu de temps. Il est bon, dans le cas de douleur, qu'il survienne de l'inflammation aux plaies, et, dans les hémorragies, que du pus apparaisse à l'orifice des veines. Pour ce qui est de la fièvre [traumatique] il est utile que les mêmes phénomènes que j'ai décrits comme avantageux dans les fièvres qui accompagnent les maladies aiguës, se présentent dans celle-ci. Je dis que pour cette fièvre aussi ces phénomènes sont avantageux, et que les contraires sont mauvais. — Si à la suite des plaies de tête la fièvre commence au quatrième jour, ou au septième ou au onzième, le cas est particulièrement mortel. Si la fièvre survient quand la blessure date de quatre jours, la crise a lieu le plus souvent au onzième; si c'est au septième jour que la fièvre se déclare, la crise a lieu au quatorzième ou au dix-septième; si c'est au onzième, la crise se fait au vingtième, ainsi qu'il a été dit pour les fièvres qui surviennent sans cause appréciable. — Si dès le début de la fièvre il survient du délire, ou une *apoplexie* (paralysie) de quelque membre, le malade succombera, à moins qu'il ne survienne quelqu'un des signes les plus favorables, ou que le sujet ne soit soutenu par sa bonne constitution. Examinez bien quelle est la voie [de salut?], car il y a encore quelque espoir de sauver le malade; mais même s'il guérit, il perdra nécessairement l'usage du membre sur lequel se sera fixé le mal.

Les grandes plaies des articulations qui ont complétement divisé les *nerfs* (parties tendineuses) servant de moyens d'union, estropient nécessairement le malade. S'il reste du doute sur l'état des parties *nerveuses*, et si le mal a été fait par un instrument pointu, il vaut mieux que la plaie soit longitudinale que transverse : si le corps vulnérant était pesant et mousse, peu importe [la direction]; mais il faut considérer la profondeur de la plaie et les autres signes, par exemple : si l'articulation suppure, elle se roidira (?) nécessairement (*ankylose fausse ou vraie*); s'il s'y forme un gonflement opiniâtre (*tumeur blanche?*), ce gonflement à la longue la rendra également roide ; et, nécessairement aussi il persistera même après la guérison de la plaie. Lorsque l'on a à traiter une articulation fléchie; il faut donc de temps en temps la plier et l'étendre. S'il y a apparence qu'un *nerf* doit tomber (*s'exfolier*), le plus sûr est de prédire qu'il y aura claudication, surtout si c'est un des *nerfs* des par-

ment du traité *Des plaies de tête* (p. 159 et suiv.), Hippocrate ne trépanait pas pour donner issue au sang ou aux autres liquides épanchés, mais pour enlever la partie contuse et pour prévenir l'inflammation; pratique qui a été renouvelée par quelques chirurgiens modernes. Hippocrate se servait du trépan perforatif et du trépan à couronne, qu'il mettait sans doute en mouvement avec un archet. Quand il était appelé dans les trois premiers jours de l'accident, il ne pénétrait pas immédiatement jusqu'à la méninge, dans la crainte qu'étant trop longtemps exposée à l'air, elle ne devînt fongueuse. Mais quand un long espace de temps s'était écoulé depuis la blessure, il pénétrait tout de suite dans l'intérieur du crâne. Pendant l'opération du trépan, il recommande d'ôter par intervalles l'instrument, et de le tremper dans l'eau froide; avec cette précaution l'os ne s'échauffera pas, et se nécrosera dans une moins grande étendue. Il recommande également d'incliner toujours le trépan sur le point le plus épais du crâne, d'en suivre les progrès avec une sonde, et d'ébranler le cercle osseux pour le faire sauter.

ties inférieures qui est relâché (*exfolié ?*). Vous reconnaîtrez aux signes suivants qu'un nerf doit s'exfolier : il s'écoule pendant longtemps un pus blanc, épais ; l'articulation, dès le principe, est douloureuse et enflammée. Ces signes sont les mêmes lorsqu'un os doit tomber (*exfoliation ou nécrose ?*).

Un coude déchiré, vivement enflammé, passe à la suppuration et réclame nécessairement l'emploi des incisions et du feu.

Dans les affections de la moelle épinière qui arrivent soit après une chute, soit par quelque autre cause, soit spontanément, le malade perd l'empire sur ses jambes, de sorte qu'il ne sent rien quand on le touche ; il le perd sur le ventre et sur la vessie, de sorte que, dans les premiers temps, il ne rend ni selles ni urines, si ce n'est par des moyens artificiels ; à mesure que la maladie se prolonge, ces évacuations ont lieu sans qu'il en ait le sentiment ; enfin, peu de temps après, il meurt.....

Les yeux pris d'ophthalmie catarrhale[1] sont plus aisément débarrassés, si larmoiement, humeur épaisse sécrétée (ἡ λήμη, *chassie*) et tuméfaction commencent à se produire en même temps, surtout, si les larmes sont mêlées à l'humeur et ne sont pas trop chaudes, si l'humeur est blanche et molle, si le gonflement est peu rénitent et diffus. En effet, si les choses se passent ainsi, les paupières s'agglutineront pendant la nuit, de sorte que l'œil ne sera pas douloureux. De cette façon la maladie aura le moins de danger et le moins de durée. Mais un larmoiement abondant et chaud (*ophth. rhumatism.*) se joignant à une petite quantité d'humeur et à un gonflement circonscrit, si cela n'a lieu que pour un des deux yeux, la maladie sera très-longue, mais exempte de danger ; cette espèce n'est pas douloureuse. C'est particulièrement dans ces cas qu'il faut compter sur la crise, et la première se fait dans les vingt jours ; si elle dépasse ce temps, il faut l'attendre pour le quarantième jour ; si le mal ne se calme pas dans cet espace de temps, la crise arrive dans les soixante jours. Durant toute cette période il faut considérer si l'humeur est mêlée aux larmes[2], si elle devient blanche et molle, surtout aux jours critiques, car elle se comportera de cette façon dans le cas où elle doit céder. Si les deux yeux sont ainsi entrepris, il y a danger qu'ils ne s'ulcèrent, mais la crise se fera attendre moins longtemps. L'humeur sèche (*ophthalmie sèche*) cause beaucoup de douleurs, mais le mal se juge promptement, à moins que l'œil ne soit atteint de quelque plaie (*ulcération*). Si la tuméfaction est considérable, mais indolente et sèche, il n'y a point de danger ; si elle est accompagnée de douleurs et en même temps sèche, c'est mauvais ; il y a danger que l'œil s'ulcère et qu'il y ait agglutination [des paupières avec le globe oculaire] ; le cas est redoutable aussi, si la tuméfaction est accompagnée

[1] Une grande partie de ce passage sur les maladies des yeux a été traduit par Celse (VI, 6). — Voy. aussi Andreæ, *Augenheilkunde des Hippokrates* ; Magdebourg, 1843, 8°, p. 70 suiv. et 80 suiv. ; Wallroth, *De ophthal. veter.* ; Halæ, 1818, 8°, p. 122 suiv. et 131 suiv. Sichel ; mém. *Sur le glaucôme*, Brux., 1842, 8°, p. 135 suiv. Cf. aussi la note de l'Aph. III, 12.

[2] Les manuscrits ont τῷ δακτύλῳ μίσγηται. Foës et Opsopœus (p. 681) ont corrigé avec raison δακτ. en δακρύῳ. — Celse a *lacrymæque miscetur*.

de larmes et de douleurs, car les larmes sont chaudes et âcres, la pupille (*cornée transparente*) et les paupières courent risque de s'ulcérer. Si la tuméfaction s'affaisse, s'il existe pendant longtemps un larmoiement abondant, enfin s'il y a de l'humeur, vous pouvez prédire chez les hommes un renversement des paupières, chez les femmes et chez les enfants l'ulcération et le renversement des paupières. Si la chassie est jaune verdâtre ou livide, que le larmoiement soit abondant et chaud, qu'il y ait de la chaleur à la tête, que des douleurs se portent de la tempe aux yeux, qu'il survienne de l'insomnie, nécessairement l'œil s'ulcérera et on peut croire qu'il se rompra (voy. *Airs, eaux et lieux*, § 4, et la note corresp., p. 373. Cf. *Mal.*, I, 8). La fièvre survenant, ou une douleur fixée aux lombes soulagent (*ophthalmie rhumatismale*). Dans ce cas, il faut prédire ce qui doit arriver, en ce qui touche la durée du mal, les matières qui coulent des yeux, les douleurs et l'insomnie. Quand il est possible de voir ce qui se passe dans le globe de l'œil, si on le trouve rompu et que les milieux visuels (ἡ ὄψις) fassent saillie, le cas est mauvais et il est difficile d'obtenir la guérison ; si la pourriture s'empare de l'œil on en perd tout à fait l'usage. Eu égard aux lieux, il faut prédire les différents modes d'ulcération, les pourritures et les dépressions (*pertes de substance*), car nécessairement la violence de l'ulcération entraîne des cicatrices. Quand l'œil se rompt et fait saillie (*chute de l'iris*), de telle sorte que les milieux visuels proéminent, il est impossible au temps et à l'art de rendre la vision. Mais les petits déplacements des milieux visuels peuvent céder s'il ne survient pas d'accident fâcheux et si le malade est jeune. Quant aux cicatrices produites par les ulcères, elles peuvent toutes, si aucun accident fâcheux ne vient les compliquer, céder au temps et à l'art, surtout quand elles sont récentes et qu'elles ont atteint des individus jeunes. Eu égard aux lieux, les milieux visuels souffrent le plus s'ils sont ulcérés. Viennent ensuite la partie qui est au-dessus des sourcils, et celles qui s'en rapprochent le plus.

Que la pupille devienne glauque, argentée ou bleuâtre [1], tout cela n'a rien de bon. Le cas est un peu meilleur quand elle paraît plus petite, plus rouge, ou ayant des angles (*synéchies postér. peu étendues*), que ce soit à la suite de quelque cause connue, ou spontanément.

Les obscurcissements, les nuages, les cicatrices blanchâtres [2] s'effacent et disparaissent (voy. Andreæ, p. 116), s'il ne survient pas quelque ulcération sur ce point, ou s'il n'y a pas eu antécédemment une cicatrice [de la cornée] ou un ptérygion. Quand il existe une cicatrice [externe] brillante (*leucoma*), elle blanchit quelque partie du noir de l'œil, [de telle façon que] elle persiste pendant longtemps ; et, si elle offre des aspérités et de l'épaisseur, elle laisse des traces.

[1] Pour M. Sichel, ces trois états de la pupille sont des espèces de la phlogose de la capsule antérieure qui se recouvre de fibro-albumine, laquelle, en s'organisant, prend des couleurs diverses. Suivant Andreæ, mais cette opinion paraît moins vraisemblable, il s'agirait de *glaucôme* et de *cataractes*.

[2] Opacités superficielles, cicatrices à peine visibles, consécutives à l'ulcération des lames externes de la cornée (Sichel). Voy. aussi p. 271, note 84 des *Coaques*.

Dans les affections des yeux les crises se comportent comme je l'ai dit pour les fièvres, mais il faut, connaissant les signes, prédire les différentes espèces d'ophthalmies. Quand ce sont les plus mauvais signes qui se montrent, on aura affaire aux ophthalmies les plus rebelles, ainsi qu'il a été dit pour chaque cas, et aux ophthalmies les moins longues quand ce sont les meilleurs signes qui apparaissent. Il faut alors prédire qu'elles disparaîtront le septième jour, ou un jour peu éloigné du septième; du reste on doit les tenir pour être sans danger, mais on s'attendra à des récidives, si les ophthalmies s'améliorent en dehors des jours critiques ou sans que les bons signes se soient montrés. Considérez particulièrement et entre tous les autres signes l'état de l'urine [1], dans les maladies des yeux, car l'occasion échappe promptement.

Dans le passage suivant on retrouve plus d'un trait qui appartient à l'histoire du scorbut. (voy. dans ce vol. la note 27 de la p. 374. Cf. aussi *Affections internes*, § 31, 44, 45 et 46) : Il est des individus qui sont affectés d'hémorragies nasales et qui paraissent bien portants du reste ; mais vous trouverez que ces individus ont la rate gonflée, ou souffrent de la tête, ou présentent les deux symptômes à la fois, et voient quelque chose de brillant devant leurs yeux. Les gencives sont douloureuses et la bouche sent mauvais chez les individus qui portent une grosse rate ; mais ceux dont la rate est grosse et qui n'ont ni hémorragie nasale, ni mauvaise odeur à la bouche, ont aux jambes des ulcères de mauvaise nature et les gencives noires. Chez ceux qui ont quelque dépôt apparent au visage, dont la voix est rauque, ou qui souffrent des dents, attendez-vous à une hémorragie nasale. — *Les mêmes symptômes se retrouvent sous la rubrique* ileus sanguin *dans le* § 46 *du traité* Des aff. int.

XI.

EXTRAITS ET ANALYSE DU TRAITÉ DES PLAIES DE TÊTE.

§ 1. *Description des os de la tête.* — 2. L'os du bregma (*sinciput*) est de toute la tête la région la plus mince et la plus faible ; cet os est recouvert par la chair la moins abondante et la moins épaisse, et c'est au-dessous de lui que se trouve la masse la plus volumineuse de l'encéphale. Aussi, en raison d'une telle disposition, les plaies et les instruments vulnérants étant égaux en grandeur, ou de moindre dimension, le blessé se trouvant dans des conditions semblables ou inférieures, l'os est, dans cette région, plus [facilement]

[1] Les manuscrits ont *κατάστασιν* (quelques-uns et Calvus *ὑποστάσιν*) *τοῦ οὔρου*. Opsopœus, p. 684, regarde avec quelque raison la mention de l'urine comme inadmissible ici, et il proposerait *τοῦ ὥρου*; alors il faudrait traduire : *considérez la condition du temps*. Cette correction trouve du reste un appui dans la proposition suivante : *car l'occasion s'échappe promptement.*

contus, fracturé et enfoncé, la lésion y est plus dangereuse, plus difficile à traiter, et laisse moins de chances d'échapper à la mort qu'en nul autre endroit de la tête; quand les plaies sont égales ou moindres, et que les conditions sont semblables ou inférieures, le blessé, dans les cas où, du reste, il doit succomber à sa blessure, meurt plus tôt d'une blessure de cette région que d'une blessure qui siége ailleurs. Car, au niveau du sinciput, le cerveau ressent le plus vite et le plus fortement les lésions qui surviennent à la chair et à l'os, attendu que c'est là que l'encéphale est recouvert par l'os le plus mince et par le moins de chair, et c'est là aussi que l'encéphale lui-même est le plus volumineux. De toutes les autres régions, la plus faible est celle des tempes; là se trouve la jonction de la mâchoire inférieure avec le crâne; sur le *crotaphyte (cavité glénoïde du temporal)*, il y a un mouvement en haut et en bas comme une articulation; l'ouïe est aussi dans le voisinage, et enfin un vaisseau creux (*carotides?*) et fort s'étend dans toute la région. Toute la portion située en arrière du sinciput et des oreilles (*occipital*), est un os plus solide que la portion antérieure; il est recouvert par plus de chair et par une chair plus épaisse. Les choses étant ainsi disposées, il en résulte que, les plaies et les instruments vulnérants étant de dimension égale et semblables ou plus grands, et les conditions de la blessure étant semblables ou plus mauvaises, l'os, en cet endroit, est moins [facilement] fracturé et enfoncé; si, du reste, le blessé doit succomber à sa blessure, celui qui a été frappé à la partie postérieure de la tête, mettra plus longtemps à mourir, car il faudra plus de temps pour que le pus remplisse l'os et descende jusqu'au cerveau, à cause de l'épaisseur de l'os; la partie sous-jacente du cerveau est moins considérable; et en général dans les blessures de la région postérieure, plus de malades échappent à la mort que dans les blessures de la partie antérieure. En hiver aussi, le blessé, si, du reste, sa blessure doit entraîner la mort, résiste plus longtemps qu'en été, quelle que soit la région où il ait été frappé.

4. L'os de la tête (*crâne*) peut être lésé d'après les modes suivants; et à son tour chaque mode de lésion produite par la blessure comprend plusieurs espèces: l'os frappé se rompt, et nécessairement lorsqu'il y a fracture, les parties avoisinantes de l'os sont contuses; car tout corps vulnérant qui brise l'os produit en même temps une contusion plus ou moins forte, aussi bien dans le point fracturé que dans les portions avoisinantes; tel est le premier mode.— Les espèces en sont variées. Parmi les fractures, les unes sont étroites, et si étroites, que quelques-unes ne sont visibles ni immédiatement après la blessure, ni dans l'espace de temps où il serait le plus utile pour le blessé qu'on les reconnût[1]; les autres ont plus de profondeur et de largeur; quel-

[1] Voy. sur cette phrase, altérée dans tous les manuscrits, la note 17 de M. Littré, t. III, p. 197-199. Il est certain que la restitution de M. Littré (restitution confirmée, sauf quelques modifications, par M. J. H. Rutgers dans son édit. du traité *Des plaies de tête*. Groningue, 1849, 8°, p. 50-51) est des plus ingénieuses, et des plus vraisemblables pour le sens, quoiqu'elle ne peut guère, M. Littré l'avoue, représenter le texte primitif.

ques-unes même sont très-larges ; il en est qui s'étendent plus en longueur, d'autres sont plus courtes ; celles-ci sont droites et très-droites ; celles-là sont tortueuses et très-tortueuses. Les unes sont profondes et comprennent toute l'épaisseur de l'os ; les autres sont moins profondes et ne pénètrent pas de part en part.

5. L'os peut être contus, tout en conservant sa continuité naturelle, et sans qu'il existe concurremment aucune fissure ; c'est là le second mode. — Il y a des espèces variées de contusion. En effet, la contusion est plus ou moins forte ; elle est ou profonde et occupe toute l'épaisseur de l'os, ou moins profonde et ne le traverse pas tout entier, elle s'étend plus ou moins en longueur et en largeur. Toutefois, pour aucune de ces espèces il n'est possible de reconnaître par les yeux, ni quelle en est la forme, ni quelle en est l'étendue, dans les cas, en effet, où l'os est contus et le mal produit, il est impossible de discerner avec les yeux, aussitôt après la blessure, si une contusion existe ou n'existe pas, de même que les yeux ne peuvent reconnaître certaines fractures situées loin du point vulnéré.

6. Quand un os est rompu, il peut, en même temps qu'il se fracture, s'enfoncer hors de sa position naturelle ; car autrement il ne s'enfoncerait pas. La partie enfoncée, détachée et brisée, s'écarte, en se déprimant, du reste de l'os, qui demeure dans sa position naturelle. De cette façon, la fracture est jointe à l'enfoncement ; tel est le troisième mode. Mais les espèces d'enfoncement sont nombreuses ; car l'os peut être enfoncé dans une plus ou moins grande étendue ; il l'est davantage et à une plus grande profondeur ; il l'est moins, et plus superficiellement.

7. A une hédra (*entamure*) qui a été faite dans l'os par un corps vulnérant, il peut se joindre une fracture, et, dès lors, il y a nécessairement une contusion plus ou moins forte qui occupe le point où se trouvent l'hédra et la fracture, et la portion d'os qui avoisine l'une et l'autre lésion ; c'est là le quatrième mode. Il peut exister une hédra avec contusion de l'os, mais sans qu'aucune fracture vienne compliquer l'hédra et la contusion produites par le corps vulnérant [1]. Il survient aussi une hédra de l'instrument vulnérant dans l'os. On se sert du mot *hédra* quand, l'os restant dans sa position naturelle, l'instrument vulnérant, en s'enfonçant dans le crâne, a marqué la place où il s'est enfoncé. Dans chaque genre d'hédra, il y a plusieurs espèces. Quant à la contusion et à la fracture, que toutes deux coexistent avec l'hédra, ou que la contusion seule la complique, il existe, on l'a déjà dit, plusieurs espèces de contusions et de fractures ; mais l'hédra est par elle-même ou plus longue, ou plus courte, ou plus tortueuse, ou plus droite, ou plus arrondie ; il y a plusieurs autres variétés de ce genre, suivant la forme que présente l'instru-

[1] Voy. M. Littré, note 3 de la page 207, et Rutgers *l. l.*, p. 53, 54. Je persiste, pour ma part, à suivre les corrections faites à ce passage par M. Littré. — L'école *hippocratique* hollandaise semble avoir à cœur, je ne sais pourquoi, de prendre presque toujours le contre-pied de ce que fait M. Littré, ou d'accepter ses améliorations si nombreuses avec une certaine mauvaise grâce.

ment vulnérant ; elles sont plus ou moins profondes dans l'os, elles sont étroites ou larges, ou très-larges. L'*entaille* (διακοπή) que fait un instrument vulnérant, quelles que soient la longueur et la largeur de la lésion, est une *hédra*, si, du reste, l'os avoisinant demeure dans sa position naturelle, et n'est pas enfoncé de dehors en dedans par l'entaille, car alors il y aurait *enfoncement* et non plus *hédra*.

8. L'os est quelquefois lésé en un point autre que celui où siége la plaie et où le crâne a été dénudé de la chair. C'est là le cinquième mode. Un tel accident, quand il arrive, n'est susceptible d'aucun soulagement ; dans le cas, en effet, où cette lésion existe, il est impossible de reconnaître, de quelque façon qu'on procède, ni si le sujet a éprouvé cet accident, ni en quel endroit du crâne.

§ 9-10. *L'auteur détermine ensuite quels cas réclament le trépan ;* (voy. p. 640, *Appendice* n° x, la note 3 des *Extraits du second livre des Prorrhétiques*) *puis il indique les précautions à prendre pour l'application de ce mode de traitement.*

11. L'os éprouve des fractures apparentes et non apparentes, des contusions apparentes et non apparentes, des enfoncements avec déplacement de sa position naturelle, surtout quand un individu est blessé par un autre, de propos délibéré, ou quand le coup, porté exprès ou involontairement, que ce soit, cela n'importe pas, un corps lancé ou un coup porté, arrive d'un lieu élevé, ou quand, porté de plain-pied, il l'est par une main tout à fait maîtresse du corps vulnérant, et qui frappe ou qui lance, ou enfin quand un individu plus fort en blesse un plus faible. Si c'est par suite d'une chute que les parties voisines et l'os lui-même sont lésés, plus la chute se fait de haut et sur un corps dur et obtus, plus il y a danger que le crâne soit ou fracturé, ou contus, ou enfoncé ; quand on tombe de plain-pied et sur un corps plus mou, l'os est moins endommagé, ou ne l'est pas du tout. Si c'est le corps vulnérant qui, tombant sur la tête, blesse les parties voisines et l'os lui-même, c'est quand l'instrument tombe de haut et non de plain-pied, qu'il est plus dur, plus obtus, plus pesant, moins léger, moins aigu, moins mou, qu'il fracture l'os et le contond. L'os est surtout exposé à ces accidents lorsque, dans ces sortes de blessures, le coup arrive directement et que l'os a été frappé perpendiculairement, soit que la blessure ait été faite avec un corps tenu à la main ou lancé, ou qui est tombé sur la tête, soit que le patient se soit blessé lui-même en tombant, quelle que soit enfin la façon dont la blessure arrive, pourvu que le coup soit perpendiculaire à l'os. Au contraire, les corps vulnérants qui touchent l'os obliquement, causent moins volontiers de fractures, de contusions ou d'enfoncements, lors même qu'ils enlèveraient la chair ; il arrive aussi que quelques-unes des blessures de ce genre ne dénudent pas l'os. Parmi les corps vulnérants, ceux qui produisent surtout ou les fractures apparentes et non apparentes, ou les contusions, ou les enfoncements avec déplacement de l'os hors de sa position naturelle, sont les instruments qui sont ronds, en forme de boule, mousses, obtus, et en même temps lourds et durs ; ils contondent les chairs, les meurtrissent et les broient. Les plaies que produisent de

pareils instruments, qu'elles soient allongées ou arrondies, deviennent creuses, suppurent plus que les autres, sont humides et mettent plus de temps à se mondifier; car les chairs contuses et broyées se transforment nécessairement en pus et se fondent. Comme les corps vulnérants, allongés, sont le plus souvent minces, pointus et légers, ils coupent les chairs ou l'os plutôt qu'ils ne les contondent; ils font, il est vrai, une hédra par leur tranchant, *entaille* et hédra sont une même chose, mais ils ne produisent guère ni contusion, ni fracture, ni enfoncement. Vous devez d'abord faire un examen par vous-même, quelque aspect que vous présente l'os, et vous vous informerez de toutes les circonstances précédentes, car elles fournissent des signes du plus ou moins de gravité de la blessure; de même vous vous informerez si le blessé a été pris de *carus* à la suite du coup, s'il lui a semblé que des ténèbres se répandaient autour de lui, s'il a été pris de vertiges, enfin s'il est tombé.

§ 12. *Difficulté de reconnaître l'hédra au niveau des sutures; car les sutures, étant plus inégales que le reste, trompent la vue, de sorte qu'on ne peut distinguer les dentelures de l'hédra, à moins qu'elle ne soit très-grande. Souvent une fracture se joint à l'hédra, au niveau des sutures; alors fracture et hédra sont difficiles à reconnaître, attendu que la fracture siége ordinairement sur la suture.*

13. Voici quel doit être, à mon avis, le traitement des plaies de la tête, et comment on peut découvrir les lésions qu'a éprouvées l'os et qui ne sont pas apparentes : il ne faut humecter une plaie de tête avec quoi que ce soit, pas même avec du vin ; mais on doit s'abstenir le plus possible de cette pratique. On évitera les cataplasmes, on ne fera pas la cure avec les tentes, on ne recourra pas à l'application des bandages, à moins que la plaie ne siége au front, dans la région dépourvue de cheveux, ou à la région du sourcil et de l'œil. Les plaies qui surviennent dans ces endroits ont plus besoin de cataplasmes et de bandages que les plaies de tout autre point de la tête. Le reste de la tête environne, en effet, tout le front (*c.-à-d. est placé au-dessus du front*); or, c'est des parties environnantes (*sus-jacentes*) qu'arrivent aux plaies, quel qu'en soit le siége, l'inflammation et le gonflement par suite de l'afflux du sang [1]. Toutefois, même dans les plaies du front, on ne doit pas appliquer constamment des cataplasmes et des bandages; mais, quand la phlegmasie a cessé et que la tuméfaction est tombée, on cesse l'application des cataplasmes et des bandages. Pour les plaies du reste de la tête, on n'emploiera ni tentes, ni cataplasmes, ni bandages, à moins que l'incision n'en soit nécessaire. Parmi les plaies de la tête, on incisera d'abord celles du front quand l'os est privé de chair et paraît avoir éprouvé quelque dommage par l'effet du corps vulnérant, puis les plaies qui, eu égard à l'étendue, ne sont ni assez longues, ni assez larges pour qu'on puisse discerner soit si l'os a souffert du choc du

[1] Cette pratique tient à ce que, suivant Hippocrate, ce sont seulement les parties sujettes à s'engorger qui réclament les cataplasmes et les bandages ; or, suivant lui aussi, ce sont les parties où le sang afflue, c'est-à-dire les parties inférieures, qui sont sujettes à s'engorger. (Voy. t. III, p. 230, la savante note de M. Littré.)

corps vulnérant, quelle lésion il a éprouvée, jusqu'à quel point les chairs ont été contuses, jusqu'à quel point aussi l'os a éprouvé du dommage; d'un autre côté, soit si l'os n'a pas été endommagé par l'instrument vulnérant, et s'il n'a souffert aucun mal; enfin, pour ce qui regarde le traitement, quel est celui qu'exigent la plaie, les chairs et la lésion de l'os. Telles sont les plaies qui réclament l'incision. Si l'os est dépouillé de la chair, et que la plaie soit très-creuse latéralement, on incisera le fond là où le médicament, quel que soit celui qu'on applique, ne pénètre pas facilement. Quant aux plaies arrondies et très-creuses, et aux autres de cette nature, on incisera la circonférence à deux points opposés et longitudinalement, suivant la direction de l'axe du corps, de façon à rendre la plaie longue [de ronde qu'elle était]. Dans les incisions pratiquées sur la tête, on peut diviser sans crainte toutes les parties, sauf la tempe et la portion située au-dessus de la tempe, au niveau du vaisseau qui traverse cette région, car ce sont là des parties qu'il ne faut pas inciser, attendu que les convulsions saisissent l'opéré. Si l'incision a été faite à gauche, les convulsions se produisent à droite; si elle a été faite à droite, c'est à gauche que se montrent les convulsions.

14. *Quand il y a dénudation des os, et qu'on veut reconnaître quelle lésion l'os a soufferte, on pratique une large incision; on détache la chair de l'os, on agrandit la plaie au moyen d'une tente recouverte d'un cataplasme de farine d'orge, si à l'aide de ces moyens on ne découvre pas ce que l'on cherche, et si on a des raisons de supposer que l'os est atteint, on rugine; et lors même qu'une hédra apparaîtrait manifestement, il faut encore ruginer, afin de découvrir s'il existe ou non une fracture ou une contusion. Au cas où le trépan est jugé nécessaire, on l'appliquera dans les trois jours. Si on ne parvient pas à découvrir la lésion de l'os, et si on a cependant de bonnes raisons de la supposer, vu les circonstances et les accidents qui ont accompagné la blessure, on recourra au médicament noir, lequel, après l'emploi de la rugine, met à nu les moindres fissures. Quand la fracture est peu étendue, la rugine suffit, sinon on applique le trépan.*

15. *Éviter que l'altération des chairs ne se communique à l'os. Mondifier et dessécher la plaie aussi vite que possible. Après la trépanation, agir de même pour la méninge, afin qu'elle ne devienne pas fongueuse et qu'elle ne tombe pas en putréfaction.* — 16. *Plus tôt on desséchera la plaie, plutôt aussi l'exfoliation ou le sequestre auront lieu.* — 17. *Ne pas trépaner quand les fractures sont larges et multipliées; laisser les fragments se relever spontanément par le bourgeonnement des chairs avant de tenter l'extraction.* — 18. *Comme les os des enfants sont plus mous que ceux des adultes, ils suppurent plus vite; d'ailleurs, la mort, quand elle doit avoir lieu, arrive plus vite chez les premiers; les précautions à prendre pour l'application du trépan sont aussi plus grandes que chez les adultes.*

19. Quand un blessé doit succomber à une plaie de tête, sans qu'il y ait espoir de le guérir et de le sauver, c'est à l'aide des signes suivants qu'il faut reconnaître celui qui est destiné à mourir, et que l'on prédira ce qui doit arriver. Il éprouve, en effet, les accidents suivants : Quand on s'est trompé

de façon à ne pas reconnaître dans un os une fracture ou une fissure, ou une contusion, ou une lésion quelconque, qu'on a omis de ruginer et de trépaner dans un cas où cela était nécessaire, et qu'on a laissé le malade comme si le crâne était sain, la fièvre se déclare généralement avant quatorze jours en hiver et avant sept jours en été. La fièvre une fois déclarée, la plaie devient pâle; il s'en écoule un peu d'humeur ténue; l'inflammation s'y éteint, la plaie devient visqueuse, elle prend l'apparence de la salaison, c'est-à-dire qu'elle prend une couleur rouge, un peu livide; l'os commence alors à se sphacéler, il devient noirâtre, de blanc qu'il était, et il finit par prendre une teinte jaunâtre ou blanchâtre. Lorsqu'il est déjà en suppuration, des phlyctènes se développent sur la langue, et la mort arrive au milieu du délire. Le plus souvent des convulsions s'emparent d'un des côtés du corps; si la plaie existe du côté gauche de la tête, c'est au côté droit que surviennent les convulsions; si la plaie est du côté droit de la tête, c'est le côté gauche du corps qu'elles envahissent. Quelques malades deviennent même apoplectiques. Quand il en est ainsi, la mort survient avant sept jours en été, ou avant quatorze en hiver. Ces signes ont la même signification, que la blessure existe chez un individu plus âgé ou chez un plus jeune. Il faut, si l'on soupçonne l'invasion de la fièvre et l'existence de quelqu'un des autres signes, ne pas différer, mais trépaner l'os jusqu'à la méninge ou le ruginer avec la rugine (il est alors facile à trépaner et à ruginer), puis, diriger le reste du traitement suivant ce que l'on jugera convenir d'après les accidents qu'on observe.

20. *S'il survient un érysipèle à la face, et si, du reste, l'apparence de la plaie est bonne, on administrera un médicament purgatif, en ayant égard aux forces du malade.*

21. Quant à la trépanation, lorsque la nécessité d'y recourir est manifeste, voici ce qu'il faut savoir: Si vous trépanez, ayant entrepris la cure dès le début, ne sciez pas tout d'abord l'os jusqu'à la méninge; car il n'est pas avantageux que cette membrane, dégarnie de l'os, soit longtemps en état de souffrance; elle finirait par devenir fongueuse. Il y a encore un autre danger à enlever tout d'abord jusqu'à la méninge l'os scié avec le trépan, c'est blesser la membrane pendant l'opération. Mais voici ce qu'il faut faire; quand la section est presque complète, et quand on peut imprimer un mouvement à l'os, cesser l'opération, et laisser l'os se détacher spontanément. En effet, scier un os sans en achever complétement la section, ne peut causer aucun mal, attendu que la partie intacte est devenue mince. Du reste, on dirigera le traitement suivant qu'il conviendra à la plaie. Pendant l'opération, on retirera fréquemment le trépan à cause de l'échauffement de l'os, et on le plongera dans de l'eau froide; car le trépan, s'échauffant par son mouvement circulaire, échauffe à son tour et dessèche l'os, le brûle, et détermine dans les parties osseuses qui avoisinent la section une nécrose plus grande qu'elle ne doit être sans cela. Si on veut scier immédiatement l'os jusqu'à la méninge, pour enlever ensuite la pièce, il convient aussi de retirer plusieurs fois le trépan et de le plonger dans l'eau froide. Si, au contraire, vous n'entreprenez pas la cure dès le commencement, mais si vous la recevez d'un autre, et que vous vous trouviez

ainsi en retard, sciez aussitôt, avec un trépan aiguisé, l'os jusqu'à la méninge, et retirez fréquemment l'instrument afin d'examiner, soit par la sonde, soit d'une autre façon, tout le pourtour de la voie du trépan ; car la section est beaucoup plus prompte quand l'os est déjà en état ou en travail de suppuration ; souvent il est aminci, surtout quand la blessure occupe un point de la tête où le crâne est plutôt mince qu'épais. Gardez-vous aussi d'aucune inadvertance dans l'application du trépan ; fixez-le toujours là où l'os paraît être le plus épais, regardez souvent, et essayez d'ébranler l'os pour le faire sauter. Une fois qu'il aura été enlevé, le traitement sera, pour le reste, comme il conviendra à la plaie. Si vous avez pris le traitement dès le commencement et que vous vouliez scier l'os complétement, et le détacher immédiatement de la méninge, examinez aussi à diverses reprises, avec la sonde, la voie de l'instrument, et appliquez toujours l'instrument là où le crâne est le plus épais, et enfin ébranlez la pièce osseuse pour l'enlever. Si vous employez le trépan perforatif, n'arrivez pas jusqu'à la méninge dans le cas où vous trépanez quand vous avez été appelé dès le début, mais laissez une lame mince de l'os, comme cela a été prescrit pour l'opération avec le trépan à couronne.

XII.

EXTRAITS ET ANALYSE DU TRAITÉ DE L'OFFICINE DU MÉDECIN,

§ 1 et 2. *Sources de l'observation médicale : ressemblances et dissemblances entre l'état de santé et de maladie. — Application des sens et de l'intelligence. — L'auteur se propose de tracer les règles des opérations qui se pratiquent dans l'officine.*

3[1]. Quant à la position de l'opérateur relativement à lui-même, voici ce qui en est : s'il est assis, il aura les pieds dans l'axe des genoux, et un peu distants l'un de l'autre ; les genoux seront un peu plus haut que les aines, et écartés de façon à ce que les coudes puissent s'y appuyer ou agir en dehors des cuisses ; le vêtement, ni trop lâche, ni trop serré, sans plissements (*c'est-à-dire sans qu'aucune partie soit double*), sera jeté uniformément sur les épaules et les coudes[2]. La position de l'opérateur, relativement à la partie qu'il opère, se règle ainsi : tenir compte du degré d'éloignement et de proximité, du haut et du bas, de la droite, de la gauche et du milieu. La limite du degré d'éloi-

[1] On trouvera le commencement de ce paragraphe, p. 64, note 5 du *Médecin*. — Pour toute cette partie, j'ai presque toujours suivi, avec M. Littré, les interprétations données par Galien dans son *Commentaire*.

[2] Galien, dans son *Commentaire*, regarde comme tout à fait indigne d'un médecin ou d'un orateur de relever son manteau au-dessus du coude.

gnement ou de proximité est telle : les coudes ne doivent pas dépasser les genoux en avant et les côtés en arrière ; celle du haut : les mains ne seront pas portées plus haut que les mamelles ; du bas : l'opérateur ne dépassera pas la position où, appuyant la poitrine sur les genoux, il aurait les *avant-bras* (ἄκρας χεῖρας) fléchis à angle droit sur les bras ; pour le milieu, la règle est la même ; quant aux déplacements de l'opérateur d'un côté ou d'un autre, ils ne doivent pas aller jusqu'à faire quitter le siége sur lequel il est assis, mais, suivant la nécessité du déplacement ; le corps et la partie du corps qui agit s'avanceront. Quand le médecin est debout, il fera son examen en se tenant solidement sur les deux pieds, placés au même niveau ; mais quand il opère, il n'aura sur le sol qu'un seul pied, et ce ne sera pas celui du côté de la main qui opère ; quant à l'autre pied, il sera élevé [et appuyé] de façon que le genou soit à la hauteur de l'aine, comme dans la position assise ; du reste, les règles seront les mêmes. L'opéré secondera l'opérateur pour ce qui regarde son corps, qu'il soit debout, assis ou couché, en prenant la position convenable où il lui sera le plus facile de demeurer, évitant de se laisser couler, de s'affaisser, de se détourner, de laisser pendre le membre [1], afin que la partie opérée soit maintenue dans la position et la forme convenables, pendant que le patient la présente au médecin, pendant le temps que dure l'opération, enfin pendant l'attitude qu'il doit conserver ensuite.

4. Les ongles ne doivent ni dépasser la pulpe des doigts, ni la déborder (voy. Galien, *Utilité des parties du corps*, I, 7, t. I de ma trad., p. 121) ; car c'est de l'extrémité des doigts que le médecin se sert. Dans presque tous ses actes, il emploie les doigts, disposés de façon que le pouce est en opposition avec l'index, que la main entière, dans la pronation, et que les deux mains sont en regard. C'est une heureuse disposition naturelle des doigts qu'il existe entre eux une division profonde et que le grand (*le pouce*) soit opposé à l'index (voy. Galien, *l. l.*, I, 9, p. 126 suiv.). C'est évidemment par suite de maladie, et on en éprouve de la gêne, quand, dès la naissance ou pendant l'accroissement, le pouce est tenu continuellement rapproché des autres doigts. Il convient de s'exercer à exécuter toutes les opérations avec l'une ou l'autre main, et avec les deux à la fois, car elles sont semblables ; on prendra pour règle l'utilité, la convenance, la promptitude, la légèreté, l'élégance, la facilité.

5. Pour les instruments, on parlera du temps où il faut les employer et du mode d'emploi (voy. dans ce vol., p. 55) ; quant au lieu, ils seront placés de façon à ne pas causer d'embarras à l'opérateur, à être pris sans difficulté, et à la portée de la main qui opère. Si un aide les présente, il se tiendra prêt un peu d'avance, et il les donnera quand il en recevra l'ordre.

6. Les personnes qui entourent le malade présenteront la partie à opérer, dans la position où l'opérateur le jugera convenable ; ils maintiendront le reste du corps de façon à prévenir tout mouvement, silencieux, attentifs aux ordres qu'on leur donne.

[1] Voy. pour cette phrase, dont le sens est très-difficile à déterminer, la note 33, t. III, p. 283-5 de M. Littré.

7. Il y a deux manières d'être pour une déligation : on l'applique, ou bien elle est déjà appliquée. Quand on l'applique, on doit agir avec promptitude, sans causer de douleurs, avec aisance et élégance; promptitude, c'est réussir dans la manœuvre ; épargner des douleurs, c'est agir avec facilité ; l'aisance, c'est être prêt pour tout ; l'élégance, c'est être agréable à la vue. Il a été dit (*dans un livre perdu*) par quels exercices on acquiert ces qualités. Appliquée, la déligation doit être bonne et belle ; elle sera belle si elle est simple et régulière ; il y a régularité si les tours sont semblables et égaux quand les parties sont égales et semblables, et s'ils sont inégaux et dissemblables quand les parties sont inégales et dissemblables. Les espèces en sont : le bandage simple (c'est-à-dire *circulaire*, voy. la note 22 de M. Littré, p. 291 suiv.), le bandage en doloires, le bandage remontant, le monocle, le rhombe et le demi-rhombe. L'espèce doit être appropriée à la forme et à l'affection de la partie qu'on bande.

8. Il y a deux bonnes espèces de bandages [1]. — 1er *ordre :* La force se mesure ou par le degré de constriction, ou par la quantité des bandes [2]. Tantôt c'est la déligation elle-même qui guérit, tantôt elle vient en aide aux choses qui guérissent. C'est là la loi. Voici ce qu'il y a de plus important à considérer : la force de la déligation doit être telle que les bandes ne fassent pas de godets et n'étreignent pas trop les parties, mais qu'elles s'y appliquent exactement, sans qu'il en résulte de la douleur ; cette précaution, nécessaire pour les parties distantes (*éloignées de la lésion*), l'est encore plus pour les parties moyennes (*celles où siége la lésion*). Le nœud et les points d'attache que l'on passe avec l'aiguille, doivent être dirigés non de haut en bas, mais de bas en haut, dans l'une ou l'autre de ces positions, celle où le malade présente la partie au médecin, celle où il la tient quand celui-ci se prépare à agir, position pendant l'application de l'appareil, enfin, position permanente après cette application. Les extrémités des liens (*lacs*, ou *fils passés avec l'aiguille?*) doivent être placés non là où est la plaie, mais là où est la place des nœuds. Ne mettez les nœuds ni sur les parties qui supportent les efforts, ni sur celles qui exercent les actions, ni là où ils seraient inutiles. Nœuds et liens passés avec l'aiguille doivent être souples et pas trop grands.

9. *Second ordre :* Qu'on se rappelle bien que tout bandage s'échappe du côté des parties déclives et de celles qui vont en s'effilant, comme sont le haut de la tête et le bas de la jambe. Au côté droit, on fera marcher le bandage vers la gauche, au côté gauche, vers la droite, excepté à la tête, où il suivra la direction du sinciput au menton. Pour des parties directement opposées, on prend une bande à deux globes ; si vous employez une bande à un seul globe, faites-la marcher comme la bande à deux globes, et fixez-la dans le lieu où elle aura le plus de solidité, par exemple, le milieu de la tête, ou

[1] *C'est-à-dire deux ordres de conditions pour que le bandage soit bon.* Le premier regarde le *quantum* (πόσον); le second le *quale* (ποῖον). Voy. M. Littré, t. III, p. 293, note 13.

[2] Au paragraphe 21 (voy. aussi § 22 et 24), l'auteur dit que la compression doit résulter du nombre des bandes et non de la force de la constriction.

toute autre région semblable. Quant aux parties mobiles, telles que les articulations, elles ne doivent recevoir, dans le sens de la flexion, au jarret, par exemple, que des pièces d'appareil peu nombreuses et les plus étroites possible; dans le sens de l'extension, à la rotule, par exemple, elles en recevront d'unies et de larges. Si l'on veut maintenir ce qui est placé autour de ces parties, et assujettir le bandage tout entier, on portera des jets de bandes dans les régions immobiles et aplaties du corps; tels sont le haut et le bas du genou. Eu égard à la correspondance des parties, on fait marcher les jets de l'épaule à l'aisselle opposée, de l'aine au flanc opposé, de la jambe à la région située au-dessus du mollet. Les bandages qui tendent à s'échapper par le haut, on les reprend par le bas; ceux qui tendent à s'échapper par le bas, c'est par le haut qu'on les reprend. Quand il n'y a pas de point où l'on puisse assujettir le bandage, à la tête, par exemple, on placera les pièces dans le lieu le plus uni, et on recourra à une bande placée aussi peu obliquement que possible, afin que cette bande, enroulée la dernière et étant la plus solide, maintienne les pièces les plus mobiles. Quand à l'aide de jets de bande on ne peut fixer l'appareil ni aux parties voisines, ni aux parties opposées, on l'assujettira soit dans les anses des liens, soit par des points de suture.

10. Que les pièces d'appareil soient propres, légères, souples, fines. Exercez-vous à les rouler, soit avec les deux mains à la fois, soit avec l'une ou l'autre main séparément. Quant au choix des pièces d'appareil, on se réglera sur la largeur et l'épaisseur des parties. Les bandes [avant l'application, ou quand elles sont appliquées] doivent avoir les chefs et les bords d'une résistance [moyenne], réguliers et également tendus. Les choses qui doivent se détacher (*applications médicamenteuses, tentes, ligatures, ou parties du corps, surtout les esquilles*) sont dans des conditions d'autant plus mauvaises, que la chute en est plus prompte; [les applications médicamenteuses, les tentes ou ligatures], doivent être disposées de manière à ne pas comprimer, mais à être maintenues.

§ 11-25. *Après quelques considérations sur l'action qu'exercent les bandes, l'auteur règle la position que doit présenter le membre fracturé, avant ou après l'application de l'appareil. Pour les fractures, il y a un bandage préliminaire avant l'application des attelles; on réapplique deux fois ce bandage préliminaire, qui doit faire disparaître tout gonflement, après quoi on met les attelles, qu'on raffermit tous les trois jours* (voy. *Extraits Des fractures*, § 5 et 6). *L'auteur recommande ensuite de suspendre la partie blessée dans une écharpe; il indique la conduite à tenir dans le cas d'ecchymoses, de contusions, de déchirures musculaires. On évitera de comprimer les points lésés. Les parties atrophiées exigent une déligation particulière. Pour les bandages appliqués sur la poitrine ou sur la tête, dans le but d'éviter les ébranlements produits par les pulsations, ou de rapprocher les sutures, la mesure et les règles sont les mêmes que pour les fractures des membres.*

XIII.

EXTRAITS DU TRAITÉ DES FRACTURES [1].

1. Il faut que le médecin, pour les luxations et les fractures, fasse [autant qu'il est possible] les extensions dans l'attitude naturelle du membre (*position intermédiaire entre la pronation et la supination*) ; car c'est là la manière d'être la plus familière. S'il y a toutefois une inclinaison d'un côté ou d'un autre, qu'elle se fasse plutôt vers la pronation ; on commettra ainsi une moindre faute que si on incline vers la supination. Ceux qui n'ont point, en ce qui concerne l'attitude, d'idée préconçue, ne tombent généralement dans aucune erreur, attendu que le blessé lui-même, quand il vient pour se faire panser, présente le bras dans la position que la nature lui rend familière ; ce sont au contraire les médecins qui raisonnent habilement sur ce point, qui se trompent. Il n'est pas besoin d'étudier longtemps pour traiter un bras fracturé, et tout médecin, pour ainsi dire, peut le faire ; néanmoins, je suis forcé d'écrire longuement sur ce sujet, parce que je sais que des médecins se sont fait passer pour habiles par les positions qu'ils donnaient au bras lors de l'application du bandage, positions qui auraient dû, au contraire, leur faire une réputation d'ignorance. Mais, dans la pratique de notre art, beaucoup d'autres points sont aussi mal jugés ; on loue le nouveau, dont on ne sait pas encore s'il est utile, plus que la méthode habituelle dont on a pu déjà apprécier la valeur ; les choses étranges sont aussi plus vantées que les choses évidentes de soi. Il faut donc exposer toutes les erreurs des médecins pour rectifier, soit les doctrines fausses qu'ils croient vraies, soit les doctrines vraies qu'ils croient fausses, au sujet de la manière d'être naturelle du bras. Ce discours servira aussi d'enseignement pour les autres os du corps.

2. Un blessé présenta au médecin, pour être bandé, son bras mis en pronation ; mais le médecin le contraignit à tenir cette partie comme les archers la tiennent quand ils avancent l'épaule, et il fixa le bandage dans cette position, pensant que c'était pour le bras l'attitude naturelle ; il invoquait à l'appui de cette pratique, d'une part la position de tous les os de l'avant-bras, qui sont en ligne droite l'un à côté de l'autre, d'une autre part les faces du membre qui, considérées isolément, se trouvent également dans la rectitude, tant en dedans qu'en dehors ; telle est, disait-il, la disposition naturelle des chairs et des parties nerveuses (*tendons*), et il appelait en témoignage l'art de l'archer. En parlant et en agissant ainsi, il paraissait être habile, mais il perdait de vue les autres arts et ce qu'ils opèrent par la force comme ce qu'ils opèrent par l'adresse, ne sachant pas que la position naturelle est

[1] Dans l'impossibilité où j'étais de donner ici une analyse des traités *Des fractures* et *Des luxations*, je me suis contenté de faire connaître par quelques extraits les doctrines les plus générales de l'auteur de ces deux ouvrages évidemment sortis de la même main.

différente suivant les actes, et que dans le même travail il peut arriver, suivant l'occurrence, qu'autres soient les positions naturelles du bras droit, et autres celles du bras gauche. En effet, autre est la position naturelle pour lancer un javelot, autre pour tourner une fronde.... Il n'y a rien de commun entre l'art de la déligation et celui de l'archer. De plus, si, après avoir placé l'appareil, le médecin ordonne au blessé de tenir le bras dans la position de l'archer, il causera beaucoup d'autres souffrances plus graves que la blessure; d'un autre côté, s'il ordonne de fléchir le bras, ni les os, ni les nerfs (*tendons*), ni les chairs, ne conserveront la même situation, mais, surmontant la force du bandage, ils s'arrangeront autrement. D'ailleurs, à quoi bon cette position d'archer? Sans doute notre habile faiseur de sophismes ne se fût pas trompé à ce point, s'il avait laissé le blessé lui-même présenter le bras.

3. Un autre médecin, mettant le bras dans la supination, prescrivait de pratiquer l'extension dans cette position qu'il conservait pour appliquer le bandage, persuadé que c'était là l'attitude naturelle, tirant son indication de l'apparence extérieure du membre, pensant enfin que les os occupaient ainsi leur place naturelle, attendu que l'os (*saillie osseuse*) qui, au carpe, proémine du côté du petit doigt (*apophyse styloïde du cubitus?*) paraît alors correspondre en ligne droite à l'os (*condyle interne de l'humérus?*) à partir duquel on mesure la coudée. Tels étaient les arguments qu'il invoquait en témoignage pour montrer que les choses sont ainsi naturellement disposées, et il paraissait bien dire. Mais il faut noter que si le bras demeurait étendu dans la supination, il en résulterait de fortes douleurs. Il suffit, pour reconnaître combien cette position est douloureuse, de tenir son bras étendu en supination. Et en effet, si un homme plus faible saisissait vigoureusement dans ses mains un homme plus fort qui aurait cette position, c'est-à-dire dont le coude (*l'avant-bras*) serait étendu en supination, il le conduirait où il voudrait; si on tenait une épée dans cette main, on n'aurait aucun moyen de s'en servir, tant la position est violente. Notez encore que si, après avoir bandé le bras, on le laissait dans cette position, la douleur, qui serait plus grande dans la station, serait grande encore dans la position couchée. Notez enfin que, s'il fléchit le bras, les muscles et les os prendront forcément une autre position. Le médecin dont je parle, outre le tort qu'il faisait au blessé, ignorait encore la conformation des parties: en effet, l'os qui proémine au carpe, près du petit doigt, appartient au cubitus (*apophyse styloïde*); mais l'os qui est dans le pli du coude et duquel on mesure la coudée, est la tête (*extrémité inférieure*) de l'humérus (*condyle interne*). Or, notre médecin croyait que ces deux éminences appartenaient au même os; beaucoup d'autres le croient aussi. Ce qui appartient à l'os qui est du côté du petit doigt (*cubitus*), c'est la saillie appelée *coude* (olécrâne), sur laquelle nous nous appuyons parfois. Ainsi, en premier lieu, quand le bras étendu est dans la supination, l'os paraît contourné; en second lieu, les nerfs (*tendons*) qui, en dedans, procèdent du carpe et des doigts, se contournent à leur tour quand le bras (*l'avant-bras*) est en supination, attendu que ces tendons se rendent sur l'humérus dans le point d'où l'on mesure la coudée. Telles sont, et aussi grandes que je le dis,

les erreurs et les ignorances sur la conformation naturelle du bras. Mais si l'on fait l'extension du bras fracturé ainsi que je le prescris, l'os (*cubitus*) qui du petit doigt s'étend au coude, sera mis en ligne droite, les tendons qui vont du carpe à l'extrémité de l'humérus, auront une direction parallèle régulière, et le bras, soutenu par une écharpe, conservera la même position que durant la pose du bandage; il n'y aura de douleurs ni pendant la marche, ni pendant le coucher; il n'y aura non plus rien de forcé. Il faut asseoir le blessé de telle façon que la partie proéminente de l'os fracturé soit éclairée par la plus vive des lumières qui se trouveront là (voy. p. 64, note 5, un passage parallèle du traité *De l'officine*, § 3), afin que l'opérateur, pendant l'extension, sache bien si les parties ont été suffisamment redressées. Toutefois, la saillie de l'os fracturé n'échappera pas à la main de l'homme expérimenté, promenée sur le membre cassé, d'autant plus que la partie proéminente est le point le plus douloureux quand on touche le membre.

5. Vous reconnaîtrez que le pansement a été bien fait, et que la déligation est régulière, si le blessé, interrogé sur le degré de compression, répond qu'il est comprimé, mais modérément, et qu'il l'est surtout au niveau de la fracture; telle est la réponse que doit constamment faire celui qui a été régulièrement bandé. Vous reconnaîtrez que la compression est faite dans une juste mesure, si le jour où il a été pansé et la nuit suivante, le blessé se sent serré, non pas moins qu'au début, mais davantage, et si le lendemain il survient à sa main un peu de tuméfaction molle; c'est là le signe d'une déligation faite avec mesure. A la fin du second jour, le malade doit se sentir moins serré, et le troisième l'appareil doit vous paraître relâché. Si quelqu'un des signes énumérés fait défaut, sachez que votre bandage a été plus lâche qu'il ne convient; si quelqu'un de ces signes est en excès, sachez que vous avez serré au delà de la mesure. Vous vous réglerez sur ces signes pour lâcher ou serrer davantage quand vous réappliquerez le bandage. Il faut l'ôter au troisième jour, puis après avoir fait [de nouveau] l'extension et la coaptation, vous le réappliquerez; et si, dès la première fois, vous avez trouvé la juste mesure par la compression, vous devrez serrer cette fois-ci un peu plus que la première. On doit jeter les chefs des bandes sur le lieu de la fracture, comme précédemment; car si vous commencez la déligation par ce point, les humeurs reflueront de çà et de là, en quittant le lieu de la fracture pour se porter vers les extrémités inférieure et supérieure; si, au contraire, vous commencez la compression par un autre point, les humeurs reflueront du point comprimé vers le lieu de la fracture. Il importe dans beaucoup de circonstances d'avoir l'intelligence de ces phénomènes. Ainsi on commencera toujours la déligation et la compression par le lieu de la fracture, ayant soin du reste, à mesure qu'on s'en éloignera, de diminuer graduellement la compression. Les tours de bande ne doivent jamais être lâches; ils doivent, au contraire, s'appliquer exactement. Ajoutez qu'à chaque nouveau pansement on augmentera le nombre des bandes. Interrogé, le blessé doit répondre qu'il est un peu plus serré qu'auparavant, surtout au niveau de la fracture, et sur le reste du membre proportionnellement; quant à la tuméfaction œdémateuse,

à la souffrance et au soulagement, que tout soit en proportion avec le premier pansement. Lorsque arrive le troisième jour de ce nouveau pansement (*c'est-à-dire le cinquième depuis le premier*), les bandes doivent paraître relâchées. Alors il faut ôter l'appareil et le réappliquer en le serrant un peu davantage, et en remettant toutes les bandes qui devaient servir à la compression; du reste, le blessé éprouvera tous les mêmes effets que dans le cours des premières déligations [1].

6. Quand arrive le troisième jour [de ce nouveau pansement], c'est-à-dire le septième depuis la première déligation, si les bandes ont été bien appliquées, la main présentera un gonflement, mais ce gonflement sera médiocre; quant à la partie du membre qui supporte le bandage, on la trouvera plus mince et dégonflée à chaque nouveau pansement; au septième jour elle sera tout à fait dégonflée; les os fracturés seront plus mobiles et présenteront plus de facilité à la coaptation. Si les choses sont en cet état, il faut, après avoir opéré la coaptation, appliquer les bandes comme pour recevoir les attelles, en serrant un peu plus que précédemment, à moins qu'il ne se manifeste plus de douleur par suite de la tuméfaction de la main. Après que vous aurez appliqué les bandes, vous placerez les attelles autour du membre, et vous les comprendrez dans des liens assez lâches pour que les attelles, bien qu'elles soient maintenues, n'entrent pour rien dans la compression du bras. Après cela, la souffrance et le soulagement seront les mêmes que dans la succession des premiers pansements. Quand arrive le troisième jour, si le blessé dit que l'appareil est relâché, on assujettira les attelles, surtout au niveau de la fracture, et proportionnellement dans le reste du membre, là où l'appareil est lâche plutôt que serré. Sur le point où les os fracturés ont fait saillie, on placera l'attelle la plus grosse; toutefois son volume ne dépassera pas de beaucoup celui des autres. Il faut surtout veiller à ce que l'attelle ne soit placée, ni dans la direction rectiligne du pouce, mais en deçà ou au delà; ni dans celle du petit doigt, là où l'os fait saillie (*apophyse styloïde du cubitus, ou saillie du pisiforme?*), mais en deçà ou au delà. Si cependant il était avantageux pour la fracture que quelques-unes des attelles fussent placées dans ces directions, il faut les tenir plus courtes que les autres, afin qu'elles n'arrivent pas jusqu'aux os qui font saillie au carpe; car il y aurait danger d'ulcération et de dénudation des nerfs (*tendons*). On doit tous les trois jours assujettir très-doucement les attelles, ne perdant pas de vue que les attelles sont mises pour maintenir l'appareil, mais non en vue de la compression du membre.

24. Il est des individus chez qui les os fracturés d'une manière simple et sans brisure multiple, sortent à travers les téguments; après avoir été réduits le jour même ou le lendemain, ils demeurent en place, et il n'y a pas lieu d'attendre pour plus tard la séparation de quelque fragment (*esquille*); il est d'autres sujets chez qui il y a plaie, mais sans issue des fragments et sans que la manière d'être de la fracture porte à soupçonner qu'il y aura plus tard expulsion d'esquilles. Dans ces cas, les médecins ne font ni grand bien ni

[1] Remarquez dans *Art.* § 33, t. IV, p. 150, l'emploi de la gomme et de la colle pour fixer les bandes dans les fractures des membres inférieurs. — Cf. aussi t. IV, p. 71.

grand mal quand ils traitent les plaies soit avec quelque mondificatif, soit avec du cérat à la poix, soit avec quelque *ènème* (*médicament pour les plaies saignantes*), soit enfin avec quelqu'un des moyens qu'on est dans l'habitude d'employer; par-dessus ils fixent, à l'aide de bandes, des compresses imbibées de vin ou de la laine en suint, ou autre chose semblable. Quand les plaies sont mondifiées, et tendent à la réunion, alors ils cherchent à contenir le membre avec des bandes rapprochées et à le maintenir avec des attelles. Cette méthode de traitement fait quelque bien et ne fait pas grand mal. Toutefois, les os ne peuvent pas être maintenus d'une manière aussi uniforme dans leur place naturelle; ils deviennent un peu plus volumineux dans cet endroit; ils deviendront même plus courts si les deux os, soit de l'avant-bras soit de la jambe, sont fracturés à la fois.

25. A la vérité certains autres médecins traitent immédiatement ces accidents avec les bandes; mais ils appliquent ces bandes en deçà et au delà de la plaie, qu'ils laissent à l'air, sans la comprimer; après cela ils appliquent sur la plaie quelque mondificatif, et la traitent avec des compresses imbibées de vin ou avec de la laine en suint. Cette méthode de traitement est mauvaise et vraisemblablement ceux qui y ont recours se trompent grossièrement, tant dans les autres fractures que dans celles-ci. C'est, en effet, un point très-important de savoir comment on doit jeter le chef de la bande, comment il faut surtout comprimer, quelles sont les améliorations qui surviennent quand on place bien le chef de la bande et que l'on comprime là où il importe surtout de comprimer, et quels sont les dommages qui résultent quand on ne place pas bien le chef et que l'on comprime, là où la compression n'est pas particulièrement requise, mais en deçà et au delà..... Nécessairement le gonflement, chez celui qui aura été ainsi pansé, se développera sur la plaie elle-même; en effet, si sur une surface saine on appliquait deçà et delà des tours de bande, en laissant un intervalle sans compression, ce serait surtout dans cet intervalle que se manifesteraient le gonflement et la mauvaise coloration. Comment une plaie n'éprouverait-elle pas les mêmes effets? Nécessairement donc elle prendra une mauvaise couleur, les bords se renverseront, elle laissera s'échapper une humeur ichoreuse, mais point de pus; les os, ceux même qui ne devaient pas suppurer, suppureront (*nécrose?*); la plaie deviendra le siége de battements et d'une chaleur brûlante. Ces médecins seront obligés, à cause du gonflement, de mettre des médicaments maintenus par un bandage (ἐπικαταπλάσσειν); mais cela même est fâcheux quand les bandes ont été placées en deçà et au delà de la plaie, car un poids inutile vient s'ajouter aux battements qui existent déjà. Ces médecins finissent par défaire l'appareil quand la plaie se rouvre (*s'aggrave?*), et, le reste du traitement, ils l'achèvent sans bandage. Néanmoins, ce n'est pas une raison pour eux s'ils viennent à traiter une plaie semblable, de ne la traiter de la même manière; car ils n'accusent ni le bandage à intervalle, ni l'exposition de la plaie à l'air, mais ils attribuent les accidents à quelque autre circonstance malheureuse. Toutefois, je n'aurais pas disserté aussi longuement sur ce sujet, si je ne savais parfaitement que ce mode de déligation est funeste, que beaucoup de médecins

s'en servent, qu'il est temps de désapprendre cette méthode; là est la preuve que ce qui précède a été écrit avec justesse sur la question de savoir si c'est le lieu de la fracture qui doit être comprimé plus ou moins.

26. Pour le dire en un mot, quand il n'y a pas lieu de s'attendre à la séparation des fragments d'os, il faut appliquer le même traitement que dans le cas où les os sont fracturés, mais sans qu'il existe en même temps de plaie. En effet, extension, coaptation, déligation se feront de la même manière.....

31. La plupart des médecins, dans les fractures, qu'elles soient ou non accompagnées de plaies, appliquent pendant les premiers jours de la laine en suint, et cela ne paraît pas du tout contraire aux préceptes de l'art. Ceux qui sont forcés, dans le cas de blessures récentes, et qu'ils doivent panser immédiatement, d'employer de la laine à défaut de bandes, doivent être complétement excusés; en effet, lorsqu'on manque de bandes, il n'y a rien que l'on puisse appliquer aussi avantageusement que la laine; il faut qu'elle soit abondante, très-bien travaillée et nullement rude; médiocre est la vertu de ce qui est en petite quantité et de chétive qualité. Les médecins qui, jugeant à propos de faire pendant un jour ou deux des applications de laine, commencent le troisième et le quatrième jour à placer des bandes autour du membre, et choisissent précisément cette époque pour comprimer et exercer les extensions, sont très-ignorants en médecine, et ils ne connaissent pas ce précepte : que c'est surtout au troisième et au quatrième jour qu'il faut se garder, pour le dire en un mot, de troubler toute espèce de blessure, qu'il faut en particulier s'abstenir de toute introduction de la sonde pendant ces jours et pour toutes les plaies où il y a de l'irritation. Généralement, en effet, le troisième et le quatrième jour produisent un aggravement dans la plupart des plaies; ils mettent en mouvement tout ce qui y suscite de l'inflammation, un état sordide, et tout ce qui développe les mouvements fébriles. S'il est un enseignement qui mérite grande considération, c'est assurément celui-là. Avec lequel des points les plus importants en médecine n'a-t-il pas des rapports, non-seulement pour les plaies, mais encore pour beaucoup d'autres maladies, si même on ne peut dire que toutes les autres maladies sont des plaies[1] ? Cette proposition a une certaine vraisemblance; car souvent il existe des rapports entre les choses diverses. — Toutefois, ceux qui sont d'avis d'employer la laine jusqu'à ce que les sept premiers jours soient expirés et qui pratiquent ensuite l'extension et la coaptation, et placent des bandes, ceux-là ne paraîtront pas aussi inintelligents; car alors le moment le plus dangereux de l'inflammation est passé, les fragments sont relâchés et faciles à réduire. Cependant, ce traitement même est de beaucoup inférieur à la déligation im-

[1] Voilà certes une des propositions les plus hasardées, les plus systématiques qu'on puisse avancer; il serait difficile d'en rencontrer une semblable dans les autres écrits authentiques d'Hippocrate, et c'est en vain que l'auteur, surpris pour ainsi dire de sa témérité, cherche à se justifier.— Pour l'auteur du IVe livre *Des maladies*, § 50, t. VIII, p. 582, dans une blessure c'est surtout la plaie, c'est-à-dire l'entamure de la chair qui constitue une *maladie*.

médiate à l'aide des bandes. Ce dernier mode met, au septième jour, le blessé à l'abri de l'inflammation et prépare le membre à supporter les attelles fixées par des bandes; l'autre mode, au contraire, fait perdre beaucoup de temps; il a de plus certains autres inconvénients, mais il serait trop long de tout écrire.

Quand la réduction a échoué, ou que l'os est complètement dénudé, il y a nécrose, et quelquefois on se trouve dans la nécessité de pratiquer la résection. On ne resèque pas les os qui doivent s'exfolier ; il importe de reconnaître d'avance pour quels os la nécrose sera complète ou incomplète.

34. Toutefois on aura recours aux compresses et aux embrocations vineuses, ainsi qu'il a déjà été dit au sujet des os qui arrivent à suppuration (*nécrose*). Il faut éviter, dans les premiers temps, d'humecter avec des liquides froids; car il y aurait danger de frissons fébriles, danger aussi de spasmes. Le froid provoque les spasmes, parfois aussi il produit des ulcérations. On doit savoir nécessairement que le membre se raccourcira dans l'un ou l'autre de ces cas : soit que les deux os fracturés, ayant chevauché, aient été pansés dans cette position, soit qu'un segment circulaire complet de l'os se soit détaché.

XIV.

EXTRAITS DU TRAITÉ DES LUXATIONS.

8. Il faut savoir que les natures diffèrent grandement des natures, eu égard à la facilité avec laquelle les luxations se réduisent ; car les cavités articulaires diffèrent aussi entre elles en quelques points, l'une étant aisée à franchir, l'autre l'étant moins; mais là où existe la plus grande différence, c'est dans les ligaments formés par les nerfs (*parties tendineuses*), ligaments qui se prêtent aux extensions chez les uns, et qui y résistent chez les autres ; car chez les hommes, l'humidité des articulations provient d'une disposition des ligaments, en vertu de laquelle ils sont naturellement relâchés et supportent facilement les distensions : on voit, en effet, un bon nombre d'hommes tellement humides, qu'ils se luxent les articulations à volonté et sans douleur, et qu'ils se les réduisent également sans douleur. La complexion du corps a aussi son importance : chez les hommes qui ont le membre en bon état et bien charnu, la luxation se produit plus rarement et la réduction est plus difficile; mais s'ils viennent à perdre de leur embonpoint, la luxation est alors plus fréquente et la réduction plus aisée. Et la preuve que les choses se passent ainsi se trouve dans le fait suivant : chez les bœufs, c'est surtout quand ils sont le plus amaigris que l'os de la cuisse s'échappe de la cavité [cotyloïde]; or, ils sont le plus amaigris vers la fin de l'hiver, c'est donc aussi à cette époque qu'ils sont le plus exposés aux luxations ; observation que je devais faire, si toutefois il est permis de traiter d'un pareil sujet en médecine ; il le faut, puisque Homère a très-bien remarqué que le bœuf est, de tout le bétail, l'animal qui souffre le

plus pendant cette saison et particulièrement le bœuf de labour, attendu qu'il travaille en hiver...... Pour en revenir à notre sujet, chez les personnes maigres, les luxations sont plus aisées et la réduction plus prompte que chez les personnes charnues. L'inflammation consécutive est moins fréquente chez les personnes humides et peu chargées de chairs, que chez les personnes sèches et charnues ; à la suite de la réduction, l'articulation reste aussi moins serrée ; il se forme à la suite un excès de liquide muqueux (μύξα), sans inflammation, et, de la sorte, l'articulation conservera de la disposition à se luxer de nouveau ; car, en général, les articulations sont plus humides chez les personnes maigres que chez les personnes charnues : en effet, les chairs des personnes qui n'ont pas été amaigries par un procédé de l'art [1], sont plus muqueuses que celles des personnes chargées de chairs. Les sujets chez lesquels le liquide muqueux se produit avec inflammation, cette inflammation tient l'articulation serrée; voilà pourquoi les articulations qui contiennent un peu de mucosités ne sont guère exposées aux récidives des luxations, récidives qui auront lieu si un peu plus ou un peu moins d'inflammation survenait.

61. Les têtes articulaires qui se luxent ou qui glissent simplement *(luxations complètes et incomplètes?)*, ne se luxent pas et ne glissent pas les unes et les autres dans la même mesure, et le déplacement est tantôt beaucoup plus, tantôt beaucoup moins considérable. Les luxations ou les glissements avec déplacement considérable sont, en général, les plus difficiles à réduire, et, si on n'opère pas la réduction, ces accidents entraînent les déformations et les lésions les plus grandes et les plus manifestes dans les os, les chairs et les attitudes ; au contraire, moins le déplacement est considérable dans les luxations et les glissements, plus la réduction est facile ; et si les os ne sont pas remis en place, soit que la réduction ait échoué ou qu'elle ait été négligée, ces accidents produisent des déformations moindres et plus supportables que celles dont il vient d'être question. Toutes les articulations présentent de nombreuses et importantes différences, eu égard au plus ou moins d'étendue des déplacements qu'elles peuvent éprouver ; toutefois, les têtes du fémur et de l'humérus se déplacent l'une et l'autre d'une façon très-semblable (*c'est-à-dire, ne présentent pas de notables variétés eu égard à l'étendue du déplacement*). En effet, ces deux têtes, étant arrondies, présentent une rotondité simple et lisse ; et les cavités qui les reçoivent, étant sphériques, se trouvent ainsi adaptées à la conformation des têtes. Cette disposition ne permet pas à la tête de sortir à demi ; en raison de sa forme arrondie, elle glissera tout à fait en dehors ou rentrera [avant de se luxer tout à fait]. Ainsi donc, pour en revenir à mon sujet, les articulations [de la cuisse et du bras] se luxent complétement, puisqu'elles ne peuvent pas se luxer autrement ; toutefois, il peut arriver que la tête de l'os s'écarte tantôt plus et tantôt moins de sa position naturelle ; ces différences sont un peu plus sensibles pour l'os de la cuisse que pour celui du bras.

[1] Allusion aux procédés des gymnastes.

XV.

EXTRAITS DU TRAITÉ DES MALADIES DES FEMMES. — LIVRE I.

7. Une suffocation [1] qui arrive subitement survient surtout chez les femmes qui n'ont pas de rapports avec les hommes, et chez les femmes âgées plutôt que chez les jeunes, car leur matrice est plus légère. Cette affection arrive pour les raisons suivantes : lorsque la femme a les vaisseaux plus vides et qu'elle a plus fatigué que d'ordinaire, la matrice, qui est vide et légère, desséchée par la fatigue, se retourne ; elle trouve une place libre pour exécuter ses mouvements de rotation, attendu que le ventre est vide ; quand elle s'est déplacée, elle se jette sur le foie et s'y attache, et se porte aux hypocondres ; en effet elle court et se porte en haut vers le fluide, attendu que par suite de fatigue elle a été desséchée plus qu'il ne convenait ; or, le foie est rempli de fluide, et quand elle s'est jetée sur lui, elle produit une suffocation subite, interceptant la respiration qui se fait dans le ventre. Il arrive aussi quelquefois qu'en même temps que la matrice commence à se jeter sur le foie, du phlegme descend de la tête aux hypocondres, attendu que la femme est suffoquée ; quelquefois, en même temps qu'a lieu cette descente du phlegme, la matrice (*rassasiée*) quitte le foie pour retourner à sa place ; alors la suffocation cesse. La matrice retourne, après avoir pompé du fluide et être devenue pesante. Il se produit dans elle un gargouillement quand elle revient à sa place. Lorsque ce retour est opéré, il arrive quelquefois qu'à la suite le ventre devient plus humide qu'il n'était auparavant ; car la tête laisse couler du phlegme dans le ventre. Quand la matrice va au foie et aux hypocondres et produit la suffocation, le blanc des yeux se renverse et la femme devient froide ; il en est même qui deviennent livides. La malade grince des dents ; la salive coule dans sa bouche, et on dirait qu'elle est prise de la maladie d'Hercule (*épilepsie*). Si la matrice reste longtemps fixée au foie et aux hypocondres, la femme meurt étouffée. D'autres fois il arrive que, après que la femme a eu les vaisseaux vidés et qu'elle a été surmenée, la matrice, se déplaçant, tombe sur le col de la vessie, et cause de la strangurie ; il n'en résulte aucun autre mal ; et la malade guérit promptement, si elle est traitée, parfois même elle guérit spontanément. Chez certaines femmes, par suite de fatigue ou d'abstinence,

[1] La théorie de l'hystérie par suite de déplacements de l'utérus est si universellement reçue dans l'antiquité, que j'ai voulu la faire connaître ici par un passage caractéristique. On trouvera, du reste, § 123-137, 200, 201, 203 (les §§ 200, 201 et 203 consistent surtout en recettes), des exemples de déplacements de la matrice vers la tête, le cœur, les hypocondres, le foie, la vessie, etc. — Cf. encore *Des lieux dans l'homme*, § 47, t. VI, p. 344, où on lit cette phrase qui s'applique à un fait bien connu, mais mal interprété par les auteurs anciens : *Des boules semblent courir dans le ventre.* — On doit supposer avec M. Littré que les Hippocratistes confondaient souvent les déplacements imaginaires avec les déplacements réels.

la matrice se portant vers les lombes ou vers les hanches cause des souffrances.

25. Je vais parler maintenant des maladies des femmes enceintes[1]. Je dis que, si les règles viennent chaque mois chez une femme grosse de deux mois, ou de trois ou plus, elle deviendra maigre et faible. Il peut arriver même que la fièvre la prenne à l'approche des règles, jusqu'à ce qu'elles coulent et pendant leur durée; après qu'elles sont passées, la femme devient jaune verdâtre; mais les règles sont peu abondantes. Chez ces femmes la matrice est plus béante qu'il ne faut; aussi laisse-t-elle échapper une partie de ce qui doit contribuer à l'accroissement du fœtus. En effet, quand une femme est grosse, du sang se porte peu à peu de tout le corps à la matrice, et se déposant circulairement autour du produit qui est dans la matrice, le fait croître. Mais si la matrice est plus béante qu'il ne convient, elle laisse échapper du sang chaque mois, comme c'est l'habitude [dans l'état de vacuité], et ce qui est dans la matrice devient maigre et faible. Si la femme subit un traitement, l'enfant profite, et la mère elle-même reprend la santé; mais si la femme n'est pas traitée, elle avorte, et elle est en danger d'avoir une affection chronique, si, après l'avortement, la purgation [lochiale] est plus abondante qu'il ne faut; c'est là un accident qui peut arriver, attendu que la matrice est trop ouverte. Il y aura encore du danger, si, chez une femme grosse, la tête est remplie de phlegme, et si du phlegme âcre descend dans le ventre, phlegme qui provoque la diarrhée; il survient une fièvre lente; chez quelques malades il y a des *battements* faibles, qui s'en vont, puis reviennent et sont précipités. Si, de plus, il y a de l'anorexie et de l'adynamie, il est à craindre que le fœtus ne périsse [et qu'il n'y ait avortement]; la femme elle-même, lorsque le fœtus s'est échappé, courra le danger de succomber, si elle n'est traitée, attendu que le ventre est dérangé, et qu'il faut le resserrer immédiatement. Le fœtus est exposé encore à beaucoup d'autres dangers qui le font périr; en effet, cet accident arrive si une femme enceinte est malade et s'affaiblit, si elle soulève un fardeau avec effort, si elle est frappée, si elle saute, si elle est en proie à l'anorexie ou à la lipothymie, si elle prend beaucoup ou peu de nourriture, si elle a une frayeur, un tressaillement, si elle pousse des cris, si elle n'est pas maîtresse d'elle-même. La nourriture et aussi beaucoup de sang causent l'avortement. La matrice elle-même présente certaines conditions naturelles (φυσίας ἔχουσι) qui font avorter; ainsi elle peut être venteuse, dense, lâche, grande, petite, et se trouver dans d'autres états analogues. Si une femme enceinte souffre du ventre ou des lombes, on doit craindre qu'elle n'avorte, attendu que les membranes qui enveloppent le fœtus se sont rompues. Il en est qui font périr leur enfant, si, contre leur ha-

[1] « Il ne faut pas, dit l'auteur du traité *Du fœtus à sept mois* (§ 4, t. VII, p. 440), avoir l'air de refuser de croire les femmes en ce qui touche les accouchements; elles disent toujours, et toujours elles affirment; ni par les faits ni par les paroles vous ne les persuaderez jamais qu'elles ignorent ce qui se passe dans leur corps. » — Les *dires* et les *remèdes* de bonnes femmes sont, comme on voit, de tous les temps.

bitude, elles mangent ou boivent quelque chose d'âcre ou d'amer, quand le fœtus est encore petit. En effet, si à un fœtus, surtout quand il est encore peu développé, il survient quelque chose d'inhabitué, ce fœtus meurt; cela arrive aussi, quand la femme, alors que le fœtus est jeune, mange ou boit des substances qui lui dérangent fortement le ventre, car la matrice se ressent du flux qui s'opère dans le canal intestinal. Si la femme se fatigue outre mesure, si son ventre est resserré, ou s'il se gonfle, cela suffit encore pour expulser le fœtus, qui est échauffé par la fatigue et comprimé par le ventre; car, le plus souvent, les fœtus qui sont petits sont sans vigueur. Il arrive aussi que les fœtus déjà grands périssent; de sorte que les femmes ne doivent pas s'étonner d'avorter involontairement; car il faut beaucoup de précaution, beaucoup de connaissance pour mener à terme et nourrir le fœtus dans la matrice, et le mettre au monde qnand arrive le moment de l'accouchement.

32. Si une femme enceinte est saisie subitement de suffocation, cela vient surtout quand elle a éprouvé de la fatigue ou fait abstinence, la matrice ayant été échauffée par la fatigue, et une moindre quantité de fluide arrivant à l'enfant; attendu que le ventre de la mère est plus vide qu'il ne convient, l'enfant se dirige vers le foie et vers les hypocondres, qui sont pleins de fluide, et cause soudainement une violente suffocation. Il intercepte la respiration à travers le ventre; la femme perd la parole, le blanc des yeux se renverse, et elle éprouve tout ce que j'ai dit qu'éprouve une femme si elle suffoque par la matrice.... — Voy. § 7.

33. Chez une femme enceinte, si l'époque de l'accouchement est arrivée, si les douleurs de l'enfantement existent, et si pendant longtemps elle ne peut se délivrer, cela tient en général à ce que l'enfant vient de côté ou par les pieds; or, il faut qu'il vienne par la tête. Cela se passe de la manière suivante : de même qu'un noyau d'olive, mis dans un vase à goulot étroit, n'en peut être retiré de côté, de même aussi chez la femme, l'obliquité de l'enfant est une circonstance fâcheuse, car il ne sort pas. Il est encore fâcheux que l'enfant vienne par les pieds; souvent il en résulte la mort de la mère ou de l'enfant, ou de tous deux. C'est aussi une cause importante de retard dans la délivrance que l'enfant soit mort, ou apoplectique, ou qu'il y ait deux enfants.

34. Quand une femme est grosse, elle prend une teinte pâle générale; elle a toujours des envies d'aliments étranges; même après avoir pris peu de nourriture elle éprouve des dégoûts et des nausées, et elle s'affaiblit, parce que le sang diminue. Je dis aussi que la femme, quand elle est près d'accoucher, a la respiration fréquente, et qu'au moment où commence la purgation lochiale le ventre est plein et chaud au toucher. La respiration est surtout fréquente quand elle est sur le point d'être délivrée; c'est alors aussi que les lombes sont surtout douloureuses, car elles sont contuses par l'enfant; dans tout l'intervalle, la femme éprouve de temps en temps de la cardialgie, attendu que le ventre et particulièrement l'utérus se contractent circulairement autour du fœtus....

40. Il arrive qu'après l'accouchement quelques portions des parties génitales contractent une adhérence; en effet, j'ai vu cet accident se produire lors-

que l'orifice des parties (*vulve*) s'ulcère, et comme cette ulcération eut lieu pendant l'accouchement par l'effort violent que fit l'enfant au passage, il survint quelque chose de semblable à un aphthe; l'inflammation fut forte, et les deux lèvres, mises en contact par l'inflammation, contractèrent une mutuelle adhérence, attendu qu'elles étaient ulcérées; le contact a lieu et il se forme un champignon qui maintient réunies les deux lèvres, attendu que la purgation lochiale est supprimée [1]. Si les lochies coulaient, les plaies ne se couvriraient pas d'excroissances fongueuses, tandis que dans cette circonstance il se fait un flux qui s'épaissit en une chair contre nature. Il faut donc traiter ces ulcérations comme dans toute autre partie du corps et les amener à cicatrisation, de façon que la place devienne lisse et prenne une coloration uniforme. Phrontis éprouva ce qu'éprouvent les femmes qui n'ont pas la purgation lochiale; elle ressentit en outre de la douleur dans les parties génitales externes, et, en touchant, elle reconnut que l'orifice était obturé; elle le dit, et, comme elle fut traitée, elle eut ses lochies, guérit et demeura féconde. Mais si elle n'eût pas été traitée, et si les lochies n'eussent pas fait spontanément éruption, l'ulcération se fût étendue, et elle eût couru le danger, en n'étant pas traitée, de voir les ulcérations devenir carcinomateuses.

62. Ce sont surtout les femmes qui n'ont pas eu d'enfants qui sont exposées à toutes sortes d'accidents; toutefois il en survient aussi chez celles qui en ont eu. Ces accidents sont dangereux, et généralement aigus, intenses, difficiles à comprendre, attendu que les femmes participent aussi aux maladies [communes aux hommes]. Il arrive encore qu'elles ne savent pas elles-mêmes quelle est la nature de leurs souffrances, avant d'avoir l'expérience des maladies qui proviennent des menstrues et d'être plus avancées en âge. Alors, la nécessité et le temps leur apprennent la cause de leurs souffrances. Souvent aussi il arrive, chez les femmes qui ne connaissent pas l'origine de leurs souffrances, que les maladies sont devenues incurables, avant que le médecin ait été convenablement instruit par la malade elle-même de la cause du mal. En effet, la pudeur les empêche de parler, même quand elles savent; et soit par inexpérience, soit par ignorance, elles regardent cela comme honteux pour elles. De plus, les médecins commettent la faute de ne pas s'enquérir exactement de la cause de la maladie, mais de la traiter comme une affection masculine; j'ai vu déjà plus d'une femme succomber ainsi à ces sortes d'affections [qui sont propres à son sexe]. Aussi faut-il, dès le début, s'enquérir soigneusement de la cause; car le traitement des maladies des femmes diffère beaucoup de celui des maladies des hommes.

68. Dans le cas où la femme se blesse [2], si la délivrance ne peut pas avoir lieu, que le fœtus soit tout entier trop gros, ou qu'il ait quelque partie trop volumineuse, ou que, n'étant pas trop gros, il vienne obliquement et soit

[1] C'est là une des phrases les plus habilement restituées par M. Littré à l'aide des manuscrits. — Voy. la note 8, p. 96.

[2] *τροσμῶν γινομένων*. Voy. sur cette expression la note 12 du traité *Des airs, des eaux et des lieux*, p. 372. — Voy. aussi p. 619, le § 5 des extraits du 1er livre *Des maladies*.

faible, si dans ces circonstances les choses se comportent naturellement, après avoir préalablement lavé avec beaucoup d'eau chaude on donnera les médicaments que j'indiquerai [1]. Si le fœtus disposé à sortir, ne sort cependant pas avec facilité tout en ayant une position naturelle, administrez à la femme un sternutatoire, et, pendant l'éternument, pincez les narines et fermez la bouche, afin que l'éternument ait le plus d'action possible. Il faut aussi recourir à la succussion [2]; on procédera de la manière suivante : prendre un lit élevé sur ses pieds et solide, le garnir, étendre la femme sur le dos, jeter autour de la poitrine, des aisselles et des bras une bande ou une pièce de linge large et souple qui maintienne la femme et lui fasse une ceinture; prescrire de plier les jambes et les fixer par un lien attaché aux malléoles. Quand vous serez prêt pour la manœuvre, disposez sur le sol un fagot de branches souples ou quelque chose d'analogue qui empêchera que le lit lancé contre terre ne touche du côté de la tête par les pieds. Recommandez à la femme de tenir le lit avec les mains; le lit sera élevé du côté de la tête, afin qu'il y ait impulsion de haut en bas du côté des pieds, mais on prendra garde que la femme ne fasse pas de chute. Lorsque ces dispositions sont prises et que le lit est soulevé, on place les branchages sous les pieds de derrière, et on redresse ces fagots autant que possible, afin que les pieds ne touchent pas le sol, quand le lit est lancé et qu'ils retombent sur les branchages. Un homme saisira chaque pied de çà et de là, de façon que le lit tombe droit, avec régularité et égalité et qu'il n'y ait pas de déchirement. On fera la succussion, surtout au moment de chaque douleur. Si la femme est délivrée, on cessera aussitôt, sinon on pratiquera la succussion par intervalles, et on la balancera portée sur son lit. Tel est le procédé auquel on a recours quand le fœtus se présente pour sortir droit et dans la position naturelle; mais on doit préalablement oindre [les parties génitales?] avec du cérat liquide; dans toutes les affections utérines de ce genre, c'est la meilleure pratique, ainsi que de fomenter avec l'eau de mauve et de fenugrec et surtout avec la décoction de froment (πτισάνης πυρίνης χυλός); on doit fomenter le siége et les parties génitales jusqu'aux aines, mettre la femme dans un bain de siége, surtout quand les douleurs sont pressantes, et n'avoir rien autre dans l'esprit [3]. La sage-femme (ἡ ἰητρεύουσα) ouvrira doucement l'orifice [utérin], elle le fera avec précaution, et elle attirera le cordon ombilical en même temps que l'enfant sortira.

[1] Les § 77 et 91 contiennent une série de formules pour accélérer l'accouchement et pour expulser l'embryon mort; mais je n'y retrouve pas la mention spéciale du cas dont il est question ici.

[2] Voy. sur la succussion M. Littré, t. VII, p. 116, et t. VIII, p. 6. — Cf. plus loin, p. 672, du traité *De l'excision du fœtus*.

[3] Καὶ μηδὲν ἐν νόῳ ἕτερον ἔχειν. — Il semblerait, d'après la structure de la phrase que j'ai traduite littéralement, qu'il s'agit ici du médecin; mais je suis porté à croire que l'auteur a voulu dire, au contraire, que la femme ne doit avoir aucune pensée étrangère qui la préoccupe, de peur que la distraction n'arrête les efforts de la nature. — C'est encore un précepte que les accoucheurs donnent journellement.

69. Les fœtus, vivants ou morts, qui sont pliés en deux et qui s'arrêtent à l'orifice de la matrice, doivent être repoussés en haut et retournés de façon à sortir naturellement par la tête. Quand on voudra repousser ou opérer la version, on fera coucher la femme sur le dos, on placera quelque chose de mou sous les hanches, et, afin que le lit soit beaucoup plus élevé du côté des pieds que de la tête, on mettra quelque chose sous les pieds du lit; que les hanches soient plus hautes que la tête; il n'y aura aucun oreiller sous la tête. Tels sont les préparatifs à faire. Quand l'enfant est repoussé et retourné de côté et d'autre, on replacera le lit et les hanches dans leur position naturelle, en ôtant les pierres qui sont sous les pieds du lit et ce qui est sous les hanches; on remettra aussi un oreiller sous la tête. Telle est la manière dont on dirigera le traitement dans ces cas. Quant aux enfants vivants qui présentent au dehors le bras ou la jambe, ou tous les deux, on doit aussitôt que cette présentation est manifeste, repousser ces parties ainsi qu'il vient d'être dit, faire la version par la tête, et ramener l'enfant au passage[1]. Quant aux fœtus qui se sont courbés et se plient vers le flanc ou vers la hanche dans l'accouchement, on les redressera, on fera la version et on mettra la femme dans un bain de siége chaud, jusqu'à ce que les parties soient assouplies.

70. Quand les enfants morts ont une jambe ou un bras dehors, le mieux est, si cela est possible, de repousser et de faire la version; mais si on ne le peut pas et que les parties se gonflent, on opérera ainsi qu'il suit: après avoir fendu la tête avec un machaire (*sorte de bistouri*), on l'écrasera avec le compresseur, afin qu'elle ne fasse pas obstacle, et on extraira les os avec la cuiller à os; alors on tirera avec le crochet fixé à la clavicule afin qu'il tienne; on tirera non pas tout à la fois, mais peu à peu, en relâchant et puis en forçant. Quand vous aurez amené cette partie au dehors et que les épaules seront engagées, coupez les deux bras dans leurs articulations avec les épaules; lorsque ces parties sont extraites, s'il est possible de faire sortir le reste, pratiquez l'extraction sans retard; mais si le corps résiste encore, fendez la poitrine tout entière jusqu'à la gorge; mais prenez bien garde de ne pas atteindre quelque partie du ventre et de ne mettre à nu aucun des viscères qu'il renferme; car l'estomac, les intestins et les matières fécales s'échapperaient; et s'il en était ainsi, l'opération deviendrait plus laborieuse (cf. note 1, p. 671); on écrasera donc les côtes, on rapprochera les omoplates, et alors le reste du fœtus avancera facilement, à moins que le ventre ne soit déjà tuméfié. Si cette tuméfaction existe, le mieux est de percer doucement l'estomac du fœtus, car il n'en sort que du vent, et ainsi le corps avancera facilement. Si le bras ou la jambe se présente au dehors quand le fœtus est mort, on repoussera l'un

[1] L'auteur du traité *De la superfétation*, § 4, ajoute : « Quand les deux jambes sont sorties, on rendra la matrice aussi humide que possible à l'aide d'une fumigation odorante; si la tête sort, mais que le corps reste, on emploiera la même fumigation; si une partie du corps engagée dans la vulve se tuméfie, tandis que le reste demeure dans la matrice, recourir encore à la même fumigation, ou enduire l'orifice utérin avec du suc d'élatérium, ou provoquer les douleurs, ou oindre la vulve avec du cérat. »

et l'autre, ou, pour peu que la chose soit possible, on fera la version; voilà ce qu'il y a de mieux. Mais s'il n'était pas possible de pratiquer la version, on retranchera ce qui est sorti aussi haut qu'on le pourra; pour faire sortir ce qui reste, on reporte la main, on repousse et on fait la version par la tête. Quand on doit pratiquer la version ou la section de l'enfant, l'opérateur coupera ses ongles; le machaire (*espèce de bistouri*) dont il se servira sera plutôt courbe que droit; on cachera la pointe de cet instrument avec le doigt indicateur, palpant et guidant, dans la crainte de toucher la matrice. (Voy. les extraits des traités *De la superfétation* et *De l'excision du fœtus.*)

XVI.

EXTRAITS DU TRAITÉ DES FEMMES STÉRILES [1].

215. Si vous ne reconnaissez à l'aide d'aucun autre signe qu'une femme est grosse, les signes suivants vous l'indiqueront: les yeux paraissent tirés et enfoncés, le blanc n'a pas sa blancheur naturelle, mais il paraît plus livide. Les femmes enceintes portent sur le visage des taches de lentigo (ἔφηλις); au commencement de leur grossesse, elles prennent du dégoût pour le vin, ont un appétit mal réglé, ont constamment des maux de cœur, et salivent beaucoup. —*Épreuve* : Prenez rubrique et anis, triturez le plus possible, puis mouillez avec de l'eau, donnez à boire et laissez la femme dormir; si des tranchées surviennent autour du nombril, elle est enceinte; mais s'il n'en survient point, elle ne l'est pas. Après tout cela, la femme boira plus tard de la farine, du miel et de l'origan dans du vin et de l'huile.

XVII.

EXTRAITS DU TRAITÉ DES MALADIES DES JEUNES FILLES.

1. Quand les jeunes filles sont arrivées au moment de se marier, et qu'elles ne se marient pas, elles éprouvent surtout, au moment où les règles vont apparaître pour la première fois, ces accidents (*ceux de la maladie sacrée, par exemple, terreurs et perte d'esprit*) auxquels elles n'étaient guère exposées auparavant, car à cette époque, le sang se porte à la matrice pour s'écouler au dehors. Lors donc que l'orifice par où les menstrues doivent s'échapper n'est pas ouvert, et que le sang arrive plus abondant, et à cause des aliments et

[1] Troisième livre du traité *Des maladies des femmes*, d'après M. Littré.

par suite de l'accroissement, le sang, n'ayant point d'issue, se porte violemment, vu sa quantité, sur le cœur et le diaphragme; ces parties étant remplies, le cœur devient torpide; à la suite de la torpeur arrive l'engourdissement, et à la suite de l'engourdissement, vient le délire. — *Après avoir comparé cet engourdissement à celui qui s'empare des jambes quand on a été longtemps assis, engourdissement qui se dissipe aisément, l'auteur continue :* Mais pour le cœur et les phrènes (*diaphragme*) le retour du sang est lent; car les veines ont une direction oblique; ces régions sont dangereuses, et leurs lésions exposent au délire et au transport. Quand ces parties ont été remplies on est en proie au frisson avec fièvre; on appelle ces fièvres *erratiques*. Les choses étant ainsi, la femme est prise de *manie* (*délire aigu?*) à cause de l'inflammation aiguë, d'envie de tuer à cause de la putridité, de craintes et de terreurs à cause des ténèbres, du désir de s'étrangler à cause de la pression qui se fait autour du cœur. L'intelligence, troublée et tourmentée à cause du mauvais état du sang, se pervertit à son tour. D'un autre côté, la malade prononce des mots terribles; elle croit qu'on lui ordonne de sauter, de se jeter dans les puits, de s'étrangler, comme étant ce qu'il y a de meilleur et de plus utile. Quand il n'y a pas de visions, elle éprouve un certain plaisir à souhaiter la mort comme quelque chose de bon. En revenant à la raison, les femmes consacrent à Diane ('Ατρέμιδι) beaucoup d'objets, et surtout leurs plus magnifiques vêtements, trompées par les devins qui le leur ordonnent. La délivrance de ce mal arrive quand plus rien ne met obstacle à l'éruption du sang. Je recommande aux jeunes filles en proie à de tels accidents d'avoir commerce avec les hommes le plus tôt possible; en effet, si elles deviennent enceintes, elles guérissent; sinon, soit à l'époque même de la puberté, soit un peu plus tard, elles seront de nouveau prises de cette affection, à moins que ce ne soit d'une autre. Parmi les femmes mariées, celles qui sont stériles sont plus exposées que les autres à tomber dans cet état.

XVIII.

EXTRAITS DU TRAITÉ DE LA SUPERFÉTATION.

5[1]. Quand la tête est hors du col utérin, mais que le reste du corps ne veut pas avancer, si l'enfant est mort, trempez vos doigts dans l'eau, et faites pénétrer entre les parois du col et de la tête un doigt que vous promenez circulairement, puis plaçant le doigt sous le menton enfoncez-le dans la bouche et tirez.

6. Quand le corps est hors des parties génitales, mais que la tête reste encore en dedans, l'enfant s'étant présenté par les pieds, promenez le doigt

[1] Voy. l'analyse du § 4, note 1 de la p. 668.

circulairement, puis introduisez vos deux mains entre les parois du col utérin et la tête, et tirez à vous, si l'enfant a franchi le col, mais s'il s'arrête dans la vulve, introduisez les mains, enveloppez la tête et tirez.

7. Si le fœtus mort reste dans la matrice sans pouvoir sortir naturellement, soit spontanément, soit à l'aide des médicaments, graissez la main avec le cérat le plus onctueux que possible, introduisez-la dans la matrice, et séparez les épaules du cou en appuyant avec le pouce. Pour cela le pouce doit être armé d'un ferrement crochu. Quand l'amputation est faite, on tire les bras dehors; puis, reportant les mains dans l'utérus, on fend le ventre, après quoi on retire doucement les entrailles[1]. Cette opération terminée, on broie les côtes, afin que le corps du fœtus s'affaisse, devienne plus maniable et sorte plus facilement, attendu qu'il a ainsi perdu de son volume.

8. Si le chorion (*placenta*) ne sort pas facilement, il faut autant que possible le laisser suspendu à l'enfant; la femme en train d'accoucher s'assoira comme sur un pot de nuit; on choisira quelque ustensile élevé, afin que l'enfant, suspendu, tire par son poids le chorion au dehors; mais on procédera doucement et sans violence, de telle sorte qu'il ne résulte aucune inflammation par suite de quelque arrachement contre nature; dans ce but on placera sous l'enfant de la laine nouvellement cardée et faisant un gros volume, puis deux outres liées ensemble, remplies d'eau, afin que l'affaissement ait lieu peu à peu; on mettra la laine par-dessus les outres, et l'enfant par-dessus la laine; puis on percera les deux outres avec un poinçon, afin que l'eau s'écoule petit à petit; à mesure que l'eau s'écoule, les outres s'affaissent, et de son côté en s'affaissant, l'enfant tire le cordon ombilical, et enfin le cordon tire le chorion. Si la femme ne peut pas rester assise sur le pot de nuit, elle sera assise sur un siége à dos renversé et percé. Si la faiblesse l'empêche de se tenir assise de quelque façon que ce soit, on élèvera autant que possible le lit du côté de la tête, afin que le poids se porte en bas et exerce une traction; on liera l'accouchée par-dessous les aisselles au lit, en dehors des couvertures, à l'aide d'une bande ou d'un lien large et souple, pour que le corps ne descende pas par suite de l'élévation partielle du lit. De même, si le cordon se rompt ou si on le coupe avant le temps, à l'aide de poids convenables suspendus à ce cordon on facilite la sortie du chorion; c'est là le meilleur traitement de ces cas, et c'est celui qui nuit le moins.

[1] Ce précepte paraît en contradiction avec celui qui est donné par l'auteur du traité *Des maladies des femmes*, § 70, p. 668, et cette contradiction me porte à douter, contrairement à l'opinion de M. Littré, que les deux ouvrages soient sortis de la même main.

XIX.

DE L'EXCISION DU FŒTUS.

1. Voici ce qu'il faut faire quand la conception n'a pas été régulière, et que l'excision doit être pratiquée : D'abord jetez un linge autour de la femme, nouez-le au-dessus des mamelles, et recouvrez avec ce linge la tête de la patiente, afin qu'elle ne s'effraye pas en voyant ce que vous allez faire. Si le fœtus, en se plaçant de côté, présente le bras, saisissez ce bras, efforcez-vous de le tirer au dehors autant que possible, dépouillez l'humérus de ses chairs, mettez l'os à nu et fixez autour de vos deux doigts une peau de chien de mer afin que la chair ne glisse pas; après cela dépouillez également l'épaule et désarticulez-la, puis après avoir replacé la tête du fœtus dans la position naturelle, tirez-la au dehors; en même temps avec le doigt de l'autre main on repousse le fœtus en dedans (*pour opérer un mouvement de bascule*). Si on ne réussit pas, on pratique un trou avec le bistouri aux côtes ou à la clavicule afin que l'air s'échappe [1], que le corps s'affaisse et que l'extraction soit plus aisée. Si vous pouvez faire sortir naturellement la tête, c'est bien, sinon écrasez et amenez ainsi le fœtus. Vous prescrirez ensuite des affusions abondantes d'eau chaude, des onctions avec de l'huile, et après cela vous ferez coucher la femme en lui enjoignant de tenir les jambes croisées et vous lui administrerez une potion composée de vin blanc d'un goût sucré, pur, et de résine concassée dans du miel. Du reste on la traite comme une femme en couche.

2. Chez une femme en couche, si l'enfant se présente de côté, cela tient à ce qu'il se retourne; le cordon s'enroule autour du cou et empêche la sortie du fœtus qui porte sa tête contre la hanche; alors, en général, le bras se présente au dehors. Quand le bras sort, lorsque l'enfant est déjà mort, l'issue du bras est un signe de cette mort; au contraire, quand le bras ne se présente pas, en général l'enfant est vivant; toutefois, dans ce cas même, il y a du danger.

3. Il est certaines femmes chez qui les eaux (λόχια) s'écoulent avant la sortie du fœtus; il en résulte nécessairement que les douleurs sont alors sèches et laborieuses. Celles au contraire chez qui les eaux ne sortent pas avant le fœtus éprouvent moins de difficultés dans l'accouchement.

4. On pratiquera la succussion de la manière suivante (voy. *Mal. des femmes*, § 68; cf. *Épid*. VI, 103, et VII, 49) : placer un linge sous la femme étendue sur le dos, jeter un autre linge pour cacher les parties génitales; envelopper également les deux jambes et les deux bras. Deux femmes saisiront les jambes, et deux autres femmes saisiront les bras; alors, serrant fermement, elles secoueront et ne donneront pas moins de dix secousses; puis elles replaceront la femme sur le lit, en mettant la tête en bas et les jambes en haut;

[1] Voy. § 70 du traité *Des maladies des femmes*, et § 7 du traité *De la superfétation*.

alors les femmes quitteront les bras pour saisir toutes les quatre les jambes et donner plusieurs secousses sur les épaules, en faisant retomber la patiente sur le lit, de telle sorte que par suite de ces succussions le fœtus se retourne dans la cavité de l'utérus et puisse sortir régulièrement. Si vous avez du dictame de Crète, donnez-en une potion ; si vous n'en possédez pas, faites bouillir du castoréum dans du vin de Chio.

5. *Dans le cas de chute de matrice, l'auteur conseille, après avoir fait rentrer la partie, de provoquer une inflammation adhésive par une incision.* Voy. *Malad. des femmes*, § 144 et 248. Cf. les remarques de M. Littré, t. VIII, p. 522 et 534.

XX.

EXTRAITS DU TRAITÉ DU RÉGIME. — LIVRE DEUXIÈME.

37. [1][1]. On doit s'attacher à connaître de la manière suivante la position et la nature de chaque lieu : il est certain qu'en général le pays exposé au midi est plus chaud et plus sec que celui qui est exposé au nord, attendu qu'il est plus rapproché du soleil. Tout ce qui croît dans ces contrées, hommes et plantes, est nécessairement plus sec, plus chaud et plus fort que ce qui croît dans celles d'une situation opposée. Comparez, par exemple, les habitants de la Libye avec ceux du Pont, et comparez ensemble les nations qui avoisinent les uns et les autres. Chaque pays, considéré en lui-même, se comporte ainsi : les lieux élevés, arides, tournés vers le midi, sont plus secs que les plaines qui ont la même exposition, parce qu'ils renferment moins d'humidité ; en effet, ils ne retiennent point l'eau de la pluie, tandis que les plaines la retiennent. Les pays marécageux et qui renferment des lacs, rendent chaud et humide ; on y éprouve de la chaleur, parce qu'ils se trouvent dans un enfoncement et qu'ils sont entourés de toute part, de sorte qu'ils ne reçoivent pas les vents. Ils humectent le corps, parce que tout ce

[1] M. Littré ayant établi une numération continue pour les trois livres du *Régime*, j'ai conservé cet ordre, tout en donnant entre crochets une numération spéciale pour le IIe livre. — Sur presque tous les points traités dans le IIe livre, on trouvera, soit dans le texte, soit dans les notes des deux premiers volumes d'Oribase, des éclaircissements ou des développements auxquels il sera utile de recourir. — On consultera aussi avec fruit la monographie suivante : *Gemüse und Salate der Alten, in gesunden und kranken Tagen*, par Théoph. Schuch, Ire partie, Rastatt, 1853-4. — Cf. encore, p. 635, le § 18 de l'*Appendice au traité Du régime dans les maladies aiguës*, enfin l'opuscule *Du régime salutaire* (t. VI, p. 72 et suiv.), dans lequel on trouve quelques détails intéressants sur le régime selon les saisons, selon la complexion et l'âge, sur le régime pour perdre ou gagner de l'embonpoint, sur les vomissements et les clystères de précaution, sur le régime des femmes, des enfants et des athlètes. — Voy. aussi p. 624, note 1.

que la terre y produit, et dont les hommes se nourrissent, y est fort humide, et que l'air qu'on y respire est très-épais à cause de la stagnation des eaux. — Les lieux bas et qui manquent d'eau dessèchent et échauffent; ils échauffent, parce qu'ils sont enfoncés et entourés de toute part; ils dessèchent, parce que les aliments dont on s'y nourrit sont secs, et parce que l'air qu'on y respire, étant sec, attire l'humidité du corps pour s'en nourrir, ne rencontrant ailleurs nulle place où se jeter pour trouver celle dont il a besoin. Dans les pays dominés par des montagnes qui regardent le midi, les vents du midi sont fort secs et très-malsains; dans ceux où les montagnes regardent le nord, les vents du septentrion causent des troubles et des maladies. Lorsque dans les villes il y a des localités basses tournées du côté du septentrion, et qu'une île est située en mer vis-à-vis, le pays devient chaud et malsain pendant les vents d'été, parce que ni le souffle du nord ne peut y purifier l'air, ni les vents d'été ne sauraient apporter un rafraîchissement. Les îles qui sont près du continent ont des hivers plus rigoureux que celles qui se trouvent en pleine mer. La raison de cette différence est que les neiges et les glaces, s'arrêtant longtemps sur le continent, envoient des vents très-froids dans les îles qui en sont voisines; mais elles ne peuvent s'arrêter nulle part en pleine mer.

38 [2]. Quant à la nature et aux propriétés des vents, voici ce qu'il faut savoir : tous les vents en général ont la vertu d'humecter et de rafraîchir les corps des animaux et les productions de la terre; la raison c'est que tous les vents proviennent nécessairement de la neige, de la glace, des fleuves, des étangs et de la terre humide ou refroidie. Plus ces circonstances sont intenses, plus les vents sont forts; plus elles sont faibles, moins ils sont intenses; car, de même que tous les animaux renferment du *pneuma*, de même il y en a dans tout ce qui existe; la quantité est plus grande ou moindre, selon que les corps sont plus grands ou plus petits[1]. Tous les vents ont donc la propriété d'humecter et de refroidir; ils diffèrent, cependant, à raison de la situation des pays et des lieux d'où ils viennent; ils sont plus ou moins froids ou chauds, plus ou moins humides ou secs, sains ou malsains. Voici la cause de toutes ces qualités différentes. Le vent du nord est froid et humide, parce qu'il vient d'un climat et passe par des lieux froids et humides, que le soleil n'atteint pas, et dont il ne pompe point l'humidité en desséchant l'air qui la contient; de sorte que ce vent arrive, avec ses qualités naturelles, dans tous les lieux dont la situation n'altère point ces qualités. Il est très-froid dans les pays voisins, et moins froid dans les plus éloignés. — Le vent du midi vient de régions semblables à celles d'où souffle le vent du nord. En effet, puisqu'il s'élève du pôle austral, et qu'il prend naissance sur des neiges abondantes, sur des glaces et sur de fortes gelées, il faut nécessairement qu'il soit pour les peuples voisins de ce pôle ce qu'est le vent du nord pour nous; mais il ne reste pas le même pour tous les pays; en effet, comme il suit la route du soleil et qu'il passe par les régions méridionales, le soleil absorbe son humidité, il se

[1] Cette proposition établit une certaine relation entre ce IIe livre du *Régime* et le traité *Des vents* (voy., p. 616, les Extraits de ce traité).

dessèche et devient plus rare ; aussi devient-il nécessairement sec et chaud lorsqu'il arrive dans nos contrées. Il doit conserver dans les lieux voisins ces deux qualités, la sécheresse et la chaleur; on en voit une preuve dans la Libye, où il brûle les plantes et dessèche insensiblement les hommes ; car ne trouvant ni mer, ni fleuve d'où il puisse tirer de l'humidité, il absorbe celle des hommes et des plantes. Mais, en traversant la mer, quand il est devenu chaud et rare, il abreuve d'une humidité abondante les régions qu'il trouve sur son passage. Le vent du midi est donc nécessairement chaud et humide, à moins que la nature des lieux ne s'y oppose. Il en est de même des qualités des autres vents ; elles varient selon les contrées. Les vents se comportent de la manière suivante, eu égard à chaque pays : les vents qui viennent de la mer sont ordinairement très-secs ; ceux qui viennent des glaces, des étangs, des rivières, humectent et rafraîchissent les plantes et les animaux, et donnent de la santé au corps, à moins qu'ils ne soient excessivement froids ; en effet, ces derniers, causant dans le corps de grandes variations de chaleur et de froid, sont très-nuisibles ; or, c'est ce qui arrive aux habitants des pays marécageux et chauds, situés auprès des grandes rivières. Tous les autres vents qui ont l'origine que je viens d'indiquer sont très-sains, parce qu'ils purifient l'air et fournissent de l'humidité à la chaleur de l'âme. — Les vents de terre sont nécessairement plus secs, étant desséchés par la terre et par le soleil ; et comme ils n'ont pas l'humidité nécessaire à leur nourriture, ils attirent celle des êtres vivants, et sont nuisibles aux animaux et aux plantes. Les vents qui descendent des montagnes sur les villes, non-seulement dessèchent, mais encore ils troublent l'air que nous respirons, ainsi que notre corps, et nous causent des maladies. Voilà ce qui a rapport à la nature et aux propriétés des différents vents ; j'indiquerai dans la suite de ce traité les précautions à prendre pour en souffrir le moins possible.

39 [3]. Il faut aussi connaître, de la façon suivante, les propriétés naturelles et artificielles de chaque aliment et de chaque boisson. Ceux donc qui ont entrepris de traiter en général des vertus des substances, douces ou grasses, ou salées, ou de toute autre nature, ont commis une grave erreur. En effet, les substances douces n'ont pas toutes les mêmes propriétés ; il en est de même des amères, et de celles de toute autre espèce. Les unes relâchent, d'autres resserrent ; celles-ci dessèchent, celles-là humectent. Il en est ainsi de toutes les autres espèces. Il y a même [dans chacune] des substances qui sont astringentes, relâchantes, diurétiques, ou qui n'ont ni l'une ni l'autre de ces propriétés. Il en est ainsi de celles qui sont échauffantes, et de toutes les autres ; chacune a des vertus différentes. Il est donc impossible d'expliquer, en général, ce qu'elles sont toutes ; on ne peut le faire que de chacune en particulier ; c'est ce que je vais entreprendre.

40 [4]. L'orge est de sa nature sèche, froide et desséchante ; elle renferme dans son écorce un suc purgatif. Pour en faire l'expérience, on n'a qu'à faire bouillir de l'orge qui ne soit pas mondée, la décoction purgera fortement ; tandis que si elle est mondée, elle rafraîchira et resserrera plutôt. Si on la fait rôtir, le feu lui enlève son humidité évacuante, et ne lui laisse que le froid et le sec ;

toutes les fois donc qu'on veut rafraîchir et dessécher, il faut faire usage de l'*alphiton* (*orge torréfiée et concassée.* Voy. Oribase, t. I, p. 565, note de la p. 25, l. 8), employé sous forme de *maza* (voy. *ibid.*, note de la p. 26, livre I, et dans ce vol., p. 516), préparée de quelque manière que ce soit; car la maza a cette propriété. La farine d'orge non blutée nourrit moins, mais elle procure plus vite des selles. La farine pure est plus nourrissante et ne pousse pas autant aux selles. La maza, pétrie longtemps d'avance, mouillée, non broyée, est légère, pousse aux selles, et rafraîchit; elle rafraîchit, parce qu'elle a été rendue humide par de l'eau froide; elle pousse aux selles, parce qu'elle se digère vite; elle est légère, parce que beaucoup d'aliment s'échappe au dehors avec le *pneuma;* en effet, les voies de la nutrition, étant trop étroites, ne peuvent donner successivement passage à tout ce qu'elle a de nutritif; il y en a donc une portion qui est atténuée avec l'air et qui s'échappe au dehors : une autre portion reste dans le corps et y engendre des flatuosités, dont les unes s'échappent par le haut et les autres par le bas; ainsi, une grande partie de cet aliment est exhalée avec le souffle. Si on veut donner la maza à manger aussitôt qu'elle a été pétrie, elle dessèche, car l'orge torréfiée et concassée étant sèche et étant humectée ainsi par l'eau, n'est pas plutôt dans l'estomac, qu'elle en attire toute l'humidité; en effet, il est naturel que le chaud attire le froid, et que le froid attire le chaud. L'humide du ventre étant ainsi absorbé, il est impossible que cette cavité ne se dessèche pas. Mais l'eau qui est entrée avec la maza refroidit ce qui est attiré pour être refroidi. Toutes les fois donc qu'il faudra dessécher et rafraîchir les entrailles échauffées par un flux de ventre ou par toute autre cause échauffante, on aura recours à la maza. La maza sèche et broyée dessèche moins, parce que la pâte est plus serrée; mais elle donne le plus de nourriture au corps, attendu qu'elle se fond lentement, et que les voies alimentaires peuvent la recevoir; elle pousse lentement aux selles, elle ne développe pas de flatuosités et ne produit pas d'éructation. La maza pétrie depuis longtemps nourrit moins, à la vérité, mais elle passe vite et cause des vents.

41 [5]. Le cycéon (voy. dans ce vol. p. 517, note 24), avec de l'orge torréfiée et concassée, rafraîchit et nourrit, mais seulement quand il est fait avec de l'eau. Quand il est fait avec du vin, il échauffe, nourrit et resserre. Quand c'est avec du miel, il est moins échauffant et moins nourrissant, mais il pousse plus aux selles, pourvu que le miel ne soit pas pur; car, s'il est pur, loin de relâcher, le cycéon resserre. Toutes les fois qu'il est fait avec du lait, il est très-nourrissant; mais le lait de brebis resserre, le lait de chèvre pousse aux selles; celui de vache beaucoup moins. Le lait de jument et celui d'ânesse poussent davantage aux selles.

42 [6]. Le froment est plus fort et plus nourrissant que l'orge, mais la farine ou le suc poussent moins aux selles. Le pain fait avec toute la farine est dessiccatif et laxatif : lorsqu'on en a ôté le son, il est plus nourrissant, mais il relâche moins. Le pain fait avec du levain est léger et pousse aux selles : il est léger, parce que l'acide du levain consume d'abord son humidité, qui est précisément l'aliment; il pousse aux selles, parce qu'il se digère promptement.

Le pain sans levain est moins laxatif, mais il nourrit davantage[1]. Quand il est trempé dans l'eau (*pain lavé*. Voy. Oribase, t. I, p. 301 et p. 562, la note de la p. 22, l. 9-10), il est plus léger, nourrit suffisamment et passe vite (διαχωρέει, *produit rapidement des selles, pousse vite aux selles*); il est nourrissant, parce qu'il est pur; il est léger, parce que la pâte est faite avec la partie la plus légère, que le levain en est fait de même, et qu'il a été soumis au feu. Il relâche, parce qu'il est mélangé avec la partie douce et laxative du froment. Les gros pains sont les plus nourrissants, parce que le feu absorbe très-peu de leur humidité. Ceux qui sont cuits au four nourrissent mieux que ceux qui sont cuits au foyer ou à la broche, parce qu'ils sont moins pénétrés par le feu. Les pains qui sont cuits dans un four chauffé de tous côtés (voy. Oribase, t. I, p. 23, l. 5, et p. 563, la note correspondante), ou sous la cendre, ou à la tourtière, sont les plus secs; les seconds, à cause de l'action de la cendre, les premiers à cause de celle de la tourtière, épuisent leur humidité. Le pain de fleur de la farine de froment (voy. Orib., I, 2, t. I, p. 10 suiv., et p. 557 la note correspondante) est généralement le plus fort, surtout celui d'*alica* (*espèce de froment*. Voy. Oribase, I, 5, p. 16, l. 3, et p. 559 la note correspondante), qui est aussi très-nourrissant; seulement ce dernier ne passe pas aussi vite que le premier. La farine pure, délayée dans l'eau, fait une boisson rafraîchissante; il en est de même de la lavure de fleur de pâte qu'on a fait bouillir. La décoction de son est légère et laxative; la farine cuite avec le lait passe plus vite que cuite avec de l'eau, à cause du petit-lait, et plus encore si on y mêle quelque laxatif; tout mets qu'on fait bouillir ou frire avec du miel ou de l'huile est échauffant et cause des éructations; il cause des éructations, parce qu'il est nourrissant sans être laxatif; il est échauffant, attendu que le doux et le gras entrent dans un mélange discordant, sont dans le même lieu, et cependant réclament un degré de coction différent. La fleur de la farine de froment et l'*alica* cuites sont fortes et nourrissantes, cependant elles ne passent pas vite.

43 [7]. Le froment locular et l'épautre sont plus légers que le froment. Les diverses préparations qu'on en fait ont les mêmes propriétés que celles du froment, et elles sont plus laxatives. L'avoine en grains et en décoction humecte et rafraîchit.

44 [8]. Les pâtes faites avec les farines grossières d'orge et de froment torréfiées dessèchent plus quand elles sont fraîches que quand elles sont anciennes, attendu que le moment où elles ont senti le feu et où elles ont subi leur préparation est plus proche; tandis que vieilles elles exhalent la chaleur et attirent le froid. Le pain chaud dessèche; froid, il dessèche moins; roussi,

[1] Le pain fait avec la farine pure est meilleur sous tous les rapports que celui fait avec de la farine qui contient le son; le pain frais que le pain trop rassis; le pain fait avec de la farine récente que celui qu'on fait avec de la vieille farine. — Le gruau d'orge non trempé, mais seulement humecté et qui est récent, vaut mieux que celui qui a les qualités contraires. — La maza pétrie est meilleure que celle qui ne l'est pas. *Affections*, § 52.

il dessèche moins encore, et il produit une certaine diminution d'embonpoint.

45 [9]. Les fèves ont quelque chose de nourrissant, d'astringent et de venteux. Elles donnent des vents, parce que les pores ne peuvent pas recevoir tout l'aliment qu'elles contiennent en abondance; elles restent sans produire d'évacuations, parce qu'elles contiennent une petite quantité de résidu. — Les pois [grecs] sont moins venteux, mais ils poussent davantage aux selles. — Les gesses à fleurs pâles et les haricots sont plus relâchants, moins venteux, et nourrissent bien. Les pois chiches blancs sont relâchants; ils portent aux urines et nourrissent; ils nourrissent, parce qu'ils sont charnus; ils poussent aux urines, parce qu'ils sont doux; ils lâchent le ventre, parce qu'ils ont des parties salines. L'*alica* (voy. Orib., t. I, p. 560, lig. 19-37) de millet, et le son de cette céréale sont secs et astringents; si on les mêle avec les figues, c'est une nourriture pour les gens qui fatiguent. Le pain lui-même, quand il est cuit, est nourrissant sans pousser aux selles. Les lentilles échauffent et portent du trouble [dans les entrailles]. On ne peut les regarder ni comme laxatives, ni comme astringentes. L'ers est astringent, fort, incrassant; il rassasie l'homme et lui donne une belle couleur. La graine de lin est nourrissante et astringente; elle a encore quelque chose de rafraîchissant. La graine de la sauge hormin possède à peu près les mêmes propriétés. Les lupins sont, de leur nature, forts et chauds. On les rend, par la préparation, plus légers, plus rafraîchissants, et ils poussent aux selles. L'*erysimum* (*sisymbre à siliques nombreuses*) humecte et relâche. La graine de concombre est plus diurétique que laxative. Le sésame, avec sa balle, pousse aux selles, mais il est nourrissant et incrassant; il relâche en raison des qualités de sa balle; il rassasie et épaissit à cause de sa substance charnue. Si on enlève la balle, il relâche encore, mais moins; il est incrassant et rassasie davantage; il humecte et brûle à cause de sa partie graisseuse et huileuse. Le carthame des teinturiers pousse aux selles. Le pavot est astringent, le noir plus que le blanc; toutefois, ce dernier resserre aussi; il est nourrissant et fortifie. De tous ces végétaux, le suc pousse plus aux selles que la pulpe. Il faut donc, dans les diverses préparations qu'on en fait, extraire le suc et n'employer que la pulpe, si on veut dessécher; pour relâcher, on prendra plus de suc et on n'emploiera qu'une petite quantité de suc, encore la partie la plus succulente.

46 [10]. Quant aux viandes[1] à prendre en aliment, voici ce qu'il faut savoir : la chair de bœuf est forte, astringente et de difficile digestion pour l'estomac, attendu que le bœuf a beaucoup de sang, et un sang fort épais. La viande de bœuf est pesante au corps, il en est de même de la chair elle-même[2],

[1] Les viandes très-cuites fortifient peu; les viandes bouillies favorisent les selles; les viandes rôties les retardent; les viandes peu cuites fortifient, mais ne poussent pas aux selles. *Affections*, § 49. — Les viandes conservées au vinaigre ou au sel sont peu nourrissantes, mais plus légères que les viandes fraîches. § 52.

[2] Κρέα et σάρκες sont ici en opposition, sans doute κρέα signifie la chair considérée en masse, et σάρκες les fibres musculaires.

du sang et [pour les vaches] du lait. La chair des animaux qui ont le sang et le lait légers est légère. La viande de chèvre est encore plus légère, et lâche le ventre davantage[1]. La viande de cochon donne encore beaucoup plus de force au corps; elle pousse assez aux selles, attendu que le cochon qui a les veines petites, peu chargées de sang, possède, au contraire, beaucoup de chairs. La viande d'agneau est plus légère que celle de mouton, et celle de chevreau plus légère que celle de chèvre, parce que ces animaux jeunes ont moins de sang et sont plus humides; car les animaux qui, de leur nature, sont secs et forts, ont, quand ils sont jeunes, une chair qui pousse aux selles; il n'en est pas de même quand ils sont devenus vieux : on le voit en comparant la viande du veau avec celle du bœuf. Cependant, la chair des cochons de lait est plus lourde que celle des porcs. Cet animal, qui a naturellement beaucoup de chairs et peu de sang, a une extrême abondance d'humidité tant qu'il est jeune; nos pores ne pouvant point absorber toute la nourriture que fournit sa chair, elle séjourne et y produit de la chaleur et des troubles dans le ventre. La chair d'âne est relâchante; celle d'ânon l'est encore davantage; celle de cheval est plus légère. La viande de chien échauffe, dessèche, donne beaucoup de force et ne pousse pas aux selles; celle des petits chiens humecte, relâche et pousse davantage aux urines. Le sanglier dessèche, donne de la force et pousse aux selles. Le cerf dessèche, mais il pousse moins aux selles et porte davantage aux urines. Le lièvre dessèche, resserre, pousse un peu aux urines. La chair du renard est humide et diurétique; celle des hérissons de terre est diurétique et humectante.

47 [11]. Quant aux oiseaux, voici ce qu'il en est : presque tous les oiseaux ont la chair plus sèche que celle des quadrupèdes. Les animaux qui n'ont point de vessie, qui n'urinent point[2], qui ne rendent point de salive, sont absolument secs. La chaleur de leur ventre consume l'humidité de leur corps, pour la nourriture du chaud; c'est pourquoi ils n'ont ni urine, ni salive. Ceux qui n'ont pas ces humeurs doivent nécessairement être secs. Les ramiers ont la viande la plus sèche; ensuite les pigeons, en troisième lieu les perdrix, les poules et les tourterelles. Celle de l'oie est la plus humide. Les oiseaux granivores sont, en général, plus secs que les autres. Les canards et les oiseaux qui vivent dans les marais ou dans l'eau sont tous humides.

48 [12]. Quant aux poissons[3], les plus secs sont le scorpios (*scorpeno* des

[1] M. Littré (t. VI, p. 546, note 3) pense, avec raison selon moi, qu'il y a ici un paragraphe omis par les copistes, paragraphe où il était question de la viande de mouton. L'auteur du traité *Des affections*, § 52, dit précisément que le mouton cuit d'une façon ou d'une autre est la chair qui tient le véritable milieu pour l'homme. — Selon lui, les viandes les plus légères, quand elles sont bien cuites, sont celles de chien, de volatile, de lièvre; celles de bœuf et de cochon de lait sont pesantes. Celle de porc ne convient qu'aux gens qui fatiguent; elle est trop forte pour les gens du monde et surtout pour les malades; la viande de gibier (vu la nature des aliments dont le gibier use) est plus légère que celle des animaux domestiques.

[2] Voy. pour la rectification de cette erreur, Cuvier, *Anat. comp.*, t. VII, p. 594 suiv.

Le poisson est en général un aliment léger; pris seul ou avec d'autres mets, bouilli ou

Marseillais?) la vive, l'uranoscope, le rouget commun (*galine* des Marseillais ?), le *glaucus* (??), l'alose (?). Presque tous les poissons qui vivent dans les rochers sont légers, comme le tourd, le boulereau (?), l'*éléphitis* (??). Ceux-ci et les précédents sont plus légers que les poissons coureurs; comme ils ne voyagent guère, leur chair est moins dense et légère ; mais les espèces qui font de grandes traversées, et qui sont battues par les flots de la mer et fatiguées par les courses, ont la chair plus dense et plus épaisse. La torpille, la raie bouclée, le flet (?), sont très-légers. Les poissons qui vivent dans la vase et dans les bourbiers, le céphale (*mugil cephalus*, Cuv.), le muge (*espèce indéterminée*), l'anguille et autres poissons semblables sont plus pesants, à raison de ce qu'ils vivent aux dépens de l'eau, de la fange et de tout ce qui y prend naissance, fange dont les émanations seules, prises par la respiration, incommodent et appesantissent [1]. Les poissons de rivière et d'étang sont encore plus pesants. Les poulpes, les sèches et autres poissons (*mollusques*) de cette espèce ne sont ni légers, comme on le croit, ni relâchants: ils obscurcissent les yeux; cependant le bouillon qu'on en fait est laxatif. Les coquillages, comme les pinnes marines, les pourpres, les patelles (?), les buccins, les huîtres, ont une chair desséchante; mais le bouillon en est laxatif. Les moules, les pétoncles (*peignes*) et les *tellines* (*bivalves indéterm.*), sont encore plus relâchantes. Les poissons cartilagineux humectent et lâchent le ventre. Les œufs d'oursin (*orties de mer*), la partie juteuse du crabe (*langoustes*), les moules, les *arcos* (?), les crabes, surtout ceux de rivière (*en Grèce*), même aussi ceux de mer, lâchent le ventre et sont diurétiques. Les poissons salés dessèchent et amaigrissent; mais les salaisons grasses sont assez relâchantes. Les salaisons de mer dessèchent le plus; viennent ensuite celles de rivière. Celles d'étang sont les plus humides. Parmi les salaisons de mer, celles faites avec les poissons qu'on appelle *perches* sont les plus sèches [2].

49 [13]. Parmi les animaux domestiques, ceux qui paissent dans les bois et ceux qui travaillent aux champs sont plus secs que ceux qui sont élevés à la maison ; la raison en est qu'ils se dessèchent en travaillant au soleil et au froid et qu'ils respirent un air plus sec. Les animaux sauvages sont plus secs que les animaux domestiques ; les animaux carnivores, plus que ceux qui vivent dans les forêts ; ceux qui se nourrissent de peu, plus que ceux qui mangent beaucoup ; ceux qui se nourrissent de fourrage sec, plus que ceux qui paissent l'herbe verte, et les fructivores plus que ceux qui ne mangent pas de grains [3]. Ceux qui boivent peu le sont encore plus que ceux qui boivent

rôti ; les poissons d'étang, de rivière, les poissons gras sont lourds; ceux du bord de la mer sont légers, surtout bouillis, § 52.

[1] Voy. *Introduction* au traité *Des airs, des eaux et des lieux*, p. 305-306. J'avais oublié dans cette introduction de noter ce passage du IIe livre du *Régime*.

[2] Pour ce passage j'ai, d'après les leçons du manuscrit de Vienne, modifié le texte adopté par M. Littré.

[3] L'auteur du traité *Des affections* (§ 52) fait à peu près les mêmes remarques, mais plus brièvement.

beaucoup; ceux qui abondent en sang, plus que ceux qui en ont moins ou pas; ceux qui ont toute leur vigueur, plus que les vieux et les jeunes; les mâles, plus que les femelles; ceux qui ne sont pas châtrés, plus que ceux qui le sont; les foncés, plus que les clairs; ceux qui sont fourrés, plus que ceux qui sont glabres; dans les conditions opposées, les animaux ont une chair plus humide. En général, la partie de l'animal la plus forte [comme aliment] est celle qui fatigue le plus, qui abonde le plus en sang, et sur laquelle l'animal se couche. Les parties qui ne sont ni fatiguées par le travail, ni exposées au soleil, et surtout les parties les plus internes de l'animal, sont les plus légères. Des parties qui n'ont pas de sang, la cervelle et la moelle sont les plus fortes. La tête, les muscles, les parties génitales [extérieures de la femelle et les tétines?], les pieds, sont les parties les plus légères. Dans les poissons, la chair du dos est la plus sèche; celle du ventre est la plus légère. La tête est la partie la plus humectante, à cause de la graisse et de la cervelle.

50 [14]. Les œufs des oiseaux ont quelque chose de fort, de nourrissant et de venteux. Ils sont forts, parce qu'ils donnent la vie à l'animal; nourrissants, car ils contiennent le lait qui doit nourrir le poussin; venteux, parce que sous un petit volume ils ont une diffusion [plastique] considérable.

51 [15]. Le fromage est fort, échauffant, nourrissant et resserrant; fort, parce qu'il est très-près de la génération (*c'est-à-dire, sans doute*, parce qu'il se compose d'une *humeur génératrice*); nourrissant, parce qu'il contient toute la partie charnue du lait; échauffant, parce qu'il est d'une nature grasse; astringent, parce [qu'il est] coagulé par le suc [de figuier?] et par la présure.

52 [16]. L'eau est froide et humide (*humidité radicale*). Le vin[1] est chaud, et il dessèche; il tire aussi du raisin quelque chose de purgatif. Les vins noirs et âpres dessèchent davantage; ils ne poussent ni aux selles ni aux urines, ni aux crachats; ils dessèchent, par leur chaleur, en consumant l'humidité du corps. Les vins noirs, qui sont mous[2], sont plus humides; ils donnent des vents et ils sont plus relâchants. Les vins noirs, d'un goût sucré, sont plus humides, plus faibles; ils sont flatulents, attendu qu'ils produisent des flatuosités. Les vins blancs, âpres, sont échauffants, mais ils ne dessèchent pas; ils poussent aux selles et aux urines. Le vin nouveau porte plus aux selles, parce qu'il est plus près du moût et qu'il est plus nutritif. Le vin qui a du bouquet l'est plus aussi que celui du même âge qui n'a point d'odeur, parce que le vin qui a du parfum est plus fait. De même encore le vin épais a ces qualités plus

[1] Les vins doux, les astringents, les mielleux qui ont vieilli sont laxatifs, diurétiques et nourrissants; ils ne causent aucun désordre intestinal. *Affections*, § 48. — Au § 55, l'auteur ajoute que ces vins sont pituiteux; que les vins astringents fortifient et dessèchent, mais que s'ils sont légers, blancs et vieux, ils sont diurétiques. — Le vin transvasé rafraîchit, passé (*διηθεόμενος*, *saccatus*, voy. Orib., t. I, p. 633) est ténu et faible.

[2] Μαλακοί. Le sens de cette épithète appliquée au vin est difficile à déterminer. Sans doute elle est opposée dans la pensée de l'auteur au mot *σκληρός*, *dur*, lequel sert souvent à caractériser l'eau qui est pesante sur l'estomac, qui ne se mélange pas facilement au vin, et aussi dans laquelle les légumes ne cuisent pas aisément.

que le vin clair ; les vins légers sont plus diurétiques ; les vins blancs et les vins légers d'un goût sucré poussent plutôt aux urines qu'aux selles ; ils refroidissent, atténuent et humectent le corps ; ils affaiblissent le sang, en augmentant dans le corps ce qui est l'opposé du sang. Le moût est venteux, il trouble et vide le ventre ; il est venteux, parce qu'il échauffe ; il vide le ventre, parce qu'il purge ; il met du trouble dans les entrailles, parce qu'il y bouillonne et qu'il pousse aux selles. Les vins acides rafraîchissent, amaigrissent et humectent ; ils rafraîchissent et ils amaigrissent, parce qu'ils absorbent les humeurs du corps ; ils humectent, en raison de ce qu'ils sont fort aqueux. Le vinaigre est rafraîchissant, parce qu'il fond et absorbe l'humidité qui est dans le corps ; il constipe plus qu'il ne relâche, parce qu'il n'a rien de nourrissant et qu'il est âcre. Le moût cuit échauffe, humecte et lâche le ventre ; il échauffe, parce qu'il est vineux ; il humecte, parce qu'il est nourrissant ; il relâche, parce qu'il est doux et que de plus il est cuit. Le vin qui vient de la pressée du marc humecte, relâche et est venteux, attendu que le moût produit le même effet.

53 [17]. Le miel est chaud et sec quand il est pur. Mêlé avec l'eau, il humecte, il purge les atrabilaires, et resserre les pituiteux. Le vin d'un goût sucré purge plus particulièrement la pituite.

54 [18]. Maintenant, voici ce qui en est des légumes verts [1]. L'ail est chaud [2], pousse aux selles et aux urines ; il est bon au corps, mais mauvais pour les yeux, car en produisant une forte évacuation du corps, il émousse la vue, il relâche le ventre, et pousse aux urines par sa vertu purgative ; il est moins fort cuit que cru ; il engendre des flatuosités, parce qu'il arrête le cours du *pneuma*. L'oignon est bon pour les yeux et mauvais pour le corps, parce qu'il est chaud, brûlant, et qu'il ne pousse pas aux selles ; en effet, il ne donne aucune nourriture au corps et ne lui est d'aucune utilité. Son suc le dessèche en l'échauffant. Les poireaux échauffent moins, ils sont plus diurétiques et plus relâchants ; ils ont même quelque chose de purgatif ; ils humectent et ils sont bons contre les rapports acides, mais il convient de les manger après tous les autres mets. Les raiforts humectent, en dissolvant le phlegme par leur qualité âcre. Les feuilles ont cette propriété à un moindre degré, excepté dans les maladies articulaires. La racine est mauvaise, revient et ne se digère pas aisément. Le cardame (*crucaria aleppica*) est chaud ; il fond les chairs, il retient le phlegme blanc, de sorte qu'il produit la dysurie. La moutarde blanche est chaude et relâche le ventre ; mais elle engendre aussi de la dysurie. La roquette produit à peu près les mêmes effets. La coriandre est chaude et as-

[1] Pour tous les noms de plantes, ici et plus haut, j'ai suivi le même système que M. Bussemaker et moi avons adopté dans Oribase. — Même remarque pour les noms d'animaux.

[2] Ail bouilli et grillé ; diurétique laxatif, emménagogue ; oignon : doit être employé comme diurétique, ne convient pas aux malades ; céleri : diurétique, surtout le céleri sauvage ; coriandre : cordial, laxatif ; basilic : humide, froid et cordial ; poireau cuit : diurétique laxatif ; cru, échauffant, pituiteux ; grenade : restaurant, pituiteuse ; avec le grain elle resserre, sans le grain elle relâche. *Affections*, § 54.

tringente; elle calme les rapports aigres; elle est soporifique, mangée à la fin du repas. La laitue est froide, surtout avant qu'elle donne du lait; mais elle affaiblit jusqu'à un certain point. L'aneth est chaud et astringent; son odeur arrête l'éternument. L'ache odorant est relâchant; les racines sont encore plus laxatives que la tige. Le basilic est sec, chaud et astringent. La rue est plus diurétique que laxative; elle a quelque chose d'astringent; elle est bonne contre le poison, si on la boit d'avance. Les asperges sont sèches et astringentes. La sauge est sèche et astringente. La morelle est froide; elle préserve des pollutions nocturnes. Le pourpier de rivière rafraîchit. Conservé au sel, il échauffe. L'ortie purge. Le *calaminthe* échauffe et purge. La menthe échauffe, elle est diurétique, et arrête le vomissement. Si l'on en mange souvent; elle fond la semence, qui s'échappe alors, elle empêche les érections et rend le corps faible. La patience est échauffante et laxative[1]. L'aroche humecte sans être laxative. Les bettes ne sont pas échauffantes, mais elles sont laxatives. Le chou échauffe, il lâche le ventre et fait couler la bile. Le jus de bettes est laxatif; la plante même, prise comme aliment, est resserrante; les racines sont plus laxatives. La citrouille rafraîchit, humecte et est laxative, mais ne pousse pas aux urines. Les navets échauffent; ils humectent le corps et y mettent le trouble; cependant ils ne lâchent point le ventre et ils donnent la dysurie. Le pouliot échauffe et lâche le ventre. L'origan échauffe; il évacue aussi la bile. Le *thymbre* produit à peu près les mêmes effets que l'origan. Le *thym* est chaud, laxatif, diurétique; il fait aussi rendre la pituite. L'*hysope* (*origanum syriacum*) est chaud, il expulse la pituite. De toutes les plantes agrestes, celles qui sont aromatiques et chaudes à la bouche échauffent et poussent plus aux urines qu'aux selles. Toutes celles qui sont d'une nature humide, froide, insipide, ou d'une odeur désagréable, sont plutôt laxatives que diurétiques. Celles qui ont un goût amer et âcre resserrent; celles qui sont piquantes et aromatiques poussent aux urines; celles qui sont piquantes et fermes sous la dent dessèchent; celles qui sont acides rafraîchissent. Les sucs de fenouil marin, d'ache, d'ail, de luzerne en arbre, de fenouil, de poireau, de capillaire, de morelle, sont diurétiques. La scolopendre, la menthe, le seseli de Crête, la chicorée, la pimprenelle, le millepertuis, l'ortie sont rafraîchissants. Les pois chiches, les lentilles, l'orge, la bette, le chou, la mercuriale, le sureau, le carthame sont laxatifs. Toutes ces plantes sont plutôt purgatives que diurétiques.

55 [19]. Maintenant parlons des fruits de saison : Les fruits dont le noyau est recouvert de pulpe (ἐγκάρπια) ont plus de vertu laxative; les fruits verts en ont plus que les fruits secs. Voici les propriétés de chacun en particulier. Les mûres sont échauffantes, humectantes et laxatives; les poires bien mûres échauffent, humectent et lâchent le ventre; celles qui sont

[1] La courge, la bette, la blette, la patience relâchent; le chou fournit de bons sucs; son âcreté le rend un peu relâchant. *Affect.*, § 55. — L'auteur ajoute, § 56, que les légumes cuits sont relâchants s'ils ont naturellement de l'humidité, de l'âcreté et de la chaleur; on doit les donner tièdes et bien fondus.

dures resserrent. Les poires sauvages d'hiver, bien mûres, sont laxatives et purgent; si elles sont crues, elles sont astringentes. Les pommes douces se digèrent avec peine; celles qui sont aigrelettes, bien mûres, se digèrent plus facilement. Les coings sont astringents et ne poussent pas aux selles. Le suc de pomme arrête le vomissement et pousse aux urines; son odeur seule arrête quelquefois le vomissement. Les pommes sauvages sont astringentes; si on les fait cuire, elles le sont moins; leur chair est bonne contre l'asthme; leur décoction également. Les sorbes, les nèfles, les cornouilles, les autres fruits de l'automne sont astringents et acerbes. Le suc des grenades est laxatif, mais il a quelque chose d'échauffant. Les grenades vineuses sont flatulentes; les acides sont plus rafraîchissantes. Les grains de toutes les espèces de grenades sont astringents. Les concombres sont froids et de difficile digestion. Les melons sont diurétiques, laxatifs, mais venteux [1]. Les raisins, et surtout les blancs, sont chauds, humides, laxatifs. Les raisins d'un goût sucré échauffent beaucoup, parce qu'ils ont par eux-mêmes beaucoup de chaleur; les raisins verts échauffent moins, mais quand on en boit le jus, ils purgent davantage. Les raisins secs échauffent, mais évacuent; la figue verte humecte, évacue et échauffe; elle humecte, parce qu'elle a du jus; elle évacue à cause de la qualité douce de son suc; les plus mauvaises figues sont les premières venues, parce qu'elles sont alors le plus juteuses; les dernières sont les meilleures. Les figues sèches sont brûlantes, mais elles lâchent le ventre. Les amandes échauffent, mais elles nourrissent; elles échauffent à raison de leur huile; elles nourrissent, parce qu'elles sont charnues. Les noix rondes (*noix ordinaires?*) ont à peu près les mêmes qualités que les amandes. Les noix plates (*châtaignes??*) nourrissent et sont laxatives quand elles sont mûres; pelées, elles sont évacuantes et flatulentes; leur enveloppe est astringente. Les glands de chêne (*quercus ilex*), les glands proprement dits (*ceux du quercus esculus*), sont astringents, soit crus, soit grillés; bouillis, ils le sont moins.

56 [20]. Les viandes grasses sont fortement échauffantes, mais elles poussent aux selles. Les viandes marinées au vin dessèchent et nourrissent. (Voy. les Extraits du traité *Des affections*, p. 678, note 1); elles dessèchent à cause du vin, elles nourrissent par la chair; marinées avec du vinaigre, elles échauffent, mais moins à cause du vinaigre, et elles nourrissent assez. Si elles sont gardées au sel, elles nourrissent moins, parce que le sel les a privées de leur humidité; elles amaigrissent, dessèchent et sont assez laxatives. Voici comment on augmente ou diminue les facultés des divers aliments, en sachant que tous les êtres, animaux et végétaux, sont un composé de feu et d'eau, que c'est par ces deux éléments qu'ils croissent, que c'est dans ces deux éléments qu'ils se résolvent. On ôte la force aux aliments forts en les cuisant et en les refroidissant souvent tour à tour; on ôte l'humidité aux aliments humides en les faisant griller ou rôtir; ceux qui sont secs, on les mouille et on les arrose; ceux qui sont salés, on les mouille et on les fait cuire; ceux

[1] Melons et concombres sont diurétiques, relâchants, légers, rafraîchissants; ils calment la soif, nourrissent peu, mais ne peuvent produire qu'un mal insignifiant. *Affect.*, § 57.

qui sont amers et âcres, on les mélange avec les doux; les aliments astringents, on les mêle aux aliments gras. On peut, d'après ce que j'ai dit, se régler pour tout le reste. Le rôti et le grillé resserrent plus que ce qui est cru, parce que le feu en enlève l'humidité, la partie juteuse et la graisse. Lors donc que cette viande arrive au ventre, elle en attire l'humidité, bouche les orifices des petites veines, dessèche et échauffe, de sorte que les passages pour l'humide se trouvent interceptés. Tout ce qui provient des lieux desséchés, privés d'eau, secs et étouffés, est plus sec, plus chaud et donne plus de force au corps, parce que, à volume égal, les productions y sont plus pesantes, plus denses et plus nutritives, plus légères que celles des lieux humides, arrosés et froids. Ces dernières sont plus humides et plus froides. Il ne suffit donc pas de savoir quelles sont les facultés intrinsèques des céréales, des boissons et des viandes, il faut connaître encore de quel pays on les tire [1]. Lorsque avec les mêmes aliments on veut donner au corps une nourriture forte, il vaut mieux prendre les céréales, la boisson et les animaux dans les pays secs; si, au contraire, vous voulez la donner plus légère, plus humide, vous la prendrez des lieux fort arrosés. Les substances douces, âcres, salées, amères, acerbes, charnues, échauffent naturellement; il en est de même de celles qui sont sèches et de celles qui sont humides. Toute substance qui a en elle plus de particules sèches, dessèche et échauffe. Toute substance qui a en elle plus d'humide, humecte en échauffant et pousse plus aux selles que celle qui est sèche. Car, nourrissant davantage le corps, elle occasionne une révulsion dans le ventre, et en humectant elle relâche. Les substances chaudes et sèches, soit aliments, soit boissons, ne poussent ni aux crachats, ni aux urines, ni aux selles; elles dessèchent le corps pour la raison suivante: le corps échauffé perd l'humidité, dont les aliments consument une partie, tandis que l'autre partie est consumée pour alimenter le feu de l'âme, et qu'enfin une troisième partie, raréfiée et atténuée par la chaleur, s'exhale à travers les pores. Les substances douces, les grasses et les huileuses, remplissent beaucoup, parce que sous un petit volume elles sont très-extensibles. En s'échauffant, en entrant en diffusion, elles relâchent le chaud qui est dans le corps et calment son appétit. Les substances acides, les âcres, les âpres, les acerbes, celles qui sont grossières, sèches, ne remplissent pas, parce qu'elles ouvrent et purgent les orifices des veines, de sorte que, soit en desséchant, soit en incisant, soit en resserrant, elles excitent du froid dans l'humide que contient la chair, et le condensent en un petit volume, d'où résulte un grand vide dans le corps. Il faut donc user d'aliments de cette nature, quand on veut remplir avec peu ou vider avec beaucoup. Les substances fraîches donnent plus de force que les autres, parce qu'elles se trouvent plus près de l'état de vie. Les substances vieilles et faites poussent plus aux selles que les fraîches, parce qu'elles sont

[1] Les blés diffèrent, eu égard à la force et à la faiblesse, à la légèreté et à la pesanteur. — Les localités bien ou mal arrosées, exposées ou non au soleil, pourvues d'une bonne ou d'une mauvaise terre, contribuent à rendre chaque aliment plus fort ou plus faible. *Affections*, § 61.

plus proches de la fermentation putride. Les substances crues causent des tortillements et des rapports, par la raison que le ventre, plus faible que les substances ingérées, doit faire ce dont le feu était chargé (*c'est-à-dire, cuire les aliments*). Les mets préparés avec des sauces échauffent et engendrent de l'humidité, parce que les substances graisseuses brûlantes, échauffantes, qui toutes ont des propriétés dissemblables, se trouvent réunies. Les viandes salées ou vinaigrées sont meilleures, moins échauffantes.

57 [21]. Quant aux bains, voici ce qui en est[1] : ceux qu'on prend dans l'eau bonne à boire humectent et rafraîchissent, car elle communique au corps son humidité; si l'eau est salée, ils échauffent et ils dessèchent; car, étant chaude de sa nature, elle attire l'humidité du corps. Les bains chauds pris à jeun amaigrissent et refroidissent; car la chaleur fait sortir l'humidité du corps, et lorsque les chairs n'ont plus d'humidité, le corps se refroidit. Après le repas, ils échauffent et ils humectent, parce qu'ils dilatent sur une plus grande étendue les humeurs qui sont dans le corps. Le bain froid produit des effets tout contraires; si l'on est à jeun, il donne, quoique froid, une sorte de chaleur. Après le repas, il ôte, vu sa qualité sèche, l'humidité qui se trouvait dans le corps, et lui communique de la chaleur. Si l'on s'abstient de bains, le corps se dessèche par l'absorption de l'humidité. Il en est de même si l'on ne se frotte pas d'huile.

58 [22]. Les frictions avec de l'huile échauffent, humectent et assouplissent. Le soleil et le feu dessèchent, parce qu'étant chauds et secs, ils attirent l'humidité du corps. L'ombre et le froid modéré humectent, car ils donnent plus qu'ils ne prennent. Toute espèce de sueurs dessèche et atténue en raison de la déperdition de l'humidité du corps. L'acte vénérien amaigrit, humecte et échauffe. Il échauffe, à cause de la fatigue et de l'excrétion du liquide. Il humecte, parce qu'il reste dans le corps une humidité colliquative produite par le coït.

59 [23]. Les vomissements [de précaution] atténuent à cause de l'évacuation de la nourriture. Ils ne dessèchent cependant point, à moins que le lendemain on n'use du régime convenable; au contraire, ils humectent, parce qu'ils ont donné lieu de remplir le corps, et qu'il se fait une fonte de chairs dans les efforts du vomissement. Mais si le lendemain on laisse employer ces humeurs colliquatives à la nourriture du chaud, et qu'on ne passe que peu à peu aux aliments, alors les vomissements dessèchent. Le vomissement relâche le ventre resserré, et le resserre quand il est trop relâché, attendu qu'il humecte dans le premier cas, et qu'il dessèche dans le second. Lors donc qu'on veut supprimer les selles le plus promptement possible, on doit faire vomir après avoir mangé, avant que les aliments soient humectés et attirés vers le bas, on choisira de préférence les aliments acerbes et astringents; mais, quand on se propose de relâcher le ventre, on doit [avant le vomissement] laisser

[1] Les bains chauds pris avec modération assouplissent et font grossir; pris avec excès, ils humectent les parties sèches, et alors ils affaiblissent; ils dessèchent les parties humides, et alors ils causent de la sécheresse et de la soif. *Affections*, § 53.

séjourner le plus longtemps possible les aliments; aliments et boissons doivent être âcres et salés, gras et doux.

60 [24]. Le sommeil, quand l'estomac est vide, atténue et refroidit quand il n'est pas fort prolongé, car il évacue les humeurs. S'il est plus prolongé, il échauffe, fait fondre les chairs, fait tomber le corps en déliquium et l'affaiblit; mais quand on dort après le repas, le sommeil échauffe, humecte en facilitant la dissémination des substances nutritives dans toutes les parties du corps. Le sommeil dessèche particulièrement après la promenade du matin. Les veilles, à la suite du repas, nuisent en ce qu'elles empêchent l'aliment de se fondre; quand on n'a rien mangé, elles amaigrissent, il est vrai, mais elles incommodent moins. L'inaction humecte et affaiblit le corps; l'âme, restant tranquille, ne consume pas l'humide du corps; le travail dessèche et fortifie. Si l'on ne fait qu'un repas (*il s'agit de celui du soir*), cela amaigrit et dessèche; le ventre se resserre, parce que la chaleur de l'âme ne consume pas l'humide du ventre et des chairs. Quand on prend en outre le repas du matin, il en arrive tout autrement. L'eau chaude prise en boisson atténue; il en est de même de l'eau froide. L'air très-froid, aussi bien que les aliments et les boissons excessivement froides, condensent les humeurs du corps et resserrent le ventre à raison de la condensation et du refroidissement des humeurs; car cela surmonte l'humide de l'âme. Les excès de la chaleur épaississent les humeurs, à tel point qu'elles ne peuvent plus avoir de diffusion. Toutes les choses qui échauffent le corps, sans lui donner de la nourriture, quoiqu'elles ne dépassent même pas la mesure, ôtent à la chair son humidité; toutes produisent le refroidissement du corps; car l'humidité qui est dans le corps se trouvant évacuée, le *pneuma* est attiré et refroidit le corps qu'il remplit.

61 [25]. Je vais maintenant dire quels sont les effets des exercices : les uns sont naturels, les autres sont violents. Les exercices naturels sont ceux de la vue, de l'ouïe, de la parole, de la pensée. L'influence de la vue est celle-ci; l'âme se trouvant frappée des objets qu'elle voit, s'en émeut et s'échauffe; en s'échauffant, elle se dessèche par l'évacuation qui se fait de l'humide. Par l'ouïe, s'il s'y produit un son, l'âme est ébranlée et travaille, et en travaillant elle s'échauffe et se dessèche; par toutes les opérations de l'esprit, l'âme se meut, s'échauffe et se dessèche; en consumant l'humide, elle fatigue, vide les chairs et atténue le corps. Les exercices de la voix, tels que la parole, la lecture, le chant, mettent tous l'âme dans une agitation qui la dessèche, l'échauffe et lui fait consumer l'humidité du corps.

62 [26]. La promenade est aussi un exercice naturel, et le plus naturel de tous ceux dont il nous reste à parler; elle a cependant quelque chose de violent. Voici, quant à ses effets, ce qu'il en est. La promenade après le repas dessèche le ventre et le corps, et ne laisse point le ventre devenir gras. Quand l'homme se met en mouvement, les aliments s'échauffent autant que le corps; les chairs attirent donc les humeurs qui ne peuvent plus s'accumuler autour du ventre; aussi le corps grossit et le ventre diminue. La dessiccation arrive de la manière suivante : par l'agitation et par la chaleur consécutive du corps, la partie la plus subtile de la nourriture se consume; une portion est absorbée

par la chaleur naturelle; une autre se dissipe avec le souffle qui l'entraîne en s'échappant; une autre enfin sort avec les urines. Il ne reste donc que la partie la plus sèche des aliments; d'où il résulte que les chairs du ventre doivent nécessairement devenir sèches. La promenade du matin amaigrit aussi (*dessèche?*) : elle fait qu'on sent la tête plus légère, qu'on a les sensations plus vives, l'ouïe plus claire et le ventre plus libre; elle amaigrit, parce que le corps, une fois mis en mouvement, s'échauffe, et que l'humidité s'atténue et s'échappe; une partie s'évapore par le souffle, une autre s'en va avec la sécrétion nasale et les crachats, une autre est employée à la nourriture de la chaleur de l'âme; cette promenade relâche le ventre, parce que le ventre étant chaud, et l'air qu'on tire du dehors étant froid, le chaud cède la place au froid; elle rend la tête plus légère, parce qu'à mesure que le ventre se vide, comme il est chaud, il attire à lui l'humidité de tout le corps et de la tête. Celle-ci étant dégagée d'humeurs, la vue et l'ouïe étant mondifiées, on se trouve plus leste. Les promenades qu'on fait après les exercices du gymnase tiennent le corps pur, l'amaigrissent, en ce qu'elles empêchent que les chairs mises en colliquation par le travail de la promenade ne se rassemblent; au contraire, elles les purifient.

63 [27]. Voici l'effet des courses. Les courses longues avec des courbes (*peritrochasme ?*), et dont la rapidité augmente graduellement, échauffent les chairs, les cuisent et les résolvent; elles digèrent (*dominent?*) la force des aliments, laquelle réside dans la chair. Elles rendent le corps plus pesant et plus épais que ne le fait la course avec le cerceau. Elles conviennent davantage aux grands mangeurs, et plutôt en hiver qu'en été. La course, quand on la fait habillé, produit les mêmes effets; mais elle échauffe davantage, rend le corps plus humide, fait perdre la bonne couleur de la peau, parce que le corps n'est pas détergé par un air pur qui vient frapper sur lui, et qu'il se meut toujours dans la même atmosphère. Cette promenade convient aux personnes sèches; à ceux qui ont beaucoup de chairs et qui veulent la diminuer, et aux vieillards, à cause du froid de leur corps. Le *diaule* (*course qui consiste à parcourir deux fois le stade, aller et retour, en tournant la borne*) et la course à cheval en plein air fondent moins les chairs, mais amaigrissent davantage, parce que ce genre d'exercice se fait aux dépens des parties extérieures de l'âme, révulse l'humeur des chairs, atténue le corps et le dessèche. La course en rond ne fond presque point les chairs, elle les atténue cependant et les resserre, surtout celles du ventre, parce que la fréquente respiration à laquelle on est obligé fait que les humeurs sont le plus fortement attirées.

64 [28]. Les secousses latérales (*succussions*, comme le veut M. Littré, ou plutôt *courses dans lesquelles on agite les bras sur les côtés du corps*), quand elles sont rapides, ne conviennent pas aux individus secs, car elles causent des distensions [musculaires] pour la raison suivante : le corps étant échauffé, la peau s'amincit extrêmement; elles resserrent moins les chairs que la course en rond, et elles font perdre au corps son humidité. Les bonds et les soulèvements n'échauffent presque point les chairs; ils rendent le corps et l'âme plus

alertes, et ils font sortir le *pneuma*. La lutte et les frictions agissent particulièrement sur les parties extérieures du corps : elles échauffent les chairs, les fortifient et les font croître, pour les raisons suivantes : la friction foule les parties qui sont compactes par nature, et dilate les cavités ; les vaisseaux, par exemple ; les chairs échauffées et desséchées attirent à elles la nourriture par les veines ; voilà comment elles augmentent de volume. La lutte sur le sable produit à peu près le même effet que la lutte debout. Cet exercice dessèche cependant davantage, à cause de la poussière, et donne moins de chairs. La lutte au poignet (*espèce de lutte qui consistait à se pousser main contre main; elle préludait au pugilat*) amaigrit le reste du corps en attirant les chairs vers les parties supérieures. Le *corycos* (*exercice du sac rempli de grains ou de sable, et qu'on faisait balancer fortement pour l'arrêter ensuite avec les mains*) et la gesticulation réglée (*soit pour le pugilat, soit pour la danse*) produisent à peu près les mêmes effets [que l'espèce précédente de lutte]. La rétention du souffle (voy. Oribase, t. I, p. 656, note de la page 484, l. 10-14) rend la peau plus mince et peut chasser l'humidité qui est sous elle.

65 [29]. Les exercices dans la poussière, et ceux où l'on use d'huile présentent les différences suivantes · le sable est froid et l'huile est chaude ; pendant l'hiver l'huile fait croître davantage les chairs parce qu'elle empêche que le froid ne leur fasse éprouver des pertes ; mais, pendant l'été, l'excès de chaleur de l'huile fait fondre les chairs quand elles sont échauffées par le chaud de la saison, des exercices et de l'huile, la poussière pendant l'été facilite l'accroissement des chairs en rafraîchissant le corps, et en ne lui permettant pas de prendre trop de chaud ; mais dans l'hiver il augmente le froid, il glace le corps. Il est donc avantageux durant l'été de se tenir dans le sable après les exercices pendant peu de temps ; cela rafraîchit. Si on y reste trop longtemps, cela dessèche le corps et le rend dur comme du bois. Les frictions avec un mélange d'huile et d'eau amollissent et empêchent le développement d'une grande chaleur [1].

66 [30]. Au sujet des lassitudes du corps, on observera que les hommes qui ne font aucun exercice sont courbatus par le moindre travail, car aucune partie de leur corps n'est habituée à aucune peine. Ceux qui font des exercices

[1] Si l'auteur du traité *Du régime* est partisan déclaré des exercices bien réglés, il ne l'est pas des gymnases, où les exercices étaient devenus un métier; écoutez-le plutôt :

« Le gymnase est l'art d'y élever des enfants ; voici ce que c'est : on y enseigne à se parjurer suivant la loi, à être injuste justement, à tromper, à voler, à ravir, à prendre de force ce qu'il y a de plus beau comme ce qu'il y a de plus laid ; celui qui ne fait pas ainsi est mauvais, celui qui fait ainsi est bon ; là se montre la déraison du vulgaire ; on regarde cela, on choisit comme bon un d'entre tous, et l'on juge les autres mauvais ; beaucoup admirent, peu connaissent. On vient au marché et on en fait autant ; on trompe en vendant et achetant ; celui-là est admiré qui trompe le plus. Buvant et saisi de transport on en fait autant. On court, on lutte, on combat, on vole, on trompe. Les comédiens et les trompeurs disent, devant des gens qui le savent, certaines choses et en ont d'autres dans l'esprit ; ils sortent les mêmes et rentrent non les mêmes ; seul l'homme peut dire une chose, en faire une autre, n'être pas le même en étant le même, et tantôt avoir une pensée, tantôt en avoir une autre. »

(*Trad. de M. Littré.*)

sont courbatus quand ils en font auxquels ils ne sont point habitués ; on se fatigue aussi dans les exercices ordinaires, quand on les pousse trop loin. Telles sont donc les diverses espèces de courbatures. Voici maintenant quels sont leurs effets : comme les gens qui ne font pas d'exercice ont les chairs humides, ils s'échauffent lorsque le corps est en exercice, les chairs tombent dans une colliquation considérable ; ce qui est expulsé par les sueurs ou par le souffle ne fait souffrir aucune autre partie que celle où s'est produite l'évacuation inaccoutumée ; mais ce qui reste de la colliquation donne de la fatigue, non-seulement aux parties qui ont éprouvé une déperdition inaccoutumée, mais à celles qui reçoivent le liquide non évacué, parce que ce liquide n'est plus en rapport alimentaire avec le corps, mais il lui est contraire. Elle ne peut point se fixer convenablement avec les parties qui n'ont pas de chairs, mais elle se fixe sur les parties charnues ; il en résulte des malaises jusqu'à ce qu'elle soit aussi éliminée à son tour. Comme elle n'a point de mouvement circulaire, elle reste en place et s'échauffe avec tout ce qui vient s'y ajouter. Si donc cette portion de chairs fondues est abondante, elle surmonte ce qui est sain, de sorte que tout le corps devient en même temps chaud et qu'il se produit une fièvre intense. En effet, le sang étant échauffé et attiré, les parties liquides qui sont dans le corps accomplissent un mouvement circulaire rapide ; le reste du corps se purifie ensuite au moyen du souffle ; l'humeur amassée, échauffée, s'atténue et est poussée hors des chairs vers la peau : c'est ce qu'on nomme sueur chaude. Après que cette humeur est sortie, le sang revient à son état naturel, la fièvre finit ; cette courbature se dissipe communément vers le troisième jour. Voici comme on soigne ce genre de lassitude : on dissout l'humeur condensée au moyen de fumigations, de bains chauds et de promenades modérées, afin que les chairs soient purgées ; pour maintenir l'évacuation des chairs, on use d'aliments peu abondants et atténuants ; on fait pendant longtemps des frictions douces avec de l'huile, afin de ne pas échauffer trop fortement. Il convient aussi de recourir à des onctions faites avec des substances propres à favoriser les sueurs et émollientes, et de se coucher sur un lit mou. Pour ceux qui, tout en s'exerçant habituellement, ont fait des exercices inaccoutumés, voici comment la courbature se produit : toute partie du corps qui a été exposée à la fatigue prend nécessairement une chair humide par la fatigue à laquelle elle n'était pas habituée, comme cela arrive pour tout le corps aux gens inexercés [et qui se fatiguent], nécessairement aussi les chairs se fondent, il se forme une attraction et une concentration d'humeurs, de la manière que nous l'avons dit pour le premier cas. Il convient de recourir à la médication suivante : revenir aux exercices accoutumés, afin d'échauffer les humeurs rassemblées, par conséquent de les atténuer, d'en purger le corps et de ne pas permettre que le reste du corps se remplisse d'humeur et demeure inexercé. On doit aussi, dans ce cas, user de bains chauds et employer les frictions. On n'a pas besoin de faire de fumigations. Le travail des exercices suffit pour échauffer, atténuer et purger les humeurs amassées. Voici comment se produit la courbature que causent les travaux accoutumés. Les exercices ordinaires, quand ils sont modérés, n'occasionnent point de courbature; mais si l'on s'y livre immodérément, ils dessèchent les chairs outre mesure; comme elles sont privées de l'humidité, on est pris de chaleur, de souffrance et de frisson, et si on n'est bien soigné, on tombe dans des fièvres de longue durée. On doit commencer par se baigner avec peu d'eau, qui ne soit pas très-chaude; au sortir du bain, boire un vin mou, manger le plus possible et des mets variés, tremper son vin, mais en boire beaucoup et du mou; on doit longtemps garder ces aliments, jusqu'à ce que les veines remplies se gonflent; après quoi on vomira et on se couchera mollement après être resté quelque temps debout; puis on augmentera insensiblement pendant six jours les aliments et les exercices accoutumés : c'est le temps nécessaire avant de pouvoir arriver à boire et à manger comme à l'ordinaire. Ce traitement a la vertu suivante : il humecte sans cesse le corps desséché à l'excès. Si donc il était possible de connaître jusqu'où s'étend l'excès de la fatigue causée par les exercices, et par conséquent d'y remédier par une juste proportion des aliments, cela serait très-avantageux; mais, dans les conditions actuelles, l'une de ces deux choses est impossible, l'autre est facile. En effet, lorsque le corps est desséché, que des aliments de toute espèce sont ingurgités, chaque partie du corps prend de la nourriture ce qui lui en convient particulièrement, et, après que le corps est ainsi rempli et humecté, il rejette de nouveau le superflu; l'estomac ayant été vidé par le vomissement, le ventre se trouvant vide jouit de sa force révulsive (*attractive*). Les chairs se débarrassent donc de l'excès d'humeurs dont elles sont imbibées, sans se défaire de celle qui est dans une juste mesure, à moins que ce ne soit par la force des exercices, des remèdes, ou de quelque autre action révulsive. Le corps se rétablira ensuite entièrement en revenant peu à peu au genre de vie ordinaire.

L'auteur du traité *Des affections* (§ 47-60) a aussi étudié les propriétés des substances nutritives, surtout en ce qui concerne l'alimentation des malades; il commence par quelques généralités sur la manière de déterminer ces propriétés, et il entre ensuite dans quelques détails sur les qualités des substances les plus généralement employées dans le régime diététique, soit des malades, soit des gens bien portants. Voici le résumé des considérations générales : pour chaque paragraphe du second livre *Du régime*, j'ai donné, quand il y avait lieu, des extraits ou une analyse des paragraphes correspondants du traité *Des affections*. On verra que les doctrines des deux auteurs ne diffèrent pas sensiblement, et qu'ils sont au même niveau pour leurs connaissances hygiéniques. — § 46. On règle ainsi l'alimentation des malades : d'abord des potages, puis les aliments solides, et par-dessus un vin odorant; avant les potages ou les aliments solides, examinons bien l'état corporel et mental. — § 47. Les aliments qui ont des propriétés manifestes, telles que causer des flatuosités, des renvois, etc., doivent être pris comme types pour déterminer les propriétés moins manifestes des autres espèces d'aliments, car tous en ont, les uns d'obscures, les autres d'évidentes. Pour les malades, on choisira des substances qui, sous un volume modéré, prises, soit de loin en loin, soit journellement, ne produisent aucun accident et passent bien. Les meilleurs aliments sont ceux qui, sous un petit volume calment la faim et la soif, demeurent et produisent des selles en rapport avec la quantité ingérée. Les aliments forts et qui du reste se comportent de même, donnent beaucoup de chair et une chair dense. Les aliments gras et le fromage, le miel, le sésame, produisent des désordres intestinaux. (Au § 55 il est cependant dit que le fromage et le sésame engendrent le phlegme, mais sont restaurants. Voy. aussi plus bas pour le miel.) Donnez aux malades des aliments conformes à la maladie et à la complexion ; alors le corps consomme tout au profit de la complexion et au désavantage de la maladie. — § 50 Les aliments les meilleurs pendant l'état de santé sont précisément ceux qui, pris en excès ou à contre-temps, produisent les maladies et la mort. — Les aliments faibles pour faire du bien, sont faibles aussi pour faire du mal. Les aliments forts sont le pain, la maza, la viande, le poisson, le vin, toutefois avec des degrés divers. (Même remarque § 61, *méd.*) — § 51. Aux personnes qui suivent un régime sec, on ne donne à boire que longtemps après le repas. — § 52. Les aliments peu nourrissants et légers n'incommodent pas, se digèrent vite, produisent des selles rapides, mais procurent peu de nourriture au corps. C'est le contraire pour les aliments forts. On use donc des uns ou des autres, suivant qu'on veut atténuer ou restaurer. — Les viandes chaudes et le pain chaud, pris seuls, dessèchent. — § 55. Les aliments chauds et secs resserrent, parce qu'ils absorbent l'humidité du corps ; ils relâchent, au contraire, s'ils sont humides. Les aliments astringents contractent et resserrent ; les acides sont incisifs et atténuent ; les salés portent aux selles et aux urines ; les onctueux et les doux engendrent du phlegme, mais restaurent. — § 61. Quand on a l'habitude de manger du pain, on en prendra aussi pendant la maladie. Si on prend plus d'aliments que de coutume, ou si on ne digère pas la portion accoutumée, le mieux est de vomir. Les fruits verts et les fruits à écailles ne profitent que s'ils sont pris au commencement du repas. Le vin pur, en échauffant le corps, dissipe les accidents intestinaux causés par les aliments. Les mêmes aliments et les mêmes boissons ne produisent pas les mêmes effets, attendu que le canal intestinal ne se trouve pas toujours dans le même état. Dans les fièvres intermittentes, on alimente après l'accès, en tâchant que l'accès suivant n'empiète pas sur la digestion. Excellence du vin et du miel[1], dans l'état de santé ou de maladie, qu'ils soient seuls ou mêlés à d'autres substances ; mais il faut les administrer à propos. — Les substances alimentaires bonnes dans l'état de santé doivent être affaiblies dans l'état de maladie.

[1] Au § 68 il est dit que le miel mangé avec autre chose donne bon teint et restaure, mais que mangé seul il atténue en poussant trop aux urines et aux selles.

FIN.

ADDENDA.

Page 10, ligne dernière de la note 7, ajoutez : On remarquera cette phrase du traité *Des femmes stériles* (§ 242, t. VIII, p. 457) : Quand une femme avorte malgré elle *et sans vouloir se débarrasser de son fruit*. Notez aussi que dans le traité *Des chairs* (§ 19, t. VIII, p. 610), l'habitude où les filles publiques étaient de se faire avorter est présentée comme toute naturelle.

P. 22, l. 17, lisez : on trouve ces passages ; et l. 23, après *inexpérience*, ajoutez : — « Celui qui connaîtrait la cause des maladies serait en état de prescrire ce qui est utile en tirant des contraires les moyens thérapeutiques. » — *Ibid.* après 90, ajoutez -92.

P. 24, l. 11, ajoutez : Voy. aussi dans l'*Appendice*, p. 623, le § 44 du même traité, sur les *réalités et les non-réalités*.

P. 40, dernière ligne de la note 9, ajoutez : Voy. aussi p. 631, le commencement du § 17 du traité *De la maladie sacrée*.

P. 41, dernière ligne de la note 12, après *avancées*, ajoutez : cf. *Femmes stér.* § 233. — Après Voy. *De l'art*, § 8, *init.*, ajoutez : ainsi que la note 59, p. 48.

P. 65, aux passages tirés de divers ouvrages de la Collection hippocratique sur l'emploi des éponges, ajoutez le suivant : « Là où il est besoin de peu d'eau douce, on se sert d'une éponge ; cet emploi est ce qu'il y a de mieux pour les yeux et pour les excoriations de la peau elle-même. » *Usag. des liquides*, § 1, t. VI, p. 118. — Voy. aussi le traité *De la bienséance*.

P. 72, note 34, l. 11, après : *avec des compresses.* », ajoutez : Cf. *Lieux dans l'homme*, § 29.

P. 87. Voici le passage des *Épid.* (VI, I, 15, t. V, p. 276) auquel il est renvoyé à propos de la sentence 84 : « La hardiesse du regard, l'impossibilité de tenir l'œil ouvert (suiv. Gal.) ; ou le mouvement continuel de l'œil (d'après Palladius) et le reploiement de la paupière, sont des signes fâcheux. »

P. 160, l. 3, après *qui ferment l'œil*, ajoutez : Voy. Galien, *Utilité des parties*, X, IX, t. I de mon édit., p. 633, et la note 1. Dans ce passage se trouve, à mon avis, la véritable explication de καμπύλος.

P. 164, à la note 28, ajoutez : On lit dans *Épid.* VI, I, 10, t. V, p. 270 : « Les abcès (φύματα) qui proéminent au dehors, et ceux qui vont en s'effilant et qui se terminent en pointe, et ceux qui arrivent uniformément à coction, dont les parties environnantes ne sont pas dures, qui se ramollissent par la partie inférieure, qui ne sont pas divisés en deux, sont dans les meilleures conditions ; ceux qui se comportent d'une façon opposée sont mauvais ; quand les caractères sont très-opposés [à ceux que je viens d'énumérer], les abcès sont très-mauvais. »

P. 166, note 33, à la fin, ajoutez : Voy. aussi, p. 633, le § 7 de l'*Append. au traité Du régime dans les maladies aiguës*.

P. 169, note 46, l. 4, après *de la poitrine*, ajoutez : On ne voit pas bien non plus dans *Mal.* I, 26, t. VI, p. 192, si l'auteur a bien distingué la *plèvre* proprement dite du *côté* en général.

P. 176, note 75, à la fin, ajoutez : Dans *Affect.* 4, t. VI, p. 212, on lit : « Quand la luette (σταφυλή) devient pendante et cause de la suffocation, état que quelques-uns appellent *gargareon*, on recourra sur-le-champ aux gargarismes préparés ainsi qu'il est prescrit dans le traité *Des remèdes* (ouvrage perdu). Si après cela la luette ne diminue pas de volume, on rasera d'abord le derrière de la tête, puis on y appliquera deux ventouses, on tirera autant de sang qu'il est possible, et on révulsera en arrière la fluxion pituiteuse. Si même à l'aide de ces moyens on ne parvient pas à combattre le mal, on incise la luette avec un *machaire*, pour en faire sortir l'eau; mais on doit pratiquer cette incision quand l'extrémité est devenue un peu rouge. Mais si on opère avant ce temps, la luette est exposée à s'enflammer, et il peut arriver alors une suffocation soudaine. Cette affection provient aussi du phlegme, lorsqu'il descend en abondance de la tête échauffée. »

P. 217, 240 et 246, après les *Coaques*, 304, 512 et 573, ajoutez : (*Aph.* IV, 11). — (*Aph.* III, 29 à 31). — (*Aph.* IV, 37).

P. 228, l. 2, après (*Pronostic* 17, *initio*, ajoutez : *Lieux dans l'homme*, § 14, *fine*.)

P. 236, l. 5, ajoutez après (*Aph.* VII, 29; *Malad.* II, 71, *init.*)

P. 238, sent. 498, à la fin; ajoutez : Voy. dans l'*Append.*, p. 649, *Plaies de tête*, § 13, *fine*.

P. 238, sent. 501, l. 5, après *fractures douteuses*, ajoutez : Voy. *Plaies de tête*, § 12.

P. 265, note 63, l. 24, après le n° 358, ajoutez : Voy. aussi *Malad.* I, 7, t. VI, p. 152; *De la dentit.*, § 7, t. VIII, p. 544.

P. 275, note 104. Ajoutez à cette note le passage suivant du livre I des *Malad.*, § 17, t. VI, p. 170 : « Les empyèmes se forment dans le ventre inférieur, surtout lorsque du phlegme ou de la bile se rassemble abondamment entre la chair et la peau; mais il s'en forme aussi soit à la suite de spasmes, soit lorsqu'un petit vaisseau est rompu par suite de convulsion ; le sang extravasé pourrit et devient du pus. S'il arrive que ce soit la chair qui éprouve une convulsion ou une contusion, elle attire, des veinules qui l'avoisinent, le sang qui pourrit et se convertit en pus. Dans ce cas, si la collection se porte au dehors et que le pus sorte, on guérit; si, au contraire, le pus s'échappe et s'épanche spontanément en dedans, les malades sont perdus. Il n'est pas possible que le pus amassé dans le ventre inférieur se comporte comme dans le ventre supérieur, mais il se forme dans des tuniques et constitue des tumeurs; s'il marche de dehors en dedans, il est difficile de reconnaître sa présence, attendu qu'on ne peut pas la constater par la succussion. On la reconnaît surtout par la douleur là où elle se fait sentir, et si l'on fait sur le point soupçonné une application d'argile à potier ou de toute autre substance analogue, elle se dessèche promptement. »

P. 278, à la suite de la note 123, ajoutez : On lit dans *Mal.* III, 12 et 13, t. VII, p. 133, les passages suivants sur le tétanos et l'opisthotonos : « Quand on est pris de tétanos, les mâchoires deviennent roides comme du bois; la bouche ne peut pas s'ouvrir, les yeux larmoient et sont déviés; le dos devient inflexible; les jambes ne peuvent plus se plier; il en est de même des bras; le visage rougit; le malade souffre beaucoup; et quand il est au moment de mourir, il rejette à travers les narines la boisson, le potage et le phlegme. Il succombe le troisième jour, ou le cinquième, ou le septième, ou le quatorzième. — Quand il y a opisthotonos, les accidents sont en général les mêmes, mais le spasme (l'incurvation) s'opère d'avant en arrière; parfois le malade crie; les douleurs sont violentes; et parfois il ne peut ni plier les jambes, ni étendre les bras; car le coude se fléchit, les doigts font poing, et en général le pouce est enveloppé par les autres doigts; le malade délire quelquefois; il ne peut se contenir; il lui arrive même de se lancer quand la douleur est pressante; mais lorsque la douleur se calme, il se tient en repos. Dans certains cas encore, au moment de l'invasion du mal, les patients deviennent aphones, *maniaques* ou mélancoliques. Dans cette affection, la mort arrive le troisième jour, après que la voix s'est déliée (cf. *Coaque* 355), et on rejette par les narines; mais s'il arrive qu'on dépasse quatorze jours, on guérit. »

P. 282, sous-note 1, aux passages cités à propos des bruits qu'on entend dans la poitrine, ajoutez *Épid.* VII, 12, 14, 25, 26, 27, 39, 48, 51; *Des mal.* II, 59; *Aff. int.* 6, 10.

P. 283, note 145, l. 19-20, lisez : (*Des mal.* II, 47, t. VII, p. 64 suiv.; cf. aussi § 60 et 61, p. 92 suiv. (opér. par cautéris.), et III, 16, p. 142 suiv.

P. 306, l. 1, après *Des vents*, ajoutez : § 5 et 6, t. VI, p. 96 et 98. — Voy. aussi dans ce vol. l'*Append.* p. 618 et la note 1 de la p. 680.

P. 306, à la fin de la note 1, ajoutez : Cf. Gal. *Comm.* in lib. *De nat. hom.*, II, 4, t. XV, p. 121, 122.

P. 361, l. 2, après *par la loi*, ajoutez : (: cf. *Articul.*, § 53).

P. 372, note 12, l. 4, après *Aph.* V, 38, ajoutez : *Malad.* I, 5, *init.*, t. VI, p. 146).

P. 373, note 20, à la fin, ajoutez : Voy. le curieux et savant ouvrage de M. Flourens intitulé : *De la longévité humaine et de la quantité de vie sur le globe*. Paris, 1855, in-18.

P. 381, sous-note, ajoutez : l'auteur du traité *Des affect. internes*, § 14, t. VII, p. 202, dit : τὸν καυλὸν ὑπὸ τῆς ὀδύνης τρίβει.

P. 385, à la fin de la note 53, ajoutez : M. Reinaud (*Relations des voyages faits par les Arabes et les Persans dans l'Inde et à la Chine, etc.*, ouvrage rempli de documents précieux) a montré que les Arabes, les nobles surtout, avaient et même ont encore dans quelques contrées, l'habitude d'allonger la tête des nouveau-nés.

P. 471, note 58, à la fin de la note, ajoutez : Voy. cependant *Malad. des femmes*, II, 127, où l'on voit aussi que παρθένος signifie non-seulement *qui n'est pas nubile*, mais encore *qui n'est pas mariée;* en un mot, la *fille* par opposition à la *femme*.

P. 517, note 24, l. 3, après p. 305, ajoutez : t. VI, p. 538, note 9.

P. 555, Pour les *Aph.* 16 à 22, voy. *Usage des liquides*, 1 et 6; *Fractures*, 36; *Mochl.*, 33 (froid nuisible aux fractures compliquées); *Articul.*, 11; *Usage des liq.*, 2 (chaud ennemi des nerfs).

P. 585, note 13, à la fin de la note, ajoutez : Dans le traité *Des malad.* I, 16, t. VI, p. 170, il est dit qu'on ne peut rien savoir, comme quelques-uns le croient, sur l'époque *précise* de la terminaison des maladies, à cause de la différence dans la force de résistance que présente chaque individu et la dissemblance des mêmes saisons; aussi on meurt, on guérit, on souffre dans toute saison.

P. 589, à la fin de la note 15, ajoutez : Voy. sur les rapports de cet *Aph.* avec *Epid.* VI, VII, 1, Littré, t. V, p. 260, 261. — Dans *Humeurs*, § 4, *fine*, t. V, p. 482, on lit : « Les parties voisines du siége des maladies et celles qui leur sont communes sont particulièrement et les premières affectées. » — Cf. *Articul.* § 53.

P. 599, note 32, l. 10, après *d'avortement*, ajoutez : cf. dans ce volume, p. 664 le § 25 du livre I *Des maladies des femmes*.

P. 604, note 16, à la fin de la note, ajoutez : Dans le traité *De la nat. de l'enfant*, § 20, t. VII, p. 510, on lit : « Les eunuques ne deviennent pas chauves, parce qu'ils n'éprouvent point de mouvement violent; chez eux le phlegme ne s'échauffe pas dans le coït, et ne brûle pas les racines des cheveux. »

P. 606, note 13. Ne s'agit-il pas dans l'*Aph.* VII, 24, des accidents qui suivaient quelquefois l'administration de l'ellébore? Voy. p. 292.

CORRIGENDA.

Page 8, note 6, ligne 4, *lisez* Opsopœus
— 24, l. 10, *lisez* § 46
— 45, l. 1, *lisez* spumosus
— *Ibid.* l. 10 de la note 46, *lisez* συνεωρᾶτο
— 57, l. 1, *lisez* du médecin], et des
— 65, note 7, l. 35, *lisez* j'aurai encore
— 71, note 30, l. 1, *lisez* 144
— 74, note 2, *lisez* Cf. Gal. *Comm.* I
— 100, note 8, l. 8, *lisez* note 13 du § 6
139, § 7, l. 5, *lisez* s'il existe une forte pulsation
— 159, l. 20, *lisez* qui paraît être aussi celui
— 163, note 26, l. 1, *lisez* n'appelle pas
— 164, note 28, l. 4, *lisez* apostèmes
— 166, note 37, l. 2, *lisez* paragraphe. M. Posthumus
— 264, note 55, *lisez* Voy. pour ce qui regarde le *lethargus*, etc., la note addit. aux *Épidémies*, p. 471.
— 268, note 76, l. 2, *lisez* *De loc. aff.* II, VIII, t. VIII.
— 269, *mettez* 2 avant le mot L'auteur (2ᵉ sous-note).
— 273, note 94, l. 4, *lisez* (en avant)
— 288, note 171, l. 3, *lisez* cette section des *Coaques*
— 290, note 181, l. 16, *fermez* la parenthèse après le mot *anus*)
— 304, note 6, *supprimez* le point après le mot fen
— 347, § 4, l. 17, *lisez* et boivent peu, car
— 368, note 1, l. dernière, *lisez* Oribase
— 368, note 2, l. 9, *lisez* (*Deipnos.* II, 25, p. 46 c.)
— 375, note 30, l. 1, *lisez* κῆλαι.
— 457 à 463 en titre courant ÉPIDÉMIES, LIV. I,
— 590, note 24, l. 12, *lisez* et ma note *Sur l'antiquité de la peste* dans *Rapport à l'Acad.*, etc.

INDICATION DES PRINCIPALES NOTES[1].

A

PAGES

Abcès (voy. aussi φῦμα)........ 71
Affusions (leur emploi en chirurgie. — Extrait du traité *De l'officine* sur ce sujet)........... 66
Αἰγίς (sens de ce mot).... 271 et 643
Ἀλλοφάσσοντες (sens de ce mot).. 174
Ἀλυσμός (sens de ce mot)....... 160
Anthrax..................... 467
Aphorisme (sens du premier).... 571
Apoplexie (voy. Paraplégie).
Ἀτέραμνος (sens de ce mot)...... 378
Auscultation (antiquité de l').... 282
Voy. *Addenda.*
Avortement (ce qu'on en pensait dans l'antiquité)............ 9
Voy. *Addenda.*
Avortement (la maigreur, cause de l')...................... 597

B

Bains .... 517 et 518
Βλητός (*frappé*, sens de ce mot).. 513
Βουβών (sens de ce mot)........ 259
Bulles qui se forment sur la langue. 280

C

Calvitie chez les phthisiques.... 595
Καμπύλος et ῥικνός (sens de ces mots) 159
Voy. *Addenda.*
Caractères (sur les — qui se trouvent à la suite des observations des *Épidémies*)............. 464
Καρκῖνοι κρυπτοί (sens de ces mots) 604
Cataplasmes (leur application autour des plaies)............. 72
Καταφορά (voy. Κῶμα).
Καθαίρεσθαι (sens de ce mot)..... 573
Voy. aussi 574
Causus (voy. Fièvres).

PAGES

Κέδμα (sens de ce mot).......... 388
Κενεαγγείη (sens de ce mot)...... 573
Κενεών (sens de ce mot)........ 165
Κήλη (tum. scrotale ou test.).... 375
Chairs (régénération des)....... 603
Chairs (leurs cavités) 44
Chaleur des diverses parties du corps dans les maladies...... 513
Chars des Scythes............. 386
Χλωρός (sens de ce mot)......... 156
Χοιράδες (écrouelles)........... 290
Choléra...................... 636
Chordapsus (ce que c'est)....... 290
Κιρσός (*varice*)................ 67
Climats (influence des — sur les *signes*)................... 177
Κοιλίη (sens de ce mot d'après Étienne).................. 163
Κοιλίης περίπλυσις.............. 99
Collections purulentes dans le ventre.................... 275
Voy. *Addenda.*
Côma et Cataphora (sens de ces mots)..................... 97
Conception (moy. qui favorisent la) 388
Consomption dorsale........... 600
Cornée (opacités de la)... 271 et 643
Κόρυζα (sens de ce mot)......... 170
Cotylédons de la matrice....... 597
Coxalgie..................... 605
Κραιπάλη (sens de ce mot)....... 371
Κρήγυον (sens de ce mot)........ 257
Κρίσις (sens de ce mot) 576
Κυκεών (sens de ce mot)......... 517
Κύκλος ou κύτος τῆς κεφαλῆς....... 44

D

Délire (mots qui servent à exprimer les diverses espèces de)... 461
Délire férin (ce que c'est)....... 102

[1] Je ne comprends ici que les notes qui portent sur le fond même des choses; il serait trop long et, du reste, très-difficile d'énumérer celles qui regardent la constitution ou l'interprétation du texte.

PAGES

Delirium tremens potatorum.... 464
Dépôts 588
Dépôts (extraits du traité *Des humeurs* sur les).............. 476
Διαπύημα (sens de ce mot)....... 164
Voy. *Addenda.*
Διάφυσις (ce que signifie ce mot). 44
Δίφροι (siéges)................ 64
Divin (sur le — dans les maladies)................ 155 et 319
Δυσάνιος (sens de ce mot)....... 470

E

Eaux douces et salées (leur mélange).................... 380
Eaux (que les bonnes — mises en contact avec le vin perdent vite leurs qualités).............. 378
Eaux (leur pesanteur).......... 368
Eaux (purification des)......... 379
Ἔκθλιψις (sens de ce mot). 271
Ἔκθυμα (sens de ce mot)....... 468
Éducation (compar. de l'— avec l'agriculture)............... 46
Ἕλκος (sens de ce mot)......... 71
Ellébore (accidents qu'il cause).. 292
Voy. *Addenda.*
Empédocle (mention d')........ 616
Ἔμπυος (sens de ce mot)....... 172
Empyème (diagnostic de l')..... 171
Empyèmes traumatiques (extrait des livres I et II *Des maladies* sur les).............. 282 et 284
Épanchements abdominaux..... 608
Voy. *Addenda.*
Ἡπατικός (sens de ce mot)...... 286
Ἠπίαλος (sens de ce mot)....... 372
Épilepsie (que l' — vient de l'air). 629
Ἐπινυκτίς (sens de ce mot)...... 372
Ἐπίφορος (sens de ce mot). 111 et 290
Éponges (leur emploi en médecine et en chirurgie)............. 65
Voy. *Addenda.*
Esquinancie (voy. Συνάγχη).
Eunape loue le médecin Ionicus pour son habileté à mettre un bandage.................... 66

PAGES

Eunuques.................... 388
Voy. *Addenda.*
Εὔτονος (sens de ce mot)........ 373
Évacuations (extraits du traité *Des humeurs* sur les)........ 578
Ἕξις (sens de ce mot).......... 516

F

Fièvres à bubons.............. 590
Fièvres lipyries (ce que c'est)... 262
Fièvres qui viennent des hypocondres.................... 107
Fièvres nocturnes............. 468
Fièvres rémittentes et pseudo-continues.................. 471
Fistules (voy. Σύριγγες).
Flux enveloppant (περίῤῥοος) 294 et 458
Fomentation 513
Frappé (voy. Βλητός).
Fromage de jument............. 387

G

Glaucôme.................... 586
Grandes lèvres (infiltration des). 291
Gymnases (opinion d'Hippocrate sur les).................... 689
Gymnase et palestre........... 457

H

Hémorroïdes.................. 601
Hydropisies (extraits de l'*Append. au régime dans les maladies aiguës* et du traité *Des malad.*, liv. IV sur les) 164
Hydropisie de la matrice....... 375

I

Iléus........................ 293
Iléus (espèces particulières d') .. 118
Ἴονθος (sens de ce mot)........ 464
Ἶξις (sens de ce mot).......... 512

J

Jours critiques................ 590

L

Λειποθυμία (sens de ce mot)...... 166
Léthargus (voy. Fièvres).

Pages

Λευκοφλεγματία (sens de ce mot).. 288
Lientérie (sur la)............. 286
Luette (voy. Σταφυλή).
Lumière (sur son emploi dans les opérat. — Extr. de l'*Officine*).. 64

M

Macrocéphales............... 385
Voy. *Addenda*.
Maillots (usage des)........... 387
Maladies (origine des).... 618 et 624
Maladie de Bright............. 607
Maniaques (affections).......... 374
Marais (leur influence)......... 376
Μαρμαρυγαί (sens de ce mot).... 177
Maza (sens de ce mot)......... 516
Médecin (que le — doit avoir éprouvé toutes les maladies).. 63
Médecine (enseignement de la — dans l'antiquité)........... 7
Médecine (définitions de la)..... 40
Médecine (division de la — au temps d'Hippocrate)......... 7
Médecine (son impuissance dans certains cas ; ne pas la compromettre en traitant ce qui est incurable)............. 41 et 48
Voy. *Addenda*.
Μελίκρατον (*mélicrat*, sens de ce mot)..................... 512
Métaux minéralisateurs de l'eau. 377
Météorologie (ce qu'Hippocrate en pensait).................. 370
Mois (longueur des)........ 173-174
Μυλόω (mot fort obscur)........ 289

N

Néphrite (ce que c'est)......... 290
Nerfs (ce qu'en dit l'auteur *Des lieux dans l'homme*)......... 44
Noms (leur origine)........... 39
Noms propres qui se trouvent dans les *Epid*............... 459

O

Οἴδημα (sens de ce mot)........ 163
Ὄμμα πεπηγός (fixité de l'œil ; ce que c'est)............... 106
Pages

Ὄναρ et ὕπαρ................ 17
Ophthalmie.................. 584
Opisthotonos (voy. Tétanos).
Os (leur régénération)......... 603
Ὄψις (sens de ce mot).......... 158

P

Παλμός (sens de ce mot)........ 163
Paraplégie et apoplexie (sens de ces mots).................. 258
Παρθένος (sens de ce mot)........ 471
Voy. *Addenda*.
Πελιδνά et πελιώματα (sens de ces mots)..................... 259
Périodes des fièvres........... 460
Périodeutes (sur les médecins)... 16
Peste Antonine............... 468
Πῆξις ὀμμάτων (sens de ces mots). 272
Phase (fleuve)................ 385
Φλέγμα (sens de ce mot).. 168
Φλυξάκια (sens de ce mot)...... 262
Phrénitis (voy. Fièvres).
Φθίσις et φθόη (différence entre ces deux mots)................ 264
Φῦμα (sens de ce mot).......... 282
Pierre (causes de la)........... 381
Pindare (citat. de — par Galien, omise dans les édit. de Pind.). 113
Plaies (pansem. des—, extrait du traité *Des ulcères*)........... 71
Plaies (pronostic des).......... 602
Πλευρά et πλευρόν (différence entre ces deux mots)............. 169
Pneumonie et pleurésie distinguées..................... 169
Voy. *Addenda*.
Πόνος (sens de ce mot)......... 581
Poumon (extrait *Des lieux dans l'homme*, sur les flux vers le). 281
Poumon (lobes du)............ 281
Pronostic dans les maladies aiguës................ 580 et 581
Prorrhétiques (ext. du liv. II des— sur divers signes prognostiques) 266
Prorrhétiques (extrait du livre II des — *Sur les prédictions*).... 153
Ψαθυρά ou ψαδυρά (sens de ce mot)................ 112 et 293

Pages

Psoriase vésicale............. 593
Ptisane (sur la)............... 510
Πτυαλισμός (sens de ce mot)..... 172
Puberté (époque de la)......... 373
Pur (ἄκρατος — ce que signifie ce mot)...................... 169
Πῦρ (sens de ce mot)........... 463

R

Régime des malades (manière de régler le)................. 575
Règles chez les femmes enceintes. 599
Respiration apparente (ce que c'est)..................... 102

S

Saignée (extrait du traité *Des ulcères* et des *Épid.*, sur la).... 70
Saignée des veines derrière les oreilles.................... 389
Saisons (extrait du traité *Des humeurs* sur les).............. 369
Saisons (leurs divisions)........ 370
Saisons (maladies suiv. les — ; extrait du traité *Des hum.*)... 383
Saisons (leur rapport avec les natures individuelles).......... 583
Voy. aussi *Add.* à la note 13 de la p. 585.
Sauromates.................. 386
Scarifications (extr. du traité *Des ulcères* sur les)............ 70
Σκαρδαμύσσειν (sens de ce mot)... 260
Semaines, mois et année....... 173
Sentences cnidiennes.......... 508
Siéges pour les malades (voy. δίφρος).
Signes qui indiquent l'issue de la maladie (extrait du traité *Des semaines* sur les)........... 270
Signes (leur valeur d'après l'auteur du traité *Des humeurs*)...177
Soulager ou du moins ne pas nuire (note sur ce précepte)........ 459
Sourcil (blessure de la région du) 288

Pages

Σπάσμα et ῥῆγμα (sens de)...... 279
Spasme et fièvre.............. 265
Voy. *Addenda.*
Sphacèle (extraits *Des malad.*, II et III, sur le).............. 268
Σφυγμός (sens de ce mot)........ 163
Σπόγγοι (*amygdales*)............ 65
Σταφυλή (sens de ce mot)........ 176
Voy. *Addenda.*
Σῦκον (sens de ce mot)......... 467
Συνάγχη (sens de ce mot)....... 175
Symptômes (récapitul. des—dans les observ. des *Épid.*)........ 463
Σύριγξ (fistule; sens de ce mot).. 289

T

Taille (sur l'opération de la)..... 10
Τεκμήρια et σημεῖα (différ. entre).. 177
Tétanos...................... 278
Voy. *Addenda.*
Θηρίον (sens de ce mot)......... 287
Θολερὸν πνεῦμα (sens de ces mots). 105
Τραῦμα et τρῶμα (différence entre) 594
Trépan (époque à laquelle Hippocrate l'employait)........... 640
Τριχίασις (maladie des reins).... 592
Tumeurs (sur les)............. 166

U

Ὑγρός (sens de ce mot)......... 160
Ὑδρόμελι (sens de ce mot)...... 512
Ὕπαφρος ou ὑπόφορον........... 44
Ὑπολάπαρος (sens de ce mot).... 463
Urètre (tumeurs de l')......... 594
Urines (sur les).......... 292 et 592
Urine des calculeux........... 593
Ὑστερικά (sens de ce mot) 596

V

Varices (voy. Κιρσός).
Vents (sur la divis. et la direct. des)................ 368 et 371
Ventouses (leur forme; extrait du traité *De l'ancienne médecine*). 68
Vers (leurs diverses espèces).... 467
Vertèbres du cou (luxations des).. 586

TABLE DES MATIÈRES.

PAGES

Dédicace I

Avertissement III

Notice bibliographique IX

Introduction générale XVII

SERMENT.

Introduction 1
Traduction 5
Notes 6

LOI.

Introduction 12
Traduction 14
Notes 16

DE L'ART.

Introduction 18
Traduction 29
Notes 38

DU MÉDECIN.

Introduction 49
Traduction 57
Notes 63

PRORRHÉTIQUES, LIVRE I.

Introduction 73
Traduction 81
Notes 97

PRONOSTIC.

Introduction 119
Traduction 136
Notes 153

Pages

PRÉNOTIONS DE COS OU COAQUES.

Introduction.... 179
Traduction.... 189
Notes.... 256

DES AIRS, DES EAUX ET DES LIEUX.

Introduction.... 296
Traduction.... 345
Notes.... 368

ÉPIDÉMIES, LIVRES I ET III.

Introduction.... 390
Traduction.... 412
Notes.... 457

RÉGIME DANS LES MALADIES AIGUËS.

Introduction.... 473
Traduction.... 487
Notes.... 508

APHORISMES.

Introduction.... 520
Traduction.... 537
Notes.... 571

APPENDICE.

Extraits et analyse de divers Traités.... 611
Ancienne médecine.... 611
Des vents ou Des airs.... 616
Des maladies, livre I.... 619
Des affections.... 621
Des lieux dans l'homme.... 622
De la nature de l'homme.... 624
Maladie sacrée.... 625
Appendice au régime dans les maladies aiguës.... 632
Épidémies, livre II.... 637
Prorrhétiques, livre II.... 638
Plaies de tête.... 644

Pages

Officine du médecin.......... 654
Fractures.......... 655
Luxations.......... 661
Maladies des femmes.......... 663
Femmes stériles.......... 669
Maladies des jeunes filles.......... 669
De la superfétation.......... 670
De l'excision du fœtus.......... 672
Du régime, livre II.......... 673
Des affections.......... 694

ADDENDA.......... 693

CORRIGENDA.......... 696

TABLE DES PRINCIPALES NOTES.......... 697

FIN DE LA TABLE DES MATIÈRES.

www.ingramcontent.com/pod-product-compliance
Ingram Content Group UK Ltd.
Pitfield, Milton Keynes, MK11 3LW, UK
UKHW020612230726
13926UKWH00005B/2348

9 782013 679336